U0335078

新安醫學
繼往開來

徐經世題于丁酉初秋

一代华佗承先业，
造福人类传千秋；
仁心妙手如药道，
医术精湛济世人。

李世甫

2017.9.1

安徽省中医药管理局
安徽省中医药学会
组织编写

# 安徽國醫名師
## 临证精粹

新安李濟仁

◎顾　　问　李济仁　徐经世
◎主任委员　王　键　董明培
◎执行主编　周宜轩　李泽庚

APGTIME 时代出版
时代出版传媒股份有限公司
安徽科学技术出版社

**图书在版编目(CIP)数据**

安徽国医名师临证精粹 / 周宜轩,李泽庚执行主编.
--合肥:安徽科学技术出版社,2017.10
ISBN 978-7-5337-7369-4

Ⅰ.①安… Ⅱ.①周…②李… Ⅲ.①中医临床-经验-中国-现代 Ⅳ.①R249.7

中国版本图书馆 CIP 数据核字(2017)第 235539 号

**安徽国医名师临证精粹** 执行主编 周宜轩 李泽庚

出 版 人:丁凌云 选题策划:吴 玲 责任编辑:吴 玲
责任印制:梁东兵 封面设计:武 迪
出版发行:时代出版传媒股份有限公司 http://www.press-mart.com
安徽科学技术出版社 http://www.ahstp.net
(合肥市政务文化新区翡翠路 1118 号出版传媒广场,邮编:230071)
电话:(0551)63533330
印 制:安徽联众印刷有限公司 电话:(0551)65661327
(如发现印装质量问题,影响阅读,请与印刷厂商联系调换)

开本:787×1092 1/16 印张:45 字数:879 千
版次:2017 年 10 月第 1 版 2017 年 10 月第 1 次印刷

ISBN 978-7-5337-7369-4 定价:288.00 元

# 《安徽国医名师临证精粹》编委会

**顾　　问**　李济仁　徐经世

**主任委员**　王　键　董明培

**执行主编**　周宜轩　李泽庚

**副 主 编**　候　勇　杨　骏　黄学勇　何光远　彭俊宇　李道昌　戴小华　肖　锋　吴振宇

**委　　员**（按姓氏笔画排序）

丁　锷　马　骏　尹莲芳　孔昭遐　李业甫　李有伟　张　杰　张炳秀　张道宗　周玉朱　周宜轩　赵荣胜　胡国俊　曹恩泽　梁文珍　韩明向　鲍远程　戴勤瑶　魏福良

**编写人员**（按姓氏笔画排序）

王　正　王成华　王　胜　叶脉延　吕　勇　刘春丽　李　艳　何光远　张国梁　张　娟　张　媛　陈　赟　易维珍　周　兰　唐　勇　董　梅　韩　辉　程红亮　储　檀　薛西林　戴俭华

**编辑秘书**　董　梅　黄传兵　李崇慧　张叶祥　周　磊　徐经凤

**审稿人员**　黄　辉　李　净　李姿慧　赵建根

# 内容提要

为弘扬中医药特色优势，深入挖掘名老中医临床经验，提升安徽中医药学术与临床水平，彰显安徽名老中医学术与经验特色，经安徽省中医药管理局同意，安徽省中医药学会组织编写了《安徽国医名师临证精粹》一书。

每个医家的内容包括三个部分：名医小传，包含个人简介、学术成就、社会兼职等；学术思想，重点介绍名老中医对疾病的创新认识、经典心悟，治疗法则上的独特见解或手段等；临证精粹，重点介绍某法、某方、某药对疾病的独特疗效，临证用药特色或对特殊病种、特殊技术、特殊治法、中医养护的体会，并举典型病例加以说明。

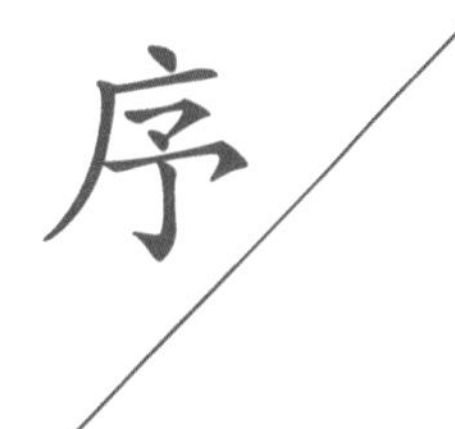

名老中医临床经验丰富，理论功底深厚，医术精湛，医德高尚，深得人民群众的尊重和信赖，是中医学术特色和理论特质的集中体现，也是中医药学宝库中的宝贵财富，更是医疗卫生保健事业中的重要智能资源。传承名老中医学术思想和临床经验，是中医学不断创新的基础和源泉，是中医学发展的主旋律和主基调，具有重要的现实意义和价值。

党和国家历来重视名老中医经验的传承工作，从20世纪五六十年代掀起的西医学习中医热潮，到80年代招收中医研究生时将名老中医药专家经验继承工作纳入培养体系之中；从1990年起至今组织开展了五批全国老中医药专家学术经验继承工作，到2003年起至今实施了三批中医临床优秀人才研修项目；尤其2008年以来实施中医药传承与创新人才工程，推出了中医药专家经验传承博士后工作，开展了三届“国医大师”评选，确定了首批中医药学术流派传承工作室，不断地把中医的传承工作推向了越来越高的平台。目前在全国已经形成了国医大师、名老中医药专家、基层名老中医药专家和中医学术流派传承工作室，名老中医学术经验继承班，中医传承高级研修班等多种模式的传承格局，呈现出一派繁荣昌盛的传承景象。

安徽是华佗故里，新安医学的发源地，从改革开放以来，“南新安，北华佗”一直是安徽中医药学术发展的战略重点。其中新安医学重经典、重传承、重积累、重临床、重创新、重著述，研习成风，是祖国医学中最富有影响力的地域性、综合性学术流派之一。作为安徽省卫生和中医行政主管部门，近年来我们根据国家中医药管理局的统一部署和要求，结合我省实际，建立起多种形式的中医传承平台，包括2014年开展了安徽省名中医评选活动，评选20位“安徽省国医名师”，制定了“跟名师，读经典，做临床”的各项考核指标，着力提高传承人的中医理论和医疗水平以及传承人运用中医药防病治病的临床能力，富有成效地推进了我省中医药的继承、创新工作，弘扬了新安医学和华佗医学。

安徽省中医药学会紧紧抓住中医传承这一命脉，以高度的责任感和使命感，组织编撰了《安徽国医名师临证精粹》。本书的出版非常及时、非常必要，是从学术的角度对我省多年来开展中医药继承工作的一次检阅和鞭策。书中包括三位国医大师在内的21位安徽省国医名师，可以说是我省中医临床水平和学术造诣较高的群体。他们毫无保留地奉献了自己独到的学术见解和宝贵的临床经验，用深厚的中医底蕴“铺路”，传经送宝，授人以渔，启迪后学，弥足珍贵，相信一定能够起到引领青年学子立志传承华佗和新安学术的作用，一定能够促使一批青年中医成长为新一代的国医名师。

社会需要国医，时代召唤名师。当前是中医药发展的最好时期，在国家层面，《关于扶持和促进中医药事业发展的若干意见》《中医药发展战略规划纲要（2016—2030年）》《“健康中国2030”规划纲要》等政策相继出台。尤其《“健康中国2030”规划纲要》提出了一系列振兴中医药发展、服务健康中国建设的任务和举措，2016年召开的全国卫生与健康大会也强调要“着力推动中医药振兴发展”，2016年12月6日《中国的中医药》白皮书首次发布，2016年12月25日《中华人民共和国中医药法》出台，中医药已成为最具代表性的中国元素，中医药发展已上升为国家战略，而名老中医经验的传承无疑是国家中医药发展战略中的重中之重。传承岐黄薪火是人民群众医疗保健的迫切需要，是时代赋予我们的责无旁贷的历史使命和责任，相信有国家政策的支持，有人民群众的期待，有国医名师的传授指引，有中医传人的自强不息，中医药会以其深邃的学术思想、独特的诊疗技术和卓越的临床疗效屹立于世界医学之林，并千秋万代地传承下去。

2017年6月

# 目录

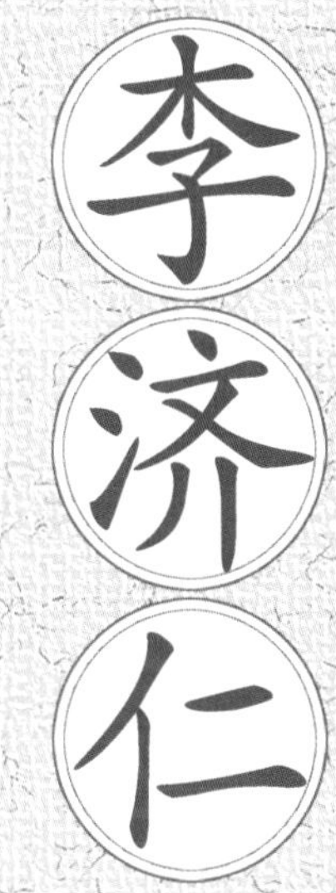
李济仁

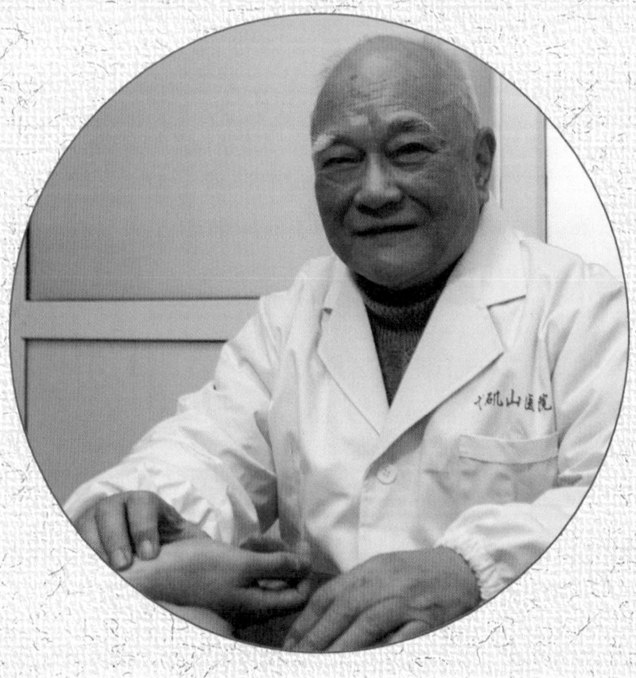

## 第一节 名医小传

李济仁，男，1931年1月出生于安徽歙县，中共党员，皖南医学院弋矶山医院中医科主任医师、教授。为新中国成立65周年首届“国医大师”（中部6省仅2人）、国家级非物质文化遗产“张一帖”内科第14代传承人，全国首批500名老中医、首批全国老中医药专家学术思想和临床经验继承人指导老师，首批中国百年百名中医临床家，首批国务院具有硕士学位授予权的硕士研究生导师，首批国务院政府特殊津贴获得者。获中国中医药学会终身成就奖，中国中医药学会风湿病分会“五老”之一。现为安徽中医药大学学术顾问，安徽省中医药学会名誉副理事长、安徽省新安医学研究会名誉会长、中华中医药学会终身理事、世界中医药学会联合会风湿病专业委员会第一届理事会名誉会长、皖南医学院终身教授。

李济仁教授业医60余载。擅治中医内、妇科病，尤其对痹病（风湿病）、痿病、肿瘤、胃病、冠心病以及慢性肾炎、乳糜尿等疾病的治疗独具特色，临床屡起重症沉疴，疗救疑难奇险病证卓有成效，其医术曾受到中国工程院院士董建华教授高度评价：“医术高超，尤精内科，疑难重患，随证化裁，效如桴鼓。”

李济仁教授在学术上倡“痹痿统一论”新说，临床注重“培补肾本”辨治杂病，提出并制定了“选择方药剂型，重视作用特点”“强调服药时间，注重动静宜忌”“推崇数方并用，主张定时分服”等辨治纲领，处方熔经方、时方、新安医方于一炉而精心化裁。其独特的学术思想与经验，对于痹病等病证的诊疗，以及新安医学与中医药学术进步贡献显著，获得国内同行专家的高度评价，并在国际上产生了较大影响。例如，其治疗痹证的“清络饮”验方，经其学术继承人深入研究，已获中国发明专利1项、美国发明专利1项，发表国际SCI论文2篇，2006年英国剑桥大学学者在国际药理学顶级刊物《Trends in Pharmacological Sciences》的综述文章中，将“清络饮”列为抗风湿病血管新生唯一的代表性中药复方并进行专门评述。目前“清络饮”研究获863、国家自然科学基金等5项国家课题资助。

李济仁教授对于中医药学术、临床以及科学研究，孜孜以求，经年不辍。60年来聚沙成塔，独著、主编《济仁医录》《痹证通论》《新安名医考》《痿病通论》《大医精要——新安医学研究》等学术著作14部，发表论文共112篇。他是“新安医学”研究领域的奠基人、开拓者，主持的科研项目“新安医家治疗急危难重病症经验的研究”“新安名医考证研究”等多项课题获省科学技术奖3项、省高校与卫生厅科学技术奖5项。

# 第二节 学术特色

## 一、“张一帖”内科特色

### （一）“张一帖”内科的用药特点

“新安”是安徽省徽州地域（辖歙、黟、休宁、绩溪、祁门、婺源六县）的古称。中医药界将这一地区自宋代以来积淀形成的医学总称为“新安医学”。新安名医辈出，医著浩繁，医派林立，为中国医学史增添了浓墨重彩的一笔。新安众多医派中，以内科为主的“张一帖”家族被公认为历史最悠久、当代影响最大的家族之一。

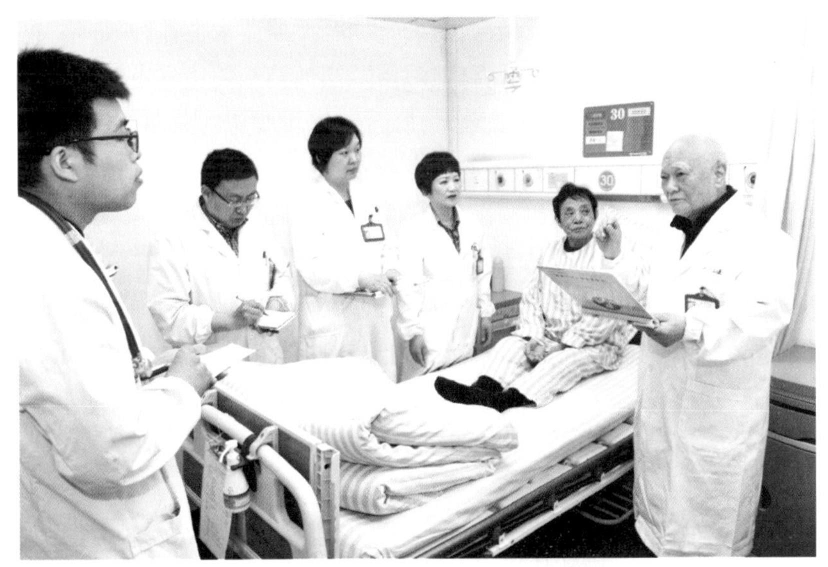

李济仁教授在病区查房

“张一帖”内科始于明代嘉靖万历年间，张氏名医张守仁因医术精湛，常一帖（剂）而愈，始称“张一帖”，并以家族链形式世代相传，从明清起传至李济仁、张舜华夫妇，已历14代，拥有400多年历史。张氏一族以擅治伤寒、急性热病等急危重症和疑难杂症而闻名，祖训强调除邪务尽务速，其临床特色以“稳、准、狠”见称。辨证准确谓之稳，方药精当谓之准，剂大力专谓之狠。因疗效确切，明清至民国时期登门求诊者即远及江、浙、赣、皖等地，当地民间流传着“张一帖随地拔草一根就能救急救危”的传说。李济仁教授幼即立志学医，继承了“张一帖”历代传承之心机活法，临证擅诊治外感热病，屡起重症难病。其临床以辨证精准为基础，择药专、用药猛、剂量重，取重剂以刈病根，往往一两剂即奏效，充分体现了“张一帖”的临证特色。

#### ❶ 辨证精准，剂大力专

自张仲景首创辨证论治以来，辨证论治即成为中医治疗疾病最重要、最根本的法则之一。《素问·至真要大论》曰："谨守病机，各司其属，有者求之，无者求之，盛者责之，虚者责之，必先五胜。"《黄帝内经》时代，医学家们即认识到，只有准确辨明疾病的病因病机，针对病因病机进行根本性治疗，才能取得最佳疗效。《伤寒杂病论》提出"辨证论治"的思想，标志着中医学临床体系的正式形成。辨证论治要求辨证求因，谨守病机，针对病因病机进行治疗，强调辨证是论治的前提，辨证精准决定了论治的有效性。而李济仁教授的医术，素以辨证精准著称。李济仁教授曾诊治一高热病例，患者手术后体温持续上升，高至41℃，但西医认为并非刀口感染，先后采用冰敷等物理降温罔效，输液青霉素、链霉素等抗生素也无法退热。情急之下，西医请李济仁教授会诊，先生会诊后仔细辨证，认为当时正是长夏暑湿当令，暑多夹湿，暑湿交蒸，故高热不解。当即立方，用新加香薷饮化裁透表清暑渗湿，加减白虎汤清气退热，兼用板蓝根、大青叶、金银花等清热解毒。翌晨，患者微汗出，高热渐解，神志渐清。服药3剂后，余热尽退。李济仁教授常说，辨证的精准来源于对临床证候的正确判断，只有熟谙并正确运用中医理论，才能精确分析、判断、推理病情，处方用药才有据可依，方能效如桴鼓。

除了辨证精准，对处方用药严格要求也是"张一帖"世医的祖训之一。皖南民间历来就有"赶定潭"的看病"习俗"，当地乃至周边省市的百姓，每有罹患危急重症或者疑难重病者，不远千里也要赶往定潭，寄希望于"张一帖"。来势凶猛的危重症要求张氏医家们用药精、专、狠，方能力专效宏，力挽狂澜，挽救危亡。

李济仁教授作为"张一帖"的第14代传人，遣方用药承继了"张一帖"用药剂大力专的特点。他认为，要取得较好的疗效，除了需要精确辨证，精当配伍和药物剂量乃是关键。剂量过小，则杯水车薪，无济于事，更不用说疗效。北宋寇宗奭在《本草衍义》中说："今人使理中汤、丸，仓猝之间多不效者，何也？是不知仲景之意，为必效药，盖用药之人有差殊耳。如治胸痹，心中痞坚，气结胸满，胁下逆气抢心，理中汤主之，人参、术、干姜、甘草四物等，共一十二两，水八升，煮取三升，每服一升，日三服，以知为度。或作丸，须鸡子黄大，皆奇效。今人以一丸如杨梅许，服之病既不去，乃曰药不神。非药之罪，用药者之罪也。"由于古代方剂中药物剂量传承的缺失，或因秘而不传，或不成体系，难免造成后人的怀疑和担心，也就很难达到古人"效如桴鼓"的疗效，所谓中医不传之秘在于剂量。

李济仁教授在临床中对特殊疾病特殊证型敢于用大剂量以取捷效。如治疗行痹，土茯苓为常用药。土茯苓不仅利湿通络，而且可以搜剔湿热之蕴毒。李济仁教授根据证型而定其用量，有时用至200 g亦无不良反应。这正体现了《素问·六元正纪大论》中所讲"有故无殒，亦无殒也""有病则病当之"的道理。李济仁教授的学术思想也深受新安"固本培元"派鼻祖汪机的影响，临证擅用参芪。他认为脾胃为气血生化之源，脾胃生理功能的正常与否，很大程度上决定了后天生长发育状况以及体质强弱。他在治疗疑难重病辨证为气虚时，黄芪用量常为150~160 g。李济仁教授认为，应对危、急、难、重病时，要充分评估病情的缓急、邪正双方的盛衰、患者的体质状况等因素，需要重用的时候，必须要用重剂，药量轻则会耽误病情，延误病机。而当病情恢复，正气渐充时，再视具体病情，或用散剂，或用膏剂，或用丸剂，或取几味中药代茶饮，不可唯汤是从，需灵活选用，缓步调理以收功。

### ② 选择方药剂型，注重服用时间

自古及今，方药剂型繁复多样，而运用之妙在乎一心。由于治疗要求与药性特点不同，不同的剂型所发挥的作用也不同。临证时，根据具体病情，或汤或散或膏或丸剂，灵活选用，不可千篇一律，唯汤剂是从。如李济仁教授在治疗胃部疾患时，对炎症、溃疡等，喜用散剂。因为这些病的病灶均在胃的内壁，散剂在胃内停留时间较长，且可直接黏附于病灶，渐渍而散解，发挥局部性保护与治疗作用，犹如体表部位出现痈肿疮疖、溃烂破损时常使用局部外敷散剂治疗一样，可提高治疗效果。方剂多以乌贝及甘散和黄芪建中汤改散，交替使用，或同时空腹服用，药后 2 小时内以不进饮食为善。临床证明，这种以散剂代汤剂的用法，疗效甚佳。

### ③ 强调服药时间，提出动静宜忌

《素问·生气通天论》曰："阳气者，一日而主外，平旦人气生，日中而阳气隆，日西而阳气已虚，气门乃闭。"又曰："夫百病者，多以旦慧、昼安、夕加、夜甚。"人体脏腑气血阴阳的生理运行与病理变化，无时无刻不处于动态之中，故服用方药亦应结合人体气血运行的动态和药物作用的特点，选择最适宜的时间服用药物，以充分发挥其功效。如治疗肝脏病变，李济仁教授常嘱患者睡前服药，或药后即卧，宜静忌动。根据"人卧血归于肝"的理论，药物有效成分进入血中，流入肝中，肝血流量愈多，药物在肝内有效浓度相应增高，疗效也就愈大。

### ④ 推崇数方并用，注意定时分服

"数方并用，定时分服"之法为清朝新安医家程杏轩所创造。针对复杂病情，同时使用数种方剂，但错开服药的时间，这样既可避免药物配伍之间的相畏、相杀、相反、相恶的减效、增毒作用，又可异其剂型，各取服用机宜，获取良效。如程氏治一妇人崩漏日久不愈，辨其症状，证属留瘀，治须攻瘀，瘀去血始可止。但妇人久病，气血早虚，倘若单纯攻瘀，则身体不能承受；若单纯补益，则出血难止。唯有攻其瘀而止血，补气血而扶虚，二法同举方为妥帖。因此，以八珍汤补气益血（煎服），失笑散祛瘀止崩（另吞服），终使瘀去血止，而正气未伤。之所以不将汤、散合一，是因为八珍汤中之人参与失笑散中之五灵脂相畏，将汤剂、散剂分开服用后，既可各尽其能，又不犯相畏之戒，从而疗效显著。

临床上常见老年性慢性支气管哮喘的患者，往往既有寒痰阻肺、气道受阻之实证，又有下元不足、肾不纳气之虚证，李济仁教授治疗此类疾病时，常常嘱患者在吞服金匮肾气丸的同时，再煎服射干麻黄汤，每每获效甚捷。这也是数方并用、异其剂型的收获。从长期的临床实践中，李济仁教授总结认识到，"老慢支"患者虚实夹杂之证较多，而肾虚又为老年人常见之病证，其位在下焦，治宜缓图，故用金匮肾气丸，以补肾纳气。同时，肾虚之体，又易外感风寒，而有寒痰阻肺、气道受阻之证，病情较急，病位在上焦，治宜急取，故治以射干麻黄汤合金匮肾气丸，标本同治。临床证明，较之单法独进，此法的疗效高而疗程短。

此外，李济仁教授常拟程杏轩之法，以早服健脾丸、晚服桂附八味丸的方法，治愈脾肾两亏之腹泻多人；以早晚分服麻子仁丸，上、下午分服补中益气汤，治愈老年虚性便秘患者甚众。这些方法也是数方并用，补泻兼施，各按适宜时间服药，从而取得良效。

总之，灵活多变，不泥于古，力求其验，或用丸散，或用膏汤，加减取舍，各随所宜，这就是“张一帖”内科治疗疾病的特点之一。

### （二）“张一帖”内科的诊疗特色

#### 1 调寒热

人体是一个有机的整体，受遗传、体质、环境等多重因素综合影响，疾病往往错综复杂，临床表现变化多端，难以辨治。对疾病的分析诊断抑或实际治疗，中医都以整体观念、辨证论治为核心。自仲景平脉证而创六经辨证，后世新安医家程钟龄首创“八纲辨证”，丰富了临床辨证体系。李济仁教授秉承“张一帖”内科经验而发挥，临证重视“调寒热”，辨证往往以患者的“寒热”表现为纲，视患者的寒热变化、寒热盛衰为疾病好转与否的关键。李济仁教授认为，辨别寒热和调整寒热是准确判断疾病属性、证候类型和把握治疗进退的关键。

寒者，阴盛者为实寒，阳虚者为虚寒。实寒者多表现为恶寒或畏寒喜暖，肢冷倦卧，冷痛喜温，口淡不渴，痰涕涎唾清稀，小便清长，大便溏薄，面色㿠白，舌质色淡，苔白而润，脉紧或迟；虚寒者则多精神不振，面色淡白，畏寒肢冷，腹痛喜按，大便溏薄，小便清长，少气乏力，舌质淡嫩，脉微或沉迟无力。热者，阳盛者为实热，阴虚者为虚热。实热者多壮热喜冷，口渴饮冷，面红目赤，烦躁或神昏谵语，腹胀满而痛拒按，大便秘结，小便短赤，舌红苔黄而干，脉洪滑数实；虚热者多两颧红赤，形体消瘦，潮热盗汗，五心烦热，咽干口燥，舌红少苔，脉细数。

在厘定寒热的基础上，李济仁教授根据兼邪或者杂气，进一步辨证施治，常用治法如祛风、除湿、散寒、清热、化痰、祛瘀、温阳、滋阴等，并参合患者既往史、家族史、生活环境、治疗史等加以综合考虑。如针对时令季节，夏季常辨证辅以香薷、藿香等解暑化湿之品，冬季常随症加入麻黄、附子等辛甘发散之品。此外，对于痹病的治疗，李济仁教授充分发挥“张一帖”内科“调寒热”的诊疗特色，针对痹病的临床特点和传变规律，提出了类风湿关节炎的“寒热三期”疗法。针对类风湿关节炎早期、活动期患者采用寒性疗法，以清热解毒、活血通络为主；针对类风湿关节炎早期、缓解期患者采用热性疗法，以补益肝肾、温阳益气为主；针对类风湿关节炎中期病情复杂、病势迁延的患者，则采用寒热并治疗法，即脏腑、气血、寒热并治。该疗法开展以来，极大地丰富了痹病的治疗方法，提高了痹病治疗的效果。

## ❷ 和气血

气和血作为生命的两大主要物质基础，生理相关、病理相连，关系密切。李济仁教授认为，“人之一身不离乎气血”，阴平阳秘，气血调和，人体方能御邪于外，颐养天年，终而无病。气血调和，关乎疾病的发生、发展、预后和转归。“张一帖”内科重视人体的气血调和，“和气血”是其重要的诊疗特色之一。李济仁教授对于“和气血”的诊疗思想，不仅积极用于临床，取得良好的治疗效果，更以临床为基石，积极从理论上进行挖掘和创新。如对于气血关系的认识，“血证治气”的理论，前人论述极详，已成定法，而“气证治血”的理论则言者甚少，实际许多著名医家所创制的方剂中，已经自觉或不自觉地运用了这一治则，李济仁教授早年针对此现象，曾撰文对“气证治血”理论进行专门论述，丰富了祖国医学的气血理论，为后学理解气血关系并用于临床提供了宝贵经验。

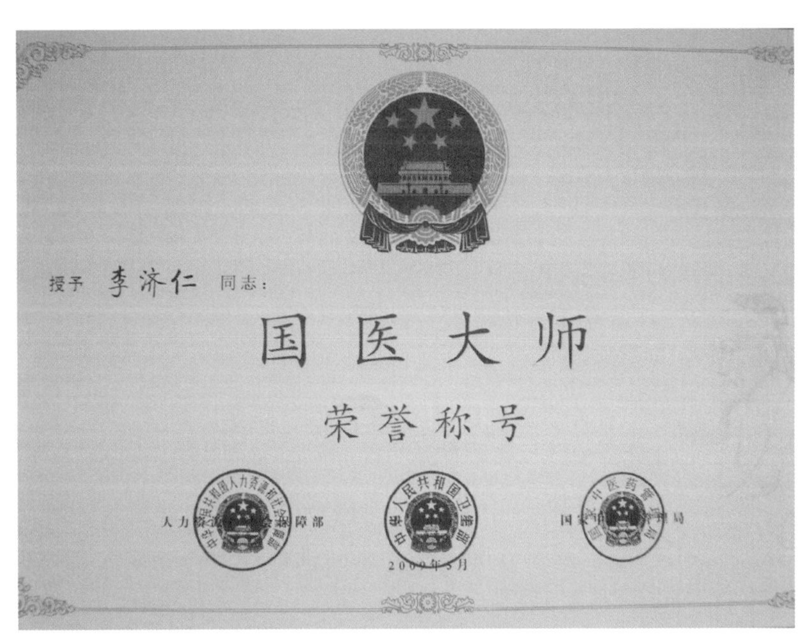

“国医大师”荣誉证书

“人之所有者，血与气耳”（《素问·调经论》），气血是人身之根本，气与血相互依存。气之行载于血，血之运赖于气。气滞，则血不和；血不和，则气益滞。气旺，则化血有源；气虚，则生血不足。气与血相互转化，气可为血，血可为气。故《内经·营卫生会》曰：“血之于气，异名而同类。”气血息息相关，气逆则血乱，气郁则血滞，气虚则血弱，气陷则血下，气温则血滑，气寒则血凝，总之，未有病气而不病血者。李济仁教授临证常以“和气血”的药物为君，药用黄芪、当归、熟地、黄精等。李济仁教授认为，气血受病，则人体无以驱邪，疾病预后差；气血俱旺，则虽病重而恢复有望，关键在于“和气血”“气血和”。

李济仁教授溯《内经》而宗临床，对“气证治血”理论进行了专题阐发和论述。如《素问·阴阳应象大论》曰“阳病治阴，阴病治阳”，李济仁教授指出，此句有两种含义，一是从阳引阴，从阴引阳；二是补阳以配阴，补阴以配阳。阳病治阴，即气证治血。张仲景最先将此治则运用于临床。如治中气不足之小建中汤，补气与和营并驱；治气郁之四逆散，调肝与补血两顾；治肾气虚之八味丸，求温阳于阴血之上。后世医家多有发挥，发明最多、阐述最透者莫过于明代张景岳,“善治气者,能使精中生气”,“善补阳者,必于阴中求阳,则阳得阴助而生化无穷”。其所创180余首新方中,用熟地黄者占1/4以上,阴中求阳的思想可见一斑。《医家四要》曰:“气为血之帅,血为气之配。气即病矣,则血不得以独行,故亦从而病焉。是以治气药中必兼理血之药。”李济仁教授指出,气证治血,不但有理论依据,也来源于临床实践,治血不治气,非其治也;同样,治气不治血,亦失之全面。并进一步阐明气证治血的具体治则,即气虚者要立足于“精中生气”,气郁者要兼顾其阴耗血滞,气逆者要求本于气血失和。这是气证治血的重要法则。

### ③ 固本培元

新安医学固本培元学术思想的产生,源于金元之后一些医家偏执于朱丹溪的“阳常有余,阴常不足”之说,过用苦寒,耗伤元气。为纠正时弊,新安名医汪机(字省之,号石山居士)创立“营卫一气”“参芪双补”学说。其《石山医案·病用参芪论》中就提到“丹溪之火,未尝废人参而不用”。他倡导培补中焦元气,擅用参芪之药,奠定“固本培元”学说基础。孙一奎,字文垣,号东宿,别号生生子,为汪机再传弟子。孙氏在继承汪机培补中焦元气学术思想的基础上,创立“动气命门”学说,认为疾病的发生多由于命门火衰、元气不足,临床上主张既要温补中焦,还需温补下元,擅用参、芪、附、桂之药,这对新安医学固本培元理论体系之形成有重要贡献。

在众多新安医家中,李济仁教授尤其推崇汪机。汪机所阐“营卫一气论”和擅用参芪的学术特色,对于李济仁教授影响深远。李济仁教授认为,脾胃为后天之本,气血生化之源。脾胃健运,中气充足,升降相因,脏腑气血运行调畅,疾病难生;反之,脾胃失健,中气不足,升降失司,脏腑气机运行受阻,百病由生。肾为先天之本,为元阴元阳寄居之所,肾中阴阳为一身阴阳之根本。肾气充盛,命门火旺,正气固护,生命原动力充足,外邪难侵;反之,肾元亏虚,命门火衰,正气不固,易致病邪侵袭而致病。对于临床各类慢性病以及顽病,李济仁教授常常从培补肾本入手,或以补肾为主,或以治肾为辅,形成了独特的治疗风格。如培补肝肾为主,兼顾气血治疗月经不调、崩漏、带下、不孕等妇科疾患;益肾养精、清热祛湿杀虫治疗乳糜尿;培补肾本、健脾固涩治疗慢性肾炎;益肾养肝、健脾和胃、养血舒筋治疗类风湿关节炎为主的痹病、进行性肌营养不良为代表的痿病等。

李济仁教授指出,“固本培元”并非简单的温补脾肾,而是治病求本,重在阴阳平衡,以平为期,力求达到阴平阳秘,即《内经》所谓“谨察阴阳所在而调之,以平为期”(《素问·至真要大论》)。用药时既重视脾阳,又勿忽视胃阴;既重视肾中阴精之不足,又需注意命门之火衰。“固本培元”在于固护脾胃之阴阳根本,培补肾阴命门之元气。以痹病为例,如遇阳气虚衰、寒湿阻滞之证,喜用阳和汤、蠲痹汤加减,常用肉桂、麻黄、干姜、熟地、防风、姜黄等;气血不足、湿瘀阻络之证,则投以养血散寒之剂,常用当归、赤芍、黄芪、鸡血藤等药。治疗痿病,对于阴血不足、肝肾亏虚之证,常用滋阴养血、培补肝肾之剂,药用当归、熟地、白芍、枸杞子、菟丝子等;如见脾胃虚弱、肾阳亏损之证,则用四君子汤、温阳补肾方化裁，药用党参、黄芪、白术、附子、肉桂等益脾胃、助肾阳之品。治疗肾病，见证气阴亏虚、湿热互结者，常投以益气滋阴、清热利湿之剂，药用石韦、女贞子、旱莲草、丹皮、白茅根等；对于元气亏虚、浊瘀互结之证，则用益气通络化浊方，常用党参、黄芪、菟丝子、土茯苓、水蛭等药。

## 二、痹痿合病论

痹病和痿病是临床上常见、多发并严重影响健康的疾病。早在《黄帝内经》一书中就有两病的记载。《素问》各设专篇，较系统地论述了两病的病因、病机、症象、辨证、治疗原则、治法及预后。《黄帝内经》虽然把痹、痿分别论述，但历代典籍亦见痹、痿合称之处。古代文字学著作，如《说文》云："痹，湿病也。痿则称痹疾。"即认为痿属痹的范围。《汉书·哀帝记》注解"痹痿"时，有"痿亦痹病也"的记载。历代医学文献也常痿、痹并称，并有痹病传痿之说。如《素问·玉版论要》云："搏脉痹躄。"《太平圣惠方》中专载治痹痿方。《儒门事亲》中有痹病传痿之说的记载："肌痹传为脉痿，湿痹不仁传为肉痿，髓竭足躄传为骨痿。"明代张璐《张氏医通》、吴鞠通《医医病书》、曹仁伯的医案等均见痹、痿合称之论。

### (一)痹病痿病的概念及范畴

从古至今，多数医家及医书称痹、痿为"痹病(或证、症)和痿病(或证、症)"。"证"反映的是疾病某一阶段病理变化的本质，"症"是机体病理变化的外部表现，而"病"是从总的方面反映人体功能和形质异常变化或病理状态的诊断学概念，是对某种疾病矛盾运动全过程的综合概括。这种过程往往具有一定的独立性和比较规则的演化发展轨迹，且在演化发展的过程中表现为若干相应的证候。鉴于此，本文称为"痹病"和"痿病"。

#### 1 痹病的概念及范畴

李济仁教授在《痹证通论》(安徽科学技术出版社出版)一书中，概括古医籍"痹"字的含义主要有四：

一指病名。作为病名，痹病有广义、狭义之分。前者是一切痹的总称，泛指病邪闭阻肢体经络气血和脏腑所致的各种痹病，包括肢体痹、脏腑痹、食痹、喉痹、耳痹、胸痹、血痹等；后者是指人体营卫失调，风、寒、湿、热等外邪侵袭人体，或日久正虚，内生痰浊、瘀血、郁热，正邪相搏，使肌肤、血脉、筋骨、关节、经络闭阻，气血运行不畅、失于濡养，以致肢体疼痛、酸楚、重着、麻木、肿胀、屈伸不利或红肿灼热，甚至僵直变形，累及脏腑。凡有这一类主要临床表现的疾病即为狭义的痹病，包括肢体痹和脏腑痹两大部分。

二指体质。是指不同体质的人，具有易罹患不同类型痹病的内在倾向性。如阳气少阴气多的寒盛体质者，易患寒痹；素体阳气偏盛，内有蕴热，或痹病日久、缠绵不愈者，或"脏腑经络，先有蓄热，而复遇风寒湿气客之，热为寒郁，气不得通，久之寒亦化热"(《金匮翼》)，则易患热痹。

三指症状或感觉。如耳痹指听不清声音等。

四指病因病机。痹作为病机，指脏腑气机郁闭或经络气血阻闭不行。所谓“痹者，闭也，以血气为邪所闭，不得通行而病”“五脏六腑感于邪气，乱于真气，闭而不仁，故曰痹”。现代医学所称的风湿热、风湿性关节炎、类风湿关节炎、强直性脊柱炎、硬皮病、皮肌炎、大动脉炎、骨性关节炎、坐骨神经痛、肩周炎、系统性红斑狼疮等，均相当于痹病。

本文所论，重在肢体痹。《金匮要略·中风历节病》所称之白虎历节，以及《慎斋遗书》所称的鹤膝风等，均属此范畴。

#### 2 痿病的概念及范畴

痿作为症状，表现为肢体软弱无力或萎缩，甚至功能丧失。痿作为病名，是指筋脉弛缓，软弱无力，不能随意运动，甚则肌肉萎缩的一类疾病。痿病也有广义与狭义之分，前者包括肢体痿、阳痿、肺痿等，后者仅指肢体痿而言。现代医学所称的重症肌无力、肌营养不良、急性脊髓炎、周期性瘫痪、多发性神经炎、小儿麻痹症等，均相当于痿病。

本文讨论肢体痿，因其以下肢痿废多见，故又称之为“痿躄”。“躄”，就是下肢软弱无力、不能步履之意。明代龚廷贤《寿世保元》又称之为“软风”。

### （二）痹痿合病论的基础

考之临床，相当于中医痹病范畴的进行性系统性硬化症、皮肌炎、类风湿关节炎等病，和相当于痿病范畴的多发性神经炎等病，都同时表现出痹、痿两病的特征。鉴于两病在病位、病因病机、辨证施治等方面多有相同，症象也错杂互见，难以截然分开，故将痹痿合论，察其异同，以有效地指导临床辨证施治。痹痿合论的基础，主要可概括为四个方面。

#### 1 体质内虚是患痹痿病的共同因素

历代论患“痹”“痿”证之内因，多从虚而论，认为致痹成痿的主要原因是正气不足。清代李用粹在《证治汇补》中云：“元精内虚，三气所袭，不能随时祛散，流注经络，久而成痹。”张景岳在《景岳全书》中云：“痿……则又非尽为火证……因此而败伤元气者亦有之。元气败伤则精虚不能灌溉，血虚不能营养，亦不少矣。”痿病之虚多是阴血不足，肺热叶焦，虽然《黄帝内经》皆言五脏虚热，但张介宾认为，痹病总由真阴虚脱。他说：“诸痹者皆在阴分，亦总由真阴虚弱，精血亏损，故三气得以乘之而为诸证。”所以阴虚是痹、痿共有的潜在发病因素。

#### 2 邪气客袭由不达而致不荣是痹痿病的共同病机

邪气客袭，指风、寒、湿、热等邪气侵袭人体从而引起痹病，并各因外在自然的寒热节气的影响而加重病情。内热成痿是病之本。《证治汇补》记有“痿夹标”，指痿病可以兼夹湿热、痰湿、血瘀、食积、痢后痿等。《景岳全书》说：“有渐于湿，以水为事，发为肉痿。”

《证因脉合》记有外感痿病一说，并记述了风湿痿软、湿热痿软、燥热痿软等证，以症、因、脉、治分述，颇为详尽。《叶选医衡》说："夫皮毛筋脉三痿为内因，而骨肉二痿又属外感。"《医学入门》提出："五痿旺时病易安。"随各症旺月调补则易。《儒门事亲》曰："痿之作也，五月、六月、七月皆其时也。"可见邪气客袭，发病各应其时，气血壅滞不达，精血不能灌溉营养，脏腑不荣，实为导致二病之共同病机。

### ③ 痹久成痿是痹、痿病程的发展规律

痹久成痿是从病程发展方面说明二病的统一基础。《证治汇补》谈及痹久成痿时说："虚之所至，邪必凑之。邪入皮肤血脉，轻者易治。留连筋骨，久而不痛不仁者难治。"辨其病，开始所感淫气均是湿热。当见到肌肉痿弱，瘦削枯萎之时，说明病程已久矣。邪入五体，久则内舍五脏。古代医籍中，记载了各种痿病的成因：痿躄之病，为热邪久留、津液消耗致肺叶枯萎。肉痿为久居湿地而成。大的经脉空虚，发为肌痹，最后变成脉痿。骨髓空虚致骨痿，是肾水不能胜火，煎熬日久而成。筋痿是内伤精气所致。换言之，五体痹是邪气侵入皮、肉、脉、筋、骨所成。脏腑痹病则是病邪久稽肌表，后经脏腑之俞入五脏六腑，然后内舍五脏六腑而成。从以上发展的一般规律不难看出久痹成痿的含义。

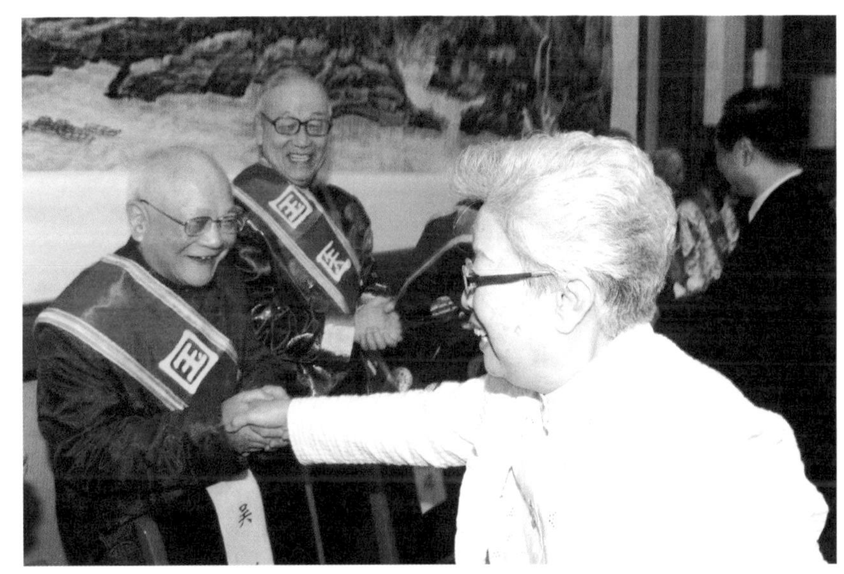
吴仪副总理为李济仁教授颁发"国医大师"证书

### ④ 痹痿病治则与治法的共同性

治痿独取阳明。《三因极一病证方论》说："诸治痿法，当养阳明与冲脉，阳明主胃，乃五脏六腑之海，主润宗筋，束骨以利机关。冲脉者，诸经之海，主渗灌溪谷，与阳明合养于宗筋，会于气冲，属于带脉，络于督脉。……治之，各补其荥而通其俞，调其虚实，和其逆顺，致筋脉骨肉各得其旺时，病乃已矣。"

李济仁教授在《痹证通论》中提出治疗痹病的主要治则，在治疗痿证时亦常使用。其法则是以"通""补"为主，但多配以外治法。该法可直接对病灶发挥作用，然久病不得捷取，宜用综合方法。内服药主"通"与"补"，辅以外用药、针灸、推拿、按摩、自身功能锻炼

等外治法。“通”法可去其邪，“补”法可扶其正。这是痹、痿二病的共同有效治法。

## 三、胃病治疗六法与胃病的预防

胃病属于中医的胃脘痛、呕吐等病的范围。病因有很多，归纳起来不外乎饮食失调、寒热所伤、情志不畅等因素。至于胃病的症状，主要是胃脘痛而纳减、嗳气泛酸，或胃脘痛而喜温喜按，或心烦脘痛，喜寒恶热，或大便色黑，或脘痞嗳腐等。胃病的治疗，应根据上述病因和证候，结合舌苔、脉象，进行辨证分析，然后施治。现将几种常用的防治方法结合李济仁先生的治验，介绍如下。

### （一）胃病的治疗

#### 1 和胃法

适用于胃脘痞满、消化不良、脾胃不和、或吐或利等证。症见腹胀隐痛、食欲不振、大便不实、神疲肢软等，舌苔淡白，脉弦弱。临床上常用方剂为香砂六君子汤（木香、砂仁、党参、白术、半夏、陈皮、茯苓、甘草），另加焦三仙（山楂、神曲、麦芽），以健脾和胃消食。

#### 2 降胃法

适用于胃气上逆证。症见脘腹痞满、呕吐恶心、嗳气吞酸，苔白厚腻，脉微弦。此为湿阻中焦而胃气上逆所致。治疗宜用平胃散（陈皮、厚朴、苍术、甘草、生姜、大枣）；如脉沉弦滑，噫气而心下痞满者，为痰气上逆，宜用旋覆代赭汤（旋覆花、代赭石、党参、半夏、生姜、大枣、甘草）加减；若属肝火犯胃引起胃气上逆者，主症为两胁作痛，脘痞吞酸、嘈杂嗳气，口苦舌红，脉弦数，治宜清肝泻火，方用左金丸合金铃子散（黄连、吴茱萸、川楝子、延胡索）。

#### 3 温胃法

适用于脾胃虚寒证。症见胸闷不舒、胃痛喜温喜按、大便溏薄或下利清谷，舌淡苔白，脉沉迟。常用方剂为良附丸（高良姜、制香附）合理中丸（党参、干姜、白术、甘草）。此二方相互配伍，可温中祛寒、补气健脾。如胃脘冷痛，四肢不温，气短便稀，神疲体乏，舌淡苔白，脉沉细而弱，宜用黄芪建中汤（黄芪、芍药、桂枝、甘草、生姜、大枣、饴糖）加减。

#### 4 清胃法

适用于胃中积热证。症见胃脘部经常有灼热感、隐痛，且伴有牙龈红肿，溃烂疼痛、喜热恶寒、口干口臭，舌红，苔少，脉滑大而数。常用方剂为清胃散（升麻、黄连、当归、生地、牡丹皮），如胃热重，加石膏清胃；如大便结，加大黄以导热下行。

#### 5 养胃法

适用于胃阴不足、脾胃阴虚等证。症见胃部隐痛或灼热疼痛，不思饮食，口干唇燥，舌红、无苔、少津,脉象细数或弦细。可用养胃汤(沙参、麦冬、玉竹、扁豆、生薏苡仁、桑叶)或一贯煎(生地、麦冬、沙参、当归、川楝子、枸杞子)加减。

#### 6 消滞法

适用于胃肠积滞证。症见胸脘痞闷、嗳腐吞酸、溲黄、大便秘结,舌绛,苔黄腻,脉滑或沉实。宜用保和丸(山楂、神曲、半夏、茯苓、陈皮、连翘、莱菔子)或枳实导滞丸(大黄、枳实、神曲、茯苓、黄芩、黄连、白术、泽泻)加减。

胃病分型较多,临床表现常复杂而多变,单一证型较少。李济仁教授指出,治疗各种胃病切勿强求细分证型,但要抓主证。多年来,李济仁教授以寒、热、虚、实为纲,参合舌苔、脉象变化,施以和法治痞胀,降法治上逆,温法治寒痛,清法治热烦,养法治胃虚,消法治胃实。李济仁教授以此六大法则治疗胃病,取得了良好的效果。

### (二)胃病的预防

#### 1 注意饮食卫生

“病从口入”这句话是人们从生活中得来的经验总结。古人对饮食卫生非常强调,《金匮要略》中明确提出:“秽饭、馁肉、臭鱼,食之皆伤人。”“六畜自死,皆疫死,则有毒,不可食之。”饮食不卫生,将直接影响到胃肠功能,引起一系列的胃肠疾患,应特别注意。

#### 2 饮食定时定量

祖国医学特别重视饮食的定时定量。《素问·上古天真论》说“食饮有节”,也就是要求饮食一定要有节制,不要暴饮暴食,否则伤害肠胃。《素问·五脏生成论》告诫人们,饮食不能偏废,必须调和恰当,并指出:“多食咸,则脉凝泣而变色;多食苦,则皮槁而毛拔;多食辛,则筋急而爪枯;多食酸,则肉胝皱而唇揭;多食甘,则骨痛而发落,此五味之所伤也。”这些见解现在看来都是预防肠胃病的要诀。

#### 3 吃饭要细嚼慢咽

《千金要方》说:“食当熟嚼,使米脂入腹。”这是说吃东西要细嚼慢咽。细嚼慢咽可以充分发挥口腔内牙齿的机械作用和唾液的化学作用,有助于消化。

#### 4 精神要愉悦

人类的精神活动与疾病的产生有很密切的关系。保持精神愉悦,对防治任何疾病都具有重要意义,而对于胃病患者尤其重要。

此外,加强体育锻炼,注意劳逸结合,避免风寒侵袭,不抽烟、不喝酒,这些对防止胃病的发生也至关重要。

## 四、论中医因时诊断与用药

“因时制宜”是祖国医学独特的重要内容，属“三因制宜”之一。李济仁教授与弟子胡剑北合撰的《中医时间医学》是国内这方面较早的专论。李济仁教授上承《灵枢》《素问》，结合临床，对中医学的时间特征长期探究，溯源及流，积验良丰，总结了一套因时诊断、因时用药的有效方法。

### （一）根据疾病发作周期因时诊断

#### ❶ 了解昼夜差异，分清阴阳虚实

人体阴阳气血活动，其旺衰与分布部位有昼夜之异。自然界阴阳盛衰的变化，也会对疾病的变化产生影响。《华佗中藏经》对阴阳不同属性病变在昼夜不同时间段的发病，归纳为“阳病则旦静，阴则夜宁，阴阳运动得时而宁。阳虚则暮乱，阴虚则朝争，朝暮交错，其气厥横”。可谓经验之谈。

一般情况下，凡属阳盛类病变，多在白昼午后加重，如肝阳上亢、肝火上炎等。凡属阴盛类病变多在上半夜加重，如痰饮、水臌、热入营血、热入血室等。凡属阳虚类病变多在白昼减轻，主要是上午、中午之时；而在夜间，尤其是下半夜症情会加重，如脾肾阳虚之夜尿、五更泻，中阳虚寒之胃脘痛，老年肾阳不足之寒喘等。凡属阴虚类病变，多在午后加重，夜间主要是在子夜以后减轻，如阴虚潮热等。

#### ❷ 注重子午卯酉，诊断阴阳失调

子、午、卯、酉是一天之中的四个不同时辰。子时由阴盛而转为阳始旺，阴渐衰；午时由阳旺而转为阴始盛，阳渐衰；卯时阳与阴持平；酉时阴与阳持平。人体在自然界长期影响下，顺应了自然界阴阳转换变化，通过自我调节，机体阴阳也逐渐有了相应的昼夜变更。在病变时，机体自我调节能力减低，对外界适应能力也有所下降，难以随着时间变化而做出相应调整，患病机体的病情就会出现明显而具特征性的表现。阴阳失调的患者病情就会在子、午、卯、酉四个时辰前后出现明显变化。注意观察子、午、卯、酉四个时辰的病情波动，有助于诊断阴阳失调病变。

一般临床经验是：子时发病，以痛证、精神神志病变、心血管病变为多；在子、午两时辰均发病的多属少阳证，阴阳不相调和。

#### ❸ 气血因时流注，脏腑病位不同

气血在人体脏腑中按时循序，依次流行灌注，脏腑功能活动在一日之中有旺有衰，对机体病变产生影响。根据气血流注与脏腑功能活动的盛衰，观察分析疾病变化时间，将有助于诊断。如诊治妇人崩漏，见崩漏血量若在上午 10:00 时（巳时），中午 12:00 时（午时），下午 18:00 时（酉时）左右量最多，根据发病时间分别在脾、心、肾三经当令之

时，则结合脉证，可分别诊断为脾虚不能统血，心气虚不能控血，肾气虚不能摄血。

又如一患者夜半过后2~3时突发腹胀，自小腹上至大腹，每晚如此，至天明则病舒。此乃肝火内郁，肝气旺盛，以致横逆犯脾所致。腹胀虽病所在脾，而病本实在肝，其诊断思路是：夜半后2~3时为丑时，系肝经旺盛之时，少腹系肝经所主，肝木又有横逆犯脾之性，是以有从少腹渐上至大腹的胀大症状。注重发病时间，并结合脉证，可较快而准确地得出诊断。再如夜半子时发作心悸气短，胸闷如堵，头晕目眩，颜面虚浮，四肢不温，脉迟缓，因夜半子时为心气最衰之时，结合临床表现可诊为心阳不足、心气虚弱，以致血运不畅之心脉痹阻证。

根据子午流注规律，脏腑气血旺盛时，如属实证者，可因脏气与病气相旺而病情加重；在脏腑气血衰减时，如属虚证者，因无脏气补益而病增。而脏气值令之时当旺不旺，往往致虚证发作。此外，虚证还可在与之相关的其他脏腑经气旺盛时，也可因虚受克制而发病，这一点值得临床时重点辨析。

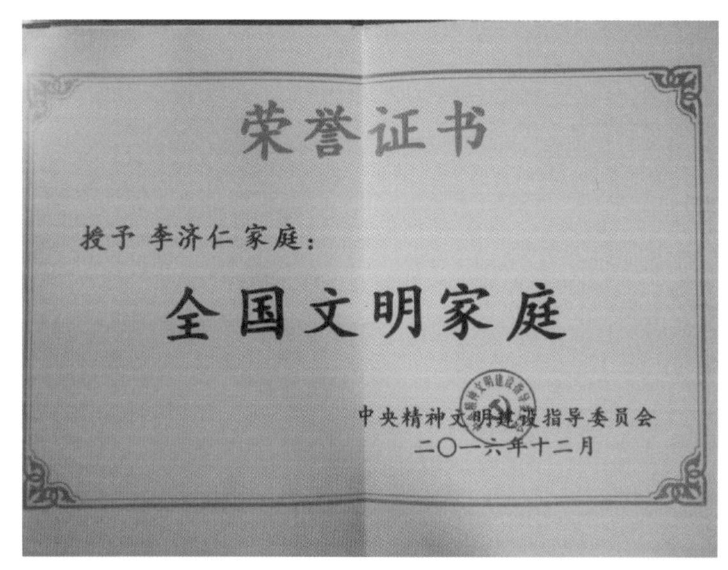

李济仁家庭获“全国文明家庭”荣誉称号

### ❹ 结合四季更替，观察舌脉常异

受四时寒暑变化的影响，正常脉象在不同季节会有春浮、夏洪、秋毛、冬沉的生理性变化。《素问·平人气象论》说：“脉得四时之顺，曰病无他。”由于天人相应，脉象在四时各有不同的细微变化。若不加区分，见春脉微浮、冬脉微沉即判为病脉，则会误诊。

舌象在四季中也会随季节变化而有所差异，并受到气温、湿度、气压、饮食、起居等自然环境与人体活动等不同程度的影响。比如，一般春季多见舌质偏红，舌苔薄白而少，干湿适中，舌体偏瘦小；秋季舌质淡红，苔薄白而略干，舌体适中。这些舌象的差异，是机体随着自然界变化自身所做出的调节和反映，并非病象。因此，观察舌、脉，李济仁教授多重视四时之变，以区分常象与病象。

### ❺ 掌握四时发病特点，有助准确诊断

《黄帝内经》有言：“春善病鼽衄，仲夏善病胸胁，长夏善病洞泄寒中，秋善病风疟，冬善病痹厥。”四时各有好发病证，临证应结合四时发病规律，诊视疾病。以小儿发热证为例，冬末春初小儿发热伴有皮肤丘疹，应多考虑麻疹；夏季发热烦渴，多饮多尿，绵延时长，应多虑及小儿夏季热；秋季发热而有水肿、尿赤，应多考虑是否肾炎；冬末春初发热，

面颐肿大疼痛，应多考虑腮腺炎(虾膜肿)。

## (二)因季施治的用药原则

李济仁教授认为，不论是针刺疗法、药物治疗，或其他一些方法等，均需通过人体功能发挥作用。而自然界的四季变化对人体产生明显影响，故应根据季节变化施治，以达到“四时为宜，补泻勿失，与天地如一”。李济仁教授经过长期实践，归纳总结出中医学中因季施治用药的原则，主要有以下几个方面：

### 1 用寒远寒，用热远热

疾病的性质也有寒、热偏重。“用寒远寒，用热远热”之法则，即依据四季岁气的寒热差异，对所用药物的寒、热、温、凉四种属性有所规定，首见于《素问·六元正纪大论》。其基本含义为，岁气为寒时，使用大寒药需慎重；岁气为热时，使用大热药需慎重。因为人体生理的趋向是“春夏则阳气多而阴气少，秋冬则阴气盛而阳气衰”(《素问·厥论》)，人体在春夏阳热之季，“人气在外，皮肤缓，腠理开，血气减，汗大泄，肉淖泽”，病变多为热病伤阴，机体阴阳失调一般呈现出阴气虚而阳气盛；人体在秋冬阴寒之季表现为“人气在中，皮肤致，腠理闭，汗不出，血气强，肉坚涩”，病变多为寒邪伤阳，机体阴阳失调一般呈现的是阴气盛而阳气衰。而温热药属动药，多损阴，主升发开泄；寒凉药属静药，多伤阳，主沉降收闭。春夏多用、重用大热药，秋冬重用、多用大寒药，则与时气及人体生理阴阳活动变化规律相悖，结果非但疾病不能痊愈，还可能导致不良后果。如《素问·六元正纪大论》曰：“不远热则热至，不远寒则寒至。寒至则坚否腹满，痛急下利之病生矣。热至则身热，吐下霍乱，痈疽疮疡，瞀郁注下，瞤瘛肿胀，呕鼽衄头痛，骨节变内痛，血溢血泄，淋闭之病生矣。”故施治“时必顺之”，“热无犯热，寒无犯寒”，如此方能“无失天信，无逆气宜”，“是谓至治”，即最优化治疗。

“用寒远寒，用热远热”治则，经历代医家广泛运用，已总结出许多宝贵经验。如汉代名医张仲景在《伤寒论》168条白虎汤方后注云：“此方立夏后，立秋前乃可服，立秋后不可取。”此因白虎汤属寒凉之剂，秋后冬寒之际，人体阳气内收，用之有伤阳气之虞。金元四大医家之一的李东垣也主张冬季不用白虎汤，复谓“夏不用青龙”。小青龙汤属辛温祛寒之剂，可治风寒束表、胸有寒饮内停之内外寒邪，然于夏季炎热之时用之，则可能助阳发越，有损阴液。明朝万密斋也阐述了与李东垣相近的观点，并应用“用寒远寒，用热远热”治则指导临床应用。如一小儿六月病泻，医不知用热远热之戒，用理中汤、丸，治之不效，反致大热大渴。万氏接诊后，应用寒水石、滑石、甘草制成的玉露散，以解时令之热，冷水调服，一剂而安。此案显示，前医因不知用热远热之理，使患者服理中汤而致火热加重。万氏则顺应季节，用玉露散清解而获效。罗天益对玉露散治小儿吐泻，曾倡言：“立夏以后，立秋以前宜用，余月不可用。”可见万氏治验绝非偶然。又一风疹患者，秋季病作时，医用玉屏风散加附子、赤芍、白芍、陈皮、甘草等药服之而愈。后再次犯病，恰逢盛夏，病家沿用秋季所用原方原量治之，结果药用一剂即病证加剧，并增腹满、心热、口干、头昏等症。后经医生调整，将附子、白芍减量而获效。此案提示，有时因病之需在春夏温热时用热药，秋冬寒凉时用寒药，在剂量与药物配伍上要适当控制，以免违逆四时，影响治疗效果。

### ❷ 春宜吐，春夏宜汗，秋宜下

汗、吐、下是三种重要的治疗方法，其作用的发挥也受季节变化的影响。张仲景首先提出“春宜吐，春夏宜汗，秋宜下”的因季立法的治疗观点。人体阳气因春季而生长升发，有助于吐法作用的发挥，且春季应用吐法，也无干扰人体正常生理活动之弊，故春季用吐法是适宜的。汗法是通过体表发汗，从而达到祛邪愈病的目的。春夏阳气升发向外，有助于汗法作用的发挥。出汗，是春夏常见的生理现象，春夏用汗法，有助于生理作用不因药物而削弱。秋季用下法，乃因秋令主收主降，用下法可借秋季人体沉降之气发挥作用。李东垣对此有阐解，谓：“时者，必本四时升降之理，汗、吐、下、利之宜。大法春宜吐，像万物之发生，耕、耨、科、斫，使阳气之郁者易达也。夏宜汗，像万物之浮而有余也。秋宜下，像万物之收成，推陈致新，而使阳气易收也。冬周密，像万物之闭藏，使阳气不动也。”在此，李东垣对张仲景所论又有发展，提出了“冬闭藏”的治法。罗天益进一步指出，春季服泻下药是错误的，并可能导致严重后果：“当少阳（春季）用事，万物向荣生发时，唯当先养脾胃之气，助阳退阴，应乎天道以使之平。今反以北方寒水所化，气味俱厚、苦寒之剂投之，是行肃杀之令于奉生之月，当升反降，伐脾胃而走津液，使营运之气减削，其不能转精皮毛经络必矣，奉长之气从何而生？”其所著的《卫生宝鉴》中就记载了 9 例“违时”施治而致误的病案。其中，冬季误汗 1 例，误下 1 例；春季误汗 2 例，误清 1 例；夏季误下 3 例，秋季误汗 1 例。明朝万密斋对张仲景、李东垣因季立法的认识亦多有研讨分析。无论是古籍记载和今人验证，都证明了顺天时以调气血的施治法则在临床实践中随处可见。

上述两种因季施治的立法原则，更多地体现在古代医家临床选方用药的过程中。如李时珍提倡“顺时气而养天和”之说，在《本草纲目》中专列《四时用药例》篇，总结归纳前人因季加减用药的经验：“升降浮沉则顺之，寒热温凉则逆之。故春月宜加辛温之药，薄荷、荆芥之类，以顺春升之气；夏月宜加辛热之药，香薷、生姜之类，以顺夏浮之气；长夏宜加甘苦辛温之药，人参、白术、苍术、黄柏之类，以顺化成之气；秋月宜加酸温之药，芍药、乌梅之类，以顺秋降之气；冬月宜加苦寒之药，黄芩、知母之类，以顺冬沉之气。所谓顺时气而养天和也。”

与李时珍“四时用药例”类似，李东垣据患病季节不同，对同一疾病的药物加减描述如下：表虚自汗者春夏加黄芪，秋冬加桂枝。腹痛者，夏月加黄芩。秋冬去芍药，加半夏、生姜或益智仁、草蔻仁。腹满闭塞，膈咽不通者，冬月加吴茱萸；夏月加酒洗黄柏，六七月间加五味子、麦冬。噎塞者，冬月加吴茱萸，夏月加青皮、陈皮、益智仁、黄柏，或以消痞丸合滋肾丸。气涩滞、食不下者，三春之月，多用陈皮，少用青皮，更加风药。痰嗽者，春夏大温,加佛耳草3分、款冬花1分,夏月加五味子32枚、麦冬2分或3分,冬月加去节麻黄5分,初春犹寒,少加辛热之益智仁、草豆蔻,秋月加槟榔、草蔻仁、砂仁或白蔻仁。

李东垣在《医学发明》中,又对同一方剂,根据四时不同而加减药物。如羌活愈风汤的四时加减用药:望春、大寒之后,加半夏2两、柴胡2两、人参2两;望夏之月半,加石膏2两、黄芩2两、知母2两;季夏之月,加防己2两、白术2两、茯苓2两;初秋、大暑之后,加厚朴2两、藿香2两、桂枝1两;霜降之后望冬,加附子1两、官桂1两、当归2两等。

对同一病证在不同季节的用方亦有不同。如罗天益在《卫生宝鉴》中认为:"溲而便脓血者,小肠泄也,立秋至春分宜服香连丸,春分至立秋宜服芍药柏皮丸。太阴下利于春夏时,用桂枝汤以升阳止泻;于秋冬时,则用理中汤等,以温守中阳,燠土止泻。"

此外,李东垣还据四季变化不同及好发病制定了四季时方,即:春季时方补中益气汤,长夏时方清暑益气汤,秋季时方升阳益胃汤,冬季时方神圣复气汤。

叶天士在临床上也常遵循因季用药的原则,在《临证指南医案》中有丰富的案例记载。归纳之,有以下两个观点:一是冬为阴,苦寒为剂勿过度;夏属阳,辛热药物莫过量。二是夏三月必佐脾胃药。

叶氏认为长夏脾胃当令,崇其生气,体旺则病可全好。即使阴精亏损之人,每当夏令,阳气易于发泄,此时仍应在养阴的前提下,兼益胃气。如叶氏治疗董氏吐血案,董氏于夏三月吐血后肌肉麻木,叶氏认为应当益气健脾,大忌肺药清润寒凉(《临证指南医案·吐血门》)。

李济仁教授在临床中也有颇多因季用药的体会。每届八九月时,患者每见舌质嫩红、舌苔白厚腻等湿象,其在处方中往往酌加薏苡仁、蔻仁、砂仁、苍术、白术、陈皮等药,疗效较好。服药后,患者每有体困乏力减轻、食欲增加、精神好转等现象。

此外,李济仁教授根据春夏宜汗的原则及机理,对于皮肤疾患、肌肉、骨关节疾病以及毛发病变等,往往亦乘春夏人气在外、药物宜于宣泄体表之时进行施治。

### ❸ 春夏养阳,秋冬养阴

上述因季制宜施治原则,主要是被动地顺应季节变化而进行治疗,《素问·四气调神大论》首先提出"春夏养阳,秋冬养阴",则是主动利用季节变化特点,对某些病变择季施治与预防。该原则主要内涵有二,一是重视顺应四时阴阳变化,在春夏注意养护人体阳气,在秋冬养护人体阴气;二是要求医家借助自然界春夏阳旺阳升,人体阳气有随之欲升欲旺的趋势,对阳虚者用助阳药;秋冬阴盛阴降(收),人体阴气有顺之欲盛欲降(收)之势,则对阴虚者用滋阴药,以求更好地达到扶阳助阴的目的。

李济仁教授认为,春夏养阳之法在临床应用中有较高的价值,尤其对阳虚不足、阴寒内凝等证,效果理想。诸如老年慢性支气管炎、支气管哮喘、慢性结肠炎、类风湿及风湿性关节炎等有较好的疗效。

秋冬养阴之法则是用于秋季，在秋季气候肃杀、天高物燥之时，若人体津液耗散太过，或素有阴津亏乏之患，则易感燥而生“燥病”。若燥邪伤及肺阴，则可出现口鼻、咽喉、皮肤干燥，干咳无痰或少痰，其他还有燥伤胃肠、燥伤肝肾等内燥证。所谓燥证，多为阴液耗伤。治疗上，《素问·至真要大论》提出“燥者濡之”的方法。治燥，总不离乎滋润一法，而滋润的实质就是养阴。养阴药诸如生地、沙参、麦冬、天冬、石斛、桑葚、旱莲草、太子参等均具有滋润作用，故凉燥者，治当辛润；温燥者，治以甘寒滋润；内燥者，辨其易患燥证，而濡养之，均需选用养阴药以滋阴润燥。秋季易患燥证，常用清燥救肺汤、桑杏汤、麦门冬汤、增液汤等。

至于冬季养阴法则，似乎难解。冬季严寒，寒则伤阳，何以养阴？然从生理角度论，秋冬是阳气内藏、阴气滋生之时。防治疾病，不仅要针对病性、病邪施以相应治法，还需注意顺从人体生理活动之势，扶正祛邪。冬季养阴，既可寓从阴中补阳，在温阳方药中增入滋阴药，以治疗寒邪伤阳之意，还可为春夏阳气生旺之时，蓄备物质基础，使人体在春夏之际生长顺利。倘若只知冬寒伤阳而“勿扰乎阳”，就忽视了阴阳互生之理。秋冬时节，一味专投温燥之辈，就会有“攻寒日深，而热病更起”之弊。到春天时，则会因为阴气不足、阳气更动而有血出、低热、气虚等症。鉴于此，李济仁教授认为，秋冬之时应注意适当服用一些滋阴膏剂，以合“秋冬养阴”之旨。

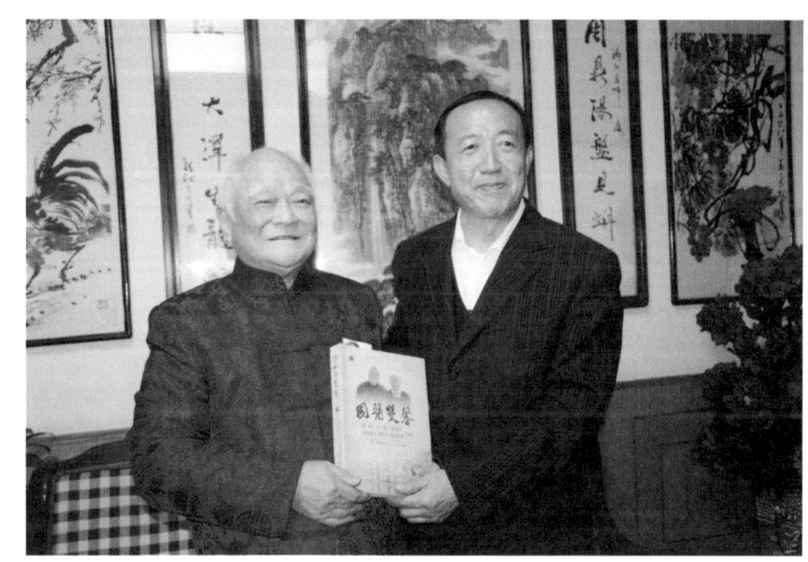
安徽省委副书记、省政协主席王明方看望李济仁教授

## ④ 冬病夏治

“冬病”指某些好发于冬季，或在冬季加重的病变，如支气管炎、支气管哮喘、风湿与类风湿关节炎、慢性结肠炎、老年畏寒证，以及属于中医脾胃虚寒类疾病。“夏治法”指在夏季择时施治。冬病夏治法是中医重要的择时施治法则之一，属于“缓则治其本”的治疗原则。

冬病夏治法源于《素问·四气调神大论》中提出的“春夏养阳”治疗法则。根据中医阴阳四时消长变化之观点，人体阳气春夏多生发而旺盛，秋冬多收敛而衰弱。故阳虚者，尽管四季均为不足，但因受夏季自然界阳气隆盛的影响与促动，故人体阳气在夏季处于一年节律变化的峰值，虚阳有欲动而趋于好转之态势，体内凝寒之气也因此有易除易解之可能，乘其势而治之，往往可收事半功倍之佳效。反之，在自然界阳气失旺，虚阳失去变化之动力的冬季，人体亦处于阳气一年节律变化的谷值，即使补益，疗效亦难尽如人意。由于体内的凝寒之气与自然界冬季的严寒之气相互感应，此时，体内虚阳不足的状态也不容易调整。

由上可见，冬病夏治法的基本思想是：一方面，借助自然界夏季阳旺阳升，人体阳气有随之欲升欲旺之趋势，体内凝寒之气呈现易解的状态，对阳虚者用补虚助阳药，对内寒凝重者用温里祛寒药，以求更好地发挥扶阳祛寒的治疗作用。另一方面，为秋冬储备阳气。阳气充足，则冬季不易被严寒所伤。

古代医家虽未正式提出冬病夏治法的名称，临床中却已经在实施应用。清代医家张璐所著《张氏医通》中即已有夏季用敷贴法治疗哮喘病的记载："冷哮，灸肺俞、膏肓、天突，有应有不应。夏月三伏日用白芥子涂法，往往获效。"

针对临床上的老年性慢性支气管炎、支气管哮喘、喘息性支气管炎等病，李济仁教授多采用冬病夏治法，如在夏季让患者服用桂附八味丸，补骨脂、紫河车等方药，获效显著。同时，根据张璐的方法，参考《医学入门》"凡药之不及，针之不到，必须灸之"，《金匮要略》"病痰饮者，当以温药和之"的经验，以及人体夏季腠理疏松、气血畅通的特点，李济仁教授也常使用辛温药，制成各种敷贴膏，在夏季贴于人体有关穴位，以防治痰饮、咳喘。

应用冬病夏治法治疗风湿和类风湿关节炎、慢性结肠炎、老年畏寒症等，李济仁教授亦心得颇丰。如风寒湿痹、寒腿之类，夏季打"伏针"；冬季手足皲裂者，夏天浸药；脾胃虚寒患者，则在夏季进行温中补阳的培本治疗；老年畏寒症，于夏日服用金匮肾气丸等，均能使病情缓解，疾病向愈。

### （三）根据昼夜节律施治用药

在自然环境周期变化影响下，人体阴阳气血的消长盛衰呈现出某些昼夜变化的节律性，人体病变也会随之变化。机体的这种生理活动与病理变化的昼夜节律特性，是择时施治的重要基础，李济仁教授据此而总结的择时施治方法，主要可归为顺势施治法和迎病截治法两种。

#### ❶ 顺势施治法

顺势施治法是根据人体生理活动变化的节律，要求施治用药与其同步。其目的有：①不扰乱人体生理活动节律。②利用与促发人体生理活动对病理变化的影响，达到药物调整作用。本法可望使药物与生理活动产生协同作用。由于顺势施治法着眼于人体生理活动的节律，因此对一般无明显病理变化节律的疾病以及某些有病理变化节律的病变均适用。

《黄帝内经》已有顺势施治法的最初萌芽，如《灵枢·顺气一日分为四时》说："朝则人气始生，日中人气长，夕则人气始衰，夜半人气入脏……顺天之时，而病可与期，顺者为工，逆者为粗。"所谓天者，大自然也；所谓顺者，顺其自然之性之势也。《黄帝内经》强调顺从大自然阴阳消长变化施治，实际上是要求顺应人体阴阳消长的节律来施治。因人体阴阳消长受自然界阴阳消长变化的影响而与之息息相应。古人只不过是利用自然界与人体阴阳变化同步的关系，借用自然界昼夜变化明显、易于观察的特点，掌握人体阴阳昼夜变化的时间性而择选时机，顺势施治。

《黄帝内经》的观点受到历代医家的关注，纷纷从理论上、实践中去论证此种治法的机理与运用价值，积累了丰富的临床经验。根据历代医家的临床体会与理论探讨，顺势施治又可分为以下两个方面。

（1）因病位不同，用药有昼夜之分

早在马王堆汉墓出土的医学竹简《五十二病方》中就有针对病变的不同部位选择药物服用时间的记载。如《五十二病方》记载了治疗"白处"（有皮肤色素消失症状的皮肤疾患，类似现在的白癜风类病变），内服药物要求"旦服药"，即清晨服；外用药物"以旦未食敷药"，即在清晨未进食前敷用。提供了皮肤病治疗用药宜在早晨（旦时）内服外敷的经验。《五十二病方》的成书年代早于《黄帝内经》，可见《黄帝内经》提出的顺势疗法思想，实是对《黄帝内经》以前时代的医家关于顺势施治经验的总结与归纳，有一定的实践基础。《黄帝内经》还提出"日未出时吐之"，要求吐法施用于清晨太阳尚未出山时。清代王燕昌《王氏医存》提出，病变在四肢施治用药宜在清晨午前（旦时），病变在骨髓施治用药宜在午后暮夜。所谓"病在四肢""病在骨髓"可理解为病在表里的分别。如"骨髓"，古人常喻病位较深，并非仅指现代医学的"骨髓"。病位表里不同，用药也要有晨午暮夜之分。

王好古在《此事难知》中对汗、下二法的应用提出了最佳时间，他说："汗无太早，非预早之早，乃早晚之早也。谓当日午以前为阳之分，当发其汗。午后阴之分也，不当发汗。故曰：汗无太早，汗不厌早，是为善攻。""下无太晚，非待久之晚，乃当日巳午后为阴之分也，下也。谓当午（巳）前为阳之分也，不当下。故曰：下无太晚，下不厌晚，是为善守。"王好古认为，汗法宜在午前采用，下法宜在午后采用。王好古针对伤寒温病施治用药"汗不厌早"和"下不厌迟"的论述，是从时间医学观点和临床实际出发做出的解释，不仅有独创性，而且有运用价值，引起古今医家的重视。王好古的论述不仅是对自己临床经验的总结，也是对他以前医家经验的归纳。如金元四大家之一张子和对导水丸、禹功散、通经散、神佑丸等攻下药均提出要临卧服。所谓临卧时，多在午后酉戌时辰，说明张子和已在临床中认识到，午后用攻下法有利药效的发挥，故而才有攻下药临卧服的经验。

汗、下二法主要是针对不同的病位采用不同的治法。汗法多用于病变在表，用汗法使表邪外祛；下法多用于病变在里，用下法可使内里之邪得从泻下而除。王好古提出的午前宜汗、午后宜下的观点，反映了不同病位采用不同治法时，应在不同的时间。李济仁教授在应用方药治疗肝炎等病变时，每要求晚上临卧服，收效亦可，说明施治用药注重时间性很有必要。

因病位不同,用药有昼夜之分。其理论基础是人体阴阳气血升降出入的活动特点。一般旦时阳气初生,气血趋向于外,散布四肢肌表,药力可借此时气血趋外的变动特点,乘其势而作用于体表病灶。如《五十二病方》中记载旦时用药物治疗"白处"等皮肤病变,《王氏医存》中记载旦时用药治疗四肢病变等,都是借用人体旦时阳气通达作用,使药物直达病所。

一般夜晚阳气内藏,阴气隆盛,气血趋向于里,输布内脏组织,此时用药,药力可乘势入里,治疗病位较深的疾患。如《王氏医存》治疗骨髓病变要求在夜间服药,王好古要求午后用下法及张子和用攻下药要求临卧服,均寓有此意。李济仁教授在治疗肝炎等肝胆病变时常要求临卧服,也是受古代医家顺势施治法的启示。《黄帝内经》认为"人卧血归于肝",临卧服药,是乘肝中血流量增多,且夜晚子时丑时是肝胆经脉气血流注旺盛之时,使肝脏血药浓度增加,有利于药物作用的发挥。这与夜晚用药治疗病变位于内里的含意相吻合,临床收效甚好。

上述经验与论述启示:临床对慢性结肠炎、便秘等肛肠病变用下法及对肝胆、肾等内里病变用药,可在午后、暮夜服用。

(2)据病情性质,服药应早晚有异

疾病性质有寒热、虚实之不同,而不同性质的疾病在昼夜不同阶段,按照人体阴阳气血的节律施治,可借助人体生理变化之势,使药效发挥得更好,达到事半功倍之目的。归纳古今医家的经验,凡属阳虚、阴盛、寒性病变服药,宜在平旦、午前;凡属阴虚、阳亢、热性病变服药,宜在午后、暮夜。

阳虚、阴盛、寒性病变用药宜于平旦午前服,是因为平旦、午前阳气渐生而盛,阴气渐衰,故阳虚者用温热药可乘阳气升发之势而温阳,阴盛者因其时自然势衰而用药促其更加衰减,寒性之患用温热药亦可得阳温之助,减少阴寒阻抑之势而寒除疾平。如李东垣对清阳下陷、脾气不足之中焦虚寒证,常要求在平旦、早午饭之间应用,诸如补中益气汤、升阳益胃汤等。明代薛己《校注妇人良方》中亦认为,补中健脾的补中益气汤、益肾壮阳的金匮肾气丸、益气之六君子汤等温阳、益气、健脾方药,应在清晨、上午服。明代杨瀛州曾提出补肾药宜晨服,清代叶天士则进一步明确为晨时宜服温补肾阳之品。他还提出利尿药宜中午服以借自然阳盛,温阳化气,利尿消肿。《证治准绳》所载鸡鸣散可温宣降浊,除去肾家所感寒湿之毒气,服该药时间则定在平旦鸡鸣时,为使医者与病家均不忘其用药之时机,径以服药之"鸡鸣"时命名方,足见服药时间在平旦的重要性。清乾嘉年间安徽新安地区著名医家程杏轩,对平旦、午前应用方药治疗阳虚等证极其重视,积验甚丰,在其所著《杏轩医案》中记载甚多。当代名医施今墨临床择时用药的经验与此类似。有人曾报道一例男性患者,腰膝酸软无力,不得登高上梯,用壮腰补肾、健脾益气之剂,晨服后自觉腰膝活动有力,无不适感,但于晚上服此药则有恶心、烦躁不安的反应。这表明午前服用温阳药不仅提高了疗效, 也减少或避免了其他时间服药可能带来的不良反应。故凡欲借阳气发挥作用的药物，诸如补阳益气、温中散寒、行气活血、散结消肿等剂可于清晨或午前服。

阴虚、阳亢、热性病变用药宜于午后暮夜服。因午后、暮夜阴气渐生而盛，阳气渐衰，故阴虚者用甘凉药可乘阴气隆盛之势而滋阴，阳亢者用潜阳药可乘阳衰阴盛之际而平抑。某些热性病用清热药亦可在阳气衰减之夜间服用，借助阴气上升的趋势，热除病安。如《校注妇人良方》凡治阴分、血分病变，宜使用滋阴养血、滋养肝肾的方药，并且主张黄昏、夜晚时服，如具有滋肾水、生肝血、抑肝火、舒肝郁作用的滋肾丸、生肝散、逍遥散、六味地黄丸、四物汤、芦荟丸、龙胆泻肝汤等。叶天士也反复提及，对肝阳上亢用平抑肝阳药时，宜嘱患者暮服。胃阴不足者服滋胃阴药应在晚上服用，阴虚生燥者用纯甘清燥之品应黄昏服药。肾阴被烁，阳不潜藏而失寐者晚上临卧服滋阴安神丸等，所用方药如生脉散、补心丹均明示按上述规定择定午后暮夜使用。由于午后暮夜有利于滋阴清热的药物借阴气发挥作用，故凡滋阴补血、收敛固涩、重镇安神、定惊熄风之品，可在午后或晚上服。

### ❷ 迎病截治法

迎病截治法，顾名思义即为在疾病发作之前，或刚刚发作时就用药施治，以截断病变的发作或深入。《素问·玉机真脏论》云："凡治病……乃治之无后其时。"强调了治病宜在病情发作前或正在发作时治之，尽量不要错过最有效的治疗时机，更不要直到发作后再进行治疗。《素问·疟论》还以疟证的治疗具体阐发了迎病截治法内涵："凡治疟，先发如食顷乃可以治，过之则失时也。""十二疟者，其发各不同时，察其病形，以知其何脉之病也，先其发时如食顷而刺之。"认为治疟证宜在发作前约一顿饭的时间用针用药，以截止疟作。后世称治疟为"截疟"，其意源于此。因此对于"截疟七宝饮"等治疟药，其"截疟"方名，亦应认为是对服药时间的强调，而不仅仅是强调方剂本身的功效。中医所说的"疟证"，指的是临床有寒热往来、发作定时的一类病证，它包括了现代医学中疟原虫所致的"疟疾"，但并不局限于此。因此，对于《黄帝内经》关于"疟证"施治时机的论述，就可以理解为中医对包括疟疾在内的一类病证的治疗。为什么要"迎病截治"疟证呢？《黄帝内经》指出："夫病之未发也，

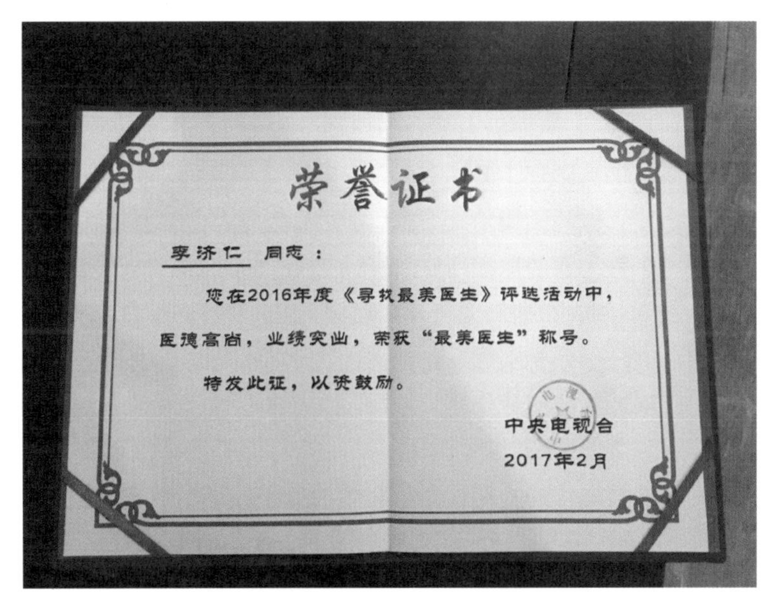

李济仁教授获"最美医生"荣誉称号

阴未并阳，阳未并阴，因而调之，真气得安，邪气乃亡。”意在趁邪气未盛之时用药以攻邪，有利于制止邪气对人体的损害与影响。此外，《素问·脏气法时论》还详细论述了按照疾病的昼夜变化节律及时截治的方法与用药，对后世有很大启发。

迎病截治法需根据疾病变化的周期性而择时施治，主要应用于发作有时的疾病。这类疾病的变化有两个方面：一是生理活动节律的改变，如夜晚入睡是正常生理节律变化的现象，失眠者即其反常；应睡而不能入睡者，以至于在白天也难以入眠，则应视为符合患者的整体病理表现。二是疾病在固定的时间段内发作或有病情变化，如午后潮热、五更泻、子时胃痛、夜间哮喘等，无论何时，其热、泻、痛、哮等均为病态，而此类病态发作有时。因此，迎病截治一定要抓住“时”这个关键。针对此类疾病，其迎病截治的服药方法也可分为两类：

（1）据生理节律周期服药法

如治疗失眠，即应在正常入睡的时间之前用药，以期安然入眠，截断不寐病象的发生。入夜时，人体迫切需要阴气维持某些生理抑制，若阴气不足或阳不入阴则可致不寐，故治疗不寐证常用滋阴养血药。入夜服药治不寐证，一则适应人体对阴气的需要，二则可借营卫之气行阴之际，助药引阳入阴，起到导神入舍的作用。这样适应了人体睡眠节律，人便容易入睡。而习惯上的上、下午分服药物法，上午所服之药，却正好和人体在上午需阳气上升这种情况相对抗，不仅起不到治疗作用，反而会抑制人体阳气上升，干扰人体的阴阳消长节律，导致患者白天也精神不振，这正是一般服药法治疗不寐证效果差强人意的原因所在。

（2）据病理节律周期服药法

即在疾病发作前提前用药，可以制止或缓解疾病的发作。其优点是充分有效地发挥药物的治疗作用。由于药物在体内的代谢速率与作用高峰有一定的时间性，而疾病发作之前服药，可使机体对某些药物作用敏感性增高，使药物的调理作用更为明显。根据病情变化的周期性而择时施治，既使药效得以正常发挥，又可相应减少药物剂量及不良反应。实践已经证明，这种施治方法有较高的临床运用价值。李济仁教授对夜间哮喘发作和五更泻的患者，于临睡前服用补肾止喘及健脾温肾之品，有效地抑制或减轻了哮喘发作以及腹泻症状。现代苏州名医黄一峰先生曾针对湿温证午后病情渐甚、而于上午热势未张之际，给患者服用清热化湿、调和营卫药物，效果明显。曾有一胃痛患者，其每至子时便发作，曾经多次使用中西药治疗，疗效不显，后经李济仁教授处方并遵医嘱在子时之前服药，很快就痊愈了。此法尤为临床妇科医生推崇，常被用于妇科病的治疗上。应用迎病截治法，要求明辨疾病变化的时间节律，掌握药物发挥作用的时间，有利于指导施治和用药时间的安排。

### ❸ 择时按摩法

按摩是通过对人体穴位的按、揉、摩、搽等手法，达到治疗疾病的目的。按摩所产生的温热、压力等刺激通过穴位传导入人体的通道。机体一旦感应到刺激，就会使按摩局部的血液灌流增加，产生一定的生物磁场效应，最后通过经络的传递效应使“气”至病所，达到健身愈病的目的。

由于按摩通常以穴位为作用部位，穴位的状态对按摩效果就会产生影响。根据子午流注学说，穴位的气血旺衰有时间变化，在不同时间段内刺激特定穴位，可借助此时穴位的“开闭”变化达到不同的治疗目的。临床上，医者可根据辨疾病的虚实，先进行特定穴位的补、泻、点、揉等操作，再配合常规按摩。择时按摩也可根据病位所在的经络流注时间和疾病变化的周期，来推算和选取最佳的治疗时机。

### ④ 择时服用中药拮抗西药不良反应法

大量临床事实已经证明，很多西药具有不良反应，有的甚至很严重，择时服用中药可拮抗部分西药不良反应。

如长期大量使用糖皮质激素治疗类风湿关节炎、再生障碍性贫血、系统性红斑狼疮等病，可造成人体肾上腺皮质废用性萎缩、内源性皮质激素分泌不足。产生这种后果的原因是，人体肾上腺皮质激素的分泌由脑垂体分泌的促肾上腺皮质激素（ACTH）来调控，而 ACTH 又受血液中皮质激素浓度影响，当血中浓度高时，则反馈性抑制脑垂体，使 ACTH 释放减少，从而导致肾上腺皮质激素分泌减少。长期大量应用外源性皮质激素药物，会使血浓度升高，导致 ACTH 减少，肾上腺皮质激素分泌下降，久而久之，肾上腺皮质因分泌活动受到抑制而逐渐萎缩。实验证明，脑垂体对血液浓度的反馈抑制作用的敏感性有昼夜节律，白天不敏感，而夜间尤其是午夜 24:00 时左右最为敏感。在清晨垂体分泌 ACTH 较多，需较大剂量的地塞米松才能使之抑制，而夜间 22:00 时后，较小剂量的地塞米松即可抑制次日 ACTH 的高峰出现。为此，复旦大学附属华山医院教授、中国科学院院士沈自尹教授，采用生地、知母、甘草等三药组方煎服，以对抗地塞米松的反馈抑制，临床观察有较好的效果。

鉴于此，对长期大量应用皮质激素者可在清晨 8:00 时左右，一次服完全天剂量以减少对脑垂体分泌 ACTH 的抑制；对必须在夜间应用皮质激素者，如抗感染、抗过敏时，可在夜间加服生地、知母、甘草组方，以保护脑垂体，使之对反馈抑制作用敏感性下降。该方剂还可减少激素引起的阴虚阳亢的副作用，激素作用则不受影响。不仅如此，生地通过促进肾上腺的增生和促进肾上腺皮质分泌皮质激素，而具有皮质激素样作用。甘草因其所含甘草次酸与皮质激素结构类似，在肝脏中有竞争性抑制作用，使皮质激素在肝中的灭活受到抑制，而表现为去氧皮质酮样作用等。

可见，夜晚服用生地、知母、甘草等中药，可拮抗夜间服皮质激素药物所致体内第二天内源性皮质激素分泌大大减少的不良反应，若夜间仅服中药一次，还能达到节省药材及省去多次服用中药的麻烦，值得推广。

### ⑤ 时差治疗法

所谓时差疗法就是利用人体生理病理活动节律制定的一种不用任何药物、针刺等，仅仅通过改变作息进餐时间来调整人体节律，达到愈病目的的方法。临床现已用于失眠、减肥、预防心脑血管病发作、消化道溃疡，及试用于哮喘、严重支气管炎等。

（1）失眠的时差疗法

失眠是人体睡眠节律周期的紊乱。通常失眠患者为使自己有更多的入睡机会，常常提前睡卧，以求延长睡眠时间，但事与愿违，往往是越提早就寝，越难以入眠，反增加心烦不安、思虑焦躁之不适。根据人体生物节律，时差睡眠疗法有利于失眠患者入睡。方法是每日就寝时间可参照平时就寝时间向后顺延 2~3 小时。

（2）减肥的时差疗法

吃饭时间的选择，对于体重的增加与减少，要比人体摄入热量的数量及质量显得更为重要，因为人体生理活动节律是早晨强于下午，下午又比晚上强，人体的新陈代谢峰值时间在上午 9:00 时至中午 12:00 时，因此，肥胖者将进餐时间避开新陈代谢高峰就能达到减肥的效果。方法是早晨可在 5:00—6:00 时吃早餐，并尽量少吃。午饭可推迟到下午 13:00—14:00 时食用，晚饭可在傍晚 17:00—18:00 时进食。将吃饭时间提前或推迟，就能在进食量减少的同时，降低人体对食物的吸收与利用，达到减肥的目的。

（3）预防心血管疾病发作的时差疗法

心血管疾病多在夜间发作，如心肌梗死、脑血栓形成等。夜餐时进食量过多，油腻的食物比例过重，是诱发疾病发作的因素之一，可导致血脂暂时性异常升高，血液黏滞度增大，血流缓慢，尤其是已有狭窄、痉挛、内膜粥样硬化的血管可使症状加重，或易发生栓塞，使心脑组织缺血、缺氧。若晚餐进食较迟而量大，就寝时就无法充分消化吸收胃肠内的食物，合之睡卧姿，膨隆的胃可对横膈膜直接产生作用，引起胸腔内压改变，影响心肺功能活动与血液回流，其结果就是大大提高了冠心病、脑出血等病发生的概率。俗话说“晚餐要吃少”，这是不无道理的，但还应加上“晚餐吃早”，此即预防心脑血管疾病发作的饮食时差疗法。

## 第三节 临证精粹

### 一、痹病治验

#### （一）痹病的诊断与分类

辨证是中医的基本特征，痹多实，痿多虚；痹多寒，痿多热；痹为湿，痿为湿热；

痿证手足痿软而无力，百节纵缓而不收，通身不痛；痹证通身肢节疼痛或四肢拘急。这是痹证与痿证的主要不同点所在。

在治疗上，一般痹证常以祛风、散寒、除湿、通络为基本原则。李济仁教授认为，痹证难以在短时间内完全治愈，故治疗时应以某方为主，大法基本不变，辅药随症加减，以体现变中不变、不变中有变之规律，守法守方相当重要，切不可主方、大法变动不休。他主要将痹证分为寒痹、热痹、顽痹三种大类进行辨治。

### ❶ 寒痹

其主症为关节肌肤触之不温，疼痛部位较深，喜按、打、叩击，有关节活动障碍，特点是畏寒，关节疼痛，得热则舒，伴纳少便溏，舌淡苔薄，脉沉弦缓。偏风者则恶风，遇风刺痛，疼痛走窜不仅限于骨节经间，还在关节周围肌肤，舌淡苔薄白而干，脉缓；偏湿者，则见骨节皮肤酸胀疼痛，其部位以肌肉为主，舌淡苔薄白而腻；单纯寒型者则无偏风、偏湿症状，而出现一派纯寒之象。其总的病机为寒凝络脉，络脉瘀阻，不通则痛。治疗以桂枝附子汤为主；偏寒者加制川乌、制草乌、补骨脂等；偏风者用桂枝附子汤合蠲痹汤加减，其中必备川芎、当归、丹参、防风；偏湿者用桂枝附子汤合防己黄芪汤加细辛、苍术、白术、山药等。

### ❷ 热痹

其主症为关节肌肉红肿热痛，其痛及皮且及骨，轻按重按均不可耐，且有运动障碍，特点是关节疼痛得冷则舒，舌质红，苔黄厚而干，脉数。偏风者则骨节间似风走窜，病变累及多关节，恶风，汗出，舌质红，苔薄黄，脉浮数；偏湿者，多见关节肿大，按之剧痛，下肢为甚，活动障碍明显，舌质嫩红，苔薄黄厚腻，口渴饮水不多，口黏口淡；单纯热型者则无偏风、偏湿症状，而出现一派纯热之象。此乃湿热之邪壅于络脉，络脉瘀阻则见局部红肿热痛。治疗以自拟清络饮为主，其组成为苦参、青风藤、黄柏、萆薢等，偏热者多用清络饮加地骨皮、丹皮、丹参；偏风者加羌活、独活、防风、川芎；偏湿者加防己、泽泻等。

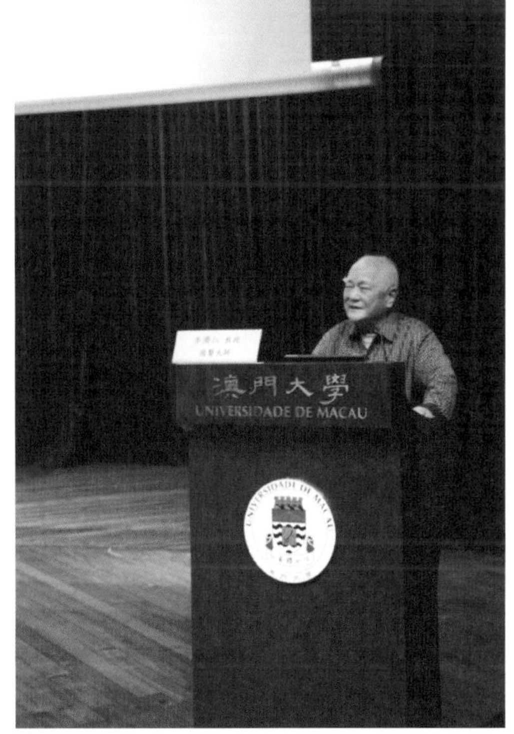

2013 年 11 月李济仁教授应邀在澳门大学讲学

### ❸ 顽痹

顽痹是对痹证屡发不愈，形成肢体关节变形，难以屈伸，步履艰难，甚则卧床不起，肌肉瘦削，身体羸弱者之称。其病机主要为病久痰瘀胶着于络脉，络脉不和则病久难已。李济仁教授对顽痹的治疗常从虚、从瘀、从痰及肝肾辨治。

## （二）痹病的内治方药

李济仁教授主张，痹病的治疗，首先应胸有大法，不仅应重视痹病成因中"杂气合至"的特点，还应注重从人体内脏功能、气血功能入手，综合施治，以助祛除邪气。但这只适用于一般的痹病。遇特殊情况时，在一定的时间内可攻其一邪为主。

李济仁教授治疗热痹，以白虎汤为主。偏热者多用白虎桂枝汤加地骨皮、丹皮、丹参；偏风者多用桂枝芍药知母汤加羌活、独活、豨莶草、威灵仙、当归、川芎；偏湿者多用苍术白虎汤加黄柏、山栀、防己、木瓜、白术、茯苓。针对寒痹，以桂枝附子汤为主。偏寒者加巴戟天、补骨脂、仙灵脾、片姜黄；偏风者，以桂枝附子汤合蠲痹汤加减，其中必用川芎、当归、丹参；偏湿者则用桂枝附子汤合防己黄芪汤，再加细辛、苍术、白术、山药。

对于痹病的组方，李济仁教授认为附子、川乌、草乌是不可缺的。尽管此三味药药性峻猛，且有毒性，但他们犹如奇才怪癖，常常发挥出奇效。由于一般人不敢轻易用这三味药，就等于放弃了一些较好的治法，这是很遗憾的事情。附子辛温大热有毒，走而不守，性烈力雄，有补火回阳、通经散结之功，善治一切沉寒痼冷之证，为祛散阴寒的首选药物。此外，附子还有"坚肌壮骨""好颜色"的美誉。李济仁教授用附子的量一般在 15 g 以上，他认为附子视病情可以用大量，量小常疗效不显。川乌和草乌的作用基本相同，均具有明显的镇痛和局部麻醉作用。临床上只要是以疼痛为主的痹病，李济仁教授认为不论其属寒、属热，均可在基本方上加用制附子和制川乌、制草乌。川乌、草乌善于止痛，附子善于散寒，还可伍以秦艽，以增强镇痛之功。需要注意的一点是，服此药期间禁止饮酒，因为乙醇能促进乌头碱的吸收，从而加强药物的毒性，导致药物中毒。这三味药也不可与麻黄同用，以免产生不良反应。

鸡血藤与活血藤均有强筋壮骨、调经活络、祛瘀止痛之功。鸡血藤养血之功优于活血藤，而活血藤更适于活血，故李济仁教授喜二味并用，用于血虚而兼瘀者的痹病，二药相得益彰，以冀补血而不滋腻，活血而不伤气。

对痹病偏风者，川芎是不可缺的一味药。因为该药是血中之气药，可通过行血而灭风，有祛风作用，疗效较好。中医治法中有通因通用、塞因塞用、寒因寒用、热因热用之反治法。李济仁教授认为，此处还应有例如川芎祛风行血之"行因行用"法。痹病偏风则疼痛游走不定，可谓"行因"；川芎行而不守的作用，可谓"行用"。川芎的"行因行用"有利于风邪的祛除。

近年来，对于雷公藤治疗痹病的报道很多，雷公藤已被公认为治疗痹病的有效临床药物。雷公藤具有清热解毒、祛风除湿、消肿止痛的作用，对关节周围组织疼痛，尤其是肌肉酸痛不止的患者，疗效较好。李济仁教授对该药的体会是：雷公藤对肌肉筋脉疼痛的缓解效果优于骨节间的疼痛。对于顽痹或伴有关节挛缩变形者，当灵活加用祛风之品。李济仁教授就常加全蝎 1 条，或用乌梢蛇 1 条，除去头部与外皮，酒制后研成粉末分吞，疗效较好。

此外，部位引经药的应用，往往对痹病的疗效起着很大的作用。如上肢疼痛者，李济仁教授常用片姜黄、桂枝；下肢疼痛者常加独活、怀牛膝、宣木瓜、五加皮；腰背疼痛者可加川断、杜仲、狗脊、功劳叶；骨节疼痛者又可加威灵仙、补骨脂；肌肉疼痛者可加雷公藤。

在上述方剂的临床组方过程中，若有气虚，李济仁教授常加黄芪、党参；若有血虚，常用当归、鸡血藤、活血藤；阴虚者，则加桑寄生、枸杞子；阳虚者，加仙茅、补骨脂。另外，可适当配伍香附、没药、泽兰等活血行气的药物。若出现皮肤瘀斑或关节周围结节等症时，往往说明有瘀血的存在，此时应适当增以活血之品，亦可另服活血方剂，与治痹的方剂交替使用。

在痹病的后期，常可见筋脉失荣，或骨节僵硬拘急，或骨节肿大畸形。一方面，可能是因为邪伤日久而久服辛温燥烈之品，使阴伤气耗，导致筋脉骨节失荣；另一方面，可能因邪痹日久，气血瘀滞，络道受阻，病损筋骨，使之失去气血濡养而不荣。此时宜注意配合养阴柔筋的治法。尤其是从滋补肝肾之阴着手，以六味地黄汤、一贯煎等方药加减调治，亦可择用活血祛瘀、软坚化结之品，以舒筋活络、祛瘀通络。

### （三）痹病的外治方法

李济仁教授认为，痹病的治疗应采取内治与外治相结合的办法，而现在的医家常常忽视痹病的外治法。通过在内治的同时辅以适当外治，对疾病的缓解、痊愈将有很大裨益。痹病多发于四肢关节筋脉，通过外治法，可使药物直接对病灶发挥作用，发挥舒筋活血止痛的作用。所用药物的性味多辛温香窜，可以促进局部气血的活动，有助于内服药物作用的发挥。临证时，李济仁教授常在内治法的基础上辅以外治法，常用的外治法有巴豆饭敷法、止痛擦剂法、解痛布法、熏洗法等。

#### 1 巴豆饭外敷法

取巴豆（干品）10~15 g，捣烂成泥，加入适量煮熟的大米饭混匀后，铺在纱布或芭蕉叶上敷于患处（以不烫伤皮肤为宜），用纱布绷带或布条固定即妥。需要注意的是：①时间不宜超过 10 小时；②过敏性皮疹可服抗过敏药，以睡前服为好；③使用过的配药用具及工具必须洗净，以免中毒。根据李济仁教授的经验，塑料布与中药易起化学反应，容易造成皮肤损伤，且药力不易穿透，故当以纱布、芭蕉叶之类为佳。

#### 2 止痛擦剂

取生半夏、生南星、生川乌、生草乌各 30 g，用 50%纯度的酒精 500 毫升浸泡 1 周。使用时以脱脂棉蘸取药酒，反复涂擦肿痛处，每日 2~3 次，功用：止痛消肿。此药酒不可内服。

### ③ 熏洗法

取水蓼 50 g,透骨草 20 g,川芎 25 g,炙麻黄 20 g,桂枝 15 g,羌活、独活各 30 g,冰片 3 g,香白芷 9 g,葱白 40 g,生姜 10 片。将前 7 味药物加水 3 升后煎煮,待煮沸 15 分钟后加入后 4 味药。再等 5 分钟,连药带汤一并倒入大口茶缸中,将茶缸四周用棉絮包裹,缸口四周封好,勿使漏出。然后将缸口对准疼痛部位熏蒸,以患者能耐受为度。此法每日 1 次,每次约半小时,有开毛窍、发腠理、逐风湿、通经活络的作用。

### ④ 解痛布

取肉桂、附子、川乌、大黄、当归各 12 g,半夏、白芷各 9 g,地龙、僵蚕、白芍、乳香、没药、木香、川芎、独活、秦艽各 6 g,细辛 3 g,共研细末,用高粱酒调成薄糊状,加入生姜汁并调匀,用脱脂棉浸透后晒干或烘干。使用时将浸透晒干的药棉外包裹一层纱布,然后敷在患病关节上或其他疼痛处,再用松紧带绑牢。此方法对四肢关节疼痛的效果最佳。

### ⑤ 通用的外用药

当归、穿山甲、皂刺各 15 g,透骨草 30 g,桂枝、桃仁、红花、三棱、莪术各 20 g,川、草乌各 10 g,共研粗末,装入纱布口袋并水蒸 1 小时,取出后稍放片刻。待药包温度下降至可接受的程度后,先用干毛巾垫于痛处,再将药包放于毛巾上。每晚 1 次,每次敷半小时,每服药可用 4~6 次。

## (四)痹病病案 2 则及验方

#### 典型病案 1

张某某,女,67 岁,2010 年 6 月 25 日初诊。

患者患类风湿关节炎 6 年余,近来周身关节游走性疼痛、重着,局部有热感,伴纳差,口黏,口臭,小便黄,大便稀不成形,夜寐梦扰。舌质红,苔黄腻,脉弦。实验室检查:谷丙转氨酶 58 U/L,谷草转氨酶 77 U/L,γ-谷氨酰转肽酶 99 U/L,类风湿因子 259 U/ml。

诊断:行痹(风湿热痹)。

治法:祛风除湿,清热通络。

处方:黄芪 45 g,土茯苓 12 g,鸡血藤、活血藤各20 g,秦艽 15 g,蒲公英 25 g,川萆薢 20 g,川黄柏 10 g,苦参 12 g,生、炒薏苡仁各 20 g,焦三仙(焦山楂、焦麦芽、焦神曲)各 15 g,制川乌、草乌各 9 g(先煎),川蜈蚣 1 条,乌梢蛇 9 g,甘草 20 g,川芎 15 g。

二诊:2010 年 7 月 29 日。周身关节疼痛缓解不明显,口黏、口臭、纳差较前好转,大便稀不成形。舌质红,苔白腻,脉弦。沿用原方,土茯苓加至 20 g,加青风藤 15 g,威灵仙 15 g,制乳香、没药各 12 g,以加强祛风除湿、活血通络功效。7 剂。

三诊:2010 年 8 月 6 日。病史同前,周身关节仍时疼痛,纳食一般,夜寐梦扰有所改善。舌质淡红,苔薄黄,脉弦。沿用首次所用方剂,土茯苓改 30 g,加雷公藤(先煎)10 g,

广木香 15 g,制乳香、没药各 10 g,藿香、佩兰各 15 g,7 剂。

四诊:2010 年 8 月 19 日。病史同前,周身关节疼痛较前好转,纳尚可,小便色黄,夜寐安。舌质淡红,苔薄黄,脉弦。沿用首次所用方剂,去川芎、甘草,加雷公藤(先煎)10 g,片姜黄 25 g,土茯苓改为25 g,14 剂。

李济仁教授点评:患者以周身关节游走性疼痛、重着为主,且有局部热感,属于行痹。是以风邪为主兼夹湿热之邪侵袭机体,痹阻于经络、关节,气血瘀滞不通,发为风湿热痹。治疗痹病时不仅应重视痹病成因中的“杂气合至”特点,还应注重从人体内脏功能、气血功能入手,综合施治,以助祛除邪气。本案治疗兼顾祛风除湿、清热通络、益气健脾、消食和胃等治法。针对风邪进行治疗时,川芎一药不可缺,其有祛风行血之效,所谓“行因行用”。土茯苓能入络,不仅利湿而且通络,搜剔湿热之蕴毒,功不可没。

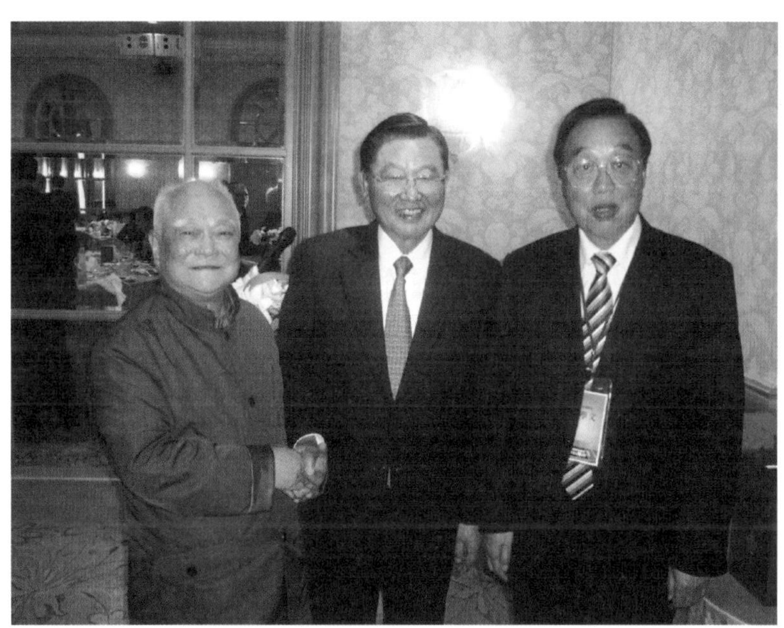
2011 年 5 月李济仁教授赴台湾地区讲学时与国民党副主席江丙坤(中)合影

典型病案 2

向某某,女,34 岁,2010 年 12 月 2 日初诊。

患者周身关节疼痛,恶寒,延今两载。曾在外院确诊为类风湿关节炎,屡服中西药罔效。时值冬令,病情加重。纳可,二便尚调,夜寐一般。舌质淡红,苔薄白,脉细弦。查类风湿因子:187 U/ml ,C 反应蛋白 9.32 mg/L。

诊断:痛痹(风寒湿痹)。

治法:祛风散寒,利湿通络止痛。

处方:温经羌独汤加减。左秦艽 15 g,羌、独活各 15 g,八楞麻 12 g,制川乌、草乌(先煎)各 12 g,雷公藤(先煎)12 g,黄芪 60 g,苦参 15 g, 炒黄柏 12 g,粉萆薢 15 g,青风藤 15 g,忍冬藤 20 g,鸡血藤、活血藤各 12 g,淡全蝎 8 g,制乳香、没药各 12 g,土茯苓 30 g,焦三仙各 20 g,炙蜈蚣 2 条,20 剂。

二诊:2011 年 3 月 24 日。药后周身关节疼痛稍缓解,诉胃胀不适,纳可,二便调,寐可。舌质淡红,苔薄白,脉细。2011 年 2 月 15 日复查结果:类风湿因子 91 U/ml。原方去苦参,加八楞麻 15 g,鹿衔草、豨莶草各 20 g,以加强补虚益肾、祛风除湿之功。

三诊:2011 年 4 月 21 日。药进 15 剂后周身关节疼痛较前明显缓解,无胃胀,无明显恶寒，纳可，二便调，夜寐可。原方去焦三仙、苦参，加八楞麻、路路通各 15 g，豨莶草 20 g，乌梢蛇 9 g，以祛风通经活络。

四诊：2011 年 6 月 2 日。药后诸症明显好转，周身关节疼痛减轻，余无明显不适。舌质淡红，苔薄白，脉细弦。原方去焦三仙、苦参，加乌梢蛇 9 g，片姜黄 20 g，豨莶草、老鹳草各 30 g。

五诊：2011 年 7 月 7 日。药后周身关节疼痛继续缓解，但大便溏，每天 2~3 次，余无不适。舌淡红，苔薄白，脉细弦。原方去苦参、焦三仙、制乳香、没药，加乌梢蛇12 g，片姜黄、怀山药、宽筋草各 20 g，老鹳草 30 g。由于患者便溏，故加用怀山药以健脾渗湿。

六诊：2011 年 7 月 28 日。服药后诸症稳定，睡眠、饮食、二便正常。

取用 2010 年 12 月 2 日初诊方，去雷公藤，加老鹳草 30 g，乌梢蛇 12 g，续服 20 剂以巩固疗效。

李济仁教授点评：本案痹病，以全身关节疼痛为主，又肢冷畏寒，舌质淡红，苔薄白，脉细弦，可谓痛痹。系因络脉感受外邪，寒湿蕴阻，气血不得宣通，筋无所养，不能束骨所致，以寒为重，兼夹风、湿二邪。拟温经羌独汤以散寒除湿，祛风通络止痛。其中，羌活药力雄厚，比较峻猛，能直上颠顶、横行手臂，故善祛上部风湿；独活药力稍缓，能通行胸腹、下达腰膝，善祛下部风湿。两药相合，能散一身上下之风湿，通利关节而止痹痛。以疼痛为主的痹病，不论其属寒属热，均可在基本方的基础上加用乌头，止痛作用强大而迅速。以苦参治疗痹病，与《圣济总录》中治疗肌痹之"苦参丸"属意相近。同时，配用雷公藤祛风除湿、消肿止痛、通经活络，针对关节及周围组织的疼痛，尤其对肌肉疼痛疗效较好。

## 二、痿病治验

### （一）痿病治法概要

在总结了数十年的临床经验之后，李济仁教授归纳出 11 项痿病的治疗法则：

#### ❶ 清金保肺法

本法适用于外感热邪燥气，灼伤肺阴，或情志化火，木火刑金，灼伤肺叶；或饮食不当，中焦积热，母病及子，导致肺脏蕴热、肺胃之阴亏耗之痿证。症见外感发热期间或发热后，出现肢体软弱无力，手不能提物，足不能任地，渐致肌肉萎缩，皮肤干枯，心烦口渴，呛咳痰少，手足心热，两颧红赤，咽干唇燥，尿短赤热痛，舌红而少津，苔黄，脉细数。

常用药物：沙参、人参、麦冬、生地、石膏、知母、黄芩、桑叶、杏仁、麻仁、天花粉、山药、玉竹、甘草。

#### ❷ 补益肝肾法

本法适用于因后天调养不力、形体过用所致的肝肾两亏证，肝不养筋，肾不主髓，肢体不用。症见起病缓慢，肢体逐渐痿弱不用，腰背酸软不举，久则骨肉瘦削，时有麻木、拘挛、筋惕肉瞤，头晕耳鸣，两目昏花，遗精早泄，潮热盗汗，两颧潮红，低热，咽干，尿少便干，舌红绛少津，脉弦细数。

常用药物：牛膝、锁阳、枸杞、菟丝子、肉苁蓉、当归、熟地、白芍、黄柏、知母、龟板。

### ③ 清热利湿法

本法适用于外感湿热之邪，或寒湿入里化热，或湿邪内生，蕴而生热，湿热互结，浸淫筋脉所致的痿病。症见四肢或双下肢痿弱无力乃至瘫痪，肢体灼热，得凉稍舒，身热不扬，脘闷纳呆，面黄身困，首如裹，颜面虚浮，口干苦而黏，小便赤涩热痛，舌红，苔黄腻，脉濡数或滑数。

常用的药物有黄柏、苍术、牛膝、萆薢、防己、车前子、薏苡仁、蚕沙、木瓜、泽泻。

### ④ 补益脾胃法

本法适用于脾胃素虚或大病、久病后脾胃受伤，中土不振，气血乏源所致的痿病。症见下肢逐渐痿软无力，甚则瘫痪，少气懒言，语声低微，神疲倦怠，面色淡白无华，头晕肢困，食少纳呆，便溏，舌淡苔薄，脉细软。更为重要的是，由于脾胃受损在痿病的整个进程中都不同程度地存在，脾胃功能的健全与否直接影响痿病的康复进程，故前人有“治痿独取阳明”之说。历代医家对补益阳明都相当重视，补益脾胃法不仅应用于脾胃虚弱型痿病，也广泛应用于其他各型痿病中实邪已去、正气未复的情况。

常用药物：党参、白术、茯苓、黄芪、陈皮、人参、甘草、大枣、山药。

### ⑤ 温化寒湿法

本法适用于外感寒湿之邪，或其人真阳素亏、寒湿内生而致寒湿浸渍筋脉之痿病。症见颜面水肿或虚浮晦滞，四肢困重，行动笨拙，乃至瘫痪，腰背酸楚，脘闷纳呆，泛恶欲吐，女子带下，或有肌肤瘙痒，足跗微肿，舌体胖大有齿痕，苔白腻，脉滑缓。

常用药物：附子、肉桂、苍术、白术、干姜、木瓜、豆蔻、茯苓、泽泻、黄芪、党参。

### ⑥ 填精补髓法

本法适用于小儿先天禀赋不足，或后天喂养不当所致的发育迟缓之五软证。症见小儿出生后，渐见头项软弱倾斜，东倒西歪，遍身羸弱，足软弛缓，不能站立，兼见口软唇薄，不能咀嚼，口常流涎，手软下垂，不能握举，肌肉松弛，活动无力，舌淡苔少，脉沉细尺弱，指纹淡。

治宜温阳益气，填精补髓，方用补肾地黄丸、补天大造丸或人参养荣丸加减。常用药物：紫河车、鹿茸、龟板、补骨脂、肉苁蓉、山茱萸、人参、当归、熟地、菟丝子、牛膝、枸杞子、山药、五味子。

### ⑦ 温肾助阳法

本法适用于真阳亏损，肌肉筋骨失于温煦之痿病。症见四肢痿厥，面色苍白，眩晕耳鸣，倦怠乏力，腰酸腿软，足跗微肿，四肢冰冷，阳痿遗精，汗毛脱落，出汗异常，小便清长，舌淡白，尺脉弱。

方用右归丸加减。常用药物：鹿茸、鹿角胶、附子、肉桂、当归、杜仲、菟丝子、山药、山茱萸、熟地、仙灵脾、巴戟天。

### ⑧ 活血化瘀法

本法适用于外伤或产后瘀血内停不散，经脉气血闭阻，肌筋失养所致之痿病。症见外伤后或产后不久即出现肢体瘫痪，以下半身为多见，二便失禁或干结癃闭，不知痛痒，足跗水肿、苍白，皮肤枯而薄。继而肌肉瘦削，肌肤甲错，四肢不温，胸腰或肌肤刺痛，舌质红，或有瘀血斑点，脉沉细涩。

治宜活血化瘀，通经活络。常用药物：乳香、没药、当归、赤芍、桃仁、红花、鸡血藤、牛膝、狗脊、地龙、活血藤、川芎。

### ⑨ 疏肝解郁法

本法适用于肝郁不舒，疏泄失职，肝经气血不调，筋脉失养所致之痿病。症见患者常多愁善感，悲伤欲哭，每每郁怒则突发四肢瘫痪，然四肢肌肉虽久病亦多不瘦削，肌肤润泽，伴胸闷不适，两胁胀痛。喜叹息、嗳气纳呆、口苦，舌质淡红，脉弦细。

治宜疏肝解郁，调理气血，方用逍遥散加减。常用药物：柴胡、白芍、茯苓、白术、枳壳、陈皮、当归、川芎、香附。

### ⑩ 镇心安神法

本法适用于因突然惊恐，伤及心肾，致心无所主，肾不作强之痿病。症见突然惊恐后出现下肢痿软，轻则步履无力，甚则不能行走，或心悸不安，甚则男子精液自流，面色苍白，冷汗频出，二便失禁，四肢冰冷等，舌质淡或红，苔薄白，脉细弱数。

治宜镇心安神，益气升阳，方用妙香散合补中益气汤加减。常用药物：茯苓、茯神、远志、朱砂、山药、麝香、黄芪、人参、桔梗、甘草、木香、升麻等。

### ⑪ 燥湿化痰法

本法适用于素体肥盛之人，因元气虚损而不能运化湿痰，致湿痰内停、客于经脉所引起的痿病。症见腰膝麻痹，四肢痿弱，胸闷纳呆，舌质淡，苔白腻，脉滑。

治宜燥湿化痰，方用二陈汤为主，适当配伍通络、强腰膝之品。常用药物：半夏、茯苓、陈皮、南星、薏苡仁、续断、桑寄生。

除了以上 11 条法则外，若由于督脉亏损、冲任空虚、带脉失调、跷维不和等奇经八脉病变引起的痿病，治疗大法不外调补冲任、升补八脉、交通阴阳，治疗手段以针灸、推拿、按摩为主，配合内服药物对证治疗，以加速康复进程。此外还可配合活血通络的药物外用熏洗、穴位注射等。

## (二)病案4则

### 典型医案1

王某某，男，15岁。

主诉及现病史：形瘦神疲，步履艰辛，呈鸭行步态，翼状肩胛，胸骨微突，两大腿和两臂肌肉萎缩，腓肠肌反而肥大，蹲卧难起，手足痿废不用，舌苔白腻，脉来微弦，左弱右强。患者10岁时感觉步履欠稳，不时跌倒，曾长期服用糖皮质激素、维生素等西药和苦寒滋阴的中药，但均无效。13岁以后病情逐渐加重，举步困难。经上海第二军医大学多方面检查，确诊为“进行性肌营养不良症”，但未予治疗。后来患者从《中医杂志》上看到李济仁教授治愈本病的验案报道，不远千里，前来就诊。

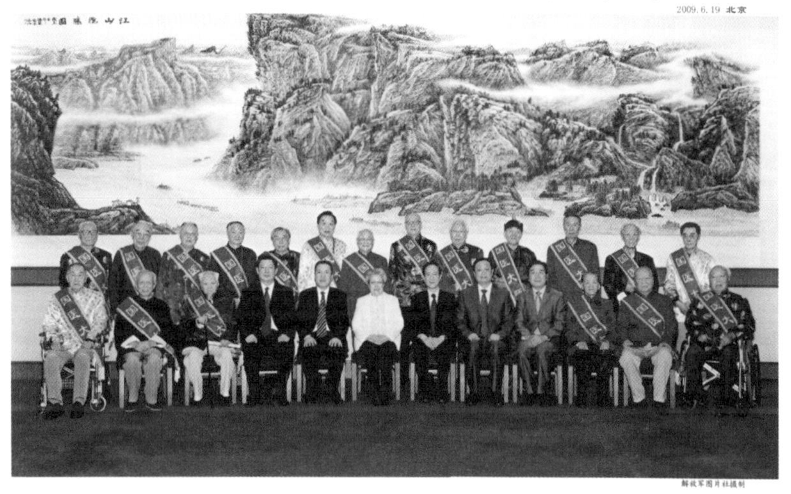


2009年国医大师表彰合影

诊断：痿病（肝肾两虚型）。

治法：补肾益肝，舒筋活络。

处方：熟地黄20 g，甘枸杞15 g，炒杜仲15 g，制黄精20 g，肉苁蓉15 g，锁阳12 g，仙灵脾20 g，仙茅9 g，鸡血藤15 g，红藤15 g，宣木瓜12 g，五加皮15 g，威灵仙12 g。

二诊：上方连续服用20剂，本次就诊时，自述四肢较前有力，平路行走鸭步已不明显。仍宗上方并加金毛狗脊15 g，以增温肾之力。又服20剂，患者神振形丰，两手运动自如，两大腿肌肉已显丰满，小腿腓肠肌由硬粗变软细，翼状肩、鸭态步大有好转。药既对证，效不更方。原方再进20剂，同时加服桂附地黄丸。

后来患者来信称：由于按时服药，坚持锻炼，病情大有好转，臂力增，腿力强，接近常人。继续用二诊方，去锁阳、威灵仙，加巴戟天15 g，补骨脂15 g，仍服20剂，以资巩固。另嘱患者晨起服芡实、薏苡仁、胡桃仁，以使火土相生，脾健肉丰，肾强骨坚，肝舒筋健，以促早日恢复健康。

李济仁教授点评：痿病的诊断要点是手足软而无力，精神疲乏，肌肉瘦削，鸭步形态，甚则肢体痿废以致瘫痪，症状典型者诊断并不困难。其中虽有湿热为患，但至痿弱症状出现时，则外邪多已不显，主要矛盾当是精血不足，筋脉失濡，脾虚不主四肢肌肉。所以治疗当以大剂填补肝肾精血为要，兼顾健脾利湿，活血舒筋。

《内经》曰："二八而肾气盛。"少年之际，生机旺盛，须有充足精血以供骨脉筋肉生长之需要。今病者步履艰辛，乃骨软筋弱之象。故先用熟地、枸杞、黄精填精补血。然"善补阴者，必于阳中求阴"，且肾之阳气能促进阴精的化生。补阴而不温阳，则独阴不生，是以投炒杜仲、肉苁蓉、仙灵脾、仙茅、锁阳等温肾阳之品。此诸味虽温肾而不刚燥，无动阴之弊，且有强筋骨、利机关之功。"足受血而能步，手受血而能握"，手足不用，究其原因是血不濡也。所以不但要补益肝肾之精血，还应活血通络以舒筋。鸡血藤是活血养血的理想药物，用量宜大。加木瓜、五加皮、威灵仙，以增强舒筋活络之功，更可防湿邪阻滞经络。综全方之义，重在补、运二字。虽以补益肝肾为主，也不忽略活血舒筋之辅佐。20剂后，初见成效，故当守方继进。复诊时，先后加用狗脊、巴戟天、补骨脂，增服桂附地黄丸，均为加强肾气。治疗后期，考虑到补益之后，肝肾精血渐生，臂腿力增，但萎缩之肌肉仍恢复较慢，即嘱服芡实、薏苡仁、胡桃仁等健脾益气养阴之平和之味，意在缓收全功。

典型病案2

吴某某，男，31岁，2011年6月23日初诊。

主诉及现病史：四肢远端肌肉萎缩20年，加重7~8年。患者四肢远端肌肉萎缩，逐渐加重，早期下肢远端易抽搐，随之双足抬起略困难，步履艰辛，后腓肠肌假性肥大，渐发展为远端肌肉萎缩、睡眠、饮食、二便基本如常，双手静止性震颤，痛觉减退。舌淡红，苔薄白，脉细弦。曾于广州中医药大学第一附属医院诊治，未果。

诊断：痿证(肝肾两虚型)。

治法：补益肝肾，舒筋活络。

处方：黄芪40 g，炒白术15 g，鸡血藤、活血藤各20 g，五爪金龙15 g，当归15 g，土鳖虫10 g，淡全蝎6 g，威灵仙15 g，巴戟天12 g，山萸肉12 g，肉苁蓉12 g，炮穿山甲(先煎)10 g，生、炒薏苡仁各20 g，穿山龙15 g，金毛狗脊15 g，20剂。

二诊：2011年7月5日。来人代诉，身体较前舒适，肌力似增。前方加五加皮、补骨脂各15 g，继服20剂。

李济仁教授点评：因长期不能随意运动则肌肉萎缩松弛，筋脉失养则知觉迟钝无痛感。治疗痿症应辨明病因，分清脏腑虚实，辨证施治。痿症的病因除"肺热叶焦"、"因于湿……弛长为痿"，以及清代邹滋九所谓的"痿乃肝、肾、肺、胃四经之病"外，脾虚也是导致痿症的原因之一。治疗痿证时，若在各证型方剂的基础上配伍强筋骨、通经络的药物，则有助于增强肌力的恢复，提高疗效。亦不能只补阴而忘扶阳，不仅要温肾阳，还要扶脾阳。若单纯应用养阴之剂，无阳性流动之品，则药物实难达病所而发挥其应有的治疗作用。此即所谓阴中求阳、阳中求阴之理也。如肉苁蓉、菟丝子等平和之辈，温阳兼有益精生血之能，可放胆用之，无阴血耗伤之虞。

“二八则肾气盛”，少年之际，生机旺盛，须有充足精血以供骨脉筋肉生长之需要。今患者10岁即抬腿困难，步履艰辛，乃骨软筋弱之象。故用黄芪、白术、当归、鸡血藤、活血藤，益气健脾，活血补血，养血通络。然“善补阴者，必于阳中求阴”，且肾之阳气能促进阴精的化生。故投以肉苁蓉、山萸肉、金狗脊温阳之品，温肾而不刚燥，无动阴之弊，且有强筋骨、利机关之功。以上诸药配伍乃“阴精得阳助而益充，得血养而益盛”之意。巴戟天、金毛狗脊入肝、肾经，既能强筋骨又能祛除风湿，尤为风寒湿痹久着肢体造成肌肉日渐萎缩、肌力减弱的痹痿证所用。用土鳖虫破血逐瘀，续筋接骨，又用淡全蝎熄风止痉，引各种风药直达病所，对于此患者之肌肉震颤、抽搐具有较好的疗效。为防湿邪久滞不去，阻滞经络，又以威灵仙、五加皮、扦扦活、穿山龙清热祛风湿，并增强舒筋活络之功。全方配伍，补运得调，患者药后自觉身体舒适，肌力增强。经过补益，肝肾精血渐生，但萎缩之肌肉恢复较慢，所以还需守方守法继续服药，以资疗效。

典型病案3

姚某某，男，50岁，2011年7月7日初诊。

主诉及现病史：进行性肌无力20个月患者于2009年9月开始出现右膝关节痛，后出现右下肢无力，呈进行性加重，现已不能行走，右手握持无力，在外院诊断为慢性轴索型周围神经病。相关检查：肌酸激酶412.8 U/L，肌酸激酶同工酶26.4 U/L，脑脊液生化示24小时尿蛋白定量0.7g/L，乳酸脱氢酶12 U/L，肌电图示脊髓前角细胞损害可能，肿瘤标志物示铁蛋白506 ng/ml，结缔组织全套示抗RNP抗体(+)。刻下症见全身肌无力，不能行走，以右侧肢体明显，偶咳嗽无力，纳可，二便调，夜寐安。舌红，苔薄腻微黄，脉细。

诊断：痿病(肝肾两虚型)。

治法：补益肝肾，舒筋活络。

处方：黄芪35 g，当归15 g，威灵仙15 g，土鳖虫10 g，五爪金龙15 g，五味子20 g，垂盆草20 g，伸筋草15 g，淡全蝎7 g，炮穿山甲(先煎)10 g，炙水蛭6 g，鸡血藤、活血藤各15 g，白僵蚕15 g，千年健15 g，30剂。

二诊　2011年8月4日。服药后大便溏，时身灼热，无汗，全身无力感有所好转，余无不适。上方去威灵仙，加淮山药20 g，穿山龙15 g，30剂。

李济仁教授点评：痿证以肢体软弱无力、功能活动障碍、肌肉萎缩为主要临床表现，各痿证均以软弱无力为特征。本病病因病机虽有虚实之别和外感与内伤之分，实质为脾胃虚弱、肝肾亏虚、五脏内热、久病正衰、气血双损等导致四肢百骸得不到充足的精血濡养，则肢体痿弱不用而发病。诸多研究认为，痿证与遗传有关，实则不然，临床所见大部分与遗传关系并不显著，而且有传男不传女之象。早期有希望治疗，晚期可以控制症状。治当补养肝肾，舒筋活络，佐健脾益气，滋阴润肺；适当配合针灸推拿理疗按摩则疗效更佳。如当归养血柔肝，治痿独取阳明用怀山药，肌肉萎缩用巴戟天、补骨脂补肾；垂盆草、五味子、连翘等降酶效果较好，小腿痿软用五爪金龙、穿山龙活血通络，鸡血藤、活血藤补血养血活络。

典型病案 4

史某某，男，19 岁，2011 年 7 月 7 日初诊。

主诉及现病史：进行性肌营养不良综合证 12 年。患者 7 岁时于上海儿童医院诊断为此病。1999 年 6 月 2 日上海儿童医院检查示：谷丙转氨酶 195 U/L，谷草转氨酶 170 U/L，乳酸脱氢酶 1041 U/L，肌酸激酶 8060 U/L 。2011 年 2 月 14 日无锡市某院检查示：谷丙转氨酶 57.2 U/L，尿酸 464 μmol/L。刻诊：精神疲乏，肌肉瘦削，下肢无力，无法站立，腓肠肌假性肥大显著，两足内翻，双下肢肌张力增高，肌力 1 级，双上肢张力基本如常，肌力 3 级，脊柱变形，畏寒。舌淡红胖大，脉滑数。

诊断：中医：痿证（肝肾不足）。

治法：补益肝肾，强筋健骨，活络关节。

处方：千年健 15 g，五爪金龙 15 g，伸筋草 15 g，淡全蝎 5 g，垂盆草 20 g，五味子25 g，当归 15 g，炮穿山甲（先煎）10 g，净连翘 15 g，金狗脊 15 g，巴戟天 12 g，肉苁蓉 10 g，穿山龙 12 g，补骨脂 10 g，生、炒薏苡仁各 15 g，20 剂。

二诊：2011 年 7 月 28 日。来人代诉，病史同前，服药后乏力好转，精神提振。原方去生炒薏仁米。加牛角鳃 10 g，苍术、白术各 10 g，20 剂。

三诊：2011 年 8 月 18 日。来人代诉，服药后精神状态好转，腓肠肌较前变软，下肢较前有力，但是小腿依然畏寒。原方去伸筋草、生炒薏苡仁，加苍术、白术各 12 g，牛角鳃 12 g，大功劳 12 g，炒杜仲 12 g，20 剂。

李济仁教授点评：痿证的治疗不能拘泥于“治痿独取阳明”之法，须辨证论治，有其证必有其法。本病的诊断要点是精神疲乏，肌肉瘦削，无法站立，症状典型，不难诊断。其中虽有湿热为患者，但至痿弱症状出现时，则外邪多不显，主要矛盾当是精血不足，筋脉失濡，脾虚不主四肢肌肉。所以治疗应以大剂填补肝肾精血为要，兼顾健脾利湿，活血舒筋。

## 三、乳糜尿治验

### （一）以苦参为主治疗乳糜尿

李济仁教授认为，乳糜尿的病机特点在于脾肾不足为本，湿热下注为标，因此自拟治疗乳糜尿的基本方“苦参消浊汤”，药用：苦参 15~30 g，熟地、山萸肉各 25 g，山药 50 g，萆薢 20 g，石菖蒲 10 g，乌药、益智仁各 15 g。

上述基本处方以苦参为主药，对一般乳糜尿均适用。但临床上还必须结合辨证，随证加减。如见尿混如膏，甚则如涕，溺时涩痛，此为膏淋，当加赤苓、石韦利水通淋；如小溲色红，状如膏糊，淋涩不畅，此为赤浊，当加白茅根、炒蒲黄、琥珀末(分吞)，清热止血，活血去瘀；如见小溲混浊，色白如米泔，此为白浊，当重用萆薢，另加煅龙骨、牡蛎以分清固涩，达到填阴固精的目的。

用上述基本处方随症加减，门诊治疗乳糜尿 28 例(服药 5~45 剂，平均 15 剂)，除一例因工作调动，情况不明，另一例服药中断，疗效不显外，其余患者经查血、尿均属阴性，恢复健康。

## (二)脾肾不足为本，湿热下注为标

根据中医理论，乳糜尿的病因不外两个方面：一是脾肾不足，一是湿热下注。前者是本，后者属标，李济仁教授所拟的基本处方就基于此。它由下述三个方面药物组成。

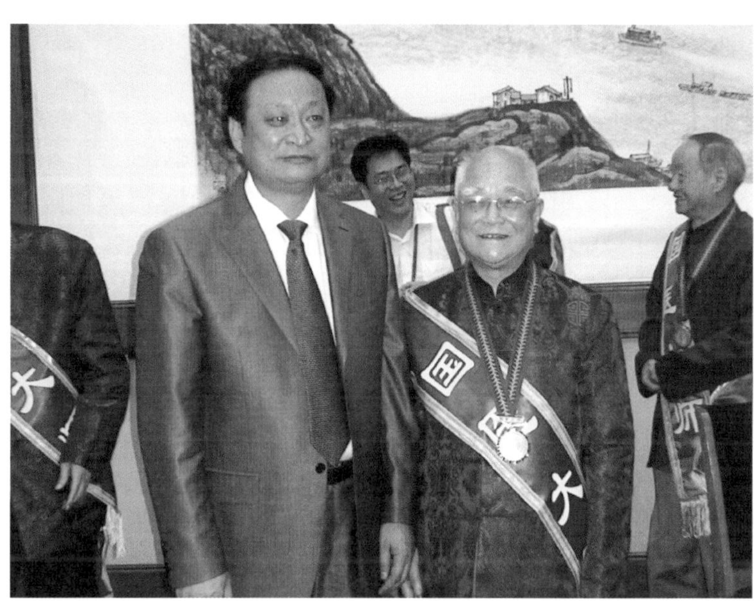

卫生部副部长兼国家中医药管理局局长王国强与李济仁教授合影

(1)主药苦参：因为苦参既能益肾养精，又能清热祛湿杀虫，标本兼顾，可谓治乳糜尿之要药。历代本草均载其杀虫之功，李时珍说："苦参补肾……治风杀虫。"苦参有无杀灭丝虫的作用，尚待进一步实验研究才能证明。但是从李济仁教授以其为主治数十例丝虫引起的乳糜尿来看，苦参确对丝虫引起的症状有良好效果，治疗的数例患者，前服多剂中药无效，后加入苦参即获显效。

(2)取六味地黄丸中的三味补药，即熟地黄、山萸肉和山药作组方基础。其中熟地滋阴补肾，养阴益血；山萸肉止遗精，固浊窍，使阴气不得下流，为关键要药；重用山药双补脾肾，使脾健肾强，以固其本。

(3)以萆薢分清饮温肾化气，去浊分清：方中萆薢利湿化浊；石菖蒲通窍而分利小便；益智仁温补脾肾，固精止泻而缩小便；乌药温肾缩尿，理气散寒，止痛。

以上三组中药相合，成为李济仁教授治疗阴虚白浊尿频的主要方剂。

## (三)乳糜尿系列方 5 首(附验案)

### ❶ 苦参消浊汤及病案

组成　苦参 20 g，熟地、山萸肉各 15 g，怀山药、萆薢、车前子各 20 g，石菖蒲、乌药、益智仁、炮穿山甲各10 g。

功能:益肾养精,清热祛湿。

主治:膏淋,尿浊。症见小便混浊不清,白如泔浆,积如膏糊,腰膝酸软。

用法:水煎温服,每日1剂,早晚2次分服。忌油腻及辛辣饮食。若病程长而体壮者,可加大用药剂量。

方歌

李氏苦参消浊汤,怀山萸肉甲珠藏。

车前草薢兼乌药,益智菖蒲熟地黄。

此为本方基础剂,膏淋尿浊效偏长。

典型病例

高某某,男41岁。1952年8月就诊。

患者尿浊经久,屡治不效,1951年6月经地区医院确诊,系血丝虫引起的乳糜尿,遂用枸橼酸乙胺嗪(海群生)等药物治疗,血检仍有丝虫。转邀李济仁教授诊治。症见小溲混浊似泔浆,日间尿频,淋漓不尽,食荤及辛辣之物症即加重,腰酸背楚,神困肢软,苔黄厚腻,脉象濡数。小便检查:蛋白(+++),脂肪(+++),红细胞(+)。乙醚试验阳性。后随证略加变更,调治2个月余,即告痊愈。复查血常规,未见丝虫。3年后随访,未见复发。

李济仁教授点评:辨证分析,此乃肾气不固,脾失健运致湿热蕴结于下,气化不利,无以分清泌浊,脂液下流而成。予苦参消浊汤益肾养精,健脾渗湿,清热分利三法同进,故得药后尿清神振,腻苔减退。

### ② 加减苦参消浊汤及病案

组成:苦参20 g,怀山药、萆薢、车前子、黄芪各20 g,石菖蒲、乌药、益智仁、炮穿山甲各10 g,翻白草15 g,琥珀末(分吞)8 g,白术12 g。

功能:健脾益气,补肾固涩。

主治:乳糜血尿,脾虚失统型。症见小溲赤混,甚则血块阻于尿道,溲行不畅,伴体瘦神倦,面色萎黄,纳谷寡味,舌淡,苔薄腻,脉细弱。

加减运用:此型小便出血量多时,可单用翻白草30 g煎汁,吞服琥珀末9 g。待溲血止,再服加减苦参消浊汤。若尿道涩痛明显,则加大萆薢、车前子用量,最多可达30 g,以增其分利之功。

方歌

加减苦参消浊汤,方源基础酌更张。

偏湿熟地改生地,萸肉酸温亦应删。

溲红琥珀加翻白,脾虚增术入芪当。

典型病例

吴某某，男，39 岁。

患者病作年余，屡治罔效。1974 年经县医院检查血中有丝虫，确诊为乳糜尿，用枸橼酸乙胺嗪（海群生）治疗 4 个月有余，尿混转清，血中丝虫消失。后因劳病复，再用原药治疗无效，遂求诊于李济仁教授。因见其面白神疲，乃断其必为病困日久，果诉久为小溲混浊不清而苦不堪言，现不但小溲色混，且有血块堵于尿道，排尿不畅，腰酸背楚，纳不知味，舌质淡，苔薄白腻，脉细而无力。先予翻白草 30 g、车前子 20 g 二味煎汁，吞服琥珀末 6 g。药服 3 天，溲血已止，再用加减苦参消浊汤加煅龙骨、牡蛎。药服 7 剂，腰酸痛减，尿混见清，排尿得畅。唯纳谷仍欠馨香，增鸡内金健脾和胃。调治月余，竟收全功。追踪 10 年，病未复发。

李济仁教授点评：此方乃苦参消浊汤化裁所得。方中翻白草能止血凉血，清热解毒。现研究其化学成分含可水解鞣质及综合鞣质，作用于破裂的淋巴管黏膜后使蛋白质凝固，形成薄膜，则乳糜液能按正常的淋巴道流至血液中。其收敛之性可使血液凝固，达到止淋止血作用。故以翻白草、车前子、琥珀合用以清下止血，治其标；后入加减苦参消浊汤加煅龙骨、牡蛎以健脾益气，补肾固涩，调治其本。随症加减，可收全功。

### ③ 加味萆薢分清饮及病案

组成：萆薢、乌药、益智仁、车前子、射干、苦参、翻白草各 15 g，炮穿山甲 9 g。

功能：清热利湿，分清化浊。

主治：乳糜尿湿热蕴结型。症见小溲混如米泔，置之沉淀似絮，心胸痞满，口渴，舌苔黄腻。

用法

（1）用萆薢分清饮服法。

（2）阴虚患者服用本方，注意中病即止，不宜久服。

加减运用：出血较多，加炒蒲黄、琥珀末；热象明显、口渴欲饮，上方加黄芩、知母。

方歌

加味萆薢分清饮，苦参翻白台乌灵。
益智固精能缩尿，车前利水又通淋。
射干除热兼蠲毒，山甲疏经络亦清。
湿热蕴藏宜炙服，乳糜尿祛效如神。

典型病例

张某某，男 42 岁。1989 年 6 月 20 日初诊。

患者小便混浊如米泔 1 年有余，曾检查乙醚试验阳性，血中未找到丝虫。服中西药治疗，效果不佳。而今病发于恣食膏粱厚味之际，小溲色混，置之沉淀如絮，大便偏稀，日行 2 次，心胸痞满，食欲不振，口渴不欲饮，舌质红、苔黄腻，脉濡数。尿检：蛋白(++)，脂肪球(+++)，红细胞(++)，白细胞少许。复查尿乙醚试验仍为阳性。此因湿热搏结于下，州都之官气化不利所致。投以清热利湿、分清化浊之剂。方宗加味萆薢分清饮出入(萆薢 15 g，乌药 10 g，车前子 10 g，射干 10 g，炮穿山甲 12 g，石菖蒲 15 g，苦参 15 g，翻白草 15 g，黄芩 9 g)，水煎温服，并嘱其善事珍摄，暂禁油腻。7 剂服后，小溲转清，心胸觉舒，唯脾气尚未全馨，纳不知味，口渴依然，前方增白术 12 g、知母 9 g，以醒脾清热，徐图其本。调治 2 个月，症除病愈，康复如初。

李济仁教授点评：是方由萆薢分清饮加味所得。方中射干、翻白草不仅清热解毒之功颇佳，且具消肿、抗菌等消炎作用，有利于淋巴组织慢性炎症的消除。本案中，通过观察患者舌脉之象，当克制体内湿热正盛、困于中焦，故施以清热、渗利之药，同时以炮穿山甲通行气血，消浊排脓，以求全功。

### ❹ 消浊固本丸及病案

组成：山萸肉 12 g，怀山药 20 g，粉丹皮 12 g，续断 15 g，熟地黄 15 g，黄芪 20 g，白术 12 g，甘草 9 g，苦参、射干各 15 g。

功能：益肾健脾，补虚固涩。

主治：乳糜尿迁延日久，肾虚不固，湿浊未尽。症见小便混浊，淋漓不尽，腰酸腿软，身疲乏力，烦热口干，遇劳加重，舌红脉细。

用法：上药共研细末，炼蜜为丸，每次 6~9 g，每日 2~3 次，温开水送服，亦可水煎服，用量按原方比例酌减。

方歌

李氏消浊固本丸，山药地黄丹续和。
燥湿苦参须重用，射干清热酌增多。
健脾术草芪升陷，萸肉补肾逐病魔。

#### 典型病例

凌某某，女，45 岁。1988 年 10 月 3 日初诊。

患者尿浊 10 年，经久不愈，遇劳病发，终无绝期。近因家务劳甚，引发宿恙。诉小便色浑，淋漓不尽，腰膝酸软，神疲乏力，烦热口干，舌质红、少苔，脉细。尿检乙醚试验阳性，尿蛋白少许，红细胞(+)。拟予益肾健脾、育阴清热之剂(黄芪、川萆薢、怀山药各 15 g，丹皮、续断、生地、山萸肉各 12 g，射干 10 g)。10 剂服后，尿浊十去七八，但腰酸、神疲依然。继服 10 剂。

半个月后复诊，诉小便转清，腰已不酸，精神大振。复查尿乙醚试验阴性，尿常规检查亦属正常。再服本丸巩固，患者至今未发此病。

李济仁教授点评：本丸药是在效方的基础上蜜制而成。制成丸剂后服用方便，易为患者接受。此例病案中，患者乃肝肾两亏，日久劫阴，湿热未净，虚实错杂之证。患病日久，正气馁虚，草木奏功非易，故以自制固本消浊丸缓图，可冀入其佳境。

## 5 乳糜食疗汤及病案

组成：薏苡仁、芡实、红枣、芹菜、怀山药、莲子。

功能：健脾补虚，清热渗湿。

主治：乳糜尿，脾虚湿热型。症见小便混浊如米泔，面色不华，腰酸。

用法：熬粥吃，或当菜肴，或煎汤服。

方歌

苡仁芡枣乳糜疗，尿浊脾虚效更高。

芹菜煎汤当水饮，清除湿热病邪消。

怀山莲肉熬成粥，长服养生胜醴醪。

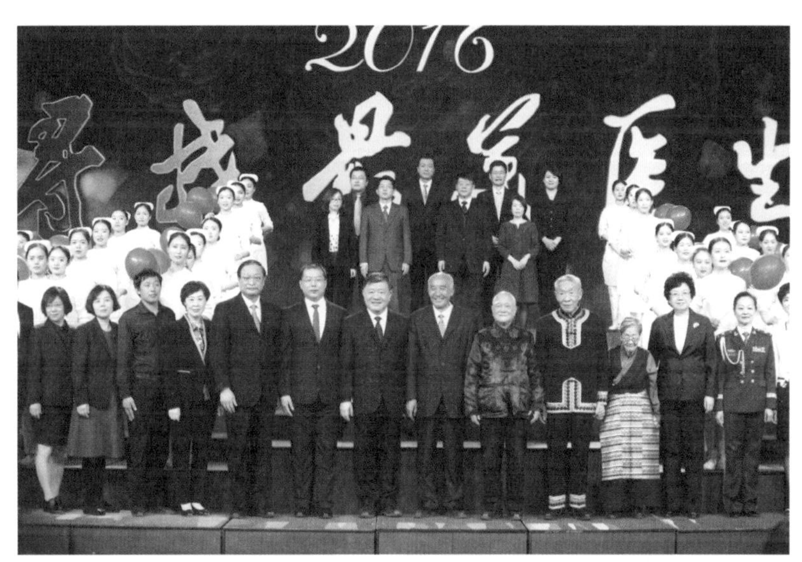


2016年中央电视台举办的“寻找最美医生”合影

典型病例

王某某，女，35岁。1989年8月5日初诊。

患者素体瘦弱，劳则尿混，已历多年。近因家务操劳，又不慎饮食，旧恙复萌，小便混浊，时如泔浆，时如炼脂，眠食俱废，神疲乏力，面容憔悴，舌质淡，脉沉细。李济仁教授认为，本病例是肝肾不足，湿热下注，故见小溲色混。病久质亏，症见神疲腰酸，面容憔悴。当拟健脾益肾、清热祛湿之方，以冀标本兼顾。投以苦参消浊汤（苦参、山萸肉、怀山药、车前子、萆薢、益智仁、菖蒲、熟地、乌药），并嘱其将薏苡仁、芡实、红枣熬成粥吃，3顿皆食用炒芹、荠二菜。

7天后复诊，诉小溲转清，神振纳增，唯腰酸如故。患者上班无暇，熬药不便，乃嘱其遵乳糜食疗汤意，日日熬粥饮，餐餐炒芹菜为食。如此善后调理，1个月后形体渐丰，病告痊愈。随访1年，疗效巩固。

李济仁教授点评：食疗汤对乳糜尿有一定的辅助治疗作用，经用于临床多例，与不食此汤的对照组相比，疗效提高明显，病程缩短，特列出以示同道。

## 四、冠心病诊治经验(附病案)

### (一)经验方:归芎参芪麦味方

对多种类型的冠心病,李济仁教授均以自拟"归芎参芪麦味汤"加减施治,每收良效。方剂组成:当归、潞党参、紫丹参各 15 g,川芎、五味子各 10 g,黄芪 20 g,麦冬 12 g。

方中当归专擅补血,又能行血,养血中实寓活血之力,与川芎配伍,益增活血祛瘀、养血和血之功,故推为主药。党参、黄芪益气补中,实为治本求源之施,辅主药以共同扶正。丹参长于治瘀治血,麦冬养阴益肾,润肺清心,于冠心病确有佳效。又取五味子以益气生津,以改善血液循环。

### (二)临床分型与治疗用方(附病案)

李济仁教授临诊常以"归芎参芪麦味汤"为基本方,在大量临床实践的基础上,结合辨证将冠心病大致分成以下几种类型:气虚阳虚型、气滞型、痰浊阻滞型、血虚阴虚型、血瘀型。现分述如下。

#### ❶ 气虚阳虚型

心失肾阳温煦所致的冠心病,为隐型冠心病,可伴有心绞痛。症见心悸心慌,心中惕惕而动,阵发性气喘,体乏无力,畏寒胸闷,气短自汗,舌淡或有瘀点,苔薄白,脉细弱或虚大无力。

此种证型治当益气温阳,开痹通络。主要以归芎参芪麦味汤为基本方,方中加大黄芪用量,潞党参改为红参。阳虚征象明显者,加肉桂、附子。若阳虚严重,或寒邪复袭,致气机痹阻而引发心肌梗死,并可见急性循环衰竭、急性左心功能不全,症见心前区或胸骨后猝然疼痛而剧烈,伴冷汗烦躁,面色苍白,胸闷气短,四肢逆冷,甚则昏厥,脉细数或弦滑或结代,舌暗紫、苔微黄。先急服苏合香丸以温通开窍,再以基本方加失笑散、四逆汤化裁。

厥证之治稍有延迟,就会厥逆汗出而心阳暴脱,即心源性休克。症见心前区持续剧烈疼痛,伴有喘闷气短,心悸冷汗,面色苍白,四肢厥冷,唇指青紫,恐惧不安,脉沉细或结代或脉微欲绝,舌质紫暗而干、苔少或无。治当速以固脱救逆,以四逆汤、独参汤应急,病缓阳回后用基本方合四逆散调治固本。

典型病例

张某某,男,50 岁。1988 年 6 月 2 日初诊。

主诉及现病史:冠心病史 5 年余。1985 年 12 月 3 日检查情况:心电图示"冠状动脉供血不足,陈旧性心肌梗死,左心室劳损"。胸片示"主动脉增宽"。曾经中西医治疗,效果均不显。刻下症见心痛彻背,胸闷气短,伴有心慌,汗出,背寒肢冷,面色不华,夜卧不安,舌质淡、苔薄白，脉沉细。诊为胸阳不宣，乃投补气益阳、温经通络之品以冀其安，方守基本方加味。药用：当归、潞党参、紫丹参各 15 g，川芎、五味子、附子、枳壳、枳实各 10 g，黄芪 30 g，麦冬 12 g，肉桂 6 g。

药进 5 剂，心痛、胸闷略减，然活动后仍觉心慌，纳少。知其久病体亏，胃气亦见衰弱。守方再增补气之力，潞党参易为红参 10 g(炖服)，又加炒白术 10 g，以健脾益胃。服药 5 剂，心慌已止，胃气苏，纳增，再进 10 剂以善其后。旬后随访，病情控制，复查心电图较前明显好转。

### ❷ 气滞型

胸阳不振或情志、寒邪所伤等均可引起气机郁滞。症见胸痛走窜或刺痛，胸胁满闷，气短，每因情绪波动而增减，纳食少，喜太息，舌暗苔薄，脉多弦。当以开胸理气为治疗大法。基本方加金铃子散、广郁金、枳实调治。

典型病例

高某某，女，53 岁。1986 年 9 月 5 日就诊。

主诉及现病史：胸闷、胸痛月余，心电图虽基本正常，然二级梯运动试验发现“ST 段压低，T 波平坦及 Q 波低电压”。提示心肌缺血，诊为“冠心病”。近因情志不畅，致病情加重，心胸痞塞不舒，心悸气短，伴嗳气频频，胁肋窜痛，纳谷乏味，更衣不畅，舌质暗红、苔薄白，脉弦。病由气机郁滞、络脉不通所致。治以理气解郁，开胸通络，方用基本方增味。

药用：当归、潞党参、紫丹参各 15 g ，麦冬、郁金各 12 g，川芎、香附、五味子、枳壳、枳实各 10 g，黄芪 20 g。

药服 5 剂，胸闷减轻，嗳气好转，唯纳呆神倦，大便秘结，乃中焦通降之机未和。守方加全栝楼 10 g，生山楂 12 g，以理气宽中。上方服 5 剂后，诸症状均缓和，又连进 10 剂，病已近愈，复查心电图正常。随访 2 年，未见病发。

### ❸ 痰浊阻滞型

心脾亏虚、痰浊阻络则见胸中痞塞闷痛，心悸气少，虚里脉动应衣或紊乱不定，喘咳频作，痰呈粉红泡沫状，呼吸急促，不得平卧，舌淡、苔厚腻，脉滑。治宜宣痹通阳、活血化痰。药用基本方栝楼薤白汤加枳实调治。

典型病例

丁某某，男，53 岁。1989 年 11 月 2 日就诊。

主诉及现病史：患者体丰，素嗜膏粱，1985 年始发冠心病。每届劳累及阴雨时节宿证易作。心电图示“前侧壁心肌梗死，ST 段压低，异常 Q 波”。刻下症见胸间极闷，痞满胀痛，气短喘促，纳呆少寐，舌质淡红、苔腻，脉弦滑。此乃痰浊壅塞，心脉失畅所致，拟蠲饮化痰、活血通络之剂为治，用基本方增味。

药用：当归、潞党参、紫丹参各 15 g，川芎、五味子、全栝楼各 10 g，薤白、姜半夏各

9 g，麦冬 12 g，黄芪 20 g，檀香 6 g。

5 剂服毕，心胸舒适，余症稍减，是为痰浊之邪未能全化，脾气亦未尽复。遂宗上方再加葶苈子 10 g，白术 10 g，以增蠲饮健脾之力。方进 7 剂，诉胸间已适，无其他自觉症状。视之腻苔尚存，断为络中痰气未净，当再宣络利气，上方增陈皮 10 g。调治 1 个月，复查心电图，基本正常。

#### ❹ 血虚阴虚型

高年中气虚衰，或病程延久，气血双亏，心失肾阴润养，现阴虚之证，另肝阴失养、肝阳上亢亦可致病。症见眩晕，心悸而烦，惊惕不安，失眠怔忡，心中灼热似饥，肢麻，口干面赤，舌质绛，苔少或无，脉细数或结代。阴虚阳亢者，血压往往偏高。治以滋阴养肝、补肾安神，用基本方并早晚分服柏子养心丸。高血压者酌加何首乌、白芍、干地龙调治。

典型病例

王某某，男，63 岁。1989 年 3 月 5 日就诊。

主诉及现病史：患者血压一直偏高，屡发心前区闷痛并有紧缩感，偶遇风寒或情志不遂时更著，唯以含服硝酸甘油片暂缓。曾做心电图示"左室高电压"，符合慢性冠状动脉供血不足。血脂分析：胆固醇 385 mg/L，β 脂蛋白 750 mg/L，诊为高血压冠心病。刻下症见心中胀痛，惊惕不安，眩晕肢麻，夜寐梦扰，面赤口干，舌绛苔少，脉细数。是因心肾不交，阴虚阳亢，血脉凝阻所致。当育阴清热、行血活络，以基本方加味治之。

药用：当归、潞党参、紫丹参、夜交藤各 15 g，川芎、五味子各 10 g，麦冬、何首乌各 12 g，黄芪 20 g。

前服药饵，颇符病机，症状悉减，唯口干依然，舌仍呈绛色。当守上方再增育阴清火之品，加细生地 20 g，鲜石斛 10 g，以尽退虚火。服上方 7 剂，阴分渐旺，虚火清而血行畅，夜寐亦安。虑其多梦，心肾交而不固，乃守方继服，并嘱早晚吞服柏子养心丸。月余后病安，血压稳定。

#### ❺ 血瘀型

气滞日久不愈或阳虚血行不利，均致瘀血阻络为病。症见胸痛如针刺、痛有定处或牵引背、拒按、夜痛甚，心悸气短呈阵发性，舌质紫暗，脉沉涩。常见心绞痛，甚则心肌梗死。患者内结为瘀，可致血行失度而心脉瘀阻。当活血祛瘀、通络止痛，以基本方加失笑散及红花、甘松，若见结代脉则加苦参、甘松调治。

典型病例

丁某某，男，55 岁。1987 年 9 月 12 日就诊。

主诉及现病史：冠心病经年未愈。平素长服乳酸心可定、烟酸肌醇酯及中药等，仍未好转。心电图示"陈旧性前壁梗死，T 波倒置，ST 段压低"。血脂分析：胆固醇 250 mg/L，β 脂蛋白 600 mg/L。就诊时心前区及胸骨后有压迫感，甚或刺痛、绞痛，发作时短至瞬间，长至半小时以上，并觉心悸，怔忡，胸闷气短，夜寐不宁，舌暗苔薄，脉沉涩。李济仁教授诊其证由气滞日久，血流不畅阻络所致，治当活血通络，祛瘀止痛，以基本方合失笑散加味。

药用：当归、路党参、紫丹参各 15 g，川芎、五味子各 10 g，生蒲黄、五灵脂、甘松各 9 g，黄芪 20 g，麦冬 12 g，红花 6 g。

药进 5 剂，心胸宽畅而痛轻，仍有气短，夜寐欠酣。上方加生晒参 10 g，以增益气扶正之力。服 7 剂后，精神大振，气短已无，夜寐亦安，加复方丹参片善后，后复查心电图正常。

## 五、肾脏病的治疗及验方

### （一）自拟李氏蛋白转阴方治疗肾性蛋白尿

李济仁教授拟定“蛋白转阴方”，药用 12 味：黄芪 50 g，潞党参 20 g，炒白术 15 g，川断 15 g，金樱子 15 g，诃子肉 15 g，覆盆子 15 g，乌梅炭 15 g，川萆薢 15 g，石韦 20 g，白茅根 20 g，旱莲草 15 g。

方中重用黄芪、党参、白术为主药，健脾益气以治其本；辅以川断、金樱子、诃子肉、覆盆子、乌梅炭补肾壮腰，收敛固涩，防止蛋白的大量流失；川萆薢、石韦利湿清热，分清泌浊；白茅根、旱莲草凉血止血治其标。综合全方，共奏健脾补肾、收敛固涩之功。临床应用时，再结合具体病情，化裁施治。李济仁教授应用此方为主进行辨证加减，治疗百余例慢性肾炎尿蛋白增多者，屡获良效。

典型病例 1

陶某某，女，26 岁，农民。2000 年 1 月 21 日初诊。

主诉及现病史：诉病起于妊娠 37 周时，周身高度水肿，遂至宣城地区医院住院。尿常规检查示：蛋白(++++)，红细胞(++)，白细胞少许，颗粒管型(++)。血液生化试验检查示血浆总蛋白降低。血脂分析示：胆固醇 7.23 mmol/L，甘油三酯 2.4 mmol/L，血压 160/90 mmHg。经利尿药、糖皮质激素、卡托普利、双密达莫等对症治疗后，水肿减轻。足月自然分娩后血压正常，但尿检蛋白仍为(++++)，红细胞(++)，颗粒管型(+)。后到李济仁教授处就诊，见其全身水肿，尤以双下肢为甚，按之凹陷不起，小便不利，腰膝酸软，纳呆腹胀，便溏，舌质淡红，苔薄白，脉沉细。

诊断：水肿(脾肾阳虚)。

治法：益肾健脾，温阳利水。

处方：用“蛋白转阴方”加猪苓、茯苓各 20 g，绞股蓝 20 g，煅龙骨、牡蛎各 20 g，车前草、车前子各 15 g。

二诊：辨证治疗 20 余剂，尿检转阴。继续治疗 30 余剂后，诸症全消。复查尿常规、血脂分析一切正常，完全治愈，随访 1 年，症未复发。

李济仁教授点评：慢性肾炎蛋白尿的病机一般认为是脾肾两虚。脾胃之生化，是由肾之元阳所鼓舞，元阳以固密而贵，又赖脾胃生化阴精以涵育，故方中用黄芪、白术补益脾肾以扶正，针对病因治疗；又用土茯苓、旱莲草、石韦治标，专消蛋白尿，收效迅速。

典型病例 2

尹某某，男，54 岁，干部。1993 年 4 月 20 日初诊。

主诉及现病史：患慢性肾炎 5 年，尿蛋白常年在(++)至(++++)。虽经中西医治疗，仍缠绵未愈。是日就诊，自诉平日常感腰部酸痛，倦怠肢软，偶见颜面水肿，纳谷寡味，极易感冒，大便时稀，口和不渴，面色㿠白，舌质淡、苔薄白，脉细。尿常规检查示：蛋白(++++)，红细胞少许，白细胞少许，颗粒管型偶见。

诊断：腰痛(脾肾阳虚型)。

治法：益气健脾，温阳利水。

处方：生黄芪 50 g，土茯苓 20 g，车前草、车前子各 15 g，山萸肉 15 g，金毛狗脊 15 g，仙灵脾 12 g，石韦 15 g，净蝉蜕 8 g，益母草 15 g，川萆薢 15 g，墨旱莲 15 g。

二诊：药服 10 剂，水肿消失，腰酸亦见减轻，仍纳差乏力，尿检查：蛋白(+++)。上方加白术 12 g，制附片 9 g，继续服药。

三诊：诸症大为改善，自觉症状消失，尿蛋白降为(+)。继用上方调治月余而功竟。

李济仁教授点评：此例患者亦脾肾阳虚，不同之处在于，此乃脾阳被阻，致运化失常，宜温运中宫，以期三焦气化流畅，故用制附片。叠进益肾、健脾、温阳、利尿之剂，扶正为主，兼顾祛邪。

典型病例 3

朱某某，女，12 岁。1986 年 3 月 20 日。

主诉及现病史：患者 1 个月前发现皮肤因散在性紫癜，伴腰腹酸痛。尿常规检查示蛋白(+++)，红细胞(+++)，而被弋矶山医院小儿科收住。经进一步检查确诊为“紫癜性肾炎”。西药治疗 2 个月余，效果不显，特来李济仁教授处求诊。刻诊其下肢多处散在紫癜，颜面略水肿，纳谷寡味，面色㿠白、神疲肢软，小溲夹血，伴发热恶寒，咽喉疼痛，舌质红、苔薄黄，脉浮数。尿常规检查：红细胞满视野，蛋白(+++)。

诊断：血证(风热型)。

治法：疏风散热，凉血化瘀。

处方：银花 15 g，连翘 10 g，生地 15 g，薄荷 6 g，黄芪 30 g，女贞子 15 g，旱莲草 20 g，田七(研末分吞)6 g，仙鹤草 25 g，土茯苓 15 g，车前草、车前子各 15 g，石韦 15 g，炒侧柏 15 g。10 剂。

二诊：服药后，外邪透，尿转清，紫癜减，腹痛除，脉转细数。复查小便：蛋白(++)，红细胞少许。上方去银花、连翘、薄荷，加新鲜玉米须 15 g，杜仲 12 g，以增强补肾利水之力。

三诊：继用凉血散瘀及补肾法调治半年，竟获全功，至今体健。

李济仁教授点评：这是一例紫癜性肾炎，是指过敏性紫癜引起的肾损害，其病因可为细菌、病毒及寄生虫等感染所引起的变态反应。临床表现除有皮肤紫癜、关节肿痛、腹痛便血外，主要为血尿和蛋白尿，还可伴有肾功能减退。如不及时治疗，最终导致慢性肾衰竭。故及时纠正血尿、蛋白尿，是治疗该病的关键。仙鹤草、旱莲草既能止血又能消除蛋白尿，当首选。同时不可忽视辨证用药，如证属血热，可加炒蒲黄、炒地榆、白茅根，气虚则加黄芪等。蛋白尿的治疗是一个较为棘手的问题。李济仁教授经过多年的临床实践并结合一些临床报道，总结出以下疗效较为可靠的常用药物：黄芪、旱莲草、土茯苓、车前草、车前子、石韦、玉米须。

### （二）益气活血法治疗慢性肾炎

慢性肾炎非肾病型患者，除病程日久，面色萎黄，形体虚衰，疲惫无力，食欲不振等气虚症状外，还常见血尿和蛋白尿长期并存。此类患者的病机在气血虚衰，络脉瘀阻，是虚中夹实之证。李济仁教授认为，在治疗上除凉血止血外，还应在益气补虚方中辅以活血行瘀之品。因长期血尿不止者，必有瘀血阻络，所谓久病入络，久漏宜通，故活血行瘀为治疗所必需。若将活血行瘀药与益气药相伍，则气促血亦行，瘀血除，新血生，循经归络，则血尿自止，蛋白亦消。

典型病例

吴某某，男，40 岁，工人。1999 年 5 月 10 日初诊。

主诉及现病史：患慢性肾小球肾炎 10 余年，迁延日久，多次治疗未愈。来李济仁教授处就诊时，其颜面虚浮，食后脘胀，时感恶心，大便溏薄，入暮足肿，腰酸乏力，口干尿少，易于感冒。诊舌质暗，苔薄白，脉细弦。肾功能检查示：尿素氮 10.2 mmol/L，肌酐 121 μmol/L；血压 150/100 mmHg；尿常规示：蛋白(+++)，红细胞(+)，白细胞(+)。

诊断：水肿（气虚血瘀，湿热羁留）。

治法：益气活血，清利湿热。

处方：黄芪 30 g，潞党参 20 g，炒白术 15 g，云茯苓 15 g，川断 15 g，金樱子15 g，诃子肉 15 g，川萆薢 15 g，石韦 20 g，白茅根 20 g，紫丹参 15 g，当归 15 g，益母草 15 g，甘草 10 g。7 剂。

二诊：1999 年 5 月 18 日。药后恶心减轻，小便次数减少，仍感腰酸乏力，口干尿少，血压 140/95 mmHg，尿检蛋白(++)，白细胞少许，红细胞少许，苔白，脉细弦。守上方加车前草、车前子各 15 g，女贞子 15 g，旱莲草 15 g。7 剂。

三诊：1999 年 6 月 7 日。复检肾功能正常，仍时有恶心，腰酸乏力，纳差，下肢不水肿，大便一日一行，血压 120/90 mmHg，尿检蛋白(+)，余正常。苔薄，舌质暗色渐淡，脉细略弦。原方去金樱子、诃子肉、石韦、白茅根、益母草、甘草，加桑寄生 15 g，白蔻仁 6 g，焦三仙各 15 g。

四诊：1999 年 6 月 28 日。药后恶心除，食欲增，时感两腿无力，腰酸神疲。复查尿蛋白(+)，苔薄脉弦。上方加鹿衔草 20 g，泽兰 15 g。20 剂。

五诊：1999 年 7 月 20 日。服上方后症情稳定，体力渐增，腰不酸。尿检蛋白阴性，舌质暗红转淡，苔薄，脉弦。巩固前法，继服 30 剂。

此后患者症状一直稳定，水肿亦未再发作，尿蛋白持续阴性。嘱其继续服药 3 个月，至今未见病复。

### (三)养阴固肾除隐血

适用于急性或慢性肾炎水肿消退后，蛋白尿、血尿持续不退者。盖肾精宜藏不宜泄，宜固不宜升，宜敛不宜散，若肿去阴伤，肾精不藏，精血亏损，则以养阴固肾为要。代表方如六味地黄汤，可加女贞子、旱莲草、金樱子、菟丝子、白茅根、丹皮炭等。

当然，肾炎在不同阶段有不同的治法，患者不同，治法亦异。所谓法中有法，各有变通，应灵活地辨证应用，才能屡获良效。如理气泄浊与养阴固肾合用以攻补兼施，清热解毒与养阴固肾合用以清补治之，救逆固脱合理气泄浊以标本同治等。故在急慢性肾炎的治疗过程中，有用一法取效，有数法合用而获效者，贵在辨证论治。

#### 典型病例

李某，女，23 岁，护士。1999 年 8 月 5 日初诊。

主诉及现病史：久患化脓性扁桃体炎，平素易感冒。1 个月前因发热、咽痛后出现肉眼血尿，全身水肿，遂住院治疗。尿检示红细胞满视野，蛋白(+++)，颗粒管型(++)，肾功能正常。予抗炎、利尿等对症治疗后，尿量增多，水肿消退明显，但有反复，尿检结果无明显好转，伴腰酸乏力，手足心热，尿黄，眼睑及下肢轻度水肿，舌质红、苔薄黄，脉细滑。

诊断：尿血(气阴两损，湿热蕴结)。

治法：益气养阴，清利湿热。

处方：黄芪 35 g，党参 20 g，石韦 20 g，仙鹤草 25 g，女贞子 15 g，旱莲草 20 g，金樱子 15 g，白茅根 20 g，丹皮炭 15 g，焦栀 10 g，大蓟、小蓟各 15 g。7 剂。

二诊：1999 年 8 月 13 日。服上药后，肉眼血尿消失，尿色转清，尿检示红细胞(+++)，蛋白(+)，颗粒管型(++)。舌红稍润，脉滑，不似以前有力。热象已退，守前方增减，另加细生地 20 g，蒲黄炭 15 g。10 剂。

三诊：1999 年 8 月 25 日。服药后诸症减轻，腰已不酸，手足心热基本消失，尿检示红细胞(++)，尿蛋白阴性，舌质淡红、苔薄白，脉细略滑。下焦热减，血热初平，继用上方辨治，以巩固疗效。

四诊：1999 年 9 月 10 日。药后病情继续好转，刻下无明显不适感，尿常规示红细胞(±)，尿蛋白阴性。上方再服 50 余剂，病获痊愈，随访未复发。

## (四)肾病综合征需辨证用药

肾病综合征属中医“水肿”范畴,中医认为本病的发生与外邪侵袭、内伤脾肾有关,但外因必须通过内因而起作用,因此脾肾虚损为发病基础。中医中药治疗注重辨证施治,不宜一味强调利水,以免阴伤水停,利水则伤阴,滋阴则助湿,给组方用药带来困难。

肾病综合征,尤其是难治性肾病综合征(NS)发病机制复杂,目前糖皮质激素仍是首选治疗药物。在NS开始治疗阶段,必须用大剂量激素,且疗程也很长。但激素的不良反应率高。如何减少激素不良反应而增加疗效是NS治疗成功的关键。在激素治疗的初始阶段,多有引起肾上腺皮质功能亢进的症状,如面色潮红、五心烦热,舌红无苔,脉象细数,这符合中医阴虚火旺的证候。滋阴清热药白花蛇舌草、黄柏、知母、生地的应用,可明显改善服用糖皮质激素所出现阴虚内热的副作用。

另外已有实验证明,温补肾阳的中药具有保护肾上腺皮质免受外源性激素抑制而萎缩的作用。因此,当激素减量时,会出现不同程度的激素撤减综合征,如头晕、耳鸣,尿清长,舌质淡胖,脉象细微,这些改变符合肾阳虚证候。可酌用肉苁蓉、菟丝子、补骨脂等补肾温阳之品。

典型病例

蒋某,男,12岁,学生。2001年6有15日初诊。

主诉及现病史:1个月前因感冒发热,出现全身乏力,高度水肿,尤以腹部及下肢为甚,阴囊肿如葫芦,行如鸭步,皮肤光亮,伴纳呆腹胀,小便短赤,大便溏薄。住本市第二人民医院治疗,尿常规检查示蛋白(++++),红细胞(++),颗粒管型(++);血脂分析示胆固醇8.02 mmol/L,甘油三酯2.40 mmol/L,红细胞沉降率45 mm/h,诊断为肾病综合征。予泼尼松、环磷酰胺及利尿药治疗,但效果不明显。患者自动出院后来李济仁教授处就诊。诊其舌质淡红,苔薄白,脉细弦。

诊断:水肿(脾肾两虚,湿热蕴盛)。

治法:健脾益肾,清利湿热。

处方:黄芪25 g,党参15 g,白术15 g,土茯苓10 g,川萆薢15 g,石韦12 g,车前子(包煎)15 g,葶苈子10 g,白花蛇舌草12 g,黄柏9 g,知母9 g,细生地15 g,桂枝6 g,附子6 g。7剂。另六味地黄口服液,每次1支,每日3次。嘱注意休息,无盐饮食。

二诊:2001年6月25日。服上药后,水肿大减,阴囊水肿全消。唯晨起面部轻度水肿,口干欲饮,汗多,怕热。尿常规检查示蛋白(++),余阴性,红细胞沉降率正常。方已奏效,无须更张,守上方加青蒿15 g,白薇15 g,以求滋阴退热。

三诊:2001年7月20日。前方辨证治近1个月,诸症悉除,尿常规检查结果正常,血脂分析亦正常。继服巩固治疗1个月,随访至今,未见病发。

李济仁教授点评:本案方中药用生黄芪、党参、白术健脾益气,气行则水行;车前子、葶苈子利水通淋;土茯苓、川萆薢、石韦利水渗湿;轻用桂枝、附子温肾助阳;六味地黄丸口服液滋补肾阴，乃阴中取阳之意。肾病综合征病本在肾，故用药时必须益肾为主，抓住根本，方可打破恶性循环，扭转病机。本方补肾气而不滞邪，制湿浊而不伤正，实为治疗肾病综合征水肿之良剂。

### （五）治肾衰竭宜攻补兼施

中医认为，慢性肾衰竭的病因可有外感、内伤和他病转化。慢性肾衰竭的病程较长，病机错综复杂，既有气血阴阳不足，又有湿浊瘀血内蕴，属本虚标实、虚实夹杂之证。本病病位在脾肾，但常波及肝、心、肺、膀胱、三焦、胃。本虚，有气、血、阴、阳之不同；邪实，有外邪、湿浊、热毒、瘀血、动风、蕴痰之异。因此，治疗时必须抓住标本缓急，标本并重，攻补兼施，方可获效。李济仁教授经多年临床观察发现，一般慢性肾衰竭在病变进展，或感受外邪促使病变加剧时，以实邪为主；病变在稳定阶段时，则表现为正虚为主。另外，在慢性肾衰竭的整个治疗过程中，应注意调理脾胃。脾为后天之本，气血生化之源，不论从饮食还是用药方面，都宜顾护胃气，否则食药难进，预后必然不佳。

典型病例

刘某某，男，34 岁。1988 年 4 月 5 日初诊。

主诉及现病史：患者患慢性肾炎多年，初起症见恶寒发热，腰痛尿少，一身悉肿。经某院诊为肾炎，用激素等治疗后诸症缓解。近 1 年来症状有反复，病情加重，遂来李济仁教授处住院治疗。查体：形体消瘦，面色晦暗，目窠水肿，下肢凹陷性水肿；尿常规示蛋白（+++），颗粒管型（++）；肾功能检查示尿素氮 16 mmol/L，肌酐74 μmol/L，血压165/105 mmHg。刻下症见头昏乏力，腰酸膝软，夜寐梦扰，口苦心烦，时时欲呕，不欲饮食，小便量少，大便偏干，舌质红，苔黄腻，脉沉缓无力。

诊断：水肿（脾肾两虚，湿热内蕴）。

治法：健脾益肾，清热化浊。

处方：黄芪 30 g，白术 15 g，石韦 15 g，土茯苓 20 g，泽泻 20 g，姜半夏 9 g，广陈皮 15 g，竹茹 10 g，白花蛇舌草 20 g，山栀 10 g，菟丝子 15 g，枸杞子 15 g，生大黄（后下）10 g，益母草 20 g。

本方经过加减迭进，治疗 3 个月后，患者水肿消失，精神日觉健旺，呕吐止，饮食佳，形体逐渐恢复。尿检蛋白（±），血压正常；复查肾功能示尿素氮 7.9 mmol/L，肌酐 12.3 μmol/L。小便增多，大便微溏，舌质略红，苔薄白，脉沉缓。

上方加女贞子 15 g，旱莲草 15 g，紫丹参 15 g，以增养阴、生津、活血之功。标本兼顾，攻补兼施。予服 30 余剂，病情稳定，欣然还里。

### （六）尿毒症重在解毒、排毒

尿毒症不是一个独立的疾病，而是各种晚期的肾脏病共有的临床综合征。尿毒症的临床症状急迫，所以在“急则治其标”的原则下，首先要考虑如何解毒和排出毒素。

李济仁教授在临床上常用自拟的“排毒解毒方”：土茯苓 30~60 g，防己 15~30 g，生大黄 10~20 g，丹参 15~30 g，川芎 10~20 g，甘草 10 g。

此方意在解毒、排毒。尿毒症为水湿之毒，故首用土茯苓解毒利尿，补益脾肾；防己能泻血中之湿热，通其滞塞，亦能行大肠，通小肠，故用意在于泄邪解毒；川芎、丹参活血化瘀，改善外周循环，促使毒素排出；甘草可解毒；生大黄能延缓肾功能的恶化，改善肾功能，又能使毒素从大便排出体外。此方可以单独使用，亦可辨证论治，与其他方剂配合化裁使用，以收全功。

典型病例

宋某某，女，40 岁。1997 年 4 月 5 日初诊。

主诉及现病史：水肿乏力 3 年余，近半年来水肿加重，腰酸尿少，时鼻衄。西医诊断为慢性肾功能不全。尿常规检查示蛋白(++~+++)，红细胞少许，颗粒管型(++)；肾功能检查示尿素氮 28.4 mmol/L；血红蛋白 60 g/L；血压 155/105 mmHg。刻下症见面色晦滞，纳呆泛恶，腰膝酸软，水肿尿少，舌质淡暗，少量黄白苔，脉细弦。

诊断：水肿(血瘀气滞)。

治法：活血解毒利尿。

处方：上述排毒解毒方加杜仲 15 g，黄芪 30 g，车前草、车前子各 15 g。

治疗 1 个月后，尿素氮降为正常，血压仍偏高，为 160/110 mmHg。对症加用镇肝潜阳之剂：干地龙 15 g，双钩藤 12 g，珍珠母 25 g，石决明 25 g。服药后患者恢复正常。遂改用扶正培本之补肾药善后。服药 3 个月后复查，尿蛋白阴性，红细胞、管型均消失，血红蛋白上升至 115 g/L，水肿全消，亦无其他症状，脉舌如常。观察至今，情况良好。

## 六、论肝肾关系与高血压病的治疗

### (一)肝肾的生理性关联

在生理方面，肝藏血，肾藏精，精生血，血养精，肾精充足，肝血旺盛，肝脏功能才能维持正常；肝血充盛，使血化为精，肾精充满，肾脏功能也能正常。若肾精亏损，血乏精化，可导致肝血不足；肝血不足、乏血化精，也可引起肾精亏损。可见两者是互相滋生、依赖和影响的，所以有“精血同源”“肝肾同源”“乙癸同源”之说。

### (二)肝肾的病理性关联

在病理方面，常常表现为肝肾之间的阴阳失调或肝血、肾精的亏损。如肾阴不足，不能涵养肝木，则引起肝阴不足，导致肝阳上亢，症状如眩晕目赤、急躁易怒等；肝阳妄动，又可下动肾阴，形成肾阴不足，症状如头昏耳鸣、腰膝酸软、阳痿遗精。临床肝阴虚和肾阴虚往往同时出现，或者肝阳上亢和肾火妄动同时出现，故肝肾两脏之阴阳常常盛则同盛，衰则同衰。肝血虚和肾精虚亦是如此，并且互为因果。



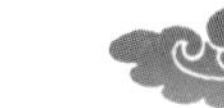

### (三)从肝肾相关辨治高血压病

上述肝肾关系的理论用以指导临床,其价值是十分显然的。李济仁教授据此治疗高血压病,则每有应验,现举验案二则以证之。

典型病例 1

陈某某,男性,42 岁。1979 年 9 月 14 日初诊。

主诉及现病史:患者先天禀赋不足,经常自感眼冒黑花,耳鸣如蝉声,头额及后脑胀痛,不能左右顾盼,坐立不宁,精神萎靡,腰膝酸软,多梦遗精,劳动则感头面发热,血压随即升高,脉细数,舌质绛,苔黄腻,血压 186/110 mmHg。

诊断:眩晕(肝肾阴虚,风阳上扰)。

治法:滋肾养肝降压。

处方:自拟滋养降压汤:山萸肉、炒杜仲、桑寄生、怀牛膝、泽泻、淫羊藿、巴戟天各 15 g,丹皮、玄参、栀子、青葙子各 9 g。5 剂。

二诊:自述后脑胀痛略减,余症同前。按原方再服 10 剂。

三诊:血压下降为 166/100 mmHg,唯头部转侧仍感不舒。原方去玄参、泽泻,加干地龙、臭梧桐、豨莶草各 15 g。再进 30 剂。

四诊:血压趋于正常,头能左右转动,眼花、耳鸣大有好转,精神亦振,夜寐渐安,腰膝如常,唯夜间有遗精现象。再按上方增制首乌、刺蒺藜,炼蜜为丸,以尽全功。

服成药 1 个月后复查,诸恙均愈。2 年内几次随访,一切正常。

李济仁教授点评:现代科学研究证实,在有降压效果的 80 余味中药中,一半以上均入肝经、肾经或肝肾二经。这里所举的 2 例高血压病,就是根据其病位在肝、肾,故选药多用降压药中的入肝肾二经者,如磁石、珍珠母、天麻、钩藤、干地龙、制首乌、牛膝、青木香、刺蒺藜、野菊花、丹皮、山萸肉、杜仲、桑寄生、泽泻、淫羊藿、巴戟天、玄参、栀子、青葙子、豨莶草、臭梧桐等。再根据辨证,属肝阳上亢者如案一,则重用平肝潜阳降压药。属肝肾阴虚者如案二,此患者肝肾素虚,复因烦劳过度,肝肾之阴益耗,风阳上袭,故血压高。又以肝开窍于目主筋,肾开窍于耳主骨,肝肾亏虚,故眼花耳鸣,转侧起坐不利;肾失藏精生髓之职,故神疲梦遗;腰为肾府,虚则腰膝酸软,因此重用滋养肝肾降压药便能获得良效。

典型病例 2

丁某某,女,45 岁,教师。1984 年 4 月 3 日初诊。

主诉及现病史:头痛数年,作辍无常。痛甚欲呕,心烦少寐,纳呆,便结,舌质淡红,苔薄黄,脉弦细。血压 186/100 mmHg。

诊断:头痛(阴虚阳亢型)。

治法:养血柔肝,平肝潜阳。

处方：生龙骨、牡蛎（先煎）各 20 g，当归 15 g，石决明（先煎）20 g，川芎 15 g，生、炒白芍各 15 g，竹茹 12 g，延胡索 15 g，焦栀子 10 g，双钩藤（后下）15 g，夜交藤15 g。7 剂。

二诊：服药后，诸症皆瘥，投珍合宁片（国药准字 Z45021318）调理。血压值稳定在正常范围。

李济仁教授点评：头痛一病有外感、内伤之分。内伤头痛多责之肝、脾、肾。肝脏体阴而用阳，本例系肝体阴血不足，遂致肝阳木火易亢而循经上逆，头痛作矣。本例高血压患者症见头痛，遂用四物汤去生地，加夜交藤，以养血柔肝，合以大剂鳞介类重镇潜降之石决明、生龙骨、牡蛎等，使当归、川芎辛散窜肆之弊受其遏制，而止痛之功借以发挥。如此一来，阴阳相燮，升降从顺，则头痛消失，血压亦得以控制。

## 七、应用时间周期用药法治疗月经病

月经的月周期节律是人体重要而明显的生理节律之一。根据月经周期节律因时组方用药已在临床得到广泛应用，并收到较好的疗效。李济仁教授在临床上应用时间周期用药法治疗月经病，取得了较满意的疗效。

月经的生理周期变化通常分为 4 个阶段：

经前期：月经周期的第 15~28 天为经前期。此期气血汇集冲任血海，胞宫气血偏实，肾精充盈，有利胎孕。

行经期：月经周期的第 1~4 天为行经期。此期在血海满盈后，由于肾气功能作用而下泄，定时排出，即为月经。冲任胞宫气血半虚半实。

经后期：月经周期的第 4~14 天为经后期。由于经血来潮后，阴血耗损，新血尚未及时充盈，冲任胞宫气血偏虚，精血初始滋长。

经间期：月经周期的第 14 天左右。此阶段精血逐渐恢复，肾精进一步发展充实，冲任胞宫逐渐恢复充盛。

中医学认为，月经生理上主要与心、肝、脾、肾四脏相关。胞宫是经血汇聚、释放的场所，冲任是气血运行调节的机构，因此，冲任二脉及胞宫等组织结构与月经密切相关。所谓月经周期的 4 个阶段生理变化，主要就表现在心、肝、脾、肾四脏的功能，气血的生成、统摄与运行，以及胞宫、冲任的畅调等。根据月经周期节律因时施治，主要目的在于恢复失调的 4 个阶段的节律，即月经生理节律。

### （一）闭经的周期调治法

经后期以滋肾健脾为主，药用党参、女贞子、白芍各 15 g，菟丝子、首乌各 20 g，枸杞子、白术、川续断、麦冬各 12 g，五味子 10 g。

全方可使精血充盈，血海按时满溢，为月经准备物质基础。

经间期以补肾健脾益气为主，药用党参、白芍各 15 g，菟丝子、首乌各 20 g，川续断、锁阳、白术、麦冬各 12 g，五味子、淫羊藿各 10 g。

此方在前方基础上，去女贞子、枸杞子等滋阴药，加入淫羊藿、锁阳等补肾阳药，以助阳生长，促进卵泡成熟及排卵。

经前期以益气养血、活血为主，助血液下行，促进月经来潮，药用党参、白术、牛膝各12 g，当归、益母草、白芍各15 g，熟地20 g，川芎、枳壳各10 g。

上述各方每剂服2天（头煎当天服，二煎次日服），第一方用6剂，服12天，其余用3剂，各服6天。三方共服24天为1个周期，停药后观其月经有无来潮。若月经来潮者，则于经净后再进行下一周期治疗，方法同上；若未来潮，可进行第二周期治疗，仍未来潮者，可加用西药调节人工周期，以诱发月经来潮。待月事来潮后，则停用西药调节人工周期，继续中药周期调理。

本法主要用于继发性闭经中属中医分型为虚性经闭者。与通过西药来调节人工周期的治疗方法比较，西药停药则经复闭，本法则疗效巩固，一般持续用中药调整几个周期后，月经即按期而潮。本法较使用西药调节人工周期的方法，还有不良反应少、长期服用不会抑制卵巢功能、可改善体质的优点。

### （二）经前期紧张症的周期调治法

经前期紧张症为妇科临床常见的一种症候群，是指周期性地出现在行经前的一系列症状。主要如乳房胀痛，性躁易怒，倦怠嗜睡，抑郁忧虑，心悸失眠，精神异常，头晕头痛，面肢水肿，纳少便溏，腰酸腹胀，身疼或关节痛，也偶见发热恶寒，喉痛声嘶，口疳，面部痤疮，荨麻疹或皮肤瘙痒等。中医学中属于月经前后诸症范畴，在古医籍中尚无系统阐述。一般按其不同表现分别称为经前乳胀、经行头痛、经行水肿、经行泄泻、经行身痛或经行发热等。其特征是症状现于经前黄体期，行经后即消失或骤减。

李济仁教授强调，卵泡期（经后期）以滋肾补血益冲为主，兼顾肾气；排卵前期（经间期）在滋养精血的基础上，益以助阳理气活血之品；黄体期（经前期）以助肾阳为主，阴中求阳，调整阴阳；黄体退化阶段（经前期）及月经期因势利导，活血调经。治疗关键在经前期，结合周期调治法来辨证施治，调节经前脏腑与冲任的功能失调。此期用药可据中医辨证分型，采用相应方药。

#### ❶ 肾虚肝郁型

治宜益肾解郁，调理冲任。方用益肾解郁汤：熟地12 g，淮山药15 g，柴胡6 g，当归9 g，白芍9 g，鹿角片12 g，仙灵脾12 g，菟丝子15 g，川断12 g，制香附9 g，八月扎9 g，茯神12 g，玫瑰花3 g。

#### ❷ 肝脾不调型

治宜疏肝健脾，调理冲任。方用加减逍遥散：柴胡6 g，炒当归9 g，焦白芍9 g，炒白术9 g，茯苓9 g，制香附9 g，佛手柑6 g，青、陈皮各3 g，炙甘草3 g，红枣7枚。

### ③ 肝郁气滞型

治宜疏肝理气调冲。方用加减柴胡疏肝汤：柴胡 9 g，枳壳 6 g，白芍 9 g，香附9 g，郁金 6 g，当归 9 g，川楝子 9 g，延胡索 9 g，陈皮 3 g，炙甘草 3 g。

### ④ 肝郁化热型

治宜疏肝清热调中。方用加减丹栀逍遥散：柴胡 6 g，当归 9 g，生白芍 12 g，生白术 6 g，丹皮 9 g，黑山栀 9 g，生地 12 g，川楝子 9 g，绿萼梅 5 g，生甘草 4.5 g。

### ⑤ 阴虚肝旺型

治宜滋阴平肝调中。方用杞菊地黄丸加减：枸杞子 12 g，菊花 9 g，生地 15 g，山萸肉 9 g，丹皮 6 g，女贞子 15 g，旱莲草 12 g，生白芍 12 g，炙龟板 12 g，生牡蛎（先煎）30 g，知母 9 g，酸枣仁 12 g。

### ⑥ 脾肾阳虚型

治宜温补脾肾调中。方用加减右归汤：砂仁 12 g，熟地 12 g，炒山药 15 g，山萸肉 9 g，杞子 12 g，菟丝子 15 g，鹿角片 12 g，淡附片 4.5 g，肉桂 3 g，仙灵脾 15 g，仙茅 15 g，炒党参 15 g，黄芪 15 g，炒当归 9 g。

## （三）痛经的周期调治法

李济仁教授认为，实证痛经有气滞、血瘀、实寒、郁久化热四型。其周期调治法分别是：

### ① 气滞型

经前 7 天至经期开始，治以行气开郁，通经止痛。方用加味乌药汤加减：乌药 20 g，砂仁、川楝子、延胡索、郁金、香附各 15 g，槟榔片 5 g，红花、青皮各 10 g。

经期开始后 5 天，治以舒肝解郁，养血和血。方用逍遥散加陈皮、荔枝核各 15 g。经后则以四物汤加香附、陈皮各 15 g，续断 20 g。

### ② 血瘀型

经前 7 天至经期开始，治以活血祛瘀，通经止痛，方用琥珀散加减：熟地 20 g，莪术、当归、刘寄奴、丹皮、延胡索、赤芍、乌药、五灵脂、桂枝、川楝子各 15 g，三棱 10 g。

经潮开始后 5 天，治以养血活血，佐以行气。方用桃红四物汤加延胡索、川楝子各 15 g。经后则以四物汤加丹参 15 g、续断 20 g。

### ③ 实寒型

经前 7 天至经潮开始，治以温经通络，活血止痛。方用温经汤加减：当归、肉桂、小茴香、莪术各 15 g，炒白芍 20 g，川芎、吴茱萸、丹皮、半夏各 10 g。

经潮开始后 5 天，治以温经暖宫，养血和血，方用艾附暖宫丸。经后以四物汤加肉桂、艾叶各 10 g，续断 20 g。

❹ 郁久化热型

经前 7 天至经潮开始，治以活血清热、通经止痛。方用清热调血汤加减：当归、赤芍、黄芩、香附、红花、延胡索、丹皮、莪术各 15 g，红藤、生地各 20 g，桃仁、川芎各10 g。

经潮开始后 5 天，治以养血清热，方用芩连四物汤加丹皮 15 g。经后以四物汤重用生地、白芍，加黄芩 15 g。

从经前 7 天开始至经后 5 天停药为 1 个疗程，一般用药 3 个疗程。

实证痛经每因病邪与气血相搏结，阻碍了气血的运行，因而痛经患者多在经前5~7天出现小腹痛等不适。此期除了针对各型证候特点，应用不同药物外，通经止痛是通用大法。经期冲任胞宫因气血下注已形成月经，故相对空虚，但胞中仍有余血，故又有实。此期治疗则宜调理气血，虚实并调，既不可多用通法，也不可不通。故养血和血是各证配合应用的主要治法。经后因冲任胞宫气血偏虚，治疗宜和气血、调肝肾以滋助之。各证型均宜以四物汤加减为治。总之，对于本证，经前不可滥补，经后不可蛮攻。

至于虚证痛经因其气血俱虚，经期调理气血自宜重视，而平素补养气血尤属重要。

除以上按月经周期四阶段因时用药施治外，也可重点抓住经后期，排卵期（经间期）施治，可在辨证施治原则指导下选方用药，于月经来潮第 5 天开始，服药 3 剂，再待到排卵期即月经前十五六天服药 3 剂，亦可收到较好疗效。如一 29 岁患者，月经先后不定，周期为 15~45 天，经来腹痛，牵引两胁痛，经量多，有血块，证属肝郁气滞所致月事不调，曾施治 1 年余，未效。后以丹栀逍遥散分别于月经来潮的第 5 天及第 15 天各服药 3 剂，守方治疗 2 个月，月经周期 30 天，腹痛除，后得一子。此法优点是用药少而方便，患者一般能坚持。

关于月经周期调治各法要注意的是，用药最好以连续 3 个月经周期为好，这可能与月经节律逐渐恢复有关，否则，月经节律恢复后即停药，疗效难以巩固。

### （四）根据月亮相位调治月经病

李济仁教授认为，对于妇科病的调治，可以根据月亮与月经的相关关系，随月亮盈缺的相位变化因时用药，其方法是：

上弦调经，温养补益为主。此时可采用益气养阴、温经养血、滋补肝肾等法，治疗因血虚、血寒导致的月经后期，血虚或肝肾阴亏的痛经，气虚的月经先期，肾虚的月经先后无定期，以及属于虚寒者的月经过多、过少、闭经等症。

月望逐瘀，当以活、通、消为法。此期可采用温经活血、理气化痰、祛瘀通经等法，治疗寒凝、气滞、血瘀、痰阻等引起的月经后期、闭经、错经以及癥瘕等证，疗效优于其他时间。

下弦安胎，固摄安保为重。此期可采用补气摄血、温经养血、固肾安胎等法，治疗月经淋漓不断、不孕症，或孕后胎动下血。

朔时止带，除湿健脾补肾。此期可采用升阳健脾除湿、清热利湿，以及补肾束带、填补冲任等法，治疗冲任受损、带脉失约而出现的腰痛、带下、少腹胀痛等。

随月亮相位调治月经等妇科病，主要适用于月经周期近似月亮相位周期变化者，即望月左右经潮者。若不是以月亮盈满为潮者，可借助西药人工周期疗法，有意地改变一次月经来潮，使之在望月时来潮，再以本法调治。

### （五）利用月经周期变化的其他治疗方法

月经周期服药法治疗女性痤疮：方用三皮四物汤，药用地骨皮、白鲜皮、丹皮、生地、赤芍、当归、川芎、川牛膝。夹湿者加黄柏、苍术、薏仁；夹风者加防风、蝉蜕。

治疗女性痤疮，在月经干净后 12~15 天即排卵期服药，每日 1 剂，连服 6~9 剂，共服 3 个月经周期。闭经者，服完 9 剂，间隔 20 天后再服 9 剂。服药期间禁食辛辣，停用其他药物，忌用香粉或化妆品，面部油腻者，可用硼酸皂洗脸。

月经来潮期治疗女性尿路结石：女性尿路结石成因与“虚、热、瘀”有关，故治疗时宜补肾、活血、清利法合用，并在月经来潮时开始服用，趁月经来潮时冲任脉通，气血骤盛而迅速外排之势，使药力因势利导，促使输尿管蠕动排石。方以桃红四物汤加牛膝、益母草、金钱草为主方，一般 1~5 剂即可排石。运用此法排石要具备：一是月经周期正常。月经按期而潮，说明肾气盛、冲任脉通，气血充盈，可助药力排石。二是月经来潮时应有腰酸疼痛难忍，经血色暗量小，兼夹瘀块等瘀血症状，以免活血药物的服用使月经量超常增强，使妇女气血亏虚。



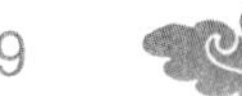

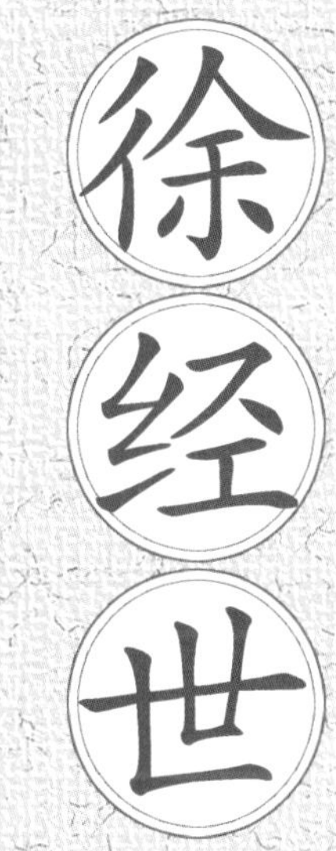
徐经世

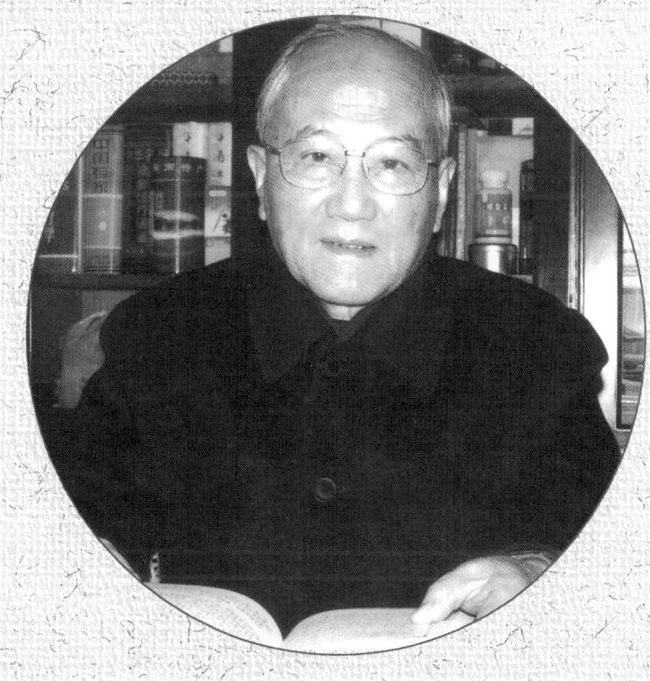

# 第一节 名医小传

徐经世，男，1933年出生，安徽中医药大学第一附属医院主任医师，教授，全国中医药传承博士后合作导师，第二、三、四、五届全国名老中医临床经验和学术思想继承人指导教师，全国中医临床优秀人才指导教师，第二届国医大师，安徽省首届国医名师。

徐经世祖籍安徽省巢湖之滨黄麓镇军徐村，其先祖是当地文化之家，书香门第。民国初年祖父（徐恕甫老中医，著名中医学家，入选20世纪中国百年百名中医临床家）携全家移居安徽省肥东县湖滨乡（现长临河镇）徐骆村，徐经世即出生于此。6岁进入私塾学堂学习传统文化，年近弱冠即在祖父严格要求和指导下学习中医理论，历经6个寒暑，先是背诵《药性赋》《汤头歌诀》《医学三字经》《濒湖脉学》《伤寒赋》等启蒙读物，其后精研《脾胃论》《临证指南医案》《医学心悟》《医宗金鉴》《医学六部全书》等经典。与此同时，跟随祖父侍诊临证，逐渐领会祖父的"辨证"思维方式和处方用药的技巧。经过从理论到实践，再由实践上升到理论的不断学习，很快掌握了中医临床诊治疾病的基本技能。

1956年，凭着丰富的中医学理论基础和厚实的临证基本功，徐经世教授被推荐进入安徽中医进修学校学习（安徽中医学院前身），系统学习中西医理论三年，期间又跟师陈粹吾、高翰府、崔皎如等多位名老中医学习，获益良多，后因成绩突出被留校任教，参与了安徽医学院和附属医院的筹建等相关工作。留校至今，从住院医师开始做起，直至成为中医内科主任医师、教授；曾先后担任医院医务处主任、学校成人教育学院负责人，后又任医院副院长、院长、党委书记等行政职务。1994年起退居二线，至今依然活跃在中医临床一线，总结和丰富学术思想与临床经验。

徐经世教授从事中医临床60余载，积累了丰富的临床经验，精于内科疑难杂症的诊疗和恶性肿瘤的术后调理。他在学术上倡导"内科杂病，治以安中""杂病致因在郁，其治在脾，其调在肝"，立"安中"大法以调诸病；在脾胃调理方面，他提出"补不峻补，温燥适度，益脾重理气，养胃用甘平"四项原则，不唯书、不泥古，不断创新医学思维，常以平和有效的方药，采取双向调节等法则，注重"因人、因时、因地"制宜，使脾胃升降平衡，五脏随之而安；创"三十二字"调肝法，立"肝胆郁热，脾胃虚寒"病机理论指导临床诊疗；提出"尪痹非风论"；创"扶正安中"法用于恶性肿瘤的术后调理，疗效显著。他先后整理出版了《徐恕甫医案》《徐经世内科临证精华》《杏林拾穗》等临床专著，参编中医专著多部，发表学术论文近百篇，曾获得安徽省科技进步三等奖2项，誉享全国。现学子人数众多，使徐氏医学延传五代，历百年而不变。

# 第二节 学术特色

## 一、杂病因郁，从中调治

### ❶ 杂病致因，多从郁论

历代医家普遍将外感温病、伤寒之外的病症统称为杂病，以内科病为主，所包含的病种十分广泛，如多脏腑功能失调者，外感内伤互见者，上下左右俱病者，心身皆失其常者，久治不愈的疑难杂症等。杂病由于症状繁多，涉及不同脏腑系统，症情深浅不一，又寒热虚实交错，病因不明，很多疾病并没有明显器官的实质性损伤，现代医学多名之“某某神经症”或“某某综合征”。

关于杂病致病因素，《金匮要略》指出：“夫人禀五常，因风气而生长，风气虽能生万物，亦能害万物，如水能浮舟，亦能覆舟。若五脏元真通畅，人即安和。客气邪风，中人多死。千般疢难，不越三条：一者，经络受邪，入脏腑，为内所因也；二者，四肢九窍，血脉相传，壅塞不通，为外皮肤所中也；三者，房室、金刃、虫兽所伤。”强调的是“客气邪风”伤人而致病，奠定了内科杂病“致因三分”的基础。至宋代陈无择将其归纳总结并发展为“三因致病说”，即“六淫天之常气，冒之则先自经络流入，内合于脏腑，为外所因；七情人之常性，动之则先自脏腑郁先。外形于肢体，为内所因；其如饮食饥饱，叫呼伤气，尽神度量，疲极筋力，阴阳违逆，乃至虎狼毒虫，金疮踒折，疰忤附着，畏压溺等有悖常理，为不内外因”，增进了对“七情”致病的认识。

徐经世教授根据临床实践经验，体悟到疾病所生俱是气机失调所致，首先表现即是气机郁滞，即“百病生于气”，内科杂病尤是如此。《素问·六微旨大论》曰：“出入废则神机化灭，升降息则气立孤危。”早已明言气机和调的重要性。从内科杂病机因可见，诸多杂病虽在症状体征上千差万别，在具体治疗上需要从症辨治，方可切中病机，但在论治之中，皆需考虑“郁”的因素。

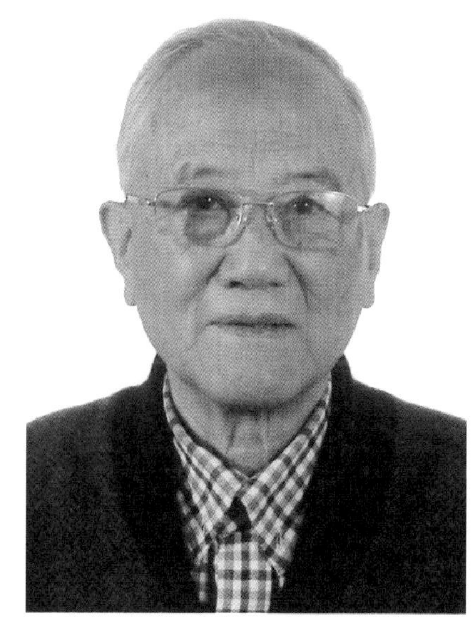
80岁的徐经世教授

“郁”有积滞、蕴结之义，徐经世教授认为“郁”是导致诸多疾病的一种潜在因素。中医所言之“郁”应分广义与狭义两类。广义的“郁”，包括外邪、情志等诸多因素所致气机郁滞而出现的各种阻滞不通、脏腑郁结病症在内；狭义的“郁”，指情志不舒为主要表现的郁证。“郁”多缘于志虑不伸，气先为病，而气与郁又有相互为因的内在关系，气为体内富有营养精微物质之动力，它是脏器组织的功能，来维持人体功能的正常活动，若失所常则产生病理变化，即由气致郁，气郁致病。临床所见如气喘、咳嗽、气淋、气厥、气胀、气痛、气疝、脘痛、胁痛、眩晕、心悸、不寐、积聚、不孕等证，都包含“郁”在其中，由此可见郁之为病涉及面广，这正是“郁”的广义所在。不只限于脏躁和梅核之类疾病。即使以“六郁”来说，其病种也非一二。然以“气”言之，按《素问·举痛论》所指“怒则气上，喜则气缓，悲则气消，恐则气下，寒则气收，炅则气泄，惊则气乱，劳则气耗，思则气结”，说明气之为病既有六淫又有七情而引起“气”之病变，如以证候而论：怒为肝阳亢逆，喜为心神不定，悲为肺虚少气，恐为肾虚精却，惊为肝风抽搐，思为脾伤不运，劳为虚损等。纵观气与郁，则气为因而郁为果，二者也能互为因果，可见内科杂病由郁所致是有依据可循的。

随着现代社会的高速发展，特别是当今工作、生活节奏加快，以及社会环境的改变，人们的欲求也随之增加，如欲而不达，则久而成郁，故人之内伤杂病由郁所致为之多见。就临床所见疾病谱的变化，更知内科杂病不论外感还是内伤，由寒转热，由湿温化热，由实变虚，虚实交错的转化，其之演变和归宿虽有不同，但均寓“郁”于其中。

### ❷ 调肝理脾，安中治郁

徐经世教授认为，杂病因郁而致，郁以气机失调为因，而气机升降之枢纽则在中焦。因此，以“安中”之法，使气机升降平衡，可达到舒郁的目的。他明确指出，中焦应当包含肝、胆、脾、胃四者，而非以往认为的中焦即是脾胃而已。并从肝胆的解剖部位、生理功能、病理变化及临床诊疗等方面给予充分论证。首先从中焦及肝解剖部位来看，《灵枢·营卫生会》《难经·三十一难》都明确指出“上焦出于胃上口，并咽以上，贯膈布胸中；中焦亦并胃中，出上焦之后；下焦者，别回肠，注于膀胱”及“上焦者，在心下，下膈，在胃上口；中焦者，在胃中，不上不下；下焦者，当膀胱上口”。肝脏位于腹腔之中，右胁之下，根据三焦部位的划分，肝位于中焦，已无疑义。

从脏腑生理功能来看，肝、胆、脾、胃四者在食物的消化、气血的化生、气机的调节上，相互协调，共同完成。

在食物的消化吸收上，肝主疏泄，调畅气机，促进脾胃气机升降，增强脾胃对食物的腐熟运化作用，促进消化吸收。胆居肝之下，与肝相为表里，胆汁为肝之余气所化，胆汁的分泌与排泄有赖肝之疏泄调节。肝的疏泄功能正常，则胆汁分泌与排泄正常，脾胃运化正常，食物得以正常消化吸收。即《素问·宝命全形论》所说“土得木而达”，清唐容川在《血证论·脏腑病机论》中也说：“木之性主于疏泄，食气入胃，全赖肝木之气以疏泄之，而水谷乃化。设肝之清阳不升，则不能疏泄水谷，渗泄中满之症，在所不免。”

中焦为气机升降之枢纽，脾气主升，胃气主降，升降相因，相反相成。而脾胃升降的动因则在肝之疏泄，诚如清代医学家周学海所言“肝者，升降发始之根也”，“凡脏腑十二经之气，皆必藉肝胆之气化以鼓舞之，始能调畅”。清代沈金鳌也说：“一阳发生之气，起于厥阴，而一身上下，其气无所不乘，肝和则生气，发育万物，为诸脏之生化，若衰与亢，则能为诸脏之残贼。”肝之疏泄，能够调畅气机，促进脾胃气机的升降，共同维持全身气机的协调平衡；若肝失疏泄，横逆犯脾胃，脾胃一失，百病丛生。

在气血化生上，脾胃运化水谷，为气血生成提供原料，即《灵枢·决气》中所说“中焦受气取汁，变化而赤，是谓血”。但气血的化生，不应单指脾胃运化，其与肝的作用密切相关。因肝主疏泄，助脾运化，肝脾协调，饮食得化，清升浊降，气血化生充足。又《素问·六节藏象论》云：“肝者……以生气血。”指出肝不仅能藏血，而且能化生血液，如《张氏医通》中所说：“气不耗，归精于肾而为精；精不泄，归精于肝而化精血。”肝主疏泄及藏血功能正常，则肝血充足；反之，肝失疏泄或肝不藏血，则易出现血虚诸症。

从病理演变上来看，肝、胆、脾、胃关系更显密切，《难经》及《金匮要略·脏腑经络先后病脉证》中均有“见肝之病，知肝传脾，当先实脾”之言，肝脏病变多与脾胃有关，且多反映于中焦部位。《灵枢·胀论》曰“肝胀者，胁下满而痛引小腹”，《灵枢·本脏》中亦曰“肝偏倾，则胁下痛也”。肝失疏泄，不仅导致局部气滞不畅，而且会影响中焦脾胃的功能，而致脾胃升降失常，出现“浊气在上，则生䐜胀；清气在下，则生飧泄”等肝气乘脾或肝气横逆犯胃之证。反之，脾胃有病，亦常常累及肝胆，如脾胃湿热，蕴蒸肝胆，则见胁胀口苦，或目睛黄染。另外，肝的藏血功能失常，亦会影响脾主统血功能，而导致月经过多，甚或崩漏等症。因此，肝脏病变常常累及脾胃，导致脾胃气机失常，影响食物的消化吸收或血液的运行，出现中焦功能失常之症。

从临床诊断上来看，舌诊、脉诊也将肝脏归入中焦。如舌诊分部：以脏腑分，则舌尖属心肺，舌中属脾胃，舌根属肾，舌边属肝胆，如《笔花医镜》中所说“舌尖主心，舌中主脾胃，舌边主肝胆，舌根主肾”；以三焦分，则舌尖部属上焦，舌中部属中焦，舌根部属下焦。不论何种方法，肝病皆从舌中部或舌边部反映出来。脉诊上，《素问·脉要精微论》中的尺部诊法，将尺部分为下、中、上三部，分别主察下焦、中焦及上焦相应脏腑的病变，并指出“中附上，左外以候肝，内以候膈；右外以候胃，内以候脾”；王叔和在《脉经·分别三关境界脉候所主第三》中说 “寸主射上焦”“关主射中焦”“尺主射下焦”“肝部在左手关上是也”；《医宗金鉴·四诊心法要诀》中亦云：“左关候肝、胆、膈；右关候脾胃。”尽管对于脏腑在具体分属部位上表述不尽相同，但对于肝胆脾胃的分属部位是一致的，即认为双侧关部主中焦病变。其中，左侧关部主肝胆，右侧关部主脾胃，皆指明肝属中焦，其病变可从寸口脉关部或尺脉中部得以察之。以此为肝属中焦的切诊依据。

由此可见，肝、胆、脾、胃四脏腑同属中焦当无异议。明确中焦即肝、胆、脾、胃，对理解“安中”以治郁，意义重大。因气机升降枢纽在中焦，若肝、胆、脾、胃关系得以调和，中焦生化气血及升降气机功能正常，则气机郁滞自然得解，此是其一；其二则是，在辨证论治内科杂病时，既要注意顾护脾胃，又要防止郁折肝气，用药宜平和而不宜偏颇。

徐经世教授认为，气机和调的本质即是气机升降有“度”。欲要气机得调，当知气机运行之枢纽在中州脾胃，脾以升为宜，胃以降为顺，脾胃之升降，主一身之升降。调气机须以中州为要，正如《格致余论》中所说：“脾具坤静之德，而有乾健之运。故能使心肺之阳降，肾肝之阴升，而成天地之交泰。是为无病之人。”重视脾胃气机的升降状态，使其升清降浊、纳运协调当为治病之先。而脾胃之调，其制又在肝胆。因脾胃之升降，全赖肝之生发，胆之顺降作用，从而达到运化如常，保持正常状态，脾胃肝胆四者之间升降相因，息息相关。调气机关键在于掌握“升”要升到什么程度，“降”要降到什么位置，才可使之平衡，恢复常态。此升降之“度”的衡量标准只能是临床疾病症状缓解的程度，譬如胃气上逆、嗳气频频之症，如药后症减，说明降已到位；又如头昏乏力，血压值低，拟用升举之法而得解，说明升已应效。这种“以效为度”才是评价中医的标准，远非实验室指标所能及。用药最忌矫枉过正，稍有偏颇即会出现临床不适表现，因此须中病即止。处方用药上，徐经世教授临床善用具有双向调节之方，尤喜以黄连温胆汤加减，作为调和肝胆脾胃气机之基本方，以其方能升降相兼，四者同调，并根据数十年临床经验，依黄连温胆汤化裁出“消化复宁汤”一方，临床用之，屡收捷效。

内科杂病因郁而致，治以“安中”，始终要抓住“气”与“郁”两字，而气有九种，郁则有六郁之称。就治疗而言，当以脾论治，调肝为主。其治当分两途：一则健运脾胃，一则舒调肝胆，健运脾胃以使气血生化有源，舒调肝胆以使气机升降如常，而二者又是相辅相成，不能分开的。

人身之气宜通不宜滞，宜行不宜郁。诸气之郁，先责之肝，又肝主藏血，肝气一病，脏腑气机失调，导致气血失和，运行不畅，经络不通。治肝之法如《素问·至真要大论》中“疏气令调”之论。后世刘完素讲玄府，李东垣讲胃气，朱丹溪讲开郁，叶天士讲通络，都有一部分舒肝的道理寓于其中。如在用药方面，朱丹溪本就以善用苦寒而知名，但他很注重开郁，常用之药不外香附、川芎、白芷、半夏之类，令人深思。前人所谓平肝之法，主要是芳香鼓舞，舒以平之。当然，肝气盛之还得用泄，但又不要一概用泄，以免伤肝，要善于调之。

关于如何条达肝木，历代医家总结出很多行之有效的治法。徐经世教授对清代医家王旭高的“治肝三十法”颇有领悟，通过数十年临床，将其归纳总结为四句话三十二字，即：“疏肝理气，条达木郁”，方选逍遥散、四逆散、温胆汤之类；“理脾和胃，和煦肝木”，方选归芍六君汤、芍药甘草汤等；“补益肾水，清平相火”，方选魏氏一贯煎等；“活血化瘀，燮理阴阳”，方选燮枢汤、三阴煎之类。就杂病论之，不管病在何脏，认为由郁而致都应以此调之，和缓中州，转枢少阳，达到抑制木郁、反克取胜，从而使邪去而正安。

### ❸ 调理脾胃，尤重脾阴

徐经世教授调理脾胃强调两方面。①补不峻补，润燥适宜。临证用药既不能克伐太过有伤脾胃，又当适当掌握方药配伍及剂量大小，针对不同病情，常以平和多效方药，并采用双向调节之功，以达到脾胃升降平衡之效，五脏即随之而安。此正合张景岳“善治脾胃者，即可以安五脏”之言。他认为，辛香理气药少投则可行气化湿，悦脾醒胃，过用则破气化燥，反损脏腑，对阴血不足及火郁者更当慎之，以防止耗阴助火，故用丁香、沉香等辛窜温燥之品，均不过投，常配伍白芍以制约其性。脾喜燥恶湿，用药忌柔用刚；胃喜润恶燥，用药忌刚用柔。因此在脾胃的调治过程中，对温燥及寒润药物的使用，慎重有加，以防出现胃燥津伤或湿困脾阳之弊端。他强调，即使出现胃阴不足或脾阳不振之症，亦应牢牢把握脾胃之生理特性，以刚柔相宜、燥湿相济为原则，掌握寒温、燥湿之度。如白术与白芍相伍，健脾阳而不燥胃津；有脾胃阴不足之象，以山药滋养脾胃之阴，加以石斛、沙参，均可润养脾胃之阴。②益脾重理气，养胃用甘平。脾为阴土，性善升运，而大凡滋补之品多为阴药，滋腻之药每易助湿且碍脾之运化，故补脾阴不宜纯用滋补，而以平补为贵。为此徐经世教授提出“护脾而不碍脾，补脾而不滞脾，泄脾而不耗脾”三原则。脾胃阴虚者治宜甘寒滋润，常选用补而不燥、滋而不腻、行而不滞的平补之品，如天花粉、葛根、五味子、山药、石斛、麦冬、沙参、玉竹、莲子肉、扁豆、甘草、糯米等。脾主升，胃主降，脾得阳始运，胃得阴始和。甘味补中，故以甘温之剂运其气，辛甘之剂助其阳，甘寒之剂滋其液，酸甘之剂化其阴。他临床运用理脾阴法时，常配以绿梅花、香橼皮、白扁豆等运脾和中之属，使方中静中有动，滋而不腻；对湿热较著者则慎用滋阴法，或酌加藿香、佩兰等芳香开窍之品。同时，还须避香燥耗阴和消导苦寒之品，常用熟地拌砂仁、黄柏、陈皮等，以防滋腻伤中。

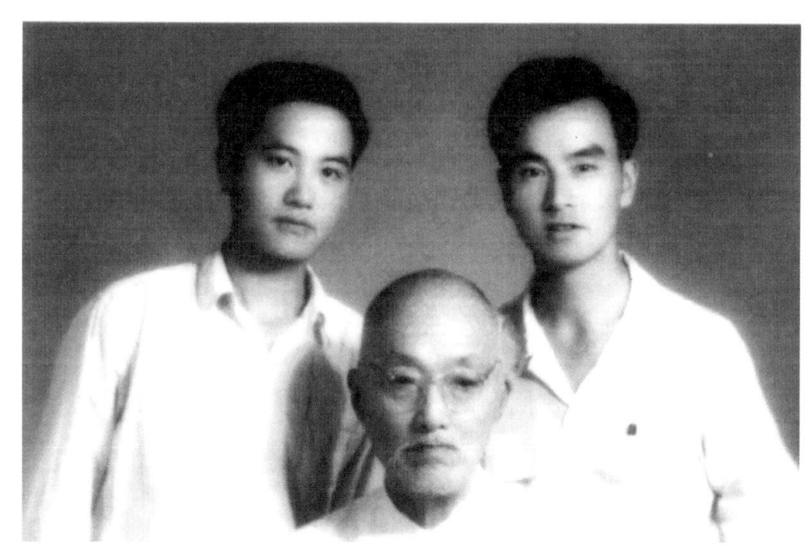

1962 年徐经世和同学郭兴福与其祖父徐恕甫先生一起合影

《内经》虽未提出“脾阴”一词，但在相关的论述中，已包含脾阴的病因病机、生理功能、治疗等方面的内容。《素问·本神》曰“脾藏营”，指出脾具有贮藏营血的功能。脾阴与脾阳相互协调、相互依存，共同发挥其主运化、主升清、主统血的功能，达到濡养脏腑之目的。新安医家吴澄明确提出脾阴虚乃“相火者……炽而无制，则为龙雷，而涸泽燎原……上入于脾，则脾阴受伤”。又清代医家王泰林曰：“思虑伤脾之阴”，指出内伤七情，五志化火，或思虑过度，脾阴暗耗。《素问·生气通天论》曰：“味过于苦，脾气不濡，胃气乃厚”，指出苦味太过，苦燥伤脾阴。此外，外感六淫之邪，消灼阴精，亦可致脾阴亏损。朱丹溪《格致余论》曰：“脾土之阴受伤，转输之官失职。”《丹溪心法》谓：“脾土之阴受伤……遂成鼓胀。”可见，脾阴不足，则影响胃之消化、气血之生化、津精之输布等，而生一系列病症。

虽医家对脾阴证遣方用药各有特色，然皆宗《素问·五脏生成》篇之“脾欲甘”之旨，守《素问·刺法论》“欲令脾实……宜甘宜淡”之训，即养脾阴须甘淡之药。张仲景以治脾约证之脾阴不足，创麻子仁丸主之。明代张景岳曾制理阴煎，系理中汤之变方，变温补脾阳为温补脾阴。吴澄所著《不居集》曰：“如六脉数而不清，滑而无力，大便闭结，嘈杂，中消多食易饥。此脾阴虚，本经血虚胃热，以清补为主。”倡导用“芳香甘淡之品补中宫而不燥其津液”的理脾阴法，而不拘泥于“古人多以参芪术草培补中宫”之说。主要选用太子参、山药、石斛、扁豆、薏苡仁、茯苓、白芍等，创制了理脾阴正方、中和理阴汤、理脾益营汤、资成汤等方剂。吴氏在理脾阴的同时，又注重顾及脾气，多选芳香醒脾之药，如荷叶、荷鼻、莲子肉等轻清之品，不仅升发脾之清阳之气，使气机调畅，又可免柴胡、升麻之温性燥伤脾阴，加重病情，还可减少滋阴药之黏腻之性妨碍脾之升散。

徐经世教授对脾阴虚证的成因与治疗又有其独到见解。他认为脾阴不足，并非脾脏本身所产生的，而多是受肝肾阴虚、胃腑及肺脏燥热所导致。若患者素体阴虚，或生活失于调摄，劳心竭虑，营谋强思，致伤于肝，肝郁不达，日久则致肝肾阴虚，而生内热，伤及脾脏，耗伤津液，引起脾阴亏虚。土为脾胃，脾胃分阴阳，脾为阴，胃为阳。或肝气不舒，郁而化火，或嗜食肥甘厚腻，辛辣香燥，热积于脾，日久伤及脾胃，形成阳明燥热，消灼阴津，累及脾脏，而形成脾阴不足证。又肺主燥，肺经燥热，日久子伤及母，二燥相炽则成脾阴虚证。治疗上首选二至丸、一贯煎以养益肝肾，滋阴条达。若见食欲不振、口干咽燥、舌红少苔等阳明燥热证者，加养阴益胃、清热润燥之品，如沙参、麦冬、生地、玉竹、石斛等。取方用药要注意滋而不腻，防止偏盛。正如徐教授针对不同病机提出“滋而不腻，温而不燥，补而不滞”的用药法度，此之法则用于临床，确实疗效明显。

## 二、肝胆郁热，脾胃虚寒

关于“肝胆郁热，脾胃虚寒”病机理论，虽然可以从前贤所立诸方中找到相关的内容，如仲景半夏泻心汤、黄芩黄连干姜人参汤、黄连汤，以及后世黄连温胆汤都是寒热并用、肝脾同治之例，但明确提出“肝胆郁热，脾胃虚寒”病机并且加以系统论述者甚少。近年来，徐经世教授通过长期临床实践和对中医学肝胆脾胃相关病症以及诸多慢性疑难杂病发病机因的探求，发现很多疾病在发生、发展的过程中，表现出兼具“肝胆郁热，脾胃虚寒”寒热交错并存的病理状况，期间或肝胆郁热较甚，或脾胃虚寒为重。

在“肝胆郁热，脾胃虚寒”的病理状态中，两者并不是单独存在，互不相干的，而是相互影响、相互制化所形成的复合的病理。但寒热犹如冰炭，两者又如何会同时兼存，而非寒随热化，热随寒化？从以上肝胆脾胃之间的生理特性及病理制化来看，肝为刚脏，喜条达而恶郁滞，且体阴而用阳，临床多郁而易热。脾为阴土，喜燥而恶湿，其病多湿而易寒。胆胃与肝脾互为表里，其病理变化亦多如此。期间或因胃为阳明燥土而出现腑实不通的情况，但多为外感热病使然。而对于诸多内伤杂病而言，肝胆脾胃四者之间的病理则多从“肝胆郁热，脾胃虚寒”的性质转变，出现寒热交集，寒热各居其位、相互格拒的状态。今从临床实际来看，形成“肝胆郁热，脾胃虚寒”病机不但有责于肝胆气机郁结，亦可由中焦脾胃受损而致。

### （一）形成因素

#### 1 肝胆郁结

在诸多内伤杂病中，气机郁滞首当其冲。朱丹溪谓：“气血冲和，万病不生，一有怫郁，诸病生焉，故人身诸病多生于郁。”而“郁”者，又先责于肝胆。肝主疏泄，喜条达而恶抑郁。且肝主谋虑，胆主决断，人的精神情感、思维决策多受其左右，故肝胆之气多郁滞。肝为将军之官，体阴而用阳，其性急而动，若郁滞日久必从火化，耗血劫阴，而见口中干苦、心烦易怒、失眠多梦、头痛眩晕等郁火内炽、肝阳上亢之候。而肝胆郁滞，失于疏泄，必影响脾胃的纳运功能。脾胃纳运失健，升降失宜，寒湿内生，阻遏气机而胀、满、呕、痛、泄诸症丛生，最终出现肝胆郁热、脾胃虚寒，寒热交杂并存之势，正如叶氏所言“肝为起病之源，脾胃为传病之所”。

#### 2 脾胃损伤

李东垣有云：“内伤脾胃，百病由生”，“百病皆由脾胃衰而生也”。脾胃乃后天之本，气血生化之源，五脏六腑之枢纽。若脾胃受损，寒湿内生，纳运失常，气血化生不足，肝体失其柔养，肝木条达之性有失，则郁而为病。再者，脾胃受伤，升降失权，清阳无以升，浊阴无以降，从而影响肝胆的升发疏泄，肝随脾升，胆随胃降的生理无以运转，则出现肝胆郁滞，气郁化火，形成“肝胆郁热，脾胃虚寒”的病理机制。

## （二）影响因素

### ❶ 疾病谱的改变

随着时代的变迁，生活习惯、生活环境及自然气候的改变，人类的疾病亦发生了很大的变化，许多疾病如糖尿病、冠心病、肥胖、肿瘤等，虽在古代亦有见之，但远非如今之普遍。沿流溯源，上从张仲景《伤寒论》以辛温回阳为主导，下则李东垣的“脾胃论”，朱丹溪的“阴常不足，阳常有余”，张景岳、薛立斋之“温补脾肾”，以及叶、薛、吴、王的“温热理论”，皆是根据当时具体的人文、地理、社会、生活环境的改变而相继出现的不同的医学流派的理论和观点。而从当今社会来看，人们的生活环境、生活方式、精神状态都发生了较大的变化，诸多新的病种开始出现，疾病的致病机因亦出现新的变化，其中“肝胆郁热，脾胃虚寒”则成为临床诸多疾病最主要的致病机因。

### ❷ 饮食、情志的影响

饮食、情志对于疾病的发生、发展具有较大的影响，不论是外感还是内伤，都与人的饮食、情志有着密切的关联。正如《素问·热论》所说：“病热少食，食肉则复，多食则遗，此其禁也。”《伤寒论》曰：“病患脉已解，而日暮微烦，以病渐差，人强与食，脾胃气尚弱，不能消谷，故令微烦，损谷则愈。”以上皆揭示了饮食对于疾病转归预后的影响。而《素问·痹论》所曰“饮食自倍，肠胃乃伤”及《脾胃论》中的“饮食五味，常则养人，异则为邪”，则说明疾病的发生与饮食相关。当今社会，随着人们生活水平的提高，人无节制，纵饮多食，且无规律，而瓜果冷食、肥甘辛辣更以为常，终使脾胃受损而化湿、生寒。此外，情志对于疾病的影响较之饮食则更为显著。古人早有“百病皆生于气”“喜怒不节则伤脏”的记述。在临床上因情志改变而引起的病证举不胜举，而当前人们生活、工作的节奏不断加快，个人的精神压力亦逐渐增加，欲壑不遂者甚多，因病而郁，因郁而病，病患多郁，久则五志过极而皆化为火。故饮食、情志对“肝胆郁热，脾胃虚寒“病机的形成有着最为直接的影响。

### ❸ 个人体质的差异

体质即“禀质”“禀赋”，是表明人体生命特征的差异性的一个概念。个人体质在中医学理论中占有重要的地位，个人体质的情况对于疾病的发生、发展以及转归都起有重要的作用。张景岳指出：“当识因人因证治辨，盖人者本也，证者标也，证随人见，成败所由，故当以因人为先，因证次之。”影响个人体质形成的因素有先天、性别、年龄、生活环境、地域差别等多个方面，其中先天、性别及年龄对个人体质差异的影响较大。而从体质的内涵来看，体质并非单指人的身体素质，亦包括人的心理素质，有时人的心理素质在疾病发生、发展的过程中作用更为明显。今从临床实际来看，“肝胆郁热，脾胃虚寒”病机在某一类人群中更为易见，如妇女、老人、小孩，这一类人多个性好强或抑郁寡欢，对事物的感知能力、思维方式较为敏感，凡具有这种体质的人，在疾病发生、发展过程中每有肝气郁结的病理表现，而随着疾病发展到一定阶段，又将影响脾胃的纳运功能，最终形成“肝胆郁热，脾胃虚寒”的病理状态。

## （三）临床症状及常见病证

“肝胆郁热，脾胃虚寒”病机所表现的症候较为繁杂，但从临床所见，主要表现为胃脘胀满冷痛，食欲不振，多食、饮冷即胀，嗳气吞酸，口中干苦，但喜热饮，或口舌生疮，口中秽臭，或胁满刺痛，或烦躁易怒，不寐多梦，或面部烘热，易发痘疹，或头晕目痛，或咽部不利，似有痰阻，或月经紊乱，经前腹痛腹泻，乳房胀痛，或手足不温，或大便稀溏、干稀不一，小便偏黄，舌偏红、苔薄黄微腻，脉细弦或数等。临床但见一二症便是，不必悉具。

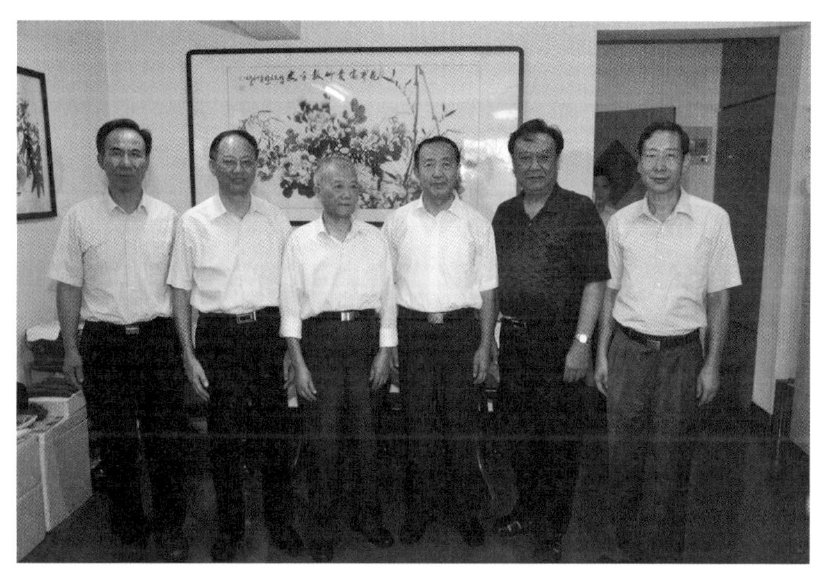

安徽省政协主席王明方、省教育厅厅长及安徽中医药大学领导等看望徐经世教授

其常见病证则包括胃脘痛、呕吐、痞满、胁痛、泄泻、吞酸、呃逆、黄疸、积聚、鼓胀、眩晕、头痛、厥证、不寐、郁证、梅核气、惊悸、瘿瘤、乳癖、乳核、痤疮、风疹、湿疹、女子不孕、小儿疳积等，故临床涉及“肝胆郁热，脾胃虚寒”病机的病证极为广泛。

## （四）诊疗原则及古方新用

### ❶ 诊疗原则

针对临床诸多疾病所表现的“肝胆郁热，脾胃虚寒”，寒热交错并存的病理特点，若单以苦寒之药清解郁热，则恐伤脾胃阳气，有碍纳运；而独以辛温之品健脾暖胃，则又惧助热伤阴，以生他患，故临床用药较为棘手。唯有寒热并用，方为得法，所以古人辛开苦降之法是治疗“肝胆郁热，脾胃虚寒”的基本法则。叶天士指出“辛可通阳，苦能清降”，其中“通阳”即温通胃中阳气，宣化寒湿；“清降”即清泻肝胆郁热，降逆和胃。但就“肝胆郁热，脾胃虚寒”病机而言，此法另有新意。“辛”者，有辛温、辛香之别，辛温可健脾暖胃，燥湿散寒；辛香则可疏肝理气，行气解郁。而“苦”者，有酸苦、苦寒之分，苦寒既可清泻肝胆郁热，亦可通降胃腑；酸苦则能直折肝胆郁火，且养肝阴。从具体的临床实践来看，用辛开苦降之法治疗具有“肝胆郁热，脾胃虚寒”病机的诸多疑难杂病，其疗效多较为显著。

### ❷ 古方新用

在中医学古籍文献中，具有辛开苦降用药特点的方剂为数众多，而仲景半夏泻心汤则群冠诸方，历来为医家所推崇。本方原为仲景治疗“伤寒下之早，胸满而心下痞者”而设，后世许多伤寒注家解释，其所治痞证乃脾胃虚弱、寒热互结之痞。但寒热似如水火，不可能同结于一处，或同时存在于某一脏腑，而对于“肝胆郁热，脾胃虚寒”，寒热交错同时并存的情况却符合临床实际。从肝胆脾胃之间的病理制化来看，“肝胆郁热，脾胃虚寒”的病理状况可使四者之间的气机升降失常，该升不升，该降不降，以致气机壅滞，浊邪内生，而出现心下痞结的症状。故柯韵伯认为：“半夏泻心汤名为泻心，实则泻胆也。”此说虽不尽其然，却已窥得其中寓意。但“古方不能尽后世之病，后人不得尽泥古人之法”。故后世医家亦根据当时的具体情况，创立了许多辛开苦降、寒热并用，独具疗效的方剂，如李东垣枳实消痞丸，朱丹溪越鞠丸、左金丸、小温中丸以及陆廷珍的黄连温胆汤，皆具辛开苦降之法，是临床治疗“肝胆郁热，脾胃虚寒”行之有效的方剂。

徐经世教授基于当今国人体质状况、发病因素以及证候表现，吸取古人制方特点并结合个人临床体会，拟定治疗“肝胆郁热，脾胃虚寒”的基本方药：竹茹、陈皮、藿香各 10 g，炒白术、枳壳、石斛各 15 g，清半夏 12 g，绿梅花、白芍各 20 g，炒黄连 3 g，煨姜 5 g，谷芽 25 g。

基本方义：此方取半夏泻心汤、黄连温胆汤之意，以枳壳、陈皮、半夏、煨姜、藿香辛温燥湿、健脾暖胃。其中藿香芳香辟秽，临床与石斛、黄连等清热养阴之药相伍，可除口中秽臭；而煨姜温而不燥、既不若生姜辛温宣散，又不如干姜温热伤阴，于脾胃虚寒、肝胆郁热者用之最宜；炒白术、谷芽以健运脾胃；石斛养阴生津而无寒中碍胃之弊；黄连、白芍合用，酸苦涌泄，直折肝胆郁火；竹茹清泻肝胆，降逆和胃，脾胃寒甚者可以姜制；绿梅花芳香悦脾，疏肝解郁，较之柴胡有升无降更切合病机。全方用药体现了温燥有度、苦寒适宜、寒不犯中、温不助热的用药特点。随证化裁，就“肝胆郁热，脾胃虚寒”病机而言，其临床表现多端，且同时可伴有其他诸多变证，故临证时须识同辨异，用药应“活泼泼的，如盘走珠”。

### ❸ 随证化裁

(1)辨兼证化裁　肝气犯胃，胃脘疼痛者，加檀香、丹参、蒲公英；嗳气吞酸，呃逆呕吐者，加代赭石、红豆蔻；肝火内炽，心烦易怒，不寐多梦者，加酸枣仁、合欢皮、琥珀、淮小麦、甘草；肝气不舒，胁满刺痛者，加金铃子散；肝胆郁滞，升降失常，大便不畅者，加杏仁、桃仁、栝楼仁；肝胆郁滞，脉络不通，手足不温者，加桂枝、白芍；肝强脾弱，大便痛泄者加防风、薏苡仁、扁豆花；胆热脾湿相互胶着而见全身黄疸者，加茵陈、车前草、赤茯苓、赤小豆；郁火上扰，头晕目痛者，加天麻、炒菊花、珍珠母；咽部不利，似有痰阻者，加甘青果、木蝴蝶等。

(2)辨变证化裁　临床上“肝胆郁热，脾胃虚寒”病机常致痰阻、瘀滞而引起其他诸多变证，故亦当详辨而用药，如痰甚者加胆南星、贝母、白芥子、竹沥、天竺黄、僵蚕、白蒺藜等，瘀甚者加红花、赤芍、丹参、川芎、王不留行、益母草、三棱、莪术、土鳖虫、地龙、穿山甲等。以上诸化痰、活血之药，可视脏腑病位、寒热、虚实而选用，但最终不能离开了“肝胆郁热、脾胃虚寒”这个总的病机。此外，肝胆郁热、耗伤肝阴者，加熟女贞、甘枸杞、北沙参等。

(3)辨寒热轻重化裁　“肝胆郁热，脾胃虚寒”病机所表现的临床症候寒热轻重不一，其用药亦需细辨。如肝胆郁热较重者，应以苦降为主，温通为辅，可去煨姜，加黄芩、焦山栀、龙胆草等；若脾胃虚寒较著者，则以温通为主，苦降为辅，方中去石斛，加吴茱萸、砂仁，甚则熟附亦可入用。

(4)辨因果关系化裁　导致“肝胆郁热，脾胃虚寒”病机形成的因果关系不同，其用药亦各有侧重。如由肝胆郁滞，木乘土位，而使脾胃纳运失健，虚寒内生者，应着重治疗肝胆，木平则土自健，柴胡、郁金、香附、沉香、合欢皮、玫瑰花等皆可选用，此类药同具舒肝悦脾之功，于病情最符；若脾胃受损，纳运失健而致土壅木郁者，又需以扶土为主，人参、黄芪、大枣、甘草、茯苓、山药、焦三仙(炒神曲、炒麦芽、炒山楂)皆可选入，所谓土旺则木荣。

对于“肝胆郁热，脾胃虚寒”病机，前贤仅根据相关方剂提出“寒热互结”“上热下寒”等较为笼统的概念，并没有明确其所涉及的脏腑、形成的机制、影响因素以及由此引起的其他变证，徐经世教授从临床实际出发，根据临床诸多病证所表现的具体症候，脏腑之间的生理病理以及临床用药特点，对“肝胆郁热、脾胃虚寒”病机进行详细、系统的阐述。近年来，“肝胆郁热，脾胃虚寒”病机已逐渐成为临床诸多病证最为主要的致病机因之一，特别是在许多慢性内伤杂病中，其临床表现多有寒有热，夹虚夹实，而辨证则如千丝万缕，毫无头绪，但以“肝胆郁热，脾胃虚寒”病机理论来指导临床用药，却多能取效，为解决中医诸多疑难杂病开辟了新的思路。“肝胆郁热，脾胃虚寒”病机理论的提出，不仅丰富了中医学理论，而且对于指导中医临床实践，提高中医临床疗效，具有重要的实际意义。

## 三、妇科诸病，从肝论治

妇人之病，徐经世教授每从肝论治，获效颇多。究其原因，盖女体属阴，血常不足，心神柔弱，不耐情伤，经期、孕期、产后、更年期等生理变化之时易情志内伤，加之性格内向，不善外露，多思多郁，昔人“体本娇柔，性最偏颇”所言为确，故古人有谓“女子以肝为先天”。女子在月经未绝期而出现的病理变化，尽管病证不一，其实在“经”，致因在肝，因为肝脏具有贮藏血液和调节血量的功能，而女子器官能否保持常态，无疑则有赖于肝。至于年过五旬月事已绝所出现的妇科疾病，虽与经血无直接关联，但问题的出现仍责之于肝。《馤塘医话》谓：“妇人善怀而多郁……肝经一病，则月事不调，艰于产育。”因肝首主疏泄，由人情志、气血、消化、水液代谢、冲任等方面都要依之于肝来制化调节。今以“冲任”而言，女子以血为重，行经耗血、妊娠血聚养胎，分娩出血，以致女子有余于气而不足于血的偏颇之象，更需赖于肝之疏泄来纠其偏，以保持正常。肝喜条达而恶郁滞，郁则气血不和，血脉瘀滞而痛经、经闭、月事紊乱之症皆起，他如肝郁则脾虚，脾失运化则湿邪内生，而致带下，肝郁化火，热扰血室而生崩漏，莫不关乎于肝。故张景岳云：“宁治十男子，莫治一妇人……盖以妇人幽居多郁，情性偏拗，或有怀不能畅遂，或有病不可告人，……此其情之使然也。”故徐经世教授临床治疗妇科疾患，皆寓有治肝之法。

### 1 月经不调

女子在行经之年，首当注意月经是否正常。所谓经者，常也，一月一行，循乎常道，以象月盈则亏。正如《内经》云“太冲脉盛，月事以时下”，景岳又云“冲为五脏六腑之海，脏腑之血，皆归冲脉”，可见冲脉为月经之本，后傅青主在“调经门”中又直言：“妇科调经尤难，盖经调则无病，不调则百病丛生。”而对于调经的治法又指分先期后期和先后不定期及来量多少，以辨明虚实寒热，然后用药，始能见效。具体可选逍遥散、定经汤、四物汤、归芍六君子汤、六味地黄丸、四逆散等，其中逍遥散为首选之剂。方中所取柴胡、白术、白芍、当归、茯苓、苏荷、甘草、煨姜 8 味，均属平淡之品，其功效为疏肝解郁，健脾和营。如以配伍而言，既补肝体，又助肝用，气血兼顾，肝脾并治，立法全面，用药切体，故为调和肝脾之名方，并获有“一方治木郁而诸郁皆解”之誉。今主以调经，当须增减。如胁痛加香附、延胡索、郁金；乳房胀痛加青皮、陈皮、川芎；腹胀加枳壳、佛手；腰腹痛加杜仲、桑寄生、乌药；纳呆加山楂、谷芽；心烦加川连、生地、丹皮；滞下宜加桃仁、红花、丹参、益母草等。至于经久不调又当辨明虚实寒热，所谓“虚者补之，实者泻之，寒者温之、热者清之”，不过对于调经而言，不是单一的虚补实泻，而要以双向调节的方法予以补偏救弊，达到调经的目的。由此徐经世教授强调要深知女子之疾，如以月经失常所致，当先调经，这是对防控其他病变的重要环节，为医者如能谨守，临证时自有进境。

### ❷ 痛经

痛经是指妇女以伴随月经来潮或其前后出现周期性的下腹疼痛为主症的月经病，可伴其他不适，以致影响工作及生活。痛经首见于《金匮要略·妇人杂病脉证并治》："带下，经水不利，少腹满痛，经一月再见。"其病因病机不外乎虚、实，虚者多由于气血虚弱或阴阳失调，导致冲任、胞宫、胞脉失于温煦或濡养，而出现"不荣则痛"；实者可因气滞、寒凝、血瘀、痰饮等内外因相加为病，而致脉络受阻，即"不通则痛"。临证所见纯虚为少，而以实者多见，或虚实夹杂。《内经》认为，肝主痛，且肝藏血，与女子月经密切相关。傅青主也认为，痛经多由于肝气不舒，血行不畅，不通则痛。所以傅青主很重视调肝止痛，其代表方主要有宣郁通经汤、调肝汤、加味四物汤等。徐经世教授治疗痛经，在辨证施治的基础上也总不忘加些疏肝柔肝之品，如柴胡、芍药等，二者相伍既可应肝之体用，又可助开合，疏肝郁。同时还强调在妇人行经之际，权衡利弊，不宜用药力峻猛之品，恐伤女子阴血。

### ❸ 带下病

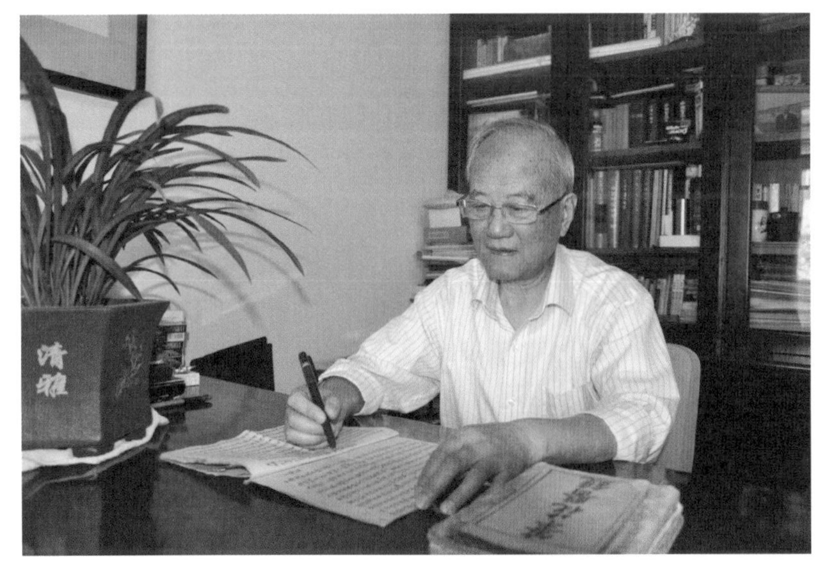

徐经世教授正在校点家传手抄本中医古籍

带下病为妇科病中的常见病、多发病，是由于病邪伤及任带二脉而致带下绵绵不断，可伴异味的单一或附于其他疾病的女性特异症，故傅青主在他妇科名著中开宗明义，指出"带下俱是湿证"，并分为白、青、黄、赤、黑五种，言"白带乃湿盛火衰"；"青带、黄带分别为肝经、任脉之湿热"；"赤带乃肝郁克脾，肝失藏血而火炽，脾失运化而湿聚"；"黑带是湿热郁阻下焦，乃火热之极，煎熬津液所致"，可见带下乃由"脾气之虚，肝气之郁，湿气之侵，热气之逼"，损伤任带，发为带下之病。故徐经世教授反复告诫我们：要认清此"湿"的病机是肝郁脾虚，脾失健运，水谷之气不得化生精微，反聚为湿，湿性重浊趋下，聚于下焦则为"带下"。但由病体变化不一，而出现不同颜色，故有"五带"之称。因此治疗带下要按味、色去区分属性而识虚实，论治常以完带汤、补中益气汤、丹栀逍遥散、导赤散、六味地黄丸等加减为用。

### 4 不孕症

女子不孕症是以时间为定义，指结婚2年以上，未采取任何避孕措施，并排除男方因素而未曾怀孕者；或曾生育，或经流产，未避孕而又2年以上不再怀孕者。前者称“原发性不孕”，后者则称“继发性不孕”。今以中医学理论来说，女子不孕，责于肝肾，求子必先调经。调经当分阴阳、气血、痰湿、瘀滞，并结合临床所出现的体征，进行分析论治，不得以套方处之。在妇科专著中对不孕症做了综合论述，按证型列出数以百剂(方)，既有经方又有时方和经验方，可见方虽易得，但求效不易。今就徐经世教授临床所治略举一二，以商榷不孕症论治的思路。如江某年已三十又六，婚后多年未孕，月经不调，先后不一，经前腹痛，血紫量多，平时腰酸寒冷，口干少饮，饮食一般，面容偏瘦，舌红苔薄，脉来细弦。妇检提示两侧卵巢囊肿，一侧手术摘除，功能失全，遂请求徐经世教授以中药调之，初诊目的并非求子，因其当时已领养一子，只求改善身体状况，减少病痛。鉴于病情错杂，虚实互见，故自拟“益经助孕汤”为丸，连进二料，而有幸取顺种子。所取方意重于调经，以达到补中有调、调中有补、温中有寒、寒中有温的协调与制约的作用，使这一虚实互见、寒热错杂的病证得到修复。以此可说素有癥病而又能受孕，虽属少见，而临床确有其证。正如《金匮要略》所谓的桂枝茯苓丸是针对癥胎互见而取用，以达祛瘀保胎的目的，所谓“有故无殒亦无殒也”。另举与前例相反的案例以证虚实。案为一位慈姓妇人，年近三十，婚后五年，经期正常，但来时量少色淡，两三天即净。平时头昏腰酸，妇检未见异常，曾经妇科专家调治年余，拟用疏肝清热、理血调经之剂，月事虽应时而下，但量少如故。其父母求子心切，得他人推荐请徐经世教授诊治。视其舌淡苔薄，脉来虚细，以脉症相参，认定为先天不足、冲任失调之证，治当滋肝肾以培水养木，调冲任以和经脉，方用左归合益母胜金加减，药投三个月，气血得充，冲任调和而顺应种子。两案病机虽属不同，用药有异，但有殊途同归之效。

### 5 乳癖

乳癖为中医病名，属于西医“乳腺增生”范畴。主要的临床表现是乳房肿块和乳房疼痛，常为胀痛或刺痛，可累及一侧或两侧乳房，以一侧偏重多见，疼痛严重者不可触碰。本病常因情志内伤，肝郁痰凝，或肝脾两虚，冲任失调，气滞痰凝血瘀，郁结不通而发病。如以经循而论，足厥阴肝经循行上膈，布胸胁绕乳头而行，乳房乃肝经循行之处，肝主疏泄，喜条达而恶抑郁，若情志不舒，气机不畅则郁结，气行则血行，气滞则血瘀，气血失和，经络滞涩则化为乳内肿块。正如明代陈实功所著《外科正宗》曰：“乳癖乃乳中结核，形如丸卵，或重坠作痛或不痛，皮色不变，其核随喜怒消长，多由思虑伤脾，怒恼伤肝，郁结而成也。”可见，肝郁脾虚是乳癖发生的主要病机。所以徐经世教授在治疗乳癖时以疏肝理气解郁、健脾祛湿化痰为主，兼以软坚散结、活血祛瘀。方以柴胡疏肝散、逍遥散、鳖甲煎丸等加减为用。

### 6 癥瘕

所谓“癥”是有聚可及；“瘕”是可聚可散，触之不坚，这是对“癥瘕”的形象描述。从性质上来说，有良性、恶性之分，其因多由肝失条达，离经之血不及疏出，或肝郁气滞，久则酿痰蕴瘀，滞留于内而成。既然致病机因在肝，治病必求于本，虽有化痰祛瘀之法，但古人谓“治痰先治气，化瘀先行气”，故治疗必着眼于调理气机。对其治疗可以说“良”者易治，“恶”者难图。尽管疑难，但病者有求，应敢于应对，临床时要辨疑不惑，治难不乱，即使属于恶性，无论接受手术还是无法手术者，均可施用中药。如在 10 年前，徐经世教授曾接诊一位安姓老人，其身患乳腺癌，宿有高血压、冠心病、消化道出血等数种疾病，他院要其住院手术治疗，但患者畏惧，而有求于中医。根据本病发病部位在乳房，隶属于肝，治当从肝立论。故以条达肝气，软坚散结，把握源头、注重整体贯穿始终，续诊年余，经复查癌细胞坏死无扩散病理变化，随访近 10 年，安然如常，后因年迈多病，死于心脏病。由于近年来接诊肿瘤患者与日俱增，但多数为手术及放化疗之后的患者，其临床证候多为本虚标实之象，治疗当以扶正为先，调之于肝亦为必要。因肿瘤患者，每有忧思惊恐过度而致肝郁，即由病而郁，故应及时予以调治，以防再因郁而致他患。对郁证当首选逍遥丸、越鞠丸之类，以使肝调脾健，正气得复，精神愉悦，处于常态。况且女子器官病变应善于治肝，实践证明正是如此。

### 7 更年期综合征

更年期综合征属于中医“脏躁”“郁证”范畴，是由于女性卵巢功能衰退直至消失，引起内分泌失调和自主神经功能紊乱的症状，如月经紊乱至绝经、性欲下降、潮热出汗、烦躁、睡眠不好、关节疼痛等症，严重者可引发心血管疾病、萎缩性尿道炎、阴道炎、骨质疏松、骨折等。女子到了中年，肾气渐衰，冲任二脉虚衰，天癸渐竭，肝藏血无源，加之来自疾病、家庭以及竞争激烈的社会环境、工作环境的多重压力等各种因素导致情志抑郁，使肝失条达，疏泄功能失司，一旦不能及时调整和适应，使阴阳失衡，脏腑气血失调，就会出现以肝肾阴虚、心肝火旺、心肾不交为主的一系列证候。故徐经世教授在临床治疗上常用调肝解郁配合清肝泻火、滋水涵木、交通心肾之法。同时引导患者正确认识更年期是女性由中年向老年转变的必然阶段，并鼓励患者适当锻炼，调养身心，调整心态，即可修复如常。

## 四、药尚平和，善用反佐

简便廉验是中医药的特色与优势，疗效是中医立足的根本。徐经世教授在临床处方用药之时向来慎重，无论是常见病还是疑难顽疾，从来都是诊询入细，明审病机，所选用方剂虽然药味不多，也不曾见偏怪之药，却能屡屡治愈疑难顽疾。选方用药多采取“调养”“调节”的方法，重视守方与变方的关系，认为处方用药切不可操之过急，只要辨证不误，治疗方向正确，药方能切中病机和病位，就不必轻易改弦更张，而应守法守方，缓以图之。鉴于疑难病症机因复杂，在用药中往往超越常规，另辟蹊径，取以“兼备”及“反佐”，正合古人“假兼备以奇中，借和平而藏妙”之说。

徐经世教授常说，人身是一个整体，人之所以生病，就是整体功能的协调出了问题，失去了常态，无论外感还是内伤，无论器质性病变还是功能紊乱，用药之时都应从整体着眼。中医治病就是以具有不同寒热温凉偏性的药物通过组方配伍，来纠正人体偏颇失常之处。但在这个“以偏纠偏”的过程中，又应注意不能矫枉过正，以免造成新的失常，出现因药致病。需以平和之剂，既能治疗疾病，又不伤及本体。徐经世教授所说的“平和”之剂，并非单是指方剂配伍的药味少、剂量轻，而有其更深层次的含义。

### ❶ “平和”之义

“平”，大而言之就是《内经》所言人身“阴平阳秘”的平衡状态，其义重在各脏腑本身的阴阳平衡状态及功能活动的正常。因脏腑各有其阴阳，阴阳没有“太过”或“不及”，则能发挥其正常功能。如对肝脏而言，肝阴不足则易出现肝阳上亢，从而出现自身系统的功能障碍，表现出如头昏头胀，眼目胀涩，口干苦，胁肋胀痛等症状；肝阳上亢又会反过来导致肝阴的损耗，出现恶性循环，最终使得脏腑功能及本体受损。

“和”是中医文化之精髓，具体到人之脏腑来说，指其功能之间的和谐，五脏六腑之间的制化如常。主要是指脏腑之间“五行生克制化”关系没有“太过”或“不及”的偏颇情形，没有“相乘”或“相侮”现象。比如按照五行生克关系，“木生火，木克土，金克木”，具体到脏腑五行即是阐释“肝、脾、心、肺”的相互关系，若肝病患者肝木太过则克伐脾土，临床上表现为脾胃消化功能的异常，胃脘胀痛，嗳气不舒，便前腹痛、泻后痛减等；肝木太旺则扰动心火，出现情绪烦躁，口腔溃疡，小便短涩黄赤，失眠等症；肝木太过反侮肺金，即所谓“木火刑金”，易出现咳嗽、咯血等症。

徐经世教授所言“平和之剂”的配伍，即是建立在对人体正常生理把握之上的，对人体脏腑生理特性与功能，脏腑之间的相互制化关系十分明了，然后在诊疗过程中抓住患者所述异常症状进行分析，归纳出疾病的病机，针对病机来拟定治疗大法。

徐经世教授十分注重脏腑生理病理的演变，知常达变，以复其平。如治肺系疾病重

“翕辟”，中医认为肺为华盖，翕辟之脏，主司呼吸，以宣降通调为顺，并认为“上焦如羽，非轻不举”，肺喜宣通，而恶壅塞。故治疗用药宜轻而不宜重，重则易过病所。用药上敛散结合，复肺之宣发肃降。治肝系疾病重“体用”，因肝脏为升发之机，主司疏泄，又主藏血，体阴而用阳，用药以条达肝气，柔养肝体同施。根据临床症状的不同，又有疏肝、调肝、清肝、平肝、柔肝、养肝之不同。治脾胃疾病重“升降”，脾胃为一身气机升降之枢纽，用药注重升脾气与降胃气的结合，并认为脾胃的气机升降功能正常，有赖于肝胆的制化，升降要有“度”，应以“效”为“度”，升降不过位，用药要把握平衡，“治中焦如衡，非平不安”。治心系疾病重“通养”，心主血脉，心脉要通畅，又要重视心阴，治疗上以温通心脉，益养心阴共用。治肾系疾病重“补泻”，因肾为“水火之脏”，内寓先天之“元阴、元阳”，主司封藏，宜补不宜泻，但又要注意，实中有泻，泻中有补。在治疗皮肤病方面，以“肺主皮毛，脾主肌肉”立意，主张“以内之外”，重视肝、脾、肺的调和。

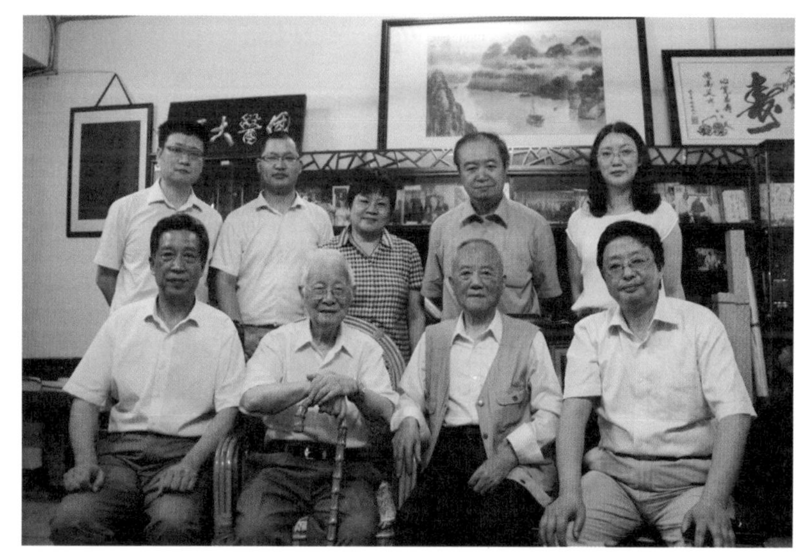

2015 年 6 月徐经世国医大师传承工作室主要成员与邓铁涛国医大师工作室主要成员一起合影

“平和之剂”的配伍，离不开对中药性味功效的纯熟掌握。因每味中药本身就含有多种成分，兼具多个功效，可以说是一个复方。徐经世教授临床上常采用一药多效的中药，通过精当配伍，使其多种功效得到有效发挥，既减少了药味的使用，更达到了全身调整的目的，提高了整体疗效，这也是中医“整体观念”所在。如徐经世教授临床善用竹茹，以其性微寒而味甘，既入胆胃二腑，又归心肺两脏，为上中二焦之要药。善开胃郁，降逆胃气，具有止呕和胃、清肺祛痰、通利三焦之功，为宁神开郁最佳之品。如脾胃虚寒，兼有他疾，以姜炙竹茹，无碍于脾，反可起到和胃健脾，使胃受纳，药半功倍之效。临床中发现竹茹能调和诸药，功过甘草，又可起到治疗性作用，可谓有益无弊、一举两得。又如桂枝与白芍的伍用，既能调和营卫，又可通调血脉，温通阳气，启发生机。正因对药性的纯熟，徐经世教授临床用药之时，多以平和多效之药组方，而绝少选用偏性过强或者毒性药物。在药物用量上或“重拳出击”或“点到为止”，或“润物无声”或“多管齐下”，十分灵活，以临床取效为目的。如针对肝郁不达导致肝胃不和的患者，徐经世教授常用绿萼梅以开郁和胃，《药典》及教科书中绿萼梅的用量为5克，而徐经世教授一般用量在15~20克，因其芳香开郁之功，非小量可达。徐经世教授开具的处方多是12味左右，但仔细分析则能发现，其一方之中有多方，一方之中有多法，有时方中只取成方中某几味药，有时只取方义而另组新方，是师前人之法，而不泥前人之方，为善学古人之意者。

徐经世教授用药也非常注重药物的炮制，认为药材的生制不同，其性味与功效则大有区别，古人对药物炮制的讲究确是有其深刻临床意义的。如"九制地黄"，即通过九蒸九晒所得到的熟地，其滋阴补血的功效，与当前药房中所售熟地可谓有"霄壤之别"。在治疗肝胆有热、脾胃虚寒的患者时，徐经世教授喜用"煨姜"，生姜煨用，减其辛热之性，留其温胃暖中之功，疗效颇佳。古人常用的"砂仁拌熟地"滋补而不碍胃，"熟地捣麻黄"以疗阴疽，"蒲黄炒阿胶"补血止血兼得等，如今都成了只存在于教科书中的题目，徐经世教授深感痛心。

#### ❷ "反佐"之法

反佐法的运用所针对的病症多错综复杂，如真寒假热、真热假寒，大实有羸状、至虚有盛候等情形。如真寒假热者，处方当以大辛大热之品治其寒是治其本，但常因病灶真寒格拒，药难达病所，疗效多不佳。须有向导引之，避实就虚，巧寻经隧，直达病灶。这个向导就是引药，如真寒假热者在大剂量热药中加一点寒药，真寒病灶受到同气相引之因，就会很容易接受热药，从而使热药长驱直入，直达病所，其治当效如桴鼓。

反佐之法，肇始于《内经》，《素问·五常政大论》中说："治热以寒，温而行之；治寒以热，凉而行之。"《内经·至真要大论》云："奇之不去则偶之，是谓重方，偶之不去则反佐以取之，所谓寒热温凉，反从其病也。"可谓发端。至汉代张仲景《伤寒论》中有"白通加猪胆汁汤"的用法，其中以苦寒的猪胆汁加入大辛大热的白通汤中，防止寒热格拒不受，引药破阴，是为善用反佐之典型方剂。

临床常用治疗肝火犯胃证的元代朱丹溪名方"左金丸"，所治之证见胁肋疼痛，呕吐口苦，嘈杂吞酸，舌红苔黄，脉弦数，乃是肝经火郁，横逆犯胃所致，治当清泻肝火，降逆止呕。方中用黄连为君，清泻肝火，治病治本，肝火得清，则不再横逆犯胃。但方中以少量吴茱萸(黄连:吴茱萸=6:1)配伍，乃是取其辛热之性，以制黄连苦寒，防止苦寒伤胃；二者吴茱萸可疏肝降逆，疏肝则肝郁得解，降逆则呕吐得止，又吴茱萸性热，可入肝经，引黄连直入肝经以泻其火。

徐经世教授临床善用反佐之法，认为其意有二：一是指药物寒热之性的反佐，即大队温热之药中加入苦寒之品，或诸多寒凉药队中加入少许辛热之味，以佐制其性；一是指药物升降之性的反佐，即针对病位及病性，在沉降药中加入升提药味，防其过于重坠，或在升发之品中制以重镇之药，防其升发太过，并以此发明了诸多升降相制的药对，如在治疗“眩晕”症时，徐经世教授喜用葛根配代赭石，二者一升一降，相反相成，共同达到平衡气机的作用。

反佐法不仅体现在药物配伍上，还有药材饮片的“制法反佐”，就是用药时虽然没有加反佐药，但在制法上别有妙法。如治真热假寒药，将寒凉药适当经火炒制，这样取其火性，使热性附于寒药，从而使寒药趋至病灶而不会产生格拒。及服药时的“服法反佐”，即汤药内服的反佐法，热药冷服，寒药温服，以免出现格拒现象。总之，反佐法的运用意在防止配伍偏颇，进而使人体升降气机趋于平衡，恢复正常生机。

由此，徐经世教授认为“引火归元”法也可以列入反佐之列。“引火归元”也称“引火归源”或“导龙入海”，是指引虚浮之火，归于本源，是针对虚火上浮、火不归源而设的一种中医特色治法。《内经·至真要大论》中“微者逆之，甚者从之”之说，开其先河。清代新安医家程钟龄言：“肾气虚寒，逼其无根失守之火，浮游于上。当用辛热杂于壮水药中导热下行。所谓引火归源，导龙入海。”因肾水亏于下，心火炎于上，多见口干唇裂、频欲饮水的症状，而患者舌脉均无阳证之象。若是独用滋阴降火之法，往往见效不明显，这种情况，滋阴降火方药中少佐肉桂，以“引”浮越之“火”下“归”其“源”。

“火不归元”又有一种为“阴盛阳衰，阴格阳于外”。如清代医家郑寿全所著《医理真传》中载“潜阳丹”，治疗少阳之真气为群阴逼迫，不能归元出现的“面目忽水肿，色青白，身重欲寐，一闭目觉神飘扬无依者”。方中龟板“有通阴助阳之力”，用以引游龙归位。以附子与生龙骨、生牡蛎、磁石同用，于咯血、失眠、心悸、男子遗精、女子梦交等属于虚阳上越者，以介齿质重之品交通阴阳，防止大热之药难以入阴。仲景名方“金匮肾气丸”中有“三补三泻”的配伍，即是泻肾中格阳之阴，更防止桂、附补火引起上焦火旺之偏。

徐经世教授临床常用反佐药物当推黄连与肉桂。肉桂，辛甘大热，入肺、脾、心、肾、胃诸经。有温中补阳、散寒止痛之效，还有温通经脉、鼓舞气血生长之功，其浑厚凝降，守而不走，偏暖下焦，能助肾中阳气，并能纳气归肾，引火归源。吴仪洛所著《本草从新》中称其能“引无根之火，降而归源”。为历代医家作为引火归源的常用药。但作为反佐药使用时，在大队滋阴壮水药中仅需少佐几分(徐经世教授常用 1~3 克)即可，肉桂要选上等的官桂，只有官桂才是酸甜苦辣诸味俱全，引火下行之功才能有效发挥。黄连苦，寒。归心、脾、胃、肝、胆、大肠经。清热燥湿，泻火解毒。苦以降阳，寒以清热，善去中焦湿热而泻心火，徐经世教授常用炒黄连 3~5 克以制药性，过多则处方之性易为改变，这是临床经验所得。徐经世教授曾治一糜烂性结肠炎患者，其反复腹痛腹泻夹白色黏冻，服用西药糖皮质激素治疗多年，症情反复发作。兼见口干咽痛不欲饮，眼目干涩，头胀痛，腰膝酸软，足胫怕冷，小溲频数，时有排尿涩痛感，入睡困难。求诊于徐经世教授，初以健脾除湿、通利腑气之法，药后腹痛消失，大便每日一到两次，尚成形。但其兼症未见明显改善。

按其病症非一腑之疾，而心肾亦有受及，故出现诸多症状。诊其脉来细弦，舌淡红，苔薄白，予以引火归元、调和胃肠继之。处以：北沙参 20 g，怀山药 20 g，石斛 15 g，干枸杞 15 g，茯神 20 g，远志 10 g，炒川连 3 g，肉桂 2 g，淫羊藿 15 g，酸枣仁 30 g，琥珀 10 g，灯芯草 3 g。药进 3 剂患者即反馈，言其腰膝酸软及足胫畏寒改善，睡眠亦有好转，唯咽干痛加重，眼目干涩仍见。嘱其余药肉桂减至 1 g，续进四剂，则咽干眼涩大减，它症亦未见反复。因其久泻之下阴阳俱损，现阴虚阳浮之象，予引火归元之法，只宜滋阴药中稍佐辛热之味以为引导，且不宜久用，故于方中仅减 1 g 肉桂用量，其效立殊。

## 第三节　方药精粹

### 一、本草新解

#### （一）葛根

葛根原本为发散风热药，性味甘、辛、凉，归脾、胃经，有解肌退热、透发麻疹、生津止渴、升阳止泻之功。徐经世教授认为，葛根还具醒脾和胃、除烦止呕、蠲痹止痛，调节人体内环境，平衡气机升降之效。并已将此药广泛用于胆心综合征、颈椎病、痉挛性斜颈病、糖尿病、高血压病、冠心病、神经性头痛、重症肌无力、慢性结肠炎、上感、痢疾等病证。现代药理研究也证明，葛根具有扩冠、抗凝、扩血管、降压、解痉、解热和降血糖等作用。临证使用凡病症兼有胃酸过多和脾胃虚寒症，如需用之（煨葛根），应加炒黄连 3 g，煨姜 5 g，以反佐即可，无伤于胃，亦别无其他副反应。临床常以该药为主，配伍药物主治：①胆心综合征，煨葛根 15 g，枳壳 12 g，白芍 20 g，合欢皮 20 g，酸枣仁 25 g，谷芽 25 g，郁金 10 g，竹茹 10 g；②颈椎病（并发高血压病），葛根 30 g，白芍 20 g，桑寄生 30 g，代赭石 12 g，明天麻 15 g，夏枯草 12 g，干地龙 10 g，竹茹 10 g，怀牛膝 10 g 等；③冠心病（胸痹），葛根 30 g，枳壳 12 g，远志 10 g，橘络 20 g，丹参 15 g，佛手 15 g，郁金 10 g，竹茹 10 g 等，每每应效。煨葛根用量，徐经世教授每剂一般为 25~50 g，超过教科书常用量的 2~3 倍，未见任何不良反应。《本经逢源》云“葛根轻浮，生用壮阳生津，熟用（煨）鼓舞胃气”。这就明确告诉我们在用本品时要左右逢源，配伍得当。每遇到面肌痉挛、头晕、胸闷、头昏（额部痛）、泻痢等症时，必撷取煨葛根，是取煨用壮阳止泻、解肌之效。另外，徐经世教授常常以葛根配代赭石用治胆汁反流性胃炎，取其一升一降，俾使脾胃健而御肝乘，肝不乘而诸病愈。古有云“升清可以降浊，欲降必先升之”，徐经世教授认为此言甚是。

根据本草记载，葛根具有解酒毒的作用，当饮酒过度导致酒精中毒可以用葛根，但葛花强于葛根，所以现代生活中因实在推脱不了而要饮酒的人，可以预先用葛花泡水饮，或边饮酒边饮花茶，有很好的解酒效果。葛根还可以治疗现在的糖尿病（消渴），李时珍认为葛根可以散郁火；张元素云："升阳生津，脾虚作渴者，非此不除，勿多用，恐伤胃气。"临床上应当适量的选用。无论是从传统中医认识，还是从临床应用以及从现代研究来看，葛根还有很明确的降脂作用，但临床少有用单味葛根降脂的报道，徐经世教授提出有必要对葛根治疗血脂异常的常用配伍结构进行研究，并用于指导临床，以达到增效减毒的目的。

（二）石斛

石斛原植物有5种（金钗石斛、长爪石斛、铁皮石斛、细茎石斛、重唇石斛），多半产于四川、广西、云南等地，而铁皮石斛产于安徽霍山。由于品种加工方法不同，通常分为金钗石斛、黄草石斛、小黄草石斛、耳环石斛及鲜石斛。而耳环石斛又名枫斗，为石斛属多植物的茎经特殊加工制成。其性平味甘，入肺、胃、肾三经，功效如《本草》所云："其性轻清和缓，有从容分解之妙。"话虽简短，但说明其之作用内涵。《纲目拾遗》云："清胃除虚热，生津，已劳损，以之代茶，开胃健脾，功同参芪。定惊疗风，能镇涎痰，解暑，甘芳降气。"具体来说，临床用之具有滋阴润肺、健脑明目、益精定志、强健筋骨、生津止渴、补虚除烦、调节代谢、抑制病邪、开胃健脾、厚理肠胃等功能。徐经世教授指出，治疗肺热干咳多予枇杷叶、栝楼皮、生甘草、桔梗相伍；治疗昼视精明，夜暮昏暗不见物，名曰雀目，多予仙灵脾、苍术为伍。治疗病后虚弱口渴，多予麦冬、五味子煎水代饮。徐经世教授认为，从当今疾病谱发生变化，在内科杂病中，不少属于阴虚烦热、阴阳失调的一类病种，拟用石斛配伍为方，颇为切体，可收和缓取胜之效。如配入养益气阴方中，则可起到滋而不腻、补而不滞的作用，用于温阳方中又可防止温燥伤阴之弊，而并为消渴（糖尿病）最佳药选。

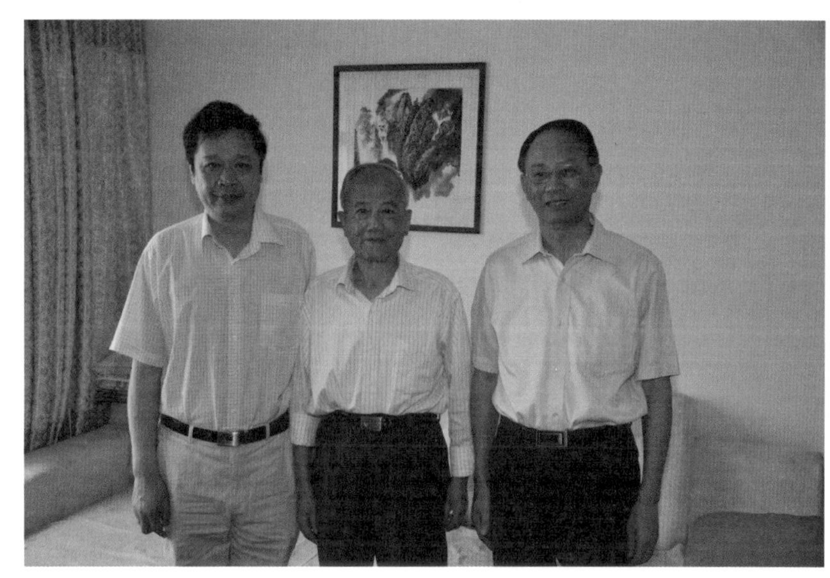

安徽中医药大学及其附院领导慰问徐经世教授

（三）竹茹

竹菇又名竹皮，为禾本科植物淡竹、青竿竹、大头典竹等的茎秆去外皮刮出的中间层。其性微寒而味甘，既入胆胃二腑，又归心肺两脏，为上中二焦之要药。竹茹根据炮制方法分类有三：竹茹、姜竹茹和炒竹茹。《本草汇言》谓其“清热化痰，下气止呃。”其善开胃郁，降逆胃气，具有止呕和胃、清肺祛痰、通利三焦之功。其性虽寒，而滑能利窍，可无郁遏客邪之虑。徐经世教授认为，古方有云“竹茹性寒，虚寒忌用”实属偏见。如脾胃虚寒，兼有他疾，用以姜炙则无碍于脾，反可起到和胃健脾，使胃受纳，药半功倍之效。按其轻可去实，引药入胃；凉用去热，和胃降逆，且有清化痰热之力，竹茹实为宁神开郁最佳之品，不可不选。今以中医药治疗疾病，入药途径单一，如用药味重，很难受纳，更有伤于胃，所以要取之有效，首先要使胃受纳，在药中配竹茹之意也在于此。它既能调和诸药，功过甘草，又可起到治疗性作用，可谓有益无弊、一举两得。斯是徐经世教授善用本品矣。竹菇历代医籍屡有记载，早见《金匮》，首方“竹皮丸”，治于产后烦呕，后世如竹皮汤、竹茹石膏汤、竹茹橘皮汤等，至今均为临床常用。当今社会发展，生活富裕，膏粱厚味在生活中已成日常，脾胃虚寒证似已乏见，一旦为病，多为湿邪化热，郁蕴于内，亦正合竹茹之证。所以徐经世教授临床常将竹茹用于治疗以下诸症：咯血（竹茹有凉血止血作用）、痰喘、呕吐、胁痛（胆囊炎、胆石症、胆心综合征所致）、胃脘痛（胆汁反流性胃炎）、失眠（治痰火内扰心烦不眠者）、眩晕（包括美尼埃综合征）、郁症（抑郁症）等。

（四）代赭石

代赭石味苦，入肝、胃、心经。《本草再新》云：“平肝降火，治血分，祛瘀生新，消肿化痰，治五淋崩带，安产堕胎。”有平肝潜阳、重镇降逆、凉血止血之功。临床虽主治实证，若遇兼虚者，佐以人参，亦可起疴。如《虚劳·咳嗽篇下》有云：症见咳嗽上逆，常佐以赭石之压力，可使参之补益之力下行，直至涌泉，而上焦逆气浮火皆随之顺流而下，更可使下焦真元之气得人参之峻补而顿旺，自能吸引上焦之逆气浮火下行，以达到补虚止咳、平衡阴阳之功。又如胆汁反流性胃炎，中医虽无此名，按其病机早有认识，如《内经》有云：邪在胆，逆在胃。徐经世教授指出，胆为六腑之一，宜通宜降，其通全借肝之疏泄，其降以胃气之下行，带动胆汁顺势下降。若胃气上逆，胆则无下行之路，湿重胃气更逆，愈阻胆经降路，胆邪上犯于胃而引起胃病。药取代赭石镇逆胃气，使胆汁顺势而下，转为常态。临床诸证，病因虽有不同，治疗需以代赭石为主者，只要随证制宜，佐以他药，以降取升，无不应效。《医学衷中参西录》记载：“代赭石能生血兼能凉血，其质重坠，又善降逆气，降逆涎，止呕吐、通燥结。”又载“治吐衄之证，当以降胃气为主，而降胃之药，实以赭石为最效”，这是对本品最好的概述。《名医别录》中称代赭石能“养血气”。本品主要含 $Fe_2O_3$，其中铁占 70%，氧占 30%，所含铁质可促进红细胞及血红蛋白的新生。由此可知，代赭石确有生血之功。代赭石为药，宜打碎先煎，用于降逆平肝，生用；用于凉血止血，煅用。《本草蒙筌》曰：“孕妇忌服，恐堕胎元。”因其含有微量砷元素，故孕妇慎用，其他患者也不宜久用。

(五)黄连

黄连别名川连。味苦性寒,归心、脾胃、肝胆、大肠经。有清热燥湿、泻火解毒之效。可用于湿热痞满、呕吐泻痢、黄疸、心烦不寐、目赤吞酸等。现代药理研究表明,黄连有抗溃疡、抑制胃酸分泌、保护胃黏膜、抗炎镇痛和抑菌的作用。徐经世教授临床多用于治疗以下五种病症。①不寐:常用川连合并肉桂、远志、酸枣仁、琥珀、女贞子,主治心肾不交之不寐,黄连主清泻心火,以制元盛之君火。犹如《本草新编》云:"黄连,入心与胞络,最泻火,亦能入肝。大约同引经之药,俱能入之,而心尤专任也。"②口腔溃疡(口疮):炒川连合并代赭石、姜竹茹、姜半夏、石斛、陈枳壳。李杲指出:"诸病疮疡,皆属心火。凡诸疮以黄连、当归为君,甘草、黄芩为伍。"③慢性结肠炎(痢疾):炒川连合并马齿苋、竹茹、半夏、广陈皮、陈枳壳、木香。《本草衍义》云:"黄连今人多用治痢,盖执以苦燥之义。"黄连对于湿热、痢疾一般为首选,并多与木香同用,取黄连治痢,木香调气则后重自除。④反流性食管炎(噎膈、胃脘痛、反酸、胃反):炒川连合并姜竹茹、陈枳壳、炒苍术、姜半夏,该组方实则拟黄连温胆汤之法。⑤慢性萎缩性胃炎伴幽门螺旋杆菌阳性[Hp(+)](胃脘痛):炒川连合并蒲公英、广陈皮、姜半夏、延胡索。中医以为 Hp(+)多是体内湿热内蕴产生热毒而成,故临床多选用清热解毒的黄连与蒲公英相伍,则有明显的抑杀 Hp 的作用。根据临床来看,虽说黄连可以清热,但久用或量大,反而有伤阴之虑,而伤阴之后,阴虚又火旺,反而致热,这就是久服黄连反而火化的意思。因此黄连在使用方面量不宜大。如《本草新编》所云:"宜少用而不宜多用,可治实热,而不可治虚热也。" 徐经世教授临床多用 3 g 左右。另外在《本草纲目》中,李时珍很详细地介绍了黄连的炮制方法,并指出应根据所治脏腑部位的不同,正确选用不同的炮制方法,以获显著效果。

(六)远志

远志系多年生草木,自生于山野,根由多数细根丛生而成,根皮供药用。其性偏温,味苦辛。归经上有说入心肾,有言入心脾,而《本草纲目》所云:"其入足少阴肾经,非心经药也。"按其功效,归于肾经是有实践依据的,因为肾为先天之本,安治五脏当先图之于肾。《神农本草经》中记载:"主可逆伤中,补不足,除邪气,利九窍,益智慧,耳目聪明,不忘,强志倍力。"李时珍说:此药服之能益智强志,故有远志之称。其应用之广,功效之多,概括起来可归纳为"安神益智、芳香开郁、通行气血、理肺化痰、举陷摄精、交接水火"24个字。具体主证,可治健忘、梦遗、失眠、忧郁、胸痹、耳鸣、自汗、盗汗、咳嗽等。如健忘则以远志用于归脾汤、六味地黄丸、枕中丹等方中,即可应效;即使梦遗、失眠、忧郁诸证,治当交通水火,制约相火,使水火相济,开郁畅怀,远志寓于方中收效更捷,而用于胸痹更为切体,因其能通行气血,苦于入心,为开胸蠲痹之良药;用于耳鸣,配于左磁丸、还少丹为要；自汗可入黄芪建中汤或玉屏风散中，盗汗则伍于生脉散、六味地黄丸为宜，用治咳嗽也为上药。徐经世教授指出，按咳嗽病位在肺，而致因有外感、内伤之别，并有寒、热、虚、实之分，要治愈此证，首先需要深知肺生理特性。中医认为，肺为华盖，阖辟之脏，主司呼吸，以降为顺，并认为治上焦如羽，非轻不举。肺喜宣通，而恶壅塞，故治疗用药宜轻而不宜重，重则易过病所，这是在临床首先应注意的一个问题。今用远志一药即合此意。因远志能阖能辟，善理肺气，使肺叶之阖辟纯任自然，用之使呼吸得调，痰涎得化，则咳嗽得止矣。若以甘草辅之，诚为养肺要药；伍以桔梗，更为有效之剂。从药理分析，其能祛痰止咳，是由于远志含植物皂苷，能刺激胃黏膜，以其反射性地增加支气管的分泌，故有祛痰理嗽的作用。不过该成分往往可引起轻度恶心，但也无妨，只要配用姜竹茹以和胃气即可。远志还有安脏腑之功能，因为其有酸敛之力，如入肝能收敛，入肾能固涩滑脱，入胃又助生酸汁，促进食欲，入心则定志安神，入肺能理肺止嗽，使肺阖辟自然。真可谓和平纯粹之品，无所不宜也。远志的炮制方法亦有多种，如制远志、蜜远志、朱远志、炒远志。《雷公炮制论》指出："凡使先须去心，若不去心，服之令人闷。"

（七）荷叶梗

荷叶梗即藕秆。味苦性平，归肝、脾胃经，有解暑清热、理气化湿之效。主治暑湿、胸闷不舒、泄泻、痢疾、淋病、带下等病。《本草再新》言其有"通气消暑、泻火清心"之效。徐经世教授临床运用此药，体会颇深，总结其功用有三：其一，此物生长于暑夏之际，消暑利湿甚好；其二，本品气味轻清，能泻火解暑；其三，此物中通外直，气味相求，故用其通气之功。徐经世教授每多作为热性疾病的药引之用，效果颇著。另有一物名曰荷叶，与荷叶梗同出一物，运用却略有差别。鲜荷叶，味苦性平，具有清热解暑、升发阳气之功。古人谓其能并发胆中清气，以达脾气，故临床常用其治疗脾虚气陷，或感暑湿之邪而见便溏者。凡临床有口渴、便溏者，每以为引，获效明显。二药同为引，然适应症状各有所长、各有所重。

（八）合欢皮

本名乃树之皮，可安和五脏，令人欢乐，故名合欢皮。又《本草拾遗》云："其叶至暮则合，故云合昏。"其味甘、苦，性平。归心、肝经。有解郁安神、活血消肿之效。主治失眠、心神不安、内外痈疡、跌仆损伤。《神农本草经》曰："主安五脏，和心志，令人欢乐无忧，久服轻身明目，得所欲。"《本草述录》曰："补阴气，宁心志，解欲结。"可见合欢皮对心神方面有明确的治疗效果。徐经世教授指出，临床上遇各种精神和心理方面的疾病，多选用合欢皮一味配伍他药使用，如治疗失眠（不寐）者，多配伍酸枣仁、石斛、秫米、炒川连；治疗抑郁症（郁证）患者多配伍竹茹、远志、杏仁、桃仁、郁金、酸枣仁、远志、琥珀；治疗癔症患者多配伍姜竹茹、姜半夏、广橘络、木蝴蝶、广郁金。《分类草药性》云其可"消瘰疬"，徐经世教授临床亦用其治疗甲状腺功能亢进症，多合姜竹茹、姜半夏、大贝母、煅牡蛎、夏枯草、黄药子共用。至于临床用量徐教授多用 20 g，非此不足以应效。书中虽云皆不出 15 g，但临床不可为书中之论所缚。正如《本草求真》所言："合欢，气缓力微，用之非止钱许可以奏效，故必重用久服，方有补益怡悦心志之效矣！"

### （九）北沙参

北沙参为伞形科植物北沙参的根。味甘、苦，性微寒，归肺、胃经。其体质轻润，可升可降。《得配本草》曰："补阴以制阳，清金以滋水，治久咳肺痿，皮热瘙痒，惊烦，嘈杂，多眠，疝痛，长肌肉，消痈肿。"故其有养阴清肺、益胃生津之效。主治燥伤肺阴之干咳痰少、咽干鼻燥、肺痨阴虚之咳嗽，热伤胃阴之口渴舌干，食欲不振。现代药理研究认为，其有镇咳祛痰、抗肿瘤之用。徐经世教授临床上主要用于如下疾病的治疗：①发热，北沙参 20 g，春柴胡 10 g，炒黄芩 10 g，生石膏 15 g，嫩青蒿 15 g。温病最易伤津耗气，故发热方中均加用沙参益气阴；②肺燥咳嗽，北沙参 20 g，代赭石 15 g，杭白芍 30 g，栀子炭 12 g，贯众炭 20 g，熟女贞 15 g。此外亦用于喘证、痞满、胁痛、消渴以及肿瘤疾病后期的康复治疗。由此可见北沙参适应范围之广泛，但见是症则就可以通过适当的配伍选用。现代可以选其治疗肺结核、急慢性支气管炎、小儿迁延性肺炎。北沙参因其与南沙参功用相似，生于北方故名，然其与南沙参有所区别。《本草逢源》："沙参，有南北二种，北者质坚性寒，南者体虚力微。"张秉成《本草便读》："沙参，甘寒入肺，清养之功逊于南，其润降之性南不及北。"临床当仔细鉴别，恰当选用。

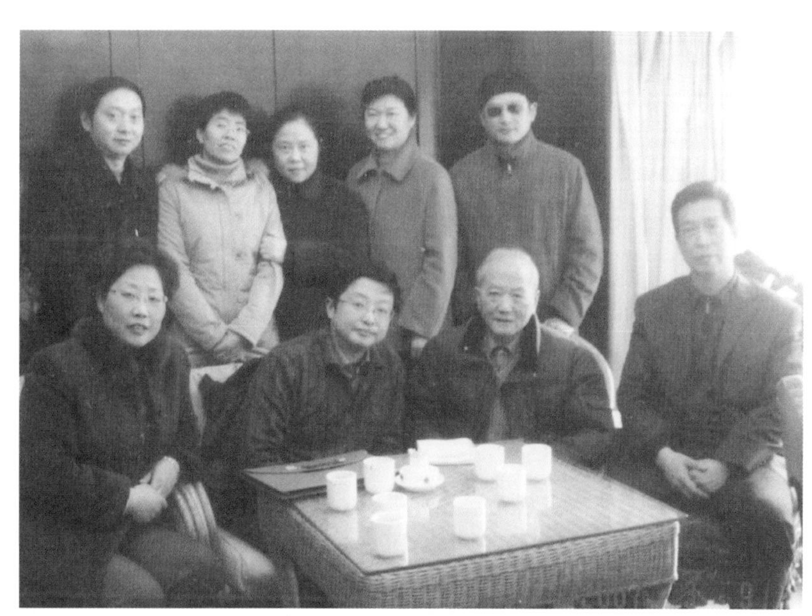

课题组成员

### （十）仙鹤草

仙鹤草为蔷薇科植物龙芽草的地上部分。味苦、涩，性平，归肺、肝、脾经。具有收敛止血、补血调经、除湿止痢、杀虫解毒之效。《滇南本草》云："调经，妇人月经或前或后，红崩白带，面寒背寒腰痛，发热气胀，赤白痢疾。"仙鹤草具有显著的止血之功，临床上所见吐血、咯血、刀伤出血等均可选用仙鹤草。本品苦燥涩敛，有除湿热、止泻痢之功，故常用于腹泻，痢疾尤以久泻久痢为宜。现代药理研究表明，其有杀灭绦虫和抗肿瘤的作用，因此可用其治疗滴虫性阴道炎和肿瘤术后。徐经世教授常用扶正安中汤（仙鹤草 10~20 g）治疗各种恶性肿瘤术后及后期，该汤剂有扶正安中、滋养化源之效。对于仙鹤草用于肿瘤术后，另一解为：肿瘤治疗多采用放、化疗，会导致血小板减少，而仙鹤草有提高血小板之效，可见肿瘤术后采用仙鹤草配伍各种补气养血之剂，会增强疗效。

（十一）生黄芪

生黄芪味甘、性微温，归脾、肺二经，具有补气升阳、以阳求阴，补土生金、以养化源的作用。其补气之功应用甚广，非他药所能替代。如今人们生活普遍提高，膏粱厚味已成为日常生活常见食物，故常有伤脾之运化，湿邪内生，阻滞于中，热化多见，致使气血瘀阻，又伤及胃阴。所以出现气虚证时，当用黄芪，且宜生用，不宜炙取。因其补而不滞，补中有消，炙则滞之，有碍于脾，故临床以生用为好，此在诸多病例亦获验证，这也是徐经世教授临床多用生黄芪的原因。常用剂量在 15~30 g。临证见低血压、贫血、颈椎病、神经衰弱等引起的眩晕和慢性胃炎、胃下垂、白细胞减少症、瘿病、类风湿关节炎、糖尿病、功能性子宫出血、缺血性心律失常、脱肛、内脏下垂、慢性支气管炎、慢性肾炎水肿、脑血管病后遗症等病，以气虚为主，或清阳不升，或中气下陷，或气虚血亏，或气不摄血，或气虚血滞不行，或气虚水湿失运，或气虚卫表不固，或气虚中寒等，黄芪皆可应用。但对高血压病引起的眩晕，用黄芪须辨虚实。徐经世教授认为，高血压病所致的眩晕因属功能失调，下虚上实，临床以肝阳上越、痰浊上蒙为多见，而黄芪虽具有升降之功，但对高血压病要慎而取之。因其为甘温之品，有助于热，用之有弊，易使肝风更为鸱张，痰火越加上壅，有致血压居高不下之势，故凡属表实邪盛、内有积滞、阴虚阳亢、疮疡阳证等，均不宜选用黄芪。归纳徐经世教授黄芪辨证组方主治，常用有：①慢性胃炎（胃脘痛）：黄芪 20 g，桂枝 10 g，白芍 20 g，白术 15 g，陈皮 10 g，山药 20 g，砂仁 10 g，绿梅花 20 g，炙甘草 10 g，煨姜 5 g 等。②类风湿关节炎之肢体疼痛（痹证）：生黄芪 30 g，桂枝 5~130 g，白芍 30 g，熟女贞 15 g，桑寄生 30 g，鸡血藤 15 g，生薏苡仁 30~50 g，甘草 5~10 g 等。③颈椎病之低血压者（眩晕）：生黄芪 30 g，煨葛根 30 g，白芍 20 g，桑寄生 30 g，茺蔚子 15 g，白芷 10 g，竹茹 10 g 等。

（十二）三七

三七首载于《本草纲目》，被称为“金不换”。《本草纲目拾遗》云：“人参补气第一，三七补血第一，味同而功亦等，故人并称人参三七，为药品中最珍贵者。”蜚声中外的中成药云南白药，即以三七为主要原料制成。一般采收 3 年以上的三七，八九月份采收的称为“春七”，质量好，产量高。三七味甘苦，性温，归肺、胃、心、肝、大肠经。《文山中草药》

载:“生用止血散瘀,消肿止痛;熟用补血益气,壮阳散寒。”三七可用于治疗各类出血证,如吐血、咯血、吐血、血淋、大肠下血等。其止血作用强,用于治疗眼前房出血、外伤性玻璃体积血都有显著疗效;此外,三七还可用于治疗跌打损伤,如果因运动或劳动致身体受到外伤,可服三七粉化瘀止痛。三七也是妇科良药,凡临床见血瘀经闭、痛经、产后瘀血腹痛均可选用三七,如《医学衷中参西录·药物》:“治女子郑家,月事不通。”对三七的认识不可局限于上述功效,其亦是一味补益良药,凡血虚头晕或气血虚弱者都可以服三七配伍其他药物或食疗方法共补之。三七的功效现在被越来越多的药理研究所证实:其有抗动脉粥样硬化、改善脑缺血、提高免疫力、抗肿瘤、抗衰老之效。三七对物质代谢也有影响,实验研究证实,三七可以控制血糖、血脂和胆固醇。每年死于心血管疾病的人甚多,徐经世教授认为应该向更多的患者普及知识,提前预防,降低死亡率,推荐这类患者应以三七粉作为常规药服用。

### (十三)灵芝

灵芝又名木芝,生于腐朽木桩旁,分布于浙江、江西、湖南、福建、广西等地。其味甘、性平,《药典》记载其具有防病治病的功效,常用以治疗虚劳、失眠、消化不良等病,具有益精气、疗筋骨等作用。随着社会的进步、科学的发展,人们物质文化水平的提高,天然药物已成为首选,中医药保健品问世颇多,灵芝、参芪之类已成为佳品,而灵芝在防病治病方面已显示出它的作用。从药理分析来看,它对白细胞减少、冠心病、高甘油三酯和低蛋白血症均有较好的疗效,特别是在抗肿瘤方面具有扶正祛邪、提高免疫力、增效减毒作用。据徐经世教授多年临床实践证明,将灵芝用于食管癌和胃癌术后的调治,可起到上述的作用。如一位食管癌患者,在 4 年前行手术治疗,因居于农村,以农为业,家庭人口众多,经济来源不足,故术后未作任何治疗,只是每天以灵芝 10~15 g 作为常规服用,现身体恢复如常,务农与往日未减,复查未见异常。而配以甘麦大枣加味方,用于郁证或单一的不寐,则收效迅速。同时灵芝在补益药队中,补而不滞、温而不燥,如用之得当,配伍切体,往往胜过参芪,尤其在抗癌扶正方面的作用,早已得到证实。

### (十四)麝香*

麝香为鹿科动物麝的雄性香腺囊的分泌物干燥而成,属于动物性香料之一,又名当门子、元寸、脐香、麝脐香。性温,无毒,味苦,入脾、肝经,有开窍辟秽、通络散瘀之功。

---

* 麝香:麝为保护动物,已禁用。故目前临床只能用代用品。其他如鹿茸、山甲等也属此类,不另注。

徐经世教授临床应用如下:①不完全幽门梗阻,麝香合竹茹、杏桃仁、枳壳;②小儿痫证,麝香合广郁金、京菖蒲、远志筒。

麝香还可广泛用于外科疾患。①不完全幽门梗阻:上内服方,再拟玄明粉、麝香,将两药合为一体,用纱布装入上药并放置脐穴,10 剂后梗阻缓解趋于明显。②耳鸣:配合内服法,将麝香、冰片纳入葱管内,塞耳中。因《本草纲目》言其"通诸窍,开经络,透肌骨",耳鸣时间久,邪乃入络,脉络瘀阻清窍而不用,以常法收效甚微,必求透关通气之药,方能取胜。③瘿瘤:内服药方之外取麝香 0.5 g,冰片 5 g,将 2 味药放入瓶中,用米醋 300 g 浸泡旬日后,用药棉线蘸后搽于局部,日搽 3~4 次,以消为度。这两味药可改善病位的血脉阻滞,且可散结消肿,与内服药相合,效果显著。④气厥:可取麝香、牙皂、细辛、薄荷、苦参研成细末,装入瓶中以备用。此外,麝香在《名医别录》中记载可用于"妇人产难堕胎",说明其有很强的开窍作用,服用会导致胎死腹中,故可治疗难产死胎。因此临床运用应予注意堕胎的副作用。

### (十五)官桂

官桂亦称肉桂。曰官桂者,乃上等供官用之桂也。味辛甘、性热,归肾、心、脾、肝经。其香辣气厚,降而兼升,能走能收。有补火助阳、散寒止痛、温经通脉、引火归原、鼓舞气血生长之效。主治肾阳不足、畏寒肢冷、腰膝酸软、阳痿遗精、宫冷不孕、命门火衰、火不归原、口舌糜烂、虚寒腰痛、痛经、阴疽流注等。现代药理研究表明,其有改善心肌缺血、降血压、抗惊厥、抗溃疡、提高免疫力的作用。所谓引火归原,指的是治疗因虚火上炎导致的口舌生疮,咽喉肿痛。根据现代研究来看,取官桂此作用,剂量不宜太大,限于 3 g 以下, 此外需要配伍养阴药物同用, 否则达不到引火归原的目的。例如治疗咽喉肿痛时,一般以肉桂配伍六味地黄丸一起使用,若剂量大,因其辛热,温里作用强,又善走血分,容易助火伤阴,治疗口腔溃疡时须与炒黄连相伍,在此就不再赘述。

### (十六)芦荟

芦荟味苦性寒,入肝、心、胃、大肠经。《开宝本草》曰:"主热风烦闷,胸膈间热气,明目镇心,小儿癫痫惊风,疗五疳,杀三虫及痔病,疮瘘,解巴豆毒。"可见芦荟有清热凉肝、泻下通便、消疳杀虫之效。主治肝火头痛、目赤肿痛、烦热惊风、热结便秘、虫积腹痛、小儿疳积、湿疮疥癣、痔瘘。其临床运用广泛:①治小儿惊风,多配伍胆星、天竺黄、雄黄;②治疗小儿脾疳,多配伍使君子;③治疗脑壅头痛,多与冰片、瓜蒂、滑石为伍,临床此类不胜枚举。自古芦荟多入丸剂为用,如当归龙荟丸、肥儿丸、更衣丸,以避其苦寒之性。徐经世教授独将其入汤剂来用。因阅叶天士案,亦多将此药入煎剂治疗热郁气结之便秘,临床运用多年未见任何不适反应。唯此药泻下通便之力强,临床用之,其量以 2~3 g 为宜,且多以另包,若大便次数多者可置之不用。临证中,还须灵活运用,学会变通。

### （十七）赤小豆

赤小豆以颗粒饱满、色紫红发暗者为佳。味甘、酸，性微寒。归心、小肠经。质坚降泄。《医林纂要·药性》中言："清热解毒，去小肠火，利小便，行水，散血，消肿通乳下胎。"故赤小豆有利水消肿退黄、清热解毒排脓之效，主治水肿、黄疸、脚气、淋证、小便不利、乳痈、难产、产后乳汁不下等。徐经世教授临床遵王好古言："治水者唯知治水，而不知补胃，则失之壅滞。赤小豆，消水通气而健脾胃，乃其药也。"故选用赤小豆治疗黄疸，疗效颇著。此外，赤小豆具寒降之性，又有催生下乳之功，可用于难产及产后乳汁不下等证。临床报道研究表明，赤小豆可以治疗慢性血小板减少性紫癜，多配伍带衣花生仁和冰糖服用。陶弘景云："小豆逐津液，利小便，久服令人枯燥，凡水肿胀满，总属脾虚，当杂补脾胃药中用之，病已即去，勿过剂也。其治消渴，亦借其能逐胃中热从小便利去，若用之过多，则津液竭而渴愈甚，不可不戒也。"所言甚是，临床当细细体会。

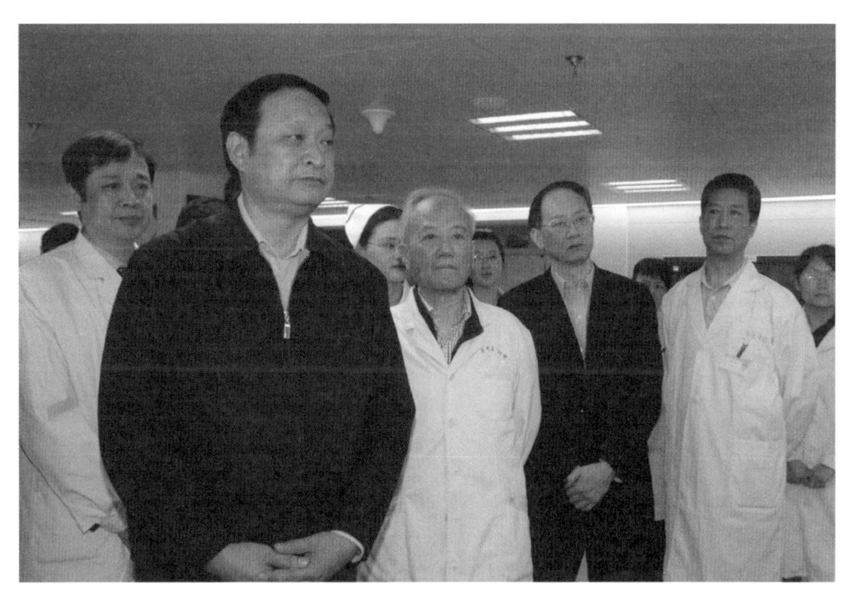

徐经世教授陪同卫生部副部长王国强参观基地建设情况

### （十八）五谷虫

五谷虫又名水仙子，源自丽蝇科昆虫大头金蝇或其他近缘昆虫的干燥幼虫。其味咸性寒，归脾、胃经。功可清热解毒，消积滞，《本草纲目》言其"治小儿诸疳积、疳疮，热病谵妄，毒痢作吐"。用于神昏谵语、小儿疳积等症。该药历来因其来源为医患所忌讳，用之者少。殊不知其确有奇用，徐经世教授在临床治疗慢性结肠炎或溃疡性结肠炎泻下黏滞、体态消瘦时，常配伍使用，其消积导滞之力实非他药可比，亦能开胃健脾，使患者食欲大增；以其外用于臁疮破溃、去腐生肌，效果也堪为满意。

### （十九）煨姜

煨姜系多年生草本植物姜的根茎炮制品。与生姜、干姜、炮姜乃是一物多用。虽源自同一植物，但因其炮制不同，所具功效亦有差别。生姜，气重于味，辛散之力较强，偏于发表，走而不守；干姜，气走味存，辛散之力减弱，长于温中回阳、祛在里之寒邪，守而不走；炮姜，专于摄血，为治中焦虚寒、脾不统血之要药；煨姜是将鲜生姜洗净，用草纸包裹，放在清水中浸湿，直接放在火中煨，待草纸焦黑，姜熟为度，或直接放火中烤熟。其味辛性温，具有温中止呕、止泻作用。《本草从新》云："煨姜，和中止呕，用生姜惧其散，用干姜惧其燥，唯此略不燥散。凡和中止呕，及与大枣并用，取其脾胃之津液而和营卫，最为平妥。"故其性温而不燥，用以暖胃，既不若生姜辛温宣散，又不如干姜温热伤阴，于肝胆郁热，脾胃虚寒者最宜，常配以蒲公英寒热并用，虚寒重者配伍沉香，温中散寒止痛之力更宏，治疗胃脘痛疗效颇佳。《会约医镜》中记载："煨姜，治胃寒、泄泻、吞酸。"徐经世教授临床以煨姜与肉豆蔻、木香同用，可治疗脾胃虚冷，脘腹疼痛，大便泄泻；与当归、白芍同用可治疗妇女月经不调，具有调和气血的作用。但量不宜重，一般入煎剂，以 5 g 为宜。

### （二十）人中黄

人中黄味甘性寒，功专清热凉血，泻火解毒，善疗热毒斑疹、丹毒、疮疡等。徐经世教授临床常用其治疗发热、口疮、荨麻疹等热性病。另有一味人中白，《本草经疏》云："伤寒瘟疫非阳明实热者不宜用，痘疮非火热郁滞因而紫黑干陷而倒满者不宜用。"对于此两味药，徐经世教授有两点体会：一则用药不可拘泥于药之来源，只要临床有效果即可使用，不要因患者嫌其秽浊而弃之不用，但是要与患者沟通；二者用药必须对症对病，不可求怪异之药之方。

## 二、药对新发

### （一）葛根与代赭石

葛根原为解肌退热、透发升阳之品，但尚具有醒脾和胃、除烦止呕之用，配赭石取其入肝胃而重镇降逆之功，二者相伍，一升一降，使脾升胃降、胆汁顺应而不逆流，则胃部不适症状即可得解。徐经世教授指出，按照五行生克之理，其病虽在胃，治当抑肝，以御木乘，方可使胃和而安，若以胃治胃则焉能安矣！其用葛根必以煨用，如《本经逢源》有云："葛根轻浮，生用壮阳生津，熟用(煨)鼓舞胃气。"其用量可为 25~50 g，已超过教科书常用量的 2~3 倍，但未见任何不良反应，故只要配伍得当，则平药亦可见奇功。

### （三）黄连与红豆蔻

临床上治疗慢性胃炎、消化性溃疡等疾病，若患者出现呕逆或吐酸水之症，徐经世教授喜用黄连配红豆蔻。《素问·至真要大论》云"诸逆冲上，皆属于火""诸呕吐酸，暴注下迫，皆属于热"。可见，呕逆吐酸症皆为火热上冲所致。徐经世教授指出，黄连味苦性寒，入心、肝、胃、大肠经；红豆蔻辛温，归脾、胃经，《名医别录》载其"主温中，心腹痛、呕吐、苦口臭气”。假借左金之意，取红豆蔻散寒燥湿，醒脾和胃，佐黄连以辛通苦降，抑制肝木，如是相配，则呕逆吐酸可止。临证中凡遇到患者因胃热出现呕逆吐酸之症，用红豆蔻 10 g，黄连 3 g，疗效胜于左金。当然，须配其他药物辨证施治。

### （四）薏苡仁与蒲公英

蒲公英性寒，味苦、甘，能清热解毒、散结消痈、利尿。《本草新编》载其“亦泻胃火之药，但其气甚平，既能泻火，又不损土，可以长服久服而无碍”。薏苡仁健脾渗湿、清热排脓、除痹。《本草纲目》有云：“薏苡仁阳明药也，能健脾，益胃。”二者相合，最善清热利湿、消痈排脓，祛湿而不生热，清热而不伤脾胃。临证中，徐经世教授常取蒲公英与薏苡仁相配，用于治疗证属湿热蕴结胃肠而致胃肠溃疡，获效良多。早在《金匮要略》一书中，仲圣就用薏苡附子败酱散治疗阴证肠痈，徐老遂仿其意，选用具有清热解毒、消肿利湿之蒲公英与薏苡仁相配，以清热利湿，消肿止痛。因薏苡仁效力缓和，用 30 g 的生薏苡仁配伍 20 g 的蒲公英，则足以见其功效。

### （五）杏仁与桃仁

桃仁味苦甘而性平，入心、肝、大肠经，擅破血行瘀，润燥滑肠。杏仁味苦，微温，而入肺、脾、大肠经，擅止咳平喘，润肠通便。《本草便读》云：“桃仁、杏仁，其性相似，一入肝经血分，一入肺经气分。”可见桃仁入血分，偏活血；杏仁入气分，偏行气。两药相配伍，一气一血，气血皆得行矣。二者皆为辛润苦降之品，可润腑通窍，调畅气血，下气通便。徐经世教授对于临床上常见的肠枯便燥、气血瘀滞诸证，常用桃仁、杏仁各 10 g，收效显著。

### （六）黄芪与仙鹤草

黄芪乃治虚证之要药，擅于补气升阳，以阳求阴，补土生金，以滋养化源，其补气之功非其他药所能替代。仙鹤草又名脱力草，如《滇南本草》有云：“治贫血衰弱，精力痿顿。”用之既可补虚回力，又因其味酸、性涩，功善收涩止血，用之可收止血之功。黄芪补气，佐仙鹤草以养血，二者合用，气血皆得补，则“气中有血，血中有气，气血相依，循环不已”。徐经世教授指出，黄芪在临床上使用时宜生用，不宜炙取。因生用则补而不滞，补中有消，炙则滞之，有碍于脾，对肿瘤术后调治更应以生用为宜。一般在治疗“虚损”诸证时，用生黄芪 30 g，仙鹤草 20 g，药虽平淡，而收效颇著。

### （七）麻黄与熟地

临床上治疗“阴疽”“鹤膝风”诸证，徐经世教授多用麻黄配熟地。麻黄入肺经，有发汗、平喘、利水之功；熟地入肾经，有养血滋阴、补益精髓之效。二者一肺一肾，肺肾兼补。且麻黄乃辛温发散之品，熟地乃味厚滋腻之品，二者相制而用，既制约了麻黄的温燥又制约了熟地的厚腻，正如《外科证治全生集》中所述：“麻黄得熟地而不表，熟地见麻黄而不腻。"由此可见，二者配伍可以制其短而展其长，有补而不滞、温散而不伤正的效果。徐经世教授临床应用时，认为麻黄发汗力较强，为防其伤正，用量不宜过大，一般用麻黄 3 g，熟地 12 g，即可达到温经养血、散寒通脉的治疗效果。

## 二、新方览胜

徐经世教授在临床数十年来，所遇患者万千不同，所治疾病百种不一，治疗时常以所立验方据证情加减，获效颇多。现略取几首，以供参用。

### (一)扶正安中汤

#### ① 组成

生黄芪 30 g，酸枣仁 25 g，谷、麦芽各 25 g，山药 20 g，橘络 20 g，绿梅花 20 g，仙鹤草 15 g，石斛 20 g，无花果 15 g，灵芝 10 g，竹茹 10 g。

#### ② 方解

本方以黄芪为君，用以补气升阳，以阳求阴，补土生金，以滋养化源。黄芪补气之功非他药所能替代，且宜生用，不宜炙取，因其生用则补而不滞，补中有消，炙则滞之，有碍于脾，故对肿瘤术后调治更应以生用为宜。仙鹤草养血调血，具有双向调节的作用，佐以补气血，提升血小板更有效。 山药味甘性平，健脾固肾润肺、益脑、填精、养颜、补阳、消肿、补气除滞。现代药理研究证实，山药具有抗肿瘤、增强免疫功能，调节内分泌，调节心、肾和肠胃功能，降低血糖等作用，对高血压、心脑血管疾病、糖尿病、神经衰弱、健忘症、虚劳久咳、慢性肠炎、痢疾等有较好疗效。石斛生津止渴，补虚除烦，调节免疫，从而抑制病邪，开胃健脾，调理肠胃。并以绿梅花、谷芽芳香开郁，醒脾和胃。无花果润肠通便，收涩止泻。据药理研究证明，无花果具有抗癌的作用，故用之于方中。灵芝，扶正祛邪，提高免疫，增效减毒。酸枣仁宁心而安五脏。橘络、竹茹和络护胃，降逆和中。其中竹茹具有清化痰热、宁神开郁的独特作用，可协调诸药，使胃受纳。徐经世教授指出，临证取方，须注意应变。若病位在胃而出现嗳气、呃逆、咽膈不利等肝气横逆症状，当加代赭石以降逆和胃，并配用诃子以收纳。二药相伍，使降不过位，平衡升降。如肠腑有变，大便阻滞不畅，可加杏仁、桃仁、大黄宽肠导滞，以通为顺。若大便溏泻，又当止泻，药用山药、莲子、山楂、黄连、马齿苋、扁豆花、薏苡仁之类，以固涩而通顺。若病位在上，予以清宣肃降，滋养化源；病位在下亦当变通，清利下窍，治以扶正安中。方药虽平淡，却简而不繁，治养结合，紧慢有序。

#### ③ 加减

(1)随症加减：胃脘疼痛较甚者，加川楝子、佛手；口中泛酸者，加煅龙骨、牡蛎；嗳气频作、腹胀甚者，加厚朴、广木香；纳差或食后饱胀者，加鸡内金；苔黄腻者，加蒲公英；大便溏薄者，加葛根、苍术、陈皮；短气乏力者，加黄芪、太子参等。

（2）合并症加减：合并胆囊炎，加香附、川楝子、绿梅花、佛手等；合并脂肪肝，加草决明、泽泻、灵芝、三七等；合并慢性肠炎，加砂仁、陈皮、桔梗、扁豆、薏苡仁等。

### （二）徐氏消化复宁汤

#### ❶ 组成

姜竹茹 10 g，焦苍术 15 g，柴胡梗 10 g，炒黄芩 9 g，陈枳壳 12 g，广郁金 12 g，延胡索 12 g，杭白芍 20 g，蒲公英 20 g，焦山楂 15 g，车前草 15 g，谷、麦芽各 15 g。

#### ❷ 方解

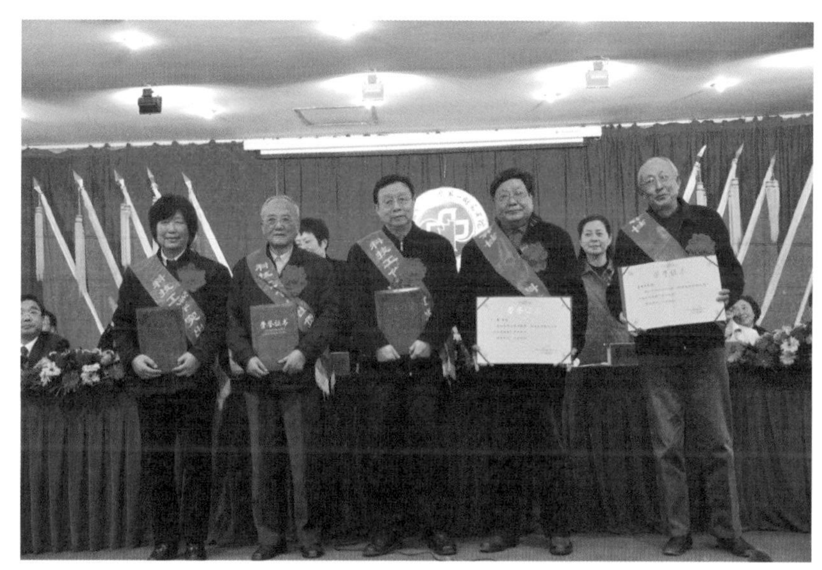

徐经世等名老中医获医院“德艺双馨”奖

本方主治肝胆不和、脾胃同病所致的浅表性胃炎之胃脘痛。方取温胆、四逆、小柴胡之意。方中柴胡、黄芩、枳壳、郁金、延胡索、白芍组合，调和肝胆，理气止痛。现代药理亦证明，以上这些药物具有利胆、镇痛等作用，可使药效达病所；山楂、麦芽合为二仙，功在消积，调理胃肠；车前草清热利窍，引热下行；苍术、竹茹则健脾燥湿，清热和胃，燥中有润，使胃受纳。全方合力，健脾和胃，利胆调腑，消炎止痛，具有调中有利、通调结合的作用，为阴阳转枢之剂，共奏修复消化之功。柴胡苦、辛、微寒，功能疏肝解郁、轻升阳气；郁金辛、苦、寒，功能行气解郁、利胆清心，二者共为君药，疏肝解郁，行气止痛。延胡索辛、苦、温，功能行气止痛；白芍苦、酸、微寒，功能养阴柔肝止痛，二者共为臣药。苍术辛、苦、温，功能燥湿健脾；枳壳苦、辛、微寒，功能行气宽中；竹茹甘、微寒，清热除烦止呕；黄芩苦、寒，功能清热燥湿；车前草甘、寒，功能清热利下，共奏健脾燥湿、清热利下、行气之效，佐柴胡、郁金疏肝利胆、行气止痛。山楂为酸、甘、微温之品，功能化食消积；谷芽、麦芽甘平，功能消食和中、健脾开胃，三药共助脾胃运化，为使药。全方具有舒肝、理气、利胆、健脾、化湿、清热、消食、止痛之功效。

③ 加减

(1)随症加减：胃脘疼痛较甚者，加川楝子、佛手；口中泛酸者，加煅龙骨、牡蛎；嗳气频作、腹胀甚者，加厚朴、广木香；纳差或食后饱胀者，加鸡内金；大便溏薄者，加葛根、苍术、陈皮；短气乏力者，加黄芪、太子参等。

(2)合并症加减：合并胆囊炎，加香附、川楝子、绿梅花、佛手等；合并脂肪肝，加草决明、泽泻、灵芝、三七等；合并慢性肠炎，加砂仁、陈皮、桔梗、扁豆、薏苡仁等。

### (三)徐氏健脾消瘅汤

① 组成

太子参 25 g，煨葛根 25 g，苍术 15 g，姜竹茹 10 g，淮山药 20 g，石斛 15 g，灵芝 10 g，甘枸杞 15 g，炒丹参 15 g，泽泻 12 g，酸枣仁 25 g，炒桑枝 20 g。

② 方解

本方主治脾虚湿盛所致的糖尿病前期——脾瘅。方取四君、六味之意。方中太子参、煨葛根、淮山药、甘枸杞、石斛、灵芝组合，健脾化湿，益气养阴。现代药理亦证明，以上这些药物均具有降糖的作用，可使药达病所；苍术功在燥湿健脾；姜竹茹清热化湿；炒丹参、炒桑枝则活血利水，使气健湿祛；酸枣仁宁心安神。全方合力，健脾益气化湿，具有调理脾胃的作用。

③ 加减

(1)随症加减：口干口渴较甚者，加北沙参、麦冬；多尿者，加浮小麦、车前草、芦根；气滞不畅者，加炒黄连、柴胡、绿梅花；多食易饥者，加生地、黄连；纳差或食后饱胀者，加鸡内金；腰膝酸软者，加杜仲、熟女贞；大便溏薄者，加白术、陈皮；短气乏力者，加黄芪、太子参等。

(2)合并症加减：合并高血压，加天麻、钩藤、菊花、龙齿、代赭石等；合并血脂异常，加山楂、陈皮、茯苓、薏苡仁、合欢皮等。

### (四)徐氏解郁安眠方

① 组成

炒白芍 30 g，姜竹茹 10 g，绿梅花 20 g，合欢皮 20 g，酸枣仁 25 g，远志 10 g，珍珠母 30 g，琥珀粉 10 g，炒黄连 3 g，淮小麦 50 g，生甘草 5 g。

② 方解

失眠，属中医“不寐”范畴。是指经常不能获得正常睡眠，或入睡困难，或眠浅梦多，或醒后难再入睡。导致失眠的原因很多，现代社会中，生活节奏快、压力大，情志难舒、肝气郁滞者极为普遍，由此而致心神受扰、不得安卧者不在少数，其治疗应重在调肝养心、安神定志、交通心肾。本方即是依此而设。调肝疏肝，用药宜于滋养肝阴之中寓有开郁疏滞之味。方中炒白芍养血调肝；绿梅花、合欢皮、竹茹疏肝解郁；酸枣仁补肝宁心；远志交通心肾；琥珀粉、珍珠母镇心安神；淮小麦养心阴、除郁烦，合甘草寓《金匮要略》甘麦大枣汤之意；黄连、竹茹并用，仿黄连温胆汤之法；而竹茹、甘草则又可调药入胃，使胃受纳，促其吸收。

### ③ 加减运用

嗳气不舒者，加代赭石、清半夏，以降逆和胃；咽中不适者，加甘青果、木蝴蝶，以清润咽喉；口渴明显者，加石斛、北沙参，以养阴止渴；烘热汗出者，加生龙骨、牡蛎，或磁石，或青龙齿，以重镇敛汗。

## （五）迪喘舒丸

### ① 组成

生黄芪 30 g，熟女贞 15 g，五味子 10 g，冬白术 15 g，广橘红 10 g，怀山药 20 g，甜杏仁 10 g，川贝母 10 g，车前草 10 g，鹅管石 10 g，补骨脂 15 g，仙灵脾 15 g，煅磁石 30 g，胡桃肉 10 g，皂荚 10 g，田三七 6 g，粉甘草 5 g，姜竹茹 10 g。

用法：上方 15 剂，配用蛤蚧 5 对，共研细末，以水泛丸，或装入胶囊服用。

### ② 方解

哮喘之病，日久则耗气伤阴，易生瘀滞。治本之中，须常寓活血通络。陈士择在《本草新编》中云：磁石能治喉痛者，以喉乃足少阳、少阴二经之虚火上冲也，方中磁石咸以入肾，其性重坠而下吸，镇潜收纳、生化肾水、引火归原，配五味子以酸甘化阴，滋上补下，调节循环，平衡气机；取黄芪、女贞子益气养阴、固表护卫、补肾填精，两味同用，更胜一筹；白术、山药、橘红则健脾理气、补土生金，且山药还有固肾益精、益气补虚、润养肌肤、聪耳明目之功；贝母、杏仁、车前草化痰肃降、清上利下；配用鹅管石以温化痰浊、壮阳通痹。鹅管石又名钟乳石，《本草崇原》云："气味甘温，无毒，主治咳逆上气，明目，益精，安五脏，通百节，利九窍，下乳汁。鹅管石乃石之津液融结而成，气味甘温，主滋中焦之汁，上输于肺，故治咳逆上气。中焦取汁奉心，化赤而为血，故明目。流溢于中而为精，故益精。精气盛，则五脏和，故安五脏。血气盛，则百节和，故通百节。津液濡于空窍，则九窍自利。滋于经脉，则乳汁自下。"以补骨脂、蛤蚧、胡桃仁三味并用，可收到补下治上、母子同疗之效。陈士泽在《本草新编》中对核桃与补骨脂的关系解说尤妙："或问补骨脂无胡桃，犹水母之无虾，然否？嗟乎。破故纸（补骨脂）何藉于胡桃哉。破故纸属火，收敛神明，能使心包之火与命门之火相通，不必相桃之油润之，始能入心入肾也。盖破故纸，自有水火相生之妙，得胡桃仁而更佳，但不可谓破故纸，必有藉于胡桃仁也。或疑破故纸阳药也，何以偏能补肾？夫肾中有阳气，而后阴阳有既济之美。破故纸，实阴阳两补之药也，但两补之中，补火之功多于补水，制之以胡桃仁，则水火两得其平矣。或问破故纸补命门之火，然其气过燥，补火之有余，恐耗水之不足。古人用胡桃以制之者，未必非补水也。不知胡桃以制破故纸者，非制其耗水也，乃所以助肾中之火也。盖肾火非水不生，胡桃之油最善生水，肾中之水不涸，则肾中之火不寒，是破故纸得胡桃，水火有两济之欢也。”皂荚、田七活血化瘀，病从络治；竹茹、甘草则清化痰浊、调药入胃，使胃受纳，促其吸收。诸药合力，可标本兼治，缓解症状，调节整体，扶正固本，共奏补肾纳气、祛痰化瘀、益气固表之功。

## 第四节　临证辨治

### 一、发热证治

徐经世教授指出，发热不越外感、内伤两大类。叶天士所谓“在卫汗之可也”，说明了外感发热的治则；内伤发热多因脏腑气血虚损或失调而致，临床辨证尤需细审。临床所谓高热，指患者身热在39℃以上，一般常见于疫毒性、感染性及恶性病变，其病势有由表入里、由浅入深的传变过程。在诊治上往往按温病卫、气、营、血进行辨治，疗效显著。

#### 1 辛凉宣泄治风温

叶天士所谓：“风温者，春月受风，其气已温。”风为天之阳气，温乃化热之邪，风温从上而入，上焦近肺，熏灼肺卫，发热，恶寒，口渴，自汗，头痛，咳嗽，甚至出现神昏、谵语等“逆传心包”的证候。“所谓种种变换情状，不外手三阴为病薮”。徐经世教授析之风温入肺，气不肯降，形寒内热，肺气不得舒转。治之宜微苦以清降，微辛以宣通，肺气得以宣通肃降，病自向愈。

典型验案

夏某某，男，62岁。

畏寒高热，咳嗽胸痛，咯铁锈色痰，病延3日急诊入院。

患者呼吸急促，口渴喜饮。检查体温39.2℃，心率82次/分，血压130/80 mmHg，心音低微，右肺呼吸音低，可闻少许湿性啰音，左侧未闻异常，有轻度脱水；胸透示右肺见有大片均匀致密的阴影；血白细胞计数示$21.3\times10^9$/L，中性粒细胞0.80。舌苔黄滑且腻，脉象虚浮而数。综合脉症，系温邪伤肺，热伤津气，本虚标实，化源告竭之象。辨病为风温。治宜辛凉宣泄、清肺化痰，佐以益气养阴、防止虚脱。药以西洋参 5 g，南沙参 12 g，川贝母 10 g，栝楼皮 15 g，杏仁 10 g，麻黄 5 g，生石膏 25 g，黄芩 10 g，冬瓜仁 20 g，鱼腥草 10 g，鲜芦根 20 g，生甘草 6 g。每日 2 剂，连服 5 天，佐以补液，体温逐渐降至 37℃以下，咳嗽减轻。而后陡见自汗不止，血压降至 78/60 mmHg，波动不定，呈虚脱之象。当即重加独参汤频饮，病情好转，自汗渐止，血压回升。继以益气养阴，清化痰浊，数日余邪渐除，病趋向愈。

［按］本例属于风温肺病。春季感受风温病邪，上犯肺卫，病邪属热，耗伤气阴；病邪壅阻于肺，气滞血瘀，从而导致临床诸症。治疗上以辛凉泄热、化痰清肺为要。方守麻杏石甘汤加养阴益气、辛凉清热、养阴益气之品。服用 5 剂后，病情得到控制，继续予益气养阴、清化痰浊之品，清除余邪收功。

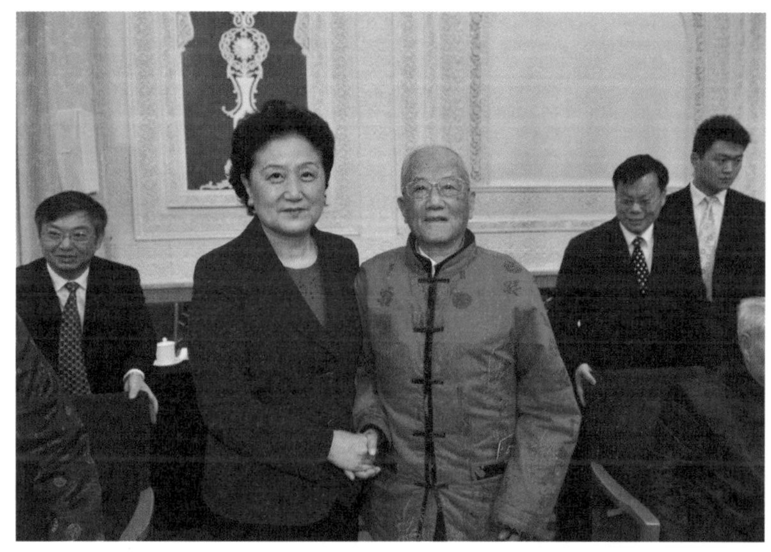

2014 年 10 月 30 日第二届国医大师表彰会上徐经世教授与刘延东副总理合影

### ② 芳香开郁解热厥

厥者，逆也；热厥者，乃邪热过盛，津液受损，阳气滞阻，不能通达四肢，而见手足厥冷之症，重者出现神昏谵语。徐经世教授解析说，热厥乃由高热日久，传入营分所致，故出现昏迷不语、二便失禁等危象。欲力挽其势，化险为夷，急当凉开，方可见效。

典型验案

高某某，女，29 岁。

初诊：患者怀孕 6 个月后，持续发热数旬，经治未解，时值炎夏，产后仍高热不退，住省级某家医院检查，拟诊为恶性组织增生症，选用多种药物，热势日趋加重，未及多日则出现神昏谵语，小便失禁，经抢救无效，动员出院，安排后事。家属抱一线希望，再三前来要求能否以中药试之。抱着恻隐之心，徐经世教授前去诊视。察其舌红少津(用勺器打开口腔)、脉象细数有力，按其脉证乃热久入营，内陷心包，证属中医热厥。治当芳香开窍，透邪外达，急投安宫牛黄丸最为切体。当晚购买两粒安宫牛黄丸，嘱其家属连夜将丸分两次服下。

本案的辨证要点是：患者自怀孕6个月开始持续发热不退，产时正值炎夏，产后高热日趋加重，以致日久深入营血，内陷心包，蒙蔽清窍，而见神昏谵语、小便失禁等症。拟方安宫牛黄丸（由牛黄、犀角、冰片、雄黄、朱砂、珍珠、麝香、黄金、郁金、黄连、黄芩、山栀12味药组成）。晚上20:00时服1丸，次日凌晨1:00时服1丸。

二诊：患者连夜服2粒安宫牛黄丸后，热减神清，二便自主。上午自动出院，要求继服安宫牛黄丸2丸。察其舌红绛，苔黄少津，脉细数有力。舌红绛是热入营血、内陷心包之征象，少津是营血被热燔烁，煎熬阴液，以致阴液亏少之象，脉细数有力是阴液亏虚、热邪内盛之象。拟予益气养阴、清心护营之剂，煎服1周。拟方养阴清心汤（自拟方）。处方：西洋参10克，嫩青蒿15克，醋鳖甲15克，杭麦冬12克，炒黄芩10克，炒丹皮10克，鲜生地15克，生石膏20克，鲜芦根30克，竹叶卷心20片，生甘草6克。水煎服，每日1剂，连服7天。旬日后其家属来告，患者已热解病除，饮食渐增，无不适之感，故嘱停药以饮食调之，可望恢复正常。

[按] 本例证属热厥，由高热日久，传入营分，故出现昏迷不语、二便失禁等危象，病至如斯，欲力挽其势，化险为夷，急当凉开，药投安宫牛黄丸，连服2丸，果然收效，由危转安。可见本方具有醒脑开窍、清热解毒、芳香开郁、透邪外达之功。追溯本方出于《温病条辨》，迄今200多年，全方以12味药组成，剂量亦较为严谨，方中多半为清肝泄热和醒脑开窍之品，亦巧用麝香、冰片以取走而不守之力，协同诸药，共达病所，合奏全功。徐经世教授认为，本例所属病证，中西有异，但就其临床体征，热厥在辨证中只要认清热性，选方用药又能切中，预计可收到满意的效果。同时在临床实践中运用本方不仅对高热神昏症有效，而且可治诸“郁”，所以可说一病多方，一方多病，方之有效，全在变通。

### ③ 和解少阳除伏邪

徐经世教授指出，所谓伏邪证，系有“伏气”所致，所谓“伏”者，乃毒邪深藏于内，移时而发。因为伏气属温，温者为热，故往往多发于夏秋之交，况且病邪易伏在肺，而肺主燥，又为秋之当令之气，兼伏暑热，故易出现口渴欲饮、大汗不已等症，这正是暑伤于气的特征。然寒热往来则属少阳，正如《素问·生气通天论》中谓：“伏邪温病……未有不及少阳”之意。如此出现之征，也是温病传变的一种顺应规律。“伏气（邪）”之病，标证易解，而宿根难除。如要清除，需超前治疗，方可有望不再复发。

#### 典型验案

何某某，女，20岁。

初诊：患者自4岁到上海，受凉后即出现不显性恶寒发热，一般在38℃左右，最高体温39℃，持续不已，用药不解，发作时则以周期性扁桃体炎症状明显，咽痛，月经13岁来潮,周期先后不定,来时往往腹痛,血紫夹块。曾在多家医院就诊,西医诊断为不明原因发热,给予西药治疗,效果不佳。故来门诊请徐经世教授诊治,察其舌淡暗,苔白细腻,前有一块无苔,脉沉细弦。刻下又处于发作期,咽痛,口干少津。按其病证,乃病久气阴两伤,少阳不和之象,拟予养阴益气、和解少阳法为治。拟小柴胡汤加减为用。处方:太子参25 g,柴胡 12 g,黄芩 10 g,杭麦冬 15 g,嫩青蒿 15 g,连翘 10 g,大青叶 15 g,炒牛蒡子10 g,车前草 12 g,芦根 20 g,生甘草 5 g。7 剂,水煎服,每日 1 剂,连服 7 天。

二诊:药后病情有所缓解,身热未见,唯阑尾又出现炎性症状,小腹右侧隐痛。舌淡暗,白细腻,前有一块无苔,脉沉细弦。按证情,治以原方加减。上方去连翘、大青叶、炒牛蒡子、车前草、芦根,加枳壳 12 g,板蓝根 10 g,败酱草 15 g,红花 10 g,杏仁、桃仁各10 g,水煎服,每日 1 剂,连服 10 天。

[按] 徐经世教授认为,少阳病是指人体感受外邪,邪正纷争于半表半里之间,而至枢机不利的证候。临床可见寒热往来,口苦咽干,目眩,胸胁苦满,默默不欲饮食,心烦喜呕,苔白或薄黄,脉弦等症。本案患者年幼体弱,感受外邪,传入少阳,正邪纷争,引起恶寒发热,因不是细菌感染,故西医抗菌治疗无效。而中医用和解少阳之剂,透邪外出,养阴益气,扶助正气,化浊畅中,从病理机制上解除了致病之因。

本案患者自 4 岁到上海受凉后即出现不显性恶寒发热,发作时则以周期性扁桃体炎症状明显,咽痛,口干少津。舌淡暗、苔白细腻,前有一块无苔,脉沉细弦。乃病久气阴两伤,少阳不和,拟予养阴益气、和解少阳法为治。故其仿小柴胡汤加减为用。药用柴胡轻清升散头少阳之邪外出,黄芩清肝胆少阳之火,此二药一升一散,互相配合,共解少阳之邪;嫩青蒿助柴胡透邪外出;太子参、杭麦冬乃生脉散之配伍,益气养阴,扶正祛邪;连翘清热解毒、消痈散结;大青叶清热解毒、凉血消斑、利咽消肿;炒牛蒡子疏散风热、解毒透疹、利咽散肿;芦根清热生津止渴、止咳、止呕、除烦、利尿、排脓;车前草清热解毒利尿;生甘草解毒、和诸药。诸药同用,共奏养阴益气、和解少阳之功。药后证情有减,身热未见,又出现阑尾炎症状,小腹右侧隐痛。舌淡暗,苔腻,脉沉细弦。按证情,守原方加减。上方去连翘、大青叶、炒牛蒡子、车前草、芦根,加枳壳理气宽肠下气;板蓝根清热解毒、凉血利咽;败酱草清热解毒、破瘀散结、消肿排脓;红花活血化瘀、消肿散结;杏仁、桃仁宣肺活血、润肠通便,增加调肠胃活血消炎之品。药后诸证全消,病属痊愈。3 月23 日来查一切正常,随嘱其用胖大海 5 g,甘青果 10 g,生甘草 3 g,泡水喝,每日 1 剂,连服 30 天,以善其后。

## 二、眩晕证治

五脏六腑的精气皆注于目,一旦发生病变则出现目眩转,即为眩晕。按其病机,中医以虚实立论,虚则有阴阳、气血之分,实乃有痰、涎、风、火之辨。临床上往往以虚实互见、下虚上实为基本特征，而下虚不外气与血，上实不外风、痰、火；下虚是本，上实是标。图本为主，辅以治标，是治疗本病的基本原则。

### ❶ 郁结气逆宜条达

气郁致眩，乃肝失条达，气逆于上而致。因肝喜条达，主司疏泄，对全身脏腑气机升降出入之间的平衡协调起着重要作用。一旦失调，则气逆于上，发为眩晕。症见性情急躁，胸胁苦满，心烦太息，口苦舌红，小溲黄短，脉来弦象等。治用加减逍遥散，切中病机，可谓一方治木郁而诸郁得解，确信其然。

典型验案

王某某，女，40 岁。

患者有眩晕病史数年，经诊为梅尼埃综合征。不时发作头晕，今检查又提示有椎-基底动脉供血不足。临床表现为头晕目眩，泛泛欲吐，动则欲仆，行不自持，心悸自汗，左上肢发麻。月事周期虽属正常，但血紫兼块，脉象弦涩，舌现瘀斑。此乃肝郁气逆、升降失衡为患。拟用逍遥散出入为治：

柴胡梗 10 g，杭白芍 20 g，煨葛根 25 g，代赭石 15 g，姜竹茹 10 g，明天麻 10 g，茺蔚子 15 g，桑寄生 30 g，合欢皮 30 g，远志筒 10 g，建泽泻 10 g。

嘱其先进 3 剂，2 服则症状明显好转。药进获效，又连服 5 剂，无头晕之感，活动自如，予以原方加减，再进旬日。嘱若无反弹可停药观察，但务须心情舒畅，勿动肝气，以防复发。

### ❷ 肝风上扰重柔平

肝为风木之脏，善行多变，病多居上。其性体阴而用阳，故阳之潜藏，风之宁谧，全赖肝脏平衡协调，条达濡养，使其刚劲之质，得以柔和，则为安泰。一旦失调，内风引动，病见眩晕，重者晕而欲仆，面部潮红，急躁易怒，少寐多梦，口苦舌红，脉弦或兼细数。分析其因，系水火失济、本虚标实之证，以天麻钩藤饮加减治疗，较为切体。方取天麻、钩藤、杭菊花、白蒺藜以清窍熄风，凡虚风内作非天麻、钩藤之不能定；配以桑寄生、枸杞、白芍、生地、珍珠母、代赭石、夜交藤柔养肝木，重镇潜阳；并以牛膝引诸药而入下。在临证时如辨证准确，用之每获良效。

典型验案

徐某某，女，40 岁。

患者头目眩晕多时，经检查血压不稳，随症情轻重而时低时高，因对症处理未效，遂来门诊求治。诊其脉象左虚弦，右稍缓。现眩晕早轻暮重，口干少津，舌红苔薄，大便偏干，小溲淡黄，夜寐多梦，情绪易于急躁。考之脉症，乃肝肾阴虚、内风上扰所致。方投天麻钩藤饮加减，药进5剂，症状缓解。嘱其继服10剂，临床症状基本消失，改用杞菊地黄丸以善其后。

### ③ 痰浊蒙空取和降

中焦运化失司，湿困脾土，致中阳不伸，再加忧烦扰肝，则厥阴气逆，风痰上扰，阻遏清阳之路，发为眩晕。症见头重如蒙，肢体倦怠，夜卧不安，食后脘胀，愠愠欲吐，舌苔滑腻，脉现弦滑，治当化痰清空、和胃降逆，俾浊阴得降，胃和自安。方取加味温胆汤，调节少阳，和胃安正，正如李东垣所云：“胆者，少阳春生之气，春气升则万物化安，故胆气春升，则余脏从之。”而“无痰不作眩”的论点，更为指导临床的依据。痰因气滞，理气则痰自消，气和则风痰自熄。但临证还需细分寒热，偏于寒者当以温化，热变则宜清而化之。前者取半夏白术天麻汤之意，后者用温胆汤清化痰热、和胃降逆之旨，则病去体安。

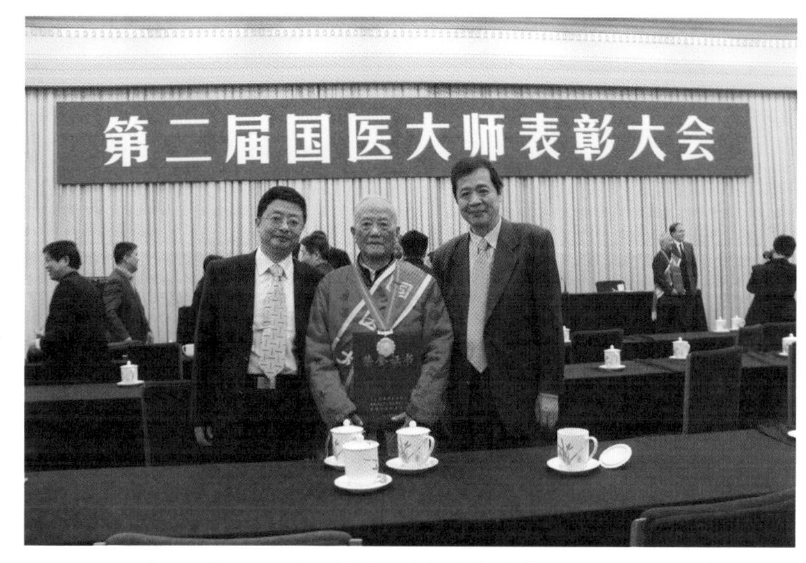


2014年10月30日第二届国医大师表彰大会上，徐经世教授与安徽省中医院杨骏院长、弟子张国梁主任合影

典型验案

韦某某，男，58岁。

患者眩晕多时，发作频繁，发则恶心欲吐，胸部烦闷不舒，口干不欲饮，胃脘痞塞，食欲不振，夜寐不宁，血压偏高。曾予对症处理，收效不显。故要求中医药治疗。诊其脉象弦滑，舌偏红，苔滑腻。按脉症属温胆汤证，药用竹茹10 g，茯神20 g，陈皮10 g，半夏10 g，枳壳10 g，栝楼15 g，天麻15 g，石斛20 g，代赭石12 g，谷芽30 g。取服5剂，症去病解。再拟扶土抑木、和胃安中之剂，以图其本，防止复发。

### ④ 脾虚下陷用升清

脾为后天之本，水谷精微的运化，全赖于脾，脾运正常，阳升浊降，则安然无恙；若脾阳不振，转枢失权，则出现升降失调，逆转为眩。此证型常以头晕喜卧，倦怠懒言，少气无力，纳减便溏，脉来虚缓，口淡苔薄，面白少华等为主症。治用补中益气汤最为合体，药以人参、黄芪益气补中；白术健脾燥湿；佐以当归和血养阴；升麻、柴胡并升二阳（阳明、少阳）之清气，使阳升则万物生，清阳升则浊阴降；以陈皮调理气机，并使参芪补而不滞；虚受其补，取生姜、红枣和胃补脾，调和营卫；而甘草协调诸药，泻火补元（元气）。可见全方配合默契，用之得当，无不收效。

典型验案

余某某，女，45岁。

患者自述胃病数年，曾经检查为慢性胃炎、胃下垂（轻度）。近年来脘胀绵绵，作坠不舒，倦怠无力，大便溏薄，带下稀白，今又以眩晕为重。诊其舌胖嫩，质淡红、苔薄，脉虚缓弦。此证属脾阳不振，胃土不和，清阳不升，中气下陷。治以益气调中、升阳托举为务，使气机运行周旋有力，脏器能升。药取生黄芪 30 g，炒潞党参 15 g，苍术、白术各 10 g，炒枳壳 12 g，广陈皮 10 g，西当归 10 g，柴胡梗 10 g，绿升麻 6 g，明天麻 15 g，鹿角霜 15 g，煨葛根 30 g。

嘱其取服 5 剂，症状均减，二诊又进 7 剂，眩晕获解。复诊 4 次后改用丸剂，缓以图之，以资巩固。

### ❺ 气血两虚施养荣

气血两虚致因较多，多责于先天不足，后天失调，或久病不愈，或失血过多，耗伤气血，致使精髓失布，脑失所养，上下俱虚，发为眩晕。如《灵枢·口问》所载："故上气不足，脑为之不满，耳为之苦鸣，头为之苦倾，目为之眩。"临床所见多伴神疲懒言，饮食少进，面色少泽，心悸少寐，动则加重，舌淡苔薄，脉现细弱等症。治用养荣（人参养荣汤），同补五脏，取下治上，以收全功。正如薛立斋所云："气血两虚，而变现诸证，莫论名状，勿论其病，勿论其脉，但用此汤，诸症悉退。"说明此方具有补益气血、交养五脏之功，所谓能统治诸病，其要则归于养荣。

典型验案

周某某，女，35岁。

患者体质素弱，始于1年前因产后失血过多，调摄失时，饮食少进，心悸眠差，眩晕绵绵。今诊其形疲神倦，面色少泽，纳呆口淡，舌苔薄白，头晕目花，腰腿疲软，大便偏干，两日一更，小溲色清，经汛后期，量少淡红，脉细微弦。此诸多见症，归责于下元不足，病久累及其他脏器，互失其调，故眩晕不起，病由气血两虚所致，治以图本，方可得痊。取人参养荣汤加减投之，药用生黄芪 30 g，太子参 15 g，贡白术 12 g，抱茯神 20 g，广陈皮 10 g，西当归 15 g，杭白芍 20 g，远志肉 6 g，五味子 6 g，甘枸杞 15 g，山茱萸 15 g，紫肉桂 3 g，炙甘草 8 g。谨守本方，经诊治月余，气血渐充，症状改善，眩晕转好。后再以原剂增删，加强功能修复，迭服3个月，病除体安，恢复如常。

眩晕的性质有虚实之不同，而病机概为“诸风掉眩，皆属于肝”。随着医学的发展，临床检查的手段日益增多，弥补了中医之不足，诸如检验提示椎-基底动脉供血不足的颈椎病所引起的眩晕，这不仅弥补中医诊断手段的不足，而且对从脏腑、经络及周边器官关系分析病机提供了客观参数和辨证内容。

## 三、胃脘痛证治

胃脘痛，又名胃痛，是指以上腹胃脘部近心窝处疼痛为症状的病证。现代医学中的急性胃炎、慢性胃炎、胃溃疡、十二指肠溃疡、功能性消化不良、胃黏膜脱垂等病，以上腹部疼痛为主要症状者，属于中医胃脘痛范畴。徐经世教授学习和吸收历代医家对本病治疗的经验，根据胃脘痛发病机制与临床特点，制定了治疗“胃脘痛五法”，疗效确切。

### ① 燥湿散寒、行气止痛法

本法适用于淋雨涉水，居处潮湿，寒湿内侵伤中；或由于饮食失节，过食生冷，以致寒湿停滞，胃阳受困，运化失职，气机阻滞。症见：脘腹胀满疼痛，疼痛较为剧烈，泛呕欲吐，口淡不渴，头身困重，神疲困倦，或食少便溏，小便不利，舌淡、苔白滑腻，脉弦紧或濡缓。以苍白二术加减，颇效。

典型验案

李某某，男，28岁。

夏暑炎热，患者贪食冷饮，致寒湿相结，抑遏胃阳，胃脘冷痛，痛势剧烈，伴有恶心欲吐，大便溏泻，头身困重，身软无力，舌淡、苔白腻，脉弦。视其起病急剧，且因过食冷饮而致，综合脉症病史，辨证属寒湿内侵，胃阳受遏。法宜燥湿散寒，行气止痛。拟苍白二陈方合良附丸加减。处方：苍术15 g，白术15 g，陈皮10 g，姜半夏12 g，砂仁10 g，藿香梗10 g，炒薏苡仁30 g，川厚朴10 g，高良姜5 g，制香附12 g，谷芽25 g。常法煎服。服药3剂后，痛减，泻止，唯食欲稍差。二诊时，原方去高良姜、香附，加姜竹茹10 g，吴茱萸5 g。服药10余剂后，诸症皆平，未见再发。

[按] 经谓“寒气客于胃肠之间，膜原之下，血不得散，小络弦急，故痛”。徐经世教授认为，案中藿香梗散寒祛湿、降逆止呕，乃疗外感寒湿之要剂；苍白二术，健脾燥湿，合以姜、夏加强其化湿和胃、降逆止呕之功；另以良附丸温胃散寒，行气止痛，于寒凝气滞之胃脘痛，用之极佳。全方以祛寒燥湿为主，辅以行气以止痛，寒湿得化，滞气得行，其痛自当速愈。此外，本案所见食少便溏、头身困重、神疲倦怠等症，视虚而实，故切不可妄用参芪，以致中焦气机愈滞，脘腹胀痛更著。诚如叶天士所云：“湿阻中焦，胃阳受遏，理应通补胃阳，参芪守中非其治也。”若寒湿郁久化热，临证见呕恶欲吐、口苦、舌红、苔黄等湿

热内盛之象，须用黄连温胆汤加减，以清退湿热；口干苦者可加用石斛以柔养胃阴，因石斛为甘寒之品，无碍于湿，并对湿邪热化者则更能起到清化的作用，以促进胃气转复。

### ❷ 温中健脾、缓急止痛法

本法适用于素体亏虚，过食寒凉，或久病不愈，累及脾胃而致脾胃阳气受损，中寒内生，胃失温煦而痛作，其痛势缠绵，空腹痛甚，得食则缓；他如纳差、神疲乏力、手足不温、时泛清水等症皆可兼之，其舌质淡胖、苔白，脉来虚缓。治当温中健脾，缓急止痛。以附子理中汤加减，治之最效。

典型验案

王某某，男，34 岁。

患者有慢性胃炎 5 年余，面黄形瘦，畏寒怕冷，常觉胃脘隐痛不休，近来症状逐渐加重。刻下：胃脘冷痛不适，局部热敷痛势可减，遇寒则痛势加剧，不思饮食，多食或饮服凉水则胃感不适，舌淡暗、苔白，脉缓。考之乃脾胃虚寒、气机失利之象。

拟附子理中汤加减。处方：熟附子 9 g，白术 15 g，陈皮 10 g，枳壳 15 g，川朴 10 g，藿香梗 10 g，砂仁 10 g，沉香 9 g，姜半夏 12 g，煨姜 5 片，焦红枣 3 枚。常法煎服。服用 10 剂后，胃脘疼痛已缓解，余症亦有改善。二诊时，原方去附子、藿香梗，加党参 15 g，谷芽 25 g。调治月余，诸症渐平，胃脘疼痛未发，饮食渐增。

[按] 方中以附子为君，取其辛温驱寒以止痛；陈皮、姜半夏以健脾燥湿；枳朴合二香升降脾胃气机，和胃止痛；煨姜、焦枣合用，一以调和脾胃阴阳，二以温中健脾。全方辛温以散寒，辛散苦降以转枢中焦气机。中焦虚寒得散，气机得运，痛自当而止。徐经世教授指出，本方验于临床，对于中焦虚寒、寒湿中阻较甚者，加减施用，效如桴鼓。但因个体差异，若服此药后出现胃脘部嘈杂不适者，应仿附子粳米汤意，原方加入粳米，甚者加石斛、白芍等柔润胃阴之品。

### ❸ 疏肝和胃、通降止痛法

本法适用于情志不遂、恼怒气郁致肝气不舒，疏泄无权，木郁土壅，胃腑纳腐功能障碍；或因肝气过盛，疏泄太过，横逆犯胃，胃腑通降不能而致胃痛卒作，痛连两肋，常兼有胸胁胀满、嗳气不舒、时有泛酸等症。徐经世教授擅以四逆散合温胆汤加减治之。

典型验案

袁某某，女，38 岁。

患者胃脘胀满作痛、反复发作 2 年余，常因工作劳累、情绪波动而痛发，嗳气频作，饮食少进，多食则胃胀不适，大便不畅，口干苦，舌质暗红、苔薄微黄，脉弦细。此乃肝郁气滞、横逆犯胃、胃失和降之象。治拟疏肝和胃，通降止痛。处方：姜竹茹 10 g，枳壳

15 g,陈皮 10 g,姜半夏 12 g,绿梅花 20 g,杭白芍 20 g,郁金 15 g,炒川连 3 g,石斛 15 g,代赭石 15 g,谷芽 25 g。常法煎服。服用 10 剂,患者胃痛减缓,嗳气泛酸亦见减轻。上方加入红豆蔻 10 g,又进服 15 剂,胃痛基本解除,其他症状亦明显改善。嘱其调畅情志,停药观察。

[按] 徐经世教授认为,胃脘痛一证,见于临床,常以此证型为多。故叶天士常谓:“肝为起病之源,胃为传病之所。”案中绿梅花、郁金、枳壳疏肝解郁、行气止痛,不用柴胡者,因患者嗳气频发,用之则嫌其升散,而绿梅花既可芳香开郁,又有和胃降逆之功,故取而代之;陈皮、姜半夏、代赭石、竹茹理气和胃,降逆止呕。前贤云:“气有余便是火。”案中患者口干苦,舌红苔黄,已有郁久化热之势,故用川连、白芍酸苦涌泻以清泻肝火,而白芍又为平肝缓急止痛之要药,凡肝气犯胃之疼痛皆可加量用之。若泛酸为重,可酌加红豆蔻,此与黄连相伍,功具苦通辛降,不但取效快捷,且较左金丸中之吴茱萸,少了辛热伤阴之弊,徐经世教授称之为“假左金”。药虽“假”而效不“假”也,且有其长。此外,临床上另有肝阴不足、肝失所养、肝郁不舒而致气结者,此方辛香行气、疏肝开郁之法又不相甚宜,可另选一贯煎合芍药甘草汤加绿梅花、郁金,养阴行气而解郁止痛。

#### ④ 调肝健脾、转枢止痛法

肝性喜条达,恶抑郁,若情志不畅,肝木不能条达,则肝气郁结;肝强必犯脾土,脾土受遏则脾气不升,脾气不升则胃气不降,中焦气机不能转枢,故致脘腹胀满疼痛,纳呆便溏,肠鸣矢气,腹痛欲泻,泻后痛减,舌淡白、边有齿痕,脉弦或弦缓。徐经世教授每以逍遥散加减调之获效。

典型验案

周某某,女,52 岁。

患者脘腹作痛 2 年余,时有腹泻,情志不遂或稍进油脂食物则作痛泻,泻后痛减,肠鸣辘辘,嗳气,食欲不佳,眠可,舌暗淡、苔薄白微腻,脉弦缓。考之乃肝强脾弱,肝胃不和。治以调肝健脾、转枢止痛为先。处方:柴胡 10 g,杭白芍 20 g,炒白术 15 g,茯苓 20 g,陈皮 10 g,姜半夏 12 g,姜竹茹 10 g,绿梅花 20 g,炒薏苡仁 10 g,丹参 15 g,檀香 6 g,煨姜 5 g。常法煎服。服药 10 剂后,脘腹胀痛得减,食欲改善,仍有痛泻,原方去煨姜、茯苓,易白术为苍术,加杏、桃仁各 10 g,马齿苋 15 g。再进 10 剂。经诊 2 次,诸症皆减,大便转常。嘱其畅情志,节饮食,停药观察。

[按] 此证型在临床上不多见。徐经世教授根据临床实际,拟逍遥散、痛泻要方、丹参饮等,灵活组方施治,师古而不泥古。方中柴胡、白芍、绿梅花疏肝解郁,条达肝气;茯苓、白术、薏苡仁健脾化湿;陈皮、半夏、煨姜理气和胃,健脾除湿;丹参、檀香合用名为丹参饮,用之以理气和络止痛。二诊时,患者痛泻仍作,徐经世教授随证加用杏仁、桃

仁、马齿苋等药，以宽肠导滞，药后痛泻即减。徐经世教授认为："腹泻日久，经年不愈，脾虚湿滞，粪质既出现溏薄，又兼有黏液、滞下的现象。对此，其治疗不能单纯予以健脾利湿，固涩止泻，须兼以宽肠导滞，推陈出新，方可补偏纠弊，一举获胜。"

#### 5 燥湿理气、通络止痛法

本法适用于胃痛久不愈，病势缠绵，脾胃功能受损而致湿邪阻滞，气血运行不畅，胃络瘀阻；若湿郁化热，久则脉络损伤而血溢。临床常见有胃脘疼痛，痛势持久，状如针刺，或伴有饮食不振，食后腹胀，消瘦乏力，甚则呕血、黑便，舌暗苔腻，脉弦而涩。徐经世教授常以自拟丹七和络饮出入治之。

典型验案

赵某某，男，36 岁。

患者贫血貌，自诉胃痛反复发作，时轻时重，饥饿时即感胃脘胀疼，痛有定处，得食则减，多食即胀，嗳气吞酸，眠可，舌淡红、苔白微腻，脉弦细。胃镜示：胃、十二指肠球部溃疡。合而论之，病属脾虚湿滞，胃络瘀阻。治宜燥湿理气，通络止痛。处方：炒丹参 15 g，炒白术 15 g，姜竹茹 10 g，陈皮 10 g，姜半夏 12 g，五灵脂 10 g，蒲黄炭 10 g，乌贼骨 15 g，川厚朴 10 g，田三七 6 g，檀香 6 g，枳壳 12 g。常法煎服。10 剂。服药后诸症得减，唯近日见有黑便，原方加用地榆炭 20 g。5 剂后黑便即消。经治月余，病见痊愈。

［按］本案徐经世教授根据患者所表现的复杂症候，细心剖析其致病机制，在选方用药时，不囿于常规，另辟蹊径，取以"兼备"及"反佐"之法，自拟"丹七和络饮"调之月余而愈。方中五灵脂、蒲黄活血散瘀，而用炭者，取其黑者入血之意，增强其止血之功；配以三七、乌贼骨以和络止血，消瘀止痛。丹参活血养血，檀香行气止痛，合而用之名为丹参饮，此虽主治胸痹心痛，但徐经世教授根据其多年临床经验，认为凡胁痛入络，累及胃肠者，其疗效亦宏；炒白术、姜半夏、陈皮、川厚朴、枳壳健脾燥湿，理气止痛。全方集健脾、燥湿、通络、理气、止痛为一炉，症虽兼杂而得效若速，功皆在此。若大便见有隐血者加地榆炭；若湿热蒸蕴而见口苦、苔黄者，加蒲公英、薏似仁、川黄连等清热利湿之品，其中蒲公英与薏苡仁相配，缘于《金匮要略》薏苡附子败酱散，仿其意，将其施用于各类消化道溃疡，疗效颇佳。

### 四、肿瘤术后证治

徐经世教授强调，中医着重点应在肿瘤术后和恶性肿瘤中晚期。中医中药可以减轻患者病痛，改善生存质量，并在一定程度上控制肿瘤的进一步发展，延长患者生命。临床治疗肿瘤患者时，注重脏腑生理功能的协调，使其"阴平阳秘"。只有正常的生理功能恢复，才能更好地祛病。徐经世教授认为，不能用现代的观点一味地祛邪攻伐，漫用清热解毒寒凉之药。因术后患者正气已虚,漫施清解,必会伤正,更不可能达到患者想要的效果,这样患者就会对中医失去了信心,使中医的辨证施治无的可放。应中医调理,使肿瘤术后患者正复而趋安。

在具体治疗时,一定要结合患者的整体情况,还要结合不同肿瘤特点选方用药,但要时时考虑到脾胃,因药效要靠胃之收纳、脾之吸收,否则无法取得应有的效果。对于肿瘤术后的患者,尤要顾护脾胃,否则药虽起效,但若脾胃受戕,其最终效果仍然有限。

徐经世教授创立"扶正安中汤",此方主要从扶助脾胃、调和中焦、滋养化源,提高人体抗病能力立意,以解决肿瘤术后三大问题。即食欲不振,多因肝胃不和引起;心烦不寐,多有心肾不交的特点;神疲乏力,有责于气阴两伤。

"扶正安中汤"从补脾胃以安五脏立法,因脾胃健运,元气充足,脏腑、经络才能得以滋养。方中黄芪建中培土,以养化源,且多生用,能补而不滞,补中有行,还有托里排毒的作用。炙则滞也,有碍于脾。非元气大伤、气弱阳微者,不骤用参、茸等大补之品,以免滞碍脾胃之气。可用绿梅花、谷芽芳香开郁,疏肝和胃,疏理气机。石斛甘淡入脾,生津止渴,补虚除烦,开胃健脾,厚理胃肠。无花果既可收涩止泻,又能润肠通便,并具有抗癌的作用。竹茹清化痰热且擅开胃郁,虽然性寒,但可利窍,无郁遏客邪之虑。徐经世教授临床常用竹茹做使药,比之甘草更合时代所需。全方组合,紧扣病机,药虽平淡,但是治养结合,有升有降,照顾周全,尤其对肿瘤术后患者,可以长期服用,但要注意因症加减。

典型验案

杨某某,男,50岁。

患者体检发现左下肺占位性病变2年,2015年4月9日在当地医院行肺癌切除术,病理检查提示左肺下叶多灶性细支气管肺泡瘤,未行放、化疗。现干咳,咽喉部不适,声音改变,偶有痰中带血,色鲜红,纳食、睡眠尚可,二便通调,舌红,苔薄少,脉弦数。考之乃术后气阴两伤,肺体受损,化源不足之象,拟予养益气阴、润肺止咳法为治:北沙参20 g,川贝母10 g,橘络20 g,五味子10 g,炙桔梗10 g,润玄参15 g,甘青果15 g,杭麦冬12 g,竹茹10 g,芦根20 g,甘草5 g。15剂,水煎服,每日1剂。

另西洋参5 g,石斛10 g,每日开水冲泡,作茶饮。

二诊:前服中药,咽喉不适明显好转,干咳略有减轻,偶咳黄痰,带有血丝,气力有增,精神状态改善明显,无他异常,舌偏红,苔薄白微黄。治守前法,稍事增删为宜:北沙参20 g,川贝母10 g,橘络20 g,炙桔梗10 g,润玄参15 g,甘青果15 g,玉竹12 g,鱼腥草30 g,代赭石15 g,罂粟壳5 g,芦根20 g,藕节炭30 g。10剂,水煎服,每日1剂。

三诊:前服中药,干咳、咽喉不适明显好转,偶有痰中带血,纳、眠、二便皆可,舌尖红,苔薄白。治宗前法续进,原方去罂粟壳、润玄参、代赭石,加地龙12 g,丹参15 g,三七粉(另冲)6 g。

四诊:经诊3次,服药数月,诸症渐平,病情平稳,身体状况良好,近期疗效显著。今后须宽胸畅志,调节饮食,配以中药调理,可望带病延年。北沙参20 g,石斛15 g,杭麦冬12 g,杭白芍20 g,合欢皮20 g,鱼腥草30 g,炒丹参15 g,润玄参15 g,灵芝10 g,土鳖虫10 g,竹茹10 g,生甘草5 g,三七粉(另冲)6 g。15剂,水煎服,每日1剂。

[按]本案乃术后干咳久治不愈,且痰中带有鲜血,舌红,苔薄少。中医从症分析,乃由肺体受损,化源不足,肺失清润所致。案中沙参、玄参、麦冬、石斛、白芍、玉竹,无不从滋养肺体着眼,而贝母、芦根、桔梗、甘草、橘络、鱼腥草则为清肺、化痰、止咳而设;其他如罂粟壳、五味子敛肺止咳,竹茹、代赭石、藕节炭、三七宁血止血,丹参、地龙、土鳖虫活血祛痰,西洋参、灵芝益气扶正。经诊3次即诸症告平,取效若速,全在于因病依证而施药。

典型验案

姜某某,男,51岁。

食管癌术后4个月余,现已放疗25次,化疗2个疗程。刻下饮食尚可,进食无梗阻感,偶有反酸、嗳气,胃脘发胀,大便不成形,每日1次,余尚调畅,舌暗淡,齿印明显,苔白浊腻,脉细弦数。2011年4月29日B超示:胆囊息肉,双侧颈部淋巴结、左侧锁骨上淋巴结肿大,左侧胸腔积液。2011年7月23日CT示:①食管下段癌术后改变,左侧下肺纤维索条影。②胸部及腹部CT平扫及增强扫描未见明显转移灶。考之为术后气阴两伤、脾胃不和所致,拟予益气扶正,调和中州为治:生黄芪30 g,炒怀山药20 g,白术15 g,橘络20 g,仙鹤草15 g,灵芝10 g,姜半夏12 g,炒诃子15 g,无花果15 g,炒杭白芍20 g,甘草5 g。15剂,水煎服,每日1剂。

二诊:食管癌术后8个月余,放、化疗后服用中药调治,饮食、睡眠良好,大便正常,复查血常规示:白细胞$3.94\times10^9/L$,血红蛋白125 g/L,血小板$120\times10^9/L$,舌质暗,有瘀点,苔薄黄,脉虚弦,重按无力。拟予养益气阴、调和中州为治:生黄芪30 g,姜竹茹10 g,怀山药20 g,橘络20 g,绿梅花20 g,仙鹤草15 g,灵芝10 g,炒薏苡仁30 g,无花果15 g,田三七(冲)6 g,谷芽25 g。15剂,水煎服,每日1剂。

三诊:病史同前,已停药数月,刻下大便不成形,每日1~2次,不夹黏液与血,多在受寒、饮食不慎时出现,无腹痛,纳食可,小便可,睡眠可,轻度乏力,活动后缓解,舌淡,苔薄黄腻,脉弦滑。按脉症乃气阴两虚、健运不良,拟予益气健脾、调和中州为治:生黄芪30 g,仙鹤草15 g,灵芝10 g,白术15 g,怀山药20 g,绿梅花20 g,田三七(冲)6 g,炒薏苡仁30 g,建莲子15 g,无花果15 g,炒川连3 g,谷芽25 g。10剂,水煎服,每日1剂。

四诊:诉夜眠后数小时双肘、双膝关节酸痛,稍事活动即可缓解,纳食佳,体重上升不明显，舌暗，有瘀点，苔薄白，脉细弦。按其症情转归，拟予益气健中、调和营卫为治：生黄芪 30 g，白术 15 g，怀山药 20 g，仙鹤草 15 g，绿梅花 20 g，桂枝 6 g，炒杭白芍 20 g，灵芝 10 g，无花果 15 g，田三七（冲）6 g，建莲子 15 g，酸枣仁 25 g，浮小麦 50 g，甘草 5 g。10 剂，水煎服，每日 1 剂。

五诊：食管癌术后 1 年 8 个月。前方服后大便已恢复正常，夜间关节酸痛亦缓解，余症均尚平稳，纳食、二便、睡眠均可，舌质淡，苔薄白，脉弦滑数。平素自觉午睡时足胫不温。药进 3 个月整体情况有改善，临床无明显体征，唯感面色少泽，两足欠温，舌脉相应，当以益气健中、调和营卫之剂，并嘱其以灵芝 10 g，威灵仙 10 g，每日泡茶饮服。

［按］本案食管癌术后，出现泛酸，嗳气，胃脘胀满，大便溏泻。从中医理论分析，此由术后胃肠功能紊乱所致，属术后气阴两伤、脾胃不和之征，故拟益气扶正、调和中州之剂，服用旬日，诸症即好转，后守方服月余，期间或以白术、黄芪、灵芝扶正益气，或以酸枣仁开郁醒脾，桂枝、白芍调和营卫，皆不离肝胆脾胃论治，虽无治癌之药，却有愈病之效。

典型验案

王某某，男，55 岁。

患者反复无明显诱因下出现发热，体温最高可达 39℃，结肠癌术后伴肝、肺、胃等多发转移，已行 γ 刀、放疗等多种治疗。2010 年 6 月 3 日 CT 示：两肺内见多个散在性结节影，肝右叶病灶约 4.8 cm×5.5 cm。行“C225+CPT1”化疗 2 个疗程后，反复出现发热，无畏寒、怕冷。刻诊纳食不佳，睡眠较差，入睡困难，易醒，二便尚调。舌红，苔薄黄微腻，脉弦。按其病证，拟用调和中州、和解少阳之剂图之：北沙参 20 g，柴胡 10 g，炒黄芩 10 g，石斛 15 g，绿梅花 20 g，醋鳖甲 15 g，嫩青蒿 15 g，酸枣仁 30 g，清半夏 12 g，灵芝 10 g，谷芽 25 g。7 剂，水煎服，每日 1 剂。

二诊：病史同前，前服中药后仍有发热，体温最高 38.4 ℃，睡眠较前好转，口干苦减轻，纳食一般，二便尚调，舌偏红，苔薄黄，脉弦数。拟清热解毒、和解少阳法为治：柴胡 10 g，炒黄芩 10 g，石斛 15 g，绿梅花 20 g，醋鳖甲 15 g，嫩青蒿 15 g，酸枣仁 30 g，水牛角 10 g，人中黄 10 g，灵芝 10 g，谷芽 25 g，生甘草 5 g。7 剂，水煎服，每日 1 剂。

三诊：病史同前，服药后热势已平。近几天来未见发热，口干苦、睡眠较前好转，乏力明显，纳食不佳，二便尚调，舌偏红，苔薄白微黄，脉弦细数。治宗养益气阴、和解少阳：北沙参 20 g，柴胡 10 g，炒黄芩 10 g，石斛 15 g，绿梅花 20 g，醋鳖甲 15 g，嫩青蒿 15 g，酸枣仁 30 g，水牛角 10 g，灵芝 10 g，谷芽 25 g，竹茹 10 g。10 剂，水煎服，每日 1 剂。

后因放、化疗后发热又起，予和解少阳、清热解毒之法，体温又恢复正常，但因癌瘤处于晚期，并多发转移，已回天乏力，但尽人事而已。

[按] 本案患者结肠癌术后伴肝、肺、骨多发转移,化疗后出现反复发热,同时伴纳食不佳、口干苦、睡眠较差等症。治从脾胃,兼和少阳。药选小柴胡汤和解少阳,青蒿鳖甲汤转营透热,绿梅花、谷芽醒脾健胃,沙参、石斛益气养阴,酸枣仁、灵芝养心安神,服后病症向愈,唯有发热未退。故又益以水牛角、人中黄加强其清热解毒之力,药后热势即退。

典型验案

秦某某,女,49 岁。

卵巢癌术后 5 年余,结肠癌伴肝、骨多发转移 3 个月,先后化疗 8 个疗程,口服六甲蜜胺 4 个疗程,血常规示全血细胞减少。

刻下:胃脘闷胀,心慌乏力,五心烦热,咳嗽少痰,短气,发热,体温 38.9℃,肌衄,纳呆,大便不畅,舌质暗淡,边有齿痕,苔黄燥,脉细数。按其症情,当先图标。予以养阴清热、清宣理肺为治:南、北沙参各 12 g,炒黄芩 10 g,生石膏 15 g,连翘 10 g,杭麦冬 12 g,橘络 20 g,仙鹤草 15 g,鱼腥草 10 g,车前草 12 g,芦根 20 g,甘草 5 g,鲜竹叶 20 片为引,5 剂,水煎服,每日 1 剂。

二诊:病史同前,查血常规示"三系"减少,刻下面色萎黄,手足心微热、时有心慌、乏力、头昏,排便费力,舌质暗淡,边有齿痕,苔黄腻,脉细数。此乃气阴两虚、湿浊中阻之象,拟方:生黄芪 30 g,北沙参 20 g,竹茹 10 g,仙鹤草 20 g,绿梅花 20 g,石斛 15 g,橘络 20 g,枳壳 15 g,生大黄炭 3 g,酸枣仁 25 g,谷芽 25 g。10 剂,水煎服,每日 1 剂。

[按] 本案系卵巢癌手术及化疗后。患者舌质暗淡,边有齿痕,苔黄燥,脉细数,兼有乏力、白细胞计数偏低等症,乃气阴两伤之象,治当守益气养阴之法。药选:南北沙参、生黄芪甘温益气,竹茹、石斛甘寒养阴,酸枣仁养肝开郁安神,仙鹤草益气养血。药虽平淡,而收效颇著,后守治数月而白细胞计数回升。

肿瘤一病,从中医角度分析,多属"癥瘕""积聚"范畴,他如"噎膈""乳岩""瘤""肠蕈"等病症亦包含其内。其治法用药不外乎活血化瘀、散结消癥、清热解毒、扶正培本等法。但从古今医家对肿瘤的论治资料来看,其争论的焦点主要在"扶正"与"祛邪"两个问题上,如徐灵胎《评叶氏医案》云:"噎之症,必有瘀血顽痰逆气,阻隔胃气,其已成者,有无一治,其未成者,用消瘀祛痰降气之药,或可望其通利,若用人参,虽成一时精气稍旺,而病根益深,症无愈期矣!"近代一些医家亦出于"毒邪内存"及"瘀毒阻滞"理论,而强调以"祛邪攻毒"之法为治。反之,《沈氏尊生书》则载:"若积之既成,又主调营养,扶胃健脾,使元气旺而间进以去病之剂,从容调理,俾其自化,夫然后病去而人亦不伤。"徐经世教授认为,"扶正"一法确为中医治疗本病的关键,然如何扶正,又须因人、因病而异。扶正不等于蛮补,要根据临床实际,具体分析,既要看到整体,又要注重局部,权衡缓急,掌握病情虚实、寒热的演变，适时调整脏腑功能，才能最终达到扶正祛邪的目的。以上所列诸案，多为肿瘤术后的患者，皆根据患者自身阴阳气血、寒热虚实的实际状况，纠其所偏，而不是一味用活血化瘀、软坚散结、清热解毒等法以攻伐；亦不专倚四君、四物、参芪、龟鹿以妄补，而是兼用小金丹、犀黄丸以泻实。但不论是扶正还是祛邪，皆须处处顾及脾胃的运化功能。



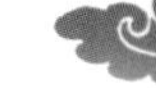

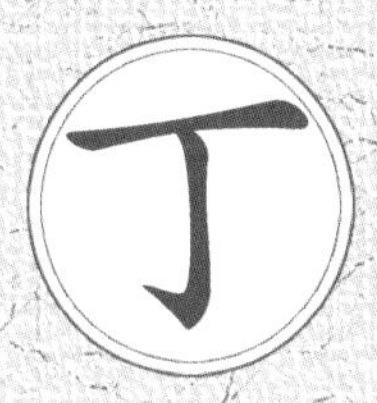
丁

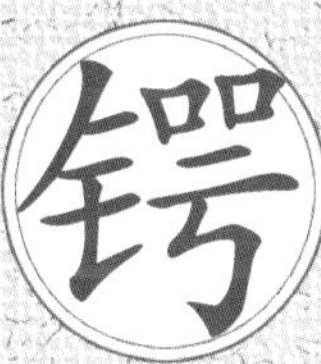
锷

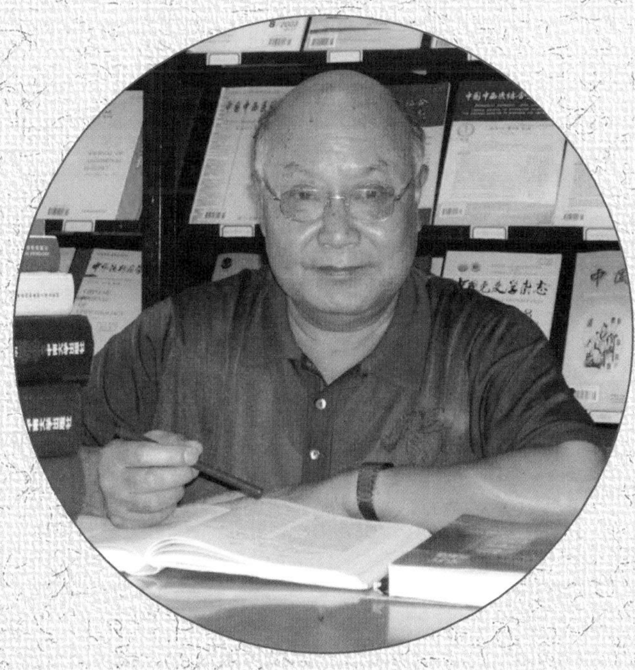

## 第一节 名医小传

丁锷教授(1932—2017)出生在安徽省舒城县官塘冲的一个半耕半读家庭。祖父忠文公做过多年塾师,其父杰如先生以务农为主,粗通文墨。丁锷当年步入杏苑,缘于丧母之痛。大约在他5岁时,母亲病故,给他幼小的心灵刻下了一道深深的伤痕。1949年夏,舒城县刚刚解放,时年17岁的丁锷就读的学校混乱无序,他辍学在家,决意学医。经亲友介绍,他投拜当地知名中医方振亚先生门下为徒。白天随师临证,早晚整理有效医案,背诵老师指定的医药书籍,历时三载。出师之后,悬壶乡里。当时乡村缺医少药的情况十分严重,丁锷虽年轻,但就诊者络绎不绝。1955年秋,舒城县医院(公立)中医科拟选调一名青年中医,丁锷有幸被选中录用,遂与中医科两位学验俱丰的老中医终日相伴,同室应诊,耳濡目染,获益良多。期间(约2年)丁锷阅读了大量的内外科中医文献,对他影响最深的是张子和《儒门事亲》中的祛邪为先学说,王清任《医林改错》中的活血逐瘀学说,李东垣《脾胃论》中的温补脾胃学说,这些使他的学识有了长足的进步。

1957年,安徽省中医进修学校(安徽中医学院前身)开办中医温课班(后改为师资班,大专学历),面向全省选招具有5年以上临床经验的中医为学员。通过严格的入学考试,丁锷被录取。毕业后,他又被留校行医执教。1960年,丁锷又被安徽中医学院选送到河南平乐正骨学院接受骨伤专业正规的高等教育。毕业返校从事执教、临床和科研工作。2002年(70岁)退休后,组织上安排丁锷专门从事骨伤科疑难杂症的临床研究和中医药传承工作。

丁锷教授问业岐黄62年,公开发表论文30余篇,参编著作8部,主持省部级科研课题6项,获省级二等、三等奖3项,研制三类新药1项(颈舒颗粒,已生产面市数年)等。先后被聘为教授、主任医师、硕士研究生导师、国家级名老中医,享受国务院授予的政府特殊津贴。国家科技部2004年将"丁锷学术思想和临证经验研究"定为国家"十五"科技攻关计划的课题之一。中华中医药学会2006年授予首批"中医传承特别贡献奖";2007年授予首批"中医骨伤名师"称号。此外丁锷教授还曾兼任全国及安徽省中医药学会理事、顾问、常务理事、省骨伤专业委员会主任委员及《中医正骨》等四家国家级学术刊物的编委、顾问等。丁锷教授85岁高龄仍心系临床,每周坚持2次门诊。用丁锷教授自己的话说:"如果天再假我以年,我愿植杖耕耘,以报答党和政府培育之惠,知遇之恩于万一。"

# 第二节　学术特色

## 一、方法上倡导西学中用，以中为主，中西结合

丁锷教授在长期的医疗实践中，在坚持中医诊治思想的同时不断吸取西医的长处，逐渐提出并形成了“西学中用，以中为主，中西结合”的诊治思想。所谓“西学”，是指包括西医学的现代科学技术。所谓西学中用，就是运用包括西医学的现代科学技术来整理、发扬传统中医，使传统中医从古代哲学的束缚中解脱出来，与不断发展的自然科学结合，最终形成新的医学。

丁锷教授认为在诊治疾病时，首先应通过病史询问、体格检查以及化验、影像等现代科技手段和西医检查方法明确疾病的病名诊断，掌握或了解疾病局部的基本病理改变，然后以疾病的临床表现为基础，结合舌脉诊查，以中医的阴阳、气血、脏腑、经络等理论为指导进行辨证分型，确定具体证候，最后分别对中医证候、西医病理改变处方治疗。其方法以中药为主（包括内服、外用），少数情况下采用手术治疗。丁锷教授认为，很多情况下中医的证候代表疾病的“本”，西医的局部病理改变代表疾病的“标”。一般情况下先治本后治标，先治全身证候后治局部病损，或标本同治；但当局部病损为疾病的主要矛盾，为“本”时，则应先治局部。例如对腰（腿）痛患者，首先通过病史了解、体检、X线片或CT等检查确定为腰椎间盘突出症，明确突出物的大小、位置以及对硬膜、神经的影响，然后以中医脏腑、气血理论分析临床表现，确定其中医证型（如气血瘀滞），最后以相应中药内服。如突出物巨大，甚至压迫马尾神经，则应选择手术摘除突出的间盘组织。丁锷教授的这种学术思想既继承了中医的传统理论和方法，又体现了现代先进技术；既融合了中西医的精华，又摒弃

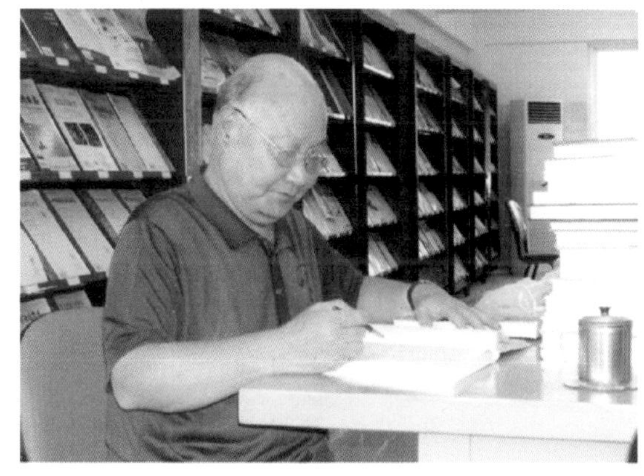

读书学习

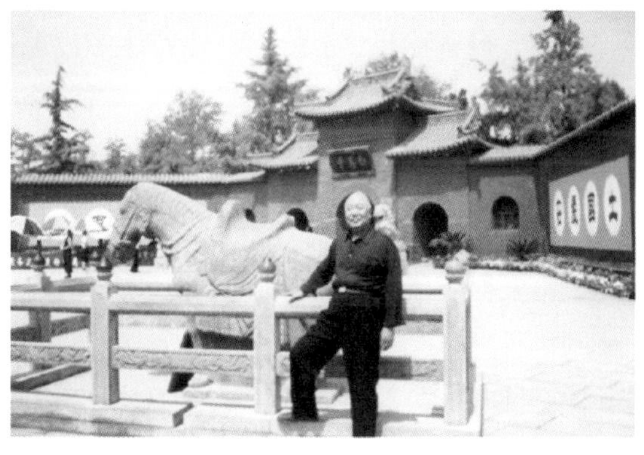

重游白马寺



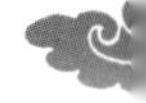

了中西医的缺陷。从某种意义上说，丁锷教授的这种思想和方法才是真正意义上的中西医结合，才是真正意义上的新中医(或现代中医)。

## 二、诊断上强调突出辨证的整体观念，强调辨证求因

整体观念是中医学的重要思想，贯彻于辨证、治疗的整个过程。所谓整体观念，是指人体和自然界存在统一性，人体是自然的一部分；人体各部分是对立统一的有机整体，局部疾病是整体病理的具体反应。因此可以通过药物内服等方法达到，祛除病理损害的治疗目的。丁锷教授认为中医这种整体观念无疑是治疗疾病的重要思想，其效果也是肯定的。但在诊治具体疾病，特别是一些骨外科疾病时应该辩证地、灵活地运用整体观念，正确地处理好整体与局部的关系。一味地强调整体统一，过分地强调内外统一，忽视局部损害的重要性，忽视局部损害对整体的可能影响，也是违背科学的。例如急性化脓性关节炎，虽然可因身体内部细菌感染引起，可以出现寒战、高热，苔黄、脉数等全身症状，但同时多有关节局部严重的红肿热痛和脓液，此时在全身中西医清热解毒、抗炎扶正的同时，必须突出穿刺、外敷、引流等局部治疗，否则即使全身炎症消退，关节局部也将遗留功能障碍。又如腰椎间盘突出症，多数可以用中药内服等方法缓解炎症甚至消除瘀滞突出，但如突出巨大，压迫神经严重者则应考虑局部手术解除压迫。丁锷教授认为，所谓辨证的整体观念，即是临床辨证时在强调整体的同时，更注重整体与局部的辩证关系，要根据具体病情辨明此时此刻整体与局部的主次轻重。当局部损害严重，全身情况剧烈时，应全身、局部并重同治；当全身情况稳定而局部损害突出时，应以局部治疗为主；当因局部损害导致全身病变或全身、局部病情均重但局部损害更为突出时，在二者同治的同时，仍应重点处理局部损害。丁锷教授认为辨证的整体观是诊断、处理骨外科疾病的重要原则。

辨证是临床的关键，也是正确治疗的基础。只有正确的辨证求因，才能够审因论治。例如颈椎病，一般认为其原因是颈椎骨关节的退变、增生，而退变增生的原因多责之于肝肾不足、筋骨失养，治疗也多以补肝肾、强筋骨为大法，但临床疗效并不令人满意。临床观察也发现，不是所有的肝肾不足者都出现颈椎或其他骨关节增生退变，也不是所有颈椎增生退变者都出现临床症状。通过治疗而症状消失者其骨关节退变增生并未消除，这些疑问都提示颈椎病症状的出现或轻重，至少并不完全责之于骨关节退变增生和肝肾不足。丁锷教授认真分析颈椎病等骨关节退行性病变的病因病机，认为肝肾不足乃中老年人生理改变的自然规律，增生主要是骨关节退变的代偿反应，或者是症状出现的前置因素。作为医者对这些生理变化只能延缓其发展，而不可逆转。颈椎病等的基本病机应该是气血湿浊瘀阻，经络阻塞不畅，是局部组织的炎症及炎性物质刺激压迫的结果。他以此病因拟用活血化瘀通络法治疗并研制“颈椎活血胶囊”内服，达到颇为理想的临

床疗效(相关论文发表于《中国骨伤》杂志)。对颈椎病的这种病因病机分析,充分体现了丁锷教授辨证求因的诊断思想。

## 三、治疗上病证结合、标本兼顾,内外互补,主倡活血通络

传统中医治疗骨伤疾病主要是在辨证的基础上选择治疗方法。其具体包括中药内服、外用以及手法整复夹板固定等。丁锷教授在继承传统的基础上,在长期的临床实践中不断总结经验教训,不断探索、思考,提出了"以中为主、中西结合"的治疗思想。其主要内容包含病证结合、标本兼顾、内外互补几个方面。所谓病证结合,是指一方面通过西医的检查手段确定疾病诊断和现阶段的病理改变,一方面运用传统中医的脏腑、气血、经络等理论确定疾病现阶段的中医证型,然后处方用药。所谓标本兼顾,是指在确定疾病(病理)和证型后,分析疾病证型的标本主次,分析全身症状和局部损害的轻重缓急,或者先标后本,或者先本后标,或者标本兼施。所谓内外互补,是指在具体处方用药时,内服中药与局部治疗相结合,以外补内,以内促外。

丁锷教授指出,包括骨伤疾病在内的临床许多疾病,都包含着标与本、正与邪、局部与整体两个方面。一方面,许多局部的损害可以通过整体反映出来,或者说局部的损害可以导致全身功能的紊乱;另一方面,许多局部表现又可以是全身(整体)病变的集中、突出反映。这里,前者的整体证候是疾病的"标",局部病变是疾病的"本";后者的局部病变是疾病的"标",整体证候则是疾病的"本"。另外,在疾病的发生、发展过程中,局部"邪"和整体"正"的矛盾也可以互相转化。有时以局部的"邪实"为主要矛盾,如慢性骨髓炎的死骨、脱出椎间隙的游离髓核等;有时以全身的"正虚"为主要矛盾。他认为,很多情况下中医的证代表疾病的"本",西医的局部病理损害代表疾病的"标"。一般情况下应先治本后治标或标本同治,但当局部病损为疾病主要矛盾时,则应先治局部的标。

在骨伤疾病的具体治疗方法上,丁锷教授深受张子和、李东垣和王清任的思想影响,擅长攻邪去实,活血破瘀,健脾益肾。他认为,骨伤疾病从病因看大多与外伤、劳损、六淫等外因有关,从病机看大多为瘀浊、痰湿所致,因此治疗上提倡攻邪为先,善用活血化瘀、通络止痛法。他不仅将活血通络法用于骨折脱位等外伤疾病的治疗,也用于颈椎病、腰椎间盘突出症、髌骨软化症、膝关节骨关节炎、股骨头坏死、强直性脊柱炎、创伤性滑膜炎、类风湿关节炎等骨科疑难病的治疗。他根据每个疾病、每个患者的具体情况,提出并使用活血化瘀、活血和营、益气活血、软坚散结、攻坚破积、温经通络、通络止痛、温经通窍、祛风通络、养血通络多种具体治法;他既善于辨证使用活血通络的中药内服,也善于使用活血通络的中药外敷、熏洗;他创制的"消瘀接骨散""骨疽拔毒散""颈椎活血胶囊""骨关节炎熏洗方"以及"腰突散""强脊舒""骨蚀宁"等方药无不贯穿了活血通络的思想。活血化瘀、通络止痛法可谓其众多治法中的核心法则。丁锷教授的这些诊治思

想和经验不仅得到了长期临床的验证，也被多次实验研究证实，已有数十篇相关论文发表，相关著作出版，更有一些临床经验正在被其研究生、学术经验继承人学习、整理、研究。在坚持中医为主的前提下，对某些疾病的一些特定情况，丁锷教授也会选用手术方法。例如穿刺证实有脓的急性骨髓炎和急性化脓性关节炎，伴有明显死骨的慢性骨髓炎，股骨头形态明显改变的股骨头缺血性坏死，巨大的椎间盘突出压迫神经，长期的骨不连等。他认为这些疾病的主要矛盾是局部的严重病损，而这种病损中医中药只能缓解病情而难以治愈。

### (一)活血化瘀、通络止痛治疗颈椎病

颈椎病是骨伤科的常见病和多发病，一般认为是由于颈椎骨关节(包括椎间盘)退变增生，刺激或压迫相应组织而引起。中医多责之于肝肾不足，但投以补益肝肾药物治疗，效果并不理想。丁锷教授经过长期观察研究认为，颈椎病的症状不全是颈椎骨关节退变增生和肝肾不足引起，而且中老年肝肾不足乃自然规律，增生是退变的代偿反应，医者只能延缓其发展而不可逆转。其疼痛麻木等症状的发生可能更多为气血湿浊瘀阻，经络痹塞不畅所致。因此拟活血化瘀、通络止痛为其治疗大法，以自行研制的“颈椎活血胶囊”(后改为“颈舒胶囊”并经卫生部批准为三类新药，国卫药准字 Z-20010153)结合辨证治疗数百例，收到了满意的临床疗效，该治法现已为临床广泛接受。

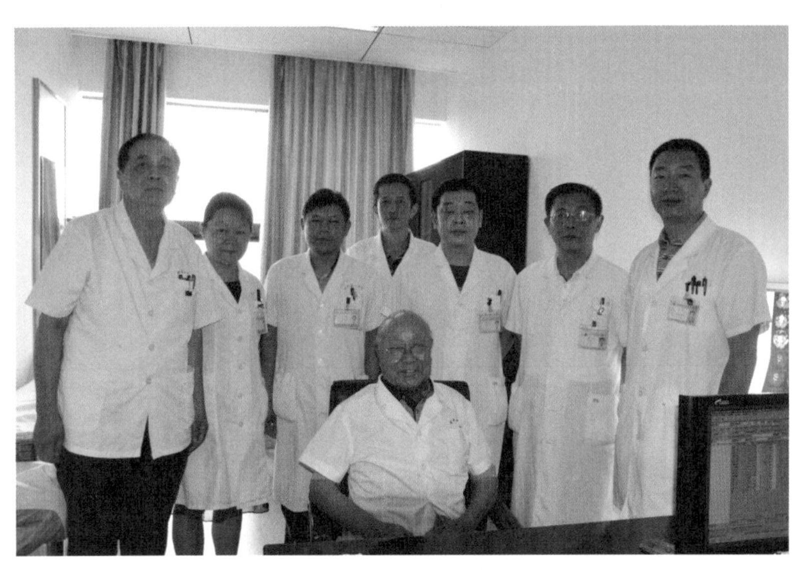
学生每周跟师门诊

### (二)破瘀化浊、通络止痛治疗腰椎间盘突出症

腰椎间盘突出症主要因腰椎间盘退变，纤维环破裂，髓核突出刺激、压迫硬膜囊或神经根引起，也是骨伤科常见和多发病之一。其治疗方法或是卧床、推拿、药物缓解炎症反应，或是手术摘除赘生物。丁锷教授认为因椎间盘周围组织产生的炎性水肿、渗出或纤维瘢痕而形成的“瘀浊积聚”阻滞经络，使气血运行失畅，经气不能布达肢体脊椎，是出现腰腿痛麻等临床症状的主要原因之一。早期他从中药治疗甲状腺瘤和多发性神经

瘤中得到启示，提出逐瘀破积、通络止痛的治疗原则，以五虫散为基础，自拟中药内服取得了较好的临床效果，近年来以此为基础创制“腰突散”胶囊治疗本病，临床观察其疗效不亚于手术以及手法和牵引等传统治疗方法。

### （三）活血和营、攻坚破积治疗股骨头缺血性坏死

股骨头缺血性坏死一直是骨伤科的疑难病之一，无论病因还是治疗都有众多说法，但临床效果甚难满意。丁锷教授认为本病属中医“骨蚀”范畴，其致病原因与生活方式不当、过食肥甘、酗酒蓄毒、劳倦伤损等不无关系，其病理机制总以缺血坏死为主。气血瘀滞、脉络痹阻，肾精不足，筋骨失养是其主要发病机制，其中气血瘀滞、脉络痹阻是引起临床症状和影像学改变的主要原因，肾精不足、筋骨失养是坏死难以修复治愈的基本原因。根据中医“活血、祛瘀、生新”的理论，结合既往中药治疗脱疽和闭塞性脉管炎的成功实践，选用活血和营、攻坚破积的中药组成“骨蚀宁 1 号”和“骨蚀宁 2 号”治疗本病，经过症状、体征、肢体功能和影像学检查的观察对比，证明对Ⅰ、Ⅱ、Ⅲ期股骨头缺血性坏死具有明显的止痛、促进坏死吸收和新骨形成的作用，总有效率达 90%。但对Ⅳ期病例无明显疗效。

### （四）温经通络治疗膝关节骨关节炎

膝关节骨关节炎常见于中老年人，是一组有不同病因但有相似生物学、形态学和临床表现的疾病。该病不仅发生关节软骨损害，还累及整个关节，最终发生关节软骨退变、纤维化、断裂、溃疡及整个关节面的损害，虽然治疗方法多但效果并不尽人意。丁锷教授认为本病是在关节软骨退变、骨质增生的基础上，或因外伤、劳损，或因风寒湿邪侵袭，以致瘀浊内生，经络痹阻而发病。软骨退变、骨质增生并不直接致病，炎症、瘀血是本病两个重要的病因。除整体辨证治疗外，丁锷教授更强调局部治疗。治疗原则是温经散寒，活血散瘀。所用方法包括中药熏洗（红花、花椒、小茴、丁香、桂枝、白芷、五加皮、石菖蒲等）和外敷（消瘀接骨散，为院内制剂）。其目的并非根治退变增生的关节软骨，而是通过消除关节内的瘀浊、炎症，疏通关节软骨的营养通道，达到解除病痛、恢复功能的目的。大量的临床病例证实了此方法的有效性。

### （五）养血祛风、活血通络治疗强直性脊柱炎

强直性脊柱炎是一种原因不明的自身免疫性疾病，早期诊断较为困难，临床治疗效果并不十分理想。丁锷教授据其病发于脊椎腰骶，主要侵犯筋络关节的特点，认为此病发生的内因主要与先天禀赋不足，肾督亏虚有关，而风寒湿邪侵袭是其基本外因，内外结合，虚邪相搏而发病。肝肾亏虚，筋骨失养，风寒湿邪阻滞经络关节，瘀浊凝聚，耗伤气血为其主要病理改变。由于此类患者多值青春年华，肝肾亏虚当源于先天禀赋不足，只有长期调摄，方可改善。而风湿痹阻，关节损害，耗气伤血等则不容延缓。丁锷教授仿前

贤“治风先治血，血行风自灭”之意而立活血通络、养血祛风治则，并自拟由五藤汤合补阳还五汤化裁而成的“强脊舒”，结合临床辨证治疗此病，收到了良好的预期效果。

### 四、结语

丁锷教授在其60多年医学生涯中不断总结、不断探索、不断创新，逐渐形成了自己的学术思想和诊疗特色。丁锷教授提出的“西学中用，以中为主，中西结合”的诊疗理念代表了现代中医的发展方向。他的“辨证的整体观和辨证求因、审因论治”思想发展了传统中医的整体观念和辨证论治思想。他的“病证结合、标本兼顾，内外互补”的治疗观更加贴近现代临床；他的“攻邪为先”治疗思想和倡用的“活血化瘀、通络止痛”方法为许多骨伤科疑难病症的治疗提供了新的、重要的思路，以此而创制的许多方药也被临床证明其有效性。

## 第三节 临证精粹

### 一、分型辨证论治颈椎病

颈椎病是中老年人的常见病。目前由于手机、电脑的普及，低头伏案工作时间的延长，颈椎病的发病有年轻化、职业化的特点。由于颈椎椎间盘退变、内外平衡失调致骨质增生、韧带肥厚，压迫或刺激了神经根、血管和脊髓等临近组织而引起一系列相应的症候群，临床上称为颈椎病。

中医古籍对本病的有关论述，主要见于“痹证”“筋病”“骨痹”“项痹病”等条目之下。《素问·痹论》曰：“风寒湿邪流于筋骨，则疼痛难已。”《灵枢·大惑论》说：“故邪中于项，因逢其身之虚……入于脑则脑转。脑转则引目系急，目系急则目眩以转矣。”丁锷教授认为颈椎病的发病是外因和内因共同作用的结果。外因主要是由于颈部感受风寒湿邪，慢性积累性劳损使局部气血循行受阻，不能荣养颈椎、髓海，导致疼痛、眩晕，常因外感风寒或外伤诱发而加重。内因多责之于中老年人肝肾渐亏，肝主筋，肾主骨，筋不束骨则关节失稳，以致逐渐形成骨刺，或形态结构改变，阻碍气血上承。肾气虚不能温煦脾阳则水谷精微运化乏力，气血生成不足，经络失濡，髓海失养。水湿不化，聚湿生痰生浊，清阳不升、浊阴不降。外因内因相互影响，外因可以加速筋骨退变，肝肾亏虚易感受风寒湿邪，所谓“邪之所凑，其气必虚”。现代医学认为刺激周围临近组织引起临床症状的原因不仅仅是机械压迫，更重要的是在某种因素作用下产生的炎症介质。丁锷教授认为这种炎症介质就是中医所谓的瘀浊，瘀浊阻络，气血运行不畅，或为疼痛，或为麻木，或为眩晕等。

颈椎病由于受累组织的不同临床表现相当繁杂，除常见的疼痛、肢麻、眩晕、运动障碍等主症外，尚有恶心、呕吐、猝倒、血压偏低或升高、呼吸短促、心悸、心前区痛、视物模糊或失明、一侧瞳孔扩大、耳聋、耳鸣、咽感异常等，且影像学检查常与临床表现不一致，而易误诊。医生必须对颈椎及其附近组织的解剖结构和生理功能娴熟于心，仔细观察分析才能做出正确诊断。颈椎病的诊断必须根据临床表现和X线检查，必要时结合颈椎磁共振，单纯X线异常而无临床表现不能诊断为颈椎病。症状重，X线表现不显，亦可诊断，临床症状的轻重与X线表现的骨质增生程度并非呈正比。现代医学根据颈椎病受累组织的不同可分为局部型、神经根型、椎动脉型、脊髓型和混合型。丁锷教授根据临床表现的不同将颈椎病分为痹痛型、眩晕型和痉症型，其中痹痛型包括神经根型、局部型和部分混合型，临床上以疼痛、麻木和僵硬为主；眩晕型包括椎动脉型、交感型，临床上主要表现为发作性眩晕，可伴有恶心、呕吐，意识清楚；痉症型包括脊髓型，以四肢强直拘挛为主。

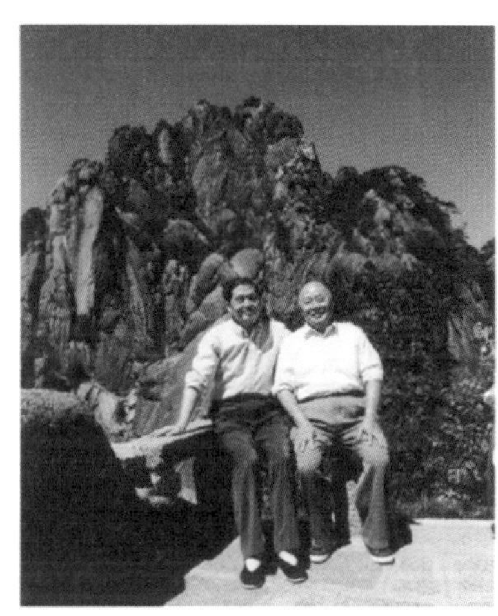

与著名侦探小说家尹曙生先生在一起

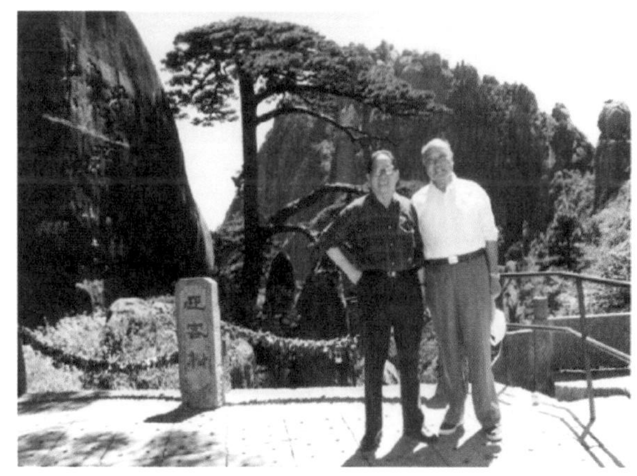

与著名漫画家丁聪先生在一起

治疗颈椎病的药物和方法很多，包括中药、手法、牵引、封闭、手术和功能锻炼等。丁锷教授应用中药治疗颈椎病强调辨证施治，临床治疗时，必须注意到40岁以上的人肝肾渐衰，筋骨痿软是自然规律，只可延缓，不能逆转；慢性劳损如长期低头工作或睡眠姿势不良造成的结构失常，可以矫正；只用药物治疗的主要目的，是改善受累的软组织或神经、血管、脊髓的病变，缓解症状。临床上丁锷教授根据颈椎病的临床表现分为痹痛、眩晕、痉症三型施治。

## （一）痹痛型

以颈肩痛、僵为主症，或伴一侧上肢麻痛，或兼见胸、背痛。脉多紧弦，苔薄白。此为风寒湿邪、痹阻经络、营卫气血不畅为患。治宜温经活血通络。方用桂枝加葛根汤加味，同时配服颈椎活血胶囊（丁锷教授验方，院内制剂，由当归、川芎、三七、红花、天麻、肉桂、冰片、人工牛黄组成。前6味水煎取汁浓缩干燥为末后加入后2味混匀，每次2 g，每日2次。此药已经卫生部批准为三类新药，名为“颈舒颗粒”，国卫药准字Z-20010153，下同）。

处方：桂枝15 g，白芍20 g，甘草10 g，葛根30 g，生姜3 g，大枣3枚，羌活20 g，当归20 g，川芎10 g。疼痛剧烈，彻夜难眠者加蜂房10 g，延胡索15 g，生珍珠母30 g，另加龙琥定痛丹（丁锷教授验方，由地龙、血竭、蜈蚣、全蝎、琥珀、珍珠母组成。共研细末，每日2次，每次3~5 g）冲服。疼痛随天气变化，遇寒加剧者，加制川、草乌各5 g，威灵仙20 g，细辛6 g。肢麻明显者加生黄芪30 g，苍术20 g，天麻10 g。颈背强痛拘紧不舒，转侧不灵者，加用消瘀接骨散（丁锷教授验方，院内制剂，由花椒、荜拨、五加皮、白芷、南星、肉桂、冰片等组成。共研细末，饴糖或蜂蜜调膏外敷局部，下同）外敷局部6~8小时，每日1次，皮肤过敏者禁用。

### （二）眩晕型

以发作性眩晕，甚至猝倒（意识清楚），常于头颈转动即发病为特点。眩晕的病机，前人有风、火、痰、虚之说。察之临床，颈椎病之眩晕有气虚下陷、痰湿中阻、风寒束络、风阳上扰四种证型。

#### 1 气虚下陷证

丁锷教授认为此证多是由于先天不足或后天脾胃虚弱，不能健运水谷以化生气血，故而中气不足。气虚则血弱，而致清阳不展，脑失所养故头晕。如《灵枢·口问》所载：“故上气不足，脑为之不满，耳为之苦鸣，头为之苦倾，目为之眩。”《景岳全书·眩运》指出：“眩运一证，虚者居其八九，而兼火、兼痰者不过十中一二耳。”强调了无虚不能作眩。患者时时眩晕，面色少神，懒言便溏或下坠，舌淡苔薄白，脉缓无力，患者多血压偏低。治宜补中益气，升清降浊，方用补中益气汤加味。药用生黄芪20 g，白术10 g，陈皮10 g，升麻10 g，柴胡12 g，小红参10 g，甘草6 g，当归10 g，枳壳20~30 g，川芎7 g，五味子15 g，生龙、牡各20 g。同时配服颈椎活血胶囊，每日2次，每次5粒，眩晕消失后继服颈椎活血胶囊1~2个月，以巩固疗效。

丁锷教授喜在补中益气汤中加入炒枳壳，且重用，一般用15~30 g。炒枳壳行气之力颇强，有“冲墙倒壁之功”，配生黄芪有补气行气的双重作用。配当归、川芎，意在“气行则血行”。炒枳壳尚能助升麻、柴胡升举清阳，使髓海得充，脑有所养。生龙牡质重潜阳，取“诸风掉眩，皆属于肝”之意，另一方面又能佐制升麻、柴胡升发太过，一升一降，相反相成，共奏补中益气、升清降浊之功。

② 痰湿中阻证

嗜酒肥甘，饥饱劳倦，伤于脾胃，健运失司，以致水谷不化精微，聚湿生痰，痰湿中阻，蒙蔽清阳，痰浊上扰清窍引起头晕、心烦欲呕、惊悸怵惕等。如《丹溪心法·头眩》中说："头眩，痰挟气虚并火，治痰为主。"并提出"无痰不作眩"的主张。又如《证治汇补·眩晕》中曰："以肝上连目系而应于风，故眩为肝风，然亦有因火、因虚、因痰、因暑、因湿者。"患者多表现为头晕、头痛如蒙、恶心，甚至呕吐，胸闷食少，舌质淡，苔白腻，脉濡滑等。治宜涤痰化浊通络，佐以和胃降逆法，方用温胆汤加味。药用姜半夏 10 g，陈皮 10 g，茯苓 10 g，甘草 6 g，枳壳 10 g，竹茹 10 g，石菖蒲 15 g，炒白术 10 g，天麻 10 g。同时配服颈椎活血胶囊。对病程长，反复发作者可酌加虫类药物，如水蛭、蜈蚣、全蝎等。

丁锷教授认为从症状看，患者眩晕、恶心、欲吐，证属眩晕范畴，但患者有痰湿阻络，络瘀久滞之象。故丁锷教授在燥湿化痰治其本的同时更注重虫类药物的合理应用，以疏通经络治其标。叶天士曾说虫类药物"飞者升，走者降，灵动迅速，追拔沉混气血之邪"，可使"血无凝着，气可宣通"，强调了虫类药物能深入筋骨络脉，有攻剔痼结瘀痰之功效。

③ 风寒束络证

风寒客于经络，经脉拘挛不舒，气血上行不畅，清窍失养而作眩晕，伴有恶心。头颈转动或精神激动即可发病，脉弦紧，舌淡苔白，脑彩超提示椎动脉痉挛。治宜舒筋活血法。拟桂龙活血止眩汤（丁锷教授验方，由肉桂 10 g、地龙 30 g、当归 10 g、川芎 10 g、葛根 30 g、白芍 15 g、羌活 15 g、防风 10 g、姜黄 10 g、天麻 10 g 僵蚕 10 g 组成。水煎服，每日 1~2 剂，分 2~4 次服），配服颈椎活血胶囊。方中肉桂、葛根、羌活、防风，可温经祛风寒而止痉挛；地龙、当归、川芎、白芍、姜黄，可活血行血；天麻、僵蚕，可熄风止痉。诸药合用，脉畅血行，眩晕自平。

④ 风阳上亢证

《内经》云："诸风掉眩，皆属于肝。"肝体阴而用阳，阴虚阳亢，肝风上扰，清窍失宁，发为眩晕，心烦易怒，舌红脉弦，血压增高等。治宜镇肝熄风为主。方用熄风活血汤（丁锷教授验方，由代赭石 20 g、灵磁石 30 g、生石决 30 g、川牛膝 10 g、地龙 20 g、钩藤 20 g、当归 10 g、川芎 10 g、丹参 15 g、白茅根 20 g、车前子 15 g 组成。水煎服，每日 1 剂），同时配服颈椎活血胶囊。丁锷教授认为肝风内动，肝阳上亢，扰乱清空而致眩晕者，治疗首当镇逆潜阳。本方代赭石、磁石、石决明三者同用，重平肝；钩藤、牛膝熄风降逆；当归、丹参活血行血；白茅根、车前子凉血利尿，清泄风阳，以佐镇摄之功。风平逆降则气血流畅，何愁清宫不宁。

（三）痉症（瘫痪）型

本证型类似于现代医学脊髓型颈椎病，以行走失稳，举步笨拙，足下发软如履棉上，触之颤抖，呈缓慢性间歇性进行性加重为特征的单侧或双下肢运动障碍。或曰：此症当属痿躄，何以名“痉”？按“痉”与“痿”的区别，《素问·生气通天论》云：“湿热不攘，大筋软短，小筋弛长，软短为拘，弛长为痿。”《温病条辨》曰：“痉者，强直之谓。”说明“痉”以肢体（或项背）强直为主症，“痿”以肢体软瘫为主症，本症表现为下肢拘紧，行动失灵，触之震颤，并非痿废不用，故应从“痉”论治，可谓“足躄”。“痉”的成因，古人认为或因风寒湿邪入侵经络，或因津液营血耗伤，或因燥结实邪，或因瘀血痰火塞窒经隧。颈椎病之成“痉”者，乃瘀浊阻络，筋脉拘急不舒，非手术治疗颇为棘手。现代医学认为脊髓型颈椎病是颈椎间盘突出，压迫脊髓而产生的症状，发病缓慢，病程长，常被误诊、失治。丁锷教授指出，突出的椎间盘即中医所谓的有形顽痰瘀浊，阻络于筋骨，病位深，非虫类药物不能祛除。

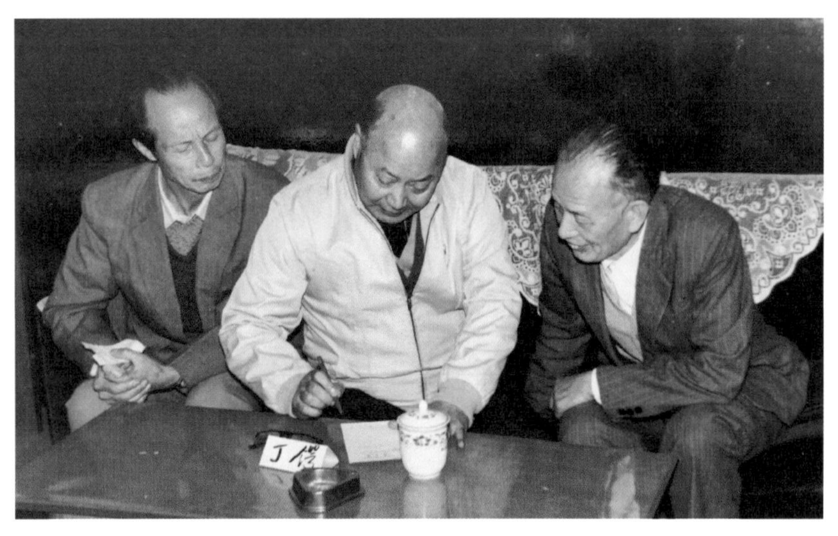

为科技工作者诊病

处方：黄芪 40 g，赤芍 20 g，当归 10 g，川芎 10 g，三棱 10 g，莪术 10 g，石菖蒲 15 g，皂刺 15 g，白干参 5 g。每日 1 剂，水煎服。龙马穿山散（丁锷教授验方，由地龙 30 g、制马前子 10 g、炮山甲 20 g、水蛭 20 g、蜈蚣 10 条、全蝎 20 g、冰片 3 g 组成。共研极细末混匀，装胶囊服用，每日 2 次，每次 1~3 g）。龙马穿山散看似毒药猛剂，实则攻顽克疾，善起沉疴。制马前子通经络、利关节为君，地龙、炮山甲、水蛭散瘀破结为臣，蜈蚣、全蝎抗痉止挛为佐，冰片芳香透络，引诸药穿骨入髓为使。君臣佐使互相为用，可望起颓振废。方中蜈蚣、全蝎两药伍用，相得益彰，增强通络止痛起废之力，能调节中枢及周围神经。《医学衷中参西录》云：“蜈蚣，走窜之力最速，内而脏腑，外而经络，凡气血凝聚之处，皆能开之。”丁锷教授应用此方治疗脊髓型颈椎病、肢体瘫痪及中风后遗肢节僵、硬、痛、麻等症，多获良效。

此外，丁锷教授特别强调颈椎病症状缓解之后要坚持颈部功能锻炼，夏季颈部保暖，避免长期低头伏案，合理用枕等，以巩固长期疗效。

典型病案

邵某，女，50岁，2006年1月27日初诊。患者头晕，闭目静卧，动则眩晕，站立则眩晕加剧，颈部酸痛，少气乏力，面白少华，舌淡红，苔薄白，脉沉细。血压90/65 mmHg，颈椎棘间椎旁压痛，侧向挤压痛。此乃中气虚陷、清阳不举、髓海失养所致。治以益气升阳为主，少佐活血止痛。药用生黄芪、炒枳壳各20 g，白术、陈皮、升麻、红参、当归、柴胡、川芎各10 g。水煎服，每日1剂。另每日取水蛭3 g，研末吞服。辅以颈椎活血胶囊，每日2次，每次5粒。2006年2月4日二诊：服前方后，头痛、头晕及颈部酸痛等症状明显减轻，已能起床活动，料理家务，药证相合，上方再服10剂，颈椎活血胶囊续服3个月，以巩固疗效。

## 二、活血通络解毒治疗脱疽（血栓闭塞性脉管炎）

中医学对周围血管疾病早有认识和论述，如所记载的“脱疽”“脱骨疽”“脱骨疔”等证候，相当于现代医学的多种动脉狭窄或闭塞而导致的趾（指）坏死脱落性疾病，包括了血栓闭塞性脉管炎、动脉硬化闭塞症、糖尿病性坏疽等疾病。脱疽，是指发于四肢末端，严重时趾（指）坏死脱落的一种慢性周围血管疾病，又称为脱骨疽。脱疽的病名最早见于南北朝龚庆宣著的《刘涓子鬼遗方》。王焘的《外台秘要·卷二十四》提出“……其状赤黑死不疗，不赤黑可疗，疗不衰，急斩去之得活，不去者死”，说明对脱疽“不赤黑者”有了治疗方法，只在治疗无效时才采用手术截肢。

关于脱疽的病因病机，中医学有许多论述，并积累了丰富的经验。《外科正宗·痈疽论》谓：“夫脱疽者，外腐而内坏也。此因平昔厚味膏粱熏蒸脏腑，丹石补药消烁肾水，房劳过度，气竭精伤……”《医宗金鉴·脱疽》记载此证“由膏粱药酒，及房术丹石热药，以致阳精煽惑，淫火猖狂，蕴蓄于脏腑，消烁阴液而成”。丁锷教授认为脾肾阳虚是脱疽发病的内因，阳虚不能温煦四末，风寒湿邪乘虚侵袭，寒主收引，四肢末端经脉闭塞，血行不畅，瘀血阻滞经脉，瘀久化热蕴毒，热盛肉腐，趾（指）端坏死，甚至脱落。故患者可见趾（指）端红肿、疼痛，以瘀、热为主，趾（指）端溃烂，紫暗色乃至黑色，趺阳脉微，甚至不可扪及，则以热、毒为主，即血脉痹阻及痹郁化热成毒两个阶段。本病乃本虚标实，急则治其标，兼顾本虚。

《验方新编》中的“四妙勇安汤”是治疗脱疽的名方，由金银花、玄参、当归、甘草组成，有清热解毒、活血止痛之功。玄参味甘苦性寒，归肺、胃、肾经，其甘寒可滋阴充液，扩张脉管，苦寒能降火解毒，入肺而朝百脉，入脾胃而达四肢。药理研究证实，玄参有缓解血管痉挛、抑制血小板聚集及抗菌抗炎等作用，故治疗周围血管疾病疗效显著。然丁锷教授认为四妙勇安汤中诸药用量太大，煎煮和服用均有不便，而且活血破瘀之力不足。他将此方减量增味，每日 2 剂，以取其长补其短。更加五虫散（丁锷教授验方，由蜈蚣 10 条，全蝎 10 g，水蛭 10 g，土鳖虫 10 g，地龙 10 g 组成，研末，每次 3~5 g，每日 2 次）通脉解毒，剂重药峻力专，故每能获效。五虫散中水蛭在《神农本草经》中有独到分析，言其："水蛭最善食人之血，而性又迟缓善入，迟缓则生血不伤，善入则坚积易破，借其力以攻积久之滞，自有利无害也。"近贤张锡纯云："凡破血之药多伤气分，唯水蛭味咸，专入血分，于气分丝毫无损，且服后不觉疼，并不开破，而瘀血默消于无形，其良药也。"据《中药大辞典》记载："水蛭性味苦咸，有毒。"主治蓄血、癥瘕、积聚等病证，具有破血逐瘀、通络等功能。现代药理研究证实，水蛭主要成分为含有一种抗凝血物质的水蛭素，具有抗凝血和扩张血管、促进血液循环等作用。临床上脱疽在发病之初表现为疼痛跛行、肢冷脉微者，四妙勇安汤去金银花加桂枝 20 g 以温阳通脉；化热成毒，肢端肿痛暗红时，去桂枝加金银花 30 g 清热去毒。多年验证，疗效甚佳。

典型验案

陶某，男，28 岁，安徽长丰人。初诊 1999 年 3 月 18 日。

右足疼痛伴间歇性跛行半年，夜间增剧，足趾红肿，日益加重。诊见右足前端连同足趾肿胀，皮色暗红。第 3、4 趾背皮肤上有豌豆大之黑斑点。趺阳脉微欲绝。抬高患肢，则足端皮色变浅、苍白，下垂患足皮色即呈紫暗。舌质红，苔白黄，寸口脉沉细而数。有雪地跋涉及多年吸烟史。证属寒湿袭络，气血滞塞，日久化热，形成脱疽。治宜活血通络加清热解毒为法。拟方：玄参 20 g，金银花 30 g，当归20 g， 甘草 10 g，三棱10 g，莪术 10 g，川芎 10 g，川牛膝 15 g。水煎服， 14 剂。每日 2 次服。五虫散每次 3 g，每日 3 次，温酒送服。嘱戒烟，保暖，避免患肢外伤。

二诊，1999 年 3 月 25 日。 药后疼痛明显减轻，夜间已可安然入睡。为防克伐太过，上方三棱、莪术各减为 5 g，加赤芍 15 g，桃仁 10 g，红花 10 g，五虫散同上，每日 1 剂，连续服用，以愈为期。

三诊，1999 年 6 月 20 日。患肢肿痛，完全恢复，趾背皮色恢复正常，趺阳脉可触及搏动。

## 三、健脾渗湿、泄热通络治疗痛风性关节炎

痛风性关节炎为现代医学病名，是嘌呤代谢紊乱、血尿酸升高引起的一组综合征，临床表现为关节的急慢性炎症、痛风石、泌尿系结石及痛风性肾病等。"痛风"在中医文献中早有记载，如《丹溪心法》《类证治裁》《证治准绳》《医学入门》等，均列有 "痛风"专门，并对病因证治做了详细描述。当然，这些文献中的"痛风"除包括现代医学所称的"痛

风性关节炎”外，还包括其他疼痛性关节病。急性痛风性关节炎也属于中医“热痹”范畴。

丁锷教授指出，膏粱厚味，脾胃受伤，升降失调，运化乏力，以致气不化津，滋生湿浊。肾与膀胱气化不足，不能分清别浊而外泄，则湿浊内蕴，化热阻络。每当感受风寒，或劳累伤损，正气虚弱时，湿热流注四肢关节，为肿为痛，微红微热，反复发作。若湿浊与气血搏结，则形成痛风石结节，湿热内舍于肾，则伤肾，形成痛风性肾病。故本病的主要病机以脾肾虚弱（运化气化无力）为本，湿浊阻络为标。

现代医学认为，高血尿酸是痛风性关节炎的发病基础。血液中尿酸值增高的原因，一是体内合成过多，即所谓内源性代谢紊乱；二为由摄入富含嘌呤类食物分解而来，尿酸是嘌呤代谢的最终产物，即所谓外源性因素；三为肾脏排泄力低于正常，尿酸排泄减少。三种原因中任何一种存在，都可导致高尿酸血症。高尿酸血症不一定发生痛风性关节炎，只有在某些诱因刺激下才能发病。2004 年山东沿海地区流行病学调查显示高尿酸血症的发病率为 23.14%，痛风性关节炎为 2.84%。

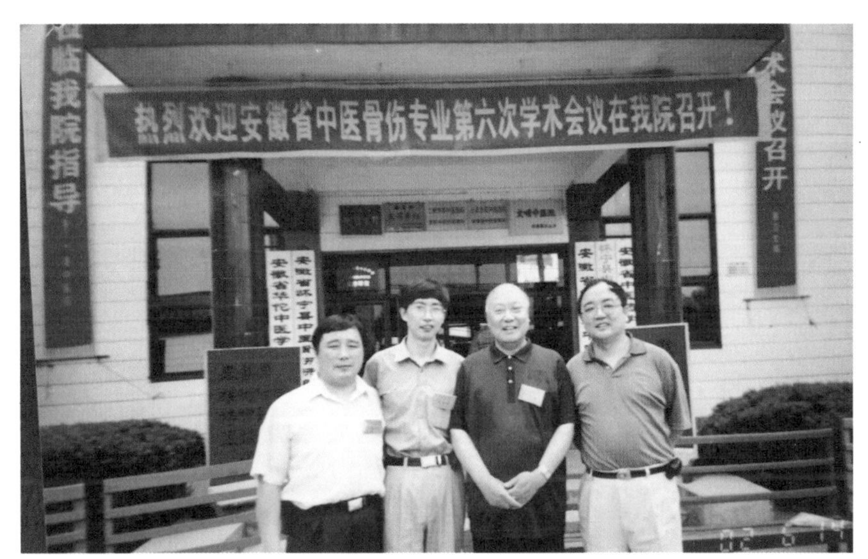

热烈欢迎安徽省中医骨伤专业第六次学术会议在我院召开！
莅临我院指导
术会议召开
参加省中医骨伤科学术年会

原发痛风性关节炎，好发于 30~50 岁男性。女性发病较少，且多见于绝经期女性。10%~60%有家族遗传特点。50%以上的第 1 跖趾关节为首发关节，其他依次为足背、足踝、足跟、膝、腕、掌指关节等，罕见于骶髂、脊柱、髋和肩关节。初起发病急骤，大多数夜间突然发病，单一关节红肿、剧痛、灼热。活动受限，可伴有身热、多汗等全身症状。一般持续 3~11 天症状缓解，炎症消退。首次发病后全身和受累关节可完全恢复正常。间隔数日甚至数年，上述症状可再次发作，如此反复发病，间隔时间愈来愈短、受累关节数目增多。发病的诱因常为饮酒、暴食肥甘、着凉、劳累、创伤或精神刺激等。多次发病后主要受累关节可发生僵硬、畸形、功能严重障碍，或形成溃疡，经久不愈合。部分患者在耳轮及尺骨鹰嘴处可发生结节样痛风石，约 1/3 患者可出现痛风性肾病。

目前诊断急性痛风性关节炎多依据病史、症状、体征、生化、影像学检查。患者素有高尿酸血症（男性和绝经后女性血尿酸>420 μmol/L），无明显原因或进食高嘌呤食物、饮酒、关节轻微外伤后突发关节的红肿热痛、活动受限，多于夜间发病，痛醒。有的患者血常规中白细胞可增高，初次发病或早期X线片无明显特征性改变。反复发作，病程久者可见关节面虫蚀样骨质破坏，CT有助于诊断。关节液及痛风石在偏振光显微镜下见到尿酸盐结晶可确诊。本病急性期应与风湿热、急性化脓性关节炎、蜂窝织炎等鉴别；慢性期应与类风湿关节炎相鉴别。

丁锷教授根据发病症状的急缓将痛风性关节炎分为急性发作期和缓解期。急性期患者主要表现为突发下肢关节红肿灼痛，痛不可忍，状如针刺、刀割，多于夜间突然发病，活动则痛增为主症，并见舌红苔腻，脉洪大或弦数等症状。辨证多属湿热瘀浊下注关节，阻滞气血运行，经络之气不通则痛。丁锷教授主张急性期以缓解症状为主要目的，以清热利湿、通络泄浊为治，结合外用药物，内外结合治疗。方选黄柏苍术散合五苓散加减。用药：黄柏 10 g，苍术 10 g，白术 15 g，胆南星 10 g，桂枝 10 g，防己 10 g，桃仁 10 g，红花 10 g，泽泻 10 g，茯苓 20 g，猪苓 10 g，忍冬藤 30 g，川牛膝 10 g，车前子 20 g。水煎内服，每日 1 剂，分 2 次服。局部外敷骨疽拔毒散（丁锷教授验方，院内制剂）。对病久、反复发作的急性期患者，丁锷教授认为久病入络，加用虫类药物如蜈蚣、全蝎、地龙等搜剔筋骨间顽痰瘀浊、疏通经络。必要时可服用新癀片或非甾体抗炎药，以期尽快控制症状，减轻患者痛苦，增加患者治疗疾病的信心。缓解期关节症状消失，以健脾促运为主，方选苓桂术甘汤合参苓白术散加减。用药：茯苓 20 g，桂枝 10 g，甘草 10 g，党参 10 g，白术 10 g，青皮 5 g，陈皮 10 g，薏苡仁 30 g，砂仁 5 g，谷、麦芽各 10 g，黄芪 20 g，炒枳壳 10 g，泽泻 10 g。每日 1 剂，水煎服，分 2 次服。但缓解期患者常难坚持煎煮服药，可予以中药颗粒剂或将药物加工为粉末装胶囊，方便患者长期服用。

丁锷教授十分注重患者生活习惯的调护，痛风性关节炎是代谢性疾病，建议患者养成健康的生活习惯。药物治疗只能解除一时之苦，为治标之举，要预防痛风性关节炎的急性发作，减少发作次数，这与患者的生活饮食习惯有很大关系。因此，痛风患者要严格戒酒，包括白酒、啤酒及红酒，因为乙醇能促进尿酸的合成。避免过度劳累，少食甚至不吃含嘌呤高的食物如动物内脏、海鲜，少吃豆制品。多饮水，最好是饮用苏打水，以碱化尿液，促进尿酸排泄。肥胖者应积极减肥，减轻体重，适当运动。

典型病案

焦某，男，56 岁，右足第一跖趾关节红肿热痛反复发作 3 年，再发一天。

2002 年 10 月 8 日初诊。查体神清，痛苦貌，强迫体位，右足第一跖趾关节红肿热，压痛明显，拒按，跛行。此次发病前有饮酒史，昨日夜间突发症状。舌质红，苔薄黄，脉沉弦，二便调。拟清利湿热，化瘀通络之剂，方选黄柏苍术散合五苓散加减。药用：黄柏 10 g，苍术 10 g，白术 15 g，胆南星 10 g，桂枝 10 g，防己 10 g，桃仁 10 g，红花 10 g，泽泻 10 g，茯苓 20 g,猪苓 10 g,忍冬藤 30 g,川牛膝 10 g,车前子 20 g,蜈蚣 3 条,广地龙 30 g,全蝎 5 g。4 剂,水煎内服,每日 1 剂,分 2 次服,骨疽拔毒散蜜调局部外敷。嘱多饮水,低嘌呤饮食。

二诊,2002 年 10 月 12 日。患者服药后症状日渐好转,刻下右足第一跖趾关节红肿已消,皮肤皱缩,稍有压痛,行走自如。舌脉同前,予以上方去蜈蚣、全蝎、胆南星,加鸡血藤 30 g,5 剂。骨疽拔毒散继续外敷。

三诊,2002 年 10 月 17 日。右足第一跖趾关节红肿热痛诸症悉除。舌质淡红,苔薄白,脉沉细。予以健脾促运为治,方选苓桂术甘汤合参苓白术散加减。药用:茯苓 20 g,桂枝 10 g,甘草 10 g,党参 10 g,白术 10 g,青皮 5 g,陈皮 10 g,薏苡仁 30 g,砂仁 5 g,谷、麦芽各 10 g,黄芪 20 g,炒枳壳 10 g,泽泻 10 g。10 剂,水煎内服,每日 1 剂,分 2 次服。辨证调护同前,随访 3 年未再复发。

## 四、外用为主,结合内服,治疗膝关节骨关节炎

骨关节炎(又称增生性关节炎或退行性关节炎)是以关节软骨退变为核心,累及骨质、滑膜、关节囊和关节其他结构的慢性非细菌性炎症。本病好发于中老年人,女性多于男性,且有年轻化的趋势。膝关节炎属祖国医学的"膝痹症"范畴,丁锷教授认为是关节过度磨损的结果,通常与年龄、性别、关节损伤和肥胖有关。其病因病机一是随年龄增长而逐渐出现肝肾渐衰,致使筋骨关节退化、变性;二是长期负荷劳损,以致关节及其周围气血瘀滞,经络痹阻不通。另外,感受风寒湿邪是疾病发展或加重的重要原因。

膝关节骨关节炎多发生于 50 岁以上的中老年人。常见的症状包括膝部疼痛、肿胀、畸形、功能障碍等,其中膝部打软腿、关节弹响及摩擦感是早期的主要症状。疼痛有始动痛、负重痛、主动活动痛和休息痛等特点,多与天气变化有关。临床检查可见膝周压痛、关节肥大、软组织肿胀、骨关节畸形、关节屈伸受限等。特殊检查包括浮髌试验、研髌试验等。X 线检查早期可无异常表现,随疾病进展可出现髌股关节、胫股关节骨赘形成,关节间隙狭窄,软骨下骨硬化,囊性变等典型特征。当骨赘折落进入关节内时,可见关节内游离体(关节鼠)。

丁锷教授指出,根据临床症状、体征、影像学改变等表现,膝关节骨关节炎的诊断并不困难,但应排除类风湿关节炎、痛风、结核等疾患,还应与髌骨软骨软化症、膝关节滑膜皱襞综合征、髌前脂肪垫炎、半月板损伤等相鉴别。当然这些疾病的后期也可继发出现骨关节炎。临床多沿用 1987 年美国风湿病学会的诊断标准,2007 年中华医学会骨科学分会也制定了我国的诊断标准。

辨证论治:膝关节骨关节炎的病因虽与肝肾不足、气血亏虚有关,但肝肾不足乃中老年人生理衰退的自然规律,延缓可能,逆转何易!况且本病的发病尚与风寒湿邪入侵、

慢性劳损、痰湿内阻等密切相关。该病辨证属中医“痹证”范畴，所以应从“痹”论治。丁锷教授对于单纯X线片显示骨质增生而无症状者除了进行科普教育，叮嘱患者改变或减少不正确生活、运动方式外不予特殊治疗；对有症状者应根据临床表现分寒痹、热痹、湿痹三型辨证治疗。其中并发膝内翻或膝外翻者，因关节负荷面不平衡，治疗后容易复发；关节内游离体有交锁症状者需行关节镜下手术治疗。

### ❶ 寒痹型

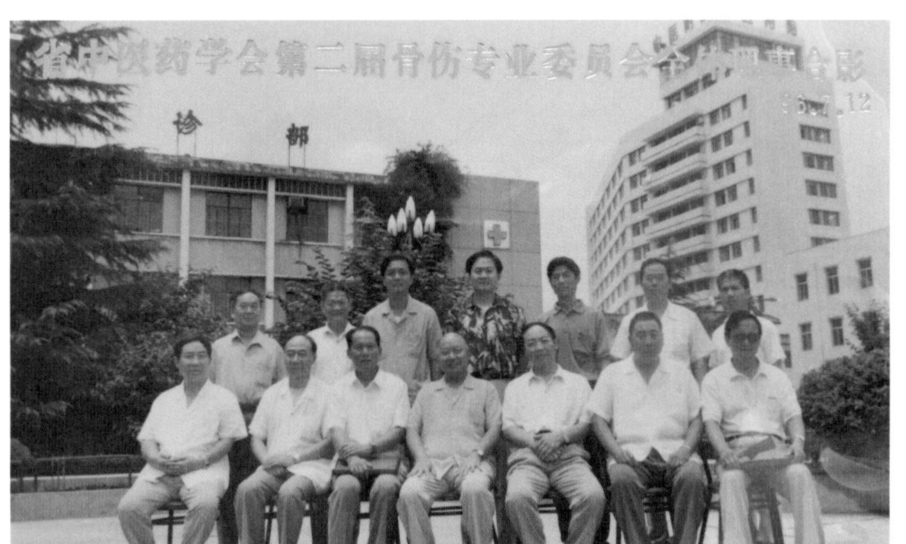

与省第二届骨伤专业委员会委员合影

主要表现为膝关节疼痛，得热则舒，遇寒加剧，局部皮温低。治疗上予以活血、温经、止痛。药用熏洗方（丁锷教授验方，由桂枝、红花、花椒、公丁香、白芷、五加皮、小茴香、石菖蒲、透骨草各10 g组成）。煮沸后熏洗患膝，每日1次。熏洗后蜜调消瘀接骨散（丁锷教授验方，院内制剂，由花椒、荜拨、五加皮、乳香、没药、血竭、姜黄、冰片等组成。共研细末，饴糖或蜂蜜调膏外敷局部）外敷膝关节，每日1次，每次6~8小时，对消瘀接骨散过敏者需禁用。

### ❷ 热痹型（并发滑膜炎）

主要表现为膝部肿痛，发热微红，压痛明显，遇热痛增，浮髌试验阳性。治宜清热除湿，拟加味三妙散。药用：黄柏10 g，苍术15 g，牛膝15 g，土茯苓30 g，连翘15 g，蒲公英30 g，泽泻15 g，生地15 g，赤芍15 g，制乳香10 g，制没药10 g，车前子20 g。每日1剂，水煎服。如积液明显，加茯苓皮、大腹皮、三棱、莪术。外用骨疽拔毒散，蜂蜜调膏，局部外敷，每日1次。

### ❸ 湿痹型（伴发慢性滑膜炎，关节内积液）

主要表现为患膝疼痛不剧，肿胀明显，按之应指波动，活动不利。治宜先予散瘀利湿,待肿胀积液消退后改利湿敛渗同用。利湿消肿汤(丁锷教授验方,由黄芪 30 g、萆薢 10 g、三棱 10 g、莪术 10 g、大腹皮 30 g、茯苓皮 30 g、土茯苓 30 g、川牛膝 15 g、车前子 20 g、黄柏 10 g 组成),每日 1 剂,水煎服。外敷骨疽拔毒散,每日 1 次。膝关节积液,常呈慢性经过,有的甚至长达数年不愈。多数由于慢性劳损,关节内经络气血瘀滞(滑膜内壁增厚),津液输布不畅,导致水湿内生而形成。本方以利水除湿为主,佐以三棱、莪术活血化瘀,导滞畅络,速收疏血行水、消浮退肿之功。当肿胀基本消退后改六味地黄汤加味。药用:生地 10 g,丹皮 10 g,茯苓 20 g,泽泻 10 g,淮山药 20 g,五味子 10 g,山萸肉 20 g,仙灵脾 10 g,车前子 20 g,杭白芍 10 g,威灵仙 20 g,三七 5 g(研末冲服)。功效利湿敛渗。每日 1 剂,水煎服。

典型病案

膝关节积液(膝关节骨关节炎伴滑膜炎)

阚某,男,45 岁,安徽宿州人。

初诊 1991 年 3 月 23 日。因右膝反复肿痛 4 年、加重 1 周就诊。在外院就诊多次,行抽液、局部封闭、加压包扎等多方治疗仍未愈。刻下右膝肿胀膨隆,浮髌试验阳性,局部皮温稍高,关节屈伸受限,舌质淡,苔黄腻,脉弦。X 线片示膝关节退行性改变。诊断:右膝骨关节炎伴滑膜炎。为水湿郁热,蓄聚关节,经络瘀阻,拟清热利湿,佐以化瘀为治。拟利湿消肿汤加减,药用:黄芪 20 g,黄柏 10 g,萆薢 10 g,三棱 10 g,莪术 10 g,大腹皮 30 g,茯苓皮 30 g,车前子 20 g,金银花 30 g,土茯苓 30 g,制乳香 6 g,制没药 6 g,苍术 10 g,川牛膝 15 g。水煎服,7 剂,每日 1 剂。骨疽拔毒散蜜水调膏,外敷患膝每日 1 次,嘱患肢制动。

二诊,1991 年 3 月 29 日。药后患膝肿痛大减,原方继服 1 周。

三诊,1991 年 4 月 4 日。患肢红肿热痛全除,仅存轻度压痛。多年湿浊瘀热,旬日岂可清除。原方加山萸肉 20 g,再进 7 剂。

四诊,1991 年 4 月 12 日。临床症状消失,关节活动正常,髌骨内后稍压痛,内服药停止,骨疽拔毒散继续局部外敷,以清除余热,同时嘱进行股四头肌功能锻炼。5 年后随访,未再复发。

本例原为膝关节退行性病变(骨性关节炎),因治疗不当,或过劳过累,使关节内滑膜肿胀,渗出增加,为水湿内聚,蕴郁化热,终致湿热蓄积关节而为患。方中黄柏、金银花、土茯苓、萆薢、大腹皮、车前子等清热利湿;又因久病入络,血瘀络阻,形成湿热夹瘀,故方中加三棱、莪术等行气破瘀以助行水消肿。三诊后加山萸肉,意在酸收止渗,防止水湿再生。骨疽拔毒散由白矾、芒硝、南星、冰片组成,具有清热消肿、拔毒止痛之功。两方合用,内外同治,剂重力专,故能迅速奏效。

## 五、破血逐瘀结合辨证论治治疗腰椎间盘突出症

腰椎间盘突出症是临床上的常见病、多发病，它是在腰椎间盘退变的基础上，由于感受风寒湿邪或因外力的作用，纤维环破裂，髓核突出刺激或压迫神经根、马尾神经而引起的以腰腿疼痛、麻木和肌肉无力等为主的一种病变。中医认为本病属于“腰痛”“腰腿痛”“腰痛连膝”“痹证”等范畴。如《素问·刺腰痛》曰：“衡络之脉令人腰痛，不可以俯仰，仰则恐仆，得之举重伤腰。”又云：“肉里之脉令人腰痛，不可以咳，咳则筋挛急。”《医学心悟》曰：“腰痛拘急，牵引腿足。”这些描述与现在腰椎间盘突出症的临床症状基本吻合。

腰椎间盘突出症的病因病机多为椎间盘随着年龄增长出现退行性变，髓核内的水分逐渐减少，弹性下降，椎间隙变窄，周围韧带松弛，椎体关节间的稳定性下降。加之外伤、劳累、受凉等作用下，使椎间盘的压力增加，甚或纤维环破裂，髓核突出，压迫或刺激硬膜囊和神经根，引起腰腿疼痛。而引起腰腿疼痛的病理目前主要认为是突出的髓核组织压迫神经根以及破裂的髓核释放一些炎性致痛物质刺激神经根。丁锷教授认为此时神经根水肿和致压物的存在是引起腰腿痛等根性痛的主要原因。因为腰为肾之外府，肝主筋、肾主骨，肝肾亏虚则筋骨懈惰，无力束骨而出现椎间盘退变，而椎间盘退变可引起腰痛，但不足以引起腰腿痛等典型的腰椎间盘突出症症状。一旦患者遭受外力作用或感受风寒湿邪，致使经脉受损，瘀浊阻塞，经脉不通则疼痛不止。20 世纪 80 年代，丁锷教授对非手术治疗的病例做过术前和术后造影对比观察，发现经治疗后症状体征完全消失、功能恢复正常者，X 线造影显示突出物大小及其形态并无改变。另外，在临床上发现绝大多数腰椎间盘突出症的患者经卧床休息和中医药保守治疗后，症状体征缓解而 CT 或 MRI 等影像学检查证实突出物依然存在。因此丁锷教授认为神经根的机械性压迫，只是引起疼痛的一个原因但绝对不是唯一的原因。从动物实验中观察到破裂纤维环和突出髓核（或已破碎）的渗出物连同破裂组织，对附近的神经根、硬膜囊等组织产生刺激，以及因刺激而产生的病理反应（充血、水肿、炎性渗出）、代谢产物及肌肉痉挛等，即中医所谓的瘀浊积聚，阻滞经络，不通作痛，乃本病的主要病机。目前临床上采用的硬膜外封闭或硬膜外滴注等疗法对腰椎间盘突出症有效也证明了炎性水肿的消除即瘀浊消退可缓解神经根疼痛。而腰椎间盘突出症的病因，或因强力闪挫，或因肝肾不足，或因气血亏虚，或因感受风寒湿邪，因此除了注重局部的瘀浊积聚外，要对全身的症状进行细致辨证。《素问·宣明五气论》曰：“久视伤血，久卧伤气，久坐伤肉，久立伤骨，久行伤筋，是谓五劳。”目前腰椎间盘突出症患者多有不良的生活和工作习惯，如久坐伏案，长时间使用电脑、电视、手机，或过度使用空调，贪食冷饮等，致使气血、筋骨受损。而气血亏虚则易感风寒湿邪，正所谓“邪之所凑，其气必虚”。因此丁锷教授认为本病的主要病机以

肝肾亏损、气血不和为主，兼有风寒湿瘀之邪侵袭。

丁锷教授在腰椎间盘突出症的诊治中重视辨病与辨证、局部与整体、临床症状体征与影像学相结合。在诊断中患者多有反复腰扭伤史，主要表现腰痛和下肢放射状疼痛，常因咳嗽、打喷嚏、用力排便而加重，往往伴有下肢麻木、冷感、肌力减退；中央型突出压迫马尾神经引起会阴部麻木、二便障碍或双下肢瘫痪、男子阳痿。临床检查可见腰部生理前凸消失，腰椎活动受限，椎间隙棘突旁压痛、叩痛并下肢放射痛，感觉障碍，肌力减退，腱反射减弱，直腿抬高试验阳性，直腿抬高加强试验阳性等。临床诊断除了上述临床表现外，必须结合X线、CT、MRI等影像学检查综合考虑。X线检查虽然不能明确诊断腰椎间盘突出，但其表现为椎体缘骨质增生、椎间隙变窄，提示椎间盘退变，对定位诊断有一定意义；同时腰椎的过伸、过屈位侧位片可以判断腰椎椎节是否失稳，并有助于排除腰椎结核、肿瘤等疾病。而CT或MRI检查可以明确有无腰椎间盘突出，但必须结合临床症状和体征，确定能否诊断为腰椎间盘突出症。如症状、体征与影像学检查不符，应进一步检查，以防误诊和漏诊。因此诊断时要注重临床检查，不能不看患者，偏信辅助检查。

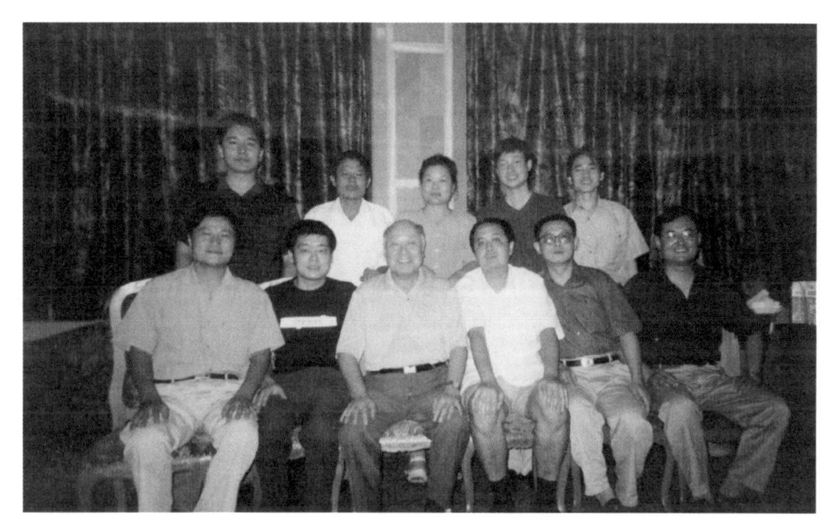

与科室人员合影

丁锷教授根据腰椎间盘突出症的发病特点将本病分为急性期和慢性期。急性期患者多表现为突发性腰痛伴下肢放射状疼痛或为慢性腰腿疼痛急性发作，疼痛剧烈，甚至翻身转侧均困难，部分患者可伴有小腿和足部麻木。检查可见下腰椎棘间或椎旁压痛，并可出现下肢放射状疼痛；直腿抬高试验阳性，一般小于45°，直腿抬高加强试验阳性；小腿外侧或后外侧皮肤感觉减退；拇趾背伸或跖屈肌力减弱。CT或MRI检查可见腰椎间盘髓核突出，神经根或马尾受压，神经根水肿。

慢性期患者多表现为急性期经治疗后症状逐渐好转或长期慢性疼痛，临床上也表现为腰腿疼痛，但休息后可明显好转，劳累或负重行走后症状加重，并可出现小腿或足部麻木。检查可见腰部压痛较轻，放射痛不明显；直腿抬高试验阳性，一般大于45°，直腿抬高加强试验大多为阴性；小腿外侧或后外侧皮肤感觉减退；拇趾背伸或跖屈肌力减退。CT 或 MRI 检查可见腰椎间盘髓核突出，神经根或马尾受压。中医辨证可见以下几种证型。

血瘀型：症见腰腿疼痛如刺，痛有定处，日轻夜重，腰部板硬，俯仰受限，痛处拒按，舌暗紫或有瘀斑，脉弦紧或涩。

寒湿型：症见腰腿冷痛重着，转侧不利，静卧痛不减，受寒或阴雨天加重，肢体发凉，舌淡苔白或腻，脉沉紧或濡缓。

湿热型：症见腰部疼痛，腿软无力，痛处有热感，遇热或雨天痛增，活动后痛减，恶热口渴，小便短赤，苔黄腻，脉濡数或弦数。

肝肾亏虚型：证见腰腿酸痛，腿膝无力，劳累则甚，卧则减轻。偏阳虚者，面色苍白，手足不温，少气懒言，腰腿发凉，舌质淡，脉沉细；偏阴虚者，咽干口渴，面色潮红，倦怠乏力，心烦失眠多梦，舌红少苔，脉弦细数。

针对腰椎间盘突出症的治疗，丁锷教授认为一般分为非手术疗法、手术疗法（包括微创疗法）等，这些疗法对于绝大多数患者有一定的疗效。治疗应遵从急则治标，缓则治本或标本兼治；局部治疗与整体治疗相结合；分期治疗与辨证治疗相结合的原则。如腰腿疼痛较重，非手术治疗难以缓解，或出现马尾神经压迫症状，应首先考虑手术治疗。非手术治疗能够缓解症状且无马尾神经压迫症状者可以考虑中医中药治疗。除了中药内服外可结合中药外敷、针灸、理疗、推拿等局部治疗，这些方法在临床上的确行之有效。

丁锷教授在临床上采用中药治疗腰椎间盘突出症主要遵循分期论治和辨证论治相结合，认为腰椎间盘突出症的主要病机是瘀浊积聚，阻滞经络，不通则痛。基于这种认识，腰椎间盘突出症急性期的治疗应以行气活血、破积散结、疏通经络为主，内服腰突散Ⅰ号（丁锷教授验方），药由炒枳壳 20 g、蜈蚣 25 条、全蝎 20 g、地龙 30 g、土鳖虫 30 g、水蛭 30 g、广木香 20 g、延胡索 20 g、三棱 10 g、莪术 10 g、姜黄 15 g、血竭 30 g、冰片 6 g 组成。上方中药共研细末，每日 2 次，每次 5 g。治疗期间必须绝对卧床休息，以使破裂的纤维环在相对静止的状态下进行修复。其方中的地龙、土鳖虫、水蛭、枳壳活血行气利水，合三棱、莪术逐瘀破积；蜈蚣、全蝎通络镇痛、抗炎止渗；延胡索、木香、血竭行气化瘀止痛，冰片芳香走窜可引诸药直达病所。《医学衷中参西录》云：“蜈蚣，走窜之力最速，内而脏腑，外而经络，凡气血凝聚之处，皆能开之。”蜈蚣与全蝎均有镇痛作用，两药伍用，相得益彰，增强通络镇痛之力，并能调节中枢及周围神经，故用于神经性疼痛效果最佳而为首选。诸药合用，虽不能使突出的髓核还纳或位移，但可消除瘀浊，解凝散结，故可消除或改善临床症状。同时，因椎间盘损伤破裂，故必须卧床休息以便在相对静止的状态下进行修复。疼痛严重者可配合新癀片 4 片，每日 3 次，温水吞服。腰部疼痛、压痛明显者，可配合消瘀接骨散用蜂蜜调敷腰部，以缓解疼痛，促进局部的瘀浊消退。在腰椎间盘突出症的慢性期，由于患者疼痛减轻，直腿抬举明显改善，表明瘀积减退，或患者发病即为慢性腰腿疼痛，治宜行气活血、温经通络、化瘀解凝为主，内服腰突散Ⅱ号方（丁锷教授验方），药由腰突散Ⅰ号方去水蛭加肉桂组成，研末内服，每日2次，每次5 g。腰突散Ⅱ号方，即Ⅰ号方去水蛭加肉桂，两方虽仅一味之差，但其义迥然，前者以水蛭为代表，破积为主，后者以肉桂为代表，旨在化瘀。血得热则行，得寒则凝。肉桂辛温大热，善行血中之滞，化瘀非此莫属。易破为化，促进血运，减少瘢痕，以免留瘀贻患。同时嘱患者进行腰背肌锻炼，对稳定脊柱、恢复功能、防止复发也是一个重要的环节。在临床应用中尚宜辨证加减，以便提高疗效，缩短病程。如气滞重者则重用枳壳以发挥破气行瘀之功，取“枳壳破气，有冲墙倒壁之功”，气行则血行之意；血瘀重者则重用破瘀功效峻猛的土鳖虫、地龙之品；伤损易夹湿，湿重者加用消肿除湿的泽泻；感受风寒湿邪者，加用细辛、威灵仙等以宣通气血、调畅少阴经气而治腰痛；气血亏虚者加用黄芪，其与枳壳相配有补气行气之双重作用。

总之，腰椎间盘突出症是椎间盘退变的结果，而肝肾亏虚是椎间盘退变的主要病机，这是人体衰老和整体退变的结果，难以完全逆转；而腰腿疼痛是腰椎间盘突出症所表现的主要症状，其病机是瘀浊积聚，因此本病的治疗需要局部与整体综合治疗，待腰腿疼痛的症状和体征消除后，仍需要合理的饮食、保健和锻炼以减轻或延缓其退变。

典型验案

赵某，男，49岁，安徽寿县人，1989年11月30日就诊。

不明原因腰腿痛，时轻时重，年余未愈，近2周加重。刻下坐卧不安，剧痛难忍，转侧困难，左下肢痛麻明显。腰脊前佝右斜，不能挺直，需搀扶跛行，举步艰难。舌淡红，脉弦紧。L4/L5，L5/S1压痛，放射痛（+）、直腿抬高试验右70°、左15°，加强（+），CT提示：L4/5椎间盘向左后突出约0.7 cm，L5/S1突出约0.4 cm。

中医诊断：腰腿痛。证属肝肾亏虚，筋骨退变失养；又因负重、闪扭，以致筋肉破裂，瘀浊积聚，脉络不通。急则治标，治宜逐瘀破积、通络止痛。处方：炒枳壳20 g，蜈蚣25条，全蝎20 g，地龙干30 g，土鳖虫30 g，三棱10 g，莪术10 g，延胡索20 g，广木香20 g，水蛭30 g，血竭30 g，冰片6 g。上方焙干后共研细末（命名为腰突散Ⅰ号），每日2次，每次5 g，温水冲服或装胶囊服。辅以新癀片，每日3次，每次4片，剧痛减轻后停服。嘱卧硬板床休息。

二诊，1989年12月28日。诉服药后腰腿痛麻逐渐减轻，刻下已能直立行走，自理日常生活，直腿高举左侧可达45°。唯初服上药有恶心、厌食感觉，1周后即好转，肝肾功能正常。此乃瘀浊虽减，凝结未散。原方去水蛭加肉桂10 g以化瘀解凝（后定名为腰突散Ⅱ号），再进2剂。

三诊，1990年2月25日。腰腿痛麻消失，直腿抬高试验右90°，左70°，加强试验阴性，但抬腿时有轻度牵拉不适感，L4/5、L5/S1压痛基本消失，无放射痛。恐瘀浊凝结未尽，再予补阳还五汤加肉桂、土鳖虫，剂帖。方药：绵黄芪40 g，当归10 g，川芎10 g，地龙30 g，赤芍15 g，桃仁10 g，红花10 g，肉桂10 g，土鳖虫10 g。水煎服。嘱其逐步进行腰背功能锻炼。

1992年3月因足跖痛来诊，告知腰腿痛自两年前治愈，至今未复发。

[按] 丁锷教授认为腰椎间盘突出症产生腰腿痛的原因，除了破裂的纤维环和突出的髓核压迫刺激硬膜囊和神经根外，还因这种压迫刺激引起其周围组织反应性充血、水肿和炎性渗出等，即所谓"瘀浊积聚"等综合作用所致。腰突散中地龙、土鳖虫、水蛭、枳壳活血行气利水，合三棱、莪术逐瘀破积；蜈蚣、全蝎通络镇痛、抗炎止渗；延胡索、木香、血竭行气化瘀止痛。腰突散Ⅱ号方中去水蛭，加肉桂辛热、化瘀解凝，减少瘢痕形成。诸药合用，虽不能使突出的髓核还纳，但可消除瘀浊，解凝散结，行气止痛。

## 六、活血祛风通络，培元固本治疗类风湿关节炎

类风湿关节炎(RA)是一种慢性、全身性、自身免疫性综合征，其特征是外周关节的非特异性、对称性炎症，关节滑膜的慢性炎症、增生，形成血管翳，侵犯关节软骨、软骨下组织、韧带和肌腱等，造成关节软骨、骨和关节囊破坏，最终导致关节畸形和功能丧失，部分患者伴有不同程度的全身表现。目前病因不明，各年龄组均可发病，但25~50岁为本病的好发年龄。属于中医学"尪痹"的范畴。丁锷教授认为尪痹是由于风、寒、湿、热等外邪侵袭人体，邪气闭阻经络，影响气血运行，导致肢体肌肉、筋骨、关节发生疼痛、重着、酸楚、麻木，或关节屈伸不利、僵硬、肿大、变形为主要临床表现的病证。

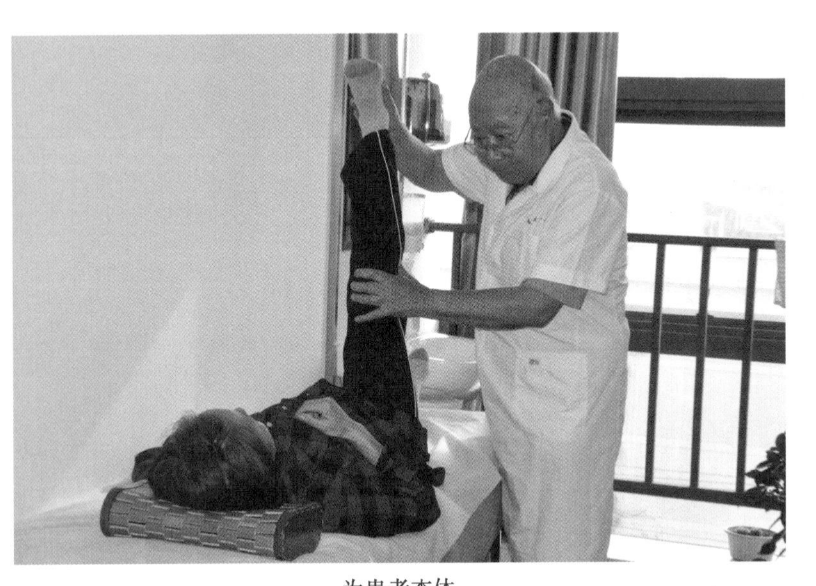

为患者查体

丁锷教授强调正气亏虚是痹证发病的主要内因。内因为本，内因是决定发病与否的关键因素，体质阴阳偏盛也影响疾病的证候特点及转归。外因通过内因而起作用，内外因相互作用，致使痹病发生、发展。类风湿关节炎属典型的本虚标实证，以人体先天禀赋不足、气血脏腑亏虚为本，以风寒湿热邪气、瘀血、痰浊痹阻为标。病因与先天禀赋不足、感受外邪、情志失调、饮食起居、年老体衰、劳损等关

系密切，风寒湿热外邪仅仅是发病的外在条件，而先天禀赋不足、气血、营卫、脏腑亏虚是导致痹证的先决因素。正邪相争，经络筋脉气血闭阻，筋脉关节失于濡养是痹证的关键病机。其病理因素为瘀浊、痰湿痹阻，实则“不通则痛”与虚则“不荣则痛”互见。

丁锷教授坚持“西学中用，以中为主，中西结合”的理念，运用西医学的现代科学技术，发扬传统中医的优势。他认为类风湿关节炎的现代医学病理表现有关节滑膜炎，见充血、渗出、水肿、增生、增厚，致关节积液、血管翳的形成，软骨、骨质破坏，关节畸形，皮下结节，浆膜腔积液等，即是中医病机“痰瘀痹阻”的重要表现。

类风湿关节炎常缓慢起病，患者有乏力、纳差、体重减轻及低热等。最常见以近端指间关节、掌指关节及腕关节为主的对称性、多关节、小关节肿痛，活动受限，指间关节呈梭形肿胀，晚期可畸形。伴有晨僵，持续时间常与病情活动程度一致。关节隆突部位，可出现单个或多个类风湿结节，数毫米至数厘米大小不等，持续数月至数年，是病情活动的表现。另外，部分患者病情活动时有胸膜炎、间质性肺炎、心包炎、浅表淋巴结肿大、肝脾大等。实验室检查可有轻、中度贫血，活动期红细胞沉降率加快。血清免疫球蛋白增高，抗核抗体 10%~20%阳性，类风湿因子 80%阳性，C 反应蛋白增高，抗环瓜氨酸抗体及抗角蛋白抗体阳性。关节滑液呈半透明或不透明，黄色，黏度差，细胞数 5 万~10 万/ml，中性粒细胞占 50%~90%。X 线可见早期关节周围组织肿胀、骨质疏松，后期关节软骨破坏、侵蚀，关节间隙狭窄，关节强直和畸形。丁锷教授根据本病的演变过程和临床表现，将类风湿关节炎分为湿热痹阻证、风寒阻络证、痰瘀痹阻证、脾肾亏虚证四个证型。

丁锷教授认为本病的治疗，因其病因病机复杂，邪顽势笃，非一方一药旬日可效，临床不仅要辨证施治，而且需采取综合措施，即对症治疗、辨证治疗、培元扶正三方面结合。

针对痹证“通则不痛”“荣则不痛”的原理，丁锷教授认为顽痹痰瘀，以通为用，遵循急则治其标、缓则治其本的原则，一方面提出“攻补兼施，攻邪为先”的治疗思想，倡用“祛瘀生新、通络止痛、通因通用”的方法；另一方面丁锷教授强调治痹切勿忽视补气益血，养营益卫法可贯穿痹证治疗始终，倡导“养血荣筋、固本益气、以补为通、扶正祛邪”等治痹思想，重视先后天脾肾的调养。丁锷教授认为辨证早期实邪为主，气滞血瘀，中期多虚实夹杂，后期以虚损为主要病机，或肝肾虚或气血虚；治疗中注意中药外敷、熏洗，调养，动静相宜。丁锷教授尤其注重后期培元扶正，关节痹病原本因虚而受邪，因衰而发病。发病后耗气劫血，正气势必愈加亏损，风湿绵顽，祛邪匪易。祛邪而不扶正，不仅邪气不能尽去，而且极易去而复发。临床治疗既需要祛邪以匡正，又必须扶正以祛邪。所以培元扶正法作为综合治疗三大法则之一有着重要的意义。培元扶正以健脾益肾为主，盖脾主运化，为后天之本，肾为元阳之府、元阴之根，为后天之本。人体正气的盛衰与脾肾关系最为密切，健脾益肾即可培元扶正。

丁锷教授尊古不泥古，勇于创新。久病入络，丁锷教授善用虫类药，发挥虫类药透骨搜风剔络、通络止痛、破血化瘀等功效，确能逐顽痹起沉疴，祛邪而不伤正；善用藤类等引经药，引药直达病所，事半功倍；遣药巧妙，善用药对，敢用治痹毒药如制附片、细辛、半夏、制南星、雷公藤、马钱子等，以毒攻毒，因配伍、炮制、煎法合理，未见副作用，且效果满意。

丁锷教授认为针对关节肿痛的症状治疗很重要，此虽治标之举，但对减轻痛苦、鼓励患者的治疗信心十分重要。药用痹苦消（丁锷教授验方，药由地龙 30 g、蜈蚣 10 条、三七 20 g、制马钱子 5 g 组成。共研细末，每日 2 次，每次 1~3 g）、骨疽拔毒散外敷或加新癀片内服，必要时亦可选用非甾体抗炎药或肾上腺皮质激素等，充分体现了急则治其标的思想。在此基础上丁锷教授根据本病的演变过程和临床表现辨四个证型分别论治。

### ❶ 湿热痹阻证

受累关节（多为对称性、多发性小关节）肿胀、疼痛、压痛、局部灼热或全身乏力、低热，舌质红、苔白腻或黄腻，脉弦数。治宜清热除湿，宣痹通络。取新加黄柏苍术汤合利湿消肿汤化裁。药由黄柏 12 g、苍术 15 g、胆南星 10 g、忍冬藤 30 g、土茯苓 30 g、大腹皮 30 g、茯苓皮 30 g 、车前子 20 g、川牛膝 15 g、雷公藤（去皮、根，先煎）15 g、青风藤 15 g、白花蛇舌草 20 g、血竭（研末吞服）3 g 组成。水煎服，每日 1 剂。

### ❷ 风寒阻络证

以受累关节肿胀、畸形、疼痛、活动受限，症状反复发作，每遇天气变化、受寒着凉即加重，舌质淡或边有瘀点、苔薄白或黄，脉沉细或细数。治宜祛风湿、活血通络为主。药由黄芪 20 g、当归 15 g、丹参 20 g、赤芍 15 g、白芍 15 g、羌活 15 g、独活 15 g、青风藤 20 g、络石藤 30 g、桂枝 15 g、威灵仙 20 g、仙灵脾 20 g、补骨脂 20 g 组成。另外可用中药透骨草、五加皮、白芷、伸筋草、丁香、小茴香、桂枝、石菖蒲、红花各 10 g，煎水熏洗，以温经通络，祛寒止痛，每日 1 次。

### ❸ 痰瘀痹阻证

痹证日久，关节畸形、肿大、僵硬、活动受限，肌肉刺痛，肌肤紫暗，面色黧黑，或有皮下结节，舌质暗红或有瘀斑、瘀点，苔薄白或黄，脉弦细或细涩。治宜活血化瘀，祛痰通络。药由黄芪 30 g、丹参 20 g、赤芍 20 g、防己 10 g、雷公藤 10~25 g、青风藤 15 g、鸡血藤 30 g、追地风 20 g、三棱 10 g、莪术 10 g、土茯苓 30 g、威灵仙 30 g 、细辛 5 g、桂枝 15 g 组成。水煎服，每日 1 剂。并嘱加强患肢功能锻炼。

### ❹ 脾肾亏虚证

痹证日久不愈，肌肉瘦削，关节变形，腰膝酸软，骨节烦痛、僵硬、活动受限，筋脉拘急，常伴乏力，纳差，眩晕，心悸，气短，苔薄，舌淡无华，脉细弱。治宜培补脾肾，补气养血。培元散治本为主。药由生晒参 20 g、全当归 20 g、绵黄芪 50 g、杭白芍 10 g、云茯苓 20 g、陈皮 30 g、白术 20 g、女贞子 50 g、狗脊 50 g、生地 30 g、枸杞 50 g 组成。共研细末，每日 2 次，每次 5 g。

丁锷教授用以上方法治疗类风湿关节炎数百例，用药少则 3 个月，多则 2 年，症状都能控制、缓解甚至消失，关节功能绝大多数基本恢复，可参加正常工作和体力劳动。偶见数年后关节疼痛复发者，再予以辨证治疗选方投药。

类风湿关节炎患者免疫功能多降低，抵抗力差，易发生各种感染，而感染又是类风湿关节炎病情加重或症状恶化的重要因素之一。如有感染，必须及时根治。避免诱因如受凉、潮湿、精神紧张、过度疲劳、失眠、外伤(如关节扭伤、跌伤和骨折)等，这些都是类风湿关节炎症状加重的诱发因素。

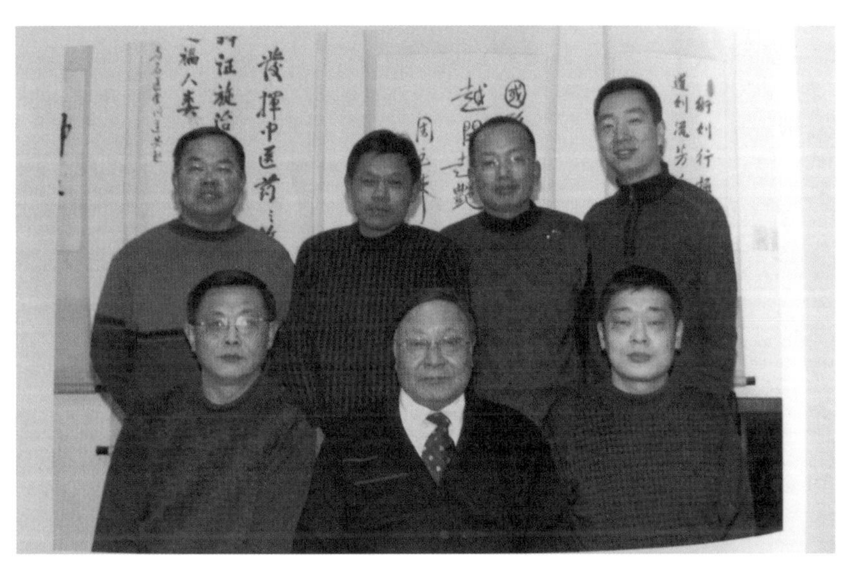

丁锷教授名老中医工作室成员合影

适当服用能扶正固表、预防感冒的中成药，如玉屏风散、四君子汤、六味地黄丸等，以固本培元，调节免疫功能，提高抗病能力，注意保护胃黏膜，拮抗抗风湿药物的副作用。治疗用药要严格按照医嘱进行，服药不规律、擅自停药也是诱发或加重的因素。

注意饮食调节，类风湿关节炎常见消瘦、贫血、低蛋白血症等，故要强调饮食的营养，又要避免高热量、高蛋白质、高脂肪饮食。因为大分子的蛋白质、油脂是类风湿关节炎重要的诱发因子，可诱发免疫反应，加重类风湿关节炎病情。适当运动，配合积极的功能运动疗法，才能更好地维持日常生活能力，改善各关节功能和肌肉力量。功能锻炼的原则和运动量应根据疾病的程度，在能耐受疼痛的范围内进行，一般以运动锻炼后第二天不感觉疲劳为度。类风湿关节炎患者多患骨质疏松(尤其女性)，应适当补钙及维生素 D，适当进行户外日照活动。

典型病案

张某，女，46岁，安徽阜阳人，初诊1998年12月1日。

患者四肢关节反复肿痛20余年，加重3个月。曾求治多家医院，予以中西药抗炎镇痛等治疗（拒服糖皮质激素），效果不显。

刻下症见表情痛苦，面白少华，形体消瘦，步履困难。双手2、3掌指关节肿胀、畸形，中节指间关节梭形肿胀，手指向尺侧倾斜。腕关节肿痛、僵硬，皮色泛红，皮温略增。右肘关节肿胀呈半屈曲位。舌质淡红，边有瘀点，苔薄黄，脉沉细而数。红细胞沉降率58 mm/h，血红蛋白80 g/L，类风湿因子(+)。X线片显示：指间关节周围软组织肿胀，骨质疏松。诊断：类风湿关节炎。此为风湿热痹，病久入络，瘀血内阻，邪深病笃，伤阴耗血，气血不足。虚实互见，病机繁杂，治疗当先清热去湿，佐以活血通络以缓其苦。药用黄柏12 g，苍术15 g，制南星10 g，桂枝10 g，防己10 g，威灵仙30 g，桃仁10 g，红花10 g，雷公藤（去皮、根，先煎）15 g，青风藤15 g，追地风30 g，忍冬藤30 g， 水煎服。痹苦消（丁锷教授验方，地龙30 g，蜈蚣10条，三七20 g，制马钱子5 g。共研细末，每日2次，每次1~3 g)，用上方药水冲服。另加用新癀片，每日3次，每次4片。

二诊，1998年12月9日。药后关节肿痛略减轻，但心烦失眠，纳谷不香，脉细弦而数，舌红苔少。此为气阴不足，血不养心，中土失运之象。上方去青风藤、桂枝、桃仁、灵仙、防己，加太子参20 g，阿胶10 g，炒枣仁10 g，生地20 g，杭白芍15 g，陈皮15 g，炒二芽各30 g，雷公藤增至20 g。20剂，去新癀片，继服痹苦消。

三诊，1998年12月29日。上方服后眠安纳增，诸关节肿痛显著减轻，局部红热已除。唯患肢僵硬如故，活动时仍有疼痛，天气变化、寒凉时疼痛不适较明显。舌淡苔白，脉沉细。复查红细胞沉降率37 mm/h，邪势虽挫，但风湿未除；脾运渐复，但气血亏虚尚未复原。故予以益气温经，养血蠲痹。药用黄芪20 g，桂枝15 g，白芍15 g，当归10 g，生、熟地各15 g，海风藤30 g，雷公藤（去皮、根，先煎）20 g，追地风30 g，制南星10 g，透骨草30 g，威灵仙30 g，制乳香6 g，制没药6 g。水煎服，每日1剂，20剂。痹苦消继服同上，嘱其加强营养，适当功能锻炼。

3个月后随访，患者连服上方140余剂，关节肿痛基本消除，手指畸形渐趋改善，偶于天气变化之时，肢节稍感酸痛。嘱其注意生活调摄，必要时仍需适当服药。

[按] 此例为类风湿关节炎之重症。首诊脉证属中医热痹范畴，乃风湿夹瘀化热也。丁锷教授强调虽为气血亏虚之体，治疗亦当先行清化湿热，活血通络，以缓其苦。方中黄柏、苍术、防己、南星、忍冬藤清热祛湿；桃仁、红花活血化瘀；雷公藤、威灵仙、青风藤、追地风祛风除湿；桂枝温散助诸药，化结解凝，畅络去痛。邪深病笃，单投汤药，恐难奏效，故同时配合痹苦消，通络活血止痛，且既可佐清热药入骨消炎，又可助祛风湿药散结逐

痹。二诊肿痛略减，但失寐纳差，阴血不足，心脾两虚之证突出，故原方去峻猛伤阴之品，加阿胶、生地、白芍、枣仁、太子参益气养阴安神，加陈皮、谷芽、麦芽，寓补于消，健脾助运、促纳。三诊心脾渐复，热瘀已去，故改予益气温经、养血蠲痹方药，作终极治疗。绵顽之疾，当缓图慢治，扶正祛邪，以愈为期。

## 七、补肾强督、祛邪通络治疗强直性脊柱炎

强直性脊柱炎(AS)是一种慢性进行性自身免疫性疾病，主要侵犯骶髂关节、脊柱骨突、脊柱旁软组织及外周关节，并可伴发关节外表现。该病起病隐匿，病程长，缠绵难愈，误诊率及致残率很高，属于中医的“大偻”范畴。

历代医家多以“肾虚邪痹”立论。丁锷教授认为强直性脊柱炎先天不足，后天失养为其本，以肝肾亏损、气血虚弱为本，邪实为标，风、寒、湿、热、痰、瘀蕴结为患，不通则痛，不荣则痛而发病，气血瘀阻贯穿病程始终，脾肾亏虚、邪痹经络为基本病机，故应重视虚实夹杂。丁锷教授根据强直性脊柱炎的临床表现、结合舌苔脉象辨证为肾虚寒湿证、湿热痹阻证、气血亏虚证和风阳上扰证四个证候，均兼夹瘀血痹阻。现代医学研究发现多数强直性脊柱炎患者具有纤溶系统功能紊乱，血小板计数增高，血液处于高凝状态的特征。

慢性腰骶部疼痛、晨僵常是强直性脊柱炎早期首发症状，但丁锷教授认为少数患者可首发于髋、膝、踝、肩等关节。强直性脊柱炎的诊断目前国际上多采用 1984 年修订的纽约分类标准和 2009 年 ASAS 发布的中轴型 SPA 分类标准，主要依据临床表现，同时结合影像学检查如骶髂关节 X 线片、CT、MRI 等。丁锷教授强调骶髂关节 MRI 具有极为重要的价值，能显示关节和骨质的水肿、脂肪变性等急慢性病变，比 CT 更早期发现骶髂关节炎。凡腰骶疼痛、晨僵达 3 个月以上，腰背及胸肋活动受限，影像学显示双侧或单侧骶髂关节炎者，即可做出本病的诊断。由于正常人群的 HLA-B27 阳性率为 4%~8%，故丁锷教授认为 HLA-B27 阳性虽可作为诊断强直性脊柱炎的重要依据，但无确诊意义，阴性时并不能排除诊断。

丁锷教授认为在强直性脊柱炎病程演变中，要善于抓住疾病的某个阶段的某个特殊表现即主要矛盾，或主寒，或主热，或主虚，或主痰，或主瘀，故分四型论治。肾虚邪痹是强直性脊柱炎的基本病机，立养血益气、补肾强督、祛邪通络为强直性脊柱炎基本治疗法则，活血化瘀法贯穿强直性脊柱炎治疗始终，确立“脊舒散”为治疗本病主方，湿热证用“新加黄柏苍术汤”等。

### ❶ 肾虚寒湿证

肾虚是强直性脊柱炎的内因，寒邪入侵是其外因，内外合邪，阳气不化，寒邪内盛，

影响筋骨的荣养淖泽，而致发病。临床表现为下腰或骶髂、膝、脊背冷痛，酸软无力，晨僵，痛有定处，局部皮色不红，触之不热，阴雨寒凉加剧，畏寒肢冷，得热则舒，耳鸣，身重，口不渴，小便清长或夜尿频多，男子阴囊寒冷，女子白带寒滑，舌淡暗或青，苔白腻，脉沉弦细濡，尺脉弱。治宜养血祛风通络为主，佐以温肾散寒除湿。方药脊舒散（丁锷教授验方，由黄芪 60 g、当归 30 g、白芍 20 g、雷公藤 30 g、青风藤 20 g、蜈蚣 30 条、乌梢蛇 30 g、威灵仙 20 g、细辛 6 g、狗脊 40 g、肉桂 10 g、冰片 6 g 组成）共研细末装胶囊，每日 2 次，每次 5 g。桂附苓术汤：由桂枝 10 g、制附片 10 g、茯苓 20 g、白术 15 g、泽泻 10 g、补骨脂 10 g、仙灵脾 20 g、山萸肉 30 g、巴戟天 10 g 组成。水煎服，每日 1 剂，分 2 次送服脊舒散胶囊。

### ❷ 湿热痹阻证

湿热痹阻证最为常见，临床表现为腰骶或髋部疼痛明显，晨僵，多处骨附着点疼痛，痛不可触，关节红肿热痛，或身热，得冷稍舒，肢体沉重，口干咽燥，五心烦热，大便干，小便黄，舌红或暗红，苔黄或黄腻，脉滑弦数。红细胞沉降率增快，C–反应蛋白增高，X 线片见骶髂关节侵蚀、间隙模糊等。常见于强直性脊柱炎患者炎症急性活动期。治宜清热化湿，通络止痛。内外同治。方药新加黄柏苍术汤。由黄柏 10 g、苍术 15 g、制南星 10 g、防己 20 g、威灵仙 30 g、薏苡仁 30 g、蜈蚣 2 条、雷公藤 10~25 g、海风藤 30 g、络石藤 30 g、追地风 30 g、制乳香 10 g、制没药 10 g、忍冬藤 30 g 组成。水煎服，每日 1 剂 。丁桂消痛散（丁锷教授验方）由丁香 10 g、肉桂 10 g、生南星 50 g、芒硝 100 g、白矾 100 g、樟脑 50 g 组成，共研细末，饴糖或蜂蜜调膏外敷。

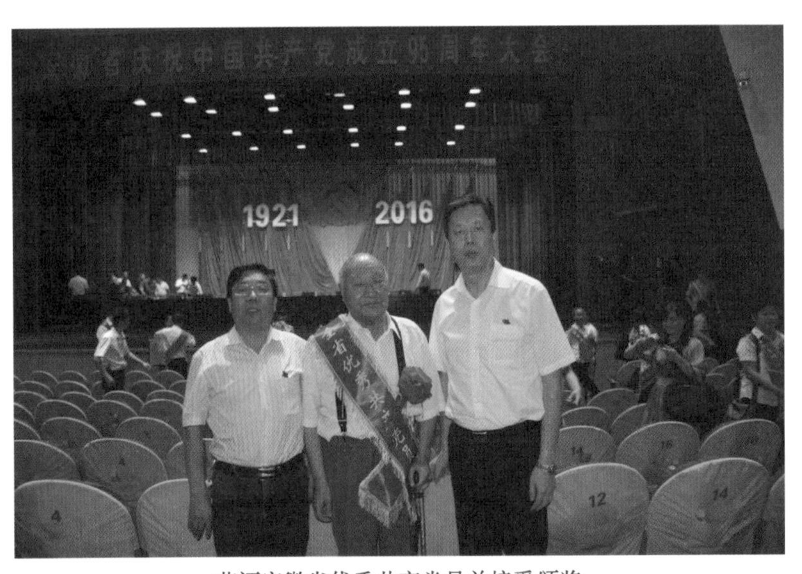

获评安徽省优秀共产党员并接受颁奖

### ❸ 气血亏虚证

脾为后天之本，气血生化之源。脾气亏虚，卫外不固，外邪易侵，气血生化乏源，无力驱邪外出，导致外邪积聚体内。病程冗长，反复缠绵，病情较重，隐痛僵凝，劳累后加重，肢体困重、乏力、麻木，神疲倦怠，少气懒言，面色㿠白无华，唇淡白，爪甲苍白，头晕眼花，纳呆，妇女月经量少色淡，舌淡苔白，脉虚细无力。治宜健脾肾、益气血、祛风通络。方药：脊舒散（同上）。每日 2 次，每次 5 g。左归丸加减（熟地 10 g，山药 30 g，山萸肉 2 g，枸杞 10 g，仙灵脾 20 g，鹿角胶 10 g，龟板 20 g，黄芪 30 g，白术 20 g，陈皮 10 g），水煎服，每日 1 剂。分 2 次送服脊舒散。

### ④ 风阳上扰证

强直性脊柱炎并发有巩膜睫状体炎或虹膜炎。典型症状多为急性发病，眼痛、畏光、流泪、视物模糊、角膜充血、巩膜水肿，头晕，肢体麻木，舌质红，苔薄黄，脉弦细数。治宜疏风泻热、清肝明目。方药疏风明目汤。由荆芥 10 g、防风 10 g、水牛角 10 g、白蒺藜 10 g、夏枯草 10 g、桑叶 10 g、雷公藤 10 g、忍冬藤 20 g、青风藤 10 g、蜈蚣 2 条、全蝎 5 g、僵蚕 10 g 组成。水煎服，每日 1 剂。

强直性脊柱炎病程长，日久之后，风寒湿热之邪多与瘀血、痰浊交结凝聚，闭阻经脉，使病情更为深重。寒湿之邪深侵入肾，损及肾督之阳，殃及骨、筋、肉等，乃至气血瘀滞，经络痹阻，发为以腰脊背疼痛僵硬畸形为主之诸症，脊柱受累到晚期的典型表现为竹节状脊柱，患者出现“鸭步”、臀部后隆、平腰，甚至出现驼背、腰椎及髋关节活动受限等状态，导致生活不能自理，丧失劳动力，致残率高，甚至出现骨质疏松致病理性骨折，胸廓运动受限出现呼吸衰竭而危及生命。

丁锷教授特别强调强直性脊柱炎患者需进行长期的、规律的功能锻炼以促进关节及肢体功能的改善，增强体质，预防感邪而缠绵反复、强直致畸。痛多夹瘀，久病入络，本病均不同程度地伴有脊柱的活动障碍或畸形。因此，除药物治疗外，体育疗法对提高患者抗病能力，加强呼吸功能，保持和发展肢体各关节的活动功能，对预防和纠正关节畸形及功能障碍，均有较好的作用。主动锻炼为主，被动锻炼为辅，使关节做全范围运动，每日 1 次，持之以恒。日常生活动作训练首先要保持生理姿势。站立时挺胸、收腹或两手叉腰，避免懒散松弛的佝偻驼背姿势；坐时要挺直腰板；写字时椅子要低，桌子要高；卧硬板床，忌用高枕，睡卧时要经常变换姿势，即使有轻度畸形者，经常俯卧也能得到纠正。保持正确的生活习惯和适当的饮食调节也是强直性脊柱炎治疗、护理的重要内容。包括饮食清淡，避风寒，畅情志。若上行性侵犯到胸椎和颈椎时，应停止用枕头。严重者站立时可借助佩戴支具，维持脊柱的最佳位置，增强椎旁肌肉力量和增加肺活量。对严重驼背或双侧髋关节强直严重影响生活的，可行手术治疗。

### 典型病案

朱某，男，15 岁，安徽铜陵市人，初诊 2004 年 4 月 12 日。

母代诉：患者腰背疼痛 1 年余，右髋痛半年，日渐加重。当地医院曾以腰背肌筋膜炎、髋关节滑膜炎、类风湿关节炎等屡治罔效。近月腰不能直,髋不能伸,卧床不起。每于黎明后僵痛增剧,啼叫不安。其母用轮椅推来就诊。刻下见表情痛苦,面白少华,形体瘦削,被动体位,拒绝站立行走,舌质淡苔白,脉弦细。查其两髋尚可伸直,但髂棘、髋尖(大转子)、骶骨、腰肌、腰椎棘突、肩胛等均具压痛,骶髂关节挤压痛明显,红细胞沉降率45mm/h,C-反应蛋白、白细胞、抗"O"、类风湿因子均正常。骨盆平片示:右骶髂关节间隙模糊,边缘不光整,有腐蚀和硬化线,HLA-B27(+),诊断:强直性脊柱炎。证属尪痹,此为肝肾亏虚,筋骨失养,风湿寒邪袭筋阻络,以致筋肉不舒,关节不利。日久不去,气血郁滞,生浊成瘀。有瘀浊胶着,骨节强凝之虞。治宜养血祛风,温经通络。药用黄芪20 g,当归10 g,川芎10 g,生、熟地各10 g,白芍20 g,雷公藤(去皮、根,先煎)15 g,海风藤30 g,鸡血藤30 g,威灵仙30 g,细辛3 g,桂枝15 g,葛根30 g,羌、独活各15 g。水煎服,10剂。痹苦消3 g,每日2次。新癀片,每日3次,每次4片。

二诊,2004年4月22日。药后疼痛大减,两髋可以自动伸屈,并能下地站立,搀扶行走,但腰背晨僵明显,骨突(肌附着点)压痛如前。胃脘隐痛,纳谷减少,舌脉同上,原方再进20剂。新癀片停服,痹苦消续用。

三诊,2004年5月13日。腰背僵痛较前减轻,骨突压痛不著,脘痛已除,胃纳转佳。已独自步行上学。治宗原意,养血祛风,通经活络为法。脊舒散(同上)5 g,每日2次。痹苦消,每日2次,每次1.5 g。

四诊,2004年6月15日。上药连服月余,病情稳定,全身情况良好,肝肾功能无损害。嘱原方续进。

[按]本例先后来诊14次,历时1年余。三诊之后,丁锷教授改汤剂为脊舒散和痹苦消,连续服用。曾4次检查肝肾功能,未见异常。四诊以后,病情基本平稳,虽时有僵痛出现或轻或重,但均无大的反复。12诊后,诸症消失,肢体功能正常。患者担心其复发,又服2剂,2年后追访,欣然告愈。

## 八、活血祛瘀生新为法治疗股骨头缺血性坏死

股骨头缺血性坏死是由不同原因引起的股骨头血液供应破坏或骨细胞变性导致骨的有活性成分(骨细胞、骨髓造血细胞和脂肪细胞)死亡引起的病理过程。股骨头缺血性坏死是临床疑难疾病,是常见骨坏死疾病之一。其发病隐匿,早期往往被人忽视。随着病情的发展,股骨头坏死塌陷,最终发展为骨性关节炎,使本病成为不可逆的损害,致患者终生残疾,严重影响患者的生活质量和劳动能力。丁锷教授一贯主张以现代医学手段诊断疾病,以祖国医学理论指导分析疾病的发生机制及病理变化,并局部结合整体辨证论治。

丁锷教授认为本病属中医"骨蚀"范畴,其病因有三个方面。

(1)肾虚先天不足,筋骨不强,后天营养失调,肾气亏虚,筋骨失养。

(2)劳伤,本病多发生在20~50岁,尤其是特发性坏死,此年龄段活动量大,反复劳伤,导致股骨头内的血脉损伤。而且此处解剖结构的特殊性,如颈干角的存在,脉络少,分布又不顺畅,更容易导致损伤。从发病年龄和局部解剖结构看劳损是不可避免的。

(3)饮食因素,饮食方面原因已逐渐被大家认识,膏粱厚味,导致湿热积聚,痰浊郁结,阻塞经络,血行不畅,最终导致痰瘀互结,股骨头缺血坏死。临床常见大部分股骨头坏死患者血脂高和血液流变学异常也说明了过食肥甘等是引起本病的原因之一。目前大多数学者认为大剂量使用糖皮质激素和酗酒可以引起股骨头缺血性坏死。股骨头缺血坏死的病机可概括为两点:一是血瘀,一是肾虚。不论什么原因引起的股骨头坏死,其病机核心是瘀血阻络,筋骨失养,血瘀证贯穿疾病的全过程。气血对骨骼的滋养是骨骼维持正常形态和功能的关键,而一旦瘀血阻滞,脉络不通,股骨头失去气血滋养,必然坏死。由于瘀血阻络,"不通则痛",导致髋痛、跛行、功能障碍等。

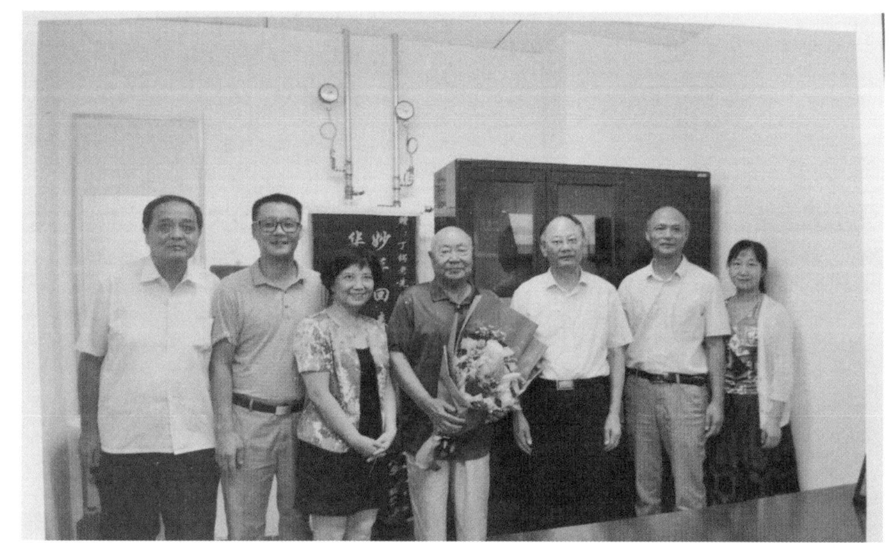

教师节接受校领导慰问

现代医学认为本病病因复杂,临床上可分为创伤性和非创伤性两大类。对于非创伤性股骨头缺血性坏死,其发病机制尚不十分清楚,多数学者认为与长期服用激素及酗酒有关,目前主要有脂肪栓塞学说、血栓栓塞学说、静脉瘀滞学说和骨内高压学说。丁锷教授认为无论何种原因引起的股骨头缺血性坏死,其共同特征都是局部血液循环障碍导致股骨头缺血、坏死,以及随之出现的修复反应,进而发生股骨头塌陷及髋关节退行性关节炎。缺血、坏死、塌陷是股骨头坏死的不同病理阶段,缺血是可逆的,而后两者均不可逆。

股骨头缺血性坏死由于本身起病缓慢,发病隐匿,早期定位症状体征不典型,部分患者多次就诊甚至直到股骨头已塌陷变形才得以确诊,此时已延误了治疗的最佳时机,有的甚至给患者造成终生残疾。由于其早期症状主要是疼痛,容易误诊为腰椎间盘突出症、膝关节病、风湿病和梨状肌综合征等。其中因股骨头坏死、主诉膝关节痛的患者，误诊最为多见。

丁锷教授根据患者的临床特点及影像学表现，将非创伤性股骨头缺血性坏死辨证分型为血瘀证（瘀血期）和肾虚证（修复期）。血瘀证的特点是髋部刺痛，静息痛和活动痛，功能障碍，跛行，无肌肉萎缩，舌质紫暗和/或脉弦涩、血脂高和X线表现坏死区硬化。肾虚证的特点是髋部负重痛，活动障碍轻或跛行，有肌肉萎缩，舌质红和/或脉弦细、血脂正常和X线表现坏死硬化密度减低，囊变变清晰。

股骨头缺血性坏死的治疗药物和方法很多。根据《内经》“结者散之，留者攻之”“损其有余，补其不足”和“活血、祛瘀、生新”等理论，丁锷教授结合临床经验，认为股骨头缺血性坏死的基本治疗原则是活血化瘀，补肾壮骨。瘀血期破瘀通络，修复期补肾活血。股骨头的解剖、生理特点和股骨头坏死的病机特点，决定了其所形成的“瘀血”不同于一般的病症，常规活血化瘀药物并不能达到祛瘀通络的功效，只有配合虫类药物才能剔刮深达筋骨之瘀血和痰浊。在此认识的基础上，丁锷教授再结合治疗脱疽有效药物的实践，研制出骨蚀宁Ⅰ号，由炮山甲20 g、当归30 g、川芎20 g、蜈蚣20条、全蝎20 g、土鳖虫25 g、地龙30 g、水蛭30 g、三棱10 g、莪术10 g、肉桂10 g、冰片6 g、三七30 g组成，加工成药粉，每次5 g，每日2次。适用于血瘀证股骨头坏死早期硬化，需长期服用，一般1年为1个疗程。方中炮山甲、土鳖虫、水蛭、三棱、莪术，行血破瘀散结；蜈蚣、全蝎、地龙，通经入骨助诸药攻坚减压；当归、川芎、三七，活血养血，兼防攻伐太过；合肉桂、冰片，温通透络以助化瘀。骨蚀顽疾，蒂结癥坚。非此力专竣药，不能开结消癥。丁锷教授应用此方多年，服药者不下百例，定期检查肝、肾功能及血常规，绝大多数无异常发现。尽管如此，临床应用，也必须证准量适，严密观察，中病即止。当硬化囊变吸收，硬化密度减低，囊变变清晰后，病情演变至修复期，即肾虚证，改服用骨蚀宁Ⅱ号，由炮山甲20 g、当归100 g、川芎20 g、土鳖虫30 g、地龙30 g、龟板30 g、仙灵脾30 g、鹿茸片30 g、血竭30 g、海星30 g、肉桂10 g、冰片6 g、三七30 g组成。加工成药粉，每次5 g，每日2次。骨蚀宁Ⅱ号一面以炮山甲、土鳖虫、地龙继续化除残瘀，一面重用当归，伍以川芎、三七建立新的血运；同时用龟板、鹿茸、仙灵脾补肾壮骨，促进新生；海星、血竭有生骨续断之力，合为一方，旨在补缺修损。血脂高者，是瘀血夹有痰浊，加用制南星、半夏和山楂，制成药粉另服，每次2 g，每日2次。激素所致者，因激素乃阳刚之品，长期服用，则生内热，炼液为痰，可加用知柏地黄丸。另外，在治疗过程中要强调医患合作，要求患者卧床或佩戴特殊支具，禁止下床行走，以最大限度减少股骨头负荷受压，坚持服药，非负重情况下功能锻炼，这些都是治疗该病不可或缺的重要环节。

典型病案

患者，沙某，女，23岁，安徽滁州人。初诊，1987年5月16日。

左髋部疼痛一年，活动不利，逐渐加重。近来疼痛明显，不能较长时间站立行走，左膝痛。既往无服用激素类药物和外伤史，不嗜烟酒，曾经多家医院治疗无效。刻见左下肢跛行，左髋关节内收、外展、屈曲及旋转均受限，左腹股沟中点压痛阳性，左臀部轻度肌萎缩，左膝部无肿胀、压痛，伸屈功能正常。舌淡红，苔薄白，脉沉弦。X线片：左股骨头有数个囊性改变和硬化块，头边缘皮质折裂。诊断：左股骨头缺血性坏死。患者职司店员，长期站立，股骨头负重劳伤，脉络瘀阻，气血不通，筋骨失养而坏死。治以逐瘀通络，温阳止痛为先。药用炮山甲20 g，当归30 g，川芎20 g，丹参30 g，蜈蚣20条，全蝎20 g，地龙30 g，水蛭30 g，土鳖虫25 g，肉桂10 g，冰片6 g。共研细末，日服2次，每次5 g（本方后加三棱10 g、莪术10 g，取名为骨蚀宁Ⅰ号）。消瘀接骨散50 g，蜜调成膏，外敷腹股沟痛点，每日1次，每次8小时左右。

二诊，1987年6月9日。药后髋部痛减轻，余无不适，效不更方，续服上药，3个月后复查，停敷接骨消瘀散。

三诊，1987年9月12日。左髋仍有活动痛，休息时无痛，跛行有所改善，内收、外展、旋转等仍有明显障碍。复查X线片与初诊对比无显著改变，舌脉同前，坏死瘀浊未除，原方去全蝎加三棱、莪术。患肢避免负重，适当做内收、外展功能锻炼。

四诊，1988年3月14日。上方连服6剂，髋痛轻微，跛行减轻，功能明显改善，全身情况良好，肝功能正常。复查X片，对比左股骨头硬化密度明显降低，囊变区较前清晰并稍扩大，但骨小梁隐约可见。此乃瘀去新生，坏死吸收，病机转换之际，法予活血通络、补肾壮骨。药用肉桂10 g、丁香10 g、冰片5 g、炮山甲20 g、当归100 g、川芎20 g、土鳖虫30 g、龟板30 g、淫羊藿30 g、鹿茸片30 g、三七30 g、血竭30 g、地龙30 g（后去丁香加海星30 g，定名为骨蚀宁Ⅱ号）。共研细末，每日2次，每次5 g。嘱患肢在不负重情况下，加强功能锻炼。

五诊，1988年平9月18日。服上方以来，诸症日渐消失，活动功能日趋恢复。复查X线片：原坏死硬化块基本消失，囊变模糊，骨纹理清晰可见。病趋愈合，原方再服用6个月。

六诊，1989年3月20日。患髋除长时间站立或行走有不适感外，别无所苦，关节功能基本恢复正常。X线片示：病变区骨密度增高，轻度硬化，股骨头边缘欠光整。药证合辙，病愈可期矣，原方再进半年。

［按］股骨头缺血坏死，病因繁多未明。丁锷教授指出无论何因，皆以经脉阻滞、血瘀不畅为主要病机。故本例治疗，先投穿山甲、川芎、蜈蚣、全蝎、土鳖虫、水蛭等，旨在活

血、逐瘀通络，服药3月后，症状改善，但影像学检查病灶依然如故，此乃瘀浊坏死组织结聚不散也，故原方继服。四诊影像学显示密度减低扩大，似为病变加重，实则瘀结渐化，新生已萌。乃病机转化之际，故更方骨蚀宁Ⅱ号，活血通络补肾以助生新。六诊X线片见病变区骨密度增高，乃新生骨逐步钙化之象。故续服骨蚀宁Ⅱ号，以收全功。整个治疗过程可归为活血—祛瘀—生新。

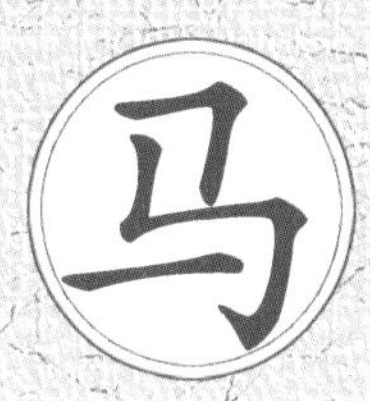
马

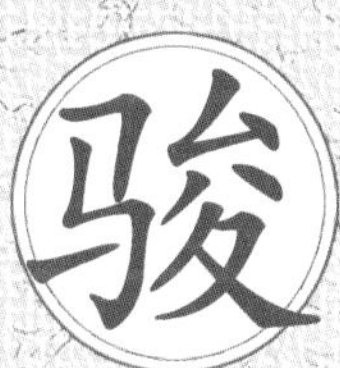
骏

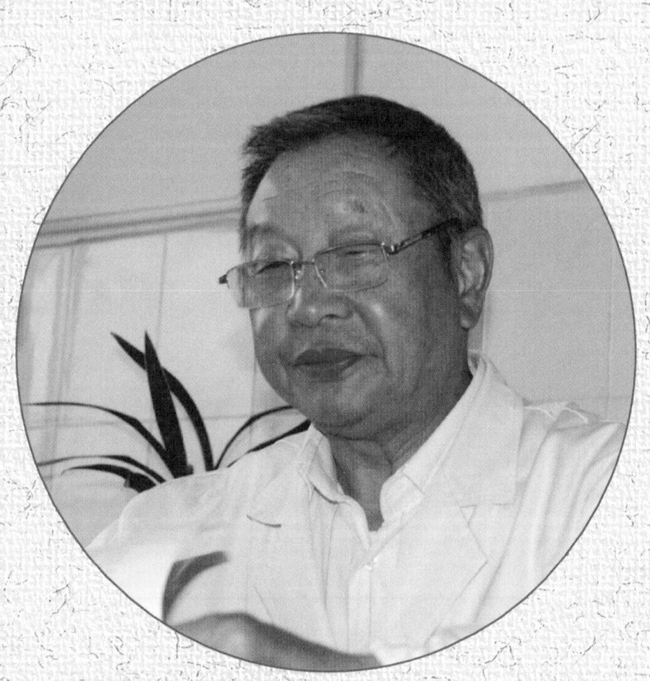

## 第一节 名医小传

马骏，字升增，1938 年 11 月出生，汉族，安徽六安市人，主任医师。首届全国名中医、国家级名老中医、中医药师承博士生导师，全国第二、三、四、五批名老中医学术经验继承人导师，全国优秀临床人才研修项目指导老师，安徽省首届国医名师。曾任中华中医药学会脾胃病分会常务理事、顾问，安徽省中医药学会常务理事、顾问，安徽省中医学会内科分会脾胃病专业委员会主任委员等职。2007 年承担国家科技部“十一五”科技支撑计划“名老中医临床经验学术思想传承研究项目”的研究，并获安徽省科技进步三等奖。2014 年 11 月被中华中医药学会授予“中医药发展杰出贡献成就奖”。曾荣获“全国老中医药专家学术经验继承工作优秀指导教师”称号。

马骏教授年幼供读于当地私塾习文识字，打下较为扎实的国学基础。 1955 年，不及弱冠便师从于六安名中医王焕章研习岐黄。1958 年出师后在独山镇卫生院从事中医诊疗工作。为求竿头之功，1960—1961 年又拜皖西名医张琼林、杨开林为师，学业日精，并在 1961 年六安地区中医药行业比武中力拔头筹。1963—1966 年就读于安徽中医学院函授大专班，较为系统地学习中医理论。1966—1972 年在六安市卫生局和医院工作。1972–1975 年被选派到中国中医研究院广安门医院进修深造，并有幸得到蒲辅周、路志正等国医大师的耳提面命，功力大长。1975 年被调到安徽中医学院附属医院从事医疗、教学工作。1979 年被聘为主治医师，同年响应中央组织部的号召，主动报名赴西藏自治区人民医院从事援藏医疗工作，1983 年 10 月返回安徽中医学院附属医院从事医疗教学工作。1984 年 3 月任安徽中医学院成人教育学院副院长。1988 年调入安徽中医学院第二附属医院，并先后任医院副院长、党总支书记等职。在从事党政事务管理的同时，坚持临床不辍，1989 年被聘为副主任医师。1994 年被聘为主任医师。

马骏教授从医 60 余载，在工作中，以人为本、以德为先；在学术上，勤学善思、精于辨证、善于用药，师古而不泥古，崇中(医)而不斥西(医)。擅长中医内科疑难杂病的诊治，其在脾胃病诊治方面，勤求古训，博采众长，法活机圆，方灵效专，形成了自己的独特的中医药诊治经验。曾参与整理、编写《蒲辅周医疗经验集》《路志正医林集腋》《中医胃肠病学》《实用中医消化病学》《中国传统医学发展的理性思考》《方药传真》《中医消化病诊疗指南》等著作，曾于 2010 年著有《马骏临床治验》一书，发表学术论文 50 余篇。其在经方古方基础上化裁研制的“马氏和中丸”“马氏结肠宁”中药制剂，在临床上均取得了满意的疗效。 2004 年中央电视台《中华医药》栏目专门拍摄马骏教授主任治疗脾胃病节目。中国中医药报曾专栏介绍了马骏教授的“醒胃汤”和“清胃和中汤”。

# 第二节　学术特色

## 一、对“和法”的认识

和法是中医诸多治疗方法之一，同时也是最能反映医家哲学思想、辨证水平和用药技巧的一种治法。马骏教授对和法有着较为深刻和独特的见解，并在临证中准确和灵活地使用，每每取得满意的疗效。

马骏教授认为，和法是以诊察人体脏腑阴阳气血、升降出入的“失和”为辨证要点，以调解矛盾双方使之和谐为手段，调和致中，以达到阴平阳秘为目的的一种治疗方法。和法有广义和狭义之分。广义的“和法”可以概括中医的所有治疗方法，而狭义的和法主要用于调和肝胆、调和肝脾（胃）和调和脾胃（肠）等。

马骏教授通过研习文献和临证总结，发煌古意，融会新知，总结出和法的要点有三个方面：其一，和法主要作用在枢机。中医理论认为，肝胆处于“半表半里”，为阴阳之分野，气机开合出入之枢纽，开则气出于阳，合则气入于阴；脾胃处于中焦，脾升胃降，为气机升降之枢纽，枢机失调，则阴阳气血、升降出入则随之失和而发生病症，且多表现为寒热虚实错杂、气机升降出入紊乱的病理征象。其二，和法的特点是调和矛盾的双方达到平衡协调而起到治疗作用。和法不同于“八法”中其他疗法，可以单独作用于阴阳偏盛偏衰的某一方，又可以作用于矛盾的双方，通过对双方的调和，恢复其气血阴阳、升降出入的平衡和谐和，故和法常是寒热并调、气血同调、升降同调、虚实同调、相关脏腑同调。其三，因和法主要用于肝胆脾胃病的治疗，故和法中常须顾护脾胃正气，其用药中，常须加入健脾养胃之品。

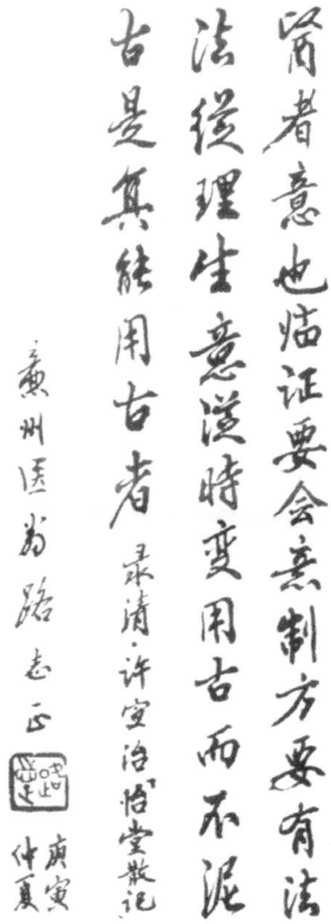

国医大师路志正为《马骏临床治验》专著题词

和法在脾胃病诊治中甚为广泛，其主要原

因是由于脾胃位处中焦，为气机升降的枢纽，而升降平衡有序是保证脾胃受纳运化的最基本的保证。由于脾胃之间存在着一阴一阳、一升一降、一运一纳等既对立又统一的矛盾的不同特性，胃喜润、脾喜燥，脾病易虚、胃病易实，且脾胃的纳运功能又与肝胆的疏泄功能密切相关。因此在病因的影响下容易出现失衡而为病，如表现寒热失调、气血失调、升降失调、虚实夹杂、肝脾不和、肝胃不和、脾胃不和、胃阴亏虚、脾胃虚弱等。因此“调其不和使之和”即成为脾胃病诊治的重要治法。根据“谨察阴阳而和之，以平为期”的治疗原则，和法的组方特点是融数种治疗方法为一体，统筹兼顾、不偏不倚，务在致中。

和法在张仲景的《伤寒论》中有诸多体现，并有不少能展示“和而不同”的良方，如和解表里之桂枝汤证，大、小青龙汤证，桂枝人参汤证，麻黄附子汤证，麻黄连翘赤小豆汤证，厚朴七物汤证等；调和气血阴阳之建中汤证，新加汤证，炙甘草汤证等；调和脾胃肝胆之大、小柴胡汤证，柴胡桂枝干姜汤证，泻心汤证，旋覆代赭汤证，乌梅丸汤等证。其在组方中，寒热并用、通补兼施、升降通调，相互组合也十分常见，如半夏泻心汤及类方，乌梅丸，黄连汤，干姜黄芩黄连人参汤，葛根黄连黄芩汤，柴胡加龙骨牡蛎汤，桂枝加大黄汤，栀子干姜汤，栀子豉汤，附子大黄汤，竹叶石膏汤等。临床上只要辨证准确并加以使用，可以起到效如桴鼓的作用。

## 二、治疗脾胃病的“十法”

马骏教授在长期的临床实践中，针对脾胃病脏腑同病、虚实夹杂、寒热错综等病理特点，以和法为统领，提出脾胃病治疗“温、清、消、补、和、疏、润、升、降、通”十法。

### （一）散寒通阳法

此法适用于寒邪克胃。证见胃痛暴作，痛势剧烈，得温痛减，呕吐清水，苔薄白，脉弦紧或沉者，常由外感寒邪，或过食生冷所致。此乃寒实证，治宜温散宣通。胃痛较轻者常用苏梗 10 g，半夏 9 g，青皮、陈皮各 10 g，香附 10 g，白芍 15 g，广木香 9 g，肉桂 3 g，沉香曲 10 g，白云苓 15 g，炒山药 10 g，建神曲 10 g，炙甘草 6 g；寒重痛甚者，可加高良姜 9 g，荜拨 6 g，炮姜 5 g，细辛 3 g，延胡索 15 g，白芷 6 g；寒食交阻、胃脘胀痛者，加焦楂曲各 10 g，炒谷芽、麦芽各 30 g，焦槟榔 10 g。

### （二）清热和中法

此法适用于饮食不节或情志不畅，致热郁中阻，胃失和降，证见脘闷灼热，嘈杂易饥，口干苦或泛酸，大便秘结，舌红苔黄。胃镜常见胃炎活动期表现如胃黏膜充血、水肿或糜烂。治以清热和中，同时配合通腑泄热，给邪火以出路，使热去胃安。马骏教授自拟的“清胃和中汤”（黄连、竹茹、莪术、吴茱萸、蒲公英、川楝子、延胡索、姜半夏、陈皮、茯苓、枳实、赤芍、白芍、甘草），尤适用于肝胃郁热兼气滞证；若热较甚，发热口渴加石膏、知母;热伤胃阴合增液汤。马骏教授还常用五爪龙、六月雪等中药,加强清热祛湿化积之功。

(三)消导醒胃法

此法适用于脾胃同病之证。饮食不节,损伤脾胃,以致“食不消,脾不磨”,纳运无力,饮食停滞。证见脘腹胀痛、食后更甚,纳呆食少,嗳腐吞酸,或呕吐,脉滑。此当从“食积”论治,治以消食化积、健脾和中,方用越鞠保和丸加减,使食消滞化,气机平和。兼湿者加半夏、藿香、厚朴花、白豆蔻等;兼热者加川连、炒黄芩;兼痰热加竹茹、全栝楼等。

(四)补气健脾法

脾胃病反复发作,或病久不愈,脾气受损,复为饮食劳伤,致脾胃虚弱,纳化失运。证见胃脘绵痛,喜温喜按,神疲乏力,嘈杂思食,稍食则胀,便溏次多,脉细,舌胖或边有齿痕者。治宜益气健脾,和胃降逆。常用方剂:黄芪建中汤、香砂六君子汤、枳术丸之类;胃寒肢冷加附片;大便不实加山药、茯苓;腹胀加木香、乌药等。

(五)和中醒胃法

此法适用于内伤饮食,外感湿邪,或脾运不健,湿从内生,以致湿浊中阻,运化失司。证见胃脘胀痛,胸闷不舒,食欲不振,口黏不欲饮,苔腻。此当从“湿”论治,治以益气健脾、化湿和中。马骏教授自拟“醒胃汤”(苍术、厚朴、陈皮、石菖蒲、姜半夏、吴茱萸、炒黄连、茯苓、炙甘草、酒大黄)用于治疗湿困中焦。马骏教授指出:醒脾之品无外乎两类:一类为芳香之品,“芳香可醒脾、悦脾”,如甘松、佩兰、藿香等;另一类为化湿药,如砂仁、白术等,运脾化湿。湿热伤阴,口干口苦,舌红便秘者,去苦寒化燥之品,加石斛、天花粉、沙参等养阴不碍化湿之品,滋阴除湿,并用不悖。

(六)疏肝和胃法

此法适用肝脾(胃)不和证,其证候表现有两种形式。其一是肝病致脾病,表现为肝失疏泄、土失木疏、气壅而滞;或升发太过、肝气横逆,木旺克土,正如《素问·六元正纪大论》云:“木郁之发,民病胃脘当心而痛。”证见胃脘攻撑作胀,嗳气频作,或引及胁肋,或呕恶口苦,每遇情志变化而加重,脉弦,此时当从“肝”论治,宜疏利肝胆,安中和胃。临床常以四逆散或柴胡疏肝散化裁,调和肝脾。胀甚加佛手片、玉蝴蝶等,可和中理气、宽胀除痞;痛甚加香附、延胡索、九香虫,可理气解郁,活血止痛;若肝气冲逆,兼见嗳气、呕恶之症,可加旋覆花、代赭石、半夏、苏梗、酒大黄、生姜等以除逆涤浊、平肝降逆。其二是由脾虚而致的肝乘,症见纳差、腹胀,便溏,嗳气、嘈杂等,此宜以四君子汤合柴胡疏肝散化裁治疗。

### （七）养阴润胃法

此法适用于胃阴不足证，“胃为阳土，喜润恶燥”。过食酒辛（包括久用理气、香燥之品）或热病伤阴，伤及胃阴，阴津亏损，胃失濡润，和降失宜。证见胃痛隐隐，嘈杂，饥不欲食，干呕心烦，纳差便秘，舌光红、少苔或无苔，胃镜多见萎缩性胃炎。此当从养论治，宜养阴清热、生津益胃，以加减益胃汤或沙参麦冬汤为主，适佐小量行气之品。胃酸不足者，配木瓜、山楂等酸甘之品，生津益阴以润燥，益胃和中以助运。

### （八）升清益胃法

“实则阳明，虚则太阴”。“脾以升为健，胃以降为和”。脾胃病日久，脾气不足，运化失职，往往因实致虚，虚多于实；或素体脾虚，加上饮食、思虑、劳神伤脾，则脾虚失运，胃失和降，摄纳乏力，气血生化乏源，形神惫矣。故太阴脾病多寒、多虚。辨证要点：脘腹不舒，喜温喜按，神疲懒言，大便稀溏，舌淡苔白，脉沉弱。治宜升清益胃。常用方剂：补中益气汤、四君子汤、参苓白术散之类。又脾为阴土，喜暖恶寒，故马骏教授在健脾益气中常加温运脾阳之药，如干姜、乌药、肉桂、砂仁等。

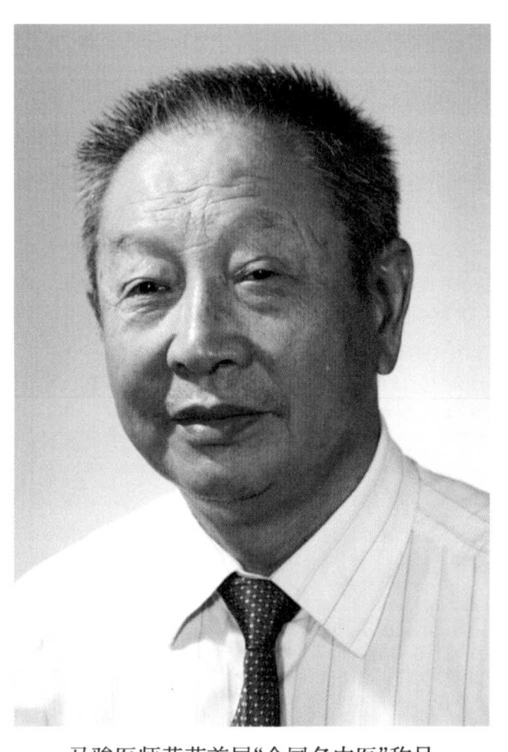
马骏医师荣获首届“全国名中医”称号

### （九）降逆调胃法

胃居中焦，主受纳，其气以降为顺。外邪、痰饮、饮食、气郁阻于胃腑，导致胃失和降，胃气上逆，发而为病。辨证要点：胃脘胀痛，恶心呕吐，嗳气不除，舌淡苔白，脉濡细。治宜降逆调胃。常用方剂：旋覆代赭汤、四七汤之类。马骏教授在使用降逆之法时，常配合肃降肺气的药物，如紫苏叶、枇杷叶、桑白皮等，这与肺胃同主于降，生理病理上互相促进、互相影响有关，故酌加该类药物可起到事半功倍之功。

### （十）化瘀通络法

若情志不畅，胃气阻滞，气滞日久，或久痛入络，致血脉不畅，瘀血停胃，胃络瘀阻。辨证要点：胃脘疼痛，痛有定处，痛如针刺，痛时持久，面色晦暗，舌质暗红或瘀斑，苔薄白，脉涩。正所谓“胃痛久而屡发，必有凝痰聚瘀”。治宜化瘀通络，常用方剂：丹参饮、失笑散、金铃子散、血府逐瘀汤之类。

## 三、对药使用经验

对药在处方中常同时出现，是具有如影随形、相辅相成或相得益彰的两种或两种以上的药物，它不仅是中药“七情和合”在处方配伍中的精妙体现，也是医者经验和智慧的展现。

### （一）苍术、白术

马骏教授善用的“运脾法”由来已久，亦属其擅长的“和法”范畴。“运”有行、动、转之意，有动而不息之特征，故有消中寓补、补中有消，消不伤正、补不碍滞之功。药物的选择方面，马骏教授首推苍术，其性善行，因其芳香微苦，苦温长于燥湿，开郁悦脾，运化水湿；而白术性柔，其性善补，长于健脾燥湿，守而不走。故两药合用，刚柔并济，走守结合，补而不滞，皆可燥湿。两药同用，能够起到醒脾化湿、攻补兼施之功效。

### （二）赤芍、白芍

在张仲景所处之汉代，芍药不分赤白，统称芍药。至宋代芍药方分赤、白，其中赤芍善入血分，善于散瘀止痛、清热凉血，瘀散热清则胃自安；白芍善入阴分，长于柔肝止痛、养血敛阴。《本草求真》记载：“白则能于土中泻木，赤则能于血中活滞。”二者一柔一刚，一敛一散，一缓一行。马骏教授指出，脾胃病常病程日久，初病在气，在脾胃；“久病入络”，累及肝木。故临床上马骏教授将赤芍、白芍同用，尤其适用于证属肝胃不和或肝胃郁热兼瘀阻胃络者，胃镜下多见有胃黏膜充血潮红，或息肉、疣状胃炎等。赤白芍合用，白者柔肝止痛，赤者散瘀清热，这体现了马骏教授在“调和致中”理论指导下，运用“调和肝脾，刚柔并济，通补兼施”的治疗思路。

### （三）青皮、陈皮

两者均善理中焦之气。青皮性较峻烈，行气力猛，可疏肝破气，散结止痛；陈皮性温而平和，行气力缓，偏入脾肺而燥湿化痰。青、陈皮并用，木土得和，升降有常，调和肝脾两脏。故二者常合用于木郁土壅、气滞中焦所致之肝（胆）脾（胃）不和等证，理气作用更强，可达到理中焦之气而疏肝健胃燥湿之功。

### （四）百合、乌药

该药对即百合乌药汤，出自《医学三字经》。其中乌药味辛略苦性温，顺气开郁，止痛散寒；百合一味性甘微寒，功能养肺胃之阴、清心安神。两者用量多按照 1:3 的比例合用，既可行气温胃止痛，又可防乌药性温燥伤及胃阴，因“胃喜润恶燥”，需津液不断地滋润，才能维持其正常的生理功能，故马骏教授常将此药对用于胃脘痛之寒邪克胃证。二者相配，一阴一阳，寒热并用，达阳和阴。

（五）茯苓、茯神

茯苓和茯神分别为多孔菌科真菌茯苓的干燥菌核和菌核中间天然抱有松根的部分，二者实为同种植物的不同部位。脾为生化之源，脾虚气弱可致心血生化乏源，当脾虚气弱证（食少腹胀、大便稀溏、倦怠乏力）与心血不足证（心悸怔忡、焦虑失眠、多梦健忘）并现，是为心脾同病，临床上常见的“胃不和则卧不安”的病例亦可视为该范畴。此时，马骏教授常将该两种部位同用，以心脾同调，补益气血、养心安神。

（六）煅瓦楞、海螵蛸

此二味为制酸止痛之圣品。马骏教授治疗脾胃病的同时，又特别重视疏肝理气。临床中对于肝胃不和、横逆克脾、脾胃湿热之吞酸吐苦及气郁化火所致的胃脘灼痛等证，特别对于胃及十二指肠溃疡、胆汁反流性胃炎，善于将两者配合合用，增强其制酸止痛作用之力，但应注意用量，避免阻碍气机。

（七）藿梗、苏梗、荷梗

湿邪为患是脾胃病的重要致病因素，马骏教授尤擅藿梗、苏梗、荷梗的灵活组合。荷梗味苦性凉，解暑清热化湿，醒脾和中；藿香梗及苏梗均性温，前者温中化湿，后者理气宽中止呕。结合时令，处方中马骏教授常常藿、苏梗并用，可化湿兼理气，适用于湿邪内盛伴气机受阻者；而藿、荷梗并用对于中焦气机壅塞者，可醒脾和中、化湿止泻，多用于湿盛泄泻者；苏、荷梗并用，可行气消滞、醒脾化湿，适用于气滞中焦兼见湿困胃呆者。

（八）麦冬、半夏

麦冬为养胃生津之专品，半夏辛温，和胃降逆，化痰止呕。胃阳得阴柔濡润方能受纳不断，脾阴得阳气温煦始能运化无穷，在治疗胃阴不足证时，二药相配一润一燥，一寒一热，既相互制约，又相得益彰。

（九）大腹皮、大腹子

这两味药为槟榔的不同药用部位。大腹皮为槟榔的干外壳，含有大量纤维，又名槟榔衣，可下气宽中、利水消肿。大腹子即槟榔的成熟种子，行气利水、杀虫消积，可增强肠蠕动，常见于消食方如木香槟榔丸，可缓泻排除胃肠积滞。二药合用，以针对气滞脘腹、胃脘胀满、肠道失畅、大便秘结者。二者同用，水、谷二道并调，胃、肠二腑通泄，同时理气、行滞、化湿。但对于脾虚泄泻者，马骏教授则用大腹皮行气宽中，而不用大腹子。

（十）生地黄、熟地黄

在治疗消渴、血证、闭经、痿痹诸症常用此药对，盖二味皆为补肾养血之要药。其中生地甘寒，功专以养阴为主，兼清热凉血；熟地经制之后，其性偏腻，滋补功能更胜于生地。然二药合用可相互促进、相辅相成，益肾补血滋阴之力更强。“百合固金汤”“二黄散”“当归六黄汤”“地黄饮子”等方剂均以二药为主配伍运用。

马骏教授名医工作室对马骏教授治疗脾胃病常用的对药亦有过系统总结归纳，主要有：

①疏肝和胃用柴胡、郁金；②理气和中用苏梗、香附；

③化湿和中用厚朴、砂仁；④清热和中用黄芩、蒲公英；

⑤化痰止呕用半夏、竹茹；⑥制酸止痛用瓦楞子、乌贼骨；

⑦降逆止嗳用金沸草、代赭石；⑧行气止痛用八月札、九香虫；

⑨活血止痛用五灵脂、蒲黄；⑩消食导滞用神曲、山楂；

⑪健食消痞用枳实、白术；⑫消坚化痞用三棱、莪术；

⑬清肠止痢用木香、黄连；⑭补肾止泻用补骨脂、肉豆蔻；

⑮补脾止泻用山药、扁豆；⑯涩肠止泻用赤石脂、诃子肉；

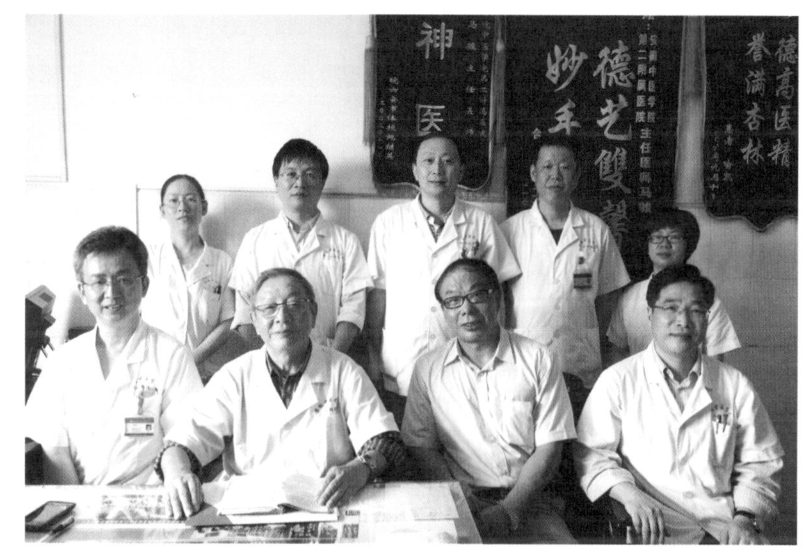


马骏医师和其名医工作室成员

⑰导滞止痛用木香、槟榔；⑱提升中气用升麻、柴胡；

⑲生津止渴用乌梅、甘草；⑳和胃止呕用黄连、苏叶；

㉑清肝泻火用黄连、吴茱萸。

除此，马骏教授善用的药对还有以下几类：①功效相似的药物如川贝与浙贝，砂仁与白蔻仁，枣仁与柏仁，桃仁与杏仁等；②同一药物的不同炮制法相合为用，除了常用的生、熟地黄，还有如生、炒之白术，生、炒之薏苡仁，生、炙之甘草等；③一种植物不同的部位合用，如苏叶、苏子、苏梗，栝楼皮、栝楼子，桑叶、桑白皮等合用，相合相须，相得益彰。这些对药的使用，无论是药性的相反相成相配，还是通补兼施的联合，或是气血同调的配伍，或是肝脾同治的兼顾，无不体现出马骏教授治疗脾胃病贵在“调和致中”的理念和深厚的文化底蕴。

## 四、自拟经验方的组方特点及应用

### (一)清胃和中汤

处方来源:马骏教授经验方。由《伤寒论》"黄连温胆汤""左金丸""芍药甘草汤""金铃子散"加减化裁而来。

药物组成:黄连 8 g,姜竹茹 10 g,莪术 6~9 g,炒吴茱萸 5 g,蒲公英 15 g,川楝子 10 g,延胡索 10 g,姜半夏 10 g,陈皮 10 g ,茯苓 10 g,枳实 10 g,赤芍、白芍各 12 g,甘草 6 g。

功用:清热调气,宣通郁滞,和胃降逆。

方解:本方以黄连、竹茹为君药,以清泄肝胃之郁热,降逆、除烦、止呕;莪术、吴茱萸、川楝子、延胡索、蒲公英为臣药,泻肝清热、行气止痛。君臣合用,辛散苦降,开其肝郁,散其郁火,对肝胃郁热兼气滞,胃脘闷痛兼胀者疗效较好。川楝子、延胡索,一入气分,一入血分,泻肝清热,活血行气止痛。陈皮、半夏、茯苓、枳实、芍药为佐药,以健脾和胃,理气化湿。枳实和竹茹辛苦泄降,可清化中焦之郁热,通降胃腑而调畅气机;赤芍散邪行血,白芍合营养阴,二者相配有攻补兼施之意。甘草为使药,不仅相辅佐君臣各药,且调和全方,并与芍药相合,酸甘化阴、缓急止痛。全方共奏清泄郁热、调气通滞、和胃降逆之功。

主治:肝胃郁热证兼气滞者。证见胃脘胀痛,嘈杂灼热,嗳气痞满,口苦吞酸,恶心呕吐,时有胸骨后灼热隐痛,脉弦滑,舌红、苔黄或黄白相兼。

临床应用及加减化裁:本方主要用于胃脘痛属肝胃郁热兼气滞者,如慢性胃炎、食管炎、胆汁反流性胃炎、胃溃疡等见肝胃郁热证兼气滞者。胸闷、胸骨后灼热隐痛明显者,加全栝楼、浙贝母、当归;气短乏力者,加黄芪、太子参;灼痛口干者,加百合、石斛;食少难消者,加鸡内金、谷麦芽等。

### (二)醒胃汤

处方来源:马骏教授经验方。由《太平圣惠和剂局方》"平胃散""二陈汤"和《丹溪心法》"左金丸"加减化裁而来。

药物组成:炒苍术 12 g,厚朴 10 g,石菖蒲 10 g,陈皮 10 g,姜半夏 10 g,炒吴茱萸 4 g,炒黄连 10 g,茯苓 15 g,炙甘草 10 g,酒大黄 2 g。

功用:健脾醒胃,和中化湿。

方解:本方以平胃散燥湿健脾、和中行气为基本方,用苍术以其苦温性燥,除湿运脾;厚朴行气化湿,消胀除满;石菖蒲芳香化湿,醒胃除浊;陈皮理气化滞;姜半夏和胃降逆,消痞止呕,与茯苓同用,亦有"二陈汤"之意。本方合用左金丸以清泻肝火,和胃降逆。黄连苦寒以泄心,此即"实则泻其子"之意,亦可防苍术过于温燥;吴茱萸辛热,既可疏肝解郁,又能降逆止呕。二药合用,辛开苦降,一寒一热,相反相成。茯苓补脾益胃,利水渗湿;甘草甘缓和中,调和诸药。胃腑以降为顺,以通为用。故方中加入少量酒大黄以通腑导滞,涤荡胃肠之邪浊,以顺应胃腑通降之生理特性。诸药合用,共奏健脾醒胃、和中化湿之功效,可使湿浊得化,气机调畅,脾胃复健,胃气和降,则诸症自除。本方组方合理,用药有据,环环相扣。

主治:脾胃不和,湿浊中阻之证。症见脘腹饱胀,食欲不振,呕哕恶心,嘈杂胀满,嗳气吞酸,口苦口黏,肢体倦怠,大便溏干不定,舌淡苔白厚腻,脉象弦滑。

临床应用及加减化裁:本方临床多用于胃痞、呕吐、胃脘痛及纳呆、反胃、呃逆等病证,如功能性消化不良、浅表性胃炎等。食积者加炒麦芽、炒神曲、炒山楂、鸡内金、莱菔子以消食导滞;瘀血者加五灵脂、红花、檀香以活血化瘀;肝气郁结者加柴胡、白芍、郁金以疏肝解郁;嘈杂、吞酸者加煅瓦楞、乌贼骨和胃制酸;脾胃虚弱者加党参、白术益气健脾;气滞明显者加广木香、砂仁和胃行气消滞;湿热较重者,酌加茵陈、栀子、藿香、黄芩、蒲公英以清化湿热。

## 第三节　临证精粹

### 一、自拟"四左金陈合方"的组方思想及临床应用举隅

#### (一)"四左金陈汤"组方思想

四逆散(偏于脾虚时常改用为四君子汤)、左金丸、金铃子散、二陈汤是脾胃病诊治中常用的方剂,临证中马骏教授根据脾胃的生理特点和病理机制常常合方使用,并形成"肝脾(胃)同病,四左金陈"较为固定和成熟的治疗方法并取得良效,现就其内含的学术思想及处方特点辨析一二。

##### 1 升降失调是脾胃病的病机特点

脾胃"位居中洲,以灌四傍",为气机升降之枢纽。脾气以升为健,胃气以降为和,脾升胃(包括大小肠)降,二者既是矛盾的,但又是协调的,从而构成一种动态的平衡,共同完成水谷精微纳化转输及水液糟粕的代谢,任何一方功能发生障碍,都可能导致因升降失常而出现病症。"四左金陈"以疏通降逆为主,合方中枳实、陈皮、半夏苦温降逆,黄连苦寒降逆,柴胡、川楝子疏肝理气,用于治疗胃脘痞满饱胀、嗳气吞酸较为适宜。临证中若见胃气不降症状明显,马骏教授常加旋覆梗、苏梗、厚朴、刀豆壳等降逆,若见大便干结或便秘,则加大黄、芒硝等泄腑通便,以使浊气糟粕下行。若见脾虚症状明显,马骏

教授则将四逆散易为四君子汤，用太子参、白术、茯苓、甘草健脾益气，以升降共调，补泻同施。

### ❷“土木不和”是脾胃病常见的表现形式

脾胃和肝胆之间关系极为密切，肝（胆）主疏泄，脾（胃）主运化；肝（胆）为木，脾（胃）属土，肝藏魂，脾藏意。肝胆司气之开合，脾胃主气之升降。五行生克之中，木克土。肝（胆）和脾（胃）在生理、病理上有着如影随形、密不可分的关系。

临床中因肝胃（脾）不和所致的胃肠病十居五六，如肝气犯胃或肝木乘土，或脾胃虚弱，失其健运，造成痰浊、积滞、瘀血内生，形成“土淤木壅”。肝脾（胃）不和而为病者。肝脾（胃）同病者宜用和法，以肝脾共治，气血同调。四逆散为疏肝理气之母方；金铃子散疏理肝木之气血；左金丸黄连倍于吴茱萸可以清化肝之郁热，吴茱萸等量或重于黄连则可温肝胃之虚寒；二陈汤中陈皮、半夏理气和胃，茯苓健脾化湿。若肝胃（脾）不和证候明显，马骏教授常用青皮易陈皮，香附易半夏，茯神易茯苓，以加强疏肝气、理肝血的作用。气郁重者加八月札、香附、郁金；血瘀明显者加丹参、川芎、泽兰、赤芍；肝胃郁热加蒲公英、山栀子、黄芩；肝脾不和，证见腹痛、肠鸣、泄泻者，重用白芍、加白术、防风、茯神、薏苡仁等。

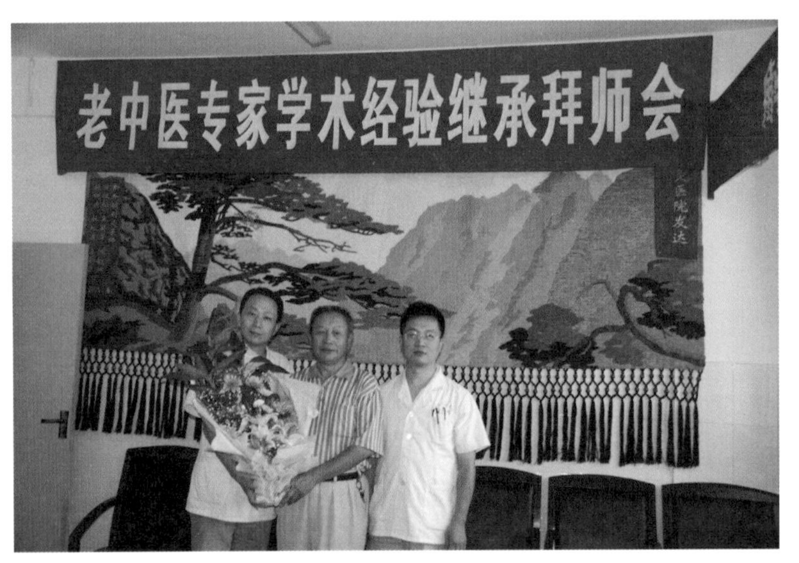


马骏医师和其学术经验继承人

### ❸寒、食、气是脾胃病的主要病因

脾胃病的病因虽然多样，但大量的临证表明，其主要病因为“寒”（胃脘受寒）、“食”（饮食失节）和“气”（情志失调）。胃为阳土、多气多血，脾为阴土，喜温畏寒。贪凉嗜冷，或素体阳虚，复感寒邪，则易伤脾胃阳气，造成谷腐不熟，水液不化，或气滞血瘀，或生痰聚湿；饮食不节或不洁，或用药不当，首伤脾胃，或升降失调，或生痰生湿，或成积成滞，或郁热化火，损伤胃膜，戕伐正气；情志不遂，肝木不达，或气郁不疏，或横逆犯胃，可以影响脾胃升降纳化和气血运行功能而出现病证。“四左金陈”中温药为多，如半夏、陈皮、半夏、吴茱萸等既可理气燥湿，也可起到温通脾胃的作用。如果证见脾胃虚寒，马骏教授常以四君子汤易四逆散，加干姜、乌药、桂枝、细辛或附子等；食滞者加神曲、谷麦芽、槟榔、鸡内金等；肝气郁结明显者，加香附、青皮、郁金、八月札、绿梅花等；肝郁化热加栀子、黄芩、连翘、蒲公英等；湿热者加茵陈、蒲公英、荷叶、滑石等；寒湿者加藿香、草果、苍术等；血瘀明显者加当归、三七、泽兰、川芎、莪术等。

#### ❹ 气滞、血瘀、湿阻是脾胃病常见的病理产物

“百病气为先”，脾胃病最常见的是气滞，表现为胀、满、痞、痛，病机既可以是邪留胃脘引起胃气不降，也可以是脾虚失运而致食积不化，“久病必瘀”“病久入络”，故慢性胃病尤其是消化性溃疡、胃癌等每每有血瘀的表现；“脾虚生痰”，“诸湿肿满，皆属于脾”，脾胃病中痰气交阻、湿阻中焦、脾虚湿困、饮停中脘等证候并不少见，化痰法、祛湿法常常用之。“四左金陈”中集疏肝理气、燥湿化痰、活血化瘀、健脾益气药为一炉，并根据主症和兼症随机化裁，可谓法与理合，方与法切，药中病机。

#### ❺ 调和致中是脾胃病的治疗大法

所谓和法就是采用调节相互作用的矛盾双方，如升降、寒热、表里、虚实等以达到矛盾的动态平衡，其组方特点常是寒温并用、补泻同施、气血同调、辛开苦降。清·周学海《读医随笔》云：“窃思凡用和解之法者，必其邪气极杂者也。寒者、热者、燥者、湿者，结于一处而不得通，则宜开其结而解之；升者、降者、敛者、散者，积于一偏而不相洽，则宜平其积而和之。故方中往往寒热并用，升降、敛散并用，非杂乱而无法也，正法之至妙也。”“四左金陈”合方正是体现了和法的内涵，和调矛盾双方使之达到平衡。合方中有散与收、动与静、升与降、通与补、寒与热药物的相互配伍和作用，也涵盖了小柴胡汤和半夏泻心汤的大部分药物及其功效，符合脾胃的生理特点和病理机制，故适用于多种脾胃病的治疗。

“四左金陈”的组合与临床应用，体现了马骏教授对脾胃病生理病理的深刻认识和疾病本质的把握，也体现了马骏教授对和法的深刻理解和灵活应用。通过大量的临床案例证明，“四左金陈”合方是一张组方合理、构思巧妙、功效显著的脾胃病治疗验方。

### （二）“四左金陈合方”临床应用验案举隅

（1）张某某，女，24岁。工人。2007年6月18日初诊。

胃脘嘈杂间有钝痛，灼热，吐酸吞苦，嗳气，纳差，胸闷心烦，口干但不欲饮，大便呈颗粒状，排便费力，眠差，舌淡红，苔黄腻，脉弦细。胃镜示：胆汁反流性胃炎。诊断：胃痛/胆汁反流性胃炎（肝胃不和，湿热内蕴）辨证分析：肝失疏泄，胃失和降，痰热内蕴，胆汁上逆。治法：疏肝利胆，和胃降逆，清热化痰。方选四逆散、左金丸、金铃子散、二陈汤合方化裁。药用：醋柴胡9 g，赤芍、白芍各15 g，炒川连7 g，炒吴茱萸5 g，延胡索10 g，川楝子

10 g,青皮、陈皮各 9 g,姜半夏 10 g,茯苓、茯神各 20 g,川芎 10 g,苏梗 10 g,郁金 9 g,蒲公英 20 g,茵陈蒿 12 g,酒大黄 7 g,黄芩 10 g,瓦楞子 20 g,生甘草 6 g。7 剂,水煎服,1 日 1 剂。

二诊:胃脘嘈杂及灼热等症状减轻,仍感脘胀及胸闷,舌脉同前。上逆之气有下降之势,但枢机仍未顺调,湿热未得清化,守法治疗。上方去延胡索、茵陈、大黄、瓦楞子,加生薏苡仁 30 g,厚朴 10 g。7 剂。

三诊:药后诸症显减,腻苔渐化,睡眠欠佳。效不更方,宗初诊方加丹参 15 g,柏子仁、酸枣仁各 15 g,竹茹 10 g。续进 7 剂。

四诊:诸症轻微,睡眠进步。三诊方续 14 剂以巩固疗效。

(2)刘某某,女,57 岁。工人。2000 年 12 月 11 日初诊。

脘腹胀痛,胁肋满闷不舒,间有隐痛。胃脘嘈杂有烧灼感,常吐酸苦水,口干苦,嗳气,纳差,多梦,乏力,大便溏泻。舌淡红,苔黄中心腻,脉弦细滑。胃镜示:胆汁反流性胃炎。辨证分析:木郁土壅,脾失健运,胃失和降,胆汁上逆,痰热内蕴。治拟疏肝和胃,健脾化痰。方选四逆散、左金丸、金铃子散、二陈汤、四君子汤合方加味。药用:醋柴胡 9 g,赤芍、白芍各 15 g,枳壳 10 g,炒川连 9 g,炒吴茱萸 5 g,延胡索 18 g,川楝子 10 g,姜半夏 10 g,茯苓、茯神各 20 g,青皮、陈皮各 9 g,广郁金 15 g,蒲公英 30 g,茵陈蒿 10 g,生、炒薏苡仁各 20 g,炙甘草 6 g。大枣 5 枚。7 剂,水煎服,1 日1剂。

二诊:脘腹胀痛、胁肋满闷不舒症状明显减轻,时有嗳气,倦怠乏力,大便渐成形。舌红,苔薄黄,脉弦细。脾虚气滞,郁热未清。仍宗前法,上方加太子参 20 g,炒白术 10 g,砂仁、白蔻仁各 6 g,竹茹 15 g。7 剂。

三诊:药后脘腹胀痛,胁肋满闷基本消失,纳可,口微干苦,二便正常。气机已畅,改以理气健脾为主,兼以清热利胆。四君子汤合黄连温胆汤化裁。药用:党参 15 g,白术 12 g,茯苓 20 g,陈皮 10 g,姜半夏 10 g,炒川连 9 g,枳壳 10 g,竹茹 15 g,蒲公英 20 g,丹参 15 g,赤芍、白芍各 15 g,砂仁、白蔻仁各 6 g,炙甘草 6 g。续进 7 剂。

四诊:诸症渐平。上方续服 10 余剂后,复查胃镜提示“慢性浅表性胃炎”,未见胆汁反流。予以“马氏和中丸”巩固疗效。

[按] 上 2 例病同证似,均为木郁土壅,肝胃郁热,故均以疏肝理气、清热化痰为大法,方选四逆散疏肝理气,左金丸清肝泄热,金铃子散理气活血,二陈汤理气化痰,正所谓证同法同、同病同治。然由于又有兼证表现不同,体质年龄差异,故在药物加减上则有灵活加减变化。张案年轻气旺,邪实有余,气滞痰热为甚,故在“四左金陈”基础上加大黄、黄芩、蒲公英、茵陈蒿等重在清泄湿热;刘案虽也以木郁土壅、肝胃郁热为主证,然又有见纳差、便溏、乏力等脾虚失运证候,方用“四左金陈”,但初用四逆散疏肝理气,待气郁渐疏后改用四君子汤健脾益气,扶正祛邪。

## 二、以升促降法治疗老年习惯性便秘

### （一）老年人生理特点及便秘特征

老年人脏腑功能日衰，气血津液不足，升降乖张、孔窍不利，常常会出现纳运失调的病证，正如《素问·阴阳应象大论》所云“六十，阴萎，气大衰，九窍不利，下虚上实，涕泣俱出矣”。鉴于此，老年人便秘的病机常表现为气虚无力推运，津亏谷道枯涩，虚实夹杂。其便秘的临床特点为排便困难，临厕努责，便后气喘吁吁或汗出臻臻，甚或大汗淋漓；食少，大便虽数日不行，但腹胀不显；大便常不干或先硬后溏，排便不畅；或大便状如羊屎，坚硬难下。舌淡苔白，脉虚细。对于老年性便秘若一味泄腑图一时之快，动则大黄、芒硝、芦荟等苦寒峻猛之药，虽可起到立竿见影之效，但旋即恙复，且易形成气愈虚、津愈损、结愈甚之痼疾。

### （二）以升促降法立论之据

中医理论认为，升降出入是人体气机运动和新陈代谢的基本形式，通过这种同一事物中矛盾双方相辅相成、和谐统一的运动，保证了人体各种生命活动的有序进行。正如《素问·六微旨大论》所云：“气之升降，天地之更用也。升已而降，降者为天；降已而升，升者为气。天气下降，气流于地；地气上升，气腾于天。故高下相召，升降相因，而变作也。……出入废，则神机化灭；升降息，则气立孤危。”

脾胃居中焦，为气机升降之枢纽。脾主升清，胃主降浊；小肠分清泌浊，大肠传导糟粕，正是这种升降出入的有序运动，才保证了水谷精微的纳化吸收和废物糟粕的代谢排出。老年人脾胃功能减退，元气不足，精血亏耗，清气不升，浊气不降，容易罹患便秘之病。故治疗老年人气虚津亏的便秘，采取欲降先升，以升促降。升降结合，益气润肠法符合老年人的生理及便秘的病理。

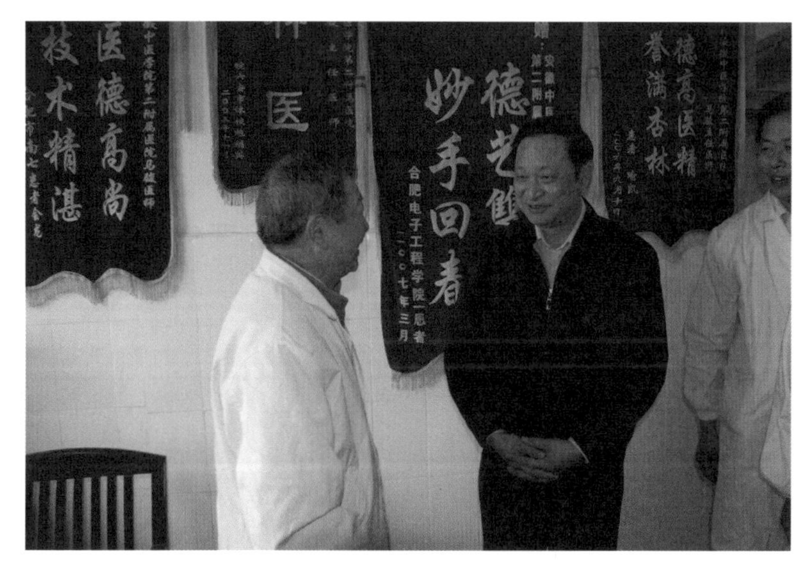

国家卫计委副主任、中医药管理局局长王国强看望马骏医师

### （三）升降通腑汤的组成

生黄芪20 g，生白术20 g，绿升麻10 g，玉桔梗10 g，炒枳实15 g，川厚朴10 g，制大黄8 g，片姜黄15 g，紫菀15 g，枇杷叶15 g，杏仁、桃仁各10 g，油当归10 g，火麻仁30 g，炒决明子15 g，栝楼仁15 g，黑玄参20 g，杭白芍12 g，炙甘草5 g。水煎服，1日1剂，分2次温服。

随证加减：腹胀满，加木香10 g，槟榔7 g；大便坚如羊矢，加芒硝15 g，生地15 g；畏寒腹疼，加肉苁蓉15 g，乌药15 g；舌苔黄，加蒲公英20 g，槐花10 g；气虚甚，加太子参15 g。

### （四）升降通腑汤方药分析

本方可以由四个部分组成：

#### ❶ 益气升提药

生黄芪、生白术健脾益气，升麻、桔梗载气上行，此举意在脾升阳，鼓舞清气，达到欲降先升、欲擒故纵的目的。《素问·阴阳应象大论》中云："故清阳为天，浊阴为地。地气上为云，天气下为雨。雨出地气，云出天气。故清阳出上窍，浊阴出下窍。"只有地气上升为云，才有天气下为雨。老年性便秘，关键是气虚、助推无力而至糟粕留滞肠腑，健脾升阳看似反治，实为治本之法，也有"塞因塞用"之意。注意的是，此方中黄芪、白术宜生用，尤其是白术，土炒健脾止泻，生用则开郁散结、辛润通便，又无涩肠之弊。升麻升提，又可解毒，张仲景、李东垣尤其擅用，升麻重用也有通便之效，生白术、升麻剂量应偏重为佳。桔梗古人称为舟楫之药，又有宣肺之功，和枳实相伍，一升一降，为升降结合之对药。若见恶心、呕吐则不用升麻、桔梗。

#### ❷ 宣降肺气药

肺与大肠相表里，且不少老人有肺气壅塞，痰湿壅肺之上实下虚表现，宣肃肺气有助于降肠之腑气，正所谓提壶揭盖，有助水行也。方中桔梗、杏仁、紫菀、枇杷叶宣肃肺气，交通上下。其中杏仁也有润肠之效，可谓一石二鸟。

#### ❸ 降气通腑药

老年性便秘虽有气虚之证，但根本表现还是肠腑不能通达顺畅，故在益气健脾、升阳举陷的同时，必须结合降气通腑之法，以升促降、以降助升，升降结合，调和致中。方中枳实、厚朴降气宽腑、消痞除满；制大黄、片姜黄导滞通腑，行滞化积，清代温病学家杨栗山所创的升降散中即是用大黄、姜黄降浊气。

#### 4 滋阴润燥药

老年人气血津亏，谷道枯涩是其便秘的主要病机之一，故滋阴润燥乃为常用之法。方中桃仁、杏仁、火麻仁、栝楼仁、决明子等多油脂，既可起到润腑滑肠之功，又无峻下伤正之虞；且桃仁、杏仁、火麻仁还有活血养血之用。油当归活血润肠，玄参滋阴润燥，增水行舟。芍药酸甘，甘草甘温，二药配伍，即可起到缓急之功，也可起到防止泻下太过之弊。

本方主要适用于气虚或气阴两虚、气血两虚便秘之证，临床时结合饮食起居等指导则效果更好。

验案举隅

秦某，女，77岁，某高校退休教师。2013年4月17日初诊。

患者便秘10余年，大便5~7日一行，粪便虽不坚硬，但临厕需努责方行，便后气喘不已，且常需借助“泻剂”排便。曾辗转数家医院求治，或常随广告购药，但均是短时见效，停药恙复，且效果日渐减弱。刻诊见：面色白而略显灰暗，形瘦，食欲欠佳，口干但不欲饮，胸闷少气。触诊：腹软未及粪块。舌淡苔白，脉沉细无力。四诊合参，乃脾气亏虚，升降失调，纳运无权，津液不足，肠道失润。治宜益气健脾，润肠通便。处方：生黄芪20 g，生白术20 g，绿升麻10 g，玉桔梗10 g，炒枳实15 g，川厚朴10 g，制大黄8 g，片姜黄15 g，紫菀15 g，枇杷叶15 g，杏仁、桃仁各10 g，油当归10 g，火麻仁30 g，栝楼仁15 g，黑玄参20 g，杭白芍12 g，炙甘草5 g。7剂，水煎服，1日1剂，分2次温服。

1周后复诊，服药2天后，肠中自觉气转鸣响，大便随之而下，嗣后，每日均可排便。效不更方，上方去桃仁，加茯苓15 g，六神曲10 g。再进7剂。

患者按上方略行加减，共服药21剂。大便每日一行，质软成形。随访2年，排便正常，且食量增加，面显红润。

## 三、辛开苦降法治疗脾胃病治验

### （一）验案举隅

#### 1 调和肝胃治疗胃炎

郭某某，女，39岁，2012年3月5日初诊。胃脘灼痛，灼热嘈杂，嗳气口苦三月余。胸闷痞塞，纳谷不馨，心烦急躁，大便干燥，排便费力。舌淡红，苔薄黄，脉弦细。胃镜示：慢性浅表性胃炎、胃下垂；肝胆超声检查未见异常。诊断：慢性浅表性胃炎（肝胃不和，湿热内阻）。辨证分析：肝失疏泄，肝木乘土，气机失和，郁而化热；胃失和降，络脉不畅。治法：调和肝胃，理气通络。处方：半夏泻心汤合小陷胸汤化裁。方药：姜半夏10 g，炒黄连10 g，炒黄芩10 g，炒吴茱萸5 g，淡干姜6 g，党参15 g，炒枳壳15 g，厚朴10 g，全栝楼15 g，茯苓 15 g，陈皮 10 g，蒲公英 20 g，炙甘草 8 g，大枣 5 枚。3 剂，水煎服，1 日 1 剂。

二诊：服药 3 剂后症状明显减轻，胃脘痞塞但不疼痛，嗳气减少，自觉心情舒畅，豁然开朗。大便仍干燥，舌淡红苔薄白，脉弦。仍宗上方加火麻仁 20 g，当归 10 g。7 剂。

三诊：大便干燥缓解，胃脘轻微痞满不适，偶有嗳气，余无不适。仍用前方酌情加减服用 10 剂，诸症尽除。

［按］本案证属肝木乘土，气机失和，郁而化热，证既见胃脘灼痛、灼热嘈杂、嗳气口苦等气机失和的症状，但又有纳谷不馨、胃下垂等脾虚的表现。所以治疗应疏肝和胃，调畅气机。方用半夏泻心汤合小陷胸汤化裁。

### 2 调和肝胃，抑木扶土治疗泄泻

夏某某，男，39 岁，2012 年 6 月 8 日初诊。

腹痛、腹泻反复发作 5 年余，腹痛成痉挛状，伴肠鸣，腹痛即泻，便如稀水，无脓血黏液，无里急后重，矢气多，大便一日 3~5 次，黎明时明显，泻后痛减。情绪刺激、受凉、刺激性饮食后容易发作。舌淡红苔薄黄，脉弦细。肠镜示：无明显异常。诊断：泄泻/肠易激综合征（肝脾不和，升降失和）。辨证分析：脾虚土壅，肝木乘土；肝脾不和，升降失调；气滞水停，水走肠间，清浊不分，发为泄泻。治法：调和肝脾，抑木扶土。处方：半夏泻心汤合痛泻要方。方药：姜半夏 10 g，炒黄连 7 g，炒黄芩 10 g，炒吴茱萸 5 g，淡干姜 5 g，党参 10 g，厚朴 10 g，赤芍、白芍各 15 g，炒苍术、炒白术各 10 g，陈皮 10 g，防风 6 g，广木香 10 g，炙甘草 8 g。5 剂，水煎服，1 日 1 剂。

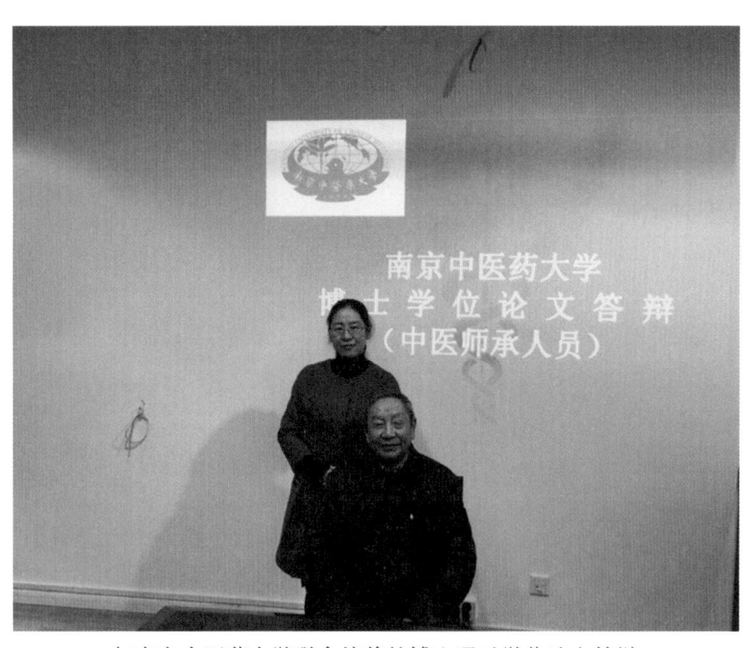

与南京中医药大学联合培养的博士通过学位论文答辩

二诊：服药 5 剂后症状明显减轻，腹痛腹泻消失，纳食有增。肝木渐达，脾气渐强，效不更方，上方加薏苡仁 20 g，茯苓 10 g。

三诊：症状基本消失，大便已成形，气机已调畅。上方加减变化共服近 30 剂，诸症皆除。

［按］本案泄泻以腹痛为主。“泻责之于脾，痛责之于肝”，故本案重在疏肝、柔肝，缓

急止痛，辅以健脾止泻。“甘能缓急”，“酸能柔肝”，处方中党参、甘草甘温，配芍药之酸柔，配防风疏肝理脾，缓急止痛，半夏泻心汤辛开苦降，升清降浊；苍术、白术、党参、茯苓、薏苡仁健脾益气、燥湿渗湿。标本同治，扶正祛邪。

### 3 补虚泄实，燮理阴阳，治疗慢性胃炎、结肠炎

徐某某，女，50岁，2012年1月6日初诊。

上腹部胀满隐痛半年余，嗳气吞酸，胸胁不舒，纳差，心烦，眠差多梦。神疲乏力，畏寒喜暖。大便不成形，夹有黏液，小腹冷痛，舌淡红、苔薄黄，脉沉细。胃镜及肠镜提示：慢性胃炎、慢性结肠炎(肝脾不和，升降失调)。辨证分析：脾失健运，肝失疏泄，肝木乘土，木郁土壅，寒热错杂、升降失调。治法：疏肝健脾，燮理阴阳，调和气血。处方：厚朴生姜半夏甘草人参汤合乌梅丸化裁。用药：厚朴10 g，炮姜6 g，姜半夏10 g，炙甘草8 g，党参10 g，乌梅炭10 g，川椒3 g，赤芍、白芍各15 g，炒川连7 g，陈皮10 g，炒薏苡仁20 g，厚朴10 g，炒黄柏6 g，嫩桂枝6 g，炙甘草6 g。7剂。水煎服，1日1剂。

二诊：服药7剂后，脘腹胀痛及黏液进一步减轻，饮食趋于正常，大便成形稍带黏液，舌脉同前。气机稍和，湿热未清，功当再进。上方去半夏，加砂仁、蔻仁各6 g，广木香10 g。

三诊：症状基本消失，仍宗调和肝脾、理气和血治疗。上方加减调治近两个月，诸症皆除。

［按］本案木郁土壅，虚实夹杂，脾虚为本，肝郁为标。治疗时以厚朴生姜半夏甘草人参汤燥湿温阳健脾，以冀振奋脾阳，厚土化湿；乌梅丸疏肝理脾，清上温中，小建中汤化裁温中缓急止痛，共奏调和肝脾之功。

## (二)辛开苦降法治疗脾胃病运用要点

马骏教授临床运用辛开苦降法有以下几个要点：

### 1 燮理气机运动和脾胃生理病理，做到“理要通”

在辛开苦降法时，要正确理解中医关于气机的概念，掌握气机运动的规律，搞清脾胃的生理和病理特点，要牢牢把握脾胃是气机升降的枢纽和脾阴胃阳，脾升胃降，脾运胃纳，脾清胃浊，相辅相成的对立统一关系。脾胃病病机的最主要特征之一就是气机升降失调。气郁、气滞、气逆、气陷，痰郁、食滞、热结、火郁、痰阻等是其证候表现和病理现象；升降失调，寒热错杂，虚实并见是其证候特点；辛能散，温能通，苦能降，寒能清，补能复，是恢复脾胃气机失调的应用机制。

### 2 四诊合参，精心辨证，理法相符，做到“法要正”

通过文献复习和临床调查，虽然辛开苦降法为脾胃病诊治中最常用的治法，但脾胃

病诊治中尚有其他治法，因此既要做到理法相符，药证合拍，合理应用辛开苦降法，又不能“执一废十”，忽视了其他治疗方法的运用。即使符合辛开苦降法，也要根据病因、病位、病程、病体等不同，合理遣方用药。如气郁者，重在疏散，多用花草皮叶之物，重在疏肝胆之气，如柴胡、青皮、香附、苏叶等；气滞者，重在消导，易用行气破气之品，并辅以消食、导滞、化痰、逐瘀之品，如苍术、厚朴、枳实、槟榔、半夏、陈皮等；气逆者，重在和胃降逆，如旋覆花、苏梗、沉香等；气陷者，重在益气升提，如黄芪、党参、白术、茯苓、升麻等、并要结合痰、热、瘀、毒等一并治之。

### ③ 方随法立，随证变化，做到“方要活”

辛开苦降治法的方剂有很多，但又以半夏泻心汤最为常用。不同的方剂有不同的特点和治疗侧重点，选用何方，单方使用还是多方合用，原方照用还是加减使用，都需要结合病情和辨证，加上“三因制宜”“标本缓急”等中医治则加以斟酌。李东垣《脾胃论》第一方补脾胃泻阴火之升阳汤便是依据仲景生姜泻心汤组方原则结合补中益气汤化裁而成。马骏教授在临床上常将“四（四君子汤或四逆散）、左（左金丸）、金（金铃子散）、陈（二陈汤）”合方使用，寒热并调，补泻同施，辛开苦降，疗效显著。

### ④ 合理选药、灵活配伍，做到“药要妥”

在使用辛开苦降法遣方用药上，既要根据中药的四气五味、升降浮沉和药物归经等理论和原则，又要结合临床实际合理用药，灵活配伍。如“辛能散”，但又有辛凉、辛温、辛热之别，亦有入五脏之异；苦能降，但也有寒温不同与燥润之分，故临床当辨证选择之。马骏教授认为，一般情况下，辛开之品，多用辛温。脾胃病气郁证多，且气郁日久，易生痰生瘀，而辛能散，温能通，符合病机，如柴胡、青皮、香附、半夏、干姜、苏叶梗、吴茱萸、香橼皮、佛手柑、川椒等；湿重热轻者，用辛苦温，理气燥湿，如苍术、厚朴、草果、枳实、半夏、陈皮、香薷等；热盛者，用辛凉，如连翘、茵陈、青蒿、栀子、薄荷等；苦降之药，以黄连、黄芩使用最多，概因黄连、黄芩既可清热解毒，又可坚阴止利；但若热在胸膈，则选栀子、黄芩为宜。另在临床上，马骏教授还习惯使用一些辛苦药的固定配对，如气郁生痰郁热，则半夏、陈皮，黄连、黄芩配对；上热下寒者，黄连、干姜配对；气郁湿阻化热者，苍术、厚朴和青蒿、黄连配对。

### ⑤ 注重顾护“胃气”，做到“阵要稳”

“有胃气则生，无胃气则死”，时时顾护胃是历来医家都高度重视和遵循的医理。中医认为“久病必虚”，中医诊治的脾胃病患者多为慢性患者，本虚标实，虚实夹杂证最为多见。因此马骏教授在用辛开苦降法时每每在方中加用扶助脾胃之品，如黄芪、太子参、白术、茯苓、薏苡仁、山药、甘草、大枣、谷麦芽等。马骏教授认为，恢复和强健脾胃功能本身也是一种有效的调理升降的方法。

## 四、三仁汤治疗湿温、湿阻病治验案

三仁汤出自清代吴鞠通的《温病条辨》，方中由杏仁、白蔻仁、生薏苡仁、飞滑石、白通草、竹叶、厚朴、半夏 8 味药物组成。本方是治疗湿温初起，邪在气分，湿重于热的主要方剂。该方中杏仁宣利上焦肺气，因肺主一身之气，气化则湿亦化；白蔻仁芳香化湿，行气宽中，畅中焦之脾气；薏苡仁甘淡性寒，利湿清热而健脾，并且可以疏导下焦，使湿热从小便而去，配伍滑石、通草、竹叶以助清利湿热之功;半夏、厚朴助蔻仁化中焦之湿。诸药相合，宣上、畅中、渗下，使湿邪从三焦得以分消，全身之气机得以宣通。湿温病，长夏季节多见，常因内外之湿相合形成胶结难解之势。然在临床上不论病是否属于长夏季节的湿温，只要辨证为湿热内蕴、气机不畅的一些见证，均可用三仁汤加减治疗。兹举马骏教授临床运用三仁汤治疗的验案加以分析。

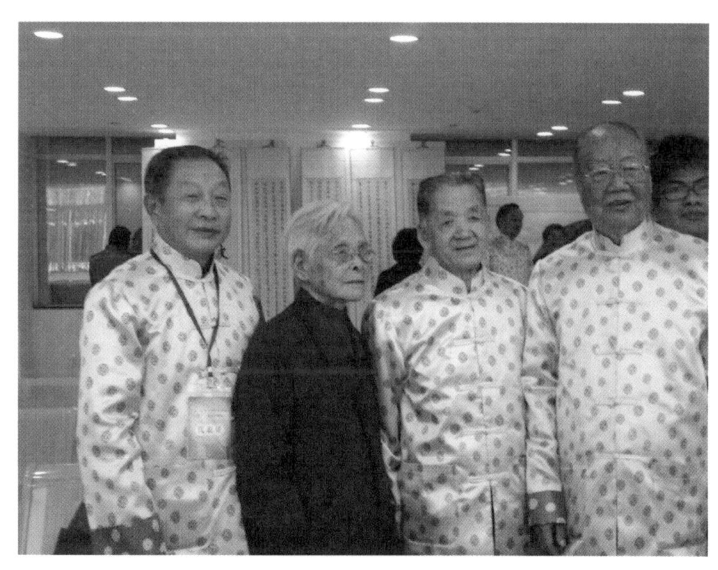

马骏医师和国医大师路志正（右 2）、朱良春（右 1）等合影

### （一）验案举隅

案 1　杜某，男，16 岁。 2009 年 3 月 31 日初诊。

1 个月前患者发热 38.2 ~ 38.5℃，大便泄下如清水样，一日 5~6 次。经治疗腹泻止，大便微溏，1 日 1 次，但低热不退，以晨起和下午为甚。证见畏寒恶风，五心烦热，四肢乏力，嗜睡，胃胀纳差，厌油腻，口干不欲饮，咽喉红肿充血疼痛，脉滑小数，舌淡，苔腻微黄。血常规检查正常，经抗生素治疗 1 周后，低热仍旧未退。辨证：湿邪困中，三焦气机不利，郁热内生。治法：轻宣淡渗，芳香化湿，宣畅气机。处方，三仁汤合茵陈五苓散加减：杏仁 3 g，生薏苡米 30 g，砂仁 6 g，白蔻仁 6 g，姜半夏 9 g，通草 6 g，滑石 20 g，炒黄芩 10 g，厚朴 8 g，茯苓 15 g，大腹皮 3 g，猪苓 6 g，太子参 20 g，淡竹叶 6 g，甘草 3 g，茵陈 10 g。 7 剂，水煎服，1 日 1 剂。

4 月 7 日复诊，药后热退未再发作，唯见小腹胀疼，大便干结，舌淡红苔薄。考虑到可能是湿热久恋，伤及阴分，气机仍未完全宣通。处方仍宗初诊方，加火麻仁 20 g，以清热养阴、润肠通便、疏通气机，药后症除。随访半年未见发作。

案2　李某，女，43岁。2009年9月7日初诊。

自汗5个月，衣服没有黄染，头昏，面色淡黄，肢体沉重乏力，纳谷不馨，睡眠尚可。大便溏，1日1次。口干渴，不欲饮水，脉濡细，舌淡红边有齿痕，苔薄黄腻。辨证：湿郁三焦，气机不畅。治法：轻宣淡渗，宣畅气机。处方，三仁汤加减。方药：杏仁6 g，砂仁（后下）6 g，蔻仁（后下）6 g，生薏仁30 g，厚朴8 g，法半夏10 g，通草6 g，滑石15 g，淡竹叶6 g，桑叶15 g，浮小麦30 g，生黄芪15 g，茵陈10 g，甘草6 g，陈皮6 g。3剂，水煎服，1日1剂。

9月18日三诊，出汗已经明显好转，且肢体乏力也明显的缓解。脉濡细，舌淡红苔薄白微腻。药证相符，效毋更方，仍以9月15日方再进，虑其自汗已有5个月，汗多必伤及气阴，方中加入南、北沙参各15 g，茯苓、茯神各20 g，以健脾养阴。该方水煎服用7剂，诸症皆平。

案3　宋某，女，37岁。2009年7月21日初诊。

患者向来多疑善虑，沉默寡欢，加之工作环境不遂，整日觉心胸痞闷，善太息。自觉有气在体内走窜并呈节段性“阻滞”，背部及手足心发热，绵绵汗出，头目昏沉，纳谷不香，乏力倦怠，记忆力减退，急躁多虑，二便正常。舌暗红有散在瘀点，苔白腻，脉弦细。辨证：湿困清阳，气机郁滞。治法：芳香化湿，宣畅气机。处方，三仁汤加减：光杏仁10 g，砂仁6 g，蔻仁6 g，生薏仁30 g，白通草6 g，嫩青蒿15 g，净连翘10 g，绵茵陈15 g，藿香梗10 g，佩兰梗10 g，京菖蒲10 g，粉丹皮15 g，焦山栀9 g，太子参15 g，茯苓12 g，茯神12 g，生甘草5 g。7剂，水煎服，1日1剂。

患者服上方后自觉胸闷有所减轻，汗出减少，欲再诊，但适逢马骏教授出差，乃另择他医就诊。医生辨证为肝气郁滞化热，予以龙胆泻肝汤和逍遥散化裁治疗，效果不收，遂又处方氯氮平片25 mg，每晚顿服。患者服后诸症非但不减，反觉心中懊侬，难受莫可名状。再延马骏教授诊治。刻诊见患者头重如蒙，胸闷不舒，纳谷不香，眠差，自感手足筋脉有拘挛感，乏力倦怠，入暮时自觉背部及手足心发热，舌暗红苔黄腻，脉濡细。辨证：湿阻气机，郁而化热，肝失疏泄，脾失健运。治法：清利湿热，宣畅气机。处方：三仁汤、翘荷散、甘露消毒饮合方化裁。方药：光杏仁10 g，砂仁、白蔻仁各6 g，生薏仁、炒薏仁各30 g，川厚朴10 g，藿香梗、荷叶梗各10 g，净连翘10 g，雅川连7 g，嫩青蒿15 g，茯苓15 g，白通草6 g，大腹皮10 g，飞滑石20 g，生甘草5 g。6剂，水煎服，1日1剂。

再诊：患者自述服上方已觉胸中较前舒畅，手足心热显减，精力较前有增，自觉咽中似有痰阻，头仍欠清爽，舌淡，苔薄腻，脉弦滑。药中病机，盖湿热为患，黏腻缠绵。难求速效，当以缓图。处方：前方去藿香、青蒿、黄连、大腹皮，加苏叶6 g，陈皮6 g，姜半夏9 g，即合半夏厚朴汤之用，理气化痰开郁，同时加以心理疏导。

该方前后加减服用30余剂，患者诸症渐平。

## (二)三仁汤运用分析

以上3例分别为发热、汗证和郁证,其病不同且发病季节有异,但均以三仁汤加减获效,其原因就是病虽有异,其证相同,异病同治。《温病条辨》就三仁汤证云:“头痛,恶寒,身重疼痛,舌白,不渴,脉弦细而濡,面色淡黄,胸闷,不饥,午后身热,状如阴虚,病难速已,名曰湿温……三仁汤主之。”湿温是多发于雨湿较盛季节的一种湿热病证。初起以身热不扬,头痛恶寒,身重疼痛,脘痞,不渴,面色淡黄,苔腻,脉濡等为其主症。其特点是:发病缓慢,病势缠绵。湿温发生的原因是感受湿热病邪而致,亦有因素体脾湿不化又复感外邪而发为本病的。薛生白说:“太阴内伤,湿饮停聚,客邪再至,内外相引,故病湿热。”即是指此而言。胃为水谷之海,脾为湿土之脏,所以湿温证总以脾胃为病变重心。三仁汤虽有宣上、畅中、渗下之功,但重在化解脾胃之湿,以图从本论治。

案1患者病发于阳春,虽不是长夏季节,但患者起病时既有头痛、恶寒、发热的卫气被遏的表现,也有腹泻稀水便,又有身重、纳差等湿阻中焦的症状。初始诊治中可能因注重表象,加之季节年龄等因素,误识为表有风热、里有积滞的表里俱实证,投以防风通圣散以解表攻里,结果罔效;再诊又虑其发热日久,耗气伤阴,加之有乏力、纳差、便溏,遂又采用甘温除热之法,仍有一叶障目,不见泰山之嫌;三诊时细观脉证,乃湿遏卫气,气机不宣,郁而化热,重心在脾胃。故方中仅用杏仁3 g宣其表,以助湿从表而散;重用芳香化湿、苦温燥湿、淡渗利湿等法,化中焦之湿,宣通被郁之气,而湿化气畅,其热也自然得解。考虑到其热日久,势必伤及气阴,方中加入太子参以补其已伤之气阴,扶正祛邪。全方芳香化湿,清利湿热,宣通气机。气机一畅,湿热自有去路。

案2为湿热郁滞,困阻清阳,气机不畅,导致自汗不止,若不顾祛其湿邪,仅固其表,则表卫难固,甚则还有闭门留寇之虞,故用三仁汤加滑石、茵陈等,宣畅气机、清利湿热当其首冲之要,实为攘内安外之策。虑其汗出日久,伤及气阴,加入生黄芪、浮小麦固其表卫,扶正祛邪,标本兼治,以使气机畅、湿热清、表卫固,故汗止。

案3患者因情志不遂而致气机郁滞,肝失调达,疏泄不利;忧思伤脾,脾失健运,湿邪内生,气郁日久化热,热扰心神。龙胆泻肝汤和逍遥散虽有疏肝理气、清利湿热之功,但作用点主要在肝,且该方以苦寒为主,亦有伤脾之弊。故治疗湿邪为甚之病,应尽量少用大苦大寒之品,以免伤及阳气和脾胃之气。临床上,若见患者有三焦气化不利、水湿内停,该患者病起虽然在肝,但由肝及脾,由脾及心,由气及血,出现三焦气化不利,经脉气血不畅;热扰心神,则重在治脾,从其本也。方选三仁汤为主,合翘荷散、甘露消毒饮等方化裁,芳香化湿、苦温燥湿、淡渗利湿并举,辅以理气健脾、清热,以宣畅三焦之气机,疏通被郁之气血,强健脾土之功能。全方升降相因,补泻合参,使湿热得去,郁滞得开。病证得除。

## 五、疑难杂症治验举隅

### (一)调和少阳,开达募原治疗寒热往来

夏某,男,51岁。职员。2006年11月24日初诊。

主诉:寒热往来近5个月余。患者5个月前于午后申酉时出现恶寒发热,体温在38.4~39.5℃,持续约1小时许后汗出身凉,但浑身乏力、肢体重着。发病时无明显寒战、头痛,无黄疸、皮疹等。多次查疟原虫均未检出。血常规提示淋巴细胞比例偏高。骨髓象检查未见明显异常。全身CT检查未见肿瘤。曾辗转多家医院诊治,多按病毒感染予以抗病毒治疗,也曾求助于中医诊治,但疗效不显。

刻诊:面色微白,精神欠振,言语声低。口苦不欲饮,饮食尚正常,二便调,睡眠尚佳。舌淡红少津、苔白稍腻,脉细小数。辨证:申酉之时,阳明经旺,气血理应充沛。但患者发热恶寒,热退乏力,精神不振,言语声低,当是脾气亏虚,中气不振,清阳不升,阴火上乘,少阳枢机不利,阳明少阳合病。当补益中气,调和少阳。遂以李东垣升阳益胃汤和小柴胡汤加减。处方:生黄芪20 g,生白术10 g,升麻6 g,西党参15 g,茯苓、茯神各15 g,陈皮10 g,柴胡9 g,黄芩10 g,黄连6 g,羌活6 g,赤芍、白芍各15 g,防风6 g,泽泻10 g,石斛15 g,五味子6 g,麦冬10 g,地骨皮15 g,当归10 g,甘草6 g。共7剂,水煎,1日1剂,分2次服。

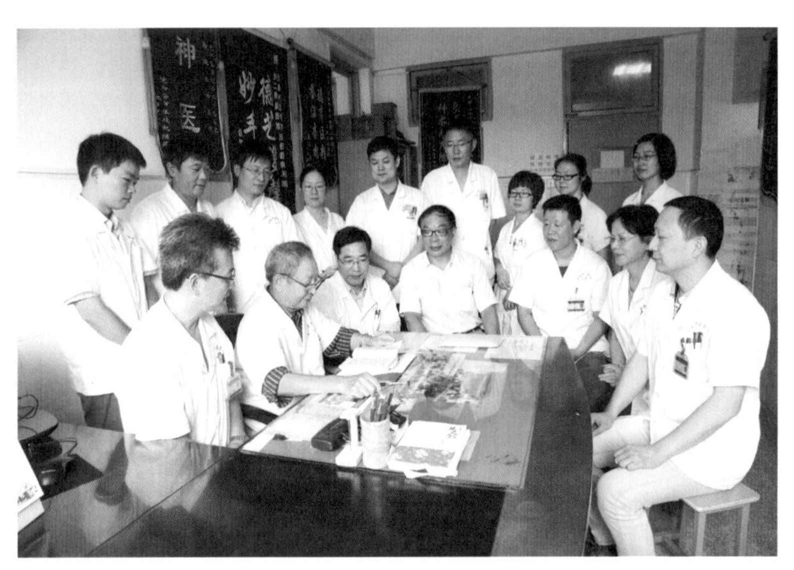
马骏医师和其学术团队

二诊:仍有每日寒热往来,但时间提前。体温在38.2~38.6℃,乏力稍减,身重,口苦。舌淡红苔白厚腻,脉濡细。病家寒热往来,乃邪在少阳、阴阳相争所致。申酉之时,乃阳明经主时,正气与邪抗争,故发热,正气胜邪则汗出,热退身凉。患者口苦明显,病在少阳也。然患者发病于夏初之时,黄梅雨季,湿热互攘,邪伏募原,枢机不利,故寒热往来,久久不愈。患者口苦但不欲饮,舌淡红,苔白厚腻,脉濡数,湿热证显也,且湿重于热。又病家患病日久,正气已伤。法应和解少阳,开达募原,透邪外出,辅以益气健脾。方宗吴又可《瘟疫论》之达原饮、小柴胡汤、四君子汤合方加减。处方:柴胡9 g,厚朴10 g,黄芩10 g,槟榔7 g,草果5 g,姜半夏10 g,知母9 g、白芍12 g,青蒿12 g,党参12 g,苍术、白术各

10 g,茯苓 15 g、荷叶 10 g,生甘草 6 g。7 剂,煎煮与服法同上。

三诊:服药后,症状大减,寒热往来不显,体温降至 38℃以内,身体觉得有轻快之感,口苦减轻,舌淡红,苔中根白腻,脉濡细。药中病机,湿热有渐化之势,少阳有疏达之征。然湿邪为患,缠绵胶着,非急速能去。有叶天士之警语“炉火虽熄,但防灰中有火”。故上方续进 7 剂,方中加石斛 12 g,北沙参 15 g,以护阴液。

四诊:寒热往来未作。自觉神清气爽,口苦轻微,口干欲饮。舌淡红,苔白中根腻。

分析:少阳枢机以疏达,邪气外透,三焦渐通。然热伤津液,故治疗当扫清余邪,补益气阴,扶正祛邪。处方:柴胡 9 g,黄芩 10 g,厚朴 7 g,姜半夏 7 g,槟榔 6 g,知母 7 g,生白术 10 g,荷叶 10 g,苏叶 7 g,芦根 20 g,石斛 12 g,北沙参 15 g,麦冬 12 g,党参 12 g,甘草 5 g。7 剂。

后经健脾益气、宣畅三焦等调理治疗,寒热往来已平,乏力好转,临床治愈。

[按] 本案患者寒热往来,发作有时,其状如疟,然无寒战、头痛。初诊时,虽已考虑用小柴胡汤和解少阳,但因虑其发病已久,正气耗伤,乏力明显,意效仿李东垣甘温除热之法图之,然效果不显,再观其舌脉,结合发病时令,乃悟到患者正气不足,乃邪气久稽、克伐正气所致。湿热之邪为因,正气亏虚为果,邪不去则正不安,此时应以疏理枢机、开达募原,使邪有出路,方可邪去正安。伏邪未清,专事扶正,或有本末倒置之虞,更恐有闭门留寇之患。正所谓临床诊疗一定要“观其病因,伏其所主”,乃可令方药不乖。

小柴胡汤应用虽有四大主症为佐,但仲景又告知凡小柴胡汤“但见一证便是,不必悉具”。本案寒热往来为主症,又见有口苦,符合小柴胡汤证,故使用之妥也。吴又可之达原饮主治湿热之邪伏于募原,主要症状具备恶寒发热,舌苔厚腻;另外可具有头晕口苦,身重倦怠,胸闷纳呆,恶心欲吐,便秘,脉弦滑,颇符合本案表现。吴又可释本方:“槟榔能消能磨,除伏邪,为疏利之药,又除岭南瘴气;厚朴破戾气所结;草果辛烈气雄,除伏邪盘踞,三味协力,直达其巢穴,使邪气溃败,速离膜原,是以为达原也。热伤津液,加知母以滋阴;热伤营气,加白芍以和血;黄芩清燥热之余;甘草为和中之用。以后四品,乃调和之剂,如渴与饮,非拔病之药也。”然由于现今之人对募原之困惑,加之湿温之病少见,使本方临床鲜见应用。通过本案体会到,只要辨证准确,方证合拍,先贤之方确实有药到病除之奇效。

本案在治疗中明晰地体现了中医和法的作用,其一是在治法上和解少阳的应用;其二是寒热并用、开合并调、攻补兼施的组方思路,也显示出和法的魅力。

### (二)健脾温肾治疗慢性肾炎

姚某某,男,41 岁,已婚。农民,合肥市郊区义城人,居二层楼房,燥湿相宜。发病时令:立夏。

初诊:2005 年 5 月 21 日。面浮肢肿反复发作 8 年,加重 2 周。患者于 8 年前出现晨起眼睑水肿，双下肢水肿，按之凹陷，后经省级医院诊断为“系膜增生性肾炎”。间断治疗，症情反复，时轻时重。近因劳累，症状加重。刻诊症见：眼睑肿胀如卧蚕状，色泽鲜明，双下肢水肿，膝下为甚，按之凹陷不起。面色欠华，恶风畏寒、易汗出、口渴但不多饮，身重肢倦，纳差便溏，小便量偏少，腰酸膝软。舌淡胖边有齿痕，苔白腻，脉沉弦而细。小便常规示：尿蛋白(+++)、红细胞(+)；血压 158/92 mmHg。诊断：慢性肾小球肾炎(系膜增生型)。中医诊断：水肿。

患者久患肾病，其病由脾及肾。脾肾两虚，阳不化气，三焦决渎不利，水湿内聚，泛于肌肤，乃为水肿；水湿趋于下行，故下肢肿甚；卫气根于下焦、生于中焦、开发于上焦，脾肾两虚，卫气虚弱，不能固表温煦，故畏寒恶风，多汗；脾失健运，水湿偏走大肠，故纳差、便溏；阳不化气，不能蒸腾水液上乘，水停于下，故口渴但不多饮；“腰为肾之府”，肾阳亏虚，故腰酸膝软。舌淡胖边有齿痕，苔白腻，为脾虚有湿之征，脉沉弦而细为水病之脉象。四诊合参，此为脾肾阳虚、水湿内聚所致，法当健脾益肾、通阳利水、益气固表为治。方拟防己黄芪汤合五苓散加减。处方：汉防己 9 g，生黄芪 30 g，炒白术 12 g，猪苓 12 g，连皮茯苓 20 g，泽泻 20 g，桂枝 7 g，车前子 15 g，白芍 10 g，炒薏苡仁 20 g，砂仁、白豆蔻各 6 g，干姜 6 g，六月雪 15 g，当归 10 g，芡实 20 g，金樱子 15 g，炙甘草 3 g，大枣 5 枚。12 剂，水煎，1 日 1 剂，分早晚两次温服。

低盐饮食，玉米须煎汤代茶饮用，避风寒，忌疲劳。

二诊：汗出减少，小便量增多，水肿减轻，大便已成形。阳气有振奋之势，水邪有排除之机。效不更方，上方加炮附子(先煎)6 g，续服 10 剂。

三诊：水肿渐消，汗出轻微，饮食进步，畏寒显减，精神好转。小便常规：尿蛋白(+)；血压 135/88 mmHg。阳气渐复，水邪渐退，荣卫渐和。法当乘势而进。二诊方去附子，改桂枝为肉桂 5 g，加陈皮 10 g。续 10 剂。

四诊：水肿消失，偶有汗出，身体自觉轻松。饮食接近正常，大便成形。舌胖色淡红，苔白稍腻，脉细。邪去正气渐复，治宜益气健脾补肾，以固其本。处方：生黄芪 20 g，炒白术 10 g，防风 9 g，白芍 10 g，茯苓 15 g，泽泻 15 g，陈皮 10 g，山药 20 g，炒薏苡仁 20 g，砂仁 6 g，干姜 4 g，山茱萸 12 g，杜仲 12 g，丹参 15 g，炙甘草 3 g，大枣 5 枚。10 剂。

[按] 人体水液代谢主要和肺、脾、肾、三焦、膀胱有关。《内经》云：水肿“其本在肾，其末在肺”。又云“诸湿肿满，皆属于水”，“三焦者，决渎之官，水道出焉”；“膀胱者，州都之官，水液藏焉，气化则能出矣”；“肾者，胃之关也，关门不利，聚水而从其类也。”但脾肾两脏在水液代谢中最为重要，“肾主水”，“脾制水”。正如《诸病源候论·水肿候》云：“肾者主水，脾胃俱为土，土性克水，脾与胃合，相为表里，胃为水谷之海，今胃虚不能传化水气，使水气渗溢经络，浸渍府脏……故水气溢于皮肤而令肿也。”“阳化气，阴成形”，水不自动，赖气而动。该患者脾肾两虚，制水无权；阳不化气，水湿内停，泛溢肌肤而为水肿。水肿之治，《内经》有“开鬼门，洁净府”之说；《金匮要略》则有“诸有水者，腰以下肿，当利小便；腰以上肿，当发汗乃愈”之法；又有“病痰饮者，当以温药和之”之诫。

本案患者，以下肢水肿为甚，且有汗出卫虚之象，故只能采用利小便之法；又水为阴邪，且本案患者形寒肢冷，舌淡脉沉，为阴水也，治宜温通。故立健脾益肾、通阳利水、益气固表为法，脾肾同治、标本兼顾。方用防己黄芪汤(也含防己茯苓汤)合五苓散健脾益气、通阳利水；加干姜温中，车前子、薏苡仁淡渗利水，芡实、金樱子收涩小便中精微。方中还含有黄芪当归桂枝汤益气养血、调和营卫，以治表虚、营卫不和；砂仁、蔻仁温中和胃，以增强脾胃运化之功；六月雪为治疗肾炎经验用药，具有清热利湿之功，既为相合，也为反佐。二诊见阳气有来复之势，阴水有消退之征，乃加强温阳之力，方中加用炮附子，即合真武汤之义，合干姜、桂枝，温肺脾肾三脏之阳，以助三焦气化之功。邪去之后，重在培本，健脾益肾、调和阴阳。

### (三)调心肝、理气化痰治疗失眠

喻某某，男，66岁，已婚，退休工人，合肥市人，居五层楼房，燥湿相宜。发病时令：立春。

初诊：2007年5月17日。夜寐不安3个月。就诊4个月前老伴患中风病去世，因在服侍老伴时昼夜忙碌，并曾多次因家事和儿女口角，心生恼怒，睡眠较差。老伴去世后因心情悲伤郁闷，或夜不能寐，或入睡艰难，或片刻即醒，醒后难以再眠。曾服“安定”，效果不显而停用。刻诊症见：面容憔悴、精神不振，夜寐不安，心烦躁动，善忘，口苦咽干，易汗出，胃脘痞满，时泛酸吞苦，纳谷不馨，胸胁胀闷不舒，善太息。溲黄，舌红、苔淡黄而腻，脉弦细数。血压152/90 mmHg。心电图示：正常。诊断：神经衰弱。中医诊断：郁证、不寐。

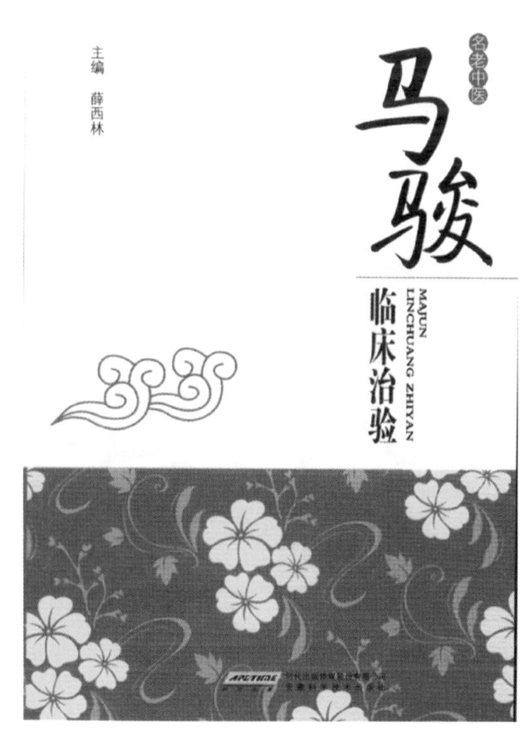

《马骏临床治验》

肝主疏泄，性喜条达恶抑郁。肝藏魂，心藏神。患者郁闷恼怒伤肝，肝气郁结，木郁化火，症见胸胁胀闷不舒，善太息；胆气不降而上逆，故口苦；肝气横逆，克犯脾胃，肝胃不和，脾失健运，则胃脘不适，泛酸吞苦、纳谷不馨；“思伤脾”“思则气结”，脾失健运，痰浊内生，痰火气三者互结，扰动心神，神无所归、虑无所定，症见不寐、心烦躁动，善忘，舌红苔黄腻。四诊合参，此为肝郁气滞，痰热扰心，心神失宁。拟疏肝理气、清热化痰、宁心安神。方拟四逆散、酸枣仁汤、黄连温胆汤合方化裁。处方：柴胡10 g，枳壳10 g，赤芍、白芍各15 g，酸枣仁15 g，茯苓、茯神各20 g，知母9 g，川芎6 g，黄连6 g，竹茹12 g，清半夏10 g，远志10 g，京菖蒲10 g，百合20 g，生地黄 12 g，合欢皮 15 g，夜交藤 15 g，生甘草 6 g。7 剂，水煎，1 日 1 剂，分早晚 2 次温服。予以心理疏导，减缓精神压力；多户外活动，调适心情。睡前热水浴足。

二诊：胸闷减轻，胃脘痞满有减，但仍入睡困难，口干苦，舌苔腻。郁结之气未能疏通，痰热未化。证不变则法不更，上方略作加减。上方去柴胡、半夏，以防升提温燥之药有助热伤阴之虞，加绿梅花 15 g，麦冬（朱砂拌）10 g，鲜竹沥 1 支，7 剂。

三诊：心烦、胸闷好转，胃脘已舒，汗出减少，每晚累计可睡近 5 个小时，梦多，口干，舌暗红，苔白稍腻。观其脉证，肝气有疏通之势，痰热有渐化之征，心神有渐安之兆。效不更方，二诊方去黄连、枳壳，加琥珀末 4 g，以镇心安神。

四诊：诸症皆减，心情逐渐平静，口干不甚，舌稍红，苔白，脉弦。肝气已调达，肝胃渐和，心神渐宁。上方去竹沥，加石斛 15 g，共奏养阴生津、宁心安神之功。

五诊：每晚可睡 6 小时以上，心情渐开朗，生活趋于平静，饮食正常。改投柏子养心丸善后。

［按］不寐一证原因众多，但以情志失调和劳逸过度影响心神最为常见。《素问·四气调神大论》云“阳气者，烦劳则张”，“阴气者，静则神藏，躁则消亡”。该患者疲劳过度，阴阳失调，气血失和，加之忧思恼怒，情志不遂，肝失疏泄，气郁化火；火伤阴液，阴虚阳亢，火扰心神，神魂不宁，而致不寐。如《景岳全书·不寐》云：“劳倦思虑太过者，必致血液耗亡，神魂无主，所以不眠。”“土得木而达”，肝失疏泄，气郁化火，克犯脾胃，脾失健运，木郁土壅，则又可生痰生积，以致气郁痰火互结，扰乱心神；且又时逢初春，少阳司令，木气本应生发，今却抑郁，而使不寐经久难愈。本案病机主要为肝郁不疏、痰火内扰、神魂失宁；病位涉及肝脾心三脏，但以肝为中心；病性为虚实夹杂，虚为肝阴受损，阴不制阳；实在于气郁痰火互结。《杂病源流犀烛》中云：“治郁之法，顺气为先，降火、化痰、消积，分多少而治。”冯兆张《冯氏锦囊秘录》中说：“痰即有形之火，火即无形之痰。痰随火而升，火引痰而横行，变生诸证，不可纪极。火借气于五脏，痰借液于五味。气有余则是火，液有余则为痰。气能发火，火能役痰。故治痰者，必降其火；治火者，必顺其气也。”本案治疗重在疏肝解郁、条达气机，以使气机条达，而火降痰消。初诊方用四逆散疏肝开郁、辛散酸收；酸枣仁汤养肝阴、清虚热、宁心安神；百合地黄汤养肺胃之阴以平亢逆之阳；黄连温胆汤清化痰热。诸方合用、化裁加减，共奏疏肝解郁、养阴清热、化痰消痞、宁心安神之功。嗣后几诊中，察其脉证，其证未见明显变化，遵“证不变则法不移”之训，仍宗原法，予以适当的药物加减而收效。

另本证与情志失调关系密切，治疗情志病不能徒靠药物，其心理治疗极为重要，《吴医汇讲》云：“伤于情志，和肝开心。”清代吴尚先《理瀹骈文》中也有“七情之病也，看花解闷，听曲消愁，有胜于服药者矣”的论述。清代周学海《本草经疏·卷一》中云郁病：“宜以识遣识，以理遣情，此即心病还将心药医之谓也。”故在本案的治疗中加以心理疏导和调适，“告知以其败，语之以其善，导之以其所便，开之以其所苦”，对疾病的恢复是大有裨益的。

### （四）升清降浊法治疗便秘

案1　范某，女，46岁，工人。2006年5月21日初诊。

因家庭不和，夫妻常口角，心情郁闷不畅，生活不规律。大便四五日一行，便干难解，常需使用“开塞露”帮助排便。胸闷、善太息，纳谷不馨，脘腹胀满，舌尖红苔薄黄，脉弦细。辨证：肝郁脾虚、气机壅滞，肠腑郁热。治法：理气开郁，通腑泄热。处方以小承气汤合六磨汤化裁：生大黄（后下）6 g，枳实10 g，厚朴9 g，木香10 g，杏仁10 g，桃仁10 g，麻子仁15 g，郁李仁12 g，栝楼仁15 g，青皮7 g，当归10 g，莱菔子10 g，黄芩10 g，连翘10 g，蒲公英20 g，生甘草4 g。4剂，水煎服，1日1剂，分2次服。嘱每日清晨登厕排便，并予以心理疏导。

5月25日二诊。诉服药1剂后便排便，四天内已排便3次。口干，脘腹仍觉痞满但较前为轻。药已起效，上方略作调整，去厚朴、连翘、莱菔子，加玄参15 g，天花粉15 g，香附10 g，苏子10 g，沉香末3 g。续服5剂。

6月1日三诊。大便一两日一行，质稍干，胸闷、脘痞皆明显好转。按5月25日方，去青皮、沉香末，加石斛12 g，玉竹12 g，再服4剂，病情已稳定。

案2　常某，男，72岁，退休干部。2006年6月13日初诊。

主诉：大便四五日一行，排便费力，临厕努责，大便先硬后软，便后气喘吁吁，倦怠乏力，小便有淋漓不禁感（患有前列腺增生），肛门坠胀。纳差，畏寒喜暖。舌暗红，苔灰腻，脉弦涩。患有腔隙性脑梗死。辨证：脾肾两虚，清阳下陷，肠腑失运。治法：补中益气，理气通腑，兼以化痰逐瘀。处方：补中益气汤合润肠丸化裁。生黄芪30 g，生白术18 g，太子参15 g，升麻7 g，陈皮9 g，木香10 g，酒大黄8 g，川芎6 g，当归10 g，麻仁15 g，杏仁10 g，桃仁12 g，全栝楼24 g，丹参15 g，肉苁蓉15 g，补骨脂10 g。7剂，水煎服，1日1剂，分2次服。艾灸大肠俞、命门、神阙、天枢。自我腹部顺时针和逆时针各环形按摩72次，每日2次；会阴穴自我点按3~5分钟。

6月22日二诊，诉服药后排便较前容易，2日排便1次。小便淋漓也有减轻。效不更方，上方加制首乌15 g，再服用7剂。

### （五）卫气营血辨证治疗腹痛顽症

侯某某，男，51岁。个体经商，六安市独山镇人。2006年7月11日初诊。

主诉：腹痛反复发作2年余。现病史：近2年多来，常有不明原因的下腹疼痛，反复发作。痛势较剧，常牵引胸背疼痛，自觉疼痛在皮肤肌腠之间，痛处皮肤肌肉发紧有硬块。约半个月发作1次，夏重冬轻。发作时伴有畏寒、发热，汗多，口渴喜饮，不欲饮食，心烦。发病2~3天后皮肤出现环形红斑，红斑发硬，按之疼痛。常需服用解热镇痛药缓解症状。未发时如常人。皮肤病理示“白细胞破碎性血管炎”。

刻诊：舌红，少苔，苔色黄，脉濡滑。体检：下腹壁肌肉有硬结感，余未见异常。诊断：腹痛（中医）。白细胞破碎性血管炎（西医）。中医辨证：湿热蕴结，气壅血滞，热扰营阴。治法:清热利湿,理气活血,凉血养阴。

处方:人参白虎汤、竹叶石膏汤、清营汤合方化裁。用药:南、北沙参各30 g,生石膏30 g,知母10 g,玄参15 g,生甘草9 g,生地15 g,丹皮12 g,赤芍15 g,金银花20 g,连翘15 g,薄荷6 g,竹叶10 g,生薏苡仁30 g,当归10 g,木瓜10 g,炒黄芩10 g,柴胡9 g,法半夏9 g。14剂,煎汤服用,1日1剂,分2~3次服。

7月25日,二诊。服药期间腹痛未作。手足心热,口干,时有汗出。舌红苔薄黄,脉濡数。辨证分析:气血渐畅,湿热未清,邪伏阴分。治疗:益气养阴,清热利湿。处方:上方去木瓜、薄荷、半夏、金银花,加地骨皮20 g,青蒿15 g,鳖甲15 g。14剂,煎服法同上。

8月14日,三诊。腹痛未作。手足心热轻微,口干,时有汗出、恶风。胃脘痞满,偶有恶心欲呕感,大便偏干。舌红苔白,脉濡小数。辨证分析:湿热渐清,汗伤气阴,胃气失和。治疗:益气养阴,理气和胃。处方:生黄芪15 g,北沙参20 g,太子参15 g,石斛15 g,白术10 g,姜半夏10 g,黄连6 g,全栝楼15 g,砂仁、白蔻仁各6 g,青蒿15 g,知母9 g,神曲9 g,甘草5 g,生姜3片。12剂。

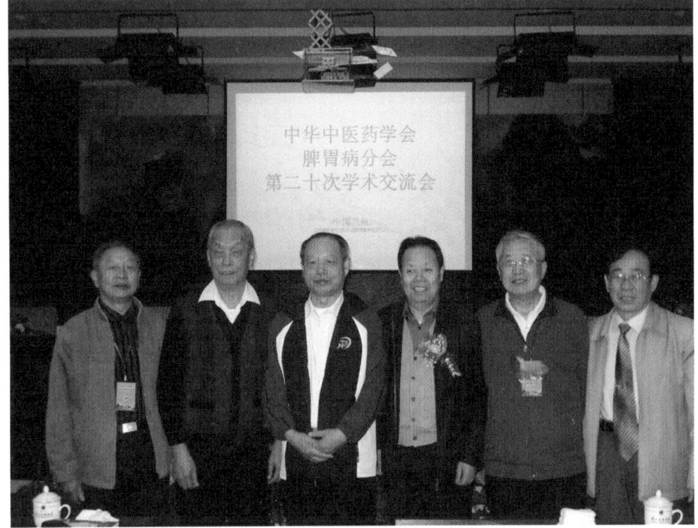

马骏医师和全国著名脾胃病专家

8月31日,四诊。腹痛未作,出汗、口干均明显减轻,饮食、二便均正常。上方略作加减,续10剂,以资巩固。

[按] 腹痛一证,多属内伤杂病范畴,其辨证多从脏腑辨证着手。但在本案中,患者局部症状与全身症状皆明显,疾病的表现符合卫气营血的病机演变,结合天时,马骏教授从卫气营血辨证去把握病机、病位、病性和疾病的演变,从温病学去寻求治疗方法。正如当代名医方药中先生所说的:"卫气营血辨证运用的临床意义为:辨别病位,区别病程,推论病理,概括证型,决定治则,说明传变。"(《温病汇讲·卫气营血研究概况》)本案中,患者发病时表现有畏寒、发热、汗多、口渴喜饮等症状,按温病学辨证,属卫气同病,但以气分为主。发病后两三天,患者皮肤出现红斑,又为热扰营血,病后出现手足心热、心烦为热伏阴分,此皆符合疾病的卫气营血病机演变特点。马骏教授还结合患者病情为夏重冬轻,且患者就诊于盛夏,根据"暑必夹湿"和湿热最易阻滞气机的特点,结合舌苔脉象,故首诊辨证为湿热蕴结,气壅血滞,热扰营阴。方用白虎汤清气分之热;竹叶石膏汤加薏苡仁、木瓜等清暑化湿;清营汤清热凉血、透热转气。又本病反复发作,似发作有时,马骏教授认为这与邪伏募原气分类似,故用柴胡、黄芩、半夏,有用小柴胡汤和解少

阳，调畅枢机之义。

二诊时，患者腹痛未作，而以气阴两伤，邪在阴分为主，故理气活血、清热凉血退为次要，而以益气养阴、清热利湿为主，方选人参白虎汤、增液汤、竹叶石膏汤、青蒿鳖甲汤合方化裁，体现了“法随证变而变，方随法变而变”的辨证论治观。三诊患者有热伤胃气的表现，故又加以调理脾胃，益气养阴，这正是叶天士在温病治疗中的“保津液，护胃气”的具体表现。

纵观整个治疗过程，马骏教授在病机上紧扣一个“气”字，如清气、理气、益气，这正是古人所云“气降则火降”“气顺则血畅”；在病位上，始终着眼于中焦，如清中焦之热，化中焦之湿，和中焦之气，这正如王敬义所说：“四时六气外感之邪皆可致成斑疹，斑疹一见，便不复传转属，盖阳明土也，万物之归，无所复传。”在辨证和治疗中注重疾病的演变规律和治疗的轻重缓急，时时注重“顾护正气”这个原则，体现了马骏教授在学术上善于效法前贤，在诊治中善于审时度势、把握病机、灵活多变、触类旁通的学术特色。

### （六）温经通络法治疗血栓闭塞性脉管炎

刘某某，女，74 岁。初诊日期：2009 年 7 月 25 日。

主诉：左足疼痛 2 个月余，加重 10 天。现病史：患者因反复发作性头晕，活动后心慌、胸闷，足痛等症状，曾在多家医院就诊，诊断有脑供血不足、颈动脉硬化、冠心病、心房纤颤、2 型糖尿病、糖尿病足等病症。10 天前因头晕、胸闷、足痛等再次在省某医院住院治疗，经治疗后头晕、胸闷症状明显减轻而出院，但足痛未减而求治于马骏教授。

刻诊见左足肿胀，色紫暗，自觉刺痛，夜间为甚。左足第五趾色黑，左右趺阳脉均细微，左侧尤甚，触之肤凉。彩色多普勒检查提示：双下肢动脉增厚，以左侧足动脉为显，伴有弥漫性斑块形成。两下肢静脉通畅，未见明显血栓形成。头晕间作，面色欠荣，口干，纳可，夜尿频。舌黯淡而干、苔少色白，脉弦细涩。

中医诊断：①痹证（寒湿阻络，痰瘀互结，血脉凝滞）；②消渴（气血不足，阴阳两虚）。

西医诊断：① 2 型糖尿病；②糖尿病足。

病机分析：患者年逾古稀，肾精日亏，肾阳日惫，阴精亏虚则气血生化不足，阳气不振，则血失温煦鼓动而运行无力。加之久病，久病必虚，久病伤络，久病成瘀。正气不足，邪易侵之，寒湿入络，血凝气滞；痰瘀互结，闭塞脉道。患者足痛、肢凉、皮色黑也正是寒凝血滞的外在表现，正如《素问·调经论》云：“血气者，喜温而恶寒，寒而泣不能流，温则消而去之。”《续名医类案·卷二十·疮疡》中云：“血活则红，血凝则黑，爪甲黑色，血凝而不散也。”

治法：益气养血，温经通络，化痰逐瘀。

方药：当归四逆汤合四妙丸加减。当归 10 g，桂枝 6 g，赤芍、白芍各 15 g，细辛 3 g，炙甘草 3 g，生黄芪 20 g，炒苍术、炒白术各 10 g，炒黄柏 8 g，忍冬藤 20 g，鸡血藤 15 g，生薏苡仁 30 g,木瓜 9 g,丹参 20 g,红花 8 g,制乳香、没药各 8 g,川牛膝 10 g,生地 15 g,玄参 20 g。7 剂,煎汤服用,1 日 1 剂,分 2 次温服。

8 月 8 日二诊:服药至第四剂便觉足痛骤减,肿胀显消,胸闷好转。效不更方,上方加香附 9 g。续服 10 剂。

8 月 21 日三诊:足痛再减,足肿消失,皮肤较前温暖。口干、大便干,舌淡红少津,脉弦细。气血渐畅,阳气虽有所复,但气阴仍显不足。拟 8 月 8 日方去制乳香、没药、木瓜、细辛,加白干参 15 g,天花粉 15 g。再服 10 剂。

9 月 6 日,其家人来告,患者足痛轻微,已可行走百余米而不需歇息。予以血塞通、六味地黄丸等成药巩固之。

[按] 本案为老年妇人患有痹证。其人年老体弱,数病缠身,五脏皆显不足,但以肝肾亏虚、精血不足为主。肝主筋,肾主骨,肝肾亏虚则筋骨不强。又患者患消渴多年,消渴虽多以阴虚津亏为病机,但病久也可阴损及阳,出现阴阳两虚之证。“血主濡之”“气主煦之”,血不足则筋脉失其养,阳气虚则血液失其温,而足本为肢之末端,阳气难以尽达,加之阳虚之体,更使阳气难抵。寒湿之邪乘虚而入,并踞之不去,从而造成血凝气滞;痰瘀互结,脉道闭塞,不通则痛。

马骏教授通过细审病因病机,在诊疗过程中抓住三点:一是抓住一个“虚”字,即气血阴阳皆不足为病之本。正气不复,邪气不得去,故在治疗中时时注意补正气、护胃气,如用黄芪、白术、太子参、炙甘草等补中益气,用当归、白芍、鸡血藤养血活血。二是抓住一个“通”字,本病的痛、肿、肤凉皮黑,脉涩等症状表现,皆为寒凝、痰阻、血瘀所致的脉络不通而致,故治疗必须要“通(脉)”。马骏教授以温为主,以活血为辅,这是因为寒得温方可散,痰得温方能化,血得温方可行。方中用桂枝、细辛、苍术等温通辛散,用丹参、红花、当归、赤芍活血化瘀。三是掌握一个“平”字,本案病机较为复杂,既有本虚,又有标实,既有以寒湿、痰瘀痹阻经脉的阳虚阴寒证,又有以阴虚热结为病机的消渴病,故在诊治中必须做到统筹兼顾,防偏止弊。马骏教授用桂枝、细辛温经而不用附子、乌头通阳,正是恐大辛大热可能有伤阴化火之虞。本证虽为寒湿痰瘀阻滞经脉,但不论是气郁、痰郁、寒郁,郁久必化热,而阴虚之体,邪易从热化,为清郁热、防郁火,马骏教授在用温通的同时又用苦寒之黄柏、辛凉之忍冬藤,二药既可利湿通络,又可监制热药化火。马骏教授用苍术燥湿,薏苡仁利湿,然又顾及患者有消渴之病,并有口干舌燥、苔少等阴虚见证,故用养阴而不滋腻的生地、玄参、天花粉等。全方气血同治,阴阳并调,去邪不伤正,扶正不恋邪,体现了马骏教授对中医“谨察阴阳而调之,以平为期”治疗大法的深刻理解和熟练运用。

# 尹莲芳

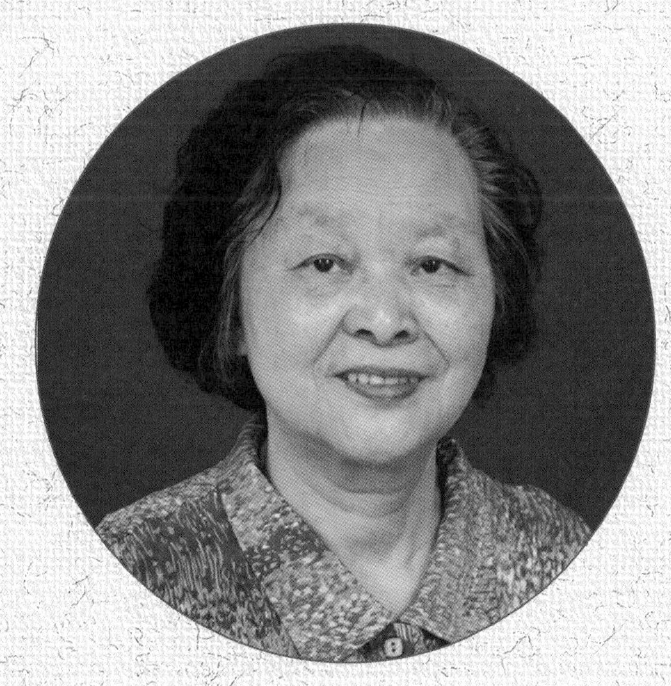

## 第一节 名医小传

尹莲芳,女,江苏省启东市人,中共党员。1965年毕业于安徽中医学院。毕业后在蚌埠医学院从事临床及教学工作50载。先后担任中医科、中医教研室主任,兼任蚌埠市中医药学会副理事长,安徽省中医药学会常务理事。1997年被评为“安徽省首届名中医”,同年,由人事部、卫生部和国家中医药管理局确定为“第二批全国老中医药专家学术经验继承指导老师”;1999年被安徽省中医药管理局聘为“安徽省跨世纪中医学术技术带头人培养对象”的首批指导老师;2014年获首届“安徽省国医名师”称号。

20世纪80年代多次负责省中医提高班、中医函授班的中医基础理论、中医内科学等课程的讲授,为蚌埠及周边地区培养了大批的中医药人才。多次担任省、市中高级职称的晋升评审,安徽省高校高级职称晋升《医古文》考试的命题;省、市级科技招标及科技进步奖的评审;参与国内中药新药临床验证工作;担任《实用全科医学》《蚌埠医学院学报》审稿专家。先后在省级以上刊物上发表多篇学术论文。并编写《中医学》(高等医学院校教材)等多部著作。

尹莲芳教授学医之始,系统地学习了《黄帝内经》《伤寒论》《金匮要略》《神农本草经》《温病条辨》等中医经典著作,打下了坚实的中医理论基础。利用课余时间,跟随安徽省名医胡大漠、尚启东及徐志华等老师学习临床技能。后又跟随上海名医石幼山、张近三、伍鹤年、史济柱等名师学习。随师期间,认真领悟老前辈们的四诊方法、辨证思路、治疗原则及遣方用药。同时,深受其医德、医风、学风、修养的熏陶。1965年悬壶珠城,昼诊夜读,笔耕不辍,每有心得便记录于笔端,为日后临证查阅、分析、总结积累了宝贵的资料。其学用结合,不断更新知识,接受并应用新技术、新手段,逐步建立起其独有的辨证思维方法。临证多以经方取效,结合现代中药药理,随证加减。其中医内科擅长于肝病、肾病、心脑血管方面的疑难杂症的治疗,妇科擅长于月经病和不孕症的治疗,外科擅长各种疮疡及肿瘤、皮肤疾病的治疗。自创的“黛黄膏”“青黄膏”,广泛应用于外科、皮肤科、门诊等科室;创制的“妇乐舒”外用液,临床治疗多种原因引起的阴道炎、宫颈炎、宫颈糜烂等,均取得满意疗效。自拟“天地降糖饮”“平消瘢痕疙瘩汤”“蛇草湿疹汤”已收录于《国家级名医秘验方》一书中。

# 第二节　学术特色

尹莲芳教授崇尚国医，却并不排斥西医，提倡衷中参西。中医基础理论功底深厚，汇通中西，经过50余载的探索，提出“在内、外、妇、儿各科疾病的辨证论治方面，特别重视辨证与辨病相结合”的观点，积累了丰富的临床实践经验。

## 一、注重整体调节，力倡病证结合

### 1 宏观与微观相结合

辨证论治是祖国医学的精髓，是中医认识疾病和治疗疾病的基本原则，是中医学对疾病的一种特殊的研究和处理方法。中医学通过“望、闻、问、切”四诊收集临床资料进行辨证（包括脏腑辨证、八纲辨证、病因辨证、气血辨证等），从而确定相应的治法。尹莲芳教授认为，中医对疾病的认识往往偏重于宏观的临床表现，而对微观的病理改变认识尚有不足。现代中医诊治疾病也应借助先进仪器，辨出疾病的微观病理变化，以便更好地诊断治疗。当然，现代中医也不能单受“病”的约束，不能“见病治病”“对号入座”，还应具有整体观念，根据宏观的临床表现，辨出疾病的主要状态，进行辨证施治。

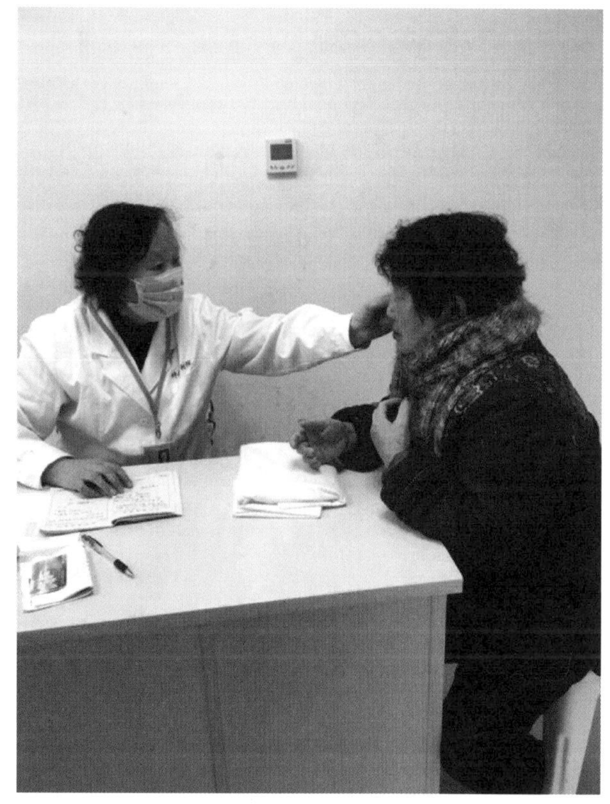

尹莲芳主任在给患者看病

临床常见一些病例，往往临床症状轻微，有时甚至无任何异常表现，但通过现代实验室及仪器检查却发现其微观病变已十分严重，如不及时处理，后果将不堪设想。如冠状动脉粥样硬化性心脏病患者，其临床表现为心悸、胸闷、气短、乏力，心前区无明显不适或有轻微疼痛。这时，如辨为心气虚、心阳虚或心阴虚，并采用相应治法方药，往往收效甚微。倘若结合微观病理变化，借助“金标准”冠脉造影就能清楚地看出整个左或右冠脉的主干及其分支的血管腔，了解血管有无狭窄，对病变部位、范围、严重程度等做出明确判断，从而加用活血化瘀药物以疏通脉络、消除斑块，就能有效地改善心肌缺血的症状。

再如慢性胃炎，临床表现为胃脘饱胀、隐隐作痛、纳差、嗳气、泛酸嘈杂等，胃镜检查发现胃黏膜充血水肿，甚至糜烂出血。中医根据临床表现将其辨为“脾阳虚弱”或“胃阴不足”或“肝郁气滞”或“气滞血瘀”或“痰湿中阻”或“饮食积滞”等，分别进行补气健脾，升清降浊，养阴益胃，疏肝理气，和胃止痛，活血化瘀，祛湿化痰，顺气宽中，消导和胃等相应治疗，同时加用清热解毒、生肌敛疮的中药如蒲公英、连翘、白及等，消除炎症，促进胃黏膜修复，往往能缩短病程，更好地改善症状。临床还常见一些迁延不愈的疑难杂症，确实令人难以下手。诸如慢性肝炎伴早期肝硬化、慢性胃炎伴胃肠神经症、慢性支气管炎伴肺气肿、慢性盆腔炎伴盆腔粘连症、慢性前列腺炎伴前列腺神经症等，这些屡治难愈、缠绵不已的沉疴固疾，尹莲芳教授认为，如果只抓一个“炎”字，强调一个病位或局部症状进行论治，往往是从微效(或无效)开始，以失败告终。而应从局部推及至整体，微观辨证与宏观辨证相结合，辨证与辨病相结合，才能取得显著的临床疗效。正如张景岳云：“医不贵于能治愈病，而在于能治难病。”前贤云：“必有非常之医，而后可疗非常之病。”中医药学独具特色的“整体调节，综合疗法”就是“非常之医”的特殊治疗方法。

### ❷ 统筹全身与针对局部相结合

中医学的基本特点是“整体观念，辨证论治”。中医认为人体是一个有机整体。因为人体的肌表筋脉和经络，都与脏腑息息相关，内外相通，彼此联系，人体的脏腑、经络、组织器官，通过气、血、津、液的作用共同完成统一的功能活动，它们在生理上相互联系，维持协调平衡，在病理上亦相互影响。尹莲芳教授认为在疾病过程中，局部与整体也是对立统一的辩证关系。人体一旦发生疾病，不论局部和全身，都会出现病理反应，即局部的病可以影响全身，全身的病可以反映于某一局部；内部的病可以表现于外，外部的病也可传变入里；情志变化可以影响内脏功能，内脏的病变也可以导致情志活动的异常。所以临证时既要诊察局部，也要审察全身，两者不可偏废。局部病灶的存在使受侵脏腑组织器官受到损伤，并影响到了全身，产生了全身系统的功能失调和形态变化；反之，全身整体状况的好坏又往往能左右治疗的成败及局部治疗的效果。如对癌症患者，治疗前必须先弄清楚患者的全身功能状况，精神情绪，体质强弱，饮食好坏，各脏腑、气血的功能失调状态，作为整体情况衡量的内容；同时，也要详细掌握肿瘤局部情况，其大小、种类、发展浸润情况和肿瘤的性质，以便考虑如何消除病灶，或有无可能消除病灶，进一步采取相应的治疗措施。当整体情况处于较好状况时，治疗则侧重于局部病变的攻伐，结合手术、放射治疗、化学治疗等，如宫颈癌、皮肤癌、乳腺癌等；而晚期患者全身衰弱，或者肿瘤已经很大，或者已广泛转移，则必须侧重整体功能的维护，特别是调理脾胃，补气养血，以保“后天之本”，结合生物免疫治疗，增强患者抗癌能力，以延长生命。例如，已无手术指征的肺癌患者，若只针对肺部癌肿进行放射、化学等抗癌治疗，往往会因气血耗伤，阴液亏损，脾胃虚弱，出现头晕、乏力、出汗、心悸气短、咳嗽、咳痰，痰中带血、恶心呕吐、咽干舌燥及血象下降、肝肾功能损害等,患者难以坚持抗癌治疗。这时,若配合益气养血、健脾和胃、润肺养阴生津等方药治疗,脾强胃健,气血充盈,肺气充足,宣降自主,往往症状改善,从而保证放、化疗的继续进行。这对于缩小肿瘤、提高生活质量、延长生命有着重要的意义。

传统中医在治疗上偏重于改善调整整体功能,即所谓“阴平阳秘”。而在疾病的局部病理改变方面,尚缺乏具有针对性的治疗手段。相反,西医则偏重于针对局部病理变化的治疗,但在全身功能调节上尚有不足。尹莲芳教授主张二者相互结合,取长补短,统筹全身与针对局部相结合,往往会缩短病程,减轻病痛,预后良好。

### ③ 衷中参西,辨病与辨证相结合

尹莲芳教授在运用中医辨证的同时,注重结合、参考各种现代医学检查以明确诊断。强调病证结合,灵活施治。提出“西医病+对应中医病+中医辨证”之模式,优化中西医结合临床诊断治疗方案,若西医病因明确,中医辨证清楚,中医辨证论治与针对西医病因治疗并举。若中医辨证清楚,西医病因未明或无特效方法,则以中医辨证论治为主,西医对症治疗;若病因病理明确,中医辨证不典型,则以西医病因治疗为主,采用中医经验方或协定方;若病情好转,病因未除,中医一时无证可辨,则继续以西医病因治疗,配合康复经验方调理;若有针对西医病症且通过临床与实验研究确定有效的专药专方,中医辨证论治的同时,可直接按西医之病使用专药专方治疗。分阶段结合西医治疗急性期,中医治疗慢性期;西医治疗发作期,中医治疗缓解期;或西医治本,中医治标;或西医治标,中医治本;中医预防保健,西医二级预防。

在临床实践中,针对内科疾病病种多、病情复杂、病程长等特点,主张辨病与辨证相结合,衷中参西,以证为主,以病为辅,侧重于整体而兼顾局部。如治疗肝炎,按中医传统分为黄疸和无黄疸两大类,黄疸又分为阳黄和阴黄进行诊治,重视分析中医病机,强调辨证论治,黄疸型者偏于热结肝胆,瘀阻气血,颇似阳黄;无黄疸型者偏于湿滞脾胃,气机失调,颇似阴黄。她认为病毒性肝炎虽同类而质异,同感而深浅有别,甲肝为湿热蕴结,乙肝属疫毒内伏,二者均隐而不发,或发而无黄,发黄者阳黄多,阴黄少。对“慢性迁延性肝炎”与“慢性活动性肝炎”的病因病机,尹莲芳教授认为不仅为疫毒深入血分,而且尚有肝肾虚损、虚实夹杂,治法均应清热利湿,解毒祛邪,芳香化浊,理气活血,调理阴阳,滋补肝肾。故肝炎治疗总的原则即首先应分清湿热,对于湿热毒邪留恋,以驱邪为先,次以扶正而善后,清利肝胆湿热贯穿始终,常喜以炒黄芩、柴胡、虎杖、白花蛇舌草、郁金清利湿热;藿香、白蔻仁、法半夏、茯苓、厚朴芳化湿浊;泽泻、猪苓、车前子、生薏苡仁渗泄下焦。辨证分型常分为湿困、气滞、血瘀、肝脾两损、肝肾阴虚五型。湿困型又注重分其热重、湿重及湿热并重。对湿重于热者,治以燥湿和胃、清热淡渗健脾,用胃苓汤加减;湿热并重者,用茵陈四苓散合甘露消毒饮加减。

在临床上经常可以遇到一些经西医检查,却无阳性结果的疾病,这些病有的比较难治,而按中医的辨证可以进行论治,则常可收到良好的疗效。也可看到一些经中医辨证论治后治愈的病例,而用西医的化验检查,则认为并未真正治愈的病例。对待这类病例,则应尊重客观,既要参考化验检查,更应重视中医辨证的结果,扬长避短,尽可能地全面分析病情,使辨证更准确,治疗更有效。

恶性肿瘤这一类疾病,根据现代医学研究,某一种癌症都有它的生物学特性,大致相同的发生、发展规律,有其形态学变化的共同基础。所以如果一个人患肺癌,首先要诊断清楚肺癌的部位在哪一叶肺,浸润和转移到了什么地方,它的细胞类型是哪一种(鳞状上皮细胞癌、肺腺癌、小细胞未分化癌、大细胞未分化癌等),分化的程度如何,这些都是属于疾病的诊断。尹教授认为有了这些还不够,还必须进一步结合中医的辨证分型,弄清患者是哪一个证型,才能更好地辨证施治,以取得更好的疗效。如肺鳞状上皮细胞癌,由于患者个体差异和病理不同,可以表现为不同的证型,如热毒蕴结型、气阴两虚型、痰湿蕴结型、气血亏虚型等。另外,即使是同一个患者,尹教授认为在疾病整个过程中,随着疾病的发展或好转,中医辨证类型也是随阶段而不同的。因此把辨证与辨病结合起来,弄清患者表现为何种证型,体内气血、阴阳、脏腑、经络受损的变化,进而更好地指导治疗。

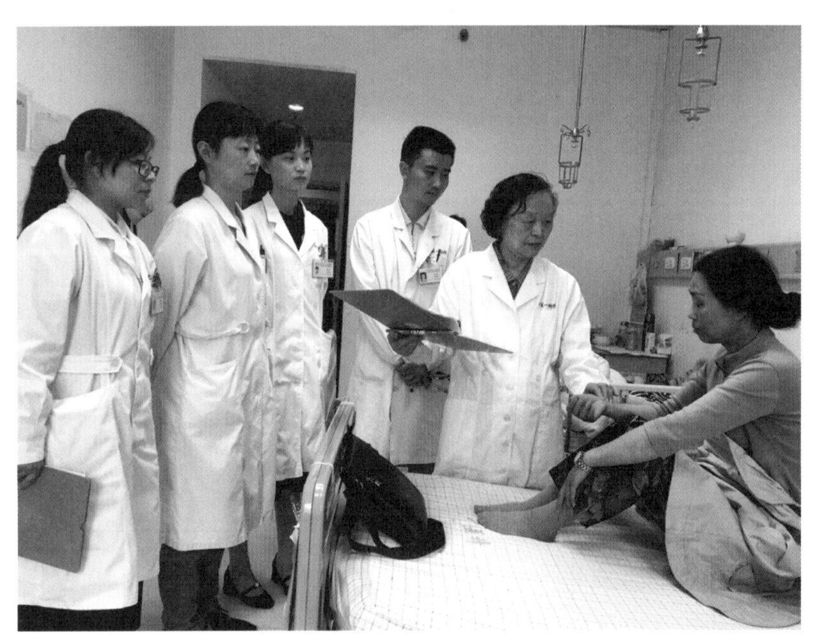
尹莲芳主任在查房

## ④ 强调科学诊断,四诊合参,尤重舌脉

尹莲芳教授认为“中西医结合的途径,从临床上讲,主要是病证结合的诊断和治疗。病证结合的诊断,是整体反应与局部病变相结合的科学诊断;病证结合的治疗,是增进机体抗病能力和驱邪相结合的治疗”。既要有现代科学的诊断,又要有中医辨证的诊断,合起来就是“科学辨证的诊断”。诊断方面,既要辨病,又要辨证,如“肝硬化”是西医的病名诊断,就局部来说它是科学的,但就整体来说又不完全确切。因为这个诊断并不能反映出机体总的情况和个体的差异性。科学辨证的诊断,既要明确“肝硬化”的诊断,又要分清是虚证、实证,是肝郁脾虚证、湿热蕴结证,还是气滞血瘀证等,然后才能给予

恰当的治疗。强调“审证求因，辨证论治，科学诊断，病证结合乃是中医学的特点和精华，也是中医学今后发展不可忽视的研究方向”。

尹莲芳教授临证一丝不苟，力求诊断准确，要求望、闻、问、切务必详尽。如对肿瘤疾病的临床诊断治疗，根据中西医结合的观点，把中医望、闻、问、切四诊结合在一起，既注意上述各项资料，又根据中医四诊八纲辨证规律的要求，进行检查，然后分析，就既能明确诊断肿瘤的部位、病理分型、临床分期等情况，又能掌握肿瘤患者所反映出来的阴阳、表里、寒热、虚实的类型及气血、脏腑功能失调的状况。做到“辨病”与“辨证”相结合，以便进一步制订合理的中西医结合治疗方案。例如1例肺癌患者，通过病史询问及体格检查，以及X线胸片、痰细胞学、支气管镜、CT、磁共振等检查，确诊是右肺中央型肺癌(未分化小细胞型)、纵隔淋巴结转移等，这个疾病的诊断是明确的，但是这一诊断并未反映患者目前的机体病理生理状态和疾病的证型。结合中医四诊八纲辨证论治原则分析，就能进一步掌握患者是属于气阴两虚、毒热内蕴型，或者属于痰湿内蕴、淤毒内结型。这样就反映了患者的病理生理状况。如前一类型中，患者既有气虚、阴虚等正虚的一面，又有热毒邪盛的另一面。而后一类型既有脾虚，又有痰湿内生，凝聚瘀结而化毒。虚实的情况不同，治疗也就应该采取相应的中西医结合、攻补兼施的方法，以取得更好的疗效。

四诊并用、诊法合参。尹教授尤其重视舌脉的检查。因为舌脉在中医辨证中占有重要的位置，它可以反映机体正虚邪实的情况。如癌症的辨证，脉弦大滑数者，多属气滞血瘀，痰热壅盛，湿热鸱张，毒火亢盛，为病情进展之象；脉细弱缓者，多属气虚、血少、精伤、夹湿等证候，为正虚之象；若体虚而脉盛，见于癌症迅速发展之时，预后就差。就舌象而言，舌质淡，舌体胖大，舌边有齿痕，舌中有裂纹者，为气血不足、脾虚湿盛或阴虚津伤，均属虚证；舌质青紫或暗或有瘀斑瘀点者，为夹有瘀血；舌质红绛，为内有毒火；舌苔白属寒；苔黄属热；腻苔为痰湿内蕴。在辨证中若发现脉证不符，或舍脉从证，或舍证从脉，但都要验之于舌象。尹教授认为舌象变化相对稳定，能较准确地反映病变的诸多信息，较脉象更为可靠，即证有真假凭诸脉，脉有真假凭诸舌。如对糖尿病的辨证，以舌苔、舌质的变化区分消渴的部位，辨别其病因病机。当燥热偏盛、阴液受伤时以舌苔的变化为主。舌苔薄白而干，为燥热伤肺；舌苔黄燥甚则起芒刺，为胃腑热甚伤津；舌苔黑干而有芒刺，为热扰下焦耗伤肾精之重证；燥热不盛，津液耗伤时，以舌质变化为主。舌红苔少有裂纹，为肺胃阴伤；舌面光洁如镜无苔，为胃津已竭；舌绛不鲜干枯而萎，为肾阴枯涸之征。

### 5 传统方药与现代药理相结合

中医将传统的药物性能“四气五味”、“升降浮沉”应用于临床，以消除病因、祛除病邪、调节脏腑功能、平衡阴阳。前人利用药物的特性、偏性纠正相对应的临床症状，即“正治”、“反治”法。若辨证选方用药准确则收效显著。但在临床实践中，病种繁多，病因交织，病情复杂多变，往往难以一方一药取效。故尹莲芳教授认为，现代中医应在西医病名下作辨证。这种辨证也是由辨病的症状群组成，是集病因、病位、病性、病势于一体的症状群。在治疗上，结合现代中药药理机制，针对症状群配以相应的治疗方药，其疗效会明显提高。如肺炎球菌性肺炎(后简称肺炎)，常起病急骤，其典型症状有高热、寒战、胸痛、咳嗽、咯血痰或铁锈色痰等。中医辨证应属外感咳嗽范畴，病初因外感风寒，继而风寒之邪入里化热，壅遏于肺所致。其病势急骤，出现恶寒发热、咳引胸痛、痰稠难咯，或咯脓血痰，甚则气逆喘促，舌红，苔淡黄腻，脉滑数。本证实为风寒外束，肺热内郁，俗称“寒包火咳”，治宜麻杏石甘汤散寒清热。若在表之风寒未尽，应酌加解表之品，如薄荷、淡豆豉、桑白皮之类，以开其皮毛，使肺热外泄而热退。西医认为本病是由肺炎球菌引起的急性肺部感染。结合现代药理可加入具有抑制金黄色葡萄球菌、肺炎链球菌、双球菌、流感病毒的黄芩、鱼腥草、连翘、穿心莲、金银花、黄连、山豆根等清热解毒中药，以增强抗菌消炎作用。如兼见咯痰夹血者，则可以加活血止血、清热凉血的三七、白茅根、藕节炭等对症处理。对于慢性阻塞性肺病的治疗，可在疾病的缓解期，选择人参、黄芪、党参、白术、黄精、灵芝、地黄、五味子、白果、鹿茸等扶正培本药物，此类药物能增加T淋巴细胞比值，具有一定的抗病毒、活化补体的作用，增强机体的免疫反应过程，从而提高人体抗病力，减少疾病发作。诸如上述以传统方药辨证施治，结合现代药理用药的方法治疗疾病，会取得更快速更满意的疗效。

## 二、调摄脾胃、保护胃气为治病之本

中医之“脾”和“胃”同属人体消化系统的主要脏器，脾胃居中土，是人体气机升降运动中枢。《素问·灵兰秘典论》中曰：“脾胃者，仓廪之官，五味出焉。”气血津液的生化和机体生命活动的持续都有赖于脾胃运化水谷精微，故称脾胃为“气血生化之源”“后天之本”。脾胃既是后天之本，在脏腑中又居重要地位，五脏六腑的正常生理活动皆有赖于脾胃之气。因而保护脾胃，不仅对预防脾胃病的发生有着重要意义，对于防治其他脏腑疾病亦具有积极的作用。

中医认为“虚则补之”“实则泻之”。这是总的治疗原则。当某脏腑虚弱时，一方面可直接补益该脏腑，另一方面，还可以从五行相生相克关系出发，补益与其关系密切的脏腑，这种治疗方法中医称之为“虚则补其母”。例如肺气虚时用健脾益气法治疗，也称之为“培土(脾)生金(肺)法”。历代医家有许多在临床治疗中非常重视顾护脾胃，如补土派李东垣创立“升补脾阳”学说，温病学家创立“柔润胃阴”学说。这些学派在中医治疗中均强调调理脾胃，主张治疗疾病的核心是：不论补虚泻实，皆当护脾为先。其护脾之法为益脾气、养胃阴。《内经》云“有胃气者生，无胃气者死”，明确提出了凡疾病之发生、发展、预后，莫不与脾胃有关。

尹莲芳教授认为脾胃病变多由以下因素所致：饮食不节，饥饱失常，或嗜食生冷，脾胃首先受病；其次思虑过度，情志长期忧郁，超过人体本身的调节能力，即能损伤脾胃，脾气郁结，运化受阻，则可见饮食不思，脘腹痞胀等症；此外风气太过，木旺乘土，亦可导致脾胃病变。脾胃病后，导致元气不能充沛，又是造成其他各种疾病的根源，即脾胃损伤，百病始生也。故调摄脾胃，保护胃气，关系到人体抗病力的强弱，临床治疗应顾护脾胃，使生化之源不息，方是大法。

调理脾胃在临床许多疾病的治疗上占有重要地位，为治病之本。处处顾护脾胃之气，防病于未然，治病于未传，从而保护人体的元气，而这种抵御外邪的元气，也是脾胃之精气所转化，故辨病别证，应重视脾胃之气所起的作用。胃气直接关系人体正气的强弱，决定病变的转归，因此在辨别病证的整个过程中，无不以胃气的盛衰来把握病情，作为辨病机、定治则、决预后、断死生的重要依据，通过审二便、问饮食、切脉、按腹部以及结合寒热、汗出等症状，综合分析胃气之盛衰。常用党参、茯苓、白术、姜、枣、甘草补益脾胃中气，胃气充沛则化源不竭，营卫调和，正能胜邪，邪而自蠲，邪去而不传变。

### ❶ 内伤杂病

尹莲芳教授认为脾胃主运化水谷，精微的化生，后天气血的生成都依赖于脾胃功能的正常。所以，“后天之本”是极其重要的。脾胃不足也是虚损的主要原因。气血津液来源于水谷之精微，而水谷能否转化为精微物质，又取决于后天脾胃之气的盛衰。调理脾胃在脏腑慢性病的中医治疗中亦占有重要地位。

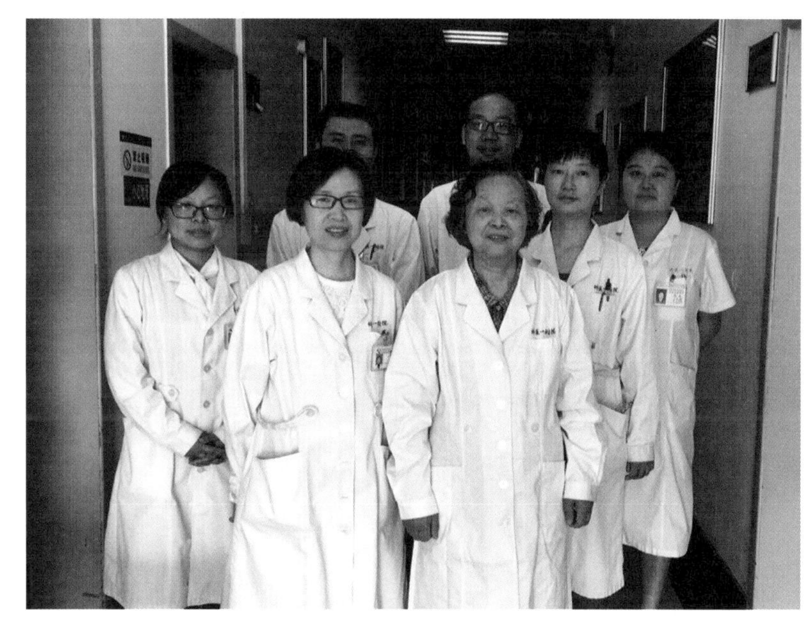

尹莲芳主任与科室同事一起

（1）在肝病治疗中，根据“见肝之病，知肝传脾，当先实脾”之理，认为肝失条达，疏泄不及，肝气郁结；气郁日久，瘀血内停；湿热壅滞，横逆乘脾，脾失健运，均可致“肝脾不和”，而致肝脾同病。临床可见精神抑郁，胸胁胀满疼痛，腹痛便溏。如痰湿中阻，湿热蕴蒸，致胆汁外泄，则可形成黄疸、恶心呕吐、厌食等一系列肝病殃及脾胃肠腑，脾胃病变累及肝胆的症状。因此，见肝病，当先实脾，亦即古人所说“治肝先治脾”的说法。根据病情常有肝脾同治、肝肾同治、脾肾同治之法。常用方法有益气健脾法、升阳益胃法、辛开苦降法、调和肝脾法、导滞通腑法等，善用香砂六君子汤、升阳益胃汤、黄连温胆汤、栀子柏皮汤、柴胡疏肝散、补中益气汤、藿朴夏苓汤等经方加减。

（2）慢性肾功能衰竭是由慢性肾炎、慢性肾盂肾炎、肾结石、糖尿病肾病等多种肾脏病晚期所致的严重综合征，属于祖国医学的“关格”“水肿”“癃闭”“虚劳”“血证”等范畴。

而关格属于危重病证，正如《证治汇补·癃闭·附关格》中说："既关且格，必小便不通，旦夕之间，徒增呕恶；此因浊邪壅塞三焦、正气不得升降。所以关应下而小便闭，格应上而生呕吐，阴阳闭绝，一日即死，最为危候。"其病因病机为脾肾阳气衰竭是本，浊阴内聚是标。病理表现为正虚邪实。正虚是肾阳亏损，肾关因阳微而不开，故尿少或无尿；邪实是水湿浊气逆行上泛，故呕恶。在疾病发展过程中，脾阳和肾阳二者相互影响。如脾阳亏损则肾阳衰微；肾阳不足，命门火衰亦影响脾阳。脾阳无肾阳的温煦则脾阳更亏。脾肾阳气衰微，气不化水，阳不化浊，其水湿浊邪则更会加重阳气的耗损，最后往往阳损及阴，真阴耗竭，阴阳决离而死亡。因此，重视脾胃的调理和逆转其恶性循环，对减少肾衰的发生、延缓进展、加速康复、提高患者存活率和生活质量有着重要的现实意义。本病辨证大致分为脾肾气虚、脾肾阳虚、肝肾阴虚、浊泛三焦等证型。而脾胃证候的表现往往存在于慢性肾衰的每一阶段，故临床治疗常在辨证的基础上选择使用健脾益气、和胃降浊的方药，如四君子汤、香砂六君子汤、温胆汤等。

(3)在肺系疾病治疗中，尹教授认为脾胃与肺在生理及病理功能上关系密切。肺居上焦，为华盖之脏，脾胃位于中焦，人体中央，乃升降出入之要道。肺属金，脾属土，依五行生克关系，土能生金，脾为肺之母，肺为脾之子。从经络上，手太阴肺经，足太阴脾经，均属太阴。肺是人体内外气体交换的场所。肺主气，既主呼吸之气，又主一身之气，肺之所以主气司呼吸，依赖肺气的升降出入。脾主升清，胃主降浊，脾胃是机体消化、吸收水谷，化生、输布精微的主要器官，故脾胃为气血生化之源。宗气是由肺吸入的清气与脾胃运化的水谷之精气相结合而成。因此，肺主一身之气，是以脾胃为气血生化之源为前提的。既然肺系疾病的发生与脾胃的升降失常有千丝万缕的联系，那么，通过调理脾胃，使气机升降恢复正常，就成为治疗肺系疾病的一条重要途径。尹教授认为，对于脾胃气机升降失常所致的肺系疾病进行治疗，应根据脾胃与肺在肺系病因病机中所占地位的主次关系，以及发病过程中标本缓急的态势区别对待。一般而言，因脾胃功能失常而致肺系疾病往往是一个慢性过程，其中脾胃功能失常应当是主因或者说是本。因此，需通过调理脾胃而恢复肺之宣降功能，治疗重点在脾胃。然而，临床又常见外邪引动伏邪出现肺的急证，此时宜急则治标，先缓解肺系症状，然后再肺脾同治以图其本。在缓解期，则重点应放在中焦。例如，哮喘患者平素脾气虚弱，运化失常，化源不足，致脾肺气虚，卫外御邪功能减退，出现反复感冒；气机升降失常，水湿不运，痰饮内停，遇外邪而引动上泛，致肺失肃降，痰阻气道，致气道挛急，喘鸣发作。治疗应从宣肺化饮平喘和调理中焦两方面着手。哮喘发作期急需止咳平喘化饮以缓其急，故以小青龙汤为主方，待咳喘明显减轻，改为健运脾胃、温化痰饮以治本，辅以止咳平喘之法。这也体现了中医"急则治标，缓则治本"的原则。

### ❷ 疾病康复

尹莲芳教授也从调理脾胃入手，方少药轻，又嘱多次分服，以免损伤胃气。对于轻微余邪，尽量勿服药石，以免伤害初复胃气。主张食养，处处以祛邪不损伤胃气，扶正保胃不助邪为目的。如饮食劳倦首先脾胃受病，病从内发而反映于体表，可出现头痛、发热、烦渴，所表现的症状颇似外感，然尹教授认为其病实质是内伤劳倦，内伤为不足之症，当补不当泻；外感六淫者，首先是皮毛筋骨受病，也可出现头痛、发热、烦渴等症，外感者为有余之证，当泻不当补，泾渭分明。如果内伤与外感在上述相似病状上辨认不清，势必犯虚虚实实之弊，而伤及脾胃。

例如经手术、辅助放化疗后未见肿瘤复发的五年内，进入随访观察阶段，中医药治疗的目的即修复放化疗损伤，提高机体免疫能力，改善机体内环境，处理不良症状，预防肿瘤复发、转移，此阶段正气渐复，多见气阴亏虚、夹痰夹瘀，余邪未清，适当攻邪，但须时时顾护脾胃。常选用参苓白术散、六君子汤、香砂六君子、麦门冬汤等，根据患者体质及病情变化而随证加减。

### ③ 肿瘤疾病治疗

尹莲芳教授认为肿瘤的形成、生长过程是一个机体内邪正斗争消长的过程。肿瘤的形成是正气先虚，然后客邪留滞，引起一系列病变的结果。她观察到，中晚期的肿瘤都有不同程度的脾气虚弱的表现，脾胃虚弱，又易导致邪侵，以致正气亏损，脏腑虚衰，气血不足，免疫功能下降，抗病能力减弱，遂致肿瘤的加重与恶化。脾胃气虚，运化失常，饮食不能化生气血，反而生湿聚痰，阻遏气机，阻碍血运，虚瘀痰湿互结。从临床症状上看，癌症患者多有面色不华、恶心呕吐、腹部胀满、形瘦神疲、气短乏力、纳呆便溏、舌淡或有齿痕等脾胃气虚症状。因此，脾胃气虚是其根本。扶持正气、固本培元的治疗是治疗肿瘤的根本大法之一。

肿瘤患者随着疾病的发展，肿瘤毒素的作用或抗肿瘤治疗(手术、放疗、化疗及中草药治疗，都能使脾胃受到损伤，产生食欲不振、纳少、恶心、呕吐、腹泻、腹胀等。后天气血生化之源不足，加上肿瘤的消耗又严重，故常易引起恶病质。脾胃功能严重减退也给进一步中医药治疗带来困难，如果一再给予苦寒或攻伐的抗癌中草药，脾胃极易受损。放疗、化疗对脾胃功能的损害也是很明显的。临床研究表明，中医健脾益气能增强消化道腺体的内、外分泌功能，增强小肠吸收功能，改善营养状况和精神、体力，增强和提高患者的细胞免疫功能。因此，提高机体抗病能力，就要千方百计地保护好脾胃功能，即保住“后天之本”。在治疗上主张以党参、黄芪、白术、甘草益气健脾，此类药物可以不同程度地促进单核巨噬系统的吞噬作用，当归、川芎、白芍、何首乌、人参、女贞子养血生血，可刺激骨髓，恢复骨髓的造血功能作用，增加红细胞和血红蛋白，升高血小板，扶助正气，改善患者全身虚弱状态，增强人体抗癌能力。扶正的健脾益气药方长时间服用，不但使细胞免疫功能提高，还可抗癌抑癌，养正积自除也。



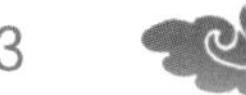

## 三、用药在于精良，配伍重在灵活变通

### 1 善抓主证，辨证用药

尹莲芳教授从医五十载，有丰富的临床经验，尤其是对方药的熟练掌握和巧妙运用。临证遣方用药，思路清晰，用方灵活，调方有度。主张药用中和，化裁古今，随患者体质、病情、病程、病变部位等不同情况，因人、因时、因地选择用药。她认为临床医生必须谙悉中药之功效主治，选药宜中和、忌霸道，大苦大寒、峻猛燥烈之药必待邪盛之时方可用之，应中病即止，继以中和之剂调之。临床应用方剂毋存古方、今方之偏见，古方是前人临证经验的总结和宝贵财产，若与病证相合，则不宜大增大减，以免混淆了原方自身配伍的规律性。然必依证加减变通，做到心中有数，如此遣方用药，才能得心应手，药到病除。在治疗肿瘤疾病时，根据肿瘤发展不同阶段辨证用药。在肿瘤初起，形盛体壮，肿瘤尚未增大，症状与体征不明显时，以化痰软坚散结、活血化瘀解毒，作为攻毒之法，遵古方小金丹、犀黄丸、蟾酥丸之类化裁，并参照现代药理研究成果进行组方，常选择白花蛇舌草、半枝莲、蚤休、龙葵、石见穿、肿节风、蛇六谷、红豆杉、天龙、石上柏、七叶一枝花、苦参、猫爪草、山豆根等清热解毒、活血散瘀、软坚散结，作为抗癌之物；莪术、三棱、泽兰、露蜂房、浙贝、海藻、牡蛎等活血化瘀，化痰散结，以散有形之积；半夏、南星、皂角刺、栝楼、天竺黄、山慈姑等化痰散结、理气行滞，来消散痰核及肿物；猪苓、茯苓、通草、冬瓜皮、白术、薏苡仁、生黄芪等健脾利湿、通利水道、利水消肿，通过利小便使邪毒排出体外；甘遂、芫花、大戟逐饮攻水，通利二便，以攻逐水饮；乳香、没药、延胡索、全蝎、蜈蚣、蜂房、白屈菜等消肿止痛。在治疗期间，根据患者的体质变化、证候特点、肿瘤的进退消长等情况进行加减调方，如土茯苓、半枝莲解毒消肿，活血化瘀；陈皮、茯苓、薏苡仁理气健脾，祛湿化痰。在癌症晚期，气血亏虚，出现本虚邪实之证候时，应在抗癌同时，伍入益气健脾、养血生精的黄芪、党参、黄精、白术、当归、鸡血藤、骨碎补、枸杞子等中药以纠正贫血，增加食欲，增强机体的免疫力。尹莲芳教授认为白术、生薏苡仁既健脾又抗癌，具有抗肿瘤活性物质，对肿瘤

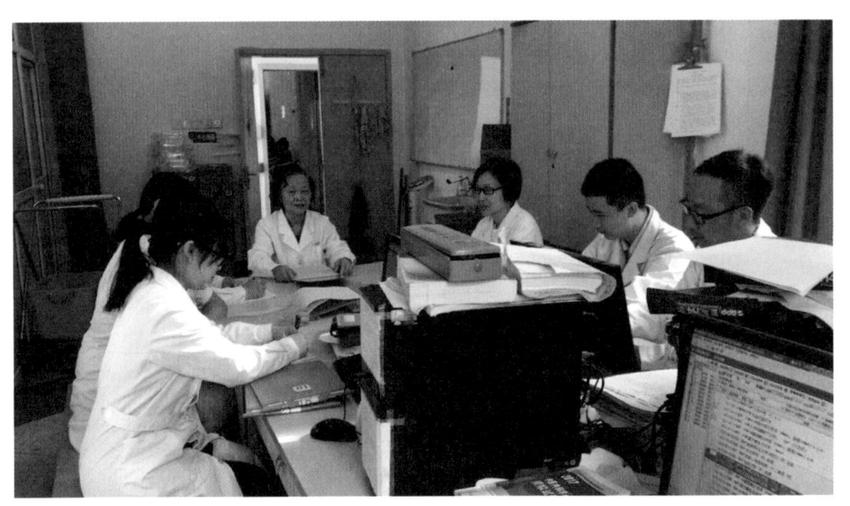
尹莲芳主任在带教

有一定的抑制作用。补虚扶正药使用时也应注意，不应盲目滥用，否则可以扰乱人体内部阴阳气血的平衡，带来不良的后果。临床实践证明：长时间单用扶正的健脾益气药方，不但细胞免疫功能不会提高，有的反而下降。故必须扶正祛邪合并使用，攻补兼施，才能使症状明显改善，并能延长生存期。即在辨证的基础上，祛邪不伤正，扶正不留邪，扶正祛邪相结合。并随症加减，气虚甚者喜用红参、生晒参、生黄芪；血虚者用当归、鸡血藤、阿胶、鹿角胶、龟板胶等血肉有情之品；食欲欠佳者，用神曲、建曲、鸡内金、焦山楂、炒谷麦芽；吐血者用仙鹤草、白及、参三七；疼痛者用延胡索、郁金、罂粟壳；白细胞低或减少者用太子参、女贞子、鸡血藤、骨碎补、黄精、枸杞子；胃中湿热者用黄连、蒲公英、山栀；脾胃气滞者用葛根、荷叶、升麻、木香升发脾气；绿萼梅、玫瑰花、佛手理气而不伤阴；腹胀、便秘者用莱菔子、决明子、枳实等消导通腑而不伤正；胃阴不足者用天冬、麦冬、天花粉、玄参、南北沙参、枸杞子、女贞子等滋阴润燥，常配以法半夏、陈皮、炒麦芽、鸡内金、炒山楂、神曲等导食和胃，切忌过于滋腻脾胃，所谓“善实阴者，当以阳中求阴”是也。

对不同部位的肿瘤，在辨证用药基础上选取相应的抗癌中草药。如消化道肿瘤（包括食管癌、胃癌、贲门癌、肠癌）常选用急性子、露蜂房、龙葵、菝葜、白花蛇舌草等；肝癌选用白花蛇舌草、莪术、鳖甲、生牡蛎等；肺癌选用白英、石上柏、浙贝、鱼腥草等；甲状腺癌选用夏枯草、山慈姑；淋巴瘤或锁骨上淋巴结转移者，选用猫爪草、紫草、青黛、浙贝、元参等；乳腺癌选用八月扎、夏枯草、昆布、漏芦等；肠癌用苦参、肿节风等；鼻咽癌选用山豆根、野菊花、浙贝等。

在治疗病毒性肝炎时，喜用柴胡、茵陈、白花蛇舌草、板蓝根、贯众疏肝清热；用土茯苓、生薏苡仁化湿解毒；用半枝莲、半边莲活血解毒；用淫羊藿、冬虫夏草、黄芪、人参、白术、当归、枸杞子、何首乌、女贞子等增强免疫以扶正培本；用丹皮、丹参、赤芍、生地、红花、桃仁、大黄、益母草等凉血活血，促进肝组织修复，改善肝功能，抗肝纤维化；用建曲、鸡内金、山药、六一散以健脾芳化湿浊；用丹参、当归、郁金养血活血，理气除郁；用白芍、甘草柔肝缓急止痛；用佛手、陈皮理气以行血。若转氨酶增高，湿热偏重者，选用垂盆草、败酱草；湿热不显者用五味子降酶，当酶降至正常后，逐渐减量，以免反跳。改善蛋白代谢，辅以金水宝、百令胶囊等中成药以保肝。

### ② 配伍精妙，活用经方

尹莲芳教授不仅用药精良，而且对药物配伍也十分娴熟。如应用大剂量黄芪配伍他药治疗各种疑难杂症，屡获奇效。尹莲芳教授认为黄芪味甘，微温，补气之功最优，故推为补药之长，善治诸虚羸弱证。其中以黄芪 40 g，配以炙甘草汤治疗心脏期前收缩，取其益气复脉，调整心律。与养阴之生地同用，黄芪温补升气，生地甘寒滋阴，二药并用，具阳升阴应，气充津足，脉道自然充盈通利。黄芪补气兼能升气，其性又善开寒饮，因其能补胸中大气，大气壮旺，自能运化水饮，故与防己、白术、泽泻配伍，取其皆能利水祛湿化浊降脂之功，使湿浊去，水饮消，分清降浊，故常用于治疗肝炎、脂肪肝、肾炎等病，均有奇效。又如选用益母草为主配以红花、山楂、玉竹、淫羊藿。根据现代药理实验:益母草对冠状动脉有一定的扩张作用,红花能增强血液纤维蛋白溶解活性,抗体外血栓试验证明可抑制大鼠体外血栓形成;山楂可加速血脂的清除,而达到明显的降脂作用,并能改善冠状动脉循环,增加心肌血流量。尹莲芳教授以上述药物为主组成“冠心静”治疗冠心病,有明显增加冠脉血流量,降低血液黏稠度的作用,对改善心脏微循环也取得了明显疗效,且无不良反应,是中医药治疗冠心病的一种有效尝试。此外,以益母草配伍防己、连翘、赤小豆、白茅根等治疗急性肾炎,水肿;配伍茯苓皮、冬瓜皮、通草、生黄芪等治疗慢性肾炎,有利于尿蛋白的消除;配伍山萸肉、桑寄生、槐米、怀牛膝等治疗高血压病;配伍当归、白芍、川芎、香附等治疗月经不调;配伍丹参、泽兰、归尾、川芎治疗闭经;配伍白芷、天花粉、紫花地丁、连翘等治疗痤疮均有显著疗效。

尹教授临证中运用成方加减更可谓得心应手,如治疗急性肝炎,常选茵陈蒿汤以清热;胃苓汤、三仁汤以化湿;茵陈四苓散、甘露消毒饮以清热化湿并重;黄连解毒汤、升麻葛根汤、五味消毒饮以清热解毒。对慢性肝炎则喜配合玉屏风散、补中益气汤、杞菊地黄汤以扶正培本,增强免疫,常用河车大造丸、乌鸡白凤丸益气养血滋阴,以降絮浊;用黛蛤散治疗胆红素偏高;用血府逐瘀汤活血化瘀,软坚散结,治疗肝硬化。尹教授认为肝炎各期均有不同程度的微循环障碍,可形成肝瘀血,因而活血祛瘀、改善微循环,也就成为治疗病毒性肝炎的重要原则之一。因此临床上经常使用郁金、赤芍、茜草、紫草等药,既有增加肝血流量,促进肝细胞再生,恢复肝功能的作用,又有清血中热毒的作用,对肝郁化热,肝肾阴虚伴有血瘀者疗效更为满意。而抗纤维化主要以活血化瘀软坚药为主,用红花、丹参、参三七、山慈姑、柴胡、地鳖虫、鳖甲、桃仁、红花、牛膝、牡蛎、莪术、象贝等。她还认为治疗中用药不宜太苦寒,应稍偏温燥,因湿为阴邪,非温不化,而湿去则热自除,故在祛邪的基础上可加入健脾利湿药,对改善症状,促进疾病康复较单用祛邪药为好。

### ❸ 擅用对药组药

(1)瘀血病证对药举例

①莪术、三棱:具破血行气、消积止痛之功,同用可治癥瘕积聚,经闭痛经,食积腹满,宜用于痞积、黄疸、紫癜等气滞食积瘀阻之症的治疗。如治疗血小板增多症,血虚夹瘀之象明显者,重用三棱、莪术,其目的在于疏其气血,令其条达。尹教授还常喜用二药与党参、茯苓、白术、甘草四君相伍,气滞者佐以理气,食积者参以消导,灵变应用,每能药中病所,辄取良效。

②延胡索、川楝子:延胡索、川楝子即“金铃子散”。功能疏肝泄热、活血止痛,适用于肝气郁滞、气滞血瘀所致胸腹胁肋疼痛的治疗。用于胃脘胀痛、痛引胁肋背部、中脘嘈杂等症,疗效可靠。

(2)脾胃肠病证对药举例

①白及、乌贼骨：为主治消化道呕血、便血的验方"乌白散"。尹教授以乌白散为基础，常加苦寒清热的浙贝，具涩血清热止血、祛腐逐瘀生新之功，宜于慢性胃炎、溃疡性疾病等所致的呕血、便血。

②白芍、炙甘草：白芍、炙甘草即《伤寒论》之芍药甘草汤。具和血补中、解痉止痛之功，为仲景治疗腿脚挛急的专方。尹教授以此为基础，加入调中去滞、行气止痛的木香，具有行气消滞、和血散瘀、解痉止痛之功，宜于各种胃肠病证引起的脘腹疼痛的治疗。

③ 苍术、厚朴：源自《太平惠民和剂局方》之平胃散。苍术治湿，上、下皆可，且总解诸邪。痰、火、湿、食、气、血六郁，皆因运化失常，不能升降所致。苍术入脾、胃二经，气味辛烈，为足阳明经药，疏泄阳明之湿，实为治湿之要药。厚朴行气消积，燥湿除满。二者合用治疗脾胃不和之纳差、胃脘痛证，或腹胀纳呆，口苦无味，呕吐恶心，胸膈痞闷，厌怠嗜卧，舌苔白腻或滑或淡黄腻，脉濡缓者。

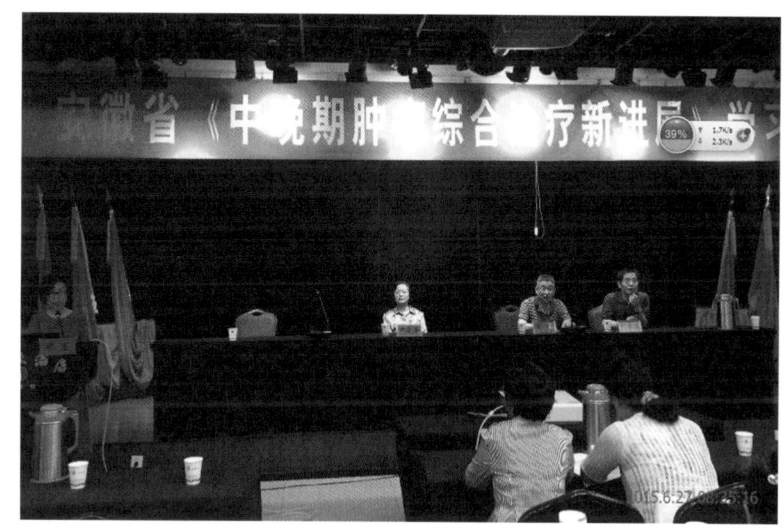


尹莲芳主任参加学术会议

(3)肺系病证对药举例

①葶苈子、大枣：源自《金匮要略》葶苈大枣泻肺汤。具泻肺平喘、利水消肿之功，专治痰涎壅盛，喘咳不得平卧之证，以及水肿、悬饮、胸腹积水、小便不利、大便干结等病证。加入茯苓、杏仁、桑白皮、栝楼、桔梗，适用于上呼吸道感染，支气管炎、肺炎、胸腔积液等病所致的咳嗽、咯痰、胸闷、气短。

②百部、沙参：有润肺养阴、止咳祛痰作用，用于治疗肺热、气津两伤的咳嗽、肺痨久咳。配白前，降气化痰止咳，可治外感或内伤、肺气壅滞的久嗽气喘；配贝母，润肺化痰、散结止咳，治痰热凝结之咳嗽，痰黄稠难咯；配紫菀、贝母、寒水石，清肺化痰止咳，治小儿肺热咳嗽。

(4)心脑系病证对药举例

①天麻、钩藤：源自《杂病证治新义》天麻钩藤饮。为治疗肝风上扰型眩晕的重要药对之一。二者伍用，可平肝熄风，定惊通络。高血压患者头痛眩晕、失眠多梦，舌红苔黄等肝风上扰者，以天麻与钩藤配伍应用，具有平肝熄风的作用。

②龙骨、牡蛎：源自《医学衷中参西录》。龙骨主治惊痫癫疾狂走。牡蛎有潜阳补阴、重镇安神作用。高血压患者出现头目胀痛、耳鸣目赤、烦躁易怒者，主要是肝阳上亢所致。龙骨、牡蛎二药同用，为镇肝熄风之要药，适用于肝阳上亢型高血压。

③决明子、夏枯草：决明子擅清肝热，夏枯草清肝泄热明目。《滇南本草》载："夏枯草……清肝热，行经络。"高血压患者出现头痛目赤，两目干涩，口苦，口干。决明子与夏枯草二药同用可清肝泄热、通便明目，适用于上述症状的肝火上炎型高血压。

（5）郁证对药举例

①柴胡、白芍：柴胡长于疏肝解郁，白芍功专柔肝敛阴。二者出自《太平惠民和剂局方》逍遥散。柴胡为君，白芍为臣，同入肝经，使肝气得以条达，肝血得以充养。症见两胁作痛、烦躁易怒、失眠多梦、神志恍惚、月经不调、乳房胀痛，脉弦而虚等肝郁血虚之证候，以柴胡、白芍配伍，疏肝养血。

②百合、生地：百合清心安神，生地清营凉血，二者同入心经。出自《金匮要略·百合狐惑阴阳毒病脉证并治》百合地黄汤。症见欲食厌食、欲卧不卧、欲行不行、似有寒热、口苦、溲赤，药入则吐利，神志不宁，脉细之症候。

（6）肝病对药举例

茵陈、青蒿：两者均气味芳香，均可用治湿温、暑温。然茵陈主入脾胃，利胆退黄，主治湿热黄疸；青蒿主入肝胆，功专解骨蒸痨热，尤能清泄暑温之火，为骨蒸痨热、疟疾寒热及暑温壮热所常用。配栀子清热利胆退黄，治湿热黄疸；配干姜、附子温脾肾，逐寒湿，退黄疸，治寒湿郁滞，阳气不能宣运，胆汁外泄所致身目发黄、其色晦暗、身冷肢厥、脉沉细的阴黄症。

（7）肾系病证对药举例

①瞿麦、萹蓄：均为清热利水通淋药，用治尿涩热痛，两药常相须为用。瞿麦利小肠、导热，适用于尿道热痛或尿血之热重于湿者；萹蓄善清湿热，治湿热泻痢之黄疸，又能杀虫止痒，治虫积腹痛、湿疹阴痒；瞿麦又能破血通经，治妇女经闭；配白茅根、小蓟、滑石，清热凉血利尿，治下焦湿热的小便淋漓涩痛、血尿。

②泽泻、白术：源自《金匮要略》，主治"心下有支饮，其人苦冒眩"。适于治疗痰饮，眩晕，小便不利，水肿，泄泻，淋浊，带下等症。尹教授以泽泻汤为基础，加入木通、丹皮、黄柏、枳壳、半夏治疗美尼尔埃综合征、高血压、慢性心功能不全等病所致虚火上炎，头晕目眩，脘腹胀满，小便短少。

③黄柏、苍术：此为二妙散，源自《丹溪心法》。专治筋骨疼痛，因湿热引起者。加入牛膝、薏苡仁、木瓜，治疗湿热下注，关节肿痛，两足软弱的各种关节病变。

（8）妇科病对药举例

益母草、当归：源自《集验良方》益母丸。益母草活血、祛瘀、调经，当归补血、活血、调经止痛。症见腹痛拒按，行经期或产后恶露有血块致瘀血、疼痛、闭经、崩漏等月经不调。二者合用可行血而不伤新血，养血而不滞瘀血，兼能利水消肿，为妇科之常用对药。临证酌施则血可活，瘀可消，结可除，有祛瘀生新的作用。

## 四、治疗方法上的三个结合

### ❶ 内治与外治相结合

“外治之理，即为内治之理”。“外治之药，即为内治之药”。中药外用源远流长，祖国医学对于痈疽疮疡的外治法方面，有着丰富的经验，历代医家在治疗上创立了许多有效的治疗方法和方药。清代徐大椿在《医学源流论》中提出：“外治法，用膏贴之，闭塞其气，使药性从毛孔而入其腠理，通经贯络，在皮肤筋骨之间，或提而出之，或攻而散之，较服药尤有力。”尹莲芳教授广收博采，遵循古代遗训，在治疗疾病辨证运用内服药的同时，还经常采用针对局部和全身的外治方法，内外治合参，疗效显著，独具特色。如对恶性肿瘤，尹莲芳教授认为手术切除，局部放射治疗等从另一个角度可看成是外治法，也是作用于局部的一些治疗方法，如它们与内治法结合就能取得更好的疗效。恶性肿瘤是全身性疾病，治疗应从全身整体着手，毒邪内侵，邪热内结，以及气血、脏腑 、阴阳失调等方面，都要给予内治才能达到病变部位，起扶正或祛邪作用。但有一些肿瘤生长在体表肌肤或者与外界相通的部位，如子宫颈、阴道、直肠肛门、舌齿龈、口腔等部位的癌症，都可以直接应用外治法，即在局部病灶部位予以各种外治以消除肿物。实践证明，恶性肿瘤的中医治疗中，凡能内治与外治结合进行者，疗效均较好。尹莲芳教授常采用的中药外治法概括如下：

(1)中药直肠滴入治疗

采用等中药保留灌肠来治疗妇科疾病，慢性结肠炎、溃疡性结肠炎、慢性肾功能不全、尿毒症，及中晚期肿瘤等。局部用药，立足病机，直指病所。

①慢性溃疡性结肠炎，以腹痛、腹泻、大便中夹有黏液等为主要临床表现。尹莲芳教授辨证其应属中医学“泄泻”范畴。其基本病机为脾虚湿滞。治宜益气运脾，化湿消滞。内治运脾常选香砂异功散出入。若寒湿为患，则用平胃散加味；湿热中阻，则用香连丸加减。外治则以中药保留灌肠治疗为主要方法，常选用蒲公英、苦参、黄连、地榆、白头翁、牡蛎、侧柏炭等药，出血者加锡类散灌肠每晚一次，保留至次日。可清热解毒，涩肠止泻，常取得较好的疗效。

②尿毒症是肾脏病终末期的最后阶段，也是临床危重症之一。尹莲芳教授认为其由于肾气衰败，邪浊壅滞所致。清气不升，浊阴上逆，致头目昏蒙，泛恶呕吐；浊犯心包，神明被蒙，精神萎靡或神志恍惚；溺毒壅盛，则泛溢肌肤，而现皮肤瘙痒；脾失健运而致纳呆，口气秽臭，贫血等症；肾失开阖，气化失司，则小便不利。尹教授认为除给予补肾益气，活血化瘀，通腑泻浊等中药辨证治疗，内服之外，还应加用大黄、牡蛎、六月雪、青黛、赤芍等中药浓煎约 100 ml 灌肠，3~4 小时后排出，每日一次，连续 10 天为一疗程，可使体内湿浊溺毒经肠道外泄，有利于血尿素氮和肌酐的代谢，从而缓解症状，提高疗效。

③盆腔炎是妇科常见的慢性炎症，主要是由于盆腔存在炎性渗出物，产生炎症。多

伴有小腹疼痛腰骶部疼痛，腰酸下坠，或伴有白带增多，月经紊乱，经血量多，痛经等症状。尹莲芳教授认为其发生发展为风寒湿热之邪或虫毒乘虚内侵，与冲任气血相搏结，蕴结于胞宫，反复进退，耗伤气血，虚实错杂，缠绵难愈。中医辨证可分为湿热蕴结、气滞血瘀、寒湿凝滞、气虚血瘀等，除给予活血化瘀理气行滞、温经散寒、清热利湿、疏肝理脾等中药辨证治疗外，还可加入红藤、败酱、赤芍、当归、延胡、皂角刺、路路通、乳香、没药、土茯苓等中药浓煎约 150 ml 每晚一次灌肠，保留至次日，连续 15 天为一疗程，可活血祛瘀、清热解毒，缓解症状，疗效倍增。

（2）中药外洗、浸渍法治疗

①皮肤病。皮肤病的发生大多因热毒湿邪交蕴，搏结缠绵于肌肤而成，常有风、湿、热、虫、血瘀、血虚风燥，肝肾不足等发病因素。正如《诸病源候论》云："人皮肤虚，为风邪所折，则起隐疹。""夫体虚受风热湿毒之气，则生疮。"中医学认为，皮肤病是人体全身性的疾病在皮肤上的表现，因此，中医治疗皮肤病多主张"治外必本诸内"的基本原则，局部要与整体并重，临证时必须依据患者的体质情况，不同的致病因素和皮损形态正确辨证，恰当的选择药物，进行内外合治。这不仅能够减轻患者的自觉症状，而且使皮肤损害可迅速消退，遵循这一基本原则，尹莲芳教授运用中药内服、外洗（或浸渍）相结合的方法，或以汤剂，或以散剂，药尽其用。如自制的"蛇草湿疹汤"、"平消瘢痕疙瘩汤"治疗皮肤肿块、痈疮、湿疹、瘢痕等多种皮肤顽疾，取得了满意的效果。

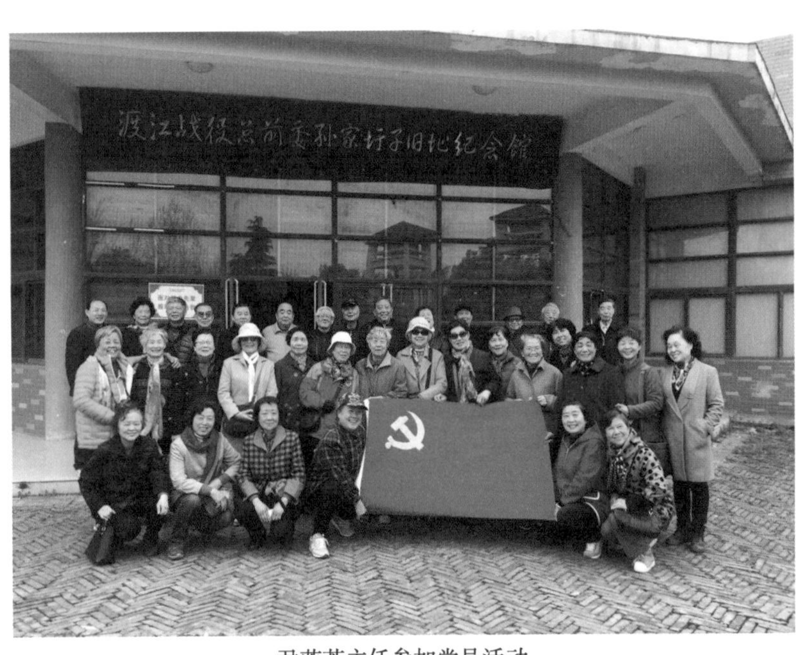

尹莲芳主任参加党员活动

②妇科疾病。尹莲芳教授还把外治方法运用至妇科疾病。如阴道炎、宫颈炎和宫颈糜烂均为妇科常见的炎症性疾病，其症状多有灼痛、奇痒、带下恶臭，且易反复，难以根治，患者苦不堪言。尹莲芳主任认为其证属中医"阴痒、阴疮"范畴，其病因病机常为湿热下注，脾虚湿盛，湿与热合邪而导致；或因忽视卫生，感染病虫，虫蚀阴中，而作痒；或因年老体衰，肝肾阴虚，精血两亏，血虚生风化燥而产生阴部干涩灼热作痒。《女科经纶》云："妇人有阴痒……厥阴属风木之脏……，肝经血少，津液枯竭，致气血不能荣运。"故

治疗须采用具有清热解毒、祛风燥湿、杀虫止痒、生肌敛疮等多种功效的药物煎汤熏洗和冲洗。尹莲芳教授多年来用此种方法于临床，配合内服汤药，收到了较为显著效果，如选用苦参、蛇床子、地肤子、百部、黄连等十二味中药制成"妇乐舒"外用液，纳入阴道内，先冲洗后留置，让药液保留在阴道过夜，延长药液与阴道壁接触时间，使疗效明显提高。临床证实此种治疗方法疗效显著，可促进创面愈合，减轻痒痛，具有高效无毒、安全价廉、简便等优点。经体外抑菌试验初步证明对淋球菌、霉菌、金葡菌、大肠杆菌、绿脓杆菌和滴虫均有抑制作用，故广泛用于临床。为治疗妇科疾病中的一种有效可行的外治方法。

(3)中药敷贴治疗法

"敷者，化也，散也，乃化散其毒，不令壅滞也。然疮之缓急，毒之冷热，药亦有寒温之性，妙在疮之所宜。"尹莲芳教授认为中药敷贴治疗也需辨证施治，如治疗痈疽疮疡，不肿不痛，皮色不变或色黯不痛，或坚硬不溃，脉虽洪大，按之弱软无力的，系阴疽者，当以阳和膏之类，初起能消，已溃可敛；如局部焮红肿痛，为阳证，可贴敷清热解毒、消肿止痛的芙蓉膏等。如自制的"青黄散""黛黄膏"，可治疗皮肤肿块、痈疮等疾患。又如中晚期肿瘤既不能手术，又不能进行放、化疗，且多见日益加重的疼痛，不易消退的胸腹水，进行性增大的肿块，临床治疗十分棘手。为了提高这些患者的生存质量和延长生存期，减轻患者的痛苦，尹莲芳教授主张配合采用中药外敷治疗，可起到止痛、逐水、消癥的作用。中药外敷为体表直接给药，经皮肤或黏膜表面吸收后药力直达病所，止痛迅速有效，方法简便易行，且可避免口服须经消化道吸收所遇到的多环节灭活作用，及一些药物内服带来的毒性及不良反应，特别是癌症晚期疼痛患者正气已虚，不耐攻伐，脾胃吸收功能减弱，单靠内服药效果不佳，中药外治更具优势。如选用甘遂、大戟、芫花等制成"消水饮"，贴敷于神阙等穴位，以消胸腔、腹腔积液；选用制川乌、马钱子、乳香、没药、延胡索、冰片等配制成"止痛散"，可通络散结、活血止痛，治疗癌性疼痛取得较好的疗效。

### ❷ 传统辨证论治与单、偏、验方治疗相结合

中医辨证论治是传统的治疗方法，但是在民间还流传着不少行之有效的治疗单方、偏方、验方。这些方药在解决某些症候及解除某一特定的病证方面有一定的效果。一些方药简便易行，就地取材，符合简便有效的原则，但是，单方、偏方、验方及单味中草药有它的局限性，它们不可能对所有疾病均有效，也不能要求它们对每一个疾病患者都能治愈。因此，不能单靠一方一药治愈疾病，还要与辨证论治的其他方药相结合治疗。此外，就单方、偏方、验方及中草药本身来说，它们也都具有不同的性、味和功能主治，也要根据患者的不同辨证，即寒、热、虚、实等证型加以选用，不能单纯一味地只管用单方、偏方、验方。例如：含有硫黄、汞、砒等重金属的许多偏方大都是大辛、大热之药，如果患者毒热邪盛，一派热象，再加上用大热药，犹如火上加油，必然招致不良后果。又如，患者脾胃已受损，而一些单方草药又是大苦大寒的药，一用之下，脾胃更伤，后患无穷。所以必

须要把辨证论治原则与单方、偏方、验方的运用有机地结合起来，才能达到互相补充，取长补短的目的。

### ③ 中医药治疗与西医药治疗相结合

尹莲芳教授强调辨病与辨证相结合，治疗上则更要求把中医药治疗与西医药治疗结合起来，发挥中西医治疗方法和手段的各自长处，取长补短。她认为中西医结合既不是简单的拼凑，更不能互相取代，而必须是中西医互相渗透，融会贯通，扬长避短，取各自精华，在医疗实践中不断提高，不断发展。

如肿瘤手术切除后的中医药治疗；放射线治疗时的中医药治疗；化学药物治疗时的中医药治疗，以及这些治疗告一段落后，用中医药治疗等。通过中西医结合治疗常使患者术后恢复较快，放疗、化疗的毒副反应减轻，并可延长生存期，提高生活质量。中医扶正抗癌药物消除肿瘤病灶的作用较小，存在着针对性差的缺点。而利用现代医学中手术切除、放射线治疗和化学药物治疗等有效手段，能消除癌症病灶，控制肿瘤的发展，甚至取得了根治性效果。而这些有效手段在杀伤癌细胞的同时，也可能产生一系列毒副反应。这时，根据中医辨证治疗，就能减轻毒副反应，增强治疗效果。

如化疗药物可以引起头晕、疲乏无力、精神萎靡、食欲不振、失眠多梦、口干津少、大小便失调。以上表现，中医认为是气虚阴亏、肝肾不足的症状。中药通过补气养血、滋补肝肾之法，使患者反应症状减轻，使化疗得以顺利进行。化疗药物使用过程中消化道黏膜细胞常受到很多化疗药物的损伤，引起消化道反应的较多。因此，把中西医攻补手段有效地结合起来，就能提高疗效，取得较现有中西医单独治疗更好的疗效。

## 第三节　临证精粹

### 一、糖尿病(消渴病)

根据中医古文献中对“消渴病”的病因病机、临床证候、疾病发展、转归、预后等内容的描述，与现代医学“糖尿病”相关内容相比较，目前中医学界基本认为二者为同一疾病，因此糖尿病也称之为消渴。

尹莲芳教授认为中医对消渴病的认识历史悠久，源远流长。消渴理论渊源于《内经》，辨证论治出自于《金匮要略》，证候分类起始于《诸病源候论》诊疗，体系形成于唐宋。

#### ① 病因病机

早在《内经》即有 “消渴”“肺消”“膈消”“消中”“热中”“脾瘅”“食亦”“消瘅”等病证

的记载。《内经》认为五脏不足、情志失调、过食肥甘是形成消渴的主要病因，如《灵枢·五变》曰："五脏皆柔弱者，善病消瘅。"《灵枢·五变》曰："怒则气上逆，胸中蓄积，血气逆流，血脉不行，转而为热，热则消肌肤，故为消瘅。"而《素问·奇病论》曰："此肥美之所发也，此人必数食甘美而多肥也，肥者令人内热，甘者令人中满，故其气上溢，转为消渴。"《素问·通评虚实论》云："消瘅……肥贵人膏粱之疾也。"尹莲芳教授结合历代医家观点与自身几十年临床经验，认为情志失调、饮食不节、过食肥甘在消渴病形成过程中扮演了重要角色。提出消渴病病机特点为"精微不正化"。血糖为饮食所化，糖尿病患者血糖升高，乃脾失健运，甘浊内滞所致。脾主运化，输布精微，升清降浊，开窍于口，在味为甘，在体合肉，为胃行其津液。脾的运化功能减退，体内精微物质代谢紊乱，造成异常积聚，则为病理产物，为内生之邪，水谷精微下流，故小便味甘；胃火炽盛，脾阴不足，则口渴多饮，多食善饥。由于素体阴虚，饮食不节，过食肥甘厚味，日久损伤脾胃，运化失司，积热内蕴；长期的思虑过度，情志失调，气机郁结，化热化火；劳欲过度，肾气渐衰，肾阴虚亏而发病。消渴病阴虚为本，燥热为标，病变部位主要是脾、肾、肝，其中以脾胃的功能失调最为重要。

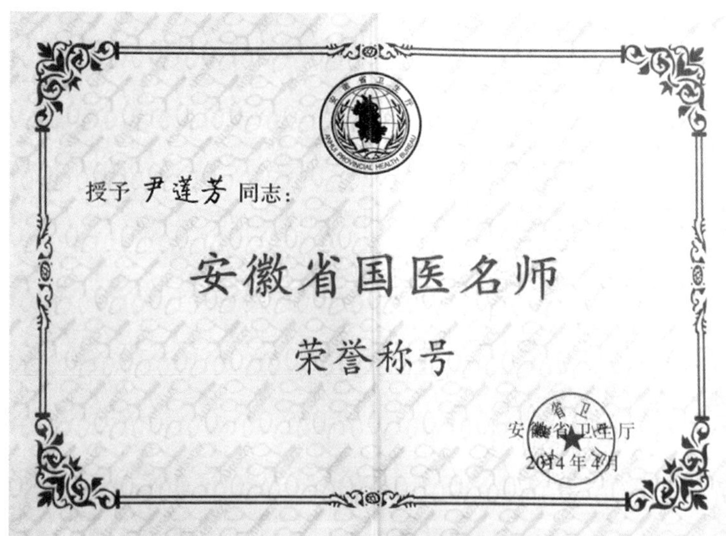

授予 尹莲芳 同志：
安徽省国医名师
荣誉称号
安徽省卫生厅
2014年4月
尹莲芳主任获"安徽省国医名师"荣誉称号

## ❷ 辨证施治

对糖尿病的治疗，尹莲芳教授主张应以甘寒生津、甘平益气和苦寒清热为宜。正如《医学入门·消渴》中谓："心肾皆通乎脾，养脾则津液自生，参苓白术散是也。"《慎斋遗书·消渴》中云："盖多食不饱，饮多不止渴，脾阴不足也。"如过用苦寒、甘寒之品，则脾胃更伤，而益气温阳或滋阴厚味药物，长期应用恐有伤津或助湿之虑。在临证中，应以五行生克的理论为依据，根据舌苔、舌质的变化区分消渴的部位，辨别其病因病机，通过滋水涵木、益气生津、活血益气养阴等，来恢复肝脾肾正常的生理功能，使肾的气化、肝的疏泄功能正常，以扶助脾的运化功能，脾胃健则津复、浊邪得化。

尹莲芳教授将消渴病按病位分为5个证型：

①脾虚湿盛型：症见食少纳呆，乏力，口干，语声低微，体形较肥胖，头晕甚或颜面及下肢水肿，舌体胖大，边有齿痕。尹教授认为消渴本常见"三多"，而食少为病情发展转

化，或治疗失当所致，故属变证。究其本，多为脾胃虚弱，运化失职，生化不足，湿邪内盛发为脾虚湿盛型消渴。故治疗上应抓住病机关键，以健脾除湿为大法，佐以解郁消滞、行气化瘀、固护肾精之品，使津液运行正常，气血、脏腑功能调和，最终恢复机体的“阴平阳秘”之态。选方参苓白术散、升阳益胃汤加味。健脾益气，以复生化之源，化湿升清，使津液上承，从而取得标本兼治的效果。

基本处方：党参 15 g，太子参 15 g，茯苓 30 g，白术 15 g，薏苡仁 30 g，砂仁 5 g，山药 15 g，鸡内金 10 g，陈皮 10 g，黄芪 30 g，半夏 15 g，炙甘草 6 g ，白芍 10 g，葛根 15 g，黄连 1.5 g。

②肝肾阴虚型：症见头晕目眩，眼干眼涩，急躁易怒，耳鸣，五心烦热，腰膝酸软。治疗当滋养肝肾、滋阴填精，方选左归丸合六味地黄丸加减。

基本处方：生地 15 g，山药 15 g，枸杞子 15 g，山茱萸 15 g，川牛膝 15 g，菟丝子 15 g，龟板 15 g，葛根 15 g，旱莲草 15 g，女贞子 15 g，丹皮 15 g，栀子 15 g，黄柏 15 g，知母 15 g。

③脾肾阳虚型：症见脘腹胀闷，便溏，乏力，少气懒言，神倦肢冷，心悸气短，腰膝酸软，小便短少，重则下肢水肿。此症为脾肾阳虚，脾运失职，肾之气化失司，故不能腐熟水谷、输布津液、化气行水。治以温补脾肾，佐以活血、化气行水，方用实脾饮合桂附地黄丸加减。

基本处方：干姜 5 g，附子 5 g，白术 15 g，茯苓 15 g，炙甘草 5 g，、厚朴 10 g，大腹皮 15 g，木香 10 g，木瓜 15 g，覆盆子 15 g，枳壳 15 g，苍术 10 g。

④肺胃燥热型：症见烦渴引饮，消谷善饥，小便频数，量多，尿色浑黄，身体渐瘦，舌红苔少，脉滑数。乃燥热伤肺，治节失职，水不化津，直趋于下。治宜清肺胃之热，益肺胃之阴，方选白虎加人参汤加味。

基本处方：石膏 30 g，知母 10 g，生地 10 g，麦冬 10 g，黄连 6 g，栀子 10 g，川牛膝 15 g，玄参 10 g，天花粉 10 g，芦根 30 g，黄芩 10 g，南北沙参 10 g，玉竹 10 g.

⑤气阴两虚型：症见口渴引饮，能食与便溏并见，四肢乏力，手足心热，面容憔悴，耳轮干枯，舌红，苔少而干，脉细数无力。尹莲芳教授认为糖尿病早期一般表现为阴虚燥热之证，很快即进入气阴两虚阶段。气阴两虚阶段是糖尿病较为漫长的病理阶段，气虚推动血行无力，夹湿热、痰浊，久必成瘀。气阴两虚证也是糖尿病病理转变的关键。气阴两虚若得到有效控制，疾病向愈，否则很快阴损及阳，而致阴阳两虚，疾病加重，预后较差。因此，该证型采用益气养阴活血之法，方用七味白术散合生脉散加减。

基本处方：太子参 15 g，党参 10 g，淫羊藿 10 g，白术 15 g，茯苓 20 g，木香 10 g，藿香 10 g，葛根 20 g，淮山药 30 g，枳壳 10 g，丹参 10 g。

常见加减：若痰湿盛者加半夏、薏苡仁、泽泻以化痰湿；伴有高血压者加钩藤、夏枯草、煅龙骨；伴有高血脂者加草决明、生山楂、何首乌；伴有失眠者加夜交藤、百合。

尹莲芳教授集多年临床经验而制成的治疗糖尿病基本方——天地降糖饮，主治各型糖尿病，该方对于中医学初学者，或临床难以辨证分型的消渴病可谓是极好的探路方。临证中可随症加减，口渴明显者加石斛、麦冬；消谷善饥甚者加黄连、熟地；四肢麻木加鸡血藤、地龙；畏寒肢冷加淫羊藿、肉桂；血压偏高者加钩藤、益母草、桑寄生；兼有心脏疾患者加葛根、丹参、苏梗。经反复使用，能显著改善临床症状，血糖、尿糖等实验室指标均有不同程度的下降，甚或降至正常。

方药组成：天花粉 20 g，生地 15 g，知母 10 g，玉竹 10 g，枸杞 10 g，僵蚕 10 g，山药 30 g。

功效：滋阴润燥，生津止渴。

主治：各型糖尿病。

方解：生地、枸杞滋肾润肺；玉竹、知母养阴，清肺胃燥热，除烦止渴；天花粉甘苦酸凉，入肺胃二经，生津止渴，降火润燥；僵蚕药理实验证明其有降糖作用，可结合辨病用药；山药健脾胃、补肺肾，兼防方中诸药滋阴、清热而伤及脾胃。全方辨证辨病相结合，具有润肺、清胃、滋肾之功效，对于阴虚燥热型的糖尿病，用之确有良效。

典型案例

患者，陆某，女，73 岁，初诊：2015 年 3 月 4 日。

主诉：多饮、多食 20 年余，小便黄 2 个月余。

病史：患者 20 多年前出现口渴多饮，食量增加，小便频数，量多，身体逐渐消瘦。当时未予重视，后体检时测血糖约 8.0 mmol/L，予以降血糖药物应用。平素血糖控制尚可，近期口服阿卡波糖（拜糖平）50 mg，每日 3 次，血糖控制在 7.0 mmol/L 左右。近 2 个月患者发现消瘦明显，周身乏力，口渴喜饮，小便色黄，泡沫增多，无尿急、尿频、尿痛，伴大便干燥，难解，需辅以开塞露，至我院门诊查尿常规示：尿蛋白（+），酮体（±），隐血（-），尿糖（+），空腹血糖 15.88 mmol/L。患者不愿意增加西药治疗，要求中药调治。

刻诊：形瘦，纳旺善饥，口渴欲饮，饮不解渴，肠鸣胀气，大便燥结，小便频数，色黄，泡沫多，周身乏力，舌质红，中裂纹，少津，脉细滑。

西医诊断：2 型糖尿病。

中医诊断：消渴。

辨证：阳明热盛，脾虚津亏。

治则：清热养阴，健脾生津。

方药："天地降糖饮"加减——

天花粉 20 g，生地 10 g，黄芪 30 g，火麻仁 15 g，僵蚕 10 g，知母 10 g，玉竹 10 g，木香 6 g，山药 30 g，白术 15 g，黄柏 10 g，麦芽 15 g。15 剂，每日 1 剂，水煎 2 次取汁，分早晚 2 次温服，每次 150 ml，并嘱遵守糖尿病饮食。

二诊：2015 年 3 月 20 日。药后患者多饮、多食症状较前缓解，小便转清，仍觉口干，大便偏干，尿频数，乏力，测空腹血糖：10.6 mmol/L。观其舌质暗，舌苔薄少津，脉细沉，继



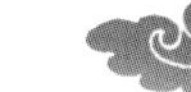

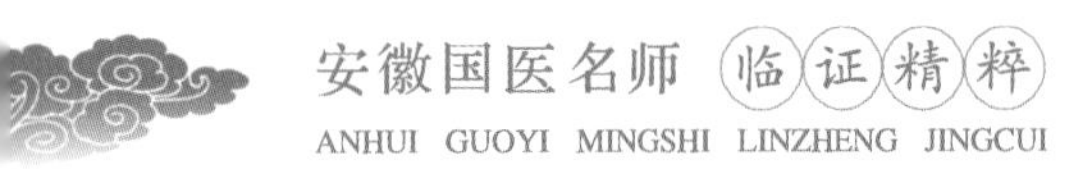


守原方加用丹皮 10 g,当归 10 g,黄芩 10 g,以清热润肠通便。10 剂,煎服。

三诊:2015 年 4 月 7 日。患者诉大便通畅,“三多”症状基本缓解,诸症悉减,但腰酸痛。复查尿糖(-),酮体(-),空腹血糖 8.5 mmol/L。舌红苔薄,质润,脉细。“腰为肾之府”,虑其脾虚及肾,原方中加用强腰补肾填精之剂以资巩固:川断 10 g,菟丝子 15 g。再进 14剂。

四诊:2015 年 4 月 24 日。患者烦渴欲饮明显缓解,尿频次数减少,饭量正常,大便通畅,体力、体重均较前有增加,检查尿糖(-),空腹血糖 7.7 mmol/L。效不更方,原方继服。

后间断服药半年,诸症明显缓解,血糖稳定在 6.5 mmol/L 左右。嘱控制饮食。

[按]《内经》曰:“胃热则消谷,消谷则善饥。”“饮食自倍,肠胃乃伤。”本案患者消谷善饥,口渴欲饮,肠鸣胀气,便秘,小便黄赤,证属胃强脾弱。多由阴虚火旺,脾胃受损,水谷无以化精微,反化热伤津,故见纳旺善饥;津亏不能上承于口,故口干多饮;热移膀胱,故小便黄赤频数;脾虚运化失司,则肠鸣腹胀;肠津亏乏,则便燥难行。故治以天花粉、生地、知母、玉竹、黄柏、黄芩、丹皮,清热养阴生津;“气能生津”,故配伍黄芪、山药、白术、麦芽等健脾益气,助脾运化;合木香、火麻仁行气通便,缓解肠鸣胀气;僵蚕可降血糖。病程中患者舌质暗,尹莲芳主任认为患者病久伤络,瘀血阻滞,故加入丹皮、当归凉血活血化瘀。诸药相合,共达清热活血、健脾行气、养阴生津之效。

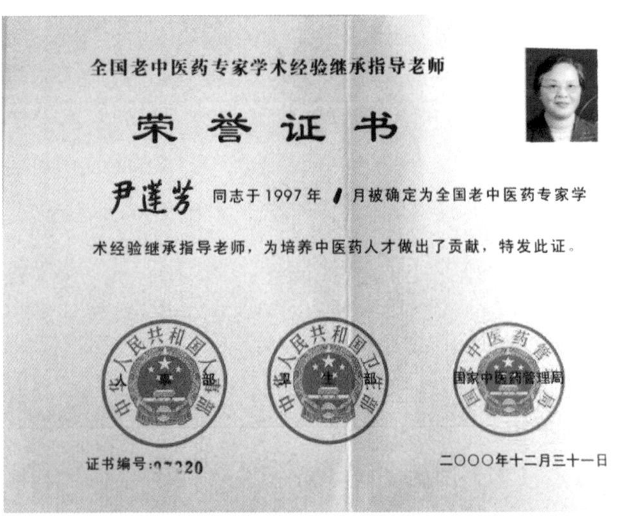
全国老中医药专家学术经验继承指导老师

荣誉证书

尹莲芳 同志于 1997 年 1 月被确定为全国老中医药专家学术经验继承指导老师,为培养中医药人才做出了贡献,特发此证。

中华人民共和国人事部　中华人民共和国卫生部　国家中医药管理局

证书编号:0[illegible]220　　二〇〇〇年十二月三十一日

全国老中医药专家学术经验继承指导老师荣誉证书

## 二、冠状动脉粥样硬化性心脏病(心痛胸痹)

心痛之名首见于《内经》。如《灵枢·厥病篇》对厥心痛症状的描述:“痛如以锥针刺其心。”“真心痛手足青至节,心痛甚,旦发夕死,夕发旦死。”汉·张仲景《金匮要略》称本证为“胸痹”,《金匮要略》云“胸痹不得卧,心痛彻背,背痛彻心”,认为心痛是胸痹的主要表现。且把病因病机归纳为“阳微阴弦”,可见到胸背痛,心痛彻背,背痛彻心,喘息咳唾,短气不足以息,胸满,气塞,不得卧,胁下逆呛心等证。以上所记述的症状,似应包括冠心病的心前区疼痛。

尹莲芳教授认为胸痹乃本虚标实之证,常见于现代医学的冠心病心绞痛及急性心肌梗死等。由于过度脑力劳动和精神紧张,吸烟,体力活动过少,膳食总热量及动物脂肪量摄入过多，高血压，肥胖，以及伴发高脂血症都是冠心病的易患因素。此外，遗传也可能与发病有关。尹莲芳教授认为其病因病机多由于长期思虑过度，或精神紧张，致使情志失调，气机郁滞，气滞血瘀，心脉痹阻；或过食肥甘厚味，饮酒过多，日久损伤脾胃，运化失司，聚湿生痰，痹阻血脉；或年老体虚，肾气渐衰，气化失司，水湿内停。气滞、痰阻、水湿、血瘀互结，心脉痹阻，血瘀，新血不生致血虚，血虚不能养心，心脏气血不足则心痛胸痹。劳则气耗，气血喜温恶寒，故劳累和寒冷刺激可加重痰湿痹阻、气滞血瘀而发病。

临证中，尹莲芳教授对胸痹心痛常分为以下 3 型：

### ❶ 气虚血瘀型

主症：胸闷心痛，心悸心慌，神疲气短，劳则易发，自汗，动则汗出，甚则大汗淋漓，形寒喜暖，舌淡有瘀点，苔薄白，脉细弱或结代。

证型分析：心主脉主血，心气乃推动血液运行之动力。气为血之帅，气行则血行，若心气不足，则血行不畅，胸阳不振，则运血无力，血滞心脉，进而发生血瘀，故发心痛，胸闷，气短，心气鼓动无力，则心悸且慌，脉细弱结代；汗为心之液，气虚不摄，故易自汗，动则耗气，故劳则易发。

治法：益气养心，活血通络。

方药：益心汤加减

党参 30 g，黄芪 30 g，丹参 30 g，赤芍 15 g，降香 10 g，山楂 30 g，木香 10 g，葛根 20 g，酸枣仁 15 g，白术 10 g，茯神 30 g，当归 10 g，玄参 10 g，甘草 6 g，枳壳 10 g。

方中重用黄芪、党参养心益气为君，辅以葛根，丹参、赤芍、降香、山楂活血通脉；玄参、白术、葛根益气养阴生津；当归、酸枣仁、茯神养血安神，佐以木香疏通上下气机。

### ❷ 气滞血瘀型

主症：心胸刺痛，夜间痛甚，气短，胸胁胀满，善太息，遇情志变化而发病、加重，心烦不安，舌紫暗有瘀点或瘀斑，舌苔薄腻，脉细弦涩。

证型分析：该型多因情绪变化而引起，情志不遂，肝郁气滞，胸阳失展，血脉不和，则胸闷憋气胀痛；气滞则血瘀，滞留于心胸，故疼痛如刺，甚者如绞，夜间尤重；舌紫暗有瘀点或瘀斑，脉涩均为瘀血之候。

治法：疏肝理气，活血化瘀。

方药：逍遥散、柴胡疏肝散合丹参饮加减

柴胡 10 g，枳壳 10 g，白芍 15 g，香附 10 g，陈皮 10 g，广木香 6 g，鸡内金 15 g，建曲 12 g，黄连 6 g，延胡索 15 g，丹参 30 g，檀香 10 g，砂仁 10 g，枳壳 10 g，党参 10 g，云茯苓 15 g，甘草 5 g。

加减：若痛甚而嗳气呕吐者，加沉香 6 g，姜半夏 10 g(后下)，厚朴 10 g。

### ③ 痰浊内阻型

主症：胸痛彻背，心悸气短，动则气喘，胸中闷塞，甚则面色苍白，或有咳痰，身体困重，乏力肢肿；舌淡胖嫩，苔白或厚腻，脉沉细。

证型分析：该型多体型偏胖的患者，或伴有高脂血症。脾为生痰之源，脾虚运化无权，既能生痰，又多兼湿。痰湿体质，或脾失健运，痰浊内生，停于心胸，蒙蔽心阳，则窒塞阳气，络脉阻滞，致心阳不振、脾阳不运，酿成此证。

治法：温化痰饮，宣痹通阳。

方药：栝楼薤白半夏汤、导痰汤加减

栝楼 15 g，薤白 10 g，半夏 10 g，枳实 10 g，厚朴 10 g，桂枝 10 g，川芎 10 g，陈皮 10 g，丹参 30 g，黄芪 30 g，香附 10 g，郁金 10 g，苍术 10 g。

尹莲芳教授以仲景治疗胸痹的栝楼薤白半夏汤为主化裁，组成基本处方。方中栝楼、薤白、半夏、桂枝温通心阳、宽胸豁痰；丹参、川芎活血化瘀，畅通心脉。而"气为血帅，血为气母"，"气行则血行，气滞则血瘀"，故又加黄芪、郁金、香附以补气行气、散郁解滞。枳实、厚朴入气分而调气机，其用法一则同郁金、香附，二是通腑降气、畅通大便。盖腑气得降，气机通达，胸阳得展，则胸闷心痛易于缓解。

尹莲芳教授总结概括临证治疗心病经验，采用益气养心，行气活血，化痰除湿，通痹止痛之法辨证施治，形成"复脉通痹汤"有效验方。临床治疗冠心病、心绞痛、心律失常、心肌炎等多种疾患颇见奇效，为心病治疗的基本方。凡症见胸闷气短，心悸不安，甚则心胸筑筑振动，心前区疼痛或引及咽、肩臂、背、心下等部位，舌质暗红，脉结代者均可应用。

方药组成：太子参 15 g，葛根 10 g，玉竹 10 g，丹参 15 g，山楂 10 g，延胡索 15 g，栝楼皮 10 g，炙远志 10 g，苦参 10 g，苏梗 10 g，广木香 6 g。

方解：太子参、玉竹、葛根补心气养心阴，三者配伍治疗冠心病、心绞痛、心衰有较好疗效；丹参、山楂、延胡索活血理气散瘀。《本草纲目》曰"延胡索，能行血中气滞，气中血滞，故专治一身上下诸痛"。栝楼、远志润肺化痰，宁心安神；苦参，临床及实验观察有降低心肌收缩力，减慢心搏，延缓房性传导以及降低自律性等作用，故临床治疗心律失常收到一定效果；苏梗辛温，理气和血止痛；佐以广木香行气止痛，温中和胃。《本草》言："治气之总药，和胃气、通心气、降肺气、疏肝气、快脾气、暖肾气、消积气、温寒气、顺逆气、达表气、通里气，管统一身上下内外诸气……"全方补中寓通、通中寓补、通补兼施、标本兼治，共奏益气养心、行气活血、通痹止痛之功。

用法：每日 1 剂，水煎 2 次，取汁分早晚 2 次温服。

常见加减：胸闷憋气，畏寒肢冷者加沉香、薤白、淫羊藿、炮附子；心悸、气短、多汗、乏力加生黄芪、黄精，合生脉散以益气养阴。其中玉竹养阴、抗心肌缺血，黄精益气、抗动脉硬化，是治疗气阴两虚型冠心病的最佳配伍。如见缓慢性心律失常，去太子参，加炙附子、红参;快速性心律失常,加柏子仁、远志、茯神;肢体发麻,加鸡血藤、木瓜;失眠多梦,加酸枣仁、川芎、知母;病毒性心肌炎,加板蓝根、连翘。

典型案例

刘某,女,65 岁,初诊:2016 年 1 月 7 日。

主诉:反复心慌、胸闷憋气 3 年,加重伴心前区疼痛半月。

病史:患者有高血压病史十数年,3 年前无明显诱因下出现心慌、胸闷,伴乏力,呈阵发性发作,偶有心前区疼痛不适,可自行缓解,曾于当地医院心电图检查示:房颤。予治疗(具体药物不详),上述症状较前好转。后又就诊于上海某医院,心电图及心脏彩超提示心肌供血不足、陈旧性心肌梗死,口服阿司匹林、稳心颗粒等中西药物治疗,病情一直平稳。半月前患者无明显诱因下再次出现心慌、胸闷,乏力,伴心前区隐隐作痛,但持续时间短,夜间入睡困难,遂来就诊。追问患者,平素畏寒喜暖,易感冒。检查心电图示:HR117 次/分。①快速房颤;②完全性右束支阻滞;③陈旧性心肌梗死;④S-T 段改变,T 波变化,血压 170/90 mmHg。

刻诊:心悸、胸闷憋气,偶有心前区隐痛,神倦乏力,睡卧不安,纳食、二便尚可。畏寒喜暖,易感冒,舌质淡暗苔薄,脉细结代。

西医诊断:冠心病,房颤。

中医诊断:胸痹(心脉痹阻)。

治则:益气散寒,通阳宣痹。

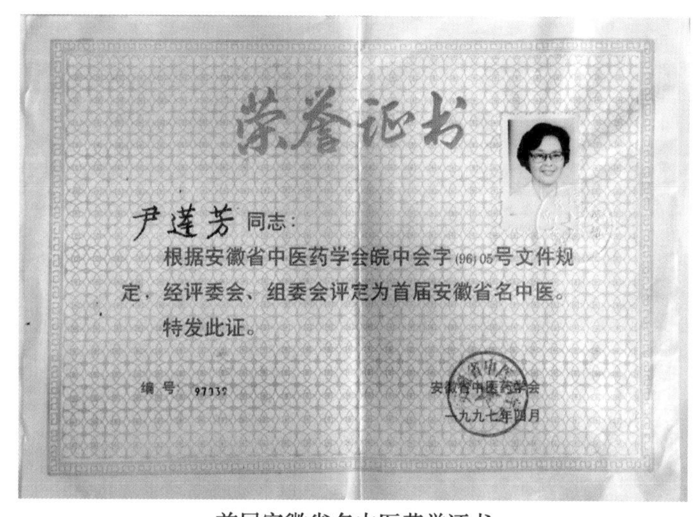

荣誉证书

尹莲芳同志:

根据安徽省中医药学会皖中会字(96)05号文件规定,经评委会、组委会评定为首届安徽省名中医。

特发此证。

编号 97337

安徽省中医药学会

一九九七年四月

首届安徽省名中医荣誉证书

方药:以复脉通痹汤加减。桂枝 10 g,炮附子 8 g,木香 6 g,丹参 15 g,玉竹 10 g,苦参 10 g,郁金 10 g,薤白 10 g,枳壳 10 g,栝楼皮 10 g,太子参 15 g,葛根 10 g,山楂 10 g,延胡索 15 g,炙远志 10 g,苏梗 10 g。

二诊:2016 年 1 月 15 日。患者服上药 7 剂后,心悸、胸闷憋气症状逐渐好转,心前区隐痛明显减少。前日因天气变化,未能及时加衣,晚上突感气急,胸前憋闷,汗大出,大便稀薄。诊其舌苔白,舌边紫暗,脉细无力而结代。虑其寒凝血瘀,守原方加川芎 10 g,赤芍 10 g,干姜 2 g,丹参增至 30 g,再服 10 剂,症减。

三诊:2016 年 2 月 1 日。患者心悸、胸闷憋气症状缓解,心前区疼痛未发作,除睡卧不安外,余无特殊,加酸枣仁 30 g。继服 14 剂。

四诊:2016 年 2 月 20 日。服药后症情稳定,无任何不适,舌淡暗,苔薄,脉沉细。本方有效,继续调理,以收全功。

随访至今，以复脉通痹汤稍有加减，诸症明显缓解，未再出现明显心悸、胸闷等症，复查心电图提示：窦性心律。

［按］本例属中医胸痹一证，为胸阳不振，气不宣畅，故见心悸、胸闷，舌淡质暗苔薄，脉结代等。加之素体畏寒喜暖，易外感，乃阳气虚弱，卫外不固，阴寒凝聚。心阳不足，气滞血瘀，则不通则痛。治当温通心阳，活血行瘀。方中以桂枝、薤白辛温通阳，化气通脉；附子、干姜助阳以散阴寒为主；栝楼、枳壳宽胸散结，配合丹参、山楂、川芎、赤芍、苦参活血化瘀；苏梗、郁金、延胡索、木香疏肝解郁，行气止痛；太子参、玉竹、葛根补心气养心阴；远志、酸枣仁宁心安神。诸药合用，药能中病，使胸中阳气旋运，阴寒渐渐消散，气机舒畅，血运畅通，则胸痹、脉结代诸症自除。

## 三、癥瘕积聚

中医历代文献中记载的病证，如积聚、癥瘕、噎膈、翻胃、鼓胀、瘿瘤、失荣、翻花、乳岩、茧唇、舌菌、石痈、石疽等描述的证候与现代医学中描述的良恶性肿瘤有相同或相近之处。其在当时或以癥瘕出现，或属积聚范畴。癥与积，有形之症，坚硬不移，痛有定处，属血病；瘕与聚，聚散无常，推之可移，痛无定处，属气病。现代医家多将癥瘕与积聚相提并论，且认为癥瘕与积聚同病异名。尹莲芳教授认为癥瘕与积聚，均包括胸腹内结块，但积聚以上中焦病变为多见，癥瘕以下焦病变为多发。癥瘕多偏重妇女腹内包块，一般指妇科疾患。而积聚则统指男女胸腹内一切包块，以内科疾患为多。癥瘕积聚的产生多因正气虚弱，加之风寒诸邪乘虚侵入人体，或情志内伤，或饮食不节，或放、化疗之后，或经行产后气血正衰之时瘀血留滞，阻积胞宫，导致寒凝、气滞、血瘀、痰湿、毒热蕴结。发病多见于年老体弱及脾肾衰败之人。常见证型有气滞型、血瘀型、痰积型、湿热瘀结型等。治法宜攻补兼施。攻法宜缓，补法忌涩。

尹莲芳教授根据多年治疗癥瘕积聚的临床经验，以病位之辨证分型论治，概括总结如下：

### ❶ 上焦之病——肺岩（肺癌）

（1）脾肺气虚，痰瘀互结型

主症：咳嗽、胸腹满闷，咳痰白稀，胸痛，反复低热，X 射线检查：可显示肺癌肿块或阴影、大小及位置等，舌质暗或胖淡，苔白腻，脉滑。

病机分析：脾为生痰之源，肺为贮痰之器。脾失健运，水液停滞，而聚湿生痰，上渍于肺，肺失肃降，出现咳嗽、胸腹满闷，咳痰白稀；肺主治节，朝百脉，脾气不足，肺气虚损，气血不行，则痰瘀互结毒聚，遂成肿块，为虚中夹实。瘀久化热，故长期低热不退。

治法：健脾化痰，解毒散结。

方药：二陈汤加白花蛇舌草、石上柏、七叶一枝花、浙贝母、牡蛎、昆布、薏苡仁等。

（2）气阴两虚型

主症：口干舌燥，咳嗽少痰，或干咳，痰中带血，胸闷胸痛，气短乏力，便稀软，舌质红，苔薄黄或无苔，脉细数无力。

病机分析：肺主气，脾主运化，肺气充养有赖于脾所运化的水谷精微，脾虚日久伤及肺气，肺气不足，故患者胸膈满闷，气短乏力，大便稀软；患者放、化疗后，热毒之邪灼伤津液，阴液内耗，致肺阴不足，则口干舌燥，咳嗽少痰。

治法：清热养阴，润肺止咳，解毒散结。

方药：百合固金汤加藤梨根、前胡、款冬花、枇杷叶、山药、扁豆、白花蛇舌草、太子参、生黄芪、灵芝、仙鹤草、旱莲草。

（3）痰热壅肺型

主症：咳嗽咳痰黄稠，甚则痰中带血，纳差、消瘦、水肿，胸痛胸闷，气促气短，舌质暗红，苔黄腻，脉滑数。

病机分析：肺之卫外功能减退，外邪入侵，肺失宣肃，肺气上逆，而致气短咳嗽，加之患者素嗜烟酒，热毒内蕴，肺热炼液成痰，痰热壅肺则痰黄稠，甚则痰中带血。若已化疗，易损伤脾胃，则纳差、消瘦、水肿。

治法：清肺解毒，化痰止咳。

方药：小陷胸汤加杏仁、黄芩、鱼腥草、川贝母、天冬、芦根、天花粉、炒白术、紫苏子、白及、生甘草、肿节风、白花蛇舌草、半枝莲。

## ❷ 中焦之病——噎膈（食管癌、贲门癌、胃癌、肝癌）

（1）脾胃虚弱，气血凝滞型

主症：食入梗阻，脘腹痞闷，口吐黏液，纳呆，便溏，消瘦，舌质暗红，或有瘀点瘀斑，苔薄白，脉细涩。

病机分析：脾虚不能健运，气结生痰；或外科手术后，患者元气大伤，正不胜邪，邪气留恋，气血凝滞，血瘀于内；兼之化疗，损伤脾胃，则脘腹痞闷，食饮难下，呕恶痰多，胸膈疼痛，口吐黏水，纳呆、便溏，后天不充，则形瘦。舌暗瘀点瘀斑，脉细涩均为气滞血瘀之象。

治法：益气健脾，祛瘀化痰。

方药：香砂六君子汤加山药、鸡内金、煅瓦楞、乌贼骨、炒二芽，以健脾和胃止酸；白花蛇舌草、半枝莲、急性子、九香虫、蜂房、山豆根，以行气活血化痰。

（2）气痰互阻型

主症：食入不畅，甚则滴水难进，时有嗳气不舒，胸膈痞闷，乏力，面色苍白，舌质淡红，苔薄白，脉细弦。

病机分析：七情郁结，肝郁气滞，损伤脾胃，痰浊内生，久则气痰互阻，膈咽不畅，气滞则嗳气不舒，胸膈痞闷，气不降则哽咽作塞。

治法：开郁降气，化痰散结，健脾和胃。

方药：启膈散加石见穿、夏枯草、香附、半枝莲、生牡蛎、象贝、太子参、炒白术、威灵仙、青皮、苏梗、莱菔子、黄芪。

（3）气虚阳微型

主症：饮食不下，泛吐清涎及泡沫，形体消瘦，恶病质，乏力气短，面色㿠白，形寒肢冷，舌质淡，脉虚细无力。

病机分析：晚期食管癌，手术、放疗、化疗后，久病耗气伤血，气血大亏，阴损及阳，甚则阴阳两虚，噎塞不通而滴水难入，泛吐清水、涎沫，实乃气虚胃败，阳绝之兆。病属虚寒，非补则虚证不去，非温则寒湿不除。

治法：温补脾胃，开结解毒。

方药：理中汤加薏苡仁、半夏、砂仁、煅瓦楞、乌贼骨、黄芪、陈皮、鸡内金、蜂房、半枝莲、桂枝、旋覆花、威灵仙、代赭石。

### ❸ 下焦之病——癥瘕（卵巢癌、子宫内膜癌、宫颈癌）

（1）脾病及肾，浊气上逆型

主症：腰酸膝冷、小腹坠胀，手足麻木，纳差，恶心，面色㿠白，不寐，舌质淡，苔白润，脉细弱。

病机分析：妇科肿瘤术后，肾功能损害，中医责之为脾病及肾，气化失司，湿浊潴留。故见腰酸、手足麻木、纳差、恶心、面色㿠白、不寐。

治法：健脾益肾，扶正降浊。

方药：吴茱萸汤加党参、炒白术、生黄芪、鸡血藤、竹茹、砂仁、谷芽、山萸肉、炮附子、补骨脂、白花蛇舌草、半枝莲、八月札、牡蛎。

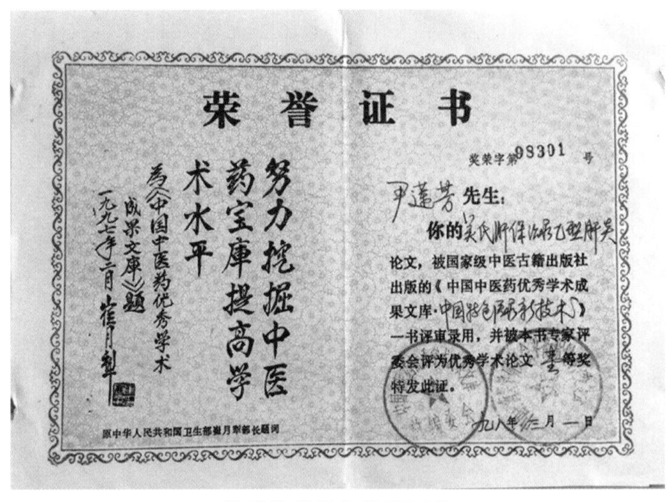
荣誉证书

努力挖掘中医药宝库提高学术水平

为《中国中医药优秀学术成果文库》题

一九九七年十二月 崔月犁

原中华人民共和国卫生部崔月犁部长题词

奖荣字第98301号

尹莲芳先生：

你的……论文，被国家级中医古籍出版社出版的《中国中医药优秀学术成果文库·中国特色医药新技术》一书评审录用，并被本书专家评委会评为优秀学术论文壹等奖特发此证。

一九九八年二月一日

优秀学术论文荣誉证书

（2）肝郁脾虚，湿热壅滞型

主症：胸胁胀满，心烦易怒，面黄口苦，尿黄，小便淋漓，乏力，不寐，呕恶、纳差，舌质稍暗，苔厚腻，脉弦滑或滑数。

病机分析：肿瘤手术后，多次化疗，虽为祛邪，但易伤脾胃，致运化失职，水湿困阻，升降失常，肝失疏泄，则胸胁胀满，心烦易怒，不寐；胆汁外溢，渗入血液，外溢肌肤，下流膀胱，气化无权，故面黄、尿黄、小便淋漓；中阳不振，故乏力，呕恶，纳差。

治法：疏肝健脾，清热利湿，解毒散结。

方药：柴胡疏肝散加减，栀子、丹皮、红藤、败酱草、薏苡仁、半枝莲、制香附、金钱草、赤芍、车前子、鸡内金、连翘、龙胆草。

(3) 火热郁结，迫血妄行型

主症：腹部包块，坚硬固定，肛门灼热，排便不畅，尿血，舌质暗红，苔黄，脉滑数。

病机分析：肿瘤手术放化疗后肠炎合并膀胱炎。由于火热郁结大肠，则肛门灼热，排便不畅；热结膀胱，脉络受损，血溢水道，故尿血。

治法：清热止血，解毒散结。

方药：八正散加黄柏、土茯苓、泽泻、石韦、大蓟、小蓟、白茅根、红藤、败酱草、八月札、白花蛇舌草、莪术、鳖甲、山慈姑等。

尹莲芳教授不仅对恶性肿瘤的中医药治疗独具特色，且对良性肿瘤治疗也取得较为显著的疗效，如其对瘢痕疙瘩的认识和治疗。

瘢痕疙瘩，是纤维瘤的一种。此病与体质有关，是由纤维结缔组织过度增生形成的产物，凡属瘢痕体质者表皮若受到损伤，如创伤、蚊虫叮咬或手术后等就有很大可能形成瘢痕疙瘩。瘢痕疙瘩好发于胸、肩、颈、背与耳廓。男女均可发生。瘢痕疙瘩凸出于皮肤表面呈瘤状增生，色红而发亮，表面光滑，可见毛细血管像树枝一样分布，有的向外伸出如蟹足状分布，局部微痒或奇痒、刺痛灼热感，阴雨天加重。由于疼痛感敏锐，甚至衣服等轻轻触及即感疼痛，可能系神经末梢传导敏感或微神经瘤形成所致。

中医称其为蟹足肿或巨痕症，类似中医文献中的“肉龟疮”。《中国医学大辞典》内有记载，如“生于胸背两胁间，俨如龟形，头尾四足皆具，皮色不红，高起二寸”。这是临床上较顽固的疑难病症。尹莲芳主任认为瘢痕疙瘩的形成主要是由于皮肤创伤，正气虚弱，邪毒外入，壅滞气血，邪浊不排，瘀积作肿，创面虽愈合，邪浊却未泻，邪毒与体内浊气、瘀血、痰湿搏结所致。故临证运用清热解毒、活血化瘀、软坚散结作用的平消瘢痕疙瘩汤治疗，使气血畅行，血瘀得化，壅聚之物消散。此方可改善局部组织微循环，使异常增生的瘢痕疙瘩逐渐软化、缩小，甚至消失。

平消瘢痕疙瘩汤基本方：白花蛇舌草 30 g，牡蛎 30 g，夏枯草 20 g，象贝 20 g，玄参 20 g，威灵仙 20 g，天花粉 20 g，半枝莲 20 g，三棱 10 g，桃仁 10 g，红花 10 g，赤芍 10 g，炒谷芽 10 g，甘草 5 g。

功效：清热解毒，活血化瘀，软坚散结。

方解：方中红花、赤芍、三棱、桃仁通经活血、散瘀止痛、破血行气，兼疏肤腠之瘀；夏枯草、象贝清郁热、消痞结；牡蛎、玄参软坚散结化瘀，玄参直走血分而通血瘀，亦能外行于经隧而消散热结；威灵仙、天花粉通经达络，消肿解毒；白花蛇舌草、半枝莲清热散结，消炎止痛。佐以甘草、谷芽补虚解毒，健脾和中，以防祛邪伤正之弊。该方具有攻补兼施、祛邪扶正之特点。

用法：每日 1 剂，水煎 2 次取汁，分早晚 2 次温服。余药用纱布浸敷患处，每次 20 分钟，每日 2~3 次。

根据瘢痕疙瘩发生的部位不同，可加入相应的引经药。如头面部加白蒺藜6 g，肩、上肢加桑枝20 g，胸胁部加青皮6 g，柴胡6 g；腹部加香附或乌药10 g。

典型案例

刘某某，女，36岁，泗县人，初诊日期：2009年4月25日。

主诉：腹部瘢痕疙瘩5年余。

病史：患者2002年3月因妇科手术后，腹部手术瘢痕日趋增粗，面积增大，即去南京肿瘤医院行放疗3次，2个月后原处又发现隆出皮面之疙瘩。逐渐扩展，其大小与手术切口大小一致，于2004年、2007年在我院肿瘤外科手术2次，放疗2次(共半年)，瘢痕疙瘩逐次随切口范围扩大，局部微痛痒，故来求中医诊治。

刻诊：腹部手术切口处见隆起之疙瘩，表面高低不平，隆起突出，皮肤表面色红，灼热作痒，阵发刺痛，伴心烦失眠，溲黄便干，舌体胖苔淡黄腻，脉细弦略数。

西医诊断：瘢痕疙瘩。

中医诊断：肉龟疮。

治则：清热解毒，活血化瘀，软坚散结。

方药：蛇舌草30 g，牡蛎(先煎)30 g，天花粉30 g，半枝莲20 g，象贝20 g，玄参20 g，夏枯草10 g，桃仁10 g，红花10 g，赤芍10 g，柴胡10 g，香附10 g，乌药10 g，炒谷芽10 g，威灵仙20 g，甘草5 g。加水煎取300 ml，早晚2次分服，余液为微温用纱布浸敷患处，每次20分钟，一日2~3次，内服外敷10剂。

2009年5月17日二诊：用药后瘢痕表面皮肤变软，范围逐渐缩小，灼热作痒刺痛较前减轻，心烦缓解，已能安眠。效不更方，继用10剂。

2009年5月27日三诊：瘢痕逐渐干枯，痒、痛已无，范围已如切口同样，继用巩固。连续内服外用治疗近半年，期间随证加减。

2009年9月20日复诊：症状显著改善，观察其腹部瘢痕已平复如常。

2012年因他疾复诊，诉此后未再出现瘢痕疙瘩(期间也曾有外伤史)，腹部手术切口平坦光滑。

[按]瘢痕疙瘩为大量结缔组织增生物，属于皮肤肿瘤之类。属中医“肉龟疮”范畴。多继发于手术刀口，烫伤等外伤痊愈后，为腠理肌肤损伤，经络受阻，气血凝滞不散，湿热搏结所致。表面瘢痕水肿，浸淫四窜，时起水疱，有渗出，明显瘙痒。故临证以瘀血、湿毒辨证为多。治疗以平消瘢痕疙瘩汤加减，内服外用，则瘀血散，热毒清，持之以恒而取效。

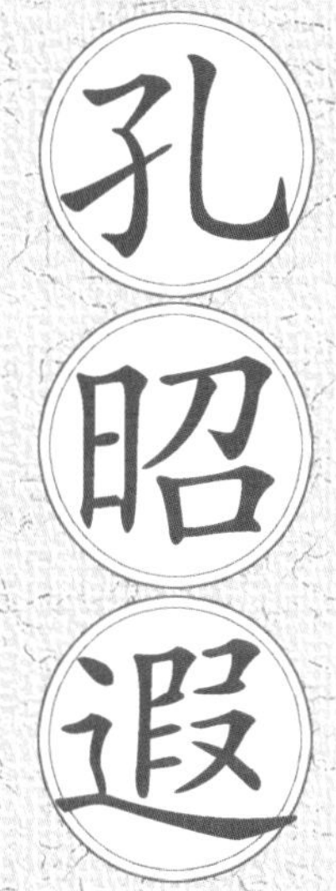
孔昭遐

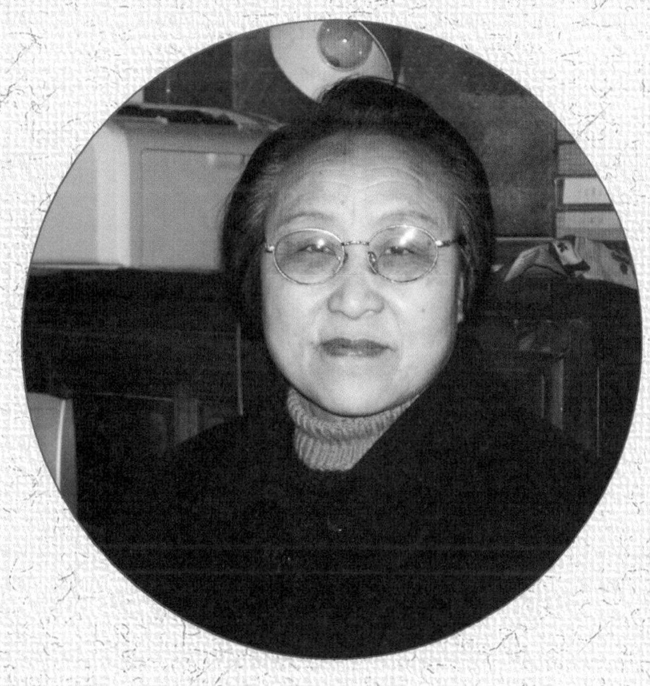

## 第一节 名医小传

孔昭遐，女，教授、主任医师，浙江省宁波市人，全国名老中医，安徽省国医名师，1992年起享受国务院政府特殊津贴，为第二、第三批全国名老中医药专家学术经验继承工作指导老师，“十五”国家科技攻关计划重点项目“名老中医学术思想、经验传承研究”入选的名老中医之一，被国家中医药管理局授予全国老中医药专家学术经验继承工作优秀指导老师。曾任中华中医药学会内科分会理事，安徽省康复医学会高级顾问。

孔教授青年时求学于承淡安先生创办的中国针灸学研究社，师从承淡安、邱茂良、陆善仲等名中医，耳提面命，获益良多。1954年转至安徽医学院附属医院中医科实习，1955年出师留校。1964年毕业于安徽医学院医学系夜大本科。从事中医医疗、教学、科研工作60余年，学验俱丰，数十年如一日，勤奋好学，努力工作，以发展中医事业为己任。带教过医学系、卫生系的本科生、专科生、进修生、“西学中”班、美国和德国的针灸留学生，以及省办中医速成学校、中医高徒班等。先后编写了《中医基础理论》《针灸学讲义》《中医内科学》《中医临床实习手册》等多种教材，编导中、英文版《针灸》电教片3集；主编或合编《中西医结合治疗烧伤》《中国针灸治疗学》《针灸治法与处方》《汉英对照新编实用针灸学》，独撰《孔昭遐验案选粹》《孔昭遐辨治经验集萃》等专著9部，其中主编的《针灸治法与处方》已被日本学者浅川要、加藤恒夫翻译成日语在日本东洋学术出版社出版，被国内针灸专家文碧玲、鄂建设改编成歌诀出版。发表学术论文60余篇。先后承担过省、部级科研课题，其中作为课题主要负责人之一的“中西医结合治疗大面积烧伤”研究，荣获首届全国科学大会奖，作为副主编的《中国针灸治疗学》获中国中医科学院医圣杯国际中医药学术著作一等奖，华东地区优秀科技图书二等奖。

孔教授善于接受新思想，应用新技术，主张以中医为主，中西医结合取长补短，辨病与辨证相结合。她是一位医疗知识较广的全科医师，擅长治疗内、儿、妇科杂病及部分外科病和皮肤病，对过敏性疾病、肾脏病、胃肠病、红斑紫癜类皮肤病、大面积烧伤及外伤性硬脑膜下血肿或积液等均做过研究、总结，积累了丰富的临床经验；对某些疑难病证常针药并用，内治与外治结合，师古而不泥古，继承中更求发展和创新。目前孔教授虽已年届耄耋，仍坚持门诊和会诊工作，带教进修生，撰写讲稿，为解除患者疾苦，传授自己的经验，为振兴祖国的中医事业孜孜以求，呕心沥血。

## 第二节 学术特点

### 一、提倡中西医结合与互补

中医学和西医学是两种不同的医学理论体系，两种医学各有所长，亦各有其短，中医之长恰好是西医之短，西医之长也正是中医之短，西医的理论和方法可以为中医所用，中医的理论和方法也可以为西医所用。西医重视病的诊断，中医强调证的辨别，因此中西医学结合，可以互相借鉴，取长补短，共同提高。

如孔教授在1960年代初，治疗一位患混合型过敏性紫癜的患者，除皮肤紫癜密集外，还有全身水肿、大量蛋白尿、肉眼血尿及消化道大出血，病情危重。先后按中医“阳斑”“阴斑”辨证治疗，未见好转。西医认为这是一种过敏性疾病，孔教授结合患者有症状多样、变化迅速等特点，符合中医“风性善行而数变”的风邪致病的特征，遂在清补并用的基础上加上有抗过敏作用的祛风药，病情很快有了转机，终至痊愈。类似这种“西为中用”的例子，在孔教授的临床经验中还有很多。

再如对肾病综合征、慢性肾炎等的治疗，西药用肾上腺糖皮质激素，以抑制免疫，减轻炎症，改善症状，取激素消除尿蛋白较快之长，补中药起效较慢之短。但大剂量激素应用，疗程又较长，副作用也很多，也有部分患者用激素治疗无效，或病程中有反复。而孔教授加用中药治疗，一方面可以提高疗效，另一方面可以减少激素的用量，缩短应用激素的时间，减轻激素的副作用。最后单用中药善后调理，取中药疗效巩固之长，补单用激素治疗副作用大、容易依赖和复发之短。而且用这样取长补短的中西医结合治疗，可使整个疗程缩短，疗效巩固。她在临床上常常是取长补短，有机地进行中西结合，而不是中西药物重叠使用。

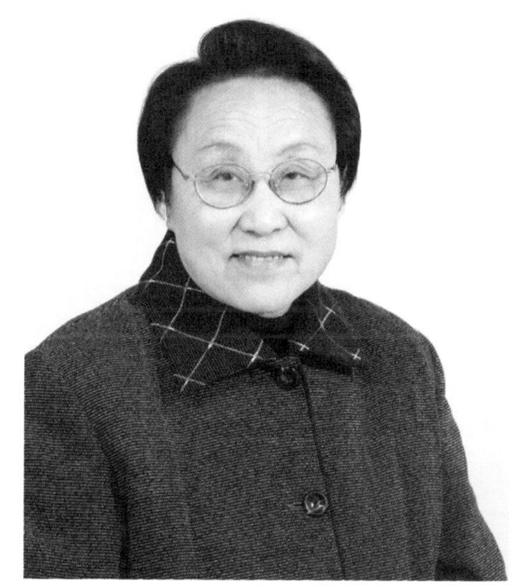

孔昭遐教授、主任医师

同样有些中医理论也被西医所接受，如瘀血学说和活血化瘀治法，被应用于治疗冠心病、脑梗死等多种疾病；“治未病”和“扶正固本”以及养生理论和方法，也被广泛关注和应用。因此孔教授认为中西医学结合可以优势互补，共同提高。

## 二、衷中参西，辨病与辨证结合

中医的病名诊断有不足之处，很多是以症或证代病，有些病名则用词古奥，不够明白。利用现代医学的理化检查在对疾病诊断方面的优势，可以弥补中医对疾病诊断的不足。但中医对证的认识较西医精细，更能抓住疾病某一阶段的本质，从而有效地进行干预治疗。临床对一些有主诉症状，但没有客观的异常检查结果，西医因缺乏客观指标依据而无从入手治疗，中医则可以通过辨证诊断进行治疗，这又是中医辨证论治的优势。因此，能中则中，能西则西，衷中参西，辨病与辨证结合，则会对疾病的诊断和治疗更细致、更全面。

孔教授认为，“辨病与辨证相结合，有利于疗法的创新和疗效的提高”，这体现在她诊治疾病的过程中。比如消化性溃疡病，临床可以表现多个证候，但考虑到病的诊断，也就是有溃疡面的存在，她联想到中医治疗皮肤溃疡，多用散剂或膏药外敷，因而创制了“溃灵散”空腹服用，相当于在溃疡面上敷药，促进溃疡愈合，通过 181 例溃疡病合并上消化道出血的临床观察，疗效良好。实践证明，正确掌握中医对证的认识和西医对病的诊断，病、证相结合的诊断，有利于对疾病的全过程和各阶段的认识，处理好整个病程治疗与阶段性治疗的关系，增进疗效，促进康复。

## 三、研古习今，继承与创新并重

孔教授认为，中医学是一门经验性和实践性很强的医学，继承是前提，要做到这些，必须多跟师临证，多读书，读好书，择善本而习之。如四大经典著作是从事中医工作者必读之书，时至今日，中医学仍需要尊古重今，古为今用。此外，还要阅读些中药药理和中西医各种杂志，这样才能及时地把握中医学发展的动向，汲取新知识、新理论、新方法、新技术等。

纵观中国医学的发展历程，更重要的是要有发展，只有发展创新，才会有不息的生命力，才能满足人们维护健康、治疗疾病的需求。随着科学技术的发展，中医学也必须与时俱进，不断吸取新技术、新方法，来促进本学科的发展，所谓“他山之石，可以攻玉”。如临床急诊的救治，中医弱于西医，其中剂型和给药途径是制约中医实施急救的主要因素之一。参附汤和生脉散虽有急救休克的作用，但是汤剂内服，难以及时，且在休克状态下，胃肠道的吸收也不良，不适宜急救。为了能充分发挥中医在急症中的作用，孔教授在 20 世纪 70 年代开展的中西医结合治疗大面积烧伤研究中，多次进行参附汤和生脉散的药理实验，并研制出“复脉注射液”注射剂剂型，在烧伤休克患者的急救中发挥了很好的治疗作用。

## 四、医药并重，医理与中药依存

“废医存药”曾经是一些医界人士争论的焦点，至今仍然有人持此看法，认为中药是有用的，而中医理论是无用的。孔教授认为：“其实不然，中药只有在中医理论指导下才能运用恰当，行之有效。”因为中药的药性理论、方剂的配伍原则和临床的辨证应用等都与中医基础理论密不可分，只有根据药物的药性，结合辨证论治，组成君臣佐使的方剂，才能产生协同的治疗作用，发挥疗效。事实证明，不懂中医理论，用西医的观点来用中药是用不好的。例如孔教授在带“西学中”班实习时，有位西医把清热解毒中药看作类似于抗生素，因而对一位疖肿患者，在处方中堆用了多味清热解毒药而未见效果，请教于孔师，她告以中医对皮肉间的急性化脓性感染，除了有湿热毒邪的病因外，还有气血凝滞的病机存在，嘱其在原方中加入丹皮、赤芍、桃仁三味凉血化瘀、软坚散结药，症状就很快好转了。

对于烧伤患者，若能控制或减少创面渗出，就可以减少烧伤休克的发生和创面感染的机会，并直接影响着大面积烧伤患者的预后。若问中医，什么中药可以减少烧伤创面渗出？什么中药可以防治烧伤休克？那么无论哪位中医，都会茫然。孔教授通过临床辨证，发现大面积烧伤早期患者是一派气阴两虚的证象。气虚则血滞，再加烧伤处皮毛不存，经脉灼伤，皮肤屏障被破坏，表卫不固，而致津液外渗，大量津液外渗入组织间隙和创面，使有效血容量明显减少，导致亡阴，进一步气随津脱，亡阳休克。在这一中医病机理论指导下，采用补气固表、活血养阴，抗渗扩容、中西结合，内外兼治的方法，收到良好的抗渗出、防休克效果。后来通过动物实验证实了这些方子的抗渗出作用。当时有西医问，“你凭什么能从这么多的中药品种中选出这几味药组成处方，可以抗渗出？”孔教授的回答很简单，那就是“我凭的是中医理论的指导”。

现在有不少西医根据文献报道用些中药或中成药。如黄芪可以提高免疫功能，因此他们常用大剂量黄芪作为免疫疗法，治疗肿瘤患者。但是因为不懂中医理论，不懂辨证，有时反而误补助疾。这就是中药西用，由于缺乏中医理论的指导，容易导致误用之故。

## 五、重视舌诊，舌象与病症互参

舌诊是中医诊察疾病的重要方法之一。五脏六腑、气血津液有病均可以从舌体和舌苔上反映出来。可见观察舌象可以了解脏腑的虚实、气血的盛衰、津液的盈亏、病邪的寒热性质和浅深等情况。孔教授十分重视舌诊在诊治疾病中的作用，她观察到在病变过程中，舌象的变化比脉象快，特别是大面积烧伤患者，基本上无处可以切脉，而病情却瞬息万变，更显得察舌的重要。

例如烧伤早期，观察舌象的变化，有助于了解机体失液的程度、末梢循环以及体液的补充情况，对恰当地掌握补液的质和量，防治烧伤休克有重要价值。烧伤休克期，是机体猝受火热外伤，皮肤的天然屏障被破坏，体液开始外渗，阴津初伤，火毒未盛，故烧伤后数分钟至1小时内，舌象多正常，但这与烧伤的面积及深度有关。烧伤面积越大，程度越深，则火毒越重，舌象的变化越快越明显。舌质的胖瘦和舌苔的润燥，与体液丢失的多少有直接关系，它可以敏感地反映血容量的情况，如血容量不足，血液浓缩，则舌瘦少津，如及时补液，舌象即可好转；若体液继续丢失，不能及时得到补充，则阴液被劫，阴虚火旺，舌质转红，甚至舌质变紫暗，而出现明显的末梢循环障碍，提示已发生血容量不足的烧伤性休克；若补液过多，则舌质很快变成胖嫩，舌面也润泽而滑，随之，创面的渗出和组织的肿胀也加重。烧伤感染期，舌象的观察，则有助于了解感染的轻重深浅及预后。

## 六、针药并用，针灸与药物兼治

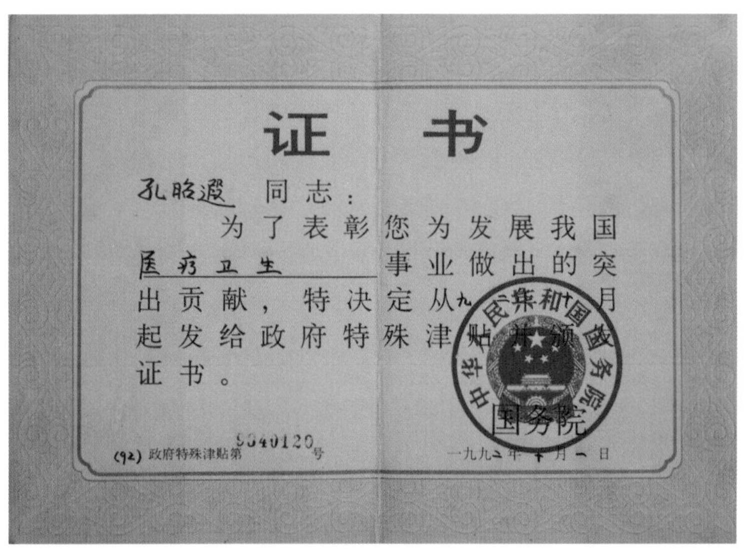
证 书

孔昭遐 同志：

为了表彰您为发展我国医疗卫生事业做出的突出贡献，特决定从九二年十月起发给政府特殊津贴并颁发证书。

中华人民共和国国务院

国务院

（92）政府特殊津贴第9340120号

一九九二年十月一日

国务院政府特殊津贴证书

针灸是中医治病特色方法之一，对于某些疾病，针灸的疗效胜于药物，有些疾病单用药物内服，难取速效，采用针灸外治和中药内服，可增强疗效，缩短病程，正如前贤所谓“针灸攻其外，汤药治其内，则病无所逃矣”。例如治疗胆道蛔虫病腹绞痛，可先用针灸解痉止痛，继用中药利胆驱虫。孔教授善用针药两法治疗一些疑难病症，如视神经萎缩、视神经脊髓炎、慢性淋巴细胞性甲状腺炎等而取得良好疗效。

## 七、针灸治疗，重视选穴与配穴

孔教授擅长针灸，对针灸治疗也十分强调辨证论治和规范配穴。提倡针灸治疗也应做到理、法、方、穴的完整性。她强调施行针灸治疗时，应用腧穴务求正确，针灸操作尤需得法。孔教授所强调的正确取穴，包括两个方面：一是指正确选穴。因为腧穴是在长期临床实践中逐步发现和积累起来的，是针灸治疗的重要环节。她通过亲自参加的多项动物和临床关于腧穴特异性研究的实验，认为腧穴是有相对特异性的，治疗时应根据病情的需要，选择针对性强的腧穴制定处方，随证制宜。她认为针刺毕竟是有一些痛苦的，选穴配方应该力求精简而有效，反对滥施针灸，以减少患者不必要的皮肉之苦。二是指正确定位。正因为腧穴具有相对特异性，所以处方配穴是否恰当，取穴定位是否正确，都会直接影响到针灸的临床疗效。

### 八、讲究操术，针法与灸法并重

针灸疗法除了选穴、配穴恰当，取穴定位准确外，针法与疗效关系很大。孔教授所指的针法包括两个方面，一是指针刺方向，二是指针刺手法。同一患者和同一针灸处方，往往由于医者手法的优劣，其疗效有显著差别。关于针刺方向，她认为教科书中一般都言之不详，这也往往是过去某些老师秘而不传的经验。它可影响针刺的感传方向，使之能直达病所，以提高疗效；而且有不少腧穴由于针刺方向的不同，其疗效也不一样，例如太阳穴，教科书中操作一项只写“直刺或斜刺 0.3~0.5 寸”，但如何斜刺，并无交代。其实由于斜刺的方向不同，对其所治疾病的疗效是不同的，治头痛针尖向耳侧斜刺较好，治目疾应向眼侧斜刺，治面瘫、面肌痉挛或三叉神经痛针尖则应向下斜刺，而且深度也不够。诸如此类的例子很多，如仅按教科书中所说的方法去做，往往难收佳效。

她对灸法也很重视，正如《灵枢·官能》篇说“针所不为，灸之所宜”，《医学入门·灸法》亦提出凡病“药之不及，针之不到，必须灸之”。有些病单用灸治即有佳效，某些病针灸并用更能提高疗效，如急性腰扭伤，针灸加拔火罐，往往效如桴鼓，常治疗一次即愈，而若单针不灸，则需治疗 3 次以上。关于灸法的保健作用，更是一个值得深入研究的课题，她发现目前很多针灸工作者重针轻灸的倾向比较严重，不少针灸科几乎闻不到艾香，科研课题也是研究针刺较多，使灸法有渐趋湮没的危险，深感可惜。

## 第三节　临证精粹

### 一、以风、热、瘀、虚论治过敏性紫癜性肾炎

过敏性紫癜是一种变应性毛细血管及细小动脉的血管炎，可能与血管的自体免疫损伤有关。临床症状复杂多变，主要以皮肤紫癜、关节痛、腹痛、消化道出血、血管神经性水肿、肾炎等为特点。

该病是由于某些过敏物质引发的变态反应。过敏因素可能有感染细菌、病毒或寄生虫；服用青霉素、异烟肼等药物；食用鱼、虾、蟹、蛋等异性蛋白食物；吸入花粉、注射疫苗等。这些因素引起自身免疫反应，西医根据其主症的不同，分为单纯型、关节型、腹型及肾型 4 种，但临床上常数型同时存在，称为混合型。本病的发病率近几年有明显升高趋势，肾脏受累的发病率为 30%~70%，若作肾脏活检则几乎每例患者均有不同程度的

病变。

中医学无完全对应的病名，但根据过敏性紫癜的主要临床表现，当属于“斑疹”“肌衄”“葡萄疫”“风痹”“肠风”等范畴。其肾炎症状明显者，又可归属于“尿血”“水肿”等病证中。

## （一）对过敏性紫癜病因病机的认识

孔教授根据其发病急，变化多，初起多有咽痛，发热等外感风热症状，皮肤紫癜常伴瘙痒，关节肿痛游走无定处等临床表现，当属于“风”；紫癜早期，色多红赤，鲜如锦纹，或伴吐衄下血，则属“热”、属“火”。故本病多因外感风热毒邪，或感受异气，郁于肌肤，阻于经络，迫及营血而致血热妄行，发为紫癜斑疹；风热客于关节，痹阻经络，则关节肿痛；若风热毒邪在表不解，入侵胃肠，可致脘腹阵痛，胃失和降则恶心呕吐，阳络损伤则血外溢，血外溢则呕血，阴络损伤则血内溢，血内溢则便血；若内舍入肾，热伤肾络，血溢水道则尿血，封藏失固，精微渗漏则尿现蛋白。若迁延日久，则风热之邪耗气伤阴，引起气阴两虚，阴损及阳导致脾肾双亏，气化乏权，土不制水，水湿泛滥则尿少水肿，固摄失司，精血下泄则出现大量蛋白尿、血尿，更因消化道或泌尿道失血过多而致气血两虚。另一方面由于皮肤紫斑或便血、尿血为离经之血，“离经之血为瘀血”，故本病又多夹瘀。

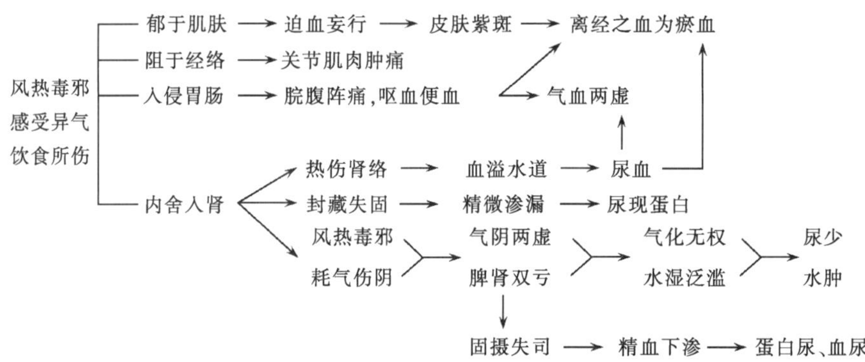


**过敏性紫癜性肾炎病因病机示意图**

## （二）辨证论治

### ❶ 皮肤紫癜的辨治

过敏性紫癜的皮疹呈多形性，或为大片发斑，斑色鲜红，高出皮面，甚则起疱、坏死，或色淡点细，轻如蚊迹，小若针尖，有的伴瘙痒，亦可有荨麻疹、多形性红斑、局限性或弥漫性水肿等。虽可用中医的“阳斑”“阴斑”来辨证，但与温病发斑有所不同，且病情缠绵，其斑疹常没一批，出一批，此伏彼起，层出不穷。孔昭遐教授认为其不同点在于本病除热毒外，还夹有风邪和瘀血的致病因素。因此必须在清热解毒方中加入具有抗过敏作用的祛风药，如蝉蜕、防风、刺蒺藜、地肤子等和凉血化瘀药，如紫草、生地、丹皮、赤芍等，才能提高疗效，缩短病程，减少复发。

### ❷ 关节损害的辨治

过敏性紫癜的关节损害，常发于疾病初起，多见于膝、踝等处，上肢关节较少见，亦可累及多关节及肌肉，局部肿胀疼痛，虽多无红热现象，但结合舌、脉等全身症状，其病机仍属风、热、湿、瘀客于关节，交阻经络，导致络脉失畅，不通则痛。常于方中加入秦艽、威灵仙、忍冬藤等药，以祛风清热，胜湿通络。本病的关节症状一般较轻，经上法治疗后，大多在短期内即可消失。

### ❸ 消化道症状的辨治

过敏性紫癜患者的消化道症状，多为阵发腹痛，部分患者以腹痛为初始症状，表现为脐周或下腹部阵发性绞痛，数天或1周后才出现紫癜，最易被误诊为急腹症，严重者可合并恶心呕吐，甚则呕血、便血。此乃外邪不解，内传肠胃，气机紊乱，胃失和降所致，常用半夏、陈皮、延胡索、白芍、甘草等和胃降逆，解痉止痛之品，当可缓解。

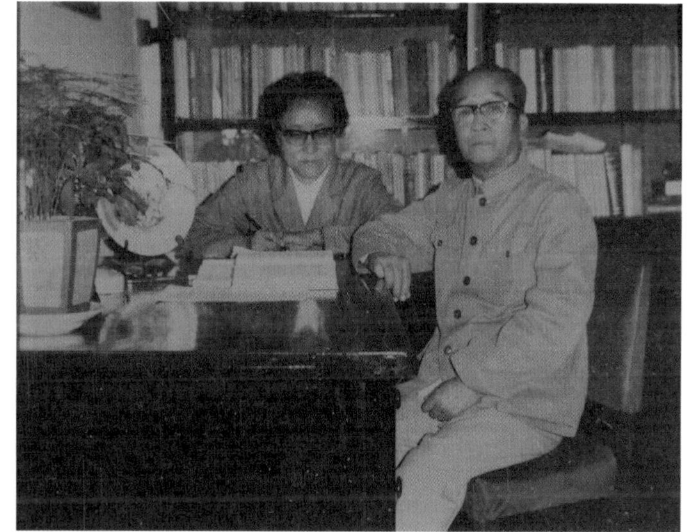

与邱茂良教授合编中国针灸治疗学

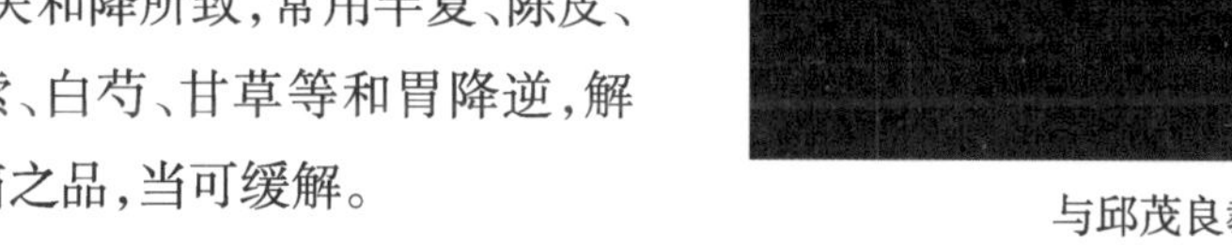

过敏性紫癜引起的消化道出血，其原因有三：一是风热炽盛，迫血妄行；二是肝脾气虚，藏统失司；三是瘀血内阻，血不循经。轻者仅为吐咖啡色物及排出少量黑便，严重者可发生消化道大出血，故其治亦当遵循“塞流、澄源、复旧”三大原则。孔昭遐教授每遇发生消化道大出血时，先予10%白及胶浆或白及粉以塞流止血，同时配合复方汤药澄源治本，热甚者凉血止血，药如生地、丹皮、黄芩炭、黑山栀、生地榆、侧柏炭、大黄炭等。气虚者补气摄血，药用黄芪、党参、白术、仙鹤草、阿胶珠等。同时都佐以小剂量参三七粉冲服，以活血化瘀。由于本病存在“瘀阻经络”的病理，因此尽管有出血诸症，在治疗时仍不能忽视活血化瘀。因为“瘀血不去，血不归经”，可以导致反复出血。“瘀血阻滞，不通则痛”，又可反复发生腹痛。但在具体配方中，又必须处理好止血与活血之间的辨证关系，要寓行血于止血之中，使止血而不留瘀，既有利于止血止痛，又有助于祛瘀生新。故不宜单用活血化瘀药，以免加重出血。至于活血化瘀药的选择，当以凉血化瘀药及化瘀止血药为宜，如丹皮、赤芍、紫草、参三七等。

### ④ 肾脏损害的辨治

过敏性紫癜患者肾脏损害的轻重是影响其预后的重要因素，肾脏损害也是在病程中最难恢复的。孔昭遐教授认为它与其他肾炎的不同处，除都有肾虚外，关键在于兼夹风、热、瘀三因素。根据临床辨证，可分为以下两型：

(1)紫癜性肾炎肾炎型

症状：早期皮疹未消，斑色鲜红，多如锦纹，或伴关节痛、腹痛，尿检可见蛋白尿、血尿，但常以血尿为主，舌质红，苔薄黄，脉滑数。随着治疗进展和病情迁延，患者常紫癜已消退，表现为单纯的蛋白尿和血尿，舌淡红或边尖红，苔薄白或薄黄，脉滑数或细数。

病机：初起因外感风热毒邪，郁于肌肤，阻于经络，迫及营血而致血热妄行，血溢脉外，发为紫癜、斑疹；风热阻于关节，痹阻经络，则关节肿痛；入侵胃肠，可致脘腹阵痛；内舍入肾，热伤肾络，血溢水道则尿血，封藏失固，精微渗漏则尿现蛋白。

证候：肾虚而风热未清。

治则：宜祛风清热，凉血补肾。

处方：拟订紫肾Ⅰ号方治疗。药用：净蝉衣 10 g，刺蒺藜 15 g，连翘壳 15 g，淡黄芩 15 g，大生地 15 g，粉丹皮 10 g，西赤芍 15 g，紫草根 15 g，水牛角片（先煎）30 g，山茱萸 15 g，生大蓟 30 g，生小蓟 30 g，地肤子 15 g，生甘草 8 g。水煎服，一日 2 次。儿童根据年龄适当减量。

加减：咽红、扁桃体肿大加金银花 30 g；血尿甚者加女贞子 15 g，旱莲草 30 g，黑山栀 8 g；尿蛋白多者加金樱子、芡实各 30 g；关节肿痛者加秦艽、威灵仙各 15 g；腹痛者加炒延胡 15 g，杭白芍 15 g；呕血、便血者加白及 15 g，大黄炭 8 g。若病延日久，热邪伤阴，导致阴虚火旺，迫血妄行，血尿不已，则需滋阴凉血，重用生地、阿胶；气阴两虚者，宜益气养阴，加用黄芪、党参。但需注意不能见血止血，仍要勿忘化瘀清利，这样才能使瘀化血归经，火降血自宁。

方义：方中蝉衣、刺蒺藜疏风热、祛风消斑；连翘、黄芩、甘草清热解毒；丹皮、赤芍、紫草、水牛角片凉血化瘀；生地、大蓟、小蓟凉血止血；山茱萸补肾益精；地肤子清湿热、利小便。据现代药理研究，蝉衣有免疫抑制与抗过敏作用；连翘抗菌消炎，能增强毛细血管致密性，具有一定止血效能，并可抑制实验动物在抗原刺激下过敏介质的释放，也有抗过敏的作用；黄芩、紫草抗菌消炎，能降低毛细血管通透性，破坏肥大细胞的酶激活系统，抑制过敏介质的释放，具有抗变态反应功能；甘草有肾上腺糖皮质激素样作用，能抗炎、抗过敏、解痉止痛，促进消化道溃疡愈合，抑制免疫反应；生地可保护因应用糖皮质激素对垂体－肾上腺皮质系统的反馈抑制，并能降低毛细血管通透性，减少炎性渗出；丹皮能降低毛细血管通透性，有较好的抗炎、抗过敏、抑制血小板聚集、改善微循环等作用;赤芍能抑制血小板聚集,抗血栓形成,扩张血管,改善微循环,增强吞噬功能,抗菌、抗炎;水牛角片亦能降低毛细血管通透性;刺蒺藜亦能抑制血小板聚集,并对机体有一定的强壮作用;大蓟、小蓟均能止血、抗菌;地肤子利尿、抑菌。诸药配合,共奏祛风清热、化瘀消斑、凉血补肾之效。

(2)紫癜性肾炎肾病型

症状:紫癜大多已消,病情迁延,以水肿及大量蛋白尿为主,或兼镜下血尿,常伴不同程度的肾功能损害,血脂增高,血浆蛋白降低,舌质淡胖,或有齿痕,苔薄白,脉沉细。

病机:病延日久,火热之邪耗气伤阴,引起气阴两虚,进而阴损及阳,导致脾肾双亏,脾虚升摄失司,肾虚封藏失固,则精微渗漏尿现蛋白,气化乏权,土不制水,水湿泛滥,则尿少水肿。

证候:气阴两虚,脾肾双亏。

治则:补肾健脾,摄精利水。

处方:自拟紫肾Ⅱ号方治疗。药用:生黄芪 30 g,潞党参 15 g,全当归 12 g,大熟地 15 g,山茱萸 15 g,沙苑子 15 g,桑寄生 15 g,厚杜仲 15 g,淫羊藿 30 g,金樱子 30 g,苏芡实 30 g,福泽泻 15 g,东阿胶(烊冲)10 g。水煎服,一日 2 次。儿童根据年龄适当减量。

加减:尿中红细胞多加女贞子 15 g,旱莲草 30 g,大蓟、小蓟各 30 g;尿少水肿甚者加猪苓、赤茯苓、车前子各 15 g。本型虽有些虚寒之象,但附、桂之类温热药仍当慎用。

方义:黄芪、党参补脾益气以摄精血,熟地、山茱萸、沙苑子、桑寄生、杜仲、淫羊藿、金樱子、芡实补肾涩精以固封藏,当归补血活血,泽泻利水消肿。据现代药理研究,黄芪、党参合用有改善肾脏病变,消除蛋白尿,改善贫血,提高血清总蛋白及白蛋白,调节免疫功能等作用;当归能扩张外周血管,降低血小板聚集,抗血栓形成,并有抗组胺、抗炎、降血脂、促进造血等作用;阿胶补血、扩容,可改善贫血及提高血清总蛋白的作用,能改善器官的血液供应,增强抗炎能力,减轻病变,并有对抗病理性血管通透性增加的作用;淫羊藿能降低组织胺所致的毛细血管通透性增加的作用,并能降低肾性高血压,降血脂;沙苑子有降脂、降压、抗炎、调节免疫、降低血黏度,并能抑制由组胺所致的毛细血管通透性亢进等作用;杜仲、桑寄生、山茱萸均有降压、降脂、利尿功能,杜仲尚能兴奋垂体-肾上腺皮质系统;金樱子降脂、抗菌;泽泻利尿、降脂、抗炎,并有抗血小板聚集,抗血栓形成及促进纤溶酶活性等作用。诸药配伍,具有补肾健脾、降脂降压、补血活血、利水消肿之功效。

### 5 参考血液流变学检查选用理血药物

过敏性紫癜的主要病因虽为风热,但发病后其离经之血即成瘀血。有报道用测定血液流变学的方法,表明紫癜性肾炎患儿存在明显高黏滞血症。我们曾对 34 例此病患者进行了这方面的测定，发现 16 例有血液高黏滞现象，11 例多项指标均低于正常值，7 例全部指标在正常范围。从临床观察，前两类患者的出血症状均比在正常范围者为严重。孔昭遐教授对血液黏滞度高者，适当加重方中活血化瘀药的用量，而对于黏滞度低于正常者则加重止血药的用量。通过以上治疗，病情常能较快好转，痊愈后复查血液流变学，多能恢复正常。因此认为测定血液流变学对指导过敏性紫癜患者的临床用药有一定意义。

### （三）巩固疗效，预防复发

过敏性紫癜、紫癜性肾炎，均易反复发作，因此防止其复发，亦为治疗之关键。一般在症状完全消失和尿检正常后，予以标本兼顾的善后调理十分重要，可以减少或预防复发。常用补气固表之玉屏风散以提高免疫功能、减少感冒，健脾益肾的参芪地黄汤加味以促进肾脏损害的修复，并根据疾病时尿检的结果（具体加药同前述），配制成膏滋药，服用 1~2 料以善其后。

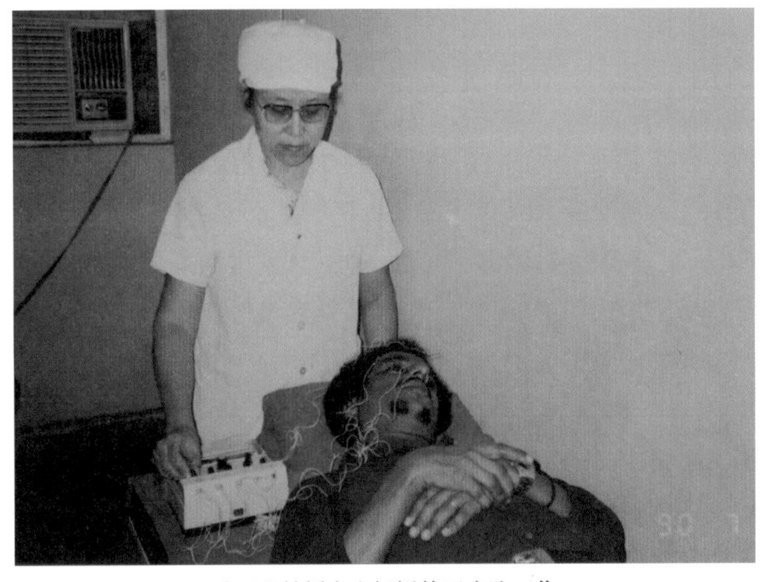
孔昭遐教授在也门援外医疗队工作

### （四）验案举例

#### ❶ 肾炎型

案 1：唐某，男，7 岁。1996 年 9 月 7 日初诊。

病延月余，初因感冒，咽痛发热，继则两下肢出现紫癜，伴头痛、腹痛、膝关节肿痛、呃逆、呕吐而入院。

刻诊患者神志模糊，面色少华，形体清瘦，下肢紫癜密集，斑色鲜红，时有呃逆，呕吐，饮食少进，二便尚调。舌质红，苔薄白，脉弦数，腹软，肝脾肋下未及。脐腹部轻压痛，血压 160/110 mmHg。实验室检查：血常规、血脂、血清蛋白均在正常范围。肾功能：血尿素氮 8.07 mmol/L，肌酐 57 μmol/L。免疫球蛋白 G 19.98 g/L，免疫球蛋白 A 1.98 g/L，免疫球蛋白 M 1.12 g/L，补体 C3 1.17 g/L，凝血酶原时间延长。尿常规：尿蛋白（+++），红细胞（++），白细胞（+），管型 0~2/高倍镜，24 小时尿蛋白定量 0.25 g，双肾 B 超未见异常。据证乃外感风热，未能及时清解，病延日久，风热毒邪入侵胃腑，胃失和降，则脘腹疼痛，呃逆呕吐；内舍入肾，封藏失固，精微渗漏，则尿现蛋白；在院外应用大剂量激素治疗，热伤肾阴，水不涵木，致肝阳上亢，血压骤升，发生高血压脑病。治拟祛风清热，滋肾平肝。处方：

①中药：净蝉衣 9 g，刺蒺藜 9 g，大生地 12 g，粉丹皮 6 g，西赤芍 6 g，杭白芍 12 g，山萸肉 10 g，女贞子 10 g，连翘壳 10 g，紫草根 10 g，生石决明（先煎）20 g，青龙齿（先煎）20 g，地肤子 15 g。水煎服，一日 2 次。5 剂。

②西药：甘露醇 125 ml 静脉滴注，8 小时 1 次；硝苯地平 5 mg，一日 2 次。

二诊（1996 年 9 月 12 日）：患儿神志清楚，血压降至 110/70 mmHg，紫癜已退淡，因有高血压脑病，不宜用激素，单用中药治疗。舌质红，苔薄白，脉弦数。肝阳已平，风热未清，肾虚未复。治拟祛风清热，补肾凉血。

处方：前方去石决明、龙齿、白芍，加淡黄芩 10 g，大蓟、小蓟各 20 g，甘草 5 g。水煎服，一日 2 次。12 剂。

三诊（1996 年 9 月 24 日）：无头昏头痛，紫癜已完全消退，胃纳尚可，二便自调，舌淡红，苔薄白，脉细，血压 100/60 mmHg，尿常规全部正常，复查血常规、肝肾功能、免疫球蛋白等各项指标均正常。病已缓解，为巩固疗效，再宗前意予“紫肾Ⅰ号方”出入：净蝉衣 9 g，刺蒺藜 9 g，大生地 12 g，粉丹皮 6 g，西赤芍 6 g，山萸肉 10 g，女贞子 10 g，淡黄芩 10 g，连翘壳 10 g，紫草根 10 g，地肤子 15 g，生甘草 5 g，大蓟、小蓟各 20 g。水煎服，每日 1 剂。7 剂。

治疗结果：药后病愈，随访 1 年无复发。

### ❷ 肾病型

案 2：孟某，男，8 岁。2005 年 11 月 8 日初诊。

病延 2 个月余，两下肢反复出现紫癜，伴关节疼痛，面肢水肿，腹痛呕吐，在当地不规则应用激素治疗，效果不佳。尿常规示蛋白（++++），红细胞（++++），遂转入我院儿科治疗。经肾穿刺提示，局灶增生型（Ⅱa 型）紫癜性肾炎，应用甲泼尼龙冲击 2 个疗程后，改服泼尼松 15 mg，一日 3 次，雷公藤多苷片 10 mg，一日 3 次，双嘧达莫 25 mg，一日 3 次至今，紫癜虽消退，但水肿及尿液变化未见好转。刻下面睑水肿，面色少华，舌淡红，苔薄黄，脉滑数。实验室检查：尿蛋白（+++），红细胞（+）。肾功能正常。血脂：总胆固醇 7.35 mmol/L，甘油三酯 3.72 mmol/L；肝功能：总蛋白 59.9 g/L，白蛋白 28.7 g/L；球蛋白 31.2 g/L，血压 105/90 mmHg。按证乃外感风热客于肌肤，发为紫癜；入侵胃肠则腹痛、呕吐；病延日久，内舍入肾，脾肾两虚，致运化失健，封藏失司，出现水肿、蛋白尿、血尿。治拟祛风清热，补肾健脾。紫肾Ⅱ号方加味，处方：

①中药：生黄芪 15 g，太子参 10 g，山茱萸 12 g，桑寄生 12 g，厚杜仲 12 g，大生地 8 g，粉丹皮 5 g，金樱子 20 g，苏芡实 20 g，净蝉衣 6 g，刺蒺藜 10 g，地肤子 12 g，淡黄芩

12 g，连翘壳 12 g，生大蓟 20 g，生小蓟 20 g，生甘草 6 g。水煎服，一日 2 次。14 剂

②西药：泼尼松 15 mg，一日 3 次续服；雷公藤多苷片 10 mg，一日 3 次续服。

二诊：按上法治疗 3 周，症有好转，水肿已消，紫癜无新出，尿检：尿蛋白(±)，红细胞 3~5/高倍镜，纳佳便调。舌淡红，苔薄白，脉滑数。方药对症，病有好转，再宗前意。处方：同上方，紫肾Ⅱ号方加减，服法同前。21 剂。

②西药：泼尼松减为早 15 mg，中 15 mg，晚 10 mg；雷公藤多苷片 10 mg，一日 3 次。

三诊：上方服 49 剂，泼尼松按每 2 周减 1 片(5 mg)，改为早晨 1 次顿服，症情逐渐好转，纳佳便调，无自觉不适，舌淡红，苔薄白，脉稍数。尿检：尿蛋白(-)，红细胞 0~2/高倍镜，尿隐血(+)，24 小时尿蛋白定量 0.18 g；免疫球蛋白：除免疫球蛋白 G 4.0 g/L 偏低外，免疫球蛋白 A、免疫球蛋白 M、补体 C3、C4 均正常；肝功能、血脂均正常。风热已微，脾肾两虚尚未恢复，再拟补益脾肾为主，稍清风热为辅之治。

处方：生黄芪 15 g，潞党参 8 g，大生地 10 g，粉丹皮 5 g，山茱萸 12 g，枸杞子 12 g，厚杜仲 12 g，女贞子 12 g，旱莲草 20 g，生大蓟 20 g，生小蓟 20 g，净蝉衣 6 g，淡黄芩 12 g，连翘壳 12 g，生甘草 6 g。水煎服，一日 2 次。21 剂。

四诊(2006 年 6 月 2 日)：患者症情稳定，5 个多月来，尿常规及 24 小时尿蛋白定量均正常，唯因服泼尼松之故，血皮质醇下降明显，仅 16 nmol/L。免疫球蛋白：免疫球蛋白G 4.15 g/L，免疫球蛋白 A<0.52 g/L，免疫球蛋白 M 正常，补体 C3 0.76 g/L，补体 C4 0.15 g/L。患儿纳食、二便自调，无不适，泼尼松已减为 5 mg，一日 1 次，雷公藤多苷片已于 5 月 19 日停服。舌淡红，苔薄白，脉细。患者因西医予服泼尼松，剂量较大，时间较长，因激素反馈抑制及免疫抑制作用，导致皮质醇及免疫球蛋白，补体均明显下降，当属中医正气受戕，肾阳受抑之证。治拟补肾壮阳，健脾益气。紫肾Ⅱ号方出入。

处方：生黄芪 15 g，潞党参 9 g，大熟地 10 g，山茱萸 10 g，仙茅根 8 g，淫羊藿 15 g，补骨脂 10 g，福泽泻 10 g，女贞子 12 g，旱莲草20 g，连翘壳 12 g，炙甘草 6 g，水煎服。一日 2 次。14 剂。

五诊(2006 年 7 月 15 日)：服补肾壮阳、健脾益气之方 42 剂，肾上腺皮质功能及免疫功能被抑制现象明显好转，复查皮质醇 75.5nmol/L，免疫球蛋白 G 5.87 g/L，免疫球蛋白 A<0.52 g/L，免疫球蛋白 M 0.52 g/L，补体C3 0.88 g/L，补体 C4 <0.13 g/L，血常规正常，尿常规(-)，24 小时尿蛋白定量 0.01 g，肝肾功能正常，泼尼松已于今日停服。患者纳食、二便正常，无不适，舌淡红，苔薄白，脉细。病已缓解，再予补肾健脾之剂，配合补气固表之玉屏风散以提高免疫功能，减少感冒，膏滋药善后调理。

处方：生黄芪 200 g，青防风 60 g，炒白术 100 g，潞党参 100 g，生、熟地各 120 g，全当归 100 g，山萸肉 120 g，桑寄生 120 g，川杜仲 120 g，淫羊藿 150 g，补骨脂 100 g，女贞子 120 g，旱莲草 200 g，怀山药 150 g，大、小蓟各 200 g，云茯苓 120 g，粉丹皮 60 g，福

泽泻 100 g,连翘壳 150 g,淡黄芩 150 g,紫丹参 120 g,生甘草 80 g,净蝉衣 60 g,东阿胶 250 g,饴糖 500 g。上方熬成膏滋药,每服 1 匙,开水冲服,一日 2 次。

治疗结果:1 个月后膏滋药已服完,前来复查,尿常规及肝功能均正常,身体康复良好。

［按］案 1 唐某因应用大剂量肾上腺糖皮质激素引起高血压脑病,被迫迅速减量至停用。近年来西医在应用激素的同时,加用雷米普利等降压药,引起高血压脑病的情况已很少见。

案 2 孟某由于大剂量应用肾上腺糖皮质激素,引起对垂体–肾上腺皮质系统的反馈抑制,致皮质醇明显下降,仅 16 nmol/L,应用仙茅、淫羊藿、补骨脂、巴戟天等补肾壮阳药,皮质醇上升较快,对减少激素的反馈抑制有较好疗效。孔昭遐教授认为皮质醇过低,患者容易对激素产生依赖,常减量或停用后疾病容易复发,因此当激素应用一段时间后,应检测皮质醇,当激素减至半量时,应及时加用补肾壮阳药,并随着激素的减量而逐渐加量,以便顺利撤停激素,减少复发。

## 二、以风、热、水、虚论治急性肾小球肾炎,以虚、湿、瘀、毒论治慢性肾小球肾炎

原发性肾小球疾病是由多种病因引起的原发于双侧肾脏弥漫性或局灶性肾小球病变,它的主要发病机制是免疫系统功能异常导致肾小球免疫性损伤。临床上以蛋白尿、血尿、管型尿、低蛋白血症、高脂血症、水肿、高血压及肾功能损害为其特征。依据本病不同阶段的临床表现,归属于中医学中“水肿”“尿血”“虚劳”“癃闭”“关格”等范畴。现就孔昭遐教授对急性肾小球肾炎和慢性肾小球肾炎的辨治体会简述如下。

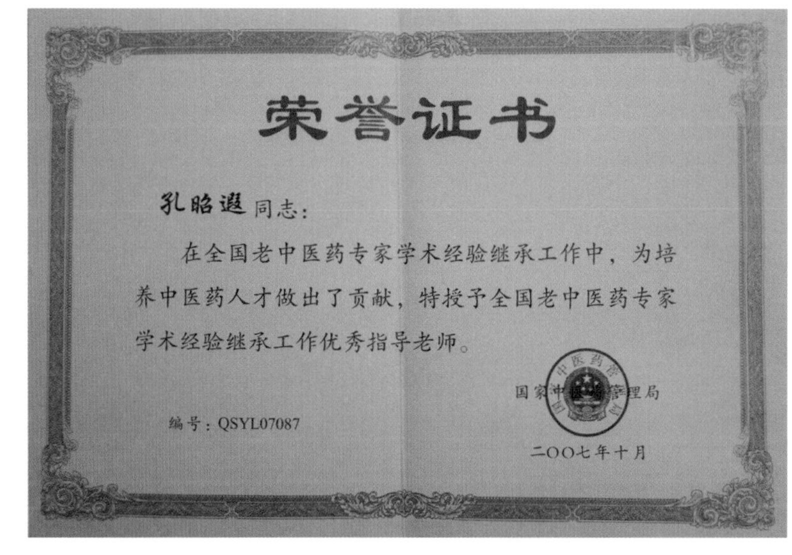
荣誉证书

孔昭遐同志:

在全国老中医药专家学术经验继承工作中,为培养中医药人才做出了贡献,特授予全国老中医药专家学术经验继承工作优秀指导老师。

国家中医药管理局

编号:QSYL07087

二〇〇七年十月

全国老中医药专家学术经验继承工作优秀指导老师证书

### (一)对病因病机的认识

中医学中虽无肾炎之名称,但对水肿有详细的记载和论述,从对水肿的描述来看,

肾炎是包括在水肿范围之中。至于其病因，不外外因、内因两方面。在外因方面，主要是风、寒、湿、热、疮毒，由于这几种外邪的性质不同，侵入人体的途径和病机也不一样，如风、热、疮毒自皮毛而入，肺主皮毛，故首先犯肺，其性质属阳，故发病急，多表现为热证、实证，中医学称为“风水”，颇似急性肾小球肾炎。

寒湿之邪性质属阴，直犯脾阳，使脾阳受损，运化失职，发病较缓，多表现为寒证、虚证，很像慢性肾小球肾炎，属于“阴水”范畴。

在内因方面，主要是肺、脾、肾三脏亏虚、功能失调，即所谓“其本在肾，其标在肺，其制在脾”，肾虚气化无权则关门不利，肺虚通调失职则水失通利，脾虚运化失司则土不制水，以致水湿泛滥，形成水肿；脾失固摄，肾失封藏，则血失统摄，精微渗漏，发生血尿、蛋白尿；日久阳损及阴，肾阴亏损，水不涵木，阴虚阳亢，出现头昏头痛等肾性高血压症状；水湿郁久化毒，上凌心肺，出现心悸气促，咳嗽痰血等尿毒症心力衰竭症状；水毒上犯清窍，则头昏眼花，恶心呕吐，甚则出现神昏抽搐、循衣摸床、撮空理线等尿毒症神经精神症状，终因正气衰微而致阴竭阳脱。这类水肿发病缓慢，属于阴水，相当于慢性肾小球肾炎的病变过程。

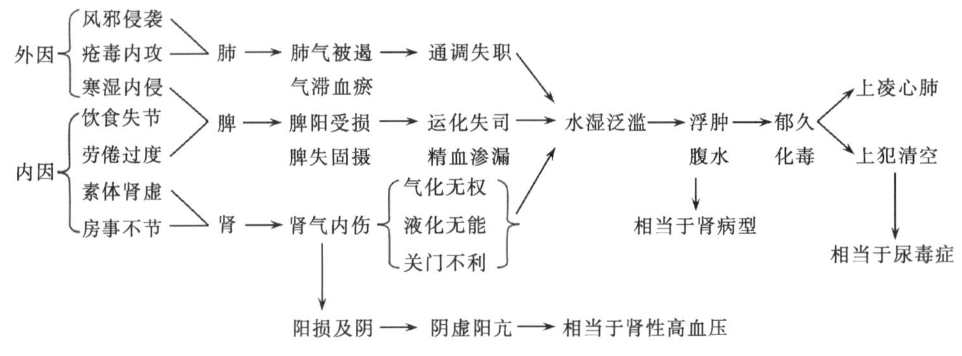


**肾小球肾炎的病因病机示意图**

### （二）辨证论治

中医对本病的认识，经过半世纪来的认识—实践—再认识—再实践，积累了丰富的经验，取得了较好的疗效。20世纪五六十年代对本病的认识主要是“正虚”，70年代以来，由于肾上腺糖皮质激素的应用，使本病在病机、证型上发生了变化，认识到除了“正虚”之外，尚有“邪实”存在。“正虚”以肺、脾、肾三脏受损，其中尤以肾虚为主，即所谓“其本在肾，其标在肺，其制在脾”。“邪实”包括风、寒、湿、热、疮毒等诱发因素和水湿、瘀血等病理产物，其中尤以湿热、瘀血影响最大，因此在治疗上除补虚外，并需注意祛邪。孔昭遐教授在学习前贤治疗本病经验的基础上，结合现代医学对本病的认识和个人的临床体会，经过对方药不断的筛选和改进，拟订治疗本病的常用证治套方如下：

## ❶ 急性肾小球肾炎

(1)风热型

症情:初起恶寒发热,头痛骨楚,咽痛咳嗽等风热表证,继则全身水肿,以上身为甚,尿少而黄,甚则尿血,尿常规检查可见蛋白(+)~(++),红细胞(++)~ 满视野,肾功能大多正常。舌边尖红,苔薄白,脉浮数。

病机:肺为水之上源,主一身之表,外感风热之邪,首先犯肺,肺气被遏,宣降失司,通调失职,致风遏水阻,泛溢肌肤,发为水肿;热伤肾络,血溢水道,则为尿血;进而伤及肾气,封藏失职,精微渗漏,则尿现蛋白。

证候:风遏水阻,热伤肾络。

治则:祛风清热,行水消肿。

处方:净麻黄 8 g,金银花 30 g,连翘壳 15 g,淡黄芩 15 g,生白术 15 g,大腹皮 15 g,福泽泻 15 g,黑猪苓 15 g,白茯苓 15 g,赤小豆 30 g,车前子 15 g,大蓟、小蓟各 30 g。

加减:扁桃体红肿者加川黄连 8 g,板蓝根 30 g,射干片 10 g。血尿严重者加大生地 15 g,黑山栀 10 g,仙鹤草 30 g。血压高加生石决明(先煎)30 g,淮牛膝 15 g。

方义:关于水肿的治疗,早在《素问·汤液醪醴论》中就提出“去菀陈莝……开鬼门,洁净府”的治则,《金匮要略·水气病脉证并治》论述了发汗、利尿的证治要点:“诸有水者,腰以下肿,当利小便;腰以上肿,当发汗乃愈。”急性肾小球肾炎风热型以发热、咽痛、水肿、血尿为主证,方用生麻黄有发汗、利尿双重作用,可宣肺解表以行水;银花、连翘、黄芩清热解毒;白术、茯苓健脾渗湿,大腹皮行气利水;泽泻、猪苓、赤小豆、车前子利水渗湿;大蓟、小蓟凉血止血,祛瘀消肿。

(2)肾虚内热型

症状:发热、咽痛、咳嗽等症已愈,唯仍面肢水肿,腰痛乏力,镜下血尿或肉眼血尿,甚则尿赤如酱油,尿常规检查,可见蛋白(++)~(+++),红细胞(++)~ 满视野,严重者伴有肾功能轻损。舌淡红,苔薄白或薄黄,脉细数。

病机:初因风热犯肺,肺气被遏,通调失职,致水溢肌肤而为水肿,继则母病及子,内舍入肾,热伤肾络,血溢水道,发为腰痛尿血,病延日久,气血亏耗,脾肾已虚而内热未清,导致脾不统血,肾不固精,血液精微俱渗膀胱,出现大量血尿、蛋白尿,形成虚实夹杂之证。

证候:脾肾两虚,下焦湿热。

治则:补益脾肾,清热止血。

处方:生黄芪 30 g,潞党参 15 g,大生地 15 g,山茱萸 15 g,粉丹皮 10 g,女贞子 15 g,旱莲草 30 g,川断肉 10 g,生大蓟 30 g,生小蓟 30 g,黑山栀 10 g,淡黄芩 15 g,连翘壳

15 g，福泽泻 15 g，生甘草 8 g。

加减：扁桃体红肿者加金银花 30 g，板蓝根 30 g，射干片 10 g。血尿甚加仙鹤草 30 g，东阿胶（冲）10 g。并用白茅根或玉米须 60 g 煎汤代茶饮。尿蛋白多加沙苑子 15 g，金樱子 30 g，苏芡实 30 g。腰痛甚加川杜仲 15 g，桑寄生 15 g。

方义：黄芪、党参补气健脾，据现代药理研究，两药同用，有改善肾功能、消除蛋白尿的作用；山茱萸补肾涩精，女贞子补肾滋阴，合旱莲草为二至丸，能补肝肾、益阴血；黄芩、连翘、甘草清热解毒，黄芩、甘草合用，据日本学者研究有抑制免疫反应的作用；生地黄、大小蓟、黑山栀凉血止血；续断补肝肾、通血脉，丹皮凉血散瘀，可防止血留瘀；泽泻泄热利水，以消水肿。

### ❷ 慢性肾小球肾炎

（1）普通型

症状：无水肿或轻度至中度水肿，高血压，尿蛋白（+）~（+++），红细胞大于 10 个/高倍镜，肾功能正常或有轻度损害，腰酸腿软，倦怠乏力，纳食尚可，二便尚利或见尿量减少。舌淡红，苔薄白，脉细或弦细。

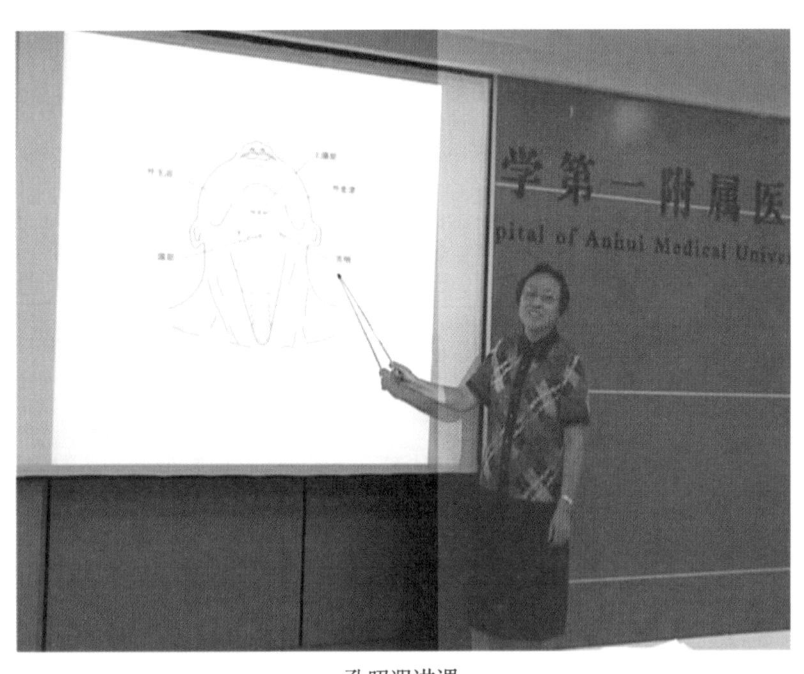

孔昭遐讲课

病机：脾肾亏虚，脾虚则运化失司，水湿潴留，肾虚则气化乏权，关门不利，发生尿少水肿；脾虚不能固摄，肾虚失于封藏，以致血失统摄，精微渗漏，出现血尿、蛋白尿，久病阳损及阴，肾阴亏损，阴虚阳亢，出现血压升高；阴虚火旺，热伤血络，亦可发生尿血。

证候：脾虚失摄，肾虚失藏。

治则：补益脾肾，兼利水湿。

处方：生黄芪 30 g，潞党参 15 g，大熟地 12 g，山茱萸 15 g，沙苑子 15 g，川杜仲 15 g，枸杞子 15 g，金樱子 30 g，苏芡实 30 g，怀山药 20 g，紫丹参 30 g，福泽泻 15 g，黑猪苓 15 g，白茯苓 15 g，淡黄芩 15 g，炙甘草 8 g。

加减:如无水肿,去猪苓、茯苓,或去猪苓、泽泻。腹胀、腹水去黄芩、炙甘草,加川桂枝 10 g,大腹皮 15~20 g,车前子(包)15~20 g。高血压加生石决明(先煎)30 g,桑寄生 15 g,淮牛膝 15 g,地龙 10 g。或配合降压西药。镜下血尿,改熟地为生地,加女贞子 15 g,旱莲草、大蓟、小蓟各 30 g。面色㿠白,畏寒肢冷,纳呆便溏,属脾肾阳虚者,去黄芩,加淡附片(先煎)8~10 g,淡干姜 5~8 g,仙茅根 15 g,淫羊藿 30 g。

方义:黄芪、党参、山药补脾益气以摄精血,据药理研究,黄芪、党参合用,有改善肾脏病变,消除蛋白尿,改善贫血,提高血清总蛋白及白蛋白,调节免疫功能等作用;熟地、山茱萸、沙苑子、枸杞子、杜仲补肾涩精以固封藏;杜仲与桑寄生合用,还有降压作用;金樱子、芡实合用为“水陆二仙丹”,益肾固精;紫丹参扩管降压、活血化瘀改善肾脏血液循环;猪苓、茯苓、泽泻利水消肿;黄芩、甘草合用,经后人实验研究,提示能抑制免疫反应。

(2)肾病型

症状:除具有普通型的症状外,主要表现为肾病型的“三高一低”,小便短少,大量蛋白尿,24 小时尿蛋白定量大于 3.5 g,血清白蛋白低于 30 g/L,血脂较高,全身水肿,腹胀腹水。面色㿠白,舌淡胖,苔薄白或白腻,脉沉细。

病机:肺、脾、肾三脏虚损,肺虚通调失职,脾虚土不制水,肾虚气化无权,以致小便短少,水湿泛滥,水肿腹水;脾失固摄,肾失封藏,精微渗漏,则发生大量蛋白尿,蛋白漏失过多,引起低蛋白血症,进而更加重水肿。

证候:肺脾肾三脏虚损。

治则:温肾运脾,通阳行水。

处方:生黄芪 40 g,潞党参 15 g,生白术 15 g,全当归 15 g,大熟地 15 g,山茱萸 20 g 川杜仲 20 g,桑寄生 15 g,沙苑子 15 g,金樱子 30 g,苏芡实 30 g,大腹皮 15 g,川桂枝 10 g,淡附片(先煎)10 g,福泽泻 20 g,黑猪苓 20 g,白茯苓 20 g,车前子(包)20 g,东阿胶(冲)10~15 g。

加减:肾阳虚甚者,易桂枝为肉桂 2~3 g,研末另吞,一日 2~3 次。尿蛋白多还可加煅龙骨、煅牡蛎(先煎)各 30 g,莲蕊须 10 g。贫血加杭白芍 15~20 g,枸杞子 15~20 g,鸡血藤 30 g。高度水肿、腹水,除静滴人体白蛋白外,亦可配合千金子(续随子)霜以逐水。其法:取千金子若干,去壳捣碎,下垫数层卫生纸,把药薄摊在卫生纸上,上面盖数层卫生纸,纸上再薄摊一层捣碎的千金子,上面再盖数层卫生纸,纸上平压重物 2~3 小时,使吸去油质,即为千金子霜,根据患者体质及水肿严重程度,每服 3~6 g,早晨空腹用姜汤一次送下。一般 3 小时左右即可发生腹泻。逐水方剂颇多,如十枣散、黑白丑合剂、芦氏肿半截方等,孔昭遐教授都曾用过,还是千金子霜,简便有效,恶心呕吐的反应亦较少。根据病情,可隔日或隔数日攻下 1 次,不攻之日,仍服温补脾肾之方以补之。但这种方法,只能是“大毒治病,十去其六”,以免损伤正气。

方义:黄芪、党参、白术补气健脾,当归补血活血,有扩张外周血管,降低血小板聚集,抗血栓形成,降血脂,促进造血等作用,黄芪、党参配当归、地黄气血双补,可改善肾性贫血；杜仲、桑寄生补肝肾而强筋骨，且有降低肾性高血压的作用；熟地、山茱萸、金樱子、芡实补肾固精，以减少蛋白尿；附子、桂枝温补肾阳，化气行水，大腹皮行气利水，泽泻、猪苓、茯苓、车前子渗湿利水，合用以利尿消肿；阿胶补血，并有提高血清总蛋白的作用。

### ③ 慢性肾炎肾功能衰竭

慢性肾衰，一般按肾功能损害程度分为肾功能代偿期、氮质血症期、尿毒症早期、尿毒症晚期等4期。中医治疗以前两期效果较好，内服汤药结合保留灌肠，可保护肾功能，延缓病损加重或病程持续进展，不少患者可长期存活，经孔教授治疗者有存活10年以上者，生活质量也较好。近几年随着腹透、血透的广泛开展，延长了中、晚期尿毒症患者的存活时间。

症状：表现为血肌酐及尿素氮升高（肌酐133~442μmol/L，尿素氮超过7.5 mmol/L），内生肌酐清除率降低（25%~50%），高血压，早期轻型患者常无明显不适。病延日久，肾脏萎缩，肾功能明显损害，则见面色灰黄，形体消瘦，皮肤干燥，头昏眼花，神疲力乏，纳呆恶心，泛吐清水，小便涩少，四肢欠温，舌质淡，苔薄白，脉沉细或弦细。

病机：脾肾阴阳两虚，湿浊羁留，病久入络，湿浊、瘀血郁久化毒，壅塞三焦，导致气机升降失常，清阳不升，浊阴不降，甚则清浊缭乱，形成关格之局。

证候：脾肾两虚，瘀浊阻络。

治则：补肾运脾，活血化瘀，利水泄浊。

处方：内服方为生黄芪40 g，潞党参15 g，生白术15 g，大熟地15 g，全当归15 g，紫丹参30 g，山萸肉20 g，川杜仲20 g，桑寄生20 g，枸杞子20 g，淫羊藿30 g，川桂枝10 g，福泽泻20 g，黑猪苓20 g，车前子（包）20 g，生大黄（后下）8 g或用生大黄颗粒剂6~9 g（1包~1包半），每晚1次，用药汁或温开水冲服。

加减：恶心呕吐加广陈皮10~12 g，姜半夏10~12 g。神志昏糊加广郁金10 g，炙远志8 g，石菖蒲10 g，或另服苏合香丸。尿少加蟋蟀、蝼蛄、琥珀等分研末，每服5 g，开水送下，一日3次。

灌肠方：①冬春季煅龙骨30 g，煅牡蛎30 g，生大黄30 g，淡附片10 g，川桂枝10 g。②夏秋季煅龙骨30 g，煅牡蛎30 g，生大黄30 g，蒲公英30 g，六月雪10 g。浓煎成200~300 ml，加苏打粉2 g，白糖20 g，高位保留灌肠，每晚1次。

方义：黄芪、党参、白术补气健脾，改善肾脏病变；熟地、枸杞子、山茱萸补肾固精，减少蛋白渗漏；杜仲、桑寄生补肾降压；淫羊藿、桂枝温补肾阳，化气行水；当归、丹参补血化瘀；泽泻、猪苓、车前子利水渗湿；生大黄通下泄浊；结合保留灌肠法以增强泄毒之力。

高血压配合西药治疗，至于阿魏酸哌嗪、复方α-酮酸、碳酸氢钠片等均可配合应用。血肌酐达700μmol/L以上者，应及时进行透析治疗。

## (三)辨治体会

孔昭遐教授认为,治疗慢性肾炎、肾病综合征之类疾病,采用中西医结合的治疗方法较好,可以取长补短,提高疗效,缩短病程。肾上腺糖皮质激素的优缺点是对消除蛋白尿、改善水肿等症状,起效较快,但副作用大,且易发生依赖及反跳;中药的优点是副作用小,疗效稳固,但起效较慢。两者结合,取长补短,就可以减少副作用,提高疗效,缩短病程。中医治疗方面,孔教授常以参芪地黄汤加桑寄生、杜仲、潼沙苑为基本方,以蛋白尿为主者加水陆二仙丹及覆盆子、六月雪,或加服雷公藤多苷片(不宜用毒性甚大之雷公藤草药);以血尿为主者加二至丸及大蓟、小蓟、黑山栀,另以白茅根或玉米须煎汤代茶饮(亦可两样合用);当激素减至维持量时,加用仙茅根、淫羊藿、补骨脂、巴戟天之类补肾壮阳药,并随着激素的减量而逐渐加量。据有关研究,这些补肾壮阳药有促肾上腺皮质激素样作用,可以减少撤减或停用激素时发生病情反复,对于有激素依赖性的患者,或因用大剂量激素而致皮质醇降低者,尤为必要,更需及早加用。激素停用后,中药必须续服 3~6 个月,防有复发之虞。如已至氮质血症期或尿毒症早期者,则必须长期服药以保护肾脏,结合保留灌肠,泄浊排毒,控制病情发展。

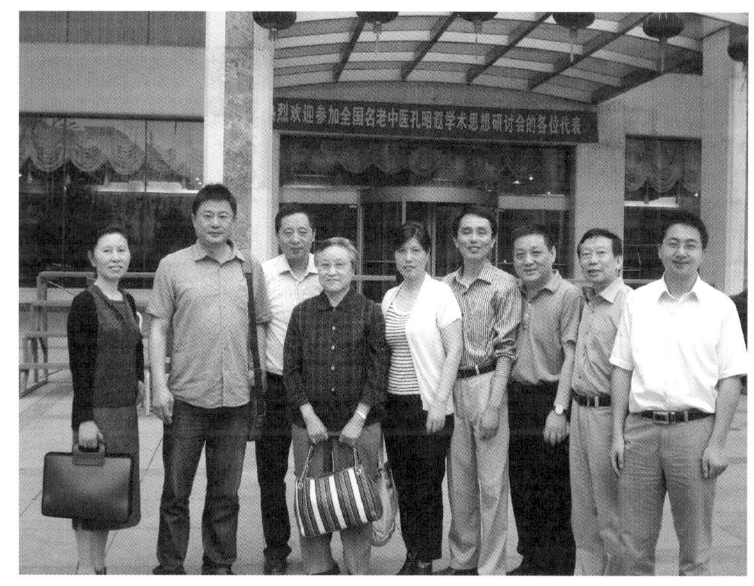

烈欢迎参加全国名老中医孔昭遐学术思想研讨会的各位代表
参加孔昭遐学术思想研讨会与专家合影留念

近几年孔教授发现,不少慢性肾功能不全患者,事先毫无水肿、纳呆、恶心等症状,仅感贫血、乏力,或因高血压,或发生视力障碍方始就医,一查就是氮质血症或尿毒症,深感平时健康体检之重要。

## (四)验案举例

### ❶ 急性肾小球肾炎合并尿路感染

林某,女,12 岁。1977 年 10 月 24 日初诊。

发生眼睑水肿 17 天,近 10 天又出现肉眼血尿,尿呈酱油色,伴腰酸痛,迭用止血西药无效,3 天前又发低热,多次呕吐胃内容物。患儿精神萎靡,面色苍白,纳谷欠香,大便自调,小便尚利,无尿频、尿急、尿痛等症状。发病前曾有咳嗽、畏寒史,在当地医院用青霉素肌内注射未效。既往有反复发生扁桃体炎史,今年夏天曾患脓疱疮。查体见眼睑水肿，咽部充血，扁桃体Ⅰ度肿大，舌淡红，苔薄黄腻，脉滑数。尿常规示：尿蛋白(+++)，红细胞(++++)，白细胞(++)，脓细胞(++++)，颗粒管型2~3/高倍镜，尿培养试验阴性；肝、肾功能正常；血常规：白细胞计数$11.1\times10^9$/L，白细胞分类计数：中性粒细胞72%，淋巴细胞28%；抗链球菌溶血素"O"833 U/ml；红细胞沉降率95 mm/h。按证乃脾肾两虚，兼感湿热毒邪，下注膀胱，热伤血络，导致尿血不止，日久耗气伤血，以致面色苍白，精神萎靡，治拟补肾清利，兼益气血。

处方：①生黄芪12 g，潞党参6 g，川断肉9 g，全当归6 g，大生地15 g，粉丹皮6 g，西赤芍6 g，虎杖根12 g，淡黄芩9 g，生大蓟15 g，生小蓟15 g，仙鹤草15 g，福泽泻6 g，水煎服，一日2次。

②鲜茅根60 g。鲜玉米须60 g。煎汤当茶饮。

二诊：治疗5日，肉眼血尿较前色淡，腰酸痛减轻，胃纳欠佳，尿常规：尿蛋白(+++)，红细胞满视野，脓细胞(++)，细胞管型1~2/高倍镜。贫血明显，面色苍白，舌淡白，苔薄白，脉细数。药见效机，仍守原意扩充，上方加升麻以升举清阳，阿胶以补血止血。

处方：①生黄芪12 g，潞党参6 g，全当归6 g，大生地15 g，东阿胶(烊冲)9 g，绿升麻3 g，粉丹皮6 g，福泽泻6 g，地肤子15 g，生大蓟15 g，生小蓟15 g，川黄柏9 g，生甘草5 g，水煎服，一日2次。

②琥珀粉1 g，一日3次，开水或药汁送下。

三诊：服二诊方半月，肉眼血尿已消。尿常规：尿蛋白(++)，红细胞(++)/高倍镜，面色好转，舌淡红，苔薄白，脉细数。再宗前意，加强凉血止血。

处方：生黄芪12 g，潞党参6 g，大生地15 g，川断肉9 g，厚杜仲9 g，粉丹皮6 g，淡黄芩12 g，川黄柏9 g，虎杖根15 g，侧柏炭9 g，地榆炭12 g，仙鹤草30 g，生甘草5 g。水煎服，一日2次。

四诊：三诊方又服14剂。查尿常规示：尿蛋白(+)，红细胞0~2、管型1~2/高倍镜，肾区痛已经消失，纳谷尚可，二便自调，舌淡红，苔薄白，脉滑数。再宗前意，加强补益脾肾。

处方：生黄芪12 g，潞党参6 g，全当归6 g，大生地15 g，川断肉9 g，菟丝子9 g，潼蒺藜9 g，枸杞子9 g，紫珠草15 g，仙鹤草30 g，赤茯苓9 g，金银花30 g，淡黄芩9 g，水煎服，一日2次。停服琥珀粉。

治疗结果：服上方1个月，查尿常规示：尿蛋白(-)，白细胞少许，红细胞偶见；出院后，继续以上方稍事出入，调理3个月痊愈。1995年10月6日，其父来诊病告之，患者自服中药病愈后，再也未发，身体健康，已经结婚生育一女。

[按]急性肾小球肾炎初期多因外感风热之邪，首先犯肺，导致发热、咳嗽、咽喉肿痛，继则出现水肿、血尿等症。本例患者因扁桃体炎、上呼吸道感染、皮肤脓疱疮等，致使风热壅结咽喉，内舍于肺，肺失宣降，通调失职，致风遏水阻，风水相搏，泛溢肌肤，发为水肿；复感湿热毒邪流注膀胱，发为热淋，进而伤及脾肾，致肺、脾、肾同病，通调运化失常，热伤血络，血溢水道，出现血尿；脾失固摄、肾失封藏，则精微渗漏而出现蛋白尿。因

此用虎杖根、金银花、黄芩、黄柏清热解毒，地肤子、泽泻清热利湿，生地、大小蓟、仙鹤草、侧柏炭、地榆炭凉血止血。因离经之血为瘀血，为防瘀阻脉络，血不循经，加赤芍、丹皮、琥珀凉血化瘀，使止血而不留瘀。患儿尿血日久，贫血明显，取黄芪、党参、阿胶、当归补气益血、引血归经，生地黄、川断肉、菟丝子、潼蒺藜、枸杞子益肾固精。诸药配合，标本兼顾，终获痊愈。

### ❷ 慢性肾小球肾炎

王某，女，45 岁。1981 年 5 月 17 日诊。

患者确诊慢性肾炎 5 年余。刻下面部及下肢水肿，腰酸尿少，纳呆嗳气，脘腹胀满，倦怠乏力，带下绵绵，有宫颈糜烂史。舌质红，苔薄白，脉沉细。尿常规示：蛋白(+++)，红细胞(++)，白细胞(+)，管型(++)/高倍镜；肾功能：尿素氮 8.9 mmol/L，肌酐 141.4 μmol/L。据证乃脾肾两虚，精微渗漏，水湿泛滥。先予补肾健脾，行气利水。

处方：生黄芪 20 g，全当归 12 g，紫丹参 15 g，川断肉 12 g，桑寄生 15 g，制川朴 8 g，广陈皮 10 g，广木香 8 g，大腹皮 10 g，赤茯苓 15 g，黑猪苓 15 g，福泽泻 15 g，车前子(包) 15 g，金银花 30 g。水煎服，一日 2 次。

二诊：上方服半月，下肢水肿已消，面部尚有轻微水肿，腹胀减轻，纳食增加，唯仍时有嗳气，四肢乏力，腰腿酸重，白带绵绵，色黄量多。舌淡红，苔薄黄，脉细缓。尿常规：尿蛋白(+)，白细胞少许，红细胞 4~7/高倍镜，颗粒管型 0~1/高倍镜。药已见效，水肿消退，当加强补益脾肾。

处方：潞党参 15 g，炙黄芪 30 g，大生地 12 g，全当归 15 g，补骨脂 9 g，桑寄生 15 g，川断肉 15 g，苏芡实 15 g，金银花 20 g，净连翘 20 g，淡黄芩 12 g，粉丹皮 10 g，紫丹参 10 g。水煎服，一日 2 次。

三诊：二诊方又服半月，诸症改善，唯左腰酸痛，舌边尖红，苔薄黄，脉细弦。尿常规：尿蛋白(+)，白细胞 1~2/高倍镜。再宗前意。

处方：太子参 20 g，炙黄芪 30 g，大生地 12 g，全当归 15 g，杭白芍 10 g，桑寄生 15 g，川断肉 15 g，紫丹参 10 g，炒山栀 10 g，淡黄芩 12 g，金银花 20 g，净连翘 20 g，石韦 15 g。水煎服，一日 2 次。

治疗结果：此后以上方稍事出入，一直服至 1981 年 9 月 6 日，多次检尿均阴性，肾功能正常，纳佳便调，体力亦恢复，遂停药观察。1983 年 3 月 22 日随访，尿检一直正常，未再复发，并参加强体力劳动。

［按］本例以补益脾肾、行气利水、清热解毒、活血化瘀立法，方中黄芪、党参补脾，药理实验证明两药有消除蛋白尿的作用；生地黄、桑寄生、续断补肾；陈皮、木香、厚朴、大腹皮行气；猪苓、茯苓、泽泻、车前子、石韦利水；金银花、连翘、黄芩、栀子清热解毒；当归、丹参、丹皮活血化瘀。诸药配伍，补虚泻实，标本兼顾，疗效显著。

### ③ 慢性肾功能不全

陈某，女，57 岁。2002 年 6 月 26 日初诊。

患者于 2000 年因右肾及输尿管结石，经碎石治疗后，出现肾功能损害，在当地治疗 2 年余，症无好转。今检肾功能：血尿素氮 10.46 mmol/L，肌酐 214 μmol/L，尿酸 482 μmol/L。血常规：白细胞计数 $7.0\times10^9$/L，红细胞计数 $2.08\times10^{12}$/L，血红蛋白 72 g/L，血小板 $173\times10^9$/L。尿常规：尿蛋白（–），红细胞、白细胞均 0~1/低倍镜。血压 130/95 mmHg。B 超示左肾萎缩，双肾弥漫性病变，胆囊炎、胆结石。刻下面色萎黄，神疲力乏，纳谷不香，二便尚利，无水肿。舌淡红，苔薄白，脉细。按证乃脾肾两虚，水湿不化，郁久生毒。治拟补肾健脾，利水泄浊，内服、灌肠兼治。

处方：①生黄芪 30 g，潞党参 12 g，全当归 10 g，紫丹参 30 g，粉丹皮 10 g，大生地 15 g，山茱萸 12 g，桑寄生 15 g，川杜仲 15 g，川断肉 12 g，怀牛膝 15 g，菟丝子 12 g，福泽泻 15 g，云茯苓 15 g。水煎服，一日 2次。

②煅牡蛎 30 g，生大黄 30 g，六月雪 30 g，白及片 15 g，浓煎成 200 ml 左右，加白糖1 匙，保留灌肠，每晚 1 次。

③氨氯地平 5 mg，每日 1 次。

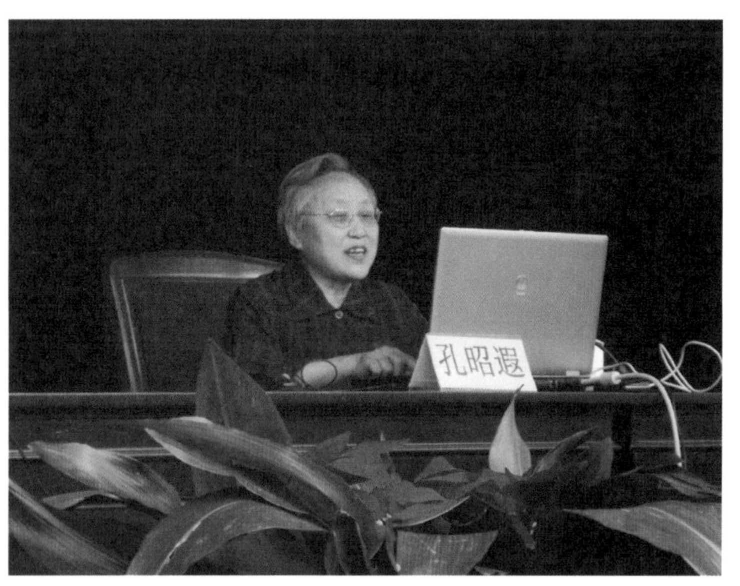

在孔昭遐学术思想研讨会上作报告

二诊：上方服 4 个月，症有好转，纳食尚可，大便一日 2 次。复查肾功能：血尿素氮 8.6 mmol/L，肌酐 147.2 μmol/L，尿酸已正常，尿常规：尿蛋白（±），镜检（–）；血常规：白细胞计数 $7.0\times10^9$/L，红细胞计数 $2.17\times10^{12}$/L，血红蛋白 75 g/L，血小板 $212\times10^9$/L。血压140/90 mmHg。舌淡红，苔薄白，脉细。治疗已见效机，更进一筹。

处方：①同上内服方，加生大黄（后下）6 g。②同上灌肠方，继续保留灌肠，每晚 1次。③降压药续服。

三诊：二诊方又服 2 个月，症情稳定，除仍感乏力外，别无他苦，纳食如常，大便保持每日 2~3 次。复查肾功能：血尿素氮 8.44 mmol/L，肌酐 162 μmol/L，尿酸 435 μmol/L。血常规：红细胞计数 $2.17\times10^{12}$/L，血红蛋白 75 g/L，白细胞、血小板均在正常范围。尿常规：尿蛋白（±），镜检（–）。舌淡红，苔薄白，脉细。再宗前意出入。

处方:①生黄芪 30 g,潞党参 12 g,全当归 10 g,杭白芍 15 g,紫丹参 30 g,鸡血藤 30 g,粉丹皮 10 g,大生地 15 g,山茱萸 12 g,桑寄生 15 g,川杜仲 15 g,川断肉 12 g,怀牛膝 15 g,福泽泻 15 g, 猪苓、茯苓各 15 g。水煎服,一日 2 次。②煅牡蛎30 g,生大黄 30 g,川桂枝 10 g,淡附片 9 g,六月雪 30 g,白及片 15 g。浓煎成 200 ml 左右,保留灌肠,每晚 1 次。③降压药续服。

四诊:守三诊方又服 3 个月,病情续有好转,无自觉不适,大便一日 2 次,复查肾功能:血尿素氮 6.7 mmol/L,肌酐 106.3 μmol/L,尿酸 397 μmol/L。血常规:白细胞计数 $6.75\times10^9$/L,红细胞计数 $2.47\times10^{12}$/L,血红蛋白 86 g/L,血小板 $207\times10^9$/L。尿常规(-),舌淡红,苔薄白,脉细。效不更方,处方:①同三诊内服方,加生大黄(后下)8 g,服法同前。②停保留灌肠。③降压药续服。

五诊:四诊方服 4 个月,停保留灌肠 3 月余,无特殊不适,大便一日 2 次,复查肾功能:血尿素氮 6.9 mmol/L,肌酐 114.0 μmol/L, 尿酸 408 μmol/L。血常规:白细胞 计数 $7.02\times10^9$/L,红细胞计数 $2.22\times10^{12}$/L,血红蛋白 88 g/L,血小板 $218\times10^9$/L。血压 130/80 mmHg。B 超示:左肾 71 mm×37 mm,右肾 90 mm×54 mm,双肾弥漫性病变,右肾囊肿(7 mm×6 mm)伴囊壁钙化。尿常规(-)。舌淡红,苔薄白,脉细。停止保留灌肠后,肾功能指标稍有上升,贫血仍较明显,再守原方续治,加强补血之品。处方:①同四诊方,加东阿胶(冲)10 g。②恢复保留灌肠,处方同三诊方。③降压药续服。

六诊:此后以上方稍事出入,内服兼灌肠,坚持治疗,大便保持一日 2 次,除容易疲劳外,别无他苦,病情稳定,贫血有所好转。2009 年 10 月 6 日复查肾功能:血尿素氮 9.26 mmol/L,肌酐 84.2 μmol/L,尿酸 444.8 μmol/L。肝功能:总蛋白 71.4 g/L,白蛋白 45.9 g/L,球蛋白 25.5 g/L,谷丙转氨酶 12.4 U/L,谷草转氨酶 19.1 U/L,总胆固醇 5.72 mmol/L,甘油三酯 1.15 mmol/L。血常规:白细胞计数 $6.72\times10^9$/L,红细胞计数 $3.12\times10^{12}$/L,血红蛋白 97 g/L,血小板 $200\times10^9$/L。尿常规(-)。血压维持在 130~140/80~90 mmHg。舌淡红,苔薄白,脉细。仍按以上方案继续治疗。

治疗结果:患者家住山东临清市,开始每隔 3~4 个月来诊 1 次。自 2013 年起每年来诊 1~2 次,病情稳定,无不适,仍用中药内服、灌肠,坚持治疗,至今已 14 年,多次复查肾功能和血常规保持在上述水平,生活质量较好。

[按] 慢性肾功能不全是指各种原因造成的慢性进行性肾实质损害,致使肾脏不能维持其基本功能,从而呈现氮质血症、代谢紊乱和各系统受累等一系列临床症状的综合征。由于临床证候复杂,很难以中医的某个病来概括,根据其病变不同阶段的不同特征,可将其分别归属于中医的水肿、癃闭、关格、腰痛、虚劳、肾绝的范畴。本例无水肿、癃闭、关格、腰痛等症状,当属虚劳范畴的本虚标实之证。脾肾两虚为本,湿浊羁留,病久入络,湿浊瘀血,郁久化毒为标。脾肾虚损,湿浊瘀血壅滞三焦,导致气机升降失常,当升不升,精微不摄而渗漏,当降不降,水浊不泄而滞留,浊阴瘀滞,郁久化毒,又成致病因素,进而影响脏腑功能,形成恶性循环,病情不断发展,威胁患者生命。故治宜标本兼顾,补肾健

脾以治本，活血化瘀，利水泄浊以治标。方采参芪地黄汤加桑寄生、杜仲、淫羊藿以补益脾肾，四苓散加车前子、生大黄以利水泄浊。结合保留灌肠法以增强泄浊排毒之力。方中黄芪、党参补脾益气，经动物药理实验证明有保护肾脏，消除蛋白尿的作用；桑寄生、杜仲、淫羊藿补肾壮阳，药理实验证明均有降低肾性高血压的作用；当归、丹参、鸡血藤补血活血，配合西药氨氯地平或厄贝沙坦、双嘧达莫扩管、降压，以改善肾脏血液循环。数十年来基本上按此原则治疗，肾功能逐渐好转。此病病程冗长，必须长期坚持治疗，方能取得较好疗效。

## 三、以痰瘀互结论治外伤性硬脑膜下血肿或积液

外伤性硬脑膜下血肿或积液，多由于闭合性颅脑损伤引起。颅腔是大脑所居之处，内有脑血液循环和脑脊液循环，颅腔在正常情况下可供代偿的容积是有限的，颅脑外伤后，引起硬脑膜下血肿或积液，压迫邻近的脑组织，造成脑血液循环和脑脊液循环障碍。

随着CT和MRI的普及应用，本病的发现有增多的趋势。一般无症状者以保守治疗为主，当血肿或积液量大，有占位效应及出现颅内高压症状者，可采取手术治疗。钻孔引流术是最常用的治疗方法，但部分患者术后又复发，复发者应用中药治疗，仍然有效。

### （一）对外伤性硬脑膜下血肿或积液病因病机的认识

孔昭遐教授指出，外伤性硬脑膜下血肿或积液，常合并有脑挫裂伤，均因跌仆外伤所致，属于中医“头部内伤”范畴。中医关于“伤必致瘀”的观点，早在《黄帝内经》已有论述，如《素问·缪刺论》和《灵枢·邪气脏腑病形篇》指出“人有所堕坠，恶血留内”，恶血即瘀血。由于外力损伤脑髓脉络，血溢脉外，离经之血即为瘀血。《诸病源候论·痰饮诸病候》中说：“诸痰者，此由血脉壅塞，饮水积聚而不消散，故成痰也。”指出血行瘀阻可聚水生痰。津液是血液的组成部分，血溢脉外的同时，津液亦随之外渗，外渗的津液可聚而为湿，凝而成痰。另一方面，脑脊液亦属于津液范畴，因此可以说颅脑外伤造成的脑血液循环和脑脊液循环障碍，也就是脑中血液和脑中津液运行的障碍。血液运行障碍即为血瘀，津液运行障碍即成痰浊。金元时期的朱丹溪提出“痰夹瘀血，遂成窠囊”，开创了“痰瘀互结致病”之说。故颅脑外伤除有瘀血之外，尚有痰浊为患。脑为髓海，是元神之府，清旷之所，外伤后痰瘀互结，清窍被蒙，神机堵塞，则神志障碍；神机逆乱，则癫痫抽搐；血瘀气滞，不通则痛，致头痛眩晕；痰浊中阻，胃失和降，则恶心呕吐；痰瘀流窜经隧，脉络壅塞，则肢体麻木、瘫痪。故治疗颅脑外伤必须化瘀、涤痰兼顾。

### （二）外伤性硬脑膜下血肿或积液的辨治

症状：头部外伤后，轻者无昏迷，或仅有短暂的意识丧失，重者可有昏迷数小时或数天不等，常有头昏头痛，恶心呕吐，记忆力减退，视力下降或出现复视，亦可发生耳鸣、听力减退或嗅觉减退，面肢麻木或有偏瘫，或有癫痫发作，舌淡红，苔白腻或黄腻，脉弦。颅脑CT或MRI可提示血肿及积液的部位和多少，有无合并脑挫裂伤或颅骨骨折。

病机：头部外伤后脑络受损，血溢脉外，离经之血为瘀血，瘀阻经络，气血、津液运行不畅，势必聚津为湿，酿湿成痰；痰瘀互结，蒙蔽清窍，神机堵塞，则意识不清；血瘀气滞，不通则痛，致头昏头痛；痰浊中阻，胃失和降，则恶心呕吐；痰瘀流窜经隧，络脉痹阻，则肢体发麻，甚则偏瘫。

证候：外伤脑络，痰瘀互结。

治则：化瘀涤痰，疏经通络。

处方：基于对外伤性硬脑膜下血肿或积液病因病机的认识，20余年来经过对方药不断的筛选和改进，自拟化瘀涤痰汤基本方：①水蛭，研细末，过80目筛，收贮防潮。每次3 g，开水或药汁送下，神志不清者，用开水或药汁调稀后，鼻饲灌服，一日2~3次（根据血肿大小或积液量的多少决定服药次数）。②全当归10 g，粉川芎6 g，紫丹参30 g，桃仁泥10 g，宣红花6 g，制香附10 g，干地龙10 g，胆南星10 g，天竺黄10 g，广陈皮10 g，姜半夏10 g，云茯苓15 g，水煎2汁，混合后，分2次温服，神志不清者，用鼻饲管灌服。

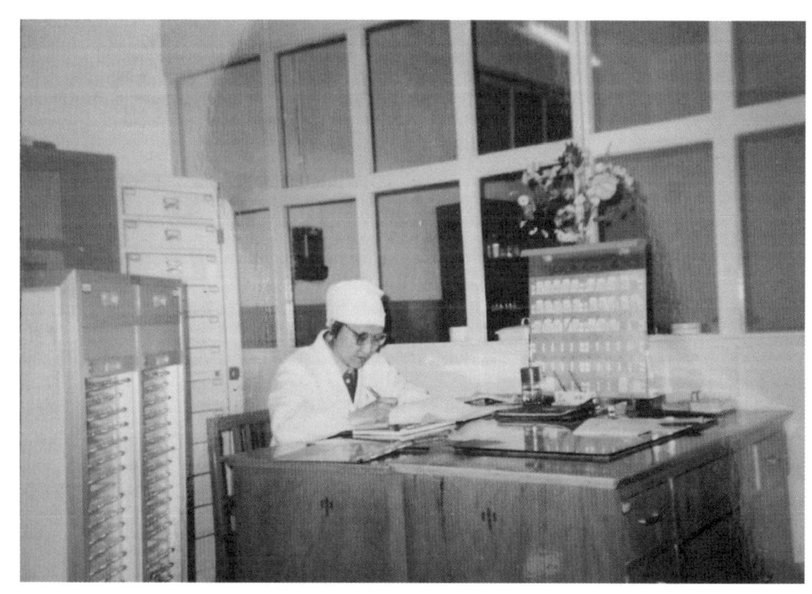
孔昭遐教授在病房工作

加减：①新伤5天以内，用水蛭、参三七以2:1配伍，共研细末，过80目筛，每次3 g，一日2~3次。②年老、体弱、气虚者加生黄芪30 g。③神志不清，加炙远志8 g、石菖蒲10 g。④颅内积液多或兼有脑水肿者，加路路通、猪苓、泽泻、车前子各15 g。⑤舌苔黄腻加黄芩15 g、黄连8 g。⑥便秘，加生枳实12 g、生大黄（后下）8 g。⑦头痛甚者，加生石决明、青龙齿（先煎）各30 g、全蝎5 g。⑧失眠，加珍珠母（先煎）30 g、酸枣仁30 g、茯神15 g。⑨伴有高颅内压症状者，配合西药脱水降颅压。

方解：根据颅脑外伤导致痰瘀互结、内壅脑络、蔽阻窍隧的病机观点立法，方选桃红四物汤合涤痰汤加减。方中水蛭为祛瘀主药，功能破血逐瘀，疏经通络，且能通过血脑屏障，有较强的抗凝血及溶解血栓的作用，对实验性脑血肿，可促进血肿吸收，减少脑组织炎症细胞浸润，缩小血肿引起的脑细胞坏死范围，改善血液流变性及微循环，促进渗出液及血肿的吸收，减轻脑水肿，缓解颅内高压，增加脑动脉血流量，有保护脑组织及有利于神经功能的恢复等作用；三七止血化瘀，消肿定痛，为治伤要药，当归、桃仁、红花、丹参、川芎、地龙均可助水蛭以活血化瘀，疏经通络；黄芪补气升提，气为血帅，气行则血行，亦有助于行气活血。药理研究证明，活血化瘀药能改善血液流变性、双向调节凝血-纤溶机制、降低毛细血管通透性、增强吞噬细胞的吞噬功能等，从而可以改善脑损伤后的水肿和循环障碍，促进血肿或积液的吸收。胆南星为涤痰主药，功能祛痰熄风，有抗惊厥、镇静、镇痛等作用，可改善临床症状，减少癫痫发生；天竺黄豁痰清热，开窍定惊；陈皮、半夏、茯苓涤痰利湿，理气降逆，既可利尿脱水以减轻脑水肿、脑肿胀，又可降逆止呕；石菖蒲、远志化痰利窍，安神定惊，均可助胆星以豁痰开窍，镇惊定痛；积水多者加路路通、猪苓、泽泻、车前子等利水渗湿，以减轻脑水肿及促进积液吸收。诸药配伍，共奏活血化瘀、涤痰通络、利水消肿之功，从而使离经之血得散，津凝之痰得化，津血之路畅通，达到瘀血去而新血生，促进血肿及积液的吸收和损伤之脑组织恢复的目的。另一方面，脑外伤后氧自由基产生增多，引起脑水肿和脑损伤，胆南星及活血化瘀药可以清除体内增多的氧自由基且抗氧化，从而减轻脑水肿和保护脑神经细胞。这可能是应用本方治疗，很少有癫痫等后遗症的原因之一。

（三）辨治体会

外伤性硬脑膜下血肿或积液多伴有脑挫裂伤，是由闭合性颅脑损伤所引起，属于中医学“头部内伤”范畴。西医主要用钻孔引流的方法，但引流后积血、积液再生的现象很常见。特别是慢性硬脑膜下积血或积液，往往并非只是当时血管破裂出血，而是一种受伤后发生的病理过程，甚至数月后才出现症状，即使做手术引流，也可以再次发生积血或积液。孔昭遐教授曾治多例，先后手术引流1~3次，仍然再生积血或积液，最后还是服中药治愈。至于临床上无意识障碍，脑中线无移位，无颅内压增高等情况者，西医无特殊有效的治疗方法，往往采取一般的保守治疗，待其自行吸收。实践和实验均证明中药确可加速血肿或积液的吸收。

关于颅脑外伤，因限于古代的医疗条件，中医古籍中多列为“不治”，因此对病机分析及治疗方法均鲜有记载，需要自己运用中医基础理论去阐释。孔昭遐教授根据中医气血津液的理论及“伤必致瘀”“因瘀致痰”的观点，对外伤性硬脑膜下血肿或积液的病机及治法进行探索。清·沈金鳌《杂病源流犀烛·跌打闪挫源流》指出：“跌打闪挫，卒然身受，由外及内，气血俱伤病也，……气既滞，血既瘀，其损伤之患，必由外侵内，而经络脏腑并与俱伤。”隋·巢元方在《诸病源候论·痰饮诸病候》中提出“因瘀致痰”说，称“诸痰者，此由血脉壅塞，饮水积聚而不消散，故成痰也”，是言血行瘀阻可生痰。颅脑外伤，由于外力损伤脑髓血络，致血溢脉外，离经之血为瘀血；津液是血液的组成部分，血溢脉外的同时，也有津液的外渗；脑脊液属于颅内津液，颅脑外伤引起颅内血瘀气滞，经脉瘀阻，导致颅内血液循环和脑脊液循环障碍，势必聚津为湿，酿湿成痰，形成痰瘀互结的病机。《丹溪心法·痰门》亦说“人之一身气血清顺，则津液流通，何痰之有？唯夫气血浊逆，则津液不清，熏蒸成聚而变为痰焉”。朱氏首创“痰挟瘀血，遂成窠囊”之说，孔教授用来解释外伤性硬脑膜下血肿或积液的病机，既合实际，又很形象。朱丹溪在治疗上强调“痰瘀同治”。孔昭遐教授遵循先贤“因伤致瘀”“因瘀生痰”“痰瘀互结”的理论和“痰瘀同治”的治则，应用于外伤性硬脑膜下血肿或积液的治疗，取得良好的效果，进而应用于小儿先天性脑积水和先天性硬脑膜下积液以及化脓性脑膜炎并发硬脑膜下积液的病例，由于病机类同，均取得良好的疗效。

（四）验案举例

费某，女，77岁。2004年7月22日初诊。

患者于6月1日不慎跌倒，当时无特殊不适，40天后觉左手发麻无力，磁共振示右侧额颞部硬脑膜下积血约80 ml，已住他院拟作手术引流，但患者惧怕手术，自动出院，要求中医治疗。刻下仍诉左手发麻、无力，夜寐不安，纳谷不香，但无头昏头痛，二便自调，舌质偏红，苔薄黄腻，舌下瘀征明显，脉弦细，血压130/70 mmHg。按证乃外伤后脑络受损，血溢脉外，离经之血为瘀血，瘀阻经络，气血运行不畅，势必聚津为湿，酿湿成痰，痰瘀互结，流窜经隧，络脉痹阻，则肢体发麻无力。治拟涤痰化瘀，疏经通络。

处方：①胆南星10 g，天竺黄10 g，广陈皮10 g，姜半夏10 g，生黄芪20 g，全当归12 g，西赤芍12 g，粉川芎8 g，紫丹参30 g，宣红花8 g，干地龙10 g，制香附12 g，片姜黄12 g。水煎服，一日2次。14剂。②水蛭200 g，参三七100 g，共研细末，过80目筛，收贮防潮。每服3 g，开水或药汁送下，一日3次。

二诊：药后左手发麻已消失，纳食、二便自调，唯夜寐仍不安，入睡困难，舌暗红，苔薄黄，舌下瘀征明显，脉弦细。药已见效，再宗前意。处方：①同上方加酸枣仁30 g，抱茯神15 g，夜交藤30 g。②水蛭、参三七散剂续服。

三诊：上方共服42剂，复查颅脑CT，示硬膜下血肿已完全吸收，除有脑退变改变外，未见异常。纳谷、二便如常，唯夜寐仍欠安，偶有头昏，舌偏红，苔薄黄，脉弦细，血压140/80 mmHg。再宗前意，拟膏方善后调理。

处方：生黄芪300 g，北沙参150 g，全当归120 g，西赤芍120 g，粉川芎80 g，大熟地100 g，宣红花80 g，桃仁泥90 g，鸡血藤300 g，紫丹参300 g，片姜黄120 g，干地龙120 g，胆南星100 g，天竺黄100 g，制首乌120 g，枸杞子150 g，珍珠母500 g，酸枣仁300 g，柏子仁100 g，抱茯神150 g，东阿胶200 g，饴糖500 g。上方熬煎成膏滋药，每服1匙，开水冲服，一日2次。1料。

治疗结果：患者经以上治疗，伤已痊愈，并无后遗症，随访3年，身体健康。

［按］外伤引起慢性硬脑膜下积血、积液，往往并非当时血管破裂出血，而是一种受伤后发生的病理过程，甚至数月后才出现症状，即使做手术引流，也可以再次发生积血或积液。笔者曾治一例，先后手术引流3次，仍然再生积液，最后还是服中药治愈。所以她认为外伤性硬膜下血肿或积液的主要病机是“因伤致瘀”“因瘀生痰”“痰瘀互结”引起的一系列病理变化。因此必须“痰瘀同治”方能取得较好的疗效，防止复发。手术引流虽

然去除了已离经之瘀血或已积聚的积液，但未能阻断其再生的病理，因此常易复发。本例患者硬脑膜下积血量较多，本已入住他院，拟作手术引流，但患者非常惧怕手术，自动出院要求中医治疗，先后计服汤药 56 剂，水蛭600 g，参三七 300 g，复查颅脑 CT，80 ml 积血竟已完全吸收，可免手术之苦，患者欣喜雀跃。

## 四、以中医理论系统阐释大面积烧伤的病因病机及辨证论治

烧伤，中医称为汤火伤或汤泼火伤。祖国医学文献早在公元 3 世纪晋代葛洪《肘后方》和晋末刘涓子《鬼遗方》中已有治疗灼伤的记载。公元 6 世纪隋代巢元方《诸病源候论》中提出了烧伤治疗的初步理论。唐代孙思邈《千金方》继承了以往的经验，分析了火伤初期包括“火烧闷绝不识人”（相当于烧伤休克），和“火疮败坏”（相当于感染）的治疗方法，提出了辨证施治的原则。唐代以后，随着医疗实践经验的不断积累，进一步认识了烧伤对全身的影响，除了局部应用外治法以外，还同时内服药物进行整体治疗，方法也日渐增多。至清代受温病学说的影响，对烧伤的病因病机、预后判断以及治疗方法，均有进一步的提高。但是对于大面积烧伤的病因病机分析和辨证论治资料，则难以见到。

成人烧（烫）伤总面积达 30% 称大面积烧伤，达 50% 以上称特大面积烧伤。大面积严重烧伤患者，病情危急，变化多端，若无消毒隔离、翻身床等的设备条件，静脉补液的给药途径，手术植皮等的医疗技术，只凭中医传统的口服给药及药膏外涂方法，是难以治愈大面积烧伤的。因此古代文献缺乏对大面积烧伤引起全身复杂变化的病机分析和治疗方法，很有必要根据临床表现结合中医理论给予新的认识。在治疗上则应采用中西医结合的方法，取长补短，以提高疗效，减少致残率和死亡率。现单就其中医辨证治疗方面，简单介绍如下。

### （一）对烧伤病因病机的认识

烧伤可有热、电、光、化学物质或放射能等引起，一般以火烧、汤烫等热力灼伤为最常见。中医学认为，汤火伤是一种突然发生的意外损伤，系“好肉暴伤”，纯属外因所致。孔昭遐教授认为，烧伤不同于一般的跌打损伤，其原因虽不外乎火与热，但又不同于六淫之火，因此烧伤的伤有它自已的特点，特别是大面积烧伤并非单纯的皮肉之伤，它可引起全身一系列复杂的病理变化，而是一种全身性的疾病。

#### ❶ 火热的性质和危害

（1）汤烫火烧，其气猛烈，所及之外，皮焦肉卷，“热胜则肉腐”，致皮肉腐烂成疮。

（2）人是一个整体，体表与内脏密切相关，大面积烧伤，虽外伤于皮肉，必内损于气血、脏腑。

（3）火为阳邪，壮火食气、散气，必然耗损正气。

（4）火性炎上，最能燔灼脏腑，消烁津液，故而发热、烦渴。

(5)热入营血,则高热神昏,谵妄抽搐;迫血妄行,则发生出血症状。

凡此种种即前人所谓之“火毒攻里”,因此大面积烧伤患者常有虚脱、烦渴、高热、神昏、谵语、狂躁、抽搐、出血等严重的全身症状。故大面积烧伤是一种全身性的疾病。

### ❷ 外伤形体,内损气血、脏腑

大面积烧伤,不仅损伤皮肤和肌肉,而且也影响到机体的各个系统和器官的功能。中医学对伤也有两种概念,一是外伤,一是内伤。外伤主要是伤形体,内伤主要是伤气血、伤内脏。《素问·阴阳应象大论》说:“气伤痛,形伤肿。”吴昆注为“气无形,病故痛,血有形,病故肿”。烧伤患者既痛又肿,乃外伤皮肉、内损气血的明证,但烧伤的伤气又有气虚、气滞、气脱 的不同,伤血又有血虚、血滞、血瘀、出血的分别。

烧伤早期因汤烫火烧等强烈刺激和烧伤组织分解毒素,使心气骤虚,鼓运少力,致使神经体液和心血管动力系统的功能紊乱,气虚则血滞,造成周围循环中血运障碍;再加烧伤处皮毛不存,表卫被毁,经脉灼伤,微血管通透性增加而致津液外渗,大量体液渗入组织间隙和创面,使有效血容量明显减少,血液浓滞,血流缓慢,微循环气血灌流不良,导致休克。所以大面积烧伤休克期机体变化的主要病机是脏腑功能失调,气阴两虚,血液浓滞和皮肤天然屏障的破坏,表卫不固,以致体液外渗。

至于火热迫血妄行,或气虚不能摄血,或瘀阻血不循经,则是造成烧伤创面或内脏出血的重要因素,出血的结果又能导致血虚及血瘀;若严重或持续的出血,则又可发生气随血脱的危症,或则加重了气虚不能摄血,以致出血更难控制。

大面积烧伤患者,因创面过大,一时不易修复愈合。中医谓脓液乃气血所化,由于长期创面渗液流失,耗气伤血,故恢复期患者大多表现为气血两虚。

### ❸ 兼感外邪,火疮败坏

感染为烧伤的严重并发症,孔昭遐教授根据临床所见烧伤患者合并感染与没有发生感染两种截然不同的临床经过与转归,认为大面积烧伤的“火毒”有两种情况,但中医文献都称火毒,概念不够清楚。

一是烧伤组织分解的毒素所引起的机体生理功能的一系列变化,也就是中医习惯上所称的“火毒”为患,为了避免与烧伤后创面感受火热毒邪相混淆(创面继发感染),孔昭遐教授把它称为“烧伤火毒”,即烧伤毒素的火毒。

二是因为创面继发感染所引起的“火疮败坏”,即细菌毒素的火毒。如没有继发感染所引起的“火疮败坏”,就可以不出现这些感染的火毒症状,也没有这段继发感染的经过。

正常皮肤为抗菌的天然屏障,烧伤患者,皮毛不存,卫气不固,此种防御功能遭到破坏,细菌极易从创面入侵,因此烧伤创面越广,则并发感染的可能性越大,亦越严重;再加大面积烧伤时全身各内脏器官受损,功能紊乱,致机体抵抗力减弱,所谓“正气内存,邪不可干”,“邪之所凑,其气必虚”,在烧伤正虚的情况下,外邪极易乘虚而入,特别在体

液回收及焦痂溶解时，最易发生邪毒内陷之败血症。

另一方面，由于所感染的细菌不同，其临床表现常不一样。例如金黄色葡萄球菌所引起的脓毒血症或败血症，基本上类似中医所谓的火热实证，但如大肠杆菌或绿脓杆菌感染所引起的败血症，则往往很快发生感染性休克。而表现的症状，有时虽类似热深厥深的真热假寒证，但有时却表现为面不红、舌不绛，体温不升，大便下利，四肢厥冷，脉细欲绝，血压下降等一派阴寒症状，而类似于直中三阴，可见烧伤感染败血症也不一定都是火毒实热之证。因此，孔昭遐教授认为，大面积烧伤的全部病机都以“烧伤火毒”来解释不够全面。自烧伤后至回吸期机体的一系列病理改变，主要是火热外伤对机体的戕害，即“烧伤火毒”为患，但在创面继发感染出现脓毒血症或败血症时，则已并非单纯“烧伤火毒”的影响，而应以“兼感外邪，火疮败坏”来认识，且由于所感之邪不同，临床所见虽以实热证为多，但虚寒证也并非绝对没有。正因为此时烧伤复加感染，两邪相并，正气难支，所以病情也就特别严重。

#### 4 烧伤后的阴阳失调

烧伤早期由于神经体液和心血管动力系统的功能紊乱，导致营卫不和，气血不调，随着体液的不断外渗，体内阴阳的相对平衡发生了破坏，表现出舌干脉数、口渴引饮等阴虚液亏症状，此时如不能得到及时的治疗纠正，随着阴虚的不断加重，超过了机体所能调节的范围，终至阴损及阳，发生肢冷脉伏、尿少神昏等阴阳俱虚的休克症状。

烧伤 48 小时后，组织液逐渐回收，大量毒素吸收入血，火毒伤阴、燔灼脏腑逐渐上升为主要矛盾，体温升高，舌质转红，表现为一派阴虚火旺、内热炽盛的征象。此后如创面没有继发感染，通过清热解毒、滋阴降火等治疗，使火毒解、阴虚复，病就向愈。

烧伤感染败血症，由于感邪的不同(致病菌种类不同)，正气的盛衰，可以出现阴阳偏胜、偏衰的各种不同情况。一般说来，烧伤感染在原来阴虚的基础上，邪从热化的较为多见，如正气未虚，则出现高热面赤、气粗烦渴、便结尿赤、舌绛苔黄、脉洪大或滑数等阳盛则热、气血两燔的症状。一般来说，球菌性感染败血症及某些混合感染，大多类此。因为“阳胜则阴病”，热甚必耗津，所以必须及时给予清热解毒、养阴生津或急下存阴等方法，以期达到平调阴阳的目的。一些固紫染色阴性杆菌引起的败血症，经常出现正气骤虚、邪毒内陷、体温不升、下利清谷、肢冷汗出、脉微欲绝或脉伏不起等真气欲脱、真阳将亡的危象，亟须益气回阳，以期阳气回复，然后才能再拟祛邪之计。

恢复期的患者，由于烧伤后长期发热，创面渗液，耗气伤阴，而致邪去正虚，主要表现为阴阳俱虚、气血双亏，治疗亦以阴阳兼顾、气血双补为主。

#### 5 烧伤后的内脏损害

中医认为人是一个整体，体表与内脏相连，大面积烧伤，虽外伤于皮肉，必内损于脏腑，从而发生种种内脏功能失调的症状。

(1)火热伤心

严重烧伤由于剧痛难忍，大痛伤心，惊恐伤神而造成神经体液和心血管系统的功能紊乱，所谓“惊则心无所倚，神无所归，虑无所定，故气乱矣”。烧伤早期火热伤心的病机如下：

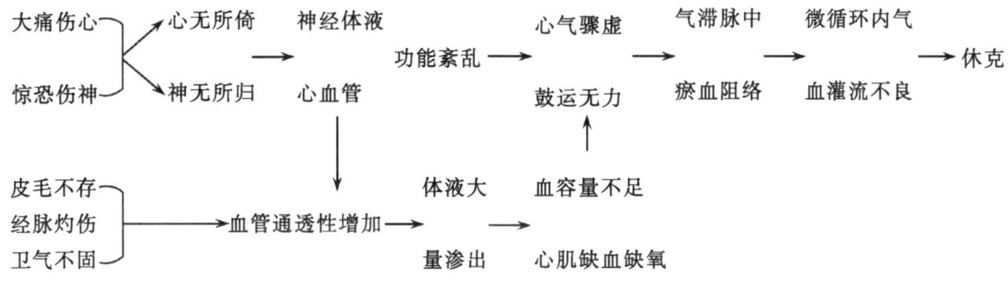


(2)火热伤肺

肺为娇脏，开窍于鼻，外合皮毛。因此在严重烧伤，外伤形体、内损脏腑的变化中，首当其冲的当推肺脏。一是由于呼吸道与外界直接相通，容易受火烟毒气、高热蒸气的直接损害；二是大面积烧伤外伤皮肉后，机体内外环境原有的对立统一被突然打破而发生内环境的紊乱，从而造成肺功能的变异。

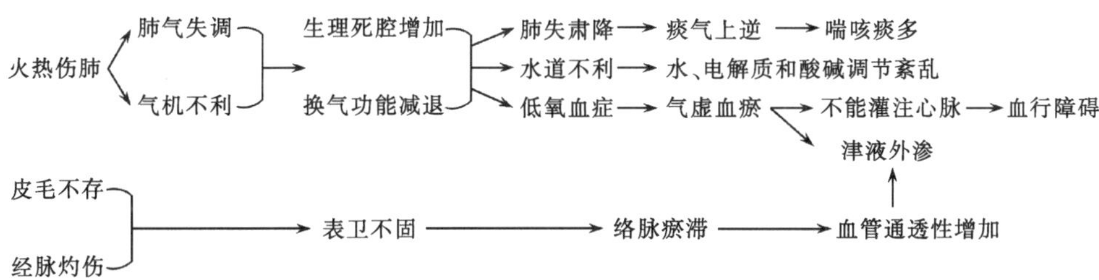


(3)火热伤肾

肾为水火之脏，主藏精，是调节机体体液代谢的重要脏器，因此也是大面积烧伤早期易受严重创伤的内脏之一，烧伤休克期极易发生急性肾功能衰竭，必须尽早防治。

火热伤心 → 心气骤虚 → 血运障碍 → 气虚血少 ↓

皮毛不存 → 表卫不固 → 血管通透性增加 → 体液大量渗出 → 伤津劫液 → 上源告竭 → 阴损及阳 → 气化乏权 → 少尿或无尿

火热伤肺 → 肺失肃降 → 通调水道失司 → 水道不利 ↑

(4)火热伤脾

脾主运化，胃主受纳，为仓廪之官，生化之源，开窍于口，亦易受火烟毒气、高热蒸气或强酸、强碱液体的直接损害，导致功能失常。

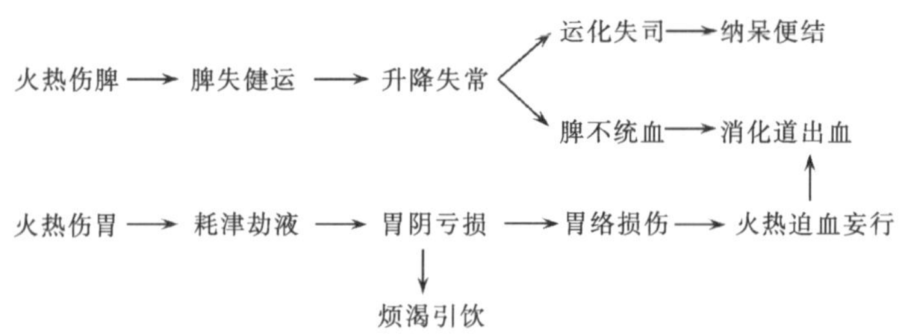


(5)火热伤肝

大面积烧伤患者往往由于休克、缺氧、感染、毒素吸收以及某些药物等的影响，尤其是化学药品烧伤，如有机磷农药烧伤、黄磷烧伤等，常可发生肝脏损害；素嗜烟酒、内湿较重的人，烧伤后亦易发生湿热互结，蕴于肝胆，引起肝胆功能失常。

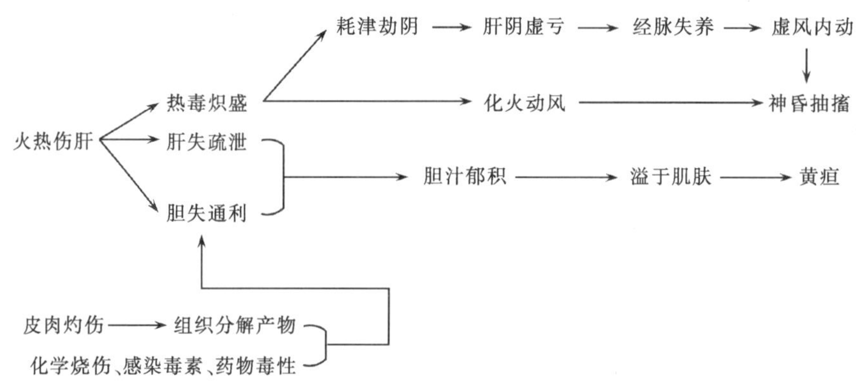


## (二)对烧伤病程发展分期分型的认识

过去对烧伤病程的发展，一般都分为三期，即休克期、感染期、修复期。孔昭遐教授及其团队在中西医结合治疗烧伤的医疗实践中，逐步认识到按照中西医结合的医疗观点，进行烧伤病程发展过程的分期分型，以突出每一发展阶段的主要矛盾，便于指导治疗，具有重要的临床价值。即分为气虚血滞渗出休克期(简称渗出休克期，分为休克型、无休克型)、火毒伤阴回吸毒血症期(简称回吸毒血症期)、邪正交争创面演变期(简称创面演变期，分为感染型、无感染型)、恢复期等4期。但这些发展阶段都是互相联系互相影响，不可分割的。

### 1 气虚血滞，渗出休克期

机体烧伤后48小时或72小时内由于内外环境突然发生急剧的改变，而使机体在整体和局部两个方面发生了明显的变化。这些变化的特征是脏腑功能失调，皮肤的天然屏障和调节作用遭到破坏，以致体液外渗。在一般情况下，这种变化于伤后6~12小时左右达到高峰。这一期由于烧伤面积和程度的不同，伤员整体情况的差异，以及处理恰当与否，可分为休克型和无休克型。

体液渗出是这一期的主要矛盾，抓住主要矛盾，从调整脏腑功能，改善气血循环，加强烧伤局部的屏障作用，减少体液外渗着手，进行整体和局部两个方面的处理，就能够使此期顺利渡过，否则休克期渡过不平稳，将为以后的发展过程，带来不利的影响。

❷ 火毒伤阴，回吸毒血症期

烧伤 48 小时后，组织水肿逐渐消退回收，一些组织分解产物亦就随之而进入血液循环，造成一些毒性反应，为机体带来了新的矛盾。这就是烧伤病程发展过程中的火毒伤阴回吸毒血症期。此期患者体温升高，并可出现内脏受损情况，可以持续 1~2 周。此期的治疗重点是清热解毒、滋阴降火、利水消肿，增强毒素排泄，以辅助机体顺利度过这一阶段的病理过程。

❸ 邪正交争，创面演变期

烧伤的病变过程，自形成创面开始，至创面愈合才基本结束，因此创面这个矛盾始终贯穿在整个烧伤病变过程中。由于存在烧伤创面这个特点，为外邪(感染因素)之侵入，打开了方便之门。但是形成感染的过程，除了存在感染因素的侵袭外，尚取决于创面是否得到妥善的处理和机体正气的盛衰，所谓“邪之所凑，其气必虚”。因此，在整个烧伤的病变过程中，一直存在着邪正这对矛盾的斗争。在邪正交争过程中，由于双方力量对比的消长，在临床上可以出现两种截然不同的过程：

(1)感染型　创面处理不当，机体抗病能力削弱，细菌等感染因素乘虚而入，造成创面感染，甚至疮毒内陷，发生败血症。由于邪正双方力量对比的变化，可出现邪盛正盛、邪盛正虚、正虚邪陷、正虚邪恋、邪去正虚等 5 种不同情况。

(2)无感染型　创面处理恰当，正盛邪微，机体在邪正交争的过程中，顺利克服感染因素而不发生感染，顺利恢复健康。

这一期的主要矛盾是邪正交争创面演变，所以治疗重点应放在妥善处理创面，扶正祛邪，促进创面愈合，力争达到无感染的过程，使伤员迅速恢复健康。

❹ 恢复期

此时创面已基本愈合，部分创面瘢痕形成，发生瘙痒。但由于长期发热，创面渗液，耗气伤血，正气大虚，气血双亏，故此期治疗以调理脾胃、补益气血，恢复体力、减少瘢痕增生为主。

### (三)大面积烧伤的中医治疗

烧伤为热伤皮肤，当面积很小时，病在于表，单施外治即可。大面积烧伤时，热毒传里，内损脏腑，必须药治其内，行内外兼施之法。创面的妥善处理，有助于脏腑功能失调的恢复；脏腑调和，正气充足，也有利于创面的修复。两者相辅相成，不可偏废，否则只“治其外而不治其内，治其末而不治其本，其失恒多”。

### ❶ 内治法

内治总则：主要为补（益气养阴）、清（清热解毒）、托（托里生肌）。烧伤早期当补清并用，中、后期宜清托并用，但活血化瘀贯彻始终，调理脾胃不可忽视。

分期治疗——

（1）渗出休克期　烧伤后至 72 小时，这一期的主要病机是脏腑功能失调，气虚血滞和皮肤天然屏障的破坏，以致体液外渗，所以渗出是这一期矛盾的主要方面，因此补气活血，抗渗扩容，是防治烧伤休克的重要环节。除适当静脉补液外，予服"抗休克合剂"（黄芪、金银花各 30 g，党参、生地、石斛、麦冬、酸枣仁各 15 g，山萸肉、牡丹皮、五味子、炙远志、淡竹叶、泽泻各 10 g，红花 6 g。浓煎成 120 ml，成人首次口服 60 ml，以后每次 30 ml，一日 3 次）。结合益气养阴、强心复脉的"复脉注射液"（由人参、制附片、麦冬提制而成）或"生脉注射液"（由人参、麦冬、五味子提制而成），肌注或静滴，以增加心脏排出量，改善气血循环。

（2）回吸毒血症期　烧伤 48 小时后，组织液逐渐回吸收，大量毒素吸收入血，此期往往出现多个脏器受损的症状，其主要病机是火毒传里，燔灼脏腑。治疗原则为：①利水消肿，促进毒素排泄：可选参芪汤合猪苓汤加减。②清热解毒，预防创面感染：可选五味消毒饮或银花解毒汤加减。③滋阴降火，减轻临床症状：可选沙参麦冬汤合黄连解毒汤加减。合并有脏腑损害者，按辨证原则随症调治。

（3）创面演变期　这期的主要病机是邪正交争，治疗以扶正祛邪、防治烧伤败血症、促进创面愈合为主，力争达到创面无感染的过程，使伤员迅速康复。一旦发生败血症，其临床表现与温热病及疮毒内陷症有许多类似之处，可根据邪正虚实、标本缓急，参考温病分型及疮毒内陷治法进行辨证论治。

①邪在气分：症见高热不退，面色潮红，呼吸气粗，烦渴引饮，多汗或汗出齐颈，大便秘结，小便短赤，创面感染，脓液甚多，或正在溶痂，腐肉未净，舌质红，苔薄黄或黄腻，脉洪大或滑数。治宜清热解毒、养阴保津，常选黄连解毒汤或五味消毒饮合白虎汤出入。如兼气血两虚，血象下降者，需加托里之品，以防邪毒内陷，用当归六黄汤合白虎汤加减，尤其是瓦斯爆炸烧伤，白细胞计数常在 1~2 日内急骤下降，必须重用黄芪、当归，黄芪需用至 100 g，当归需用至 30 g，白细胞计数亦可在 1~2 日内明显回升。若热邪甚重，介于气营之间，气血两燔者，用清瘟败毒饮出入。

②邪在营分：症见高热烦躁，神昏谵语，入夜更甚，面红目赤，口苦而干，渴欲冷饮，创面腐烂多脓，恶臭难闻，舌绛苔少，脉象细数。治宜清营解毒、凉血救阴，方选清营汤加减；高热神昏，烦躁谵语者，加服安宫牛黄丸或紫雪丹。

③邪在血分：症见高热神昏，妄言乱语，躁扰不安，手足抽搐，入夜尤甚，创面紫暗下陷，突然变干，出现坏死斑，或创面出血，皮肤紫斑，或吐血、便血，唇焦舌燥，舌质深绛，或紫暗或干燥起刺，光剥无苔，脉象细数或弦数。治宜凉血解毒，方选犀角地黄汤加减；出血症状严重者，加凉血止血药；合并消化道出血者，加服 10%白及胶浆，每次 30 ml，一

日 3~4 次。

④邪陷三阴：出现低温败血症、感染性休克者，症见患者体温突然下降不升，神志不清，呼吸气微，四肢厥冷，冷汗淋漓，创面紫暗凹陷，有坏死斑，舌质紫暗，无苔或干瘪起刺，脉微欲绝或脉伏不起，为真气欲脱、真阳将亡之危象。治宜益气回阳，方选参附汤合生脉散，病重者可日服 2 剂，或用“复脉注射液”。但此类方剂不宜多服，待体温回升、血压平稳，肢温脉复后，即应停服，再根据辨证情况，更换处方。

⑤正虚邪恋：症见高热之后，低热持续，朝轻暮重，常感心烦不寐，手足心热，创面已大多干燥愈合，仅有小块渗出，舌质红，苔薄白或少苔，脉细数。治当养阴透邪，方选黄连阿胶汤加减。

⑥邪去正虚：症见体温平稳，面色少华，形体消瘦，神疲力乏，动作肢颤，倦卧多汗，或面肢虚浮，大部创面基本愈合，未愈之处则肉芽苍白水肿，或有残余溃疡，迟迟难愈，舌淡苔白，脉象濡细或沉细。治宜补气益血、托里生肌，促进创面早日愈合，常用托里养营汤或参芪内托散加减。

(4)恢复期：创面愈合，正气渐复，唯瘢痕增生，奇痒难忍，除继续调补气血，以恢复体力外，宜加祛风止痒、活血软坚之品，以减少瘢痕增生，选八珍汤加蝉蜕、刺蒺藜、白鲜皮、徐长卿等祛风止痒，桃仁、鳖甲、穿山甲、生牡蛎等软坚散结。

以上是辨证论治的大概，但大面积烧伤患者往往症情复杂，变化多端，贵在根据辨证原则灵活应用。

### ❷ 外治法

外治总则：①处理创面时不能增加创面的机械损伤。②创面必须用药。③创面处理必须做到四勤：勤检查、勤翻身、勤清理用药、勤消灭创面。

创面辨证用药：创面用药对烧伤患者有重要作用，如早期可以减轻疼痛，减少渗出，使创面干燥，有利于防治休克及减少创面感染。对感染创面能控制感染，使创面清洁，肉芽新鲜，促进上皮生长。对Ⅲ度烧伤创面，可以控制焦痂延期溶解，有计划地分期分批进行切痂植皮或蚕食脱痂植皮。因此外治法的运用，亦要辨证论治。

①新鲜浅Ⅱ度或小面积深Ⅱ度创面：用“烧伤膏”(由地榆炭、大黄炭、五倍子、赤石脂、炉甘石、冰片、蜂蜡、麻油制成)制成烧伤膏纱布，高压灭菌后，外敷包扎。

②大面积深Ⅱ度及Ⅲ度创面：用“制痂酊”(由黄芩、黄柏、儿茶、冰片、酒精配制而成)，用喷雾器将药液喷洒于创面，待焦痂形成后，再分期分批切痂植皮或溶痂植皮治疗，以消灭创面。

③感染创面：除按上法用药外，可结合抗生素溶液湿敷。

## (四)验案举例

王某，男，36 岁。1973 年 11 月 25 日入院。

患者因矿井瓦斯爆炸烧伤头面、四肢、胸部，浅Ⅱ度总面积为 61.25%，合并有严重呼吸道烧伤、两眼角膜烧伤、一氧化碳中毒，在当地医院抢救治疗10日，因创面感染、合并铜绿假单胞菌性肺炎、中毒性脑病而转入我院。入院时神志昏迷，面色灰滞，两目瞪视，角膜浑浊，有分泌物，形体消瘦，手足躁动，呼吸急促，声音嘶哑，咳嗽痰多，无力咯出，吞咽困难，饮食难进，水入即呛，小便自遗，大便秘结，体温38.6℃，血压130/80 mmHg，心率140次/分，心音低钝，律齐，呼吸36次/分，两肺满布湿啰音。创面已化脓加深，骶部有褥疮，舌质稍红，苔黄腻少津，脉弦大而数，但不耐寻按。血常规：白细胞计数$16.0\times10^9$/L，白细胞分类计数：中性粒细胞85%，淋巴细胞15%。痰培养为铜绿假单胞菌、大肠杆菌，血培养阴性，创面培养为白色葡萄球菌、变形杆菌。

入院后当即作气管切开，药物雾化吸入，重新清创，采用自制“制痂酊”暴露制痂治疗，插鼻饲管，上翻身床，全身应用卡那霉素、红霉素、多黏菌素B等静滴，并调整水和电解质的平衡。

中医辨证：患者素体瘦弱，复因大面积烧伤，正气骤虚，火热伤肺，肺失清肃则咳嗽气促，火热伤心，心阴不足则心悸脉数，热入心包，心神受戕则神志不清，10日来因会厌软骨烧伤，饮食难进，更致形瘦骨立。按证乃正虚邪实，抗生素已用三联，中药拟扶正祛邪，清热解毒，化痰开窍。

处方：①白干参30 g，每日1剂，煎汤代茶饮。②生黄芪30 g，南沙参30 g，大生地30 g，粉归身9 g，寸麦冬12 g，粉丹皮9 g，西赤芍9 g，金银花30 g，天竺黄9 g，石菖蒲6 g，炙远志6 g，生甘草6 g。浓煎成300 ml，每次取100ml从鼻饲管注入，一日3次，每日1剂。

二诊：经中西医结合治疗5日，病情明显好转，体温平稳，37~38℃，心率88次/分，心音增强，呼吸27次/分，双肺呼吸音清，气管分泌物减少。但又发生上消化道出血，解柏油样便，舌淡红，苔黄糙少津，有裂纹，脉大不耐按。据证乃火毒燔灼脾胃，火热伤脾，则统血失司，火伤胃络，则血溢脉外，发为消化道出血，再宗前意，加清热塞流、凉血止血之品。处方：①原方去远志，加黑山栀9 g。水煎服，服法同前。②10%白及胶浆30 ml，一日3次。③参三七粉1.5 g，一日2次。

三诊：4日后血止，身热不清，神志时明时昧，咳嗽痰多，黄绿而稠，间有血丝，并出现肝肾功能损害，谷丙转氨酶高达400 U/L以上，尿中出现蛋白(++)及细颗粒管型。舌淡红，苔黄腻，脉大无力。因消化道出血后，正气更虚，病情又有反复。中药仍当标本兼顾，清心肃肺，兼益肝肾。

处方：北沙参30 g，生黄芪30 g，粉归身9 g，大生地30 g，粉丹皮9 g，寸麦冬12 g，光杏仁9 g，川贝母9 g，天竺黄9 g，石菖蒲6 g，枸杞子12 g，女贞子9 g。水煎服，服法同前，一日1剂。

四诊：治疗4日，尿常规及肝肾功能好转，停服白及胶浆及参三七粉。但痰培养仍为铜绿假单胞菌，抗生素再改为多黏菌素B和白霉素静脉滴注。中药原方续服。

五诊：治疗至伤后28天，病情大有好转，创面已大部愈合，肺部感染基本控制，偶有咳嗽，痰白量少，已能自吐，拔除气管套管，唯神志仍时糊时明，面色紫暗，形体消瘦，肌肤甲错，舌淡红，苔白腻，脉大无力。乃瘀血夹痰，互阻清窍，治拟活血祛瘀，化痰开窍。

处方：潞党参 12 g，全当归 12 g，大生地 15 g，焦白术 9 g，广陈皮 9 g，天竺黄 9 g，川贝母 9 g，光杏仁 9 g，西赤芍 9 g，粉丹皮 9 g，石菖蒲 6 g，宣红花 6 g。水煎服，服法同前，一日 1 剂。

治疗结果：伤后 38 天，神志清楚，创面痊愈，胸透阴性，唯全身瘦弱，大肉尽脱，褥疮糜烂，久不收口，稍有咳嗽，痰白量少，舌红润，苔薄腻，脉弦大，重按无力。乃久病正气大虚，以大补气血之剂调理而愈。

［按］大面积烧伤合并肺炎者，后果往往比较严重，一般都采用中西医结合治疗，取长补短，在合理应用抗生素的同时，配合中药扶正祛邪，清肺化痰，非但有利于痰液的排出、感染的控制，还可保护其他内脏。本例为大面积烧伤创面感染伴有严重呼吸道烧伤，合并铜绿假单胞菌性肺炎、中毒性脑病，消化道出血、肝肾功能损害，昏迷 38 日，鼻饲 50 天，病情十分危重。这类患者以往单用西药治疗成活甚少，此例采取中西医结合取长补短的方法，在合理应用抗生素的同时，配合中药清热解毒、化痰开窍、凉血止血、扶正祛邪等治疗，从而能较顺利地控制了感染，保护了其他内脏，使患者转危为安，痊愈出院。这些患者虽然也应用了抗生素，但由于剂量较小，药效欠佳，中药在抗感染方面亦起很大作用。安医附院微生物教研室曾为此作过动物实验，证明除了清热解毒中药本身具有一定抗菌作用外，抗生素和扶正祛邪中药合用后，可以提高抗生素效价 2~4 倍，剂量可以减少一半。

由于烧伤后创面渗出，阴液本亏，合并肺炎后极易伤阴化燥。因此，祛痰药宜多选用清化痰热之品，如栝楼、川贝母、天竺黄、竹沥之类。半夏、橘红等温燥药品需要慎用，否则易使痰液变稠，胶黏难出。在呼吸困难、通气不畅的情况下，应及时作气管切开，必要时加用同步呼吸机以辅助呼吸，减少体力消耗。

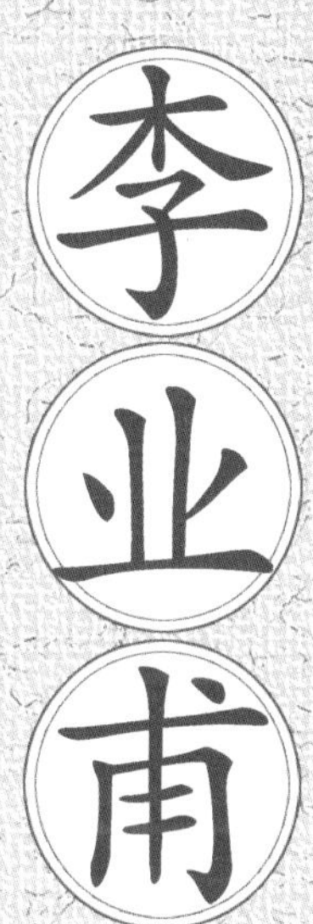
李
业
甫

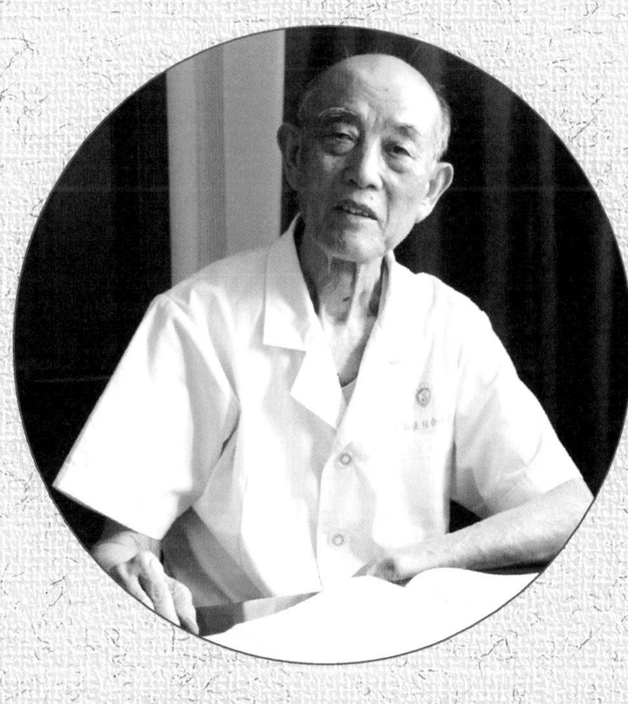

## 第一节 名医小传

李业甫，男，1931 年 12 月生，安徽定远县人。第三届国医大师，国家级名老中医，第二、五批全国名老中医药专家学术经验继承人导师，安徽省国医名师，国务院政府特殊津贴享受者。

李业甫教授自 1959 年起先后求学于合肥医士学校、上海中医推拿学校、安徽中医学院夜大及安徽省卫生厅举办的“国术推拿”学习班、卫生部主办的“全国中西医结合治疗骨关节损伤学习班”。学习期间，跟随中医推拿界各流派名家系统全面地学习各派手法，吸取了众流派的宝贵经验，尤其通过求学于一指禅推拿学派传人朱春霆等名师，奠定了推拿学术基础。工作期间，本着“古为今用，西为中用，兼收并蓄、去芜存精”的精神，在研习了各推拿流派手法的基础上，总结出一套具有个人特色的推拿手法，首创“李氏牵引推拿复位法”治疗腰椎间盘突出症及“李氏定位旋转复位法”治疗颈椎病。

李业甫教授著述颇丰，发表医学论文 40 余篇，其中《定位旋转复位法治疗 250 例不同类型颈椎病》获省级优秀论文一等奖，《牵引推拿复位法治疗 1455 例腰椎间盘突出症作用机制研究成果》1988 年荣获省级优秀论文二等奖，其临床研究成果荣获安徽省首届科学大会奖。编制电教录像带 4 部，其中《中医推拿手法荟萃》于 1997 年获省高等学校优秀教材成果二等奖；《自我保健穴位推拿》科教电影片，1993 年中央文化部对外联络处译成英语、法语、德语、俄语、西班牙语、日语、阿拉伯语对外交流。《自学家庭推拿法》电教录像带，由香港麦燕琼健康有限公司摄制，在港澳、东南亚地区办班学习。撰写出版推拿医学专著 30 余部。其中《中国推拿手法学》和《中国推拿治疗学》1989 年被评为安徽省高等学校优秀教材成果二等奖；《自我保健穴位推拿》于 1995 年荣获安徽省第三届优秀科普作品二等奖。1986 年被评为合肥市先进科技工作者。

2000 年李业甫教授退休后，继续在安徽中医药大学第三附属医院门诊坐诊、查房，撰写《安徽推拿名家集锦》等著作，组建“名老中医工作室”、作为推拿学科学术带头人，奉献余热。2008 年国庆期间，应邀赴北京参加“第三届中华脊梁——共和国杰出人物国庆 50 周年座谈会”，个人业绩同时入编《第三届中华脊梁——共和国杰出人物大典》。

李业甫教授从医 50 余年，为弘扬传统医学推拿事业的发展起到了积极推动作用，为推拿走出国门、走向世界，为人类卫生保健事业做出了不懈的努力。

# 第二节 学术特点

## 一、病证合参，筋骨并举

李业甫教授强调，辨证论治是中医学术理论的主要特色，是前人在反复医疗实践中所获取的宝贵财富。辨证以脏腑、经络、病因等理论为基础，以四诊资料为依据，根据它们内在的有机联系，加以分析、综合、归纳，得出疾病的诊断——“证”。“证”是症状和体征，是脏腑气血功能异常的病理表现，提示了人体与疾病整体的规律性，是疾病发展阶段中力量对比情况的概括。

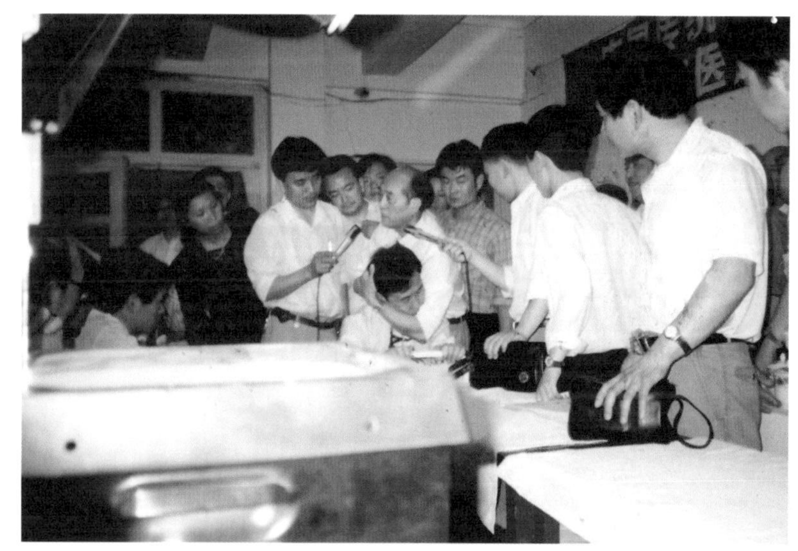

在全国传统医学手法学术研讨会上演示“定位旋转复位法”治疗颈椎病

在临床推拿治疗过程中，李业甫教授非常重视运用中医学术理论，他强调推拿治疗疾病应做到“用推如用药”，牢牢把握“辨证论治，病证合参”这一原则，辨病辨证结合运用。要根据不同的病症，运用不同的手法，在人体体表、穴位或部位上进行有规律的操作，从而达到治疗疾病的目的。在具体治疗过程中，应根据不同的病、证确定治法，辨证推拿，按照“君臣佐使”的轻重关系，选取合适的推拿手法和治疗穴位，做到有的放矢。如寒证用擦法，可以解表、散寒；实证用㨰法，可以通行。譬如在痛经寒湿凝滞证的治疗中，摩揉中脘至中极可疏经行气，化瘀散寒，故可选摩法、揉法为君法；而肝郁气滞证时，揉三阴交可疏肝行气，可选揉法为君法。在此基础上辅以其他手法为臣为佐等，起到“应手见愈”之功效。

“筋”一词早在《易经》中已出现，《易·系辞》云：“筋乃人身之经络，骨节之外，肌肉之内，四肢百骸，无处非筋，无处非络，联络周身，通行血脉，而为精神之外辅。”可见最初的“筋”，是指广泛分布于身体各部分的经络。《内经》中有对筋骨有进一步的认识，《灵枢·痿论》载“宗筋主束骨而利关节也”，说明人体的筋都附着于骨上，筋的主要功能为连属关节、络缀形体，主司关节运动。《灵枢·经脉》曰“骨为干……筋为刚”，筋束骨，骨张筋，骨为筋起止之所，筋作用于骨而产生关节运动，为构成人身形体的重要组成部分。筋为机体活动的动力、联络之纽带，骨为全身之支架。筋络骨，骨连筋，伤筋可影响到骨，伤骨必伴有不同程度的伤筋。

李业甫教授在伤科疾病的治疗中，主张揉筋与正骨并举，共同起到“骨正筋柔，气血以流，谨道如法，常有天命”之功效。诸如一指禅推法、揉法、拿法等松解类手法，能行气活血，消肿止痛，解除筋肉痉挛，从而达到松解软组织、平衡肌力、解痉止痛、滑利关节、促进血液循环的作用；而旋转法、扳法、拔伸法、背法等整复手法，可作用于骨关节，起到矫正关节错缝的作用。

## 二、博采众法，禅冠其宗

李业甫教授在上海通过求学于一指禅推拿学派传人朱春霆、王纪松、王百川、丁季峰，内功推拿学派李锡九，奠定了推拿学术基础，并吸取了众流派的宝贵经验，博采众法，本着“兼收并蓄、去芜存精”的精神，在研习了各推拿流派手法的基础上，总结出一套具有个人特色的推拿手法，首推“一指禅”类手法。

李业甫教授临证推拿以一指禅类手法为主，他强调一指禅推法的特点是频率较快，超过每分钟200次，称为缠法，又称小步子推法。“一指禅”手法与其他手法有着明显的区别，它的力是在“点”的基础上连贯成“线”的，即通常所说的“推穴位，走经络”。其动作要领是“沉肩，垂肘，悬腕，指端平，指（拇）吸定，行走如直线，捺劲要大（向外摆动的力量），回劲要小（向内收的力量）”。

李业甫教授指出，“一指禅”手法是属于中等刺激量的手法，而且又有渗透、柔和的特点，临床适应证广泛，在伤科、内科、妇科、神经科及儿科疾病的治疗中均有较好的疗效。

## 三、柔中寓刚，一拨见应

李业甫教授认为，“一指禅”手法强调柔和渗透、柔中寓刚、刚柔相济，在施行时讲究法度，要求意守丹田，气凝指尖，将一指禅功力透入肌肤，沿着经络直达病所，“法之所施，使患者不知其苦”。他指出，“一指禅”推拿手法之柔中寓刚，主要体现在四个方面，可以用巧、准、量、效四个字来概括。

### （一）“巧”

李业甫教授指出，医者在采用“一指禅”推拿手法治疗时，往往被动运动做得勤快，而推㨰等手法多显得不足，很不协调，这样会增加患者疼痛感，也会影响效果。整复手法一般在推、㨰、揉、搓等手法进行以后（脱臼不宜）、局部软组织松弛后施行为好，否则成功率就低。手法除了常规手法还有辅助手法，其中包括俗称的“小手法”。“小手法”是医生在临床实践中根据病情的客观需要而运用的变通之法，所谓“手法之变，存乎一心”，临床功夫得有相当火候，才能把“小手法”运用得得心应手。

他认为所谓心灵手巧，手感很重要，手法有没有技巧不能看外表，关键在于思想内涵，灵活于外。功夫要练、思想要悟，要通过长期的摸索，打好基础，进而融会贯通，自然熟能生巧。

### （二）“准”

李业甫教授提出：“准”字有推拿手法选择要精准和穴位定位要精准两层含义。

李业甫教授强调，医者在临床中应根据患者病情、部位、身体情况的不同，准确地选择适宜的治疗手法，且有轻重疾徐（快慢）、大小之别。同一种手法在人体不同部位，其幅度亦有大小之别。就㨰法而言，肩背腰腿部位幅度稍大，而在关节部位幅度则要适当控制。手法根据不同的病情、不同的部位，亦有轻重之别。医者手法轻重是从患者的病情、体质等客观情况出发的，而且还须重视患者的适应度，以患者适应为宜，原则是“知者即止”。

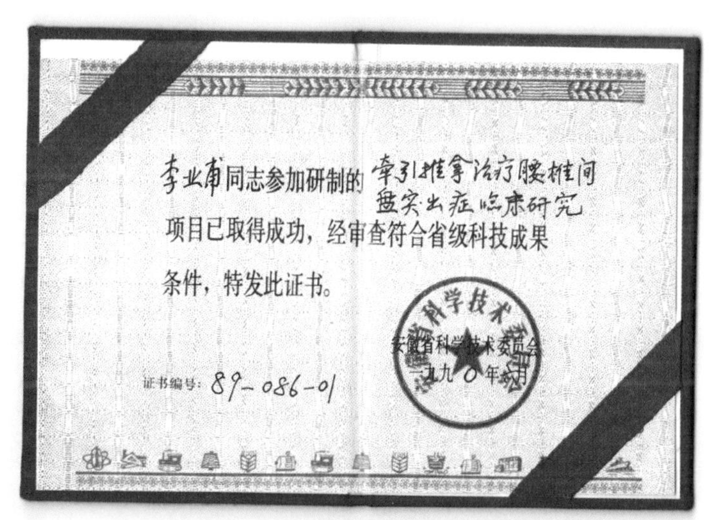
李业甫同志参加研制的牵引推拿治疗腰椎间盘突出症临床研究项目已取得成功，经审查符合省级科技成果条件，特发此证书。

安徽省科学技术委员会
一九九〇年

证书编号：89-086-01

牵引推拿治疗腰椎间盘突出症临床研究项目证书

李业甫教授一指禅推拿，主要是推、㨰二法，即以医者拇指尖点按穴位，有规律地快速摆动腕、指关节，犹如针刺的捻、转、提、插治法，其他手法配合运用，以达到治疗的目的。由于拇指尖接触面极小，所以相对于其他推拿手法取穴更要求准确，力度更要集中。大拇指螺纹面适用于全身、脸面部；指端适用于骨缝、关节、穴位；㨰适用于大面积、大关节、腰背四肢，适用于痹症的治疗。

### （三）“量”

李业甫教授认为，“一指禅”推拿手法的力是一种功力，不能单纯理解为“用力”“有力”，可以理解为医生通过长期锻炼而产生的协调力。手法很有讲究，根据手法要领、患者病情和体质的客观需要，综合考虑用力。术语曰：“力宜灵，不宜滞。”其中的轻重缓急、揉软深透，大有讲究。譬如以大拇指偏峰（少商）推头面部，力度要轻；泻法治疗实证，刺激量要大，力度要强，以促进气血流通，所谓通则不滞，通则不痛；补法治疗虚证，要求力度要柔和，深透病灶。

李业甫教授指出，“一指禅”派手法有两个代表性手法，即推法和㨰法。推法要领为：

沉肩、垂肘,悬腕,指端平,手握空拳,指吸定,指实,掌虚,腕关节主动带动指关节屈伸运动,蓄力于手掌、着力于指,摆动要快而不乱,慢而不断(一般每分钟 160~200 次),行如直线等。这一要领要求把肩肘腕等部位放松,不可有一处僵硬,同时以腕关节为主动,带动指关节及肩、肘等关节。也就是说后者处于被动地位,促使腕指关节的协调。要领中提到的蓄力于掌、着力于指,㨰法也有蓄力,㨰法手型若握杵(虚握),保持圆柱形。一般理解为圆柱形便于㨰动,其实还有蓄力一层意思。即蓄力于掌、着力于手背小鱼际。蓄力手呈握拳状,但不能紧张。至于其他的手法,也以掌心微含为好。

#### (四)"效"

所谓效就是要求一拨见应。《史记·扁鹊仓公列传》载:"上古之时,医有俞跗,治病不以汤液醴酒、鑱石挢引、案扤毒熨,一拨见病之应。"原意指名医俞跗摸脚治病不用汤药,不用药酒,不用砭石,不用摇动和按摩筋骨,不用牵动和推拿皮肉,不用热灸敷药,只要找到脚上的特效穴,点拨之间就治好了病。

李业甫教授强调推拿医生必须勤于治学、苦练手法,熟练把握不同疾病的性质及不同手法的功效,在临床治疗中做到"手法精巧、定位精准、力度精确",方可起到"一拨见应"之功效。

### 四、医禅结合,治养并重

李业甫教授强调,"禅定"的思想在"一指禅"中是十分重要的。"禅",汉语翻译作静虑、沉思,或"思维修"。"定"指的是专注不移,一心一意。《坛经》云:"心尘则种种法尘,心灭则种种法灭。"一指禅推拿要求术者意守丹田,将意念贯注于手法中,正如禅修所要求的意念集中。另一方面,患者也需安定,专注被操作的穴位上。"一指禅"其实就是医患双方共同将散乱的心念集定于一处,在医者为拇指之端,在患者为医者拇指所点之穴;医者调匀气息,意念守一,凝全身的功力内劲于拇指之端,潜心探究患者的疾病所在,然后循经按穴,扶正祛邪,是一种推拿操作"意到气到,气到病除"的境界。

李业甫教授在临证中亦处处体现"禅"的精神。他指出,在一指禅推法操作时,医者必须思想集中,两目凝视,舌抵上腭,鼻息调匀,气沉丹田,将全身功力运至拇指之尖。尔后,轻缓慢慢地落指于施治的穴位上,和患者息息相通,融为一体。其次,要求医者百节放松,百脉开通,四肢八骸无一僵硬,达到柔和的境地,所谓"天下之至柔,驰骋天下之至坚"。他强调自然着力于指端,不要刻意向下按压和使用蛮力。

李业甫教授主张在推拿治疗疾病的同时,也应重视推拿的养生保健功能,即推拿的"治未病"功能。推拿具有疏通经络、调和气血、扶正祛邪、平衡阴阳之功效,常人应用推拿可达到防治疾病、强健身体、延年益寿的功效。人体的穴位很多,它是人体脏腑经络之气散发、出入的部位,又是防治疾病的处所。穴位像药物一样,各有它一定的功能和主治作用,如刺激大椎、足三里、气海等穴,具有中药黄芪、人参的补气作用,刺激三阴交、血海有同中药当归一样的补血、活血作用。推拿属自然疗法，既能保健又治病，适用于全身，用于内外伤、五官各科疾病都有疗效，没有副作用，是中医富有特色的外治法。事实上，推拿学科现已成为我国人民健康事业必不可少的医疗保健学科。

## 第三节　临证精粹

### 一、神经根型颈椎病诊治体会

颈椎病是中老年人的常见病、多发病，随着生活方式的改变，其发病年龄趋向年轻化，且患病率日益增长。颈椎病的发展是由于颈部受劳损、外伤、风寒湿等因素，引起颈椎间盘及其附体组织产生退行性变，而致脊柱内外平衡失调，刺激和压迫颈神经根、脊髓和颈部的交感神经、椎动脉，而出现一系列症状的症候群。轻者颈项部疼痛、头颈部活动失灵，或肩背及上肢放射性疼痛麻木，重者颈脊髓受压可致肢体瘫痪、无力，甚至出现大小便失禁等症状。颈椎病在临床上分为颈型颈椎病、神经根型颈椎病、椎动脉型颈椎病、交感神经型颈椎病、脊髓型颈椎病，若多型并发，则称为混合型颈椎病，其中神经根型颈椎病最为常见，也是其他类型颈椎病最容易同时出现的类型。神经根型颈椎病常表现为颈项部疼痛伴上肢放射痛，颈后伸时加重，查体可见受压神经根皮肤节段分布区感觉减弱、腱反射异常，甚至肌萎缩、肌力减退，颈部活动受限，局部肌肉紧张僵硬，臂丛神经牵拉试验、叩顶试验、压顶试验等可见阳性体征，辅助影像学检查中颈椎正侧张口位片可见颈椎退行性变、寰枢关节半脱位等。李业甫教授总结临床治疗神经根型颈椎病的经验，发现一指禅推拿联合定位旋转复位法治疗方案可改善患者症状、缩短患者病程、减轻患者经济负担。

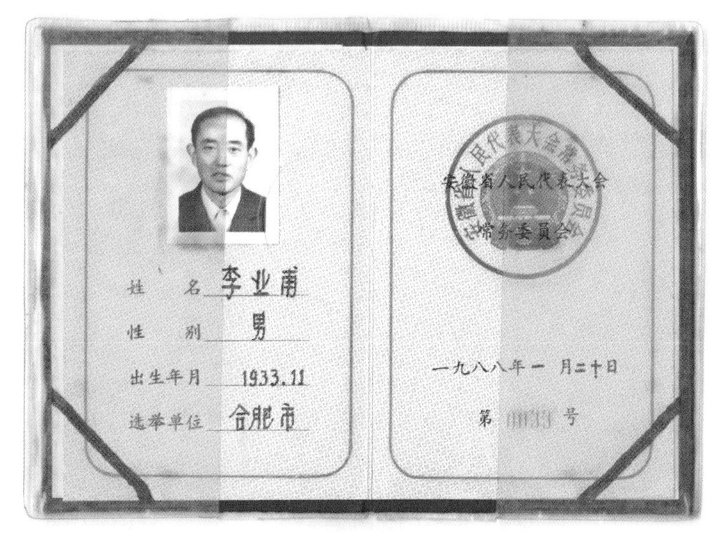

姓　名　李业甫
性　别　男
出生年月　1933.11
选举单位　合肥市
安徽省人民代表大会常务委员会
一九八八年一月二十日
第　号
1988 年当选为安徽省人民代表大会常务委员会委员

李业甫教授指出，神经根型颈椎病多属于中医学“痹证”之“项痹”范畴，其病因较为复杂，目前主要认为有风寒湿邪入侵人体、肝肾亏虚、日久劳损、固定姿势、外伤等。《素问·举痛论》：“寒气客于脊俞之脉位，脉位则血虚，血虚则痛，其俞注于心，故相引而痛，按之则热气至，热气至则痛止矣。”《素问·至真要大论》云：“湿淫所胜……病冲头痛，目似脱，项似拔。”患者先天肝肾不足，颈部感受风寒湿邪，或日久劳损、姿势固定，或外伤，均使局部气血阻滞，运行受阻，瘀血留滞体内，不通而痛，发为“项痹”，其病机重点在“瘀”。该病的治疗方法有中药内服外用、西医手术治疗、中医推拿针刺治疗等，其中以中医推拿治疗疗效显著。推拿治疗原则以活血化瘀、舒筋通络、理经整复为主，治疗手法以一指禅推法、拿法为主，辅以㨰法、按法、揉法、摇法、扳法、拔伸法、理筋法、复位法、搓法、抖法、颈牵引法等。一指禅推法、拿法等松解类手法，能行气活血，疏经通络；复位法、扳法、拔伸法等整复手法，作用于骨关节，起到修正关节错缝的作用。神经根型颈椎病患者常有颈椎小关节紊乱，治疗时松解类手法和整复类手法同用，以使筋柔骨正。在手法操作时要注意选择精准的手法，且一指禅推拿时用的力，不是单纯的力量输出，而是一种协调力，需要在临床上慢慢练习才能领悟。

《外台秘要》曰：“病源风湿痹病之状……由血气虚则受风湿而成此病，久不瘥，入于经络，搏于阳经。”故治疗痹证当选阳经为主，对神经根型颈椎病经中医辨病辨证为项痹者，李业甫教授临床常选取手足三阳经：取足太阳膀胱经主治后头痛、项强、肩背腰痛等痹证之穴位，手太阳小肠经主治颈项强急、肩胛疼痛、肩背部损伤、上肢酸麻等肩胛、上肢病证之穴位，足阳明胃经主治头痛、目眩、目痛等头目病证之穴位，手阳明大肠经主治手臂无力、上肢不遂等上肢病证之穴位，足少阳胆经主治颈项强痛、肩背疼痛、上肢不遂之穴位，手少阳三焦经主治头痛、项强、上肢痿痹不遂之穴位。另选取治疗神经根型颈椎病的经验穴位，如督脉穴位、经外奇穴等。

李业甫教授认为，治疗神经根型颈椎病主穴选取天柱、风池、大椎、肩内俞、肩外俞、内关、外关、后溪、申脉等穴，可疏调颈部气血，舒筋骨、通经络，解除局部肌肉痉挛。外关、后溪、申脉分属手足阳经，且均为八脉交会穴，外关通阳维脉，后溪通督脉，申脉通阳跷脉，三穴上下相配，疏导颈项肩背部气血经络。局部近端取穴结合申脉远端取穴，远近相配功在整体调节，疏通经络，取其经穴以调其气血。大椎穴内可通行督脉，外可流走于手足三阳经，与风池穴相配，可调节六阳经之气血，祛内外风之邪，标本兼治，共奏扶正祛邪之功。取内关穴以通经活血止痛，外关穴行气活血，内关通于阴维脉，外关通于阳维脉，是机体气血阴阳灌注流通的内外关卡，共取可加强调节阴阳、调理气血之功，达到通络止痛、活血化瘀之效。肩外俞穴、天柱穴属太阳经，与经外奇穴肩内俞穴相配，以疏通手足太阳经络，活血止痛，为颈项部疾病之常用穴。

对神经根型颈椎病，根据中医辨病辨证后，李业甫教授主张病证合参，辨证选取穴位：若患者有上肢麻木、疼痛明显者，选取列缺、手三里、曲池穴等。“头项寻列缺，面口合谷收”。治疗神经根型颈椎病选取四总穴之列缺，列缺属于手太阴肺经，与手阳明大肠经之曲池、手三里穴相配合应用，通表里经之气血。若患者头痛为主者，选取头维、合谷、印堂、太阳、百会穴等，百会穴为手足三阳经及督脉阳气交会处，联合印堂、头维穴疏通六阳经之气血，并配以头痛要穴太阳穴、四总穴之合谷穴，近端取穴与远端取穴配合应用，体现“经脉所过，主治所及”之义；若以项背部疼痛为主者，可选取天宗、肩井、秉风、角孙穴等，调节手足少阳经及手太阳经之气血，使筋骨得以濡润，而疼痛消失。

通过对所选取穴位的推拿等治疗，可达到血活瘀化、筋舒络通之效，缓解患者临床症状。李业甫教授结合多年临床经验，总结推拿治疗神经根型颈椎病具体操作如下：

1)患者取坐位，术者位于其后侧方，用一指禅推法、㨰法于风池，沿颈项天柱、大椎、肩井两侧诸穴，自上而下，由一侧到另一侧，反复操作治疗1~3分钟。继用拇指与食中指腹面着力拿按风池、颈项两侧天柱、肩井诸穴，反复操作1~3遍，续用拇指按揉大椎、肩井、天宗、秉风、肩内俞、肩外俞等穴1分钟左右。

2)接上势，术者用一手拇指与其余四指腹面扶持前额部，以另一手用㨰法于颈部后方及两侧，在操作同时嘱患者头颈前屈后伸及左右扳旋被动动作1~3次；继用一手掌面托住下颌部，用另一手拇指与其余四指张开成八字形握持枕骨下方，双手同时用力向上拔伸，并做头颈前屈后伸动作1~3次，续用一手掌面托持下颌部，用另一手掌面按于头顶后方，两手夹住头部，相对用力作顺时针或逆时针方向摇动头颈各1~3次，与其同时做快速进行扳颈法，左右各1次。

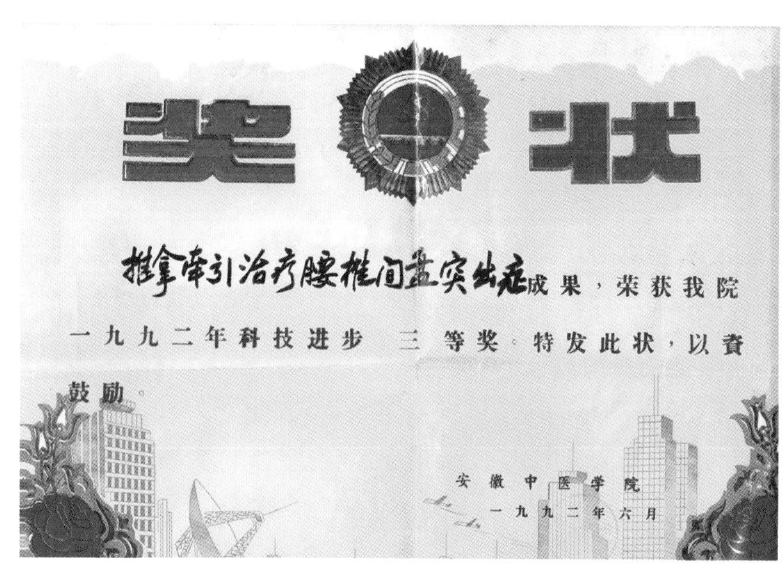


主持的“推拿牵引治疗腰椎间盘突出症”获学校科技进步三等奖

3)接前势，术者位于其前方，用双手拇指螺纹面按揉印堂，上推、分推、合推印堂、前额部至太阳穴，反复操作1分钟左右。继用拇指按揉头顶部百会穴，两侧头维、角孙穴等反复1分钟左右。

4)接上势，术者位于其身后，用一手拇指与其余四指张开扶住前额部，用另一手指掌面着力于前发际头顶部，五指分开，拿五经(督脉经、膀胱经、胆经等)，自前发际始拿至头顶、枕骨下方风池到颈后部，往返操作3~5遍，然后用勾法，术者用两手拇指腹面和食中指端螺纹面着力，以食中指重叠按揉太阳穴，经过头维、角孙、耳后勾抹至两侧风池穴、颈后部，往返操作1~3遍。

5)接上势，术者位于其一侧，用拇指按法、揉法、拿法于肩外俞、曲池、手三里、内外关、合谷、列缺、后溪及足部申脉穴，用捻法、抹法、理筋法于手指部，然后以搓、抖上肢法作结束，时间1分钟左右。

6)定位旋转复位法：李业甫教授在临床中发现，常规推拿治疗1个疗程后，患者多诉症状有所缓解，但仍有不适，需要继续下一个疗程；而予以一指禅推拿联合定位旋转复位法的患者，常一个疗程症状便可完全缓解。他观察神经根型颈椎病临床病例120例，对照组60例予以常规推拿治疗，治疗组60例予以一指禅推拿联合定位旋转复位法治疗，治疗1个疗程，结果发现治疗组患者症状评分明显低于对照组，患者满意度明显高于对照组。结合其60余年临床经验，归纳定位旋转复位法操作如下。

（1）单人复位法：以患者颈椎棘突右偏歪为例。患者端坐于前方凳上（凳高10~15厘米），术者站于其背后偏右，嘱患者思想放松，作头颈部前屈小于35°，再作旋侧偏小于45°，术者用右手肘弯部挟持其下颌部或用右手拇指与其余四指分开托持患者下颌部，此时以前胸部顶住其头部，防止头颈移位。以左手拇指顶推偏歪棘突下角外方，用托颌之肘上拔右旋头颈，待觉患椎处张力适宜时施法。此时，使推偏之指、上拔旋扳之肘三力协同一致，作用于一点（患椎），可觉指下移动，听到“咯嗒”声，示为手法成功。再以头颈拔伸法，理筋压平，拿按，搓拍作结束手法操作。

（2）双人复位法：以棘突右偏为例。患者端坐于低方凳上，术者位于其后偏右。嘱患者身体放松，头颈部前屈小于35°，右旋侧偏小于45°，助手位于其头前方，用左手指掌面按压患者颞部，用右手扶住其左肩部，术者用左手拇指顶推偏歪棘突，用右手指掌面托住其下颌面颊部，向上用力沿头顶矢状径上旋扳动。此时，助手下压头部力、术者拇指顶推力和手指掌上托旋扳力，三力协调一致，突发进行扳旋复位动作，时有拇指下移动感，听到“咯嗒”清脆声，示为手法成功。收功手法，同单人复位法。

7）床头手法牵引：患者仰卧于治疗床上，其头部稍露出床边，思想放松。术者坐于其头顶前方，用一手或两手四指指腹着力按揉颈项后方及两侧上下，往返进行，以天柱、人迎、风池、大椎诸穴为点。继以揉、分推、按印堂、太阳、百会诸穴1分钟左右。继用一手托住其枕后部，以另一手掌托住下颌部，利用术者双手臂和上身后倾的牵引力量，垂直牵引2~3分钟。在牵引过程中，可将头颈部作前屈后伸及左右侧偏转动，往返1~3次。若有颈椎棘突偏歪者，可以拇指顶推偏歪棘突下角，可达牵偏、矫正异常生理弧度，使小关节扭错复位，减轻神经根受刺激或压迫症状。上述操作法，根据病情需要可重复1~2遍。

8）手法牵引：患者坐位，术者位于侧方或后方，用一手掌指面托于其下颌部，另一手指长托于枕骨下方，或用双手掌指与拇指着力分别于下颌角两侧前方（腮部）和枕骨后下方，或用一手肘窝托住下颌部，前臂环抱头部，另一指掌置于枕骨下方，然后将头部徐徐向上拔伸牵引，并作头颈前屈后伸及左右旋转动作，反复操作3~5分钟。

9）手法随症加减

（1）如头顶转侧活动有牵拉掣痛，肌筋、韧带粗硬压痛者，在其痛处用拇指段螺纹面按揉数次，再顺其筋脉走行方向作弹拨理筋平复手法，反复操作1~3次。

（2）如有头昏、眩晕、胸闷、心悸、心慌甚者，加按揉内关、神门，揉按膻中，擦上胸，揉按百会、心俞诸穴1~3分钟。

（3）伴有寰枢关节或小关节错缝或错位或半脱位者，在病变部先用一指禅推法、揉法、按法、摇法松解肌肉紧张度，缓解疼痛，再施之单人复位法，整复矫正。

（4）因颈椎骨质增生导致咽喉部有异物感，吞咽有阻塞感，咳嗽音哑、咽干、咽痒等症，在其颈前部施之拿捏法、拿揉法、推抹、按揉诸法于廉泉、天突、人迎、水突、大迎、扶突、喉结、阿是穴等，反复操作 1~3 分钟，继以拔伸头颈法，牵引配合做颈前屈及左右推扳法各 1~2 次。

（5）颈椎病伴有位置性眩晕、头昏头痛、恶心、欲吐者，嘱其仰卧位治疗，用一指推揉印堂、太阳、内关、百会，拿按风池肩颈、擦胸、揉膻中，反复操作 3~5 分钟，如有椎间孔变小狭窄或椎体移位，或错位者，继用拔伸头颈部，牵引并做前屈后伸及左右转侧活动，手法要轻巧，用力宜轻，动作幅度宜小，尤为老年体虚者，应用要细心谨慎。

（6）如一侧或两侧上肢有放射性痛麻，拿物负重症状加剧，握力减退、肌张力松弛者，施用推揉法、拿揉法、擦法、按法于天鼎、缺盆、肩贞、肩髃、曲池、手三里、小海、内外关、合谷诸穴，反复操作 1~3 分钟，继用手指理筋法搓抖上肢，结束治疗。

按如上操作，临床患者治疗 1 个疗程后，多数可以缓解症状，得到满意的治疗效果，在治疗操作过程中，李业甫教授总结注意事项如下：

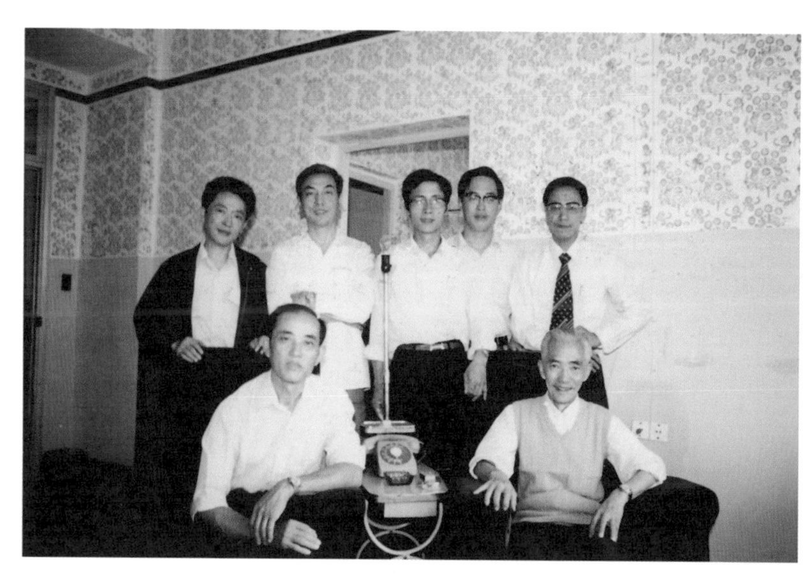

1987 年与恩师丁季蜂（前排右）等合影

①在一指禅推拿的过程中，要注意操作的技巧，有所谓动作十字诀“沉肩、垂肘、悬腕、掌虚、指实”。在此基础上需要注重练功，主要指手指功，使指力强健，聚精、气、神于手指尖，以柔克刚；操作时手法用力应该持久、有劲、均匀、柔和，手法要柔和深透，柔中寓刚，刚柔相济，强调以柔和为贵，在主要手法和辅助手法施行时讲究法度，要求意守丹田，气凝指尖，将一指禅功透入肌肤，沿着经络直达病所。在注重操作手法的同时，不能忽略精准取穴的重要性，操作时要以指代针，如一指禅推法，需以医者拇指尖点按穴位，有规律地快速摆动腕、指关节，犹如针刺的捻、转、提、插，达到治疗目的。由于拇指尖接触面极小，所以相对于其他推拿手法取穴需要更精准，力度需要更集中。

②定位旋转复位法的操作要注意“定位、拔伸、复位”的过程，操作前提是手法要参与诊断，根据手法结合影像学诊断，明确患者疾病情况。在患处定位后，固定患者初始体

位，根据疾病差异，治疗操作时要注重微调，然后在达到拔伸患者关节的时机，果断并有技巧和力度地进行复位操作。操作时不能生扳硬拽，要注意用力的技巧，否则容易伤及患者，甚至造成患者永久性的损伤。定位旋转复位法操作讲究多个施力点，其中的微妙难以言表，需要在经验积累中领悟。

典型验案

黄某某，女，61岁，2015年7月16日就诊。

患者2周前伏案工作后抬头时出现颈部疼痛，痛处固定，伴右上肢麻木感，头颈部不能转动，就诊于外院，经诊治1周后症状稍有缓解，但不甚明显，今前来就诊。患者现颈项部疼痛，头颈部转动时疼痛更甚，右上肢及右手指麻木，舌暗红，苔薄白，脉弦涩。平素纳食可，夜寐安，二便调。

查体：神清，精神差，痛苦面容，颈项部肌肉紧张，颈部活动度前屈约30°，后伸10°，左侧屈约20°，右侧屈约10°，左旋约20°，右旋约10°。右侧臂丛神经牵拉试验(+)，颈3、颈4椎体棘突右偏歪，压顶试验(+)，叩顶试验(+)。

辅助检查：颈椎正侧张口位片示颈椎生理曲度变直，部分椎体缘骨质增生，各椎体棘突排列不整齐，齿状突右偏，寰枢关节半脱位。

西医诊断：颈椎病(神经根型)。

中医诊断：项痹(瘀血闭阻)。

治则：活血化瘀，舒筋通络。

推拿治疗——

主要穴位：天柱、风池、大椎、肩内俞、肩外俞、内关、外关、后溪、申脉、列缺、手三里、曲池、阿是穴。

操作：患者取坐位，先用一指禅推法、㨰法、拿法，于天柱、风池、大椎、肩内俞、肩外俞等穴，继用㨰法配合扳法于颈项部前后左右被动动作，再取拇指按法、揉法、拿法于肩外俞、曲池、手三里、内关、外关、列缺、后溪及足部申脉穴，然后以搓、抖上肢法作结束。在阿是穴处用拇指段螺纹面按揉数次，并顺其筋脉走行方向做弹拨理筋平复手法。手法操作后，继以定位旋转复位法。

初诊操作后，患者头颈部可转动，疼痛明显较前缓解，右手仍有麻木感，患者甚感满意。持续以上治疗操作，每日1次，6日后已无疼痛感，颈部活动度前屈约40°，后伸20°，左侧屈约20°，右侧屈约20°，左旋约30°，右旋约30°。右侧臂丛神经牵拉试验(+)，颈6、颈7椎体棘突无偏歪。继以上述操作3日后，患者疼痛消失，颈部活动自如，右手麻木感较前明显缓解。

［按］患者影像学可见椎体小关节紊乱，结合患者症状、查体，可诊断明确。单纯推拿手法主要作用于肌肉层，难以纠正椎间小关节紊乱情况。为恢复颈椎正常解剖位置，李业甫教授经验，加用定位旋转复位法可取得更好疗效，并减少疗程。对该患者的选穴，

以近端取穴配合远端取穴为主，可调节上下经络气血，共奏通络止痛之功；列缺、手三里、曲池穴为手太阴经、手阳明经穴，右手麻木取手阳明经穴，并配合手太阴经穴，以通表里经络气血。操作时先施以一指禅推法等松解类手法，可行气活血、通络止痛，解除筋肉痉挛；继以整复类手法恢复关节功能位置，联合定位旋转复位法，于拔伸旋转时复位，恢复椎间关节解剖位置。

## 二、缺血性中风偏瘫诊治体会

中风病是一种严重威胁人类健康的常见病、多发病，包括缺血性和出血性脑血管病，在我国以缺血性脑血管病多见。随着现代医疗水平的发展，其病死率逐渐下降，但中风后偏瘫患者因继发性肌肉协同障碍而加重运动功能障碍，致残率居高不下，严重影响患者的生活质量，并加重患者家庭的经济和精神负担，已成为临床上面临的一项难题。现代研究认为，缺血性中风主要因长期高血压、糖尿病、冠心病等病理因素导致脑供血动脉急性闭塞或严重狭窄所致，或由于近端大血管严重狭窄加上血压下降，导致局部脑组织低灌注而出现缺血坏死。

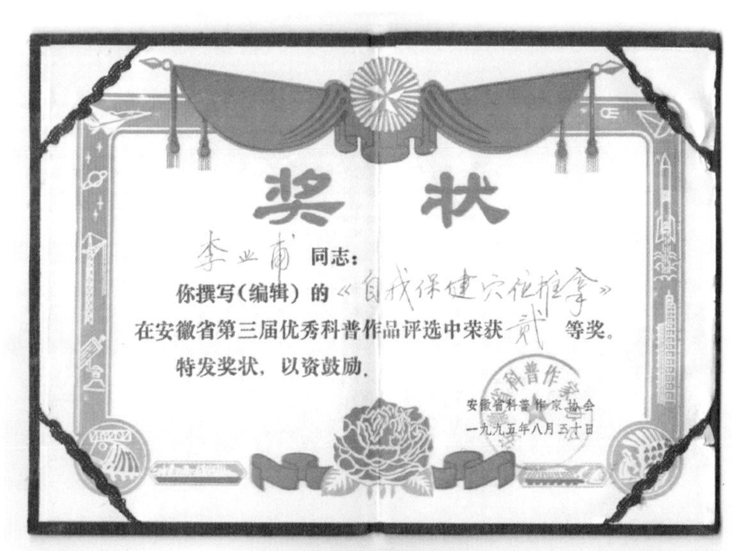

奖状

李业甫 同志：

你撰写（编辑）的《自我保健穴位推拿》

在安徽省第三届优秀科普作品评选中荣获 贰 等奖。

特发奖状，以资鼓励。

安徽省科普作家协会

一九九五年八月三十日

《自我保健穴位推拿》获安徽省第三届优秀科普作品二等奖

中医学认为，缺血性中风病系因正气亏虚，饮食、情志、劳倦内伤等引起气血逆乱，产生风、火、痰、瘀，导致脑脉痹阻为基本病机，以突然昏仆、半身不遂、口舌歪斜、言语謇涩或不语、偏身麻木为主要临床表现的病证。《素问·刺节真邪论》中云："虚邪偏客于身半，其入深，内居营卫，营卫稍衰则真气去，邪气独留，发为偏枯。"东汉张仲景认为"脉络空虚"，风邪入中是本病发生的主因，并以邪中深浅及病情轻重分为中经络和中脏腑。清代王清任指出，中风半身不遂、偏身麻木是由于"气虚血瘀"所致。

推拿疗法是中医学的重要组成部分，金代著名医家刘元素在《素问玄机原病式》中提到："所谓中风口噤筋脉紧急者……宜早令导引摩按，自不能者，令人以屈伸按摩挽之，使筋脉稍得舒缓，而气得通行。"这与现代医学提倡中风急性期过后及早进行推拿等康复治疗的理念不谋而合。目前国内对于中风后偏瘫的治疗，主要是患者在家中自行锻炼或住院治疗。临床实践证实，推拿治疗具有独到的优势，能明显缩短患者住院时间，提高疗效并改善预后。在推拿治疗中，在不同阶段需要制定相应的操作手法，目前多以轻柔的揉、拿、㨰法为主，如此可激活大量的深浅感觉冲动，向中枢神经系统输入，使患者肌肉关节的运动、协调能力增强，而使中风偏瘫患者重新获得生活能力，并提高生活自理能力，是康复治疗中不可缺少的手段之一。

现代康复医学理论认为，推拿手法对中风后偏瘫肢体运动功能的康复作用的主要机制为：①通过手法刺激的输入，以促进受损神经的再生与功能重组；②改善脑部血液循环，减轻脑组织及其周围组织的水肿，促进受损脑组织的康复；③改善肢体关节活动，疏通经络，行气活血，缓解痉挛，放松患肢关节周围的组织，促进关节周围组织的新陈代谢，增强伸肌群的力量，达到生物力学平衡，缓解因肌肉痉挛强直而引起的疼痛，改善患肢运动功能；④改善全身血液循环，降低血液黏稠度，从而消除肢体肿胀，对关节障碍与肢体肿胀等后遗症与并发症起到康复作用。

目前在临床的中风偏瘫康复治疗中，主要以对患侧肢体的经络与腧穴操作为主。在多年的推拿临床实践中，为进一步提高康复效果，李业甫教授认为有必要从传统中医及现代康复医学理论出发，对既往常规推拿方法加以改进。现梳理总结如下：

1)不应只操作患侧肢体，对健侧肢体的操作同等重要。

中医理论中有“左病取右、右病取左”的取穴方法，其主要理论依据在于“维筋相交”及人体左右分阴阳之“从阴引阳”理论等。基于此，在应用推拿疗法治疗中风偏瘫时，同样可运用此理论来操作。李业甫教授认为，在软瘫期尤其要重视对健侧肢体的手法刺激，因为在此期，对患侧肢体进行刺激，难于被中枢神经感知，因此发放的神经冲动相对较少，而采用手法对健侧躯体进行刺激，则可以经中枢神经的相互交叉调控来达到激发患侧残存神经元、促进潜伏通路及休眠突触活化的作用。因此，采用手法治疗时不可忽略健侧操作。

2)除经络与腧穴外，还应重视对皮部与经筋的操作。

李业甫教授指出，目前临床中多用循经推拿及循经穴位按摩治疗中风偏瘫，多基于“治痿独取阳明”的理论指导，常选取手足阳明经，或拓展为取手三阳经与足三阳经。而事实上，人体经络系统除了经脉以外，还有皮部与经筋部分，配合治疗则相得益彰。可以足少阴肾经与足厥阴肝经之经筋循行路线为重点施术部位，手法应以轻柔、渗透的补法为主，采用㨰、拿、弹拨等手法治疗，改善“阴急而阳弛”的状态，使肢体内收肌群充分放松，配合点按太溪、三阴交、阴陵泉、阿是穴等，以穴位酸胀透热为度，以拔伸法牵拉患侧内收肌群，以肌肉松软为度。可以扩张血管，增加局部血流量，加快血液循环，营养肌细胞，增强肌肉的张力、弹力和耐受力，缓解肌肉紧张度，纠正肌萎缩。针对患侧关节的摇法，具有滑利关节、舒筋活血、分离粘连、增强关节活动功能等作用，可促进关节滑液代谢，改善软骨营养和关节囊韧带柔韧性、展延性。

3)中风不同阶段应区别对待，优化疗效。

李业甫教授分析，在康复医学引入国内医学界之前，纵观我国中风治疗历史，可以发现临床医师普遍缺乏对中风后进程的全面认识。尤其推拿治疗，仅仅针对其中中风病迟缓或痉挛等某个阶段，以提高肌力为目的，过度刺激阳经腧穴，不加选择地应用关节被动运动类手法，容易导致中风患者病理性痉挛状态持续或加重，从而出现上肢屈曲、下肢僵硬、膝过伸、足内翻、走路划圈等典型的中风后遗症症状。事实上，中风后肢体运动的康复实际是运动模式的转换过程，需发挥中医康复学辨证论治、整体治疗的优势，推拿治疗疾病应做到“用推如用药”，牢牢把握“辨证论治，病证合参”这一原则，辨病辨证结合运用。在中风恢复期，推拿疗法应及早介入，早期通过重刺激类手法可以促进肌力的恢复，痉挛期对于肌张力增高的肌群过度刺激有可能加重痉挛，但针对不同肌群采取不同的补泻手法，则可以起到平衡肌张力、调和阴阳的作用。因此，针对偏瘫不同阶段制定相应的推拿方法，才能在增强肌力的同时协调各肌群的张力，促进正常运动模式的形成。对软瘫期患者，多数患者表现为全身肌肉松弛，没有随意运动，处于迟缓性瘫痪阶段，此期要以增强肌张力为治疗目的，应在整个上、下肢的皮肤、肌肉、骨骼及神经干等不同层次和不同部位上进行操作，从不同的结构层次进行操作，以最大限度地增加手法对不同部位神经末梢与神经干的刺激，增加对受损脑组织刺激的输入。可采用头穴配合背俞功能带及足部反射区推拿，以患侧为主，辅以健侧肢体的循经推拿及功能活动。此期也要注重家属或陪护人员的参与，及时疏导患者的心理问题，动员其主动参与，树立治疗康复的信心。痉挛性瘫痪患者，表现为肌张力增高，腱反射活跃或亢进，病理反射阳性，出现联合反应和共同运动，如“上肢屈肌痉挛模式和下肢伸肌痉挛模式”，此期躯体的功能状态，直接影响后期的康复训练的效果，病情严重者，给患者的日常生活能力和心理带来极大的痛苦。如果治疗不当或延误治疗，痉挛性瘫痪状态或固定持续下去。因此，此期康复目的是抑制协同运动，诱发和鼓励患者关节和肌肉独立运动的出现。推拿手法宜在上肢的伸肌肌群及下肢的屈肌肌群上操作，配合补泻手法，使上肢或下肢的屈肌肌群和伸肌肌群之间不平衡的肌张力重新回到协调平衡状态，有利于肢体痉挛状态的康复。除应用轻柔的揉、擦等手法在痉挛肌肉上操作外，还应注重在相对应的拮抗肌取穴进行较重的弹拨、按揉等手法操作，对于平衡主动肌与拮抗肌之间

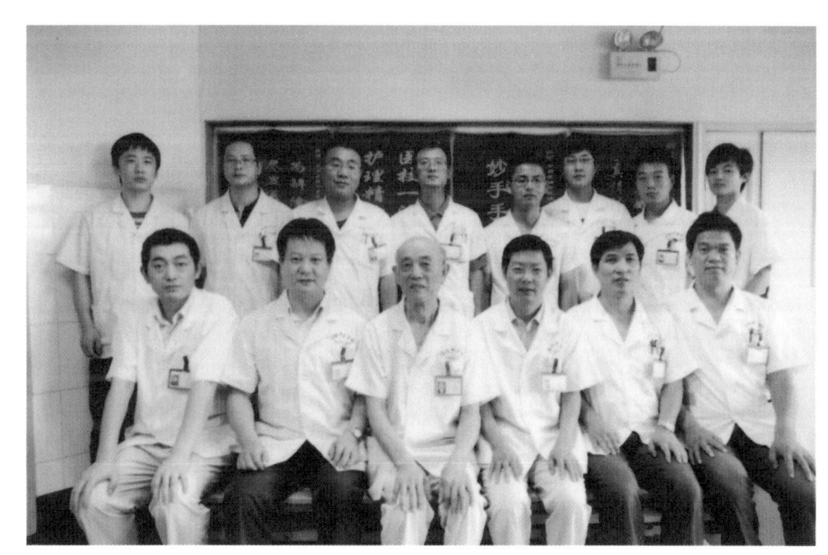

李业甫教授传承工作室成员合影

的张力,提高运动的随意性具有重要意义。

李业甫教授在长期临床诊疗活动中发现，缺血性中风偏瘫患者中医辨证分型以气虚血瘀证最多见,故应以活血化瘀、疏通经络为治则。可循手足三阳经、手足厥阴经、督脉等,手法取一指禅推法、㨰法、按法、揉法、扳法、拿法、擦法、抹法、捻法等。具体可头部取太阳、印堂、水沟、地仓等穴,上肢取肩髃、肩井、曲池、手三里、内关、合谷等穴,下肢取环跳、承扶、梁丘、阳陵泉、委中、承山、昆仑、解溪、太冲等穴。

太阳穴属经外奇穴,主治头痛、口眼歪斜、视物不清等病症。印堂属督脉,主治头痛、眩晕、目赤肿痛等。水沟属督脉,主治晕厥、中风、昏迷、癫痫、口歪、牙关紧闭等危急重症。地仓属足阳明胃经,主治口角歪斜、流涎、三叉神经痛等。肩髃、肩井、合谷、手三里同属手阳明大肠经,主治肩臂挛痛、上肢不遂等上肢痛。内关属手厥阴心包经,主治上肢痹痛、偏瘫、手指麻木等。承扶属足太阳膀胱经,主治腰臀疼痛。足阳明胃经之梁丘、解溪,足少阳胆经之环跳、阳陵泉以及足太阳膀胱经之委中、承山、昆仑,足三阳经共奏疗效,主治下肢痿痹、垂足、头痛、眩晕、癫狂等病症。太冲属足厥阴肝经,主治头痛、眩晕、口歪、中风、癫痫、下肢痿痹、足跗肿痛等。

李业甫教授及其科研团队观察缺血性中风偏瘫病例 90 例，随机分为对照组45 例(予以常规推拿治疗),治疗组 45 例(进行推拿改进治疗),疗程为 1 个月,结果发现治疗组患者神经功能缺损程度、运动功能评分、生活质量等疗效评价方面及并发症发生率明显优于对照组。

李业甫教授改进后的推拿治疗缺血性中风偏瘫的具体操作方法如下:

(1)患者取仰卧位,术者位于一侧或头顶后方,先用一指禅推法于前额部自印堂、四白、迎香、下关、颊车、地仓诸穴,往返操作治疗 7~10 分钟,以穴位处为重点治疗部位,掐揉人中 3~5 分钟,以酸胀为佳。继以分抹法于前额部自印堂至太阳,逐次向上至前发际向下眉弓,上下反复分抹 5~7 遍,并按揉太阳穴、印堂穴 1~2 分钟。

(2)接上势,术者位于患侧,先用㨰法于患上肢内侧及外侧上下往返操作治疗 3~5 分钟,以肩、肘关节为主要治疗部位,在㨰法治疗同时,配合手臂外展、内收、旋转和肘关节屈伸被动运动,反复操作各作 3~5 分钟,活动幅度由小到大,速度由慢到快,继以按揉法于肩井、肩髎、曲池、手三里、内关、外关,拿揉合谷诸穴,反复按揉治疗 3~5 分钟,均以有酸胀感为度。然后施予捻指法于指掌关节及指间关节,反复操作捻法治疗,并配合关节旋转、屈伸、被动活动和捻抹手指,反复操作 2~3 分钟。患侧操作结束后术者转至患者健侧重复操作以上步骤,旨在通过手法刺激,促使相关神经元的轴突新生,形成新的突触,经反复运动使这些突触建立接近正常功能的新的神经环路网络——突触链,使中枢神经功能重新组合,同时抑制异常的低位中枢控制的运动,使其突触链处于受抑制的高阈值状态,进而改善患肢运动能力。

(3)体位同上,术者位于患侧,先用㨰法于患侧下肢,自髂前上棘沿大腿前侧,小腿外侧至踝部、足背部,上下往返操作治疗 3~5 遍。重点治疗关节部位及穴位处,在治疗同时要配合髋、膝、踝关节的被动屈伸活动各 5~7 次。继之用按揉法于梁丘、阳陵泉，拿揉委中、承山，按揉昆仑、解溪，点揉太冲诸穴，反复操作 2~3 分钟，以有酸胀感为度。以双掌搓法于下肢，上下往返操作治疗 3~5 遍。患侧操作结束后，术者转至患者健侧重复操作以上步骤。

(4)患者俯卧位，术者位于患侧，先用㨰法于脊背部沿两侧膀胱经路线，由上向下往返操作治疗 3~5 遍，在肝俞、膈俞、肾俞作重点治疗部位，以有酸胀感为宜。继之用双手拇指分别按揉两侧肝俞、膈俞、肾俞诸穴，反复按揉治疗 2~3 分钟。再用㨰法于臀部沿环跳、居髎，向下大腿后、小腿后至足跟部上下往返，㨰法治疗 3~5 遍，在治疗同时配合髋关节外展内收被动活动 3~5 次，后伸活动 3~5 次，膝关节屈曲活动 3~5 次，踝关节屈曲、摇动活动 3~5 次，下肢重点治疗髋、膝、踝关节部位，最后用按揉法于环跳、居髎、风市、秩边、委中、承山、昆仑、解溪，点揉太冲诸穴，反复操作治疗 2~3 分钟，均以有酸胀感为度。再用掌拍法、掌推抹法于下肢后侧上下往返操作各 3~5 遍，结束手法操作。患侧操作结束后，术者转至患者健侧重复操作以上步骤。最后可循足少阴肾经之与足厥阴肝经之经筋路线，手法应以轻柔、渗透的补法为主，采用㨰、拿、弹拨等手法治疗。

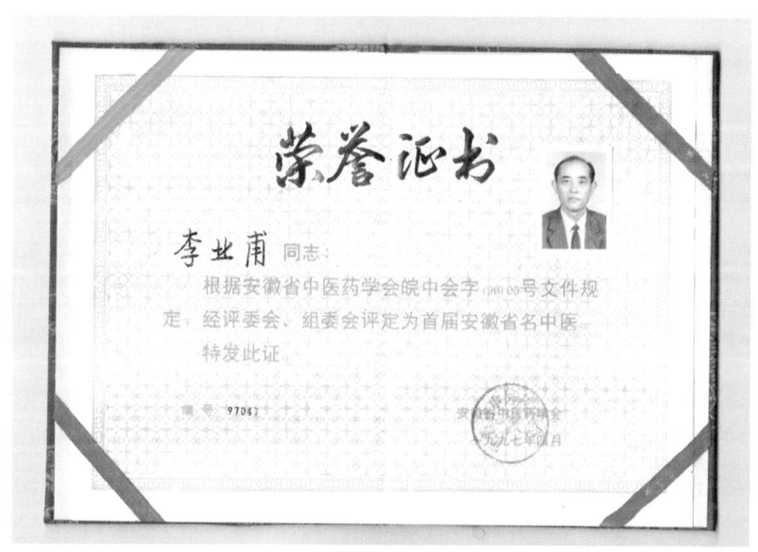

荣誉证书

李业甫 同志：

根据安徽省中医药学会皖中会字(96)05号文件规定，经评委会、组委会评定为首届安徽省名中医。

特发此证。

编号：97047

1997 年荣获首届安徽省名中医称号

(5)证型加减：

①以患肢对侧大脑半球运动为主。根据症状可用感觉、足运感、语言区，在此区上按摩 5 分钟，休息 10 分钟，再按摩 1 次。如此反复 2~3 次。

②虚证：缺血中风，中气不足，以手、足阳明经腧穴为主；肾虚精少以足少阴和足太阳经腧穴为主；出血性中风病情稳定后，取穴同上，另加按揉气海、关元、神阙，掐揉人中，按揉百会、哑门诸穴。先以㨰法顺经操作，松弛肌肉、静脉，治疗 5 分钟，用点揉、拿按、摩法反复操作 5~10 分钟，手法宜轻柔缓和为补。

③实证：缺血性中风以手、足厥阴经腧穴为主。先用㨰法以逆经操作治疗，松弛肌肉筋脉，反复操作 5~10 分钟，继用按法、拿法、点法反复操作，手法偏重，2~3 分钟，以重为泻。而出血性中风在病情稳定后用上法治疗。可加针刺十二井穴、人中、百会、大椎、丰隆诸穴。

典型验案

患者李某,男性,68 岁,2015 年 6 月 14 日就诊。

主诉:突发右侧上下肢活动无力 4 个月。

现病史:患者于 4 个月前无明显诱因下突感右侧上、下肢活动无力,伴头晕,无视物旋转,无恶心呕吐,送当地医院,时测血压 208/100 mmHg,行头颅 CT 检查示“左侧基底节区低密度影”,诊断为“脑梗死”。住院经脱水降颅压、控制血压、维持水电解质平衡等治疗,病情平稳后继续行康复治疗,但疗效不佳。现仍有右侧上、下肢活动无力,右上肢疼痛明显,伴头晕,为求进一步康复,故来本院就诊。

既往史:有高血压病史 10 余年、2 型糖尿病史 5 年多,吸烟史 20 余年,每天 1 包左右,已戒 8 年。

查体:家人扶持,偏瘫步态,神清,言语尚清,精神软,心率、血压、呼吸平稳,心肺腹(-),四肢无水肿。右侧鼻唇沟变浅,口角无偏斜,伸舌基本居中,左侧肌力Ⅴ级,右侧上肢肌力Ⅱ级,右侧下肢肌力Ⅳ级,右上肢压痛(+),屈肌张力增高,右下肢伸肌张力增高,右膝腱反射亢进,针刺觉双侧肢体浅感觉存在,右 Babinski 征阳性。疗效评估量表提示 Barthel 指数积分为 34 分,Fu gl- Meyer 运动功能评分为 39 分。舌淡,苔薄白,脉细涩。

诊断:脑梗死(恢复期),2 型糖尿病,高血压病(3 级,高危)。

中医诊断:中风(气虚血瘀证)。

治则:活血化瘀,通络止痛。

取穴:印堂、地仓、曲池、手三里、内关、委中、承山、昆仑、太冲等。

操作:患者先取仰卧位,用一指禅推法于印堂、迎香、地仓等穴,用㨰法治疗肩、肘关节部位,同时配合右上肢外展、内收、旋转和屈伸被动运动,继以按揉法于肩井、肩髃、曲池、手三里、内关,拿揉合谷诸穴,后以捻法治疗掌指关节及指间关节,并配合关节被动活动。右下肢先用㨰法,上下往返操作治疗,同时配合髋、膝、踝关节的被动屈伸活动。用按揉法于血海、梁丘、阳陵泉,拿揉委中、承山,按揉昆仑,点揉太冲诸穴,再双掌搓法作用于下肢。左侧上下肢以同样步骤操作一次。患者再取俯卧位,先用按揉法作用于肝俞、膈俞、肾俞、肾俞等,再用㨰法于环跳、居髎,同时配合髋、膝、踝关节外展、内收、屈曲被动活动,同时按揉足厥阴肝经和足少阴肾经的经筋部位,以助解除筋肉痉挛。

治疗结果:上述治疗 20 天后,患者自诉右侧上下肢无力症状明显改善,右上肢无明显疼痛,无头晕头痛。查体:右侧上肢肌力Ⅳ级,右侧下肢肌力Ⅴ级,右上肢屈肌张力、右下肢伸肌张力较前明显减低。右上肢压痛(±),外展约 120°,内收约 30°,前屈 150°,后伸 40°,旋内、旋外各约 60°。继续巩固 10 天后患者出院,出院时独立行走,右上肢活动自如,无疼痛,无头晕,肌力检查右上肢肌力Ⅴ级,右下肢肌力Ⅴ级,右上下肢肌张力基本正常。复测疗效评估量表提示 Barthel 指数积分为68 分,Fugl-Meyer 运动功能评分 71 分,较入院时均明显提高。

按语：李业甫教授指出，患者为缺血性中风，诊断明确，右侧偏瘫状态，伴肌张力增高。此时主要循足三阳经、手足厥阴经、督脉、经外奇穴，手法以松解类为主，如揉、擦、点按、弹拨等，并以泻法为主，补法为辅，患健同治，重视经筋，使上下肢的屈肌肌群和伸肌肌群之间失衡的肌张力重新回归协调平衡，有助于患肢痉挛状态的康复。患者的选穴以近端取穴为主，配合远端取穴，可调节上下经络气血，共奏通络止痛之功。

## 三、腰椎间盘突出症诊治体会

腰椎间盘突出症全称“腰椎间盘纤维环破裂髓核突出症”，是由于腰椎间盘的退变与损伤，导致脊柱内外力学平衡失调，使椎间盘的髓核自破裂口突出，压迫脊神经根引起腰腿痛的一种病症。以腰4~5和腰5~骶1之间突出最多见。病理分型可分为以下4型。①单侧椎间盘突出：下腰痛伴一侧下肢放射痛，脊柱侧弯，腰生理前凸减小或消失，病变椎间盘患侧椎旁压痛，可沿坐骨神经向下肢放射，直腿抬高试验阳性。CT检查，椎间盘向椎管一侧突出。②双侧椎间盘突出：下腰痛，伴双侧下肢放射痛，腰生理前凸减少或消失，病变椎间盘两侧椎旁均有压痛，可沿坐骨神经向下肢放射，双下肢直腿抬高试验阳性。CT检查：椎间盘髓核左右突出，并可见游离块。③中央型椎间盘脱出：除出现腰腿痛的症状外，还可出现会阴部麻木和大小便功能障碍等马尾神经压迫症。CT检查：椎间盘向正中方向突出。④上下型椎间盘脱出：大部分患者仅有腰痛症状，X线检查示病变椎间盘可见Schmori结节。

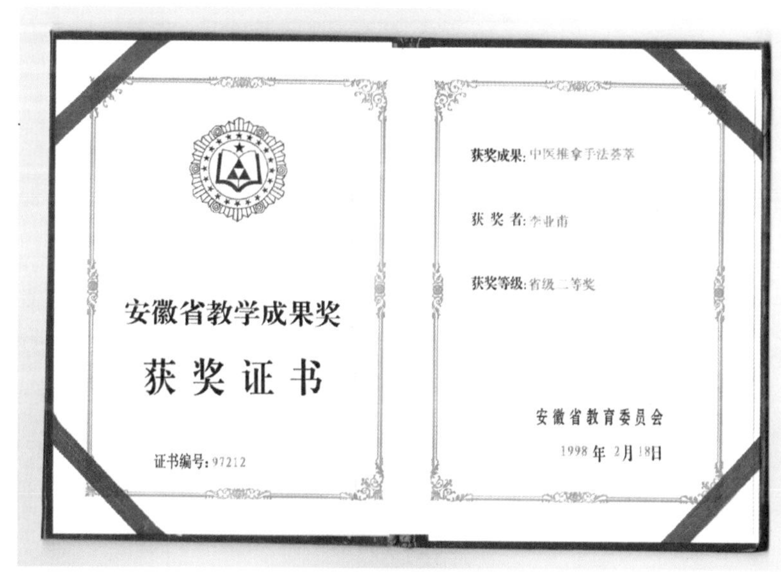

安徽省教学成果奖
获奖证书
证书编号：97212
获奖成果：中医推拿手法荟萃
获 奖 者：李业甫
获奖等级：省级二等奖
安徽省教育委员会
1998年2月18日
1998年获安徽省教学成果省级二等奖

腰椎间盘突出症中医上又称腰痛，腰痛一证在古代文献中早有论述。《素问·脉要精微论》载：“腰者，肾之府，转摇不能，肾将惫矣。”首先提出了肾与腰部疾病的密切关系。《丹溪心法·腰痛》指出：“腰痛主湿热，肾虚，瘀血，挫闪，有痰积。”《张氏医通》《杂病源流犀烛》中对腰痛的论述，归纳为风腰痛、寒腰痛、肾虚腰痛、气滞腰痛、瘀血腰痛等，使腰痛的辨治更为系统。对于腰痛治疗，清代李用粹《证治汇补·腰痛》指出：“治唯补肾为先，而后随邪之所见者以施治，标急则治标，本急则治本，初痛宜疏邪滞，理经隧，久痛宜补真元，养血气。”这种分清标本先后缓急的治疗原则，在临床具有重要的指导意义。

腰痛病因为内伤、外感与跌仆挫伤，基本病机为筋脉痹阻，腰府失养。内伤多责之禀赋不足，肾亏腰府失养。外感为风、寒、湿、热诸邪痹阻经脉，或劳力扭伤，气滞血瘀，经脉不通而致腰痛；或年老体衰，或房事不节，以致肾之精气虚亏，腰府失养；或用力不当，屏气闪挫，导致腰部经络气血运行不畅，气血阻滞不通，瘀血留着而发生疼痛。

腰为肾之府，由肾之精气所溉，肾与膀胱相表里，足太阳经过之，此外，任、督、冲、带诸脉，亦布其间，所以腰痛病变与肾脏及诸经脉相关。

中医证候可分为：

(1)血瘀证：腰腿痛如刺，痛有定处，日轻夜重，腰部板硬，俯仰旋转受限，痛处拒按。舌质暗紫，或有瘀斑，脉弦紧或涩。

(2)寒湿证：腰腿冷痛重着，转侧不利，静卧痛不减，受寒及阴雨加重，肢体发凉。舌质淡，苔白或腻，脉沉紧或濡缓。

(3)湿热证：腰部疼痛，腿软无力，痛处伴有热感，遇热或雨天痛增，活动后痛减，恶热口渴，小便短赤。苔黄腻，脉濡数或弦数。

(4)肝肾亏虚：腰酸痛，腿膝乏力，劳累更甚，卧则减轻。偏阳虚者面色㿠白，手足不温，少气懒言，腰腿发凉，或有阳痿、早泄，妇女带下清稀，舌质淡，脉沉细。偏阴虚者，咽干口渴，面色潮红，倦怠乏力，心烦失眠，多梦或有遗精，妇女带下色黄味臭，舌红少苔，脉弦细数。

现代康复医学认为，腰椎间盘突出的患者原则上以非手术治疗为主，包括健康教育、卧床休息、腰围制动、药物治疗、注射治疗、物理治疗、牵引治疗、针灸治疗、运动治疗等；如非手术治疗无效，再考虑手术治疗。

中医治疗腰痛当分标本虚实。感受外邪属实，治宜祛邪通络，根据寒湿、湿热的不同，分别予以温散或清利；外伤腰痛属实，治宜活血祛瘀、通络止痛为主；内伤致病多属虚，治宜补肾固本为主，兼顾肝脾；虚实兼见者，宜辨主次轻重，标本兼顾。诚如《杂病源流犀烛》指出："肾虚，其本也；风、寒、湿、热、痰饮、气滞、血瘀、闪挫，其标也。或从本，贵无失其宜而已。"

李业甫教授指出：其治则为舒筋通络，活血止痛，松解粘连，回纳髓核。手法以一指禅推法、㨰法、按法、揉法、拿法、点法、扳法、摇法、拔伸法、理筋法、旋转法等综合运用。取穴：以足太阳膀胱经、足少阳胆经、督脉经为主，取有关夹脊穴、阿是穴、肾俞、腰阳关、大肠俞、居髎、环跳、承扶、风市、委中、承山、阳陵泉、悬钟、昆仑等穴位。

李业甫教授重视基础手法，要求熟练掌握手法的动作要领。临证时手法朴实无华，但简单有效。他认为，推拿手法源于人类最初的本能动作，经过数千年的演变，形成目前的六大类手法，一般推拿手法不会偏离其最基本的原则。他的手法继承了传统特色，吸收了当代推拿名家好的经验，自成一体。他推拿时，表面上看平淡无奇，却是其数十年功力和经验的体现，也是其重视勤练基本功的体现。患者受治后，疗效显著。在继承传统推拿手法的前提下，对手法进行大胆创新。李业甫教授擅长一指禅手法，认为一指禅法"手法柔和，刚柔相济；取穴准确，力度集中，渗透力强”。传统一指禅法用拇指指端，螺纹面或偏峰着力于一定部位或经络穴位，沉肩垂肘，以腕关节悬屈、摆动带动拇指关节的屈伸活动。李业甫教授淡化肩、臂、肘的作用，强调腕、拇指关节作用，弱化手法的外观形式，强调手法的神韵和精髓。使原来不适合运用一指禅法的部位，可以用一指禅法治疗，扩大了治疗范围，提高了疗效。

操作方法大致如下——

1）推拿法

①患者俯卧治疗床上，术者位于其患侧，先用一指禅推法于腰部患侧阿是穴、夹脊穴、肾俞、大肠俞、腰阳关诸穴，反复上下往返操作治疗3~5分钟，继用㨰法于腰部沿膀胱经循行路线向下至臀部，大腿后侧、腘窝、小腿后侧由上而下往返多次操作治疗，持续数分钟，与此同时配合腰部后伸、髋关节外展、内收膝关节屈曲、伸直被动活动，各做3~5次。治疗重点以腰部、臀部为重要部位。继用拇指按揉法于居髎、环跳、承扶、委中、承山、昆仑诸穴，反复操作治疗1~3分钟，以有酸胀感为度。

②患者取健侧卧位，下腿屈曲，上腿伸直，术者位于其背后，先用㨰法于下腰臀部沿足少阳胆经循行路线，大腿外侧、小腿外侧、足背外侧，上下往返操作治疗3~5分钟，与此同时配合做屈膝、屈髋伸腰被动扳法，反复操作3~5次，继以指或肘点按法于居髎、环跳、阿是穴，用按揉法于风市、阳陵泉、悬钟、昆仑诸穴反复治疗1~3分钟，再以拍、击法沿患下肢外，从上至下往返拍击操作3~5遍。

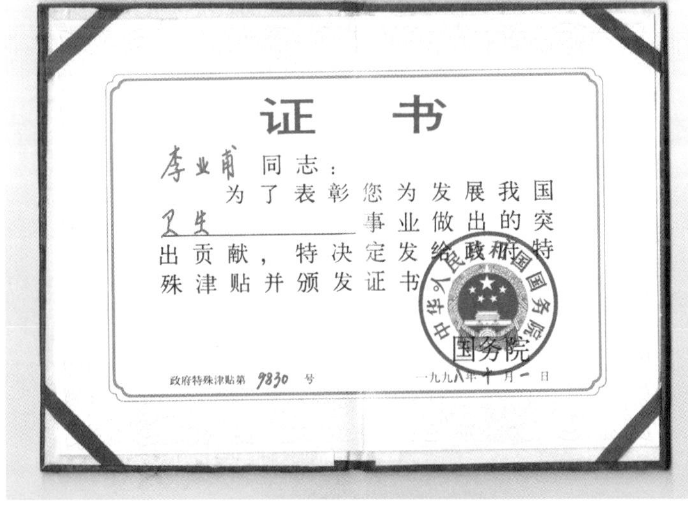
证 书

李业甫 同志：

为了表彰您为发展我国卫生事业做出的突出贡献，特决定发给政府特殊津贴并颁发证书。

国务院

政府特殊津贴第 9830 号　　一九九八年十月一日

1998年获国务院政府特殊津贴

③乘上势，患者下腿伸直，上腿屈曲，术者位于其前侧，以一手按住患者肩部，以另一手按住或用前肘部按压臀部，两手作相反方向用力推扳腰椎，反复操作1~3次，健侧可重复上法操作，常在操作过程中听到“咔嗒”响声，为手法成功。

④嘱患者仰卧位，术者位于患下肢侧方，先用㨰法于大腿前侧、外侧、小腿前外至足背外侧，上下往返操作3~5次。然后做被动屈髋屈膝动作3~5次，再作顺时针或逆时针方向摇髋关节各2~3次，接着以按揉法于阳陵泉、绝骨、阿是穴诸穴持续治疗片刻，以拿法于委中、承山、昆仑诸穴以酸胀为度。

⑤乘上势，术者站于患肢侧，先使腿屈膝屈髋下压，然后直腿抬高，如此反复操作3~

5次，动作幅度由小到大，用力由轻到重，以患者能忍受为度。本法适用于腘绳肌痉挛，直腿抬高严重受限患者。再使双腿屈膝屈髋并拢，术者用双手握小腿上方膝部，作顺时针和逆时针方向旋转骨盆活动各操作3~5圈，继之向小腹外侧斜压作斜扳法，两侧各操作1~3次。此法适用腰椎生理前凸增大患者，可达移位椎体还原脊椎间盘组织回缩之功效。李业甫教授认为，扳法可以使解剖位置得到纠正，使局部能保持正常姿态，缓解肌肉的痉挛状态。解除局部受压状态，使已经水肿的神经根得到放松，促使水肿的吸收，使椎间空和椎间隙增大，减轻对神经根的压迫和刺激。能牵开被嵌顿的滑膜，缓冲椎间盘组织对周围的压迫，有利于椎间盘突出髓核部分回纳。扳法刺激量大，需要患者配合。应该在放松手法使用后，使患者适应、配合，避免不良反应。扳法要求对解剖结构、生理活动范围能熟练掌握。巧妙使用扳法，能取得事半功倍的效果。

2)牵引推拿法

①俯卧牵引法：患者俯卧位，胸部用皮胸围固定于床头，腰部围皮腰围，扣上钢绦牵引绳，固定于床轴上加力牵引。牵引力渐次增加，一般以超过患者体重10~20千克为宜。并视患者体质强弱与耐受大小而加减牵引力，牵引时间为15~20分钟。

②俯卧牵引悬吊下肢压腰法：接上法，两助手分别将患者两下肢用绳带向后吊起，与床面成30°，使腹部悬空，离床面6~12厘米，使牵引加大至适合重量时，此时助手将两下肢作左右摇动。术者位于患侧，双手掌重叠，以掌根着力于腰部病变处，随着下肢的摆动进行有弹性的顿挫性按压30~60次，按压的力量应根据患者体质的强弱、病情的轻重及耐受力的程度而改变。

③俯卧牵引踩跷法：乘上势，在其胸部与小腹大腿前根部各垫2~3个枕头，使腹部悬离床面6~12厘米，作对抗牵引，术者用一手扶住预先设置好的横竿或吊绳，用单足或双足前掌部或足跟部着力于腰部病变处进行踩跷，以膝关节的屈伸运动，使身体一起一落，足部着力部分不能离开病处，嘱患者随着踩跷弹跳起落张口一呼一吸，即弹起时吸气，回落时呼气，切忌屏气。每次弹跳300~700次，每周治疗1~2次。

④脊柱矫正牵引法：接上法，一助手用双手掌根部分别顶住侧弯上下起始处固定脊柱，术者位于对侧用双手掌重叠，以掌根部按住侧凸顶部，用力向对侧进行顿挫性推压5~10次。推压力由轻而重，使侧凸部位有松动感为度。每日或隔日1次。此法适用于脊柱明显侧弯畸形者。

⑤背牵法：术者和患者背靠背而站，用两肘分别挽住患者肘弯部，然后弯腰屈膝挺臀，以臀部顶住患者腰骶病变处，将患者反背起，使其双脚离地，让患者腰骶下肢自重牵引伸展，同时术者作屈膝挺臀震颤动作5~10次及左右摇摆活动5~10次，每日1次。本法具有拉开椎间隙，松解粘连，矫正脊柱后凸畸形、整复腰骶部及小关节移位，通经活血止痛之功效。

随证加减——

(1)如伴有患腰椎棘突偏歪，小关节错缝，生理曲度异常者，加腰椎定位旋转复位法，斜扳法、后伸扳法，屈膝屈髋压腹斜扳法，双掌重叠压脊柱法等，随证施法治疗。

（2）如伴有臀上皮神经损伤，在髂嵴最高点内有绳索样滚动物、压痛明显者，加在患侧髂嵴下方阿是穴处作与纤维鞘臂垂直方向，用弹拨理筋手法进行反复操作治疗。在该部用擦法操作，反复治疗，以皮肤发红热透入里为度，使痛减，伤筋回归原位。

（3）若伴有腘绳肌痉挛，疼痛下肢直腿抬高困难者，加拿捏法，按揉法于腘绳肌沿其肌走行区来回往返操作治疗，持续 1~3 分钟，再用屈膝屈髋直腿抬高压脚法治疗，反复操作 3~5 次，然后用搓揉法于大腿后侧肌群持续操作片刻时间。

（4）如伴有梨状肌损伤或梨状肌综合征者，加弹拨理筋法与沿梨状肌垂直方向高起的条索或束状肌束进行反复弹拨理筋，使其挛缩之筋松解理顺平复，再用拇指镇定法，使之舒筋活血止痛，然后用擦法于臀部，反复操作至梨状肌体表发红热透入里。

患者平时自己在家时。亦可进行相关的自我保健推拿，大致方法如下：

（1）取坐位，以双手掌根部分别放于腰部两侧，自上而下往返推擦至腰骶部，压力由轻至重，反复操作 3~5 分钟，以达透热为度。

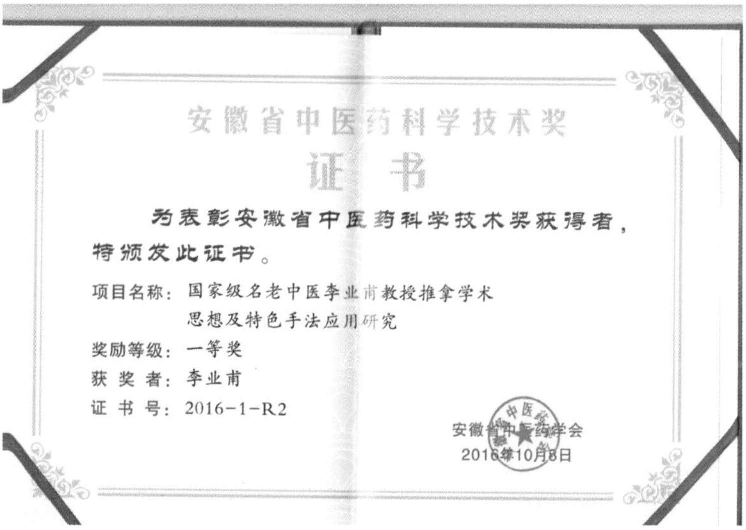

（2）用同侧手拇指或食中指端点按腰阳关及痛点处，反复操作 3~5 分钟。

（3）两双手四指端分别放于腰脊柱两旁筋脉，自上而下揉拨腰骶部，反复操作 3~5 分钟，继用空拳叩击患腿外、小腿后外侧，以酸胀为度。

2016 年主持的研究成果获安徽省中医药科学技术一等奖

（4）取坐位，用双手拇指推法沿股四头肌走行方向，从大腿根部推至膝关节部位，往返操作 10~15 次。

（5）仰卧位，双下肢交替进行，屈髋屈膝至最大限度，然后伸直，动作逐渐由慢到快，重复动作 10~15 次。

注意事项：①治疗期间要配用皮腰围护腰固定，以巩固疗效。②睡硬板床有利于突出的髓核还纳、纠正脊髓后凸畸形。③恢复期或康复后，要进行适当的腰背肌功能锻炼，如拱桥式、鱼腰式、太极拳及自我保健推拿。③注意保暖，避免风、寒、湿邪侵袭。④在工作劳动中，避免负荷过重，扭闪，防止复发。⑤梨状肌位置较深，治疗时要用力深压，使力量深达梨状肌，但不能因其位置深而用暴力，造成病情加重。⑥治疗本病介绍的推拿、牵引法共 10 余种，在临证中必须掌握辨证与辨病相结合施法，对不同症状选用不同推拿、牵引法治疗，方能达到立竿见影之功效，而不是多法齐用。

患者应注意在日常生活中要保持正确的坐、卧、行体位，劳逸适度，不可强力负重，避免腰部跌仆闪挫。避免坐卧湿地，暑季湿热郁蒸时，亦应避免夜宿室外，贪冷喜凉、涉水冒雨或身出汗后即应换衣擦身，或服用生姜红糖茶，以发散风寒湿邪。

典型验案

赵某某，男，26岁，某公司白领，2008年7月10日初诊。

患腰腿痛已6个月，反复发作，开始因剧烈疼痛，曾到某医院住院，CT检查腰5骶1椎间盘突出0.6厘米，医生建议手术治疗，因不愿手术，经保守治疗后好转，但始终腰痛、腿麻，强能忍受，生活能自理。近几天，因参加单位集体活动，跑步不到30分钟，就感到下腰剧痛，向右下肢放射，立即返回家中卧床休息，疼痛仍未能缓解。检查所见：患者向右侧身，扶腰步行。自诉：左腿窜痛，腰无力，如姿势改变，疼痛加剧，不敢弯腰和转身。

检查：腰僵，腰5左侧压痛，并向臀部放射，外观左侧腰部和左侧臀肌萎缩，下肢股四头肌和小腿三头肌，较左侧萎缩分别为1厘米和0.8厘米；皮肤颜色较右肢苍白，触诊左下肢温度较右下肢低，髌腱反射和踝腱反射减弱，未引出病理体征，肌张力下降，直腿抬高试验30°（阳性），直腿抬高屈踝试验阳性。X线片：正位示向右侧弯10°，第5腰椎椎体旋转；侧位片腰5骶1椎间隙变窄，弓顶距离0.5厘米。诊断为腰椎间盘突出症神经根型。

治疗：患者俯卧治疗床上，术者位于其患侧，先用一指禅推法于腰部患侧阿是穴、夹脊穴、肾俞、大肠俞、腰阳关诸穴，反复上下往返操作治疗3~5分钟，继用㨰法于腰部沿膀胱经循行路线向下至臀部，大腿后侧、腘窝、小腿后侧由上而下往返多次操作治疗，持续数分钟，与此同时配合腰部后伸、髋关节外展、内收膝关节屈曲、伸直被动活动，各做3~5次。上述三步疗法1周后疼痛减轻，已能弯腰活动；进入“缓解期”，并配合腰椎定点旋转复位法，每天1次，其余疗法同前。经治疗至第3周，腰腿痛症状消失。腰部活动自如，已无压痛，直腿抬高试验阴性，X线片复查正位片侧弯已消失，侧位片椎曲恢复，弓顶距离已达2厘米，腰5骶1的椎间隙明显增宽，临床治愈。嘱继续做腰背过伸练功法并以皮腰围固定等。随访半年，未复发。

## 四、膝痹病诊治体会

膝骨性关节炎（KOA）是一组异质性疾病，系膝关节软骨的完整性被破坏以及膝关节边缘软骨下骨板病变，从而导致相应的症状和体征。主要以膝关节疼痛、功能障碍、绞锁、关节组织损害为主要表现。现代研究认为KOA是因软骨基质合成和分解代谢失调、软骨下骨板损害使软骨失去缓冲作用、关节内局限性炎症等多种因素综合作用的结果。

1995年国际骨性关节专题会议上，专家一致认为，KOA是在力学和生物学两大因素作用下，导致关节的软骨细胞、软骨基质和软骨下骨之间分解与合成代谢失衡，从而引起膝关节内外组织结构的退变，进一步累及骨、滑膜及关节周围的支持结构。这是近年来新发展的弓弦理论的基础。

现代医学对本病的治疗，尚无理想疗法，主要以减轻症状为主，以患者减肥、积极的健康教育、理疗、辅助装置等为基础。无效者给予镇痛药，再无效者予非甾体抗炎药物、麻醉镇痛药或激素来减轻疼痛和抑制炎症，同时可选择关节营养药、关节润滑剂治疗，迫不得已时置换关节假体。西医药物治疗存在副作用较大、远期疗效较差等缺点，手术具有创伤较大、风险较高、患者依从性较差的缺点，有一定局限性。正因如此，中医的治疗方法往往受到患者的欢迎。

历代文献根据舌苔脉象及局部症状，辨证分属于中医学之“痹证”“骨痹”“膝痛”的范畴。如《素问·长刺节论》：“病在骨，骨重不可举，骨髓酸痛，寒气至，曰骨痹。”认为膝痛属于骨痹的病理范畴。“膝者，筋之府，屈伸不能……，筋将惫矣。”又如“转摇不能，肾将惫矣”，以及“骨者，髓之府也，不能久立，行则振掉”等。

中医学认为，肝肾为先天之本，肝肾同源，肾主骨，肝主筋，筋骨疾病大多数因素决定于先天遗传禀赋，后天的过度劳损也可加快筋骨疾病的进程和发展。膝关节为人体最复杂的关节，是筋骨汇聚之处，如筋之会穴阳陵泉穴就位于膝关节处的腓骨小头前缘凹陷处。而骨之会穴悬钟则位于膝外侧以下、踝上三寸处。《张氏医通》说道：“膝痛无有不因肝肾虚者，虚则风寒湿气袭之。”人到中老年以后，肝肾逐渐亏虚，筋骨失于濡养，而致膝关节筋骨失于荣养而痛；或者部分人因长期劳动，导致组织劳损或扭伤，致筋骨受伤、血瘀而气滞，脉气不通，不通则痛；另外，风、寒、湿邪侵于关节，痹阻经络也是主要病因之一。总之，古代医学认为膝痛的三大病因为肝肾不足、气滞血瘀、风寒湿邪痹阻经络。

中医所认识理解的骨关节病的本质，与现代医学最大的差别为：中医学对骨关节炎认识是在中医学理论和实践的基础上，从内因、外因两方面来认识本病，在经络学理论的指导下，把外周关节局部疾病往往同内脏紧密联系，运用气血经络理论，从整体观出发来讨论认识膝痛的生理、病理和辨证治疗，从总体角度来反映骨关节炎的本质。以经络与气血理论为依据，骨与关节和脏腑之间作为一个整体来认识其病因。

中医学对本病的病因病机的认识可以总结为内因和外因两方面。外因：膝痹之风、寒、湿邪为病，病久则以寒湿为主要病因，如《素问·痹论》中所述：“风、寒、湿三气杂至，合而为痹也。”外感风寒湿邪的途径较多，饮酒过度后感受风寒湿，水湿至于袭，露宿感凉，冒雨感邪，嗜食厚味等。另外，跌打损伤、伤及筋骨血脉、痰湿瘀阻亦是致病的重要因素。概而言之，外因不外乎是外感风寒湿邪与一切劳伤引起的血瘀气滞两方面。内因：《素问上古天真论》中提到：“五八肾气衰，发堕齿槁，……七八肝气衰，筋不能动，天癸竭，精少，肾脏衰，形体皆极，则齿发去。”精确而生动地阐述了中年以后，人体各关节病变所形成的原因中的内在病理基础。人至中老年，肝肾逐渐亏虚，尤其是肾虚，肾主骨，肾虚则骨弱，肝主筋，肝血亏则髓失所养，筋不能用，进而出现膝关节活动不利，肝虚筋失濡养，导致膝部经筋痉挛，关节疼痛，从而发生膝痛。病机可分为：

(1)寒湿阻络：年老体弱者肝肾两虚，气血不足，卫气不胜表邪，寒湿邪气乘虚而入，引起关节邪气滞留。临床常见的生活在冷湿环境,长期劳损,寒湿邪气,凝滞关节经脉,两膝部经气不通,所以疼痛,寒湿为邪黏滞关节,缠绵难治。《素问·举痛论》指出:“寒气入经而稽迟,泣而不行,克于脉外则血少,克于脉中则气不通,故卒然而痛。”《景岳全书》卷十二曰:“湿气胜者为着痹,以血气受湿则濡滞,濡滞则机体沉重而疼痛顽木,留着不移是为著痹,亦阴邪也”。

(2)气滞血瘀:中医认为,气统帅血脉的运行,血又为气之母。气血凝滞进一步加重血瘀,而血瘀进一步阻碍气的运行。

(3)肝肾亏虚:中医认为,膝痹其病在筋骨,肝藏血、主筋,肾藏精、主骨,这是膝痹与肝肾功能状况有关的理论基础。肝肾充实,精血旺盛,则筋骨荣荣,行动有力;反之,肝肾亏虚则精血不足,筋骨失养,废用无力,进一步容易受外邪的损伤,导致膝关节的疼痛。因此,形成膝痹证的主要条件之一是肝肾亏虚。正如《内经》中有关衰老的描述:“男子六八,女子六七,虚衰之象渐显。”

本病发病年龄多于肝肾渐衰的中老年,这一特点也正说明了膝痹的发病与肝肾亏虚有关。正所谓“肝气衰,筋不能动”,古籍中有关描述正是说明了肝肾亏虚是发病之根本原因。“肝藏血,肾藏精,精血互生,肝肾同源”,说明了肝肾之间同源同用密切的相互关联性。

痹证以风、寒、湿、热、痰、瘀痹阻气血为基本病机,其治疗应以祛邪通络为基本原则,根据邪气的偏盛,分别予以祛风、散寒、除湿、清热、化痰、行瘀,兼顾“宣痹通络”。痹证的治疗,还宜重视养血活血,即所谓“治风先治血,血行风自灭”;治寒宜结合温阳补火,即所谓“阳气胜则阴凝散”;治湿宜结合健脾益气,即所谓“脾旺能胜湿,气足无顽麻”。久痹正虚者,应重视扶正,补肝肾、益气血是常用之法。

现代康复医学认为,膝骨性关节炎的治疗,以减轻或消除关节疼痛,阻止和延缓疾病的进展,保护关节,减轻受累关节的负荷,恢复关节功能,改善关节活动度、增强肌力和全身耐力,改善步态和步行能力,改善日常生活活动能力,提高生活质量等为目的。治疗以非药物治疗为主。嘱患者减轻关节负荷,调整和限制活动量,配合物理治疗、运动疗法治疗等综合运用。尽管大多数患者采用上述治疗后都能获得良好的临床效果,但仍有少数患者疗效欠佳,且存在明显的疼痛和关节功能障碍。对该类患者,采用悉心选择的手术治疗,可取得较好的疗效。在治疗的过程中要注意患者存在的抑郁、焦虑状态,注重其心理的疏导,有助于预防和控制疼痛及关节活动障碍。

中医推拿治疗膝关节骨性关节炎的方法较多,各个推拿流派和名家治疗本病的认识点和体会点各异,如内功推拿、少林推拿、一指禅推拿等流派治疗膝关节炎的手法特点都不同。总结他们的治疗特点,手法大致都重视如下几个方面:一方面为一般手法的解痉放松,如㨰法、擦法、一指禅法等;另一方面注重运动类手法的应用,如拿髌法、屈伸活动、拔伸法等。李业甫教授认为,膝骨性关节炎的治疗宜预防与治疗相结合,以预防为主。发作时须根据病情,辨证选择适合的方法。中医重视标本兼治、内外并重、分期分型。

急性期宜逐瘀祛邪,佐以扶正;缓解期宜补肝肾、强筋骨、健脾胃、充气血,佐以通络。手法以一指禅推法、㨰法、按法、揉法、弹拨法、点法、拔伸法、理筋法、旋转法等综合运用。以足太阳膀胱经、足阳明胃经、足太阴脾经为主,取内外膝眼、梁丘、血海、阴陵泉、阳陵泉、犊鼻、足三里、委中、承山、太溪及患膝髌周围部位。

李业甫教授操作方法大致如下:患者取仰卧位,患侧膝关节下垫一薄枕,使患膝微屈,完全放松,医者站于患侧,先用㨰法等放松类手法,施予患侧股前、内、外肌群及膝关节周围的肌肉和肌腱 2~3 分钟,然后用一指禅推按、弹拨犊鼻、膝关、内外膝眼、梁丘、血海及阿是穴,总计 5~7 分钟,重点是内膝眼和阿是穴。内膝眼的一指禅操作要领为:弹拨方向由外侧向内上侧髌骨下缘用力,反复弹拨,酸胀感以患者能够忍受为度,2~4 分钟。去枕,膝关节完全伸直,医者一手食、拇指置于髌骨上缘,另一手食、拇指置于髌骨上缘,用力最大幅度上下推动髌骨 5~6 次，继之，用一手五指提拿髌骨做上下左右活动 3~5 次,然后用掌根按揉搓擦膝关节周围及大腿肌肉 1~2 分钟。接上式微屈髋并屈膝 90°,另一医者辅助固定患侧大腿,医者握踝关节处做被动膝关节屈伸、内旋、外旋动作 3~5 次,伸直膝关节做牵拉拔伸 3~5 次。

患者翻身俯卧位,患侧膝关节上下各垫一薄枕,使膝关节微屈完全放松。用㨰法施予大、小腿后侧肌群及膝关节后侧肌腱 2~3 分钟,然后,自委阳穴向下,沿腓肠肌外侧肌腱走行处查找挛缩的条索状、结节状反应点、压痛点,重点用一指禅弹拨按揉 3~5 分钟,再牵拉、拔伸、屈曲膝关节 3~5 次,用掌根沿大腿后侧至小腿按揉 1~2 分钟。总计 20~25 分钟。

注意事项:①注意休息和保暖,以防风寒湿侵袭。②患者应减轻劳动强度,避免剧烈运动。③患者应主动进行膝关节功能锻炼,如膝关节伸屈活动,以改善膝关节的活动范围及加强股四头肌力量。④局部坚持自我保健推拿,以巩固疗效。

患者平时自己在家时,亦可进行相关的自我保健推拿,大致方法如下:①取坐位,患肢伸直,拇指与其余四指分开,于髌骨两侧进行上下往返推动 3~5 分钟。②患肢屈膝屈髋,用同侧拇指顶压在髌骨上缘,使患肢慢慢伸直,此时拇指用力向下压顶髌骨;再向下用力、放松,方向为直下方和斜下方,促使髌骨上下位粘连松解。连续做 20~30 次,再用手掌擦法于髌骨周围,以透热为度。

本病发生多与气候和生活环境有关,平素应注意防风、防寒、防潮,避免居暑湿之地,特别是居住寒冷地区或气候骤变季节,应注意保暖,免受风寒湿邪侵袭。劳作运动汗出肌疏之时,切勿当风贪凉,乘热浴冷。内衣汗湿应及时更换,垫褥、被子应勤洗勤晒。居住和作业地方保持清洁和干燥。平时应注意生活调摄,加强体育锻炼,增强体质,有助于提高机体对病邪的抵御能力。

典型验案

杨某某,男,68 岁,农民。2004 年 6 月 17 日就诊,患右膝关节疼痛 10 余年,反复发作，有涉水劳作史，长距离行走或劳累后，右膝关节疼痛明显，休息后疼痛减轻。上下楼梯时膝关节疼痛明显，深蹲站起时膝关节疼痛加重，并呈进行性加重，未感“交锁”症状。曾在多家医院行保守治疗，效果不佳，医生建议手术治疗，患者拒绝，为求进一步治疗，来李业甫所在的省中医院就诊。

查体：右膝关节轻度肿胀，无皮肤红肿、破溃，右膝关节内翻畸形，屈曲挛缩，左膝关节无内翻畸形，外翻畸形，无屈曲挛缩。右膝眼饱满，左膝眼凹陷，右侧股四头肌轻度萎缩，皮温高于左侧。右膝内侧关节间隙压痛阳性，内外侧副韧带止点无压痛，腘窝未及肿物。髌骨无脱位、半脱位。浮髌试验疑似，髌骨研磨试验阳性。膝关节侧方应力试验阴性，KSS 评分 42 分，KSS 功能评分 30 分。辅助检查膝关节负重正侧位片：右膝内侧关节间隙及髌股关节间隙消失，骨赘形成，软骨下骨硬化伴囊性变。诊断为右膝关节骨性关节炎。

治疗：第一步，右膝关节牵引，15 分钟；第二步，患者取仰卧位，患侧膝关节下垫一薄枕，使患膝微屈完全放松，医者站于患侧，先用㨰法等放松类手法，施予患侧股前、内、外肌群及膝关节周围的肌肉和肌腱，2~3 分钟，然后用一指禅推按、弹拨犊鼻、膝关、内外膝眼、梁丘、血海及阿是穴，总计 5~7 分钟，重点是内膝眼和阿是穴。内膝眼的一指禅操作要领为：弹拨方向由外侧向内上侧髌骨下缘用力，反复弹拨，酸胀感以患者能够忍受为度，2~4 分钟。去枕，膝关节完全伸直，医者一手食、拇指置于髌骨上缘，另一手食、拇指置于髌骨上缘，用力最大幅度上下推动髌骨 5~6 次，继之，用一手五指提拿髌骨做上下左右活动 3~5 次，然后用掌根按揉搓擦膝关节周围及大腿肌肉 1~2 分钟。第三步，患者翻身俯卧位，患侧膝关节上下各垫一薄枕，使膝关节微屈完全放松。用㨰法施予大、小腿后侧肌群及膝关节后侧肌腱 2~3 分钟，然后，自委阳穴向下，沿腓肠肌外侧肌腱走行处查找挛缩的条索状、结节状反应点、压痛点，重点用一指禅弹拨按揉 3~5 分钟，再牵拉、拔伸、屈曲膝关节 3~5 次，用掌根沿大腿后侧至小腿按揉 1~2 分钟。上述三步疗法 1 周后疼痛减轻，经治疗至第 3 周，长距离行走，上下楼梯及深蹲时疼痛症状消失。X 线片复查正侧位片示关节间隙较前增大。临床治愈。同时嘱患者防寒保暖，坚持局部自我功能锻炼。随访半年，未复发。

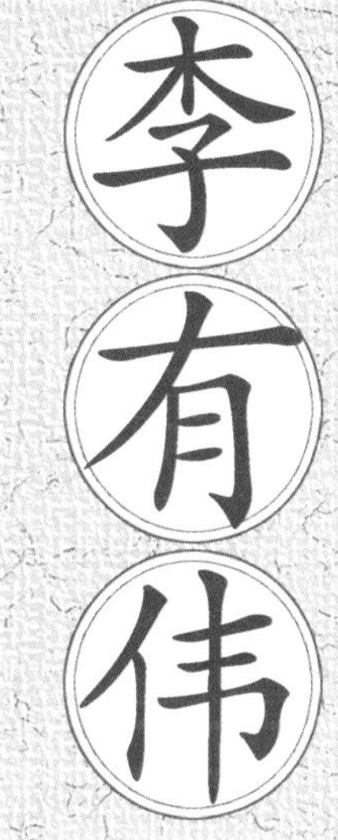
李有伟

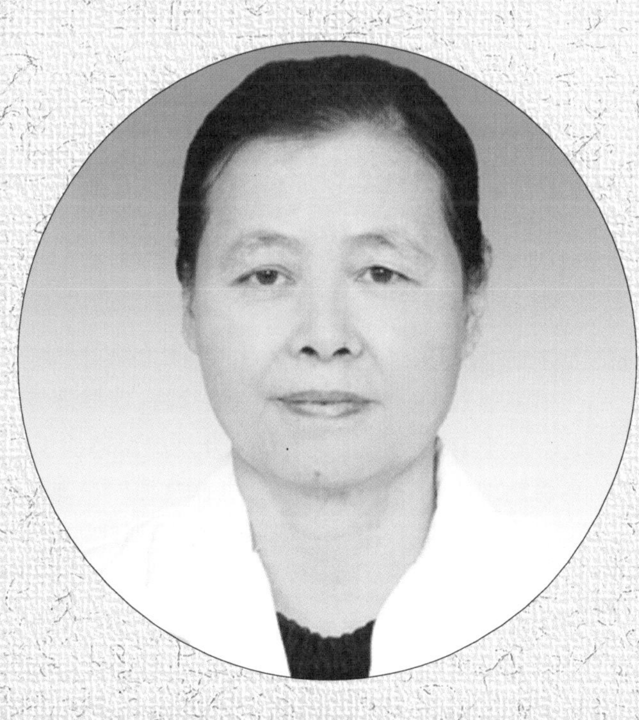

# 第一节 名医小传

李有伟，女，安徽省芜湖市人，主任中医师，中共党员。全国名老中医，安徽省国医名师，安徽中医药大学名誉教授，全国第三批老中医药专家学术经验继承指导老师，全国名老中医传承工作室导师，安徽省名老中医传承工作室导师，安徽省跨世纪学科带头人导师。曾任芜湖市中医医院内科主任、急诊科主任。

李有伟主任自幼得父亲李少白（芜湖市中医医院创始人之一）言传身教，随父临证学习，是名中医李少白先生的学术传承人。1993 年至 1996 年，作为全国第一批老中医药专家学术经验继承人，跟随国医大师李济仁学习。并在安徽省芜湖中医学校、安徽中医学院经过系统专业学习。

遵父训“博览群书，立足实践”，李有伟主任一直追求学习—实践—再学习—再实践，积极进取。自 19 岁从学校毕业后，她便开始独立行医，在安徽省太平县从事基层医疗工作。她当过基层医院领导，参加过当地多所农村合作医疗室的创建。1977 年进入芜湖市中医医院工作，始终坚持临床一线工作。她常说“患者是我们的第一位老师”，诊余认真总结治疗过程中成功与不足的经验，一丝不苟，研发了多种院内制剂应用于临床，疗效显著。

40 余年来，李有伟主任有多部专著和论文发表，获得安徽省科技成果奖、北京市科技成果荣誉证书，被评为芜湖市先进工作者、三八红旗手、优秀共产党员，安徽省自学成才积极分子，并先后担任安徽省中医急症专业委员会、安徽省络病专业委员会、安徽省中医风湿病专业委员会副主任委员，芜湖市中医肿瘤分会名誉主任委员。

李有伟主任如今年近七旬，不论酷暑严寒，仍坚持每周上六次门诊。诊病不论病家贫富贵贱，一视同仁，提倡自然疗法，选择最佳给药途径。

李有伟主任是我市最早开展中医体检工作的专家，也是我市参加过“非典”防治专家组的唯一一位中医专家。曾担任芜湖市老年学会、老年协会保健顾问以及市养生养老产业协会专家。还多次参加各种义诊、中医科普养生讲座等活动，足迹遍及机关单位、社区、厂矿、学校。

作为国家级名老中医，李有伟主任积极参加院内各种带教工作。无论面对大专院校的实习学生，还是面对已具备中高级职称的专业人才，总能因人施教，授业解惑。在学生眼中，她是严师、慈母，更是朋友。她将对父亲、对师长的敬爱融入培养中医接班人事业之中。

# 第二节 学术特色

## 一、明确诊断、合理用药

李有伟主任临证中讲求“明确诊断、合理用药”，重视“四诊合参、衷中参西”，凡就诊患者，必先详细问明病情，四诊合参，探本求源，辨病辨证，同时结合现代医学检验检查手段，明确西医诊断，综合分析，确定治疗方案。对于病情复杂、危重患者，必收住院进一步诊治，绝不敷衍了事，延误病情。

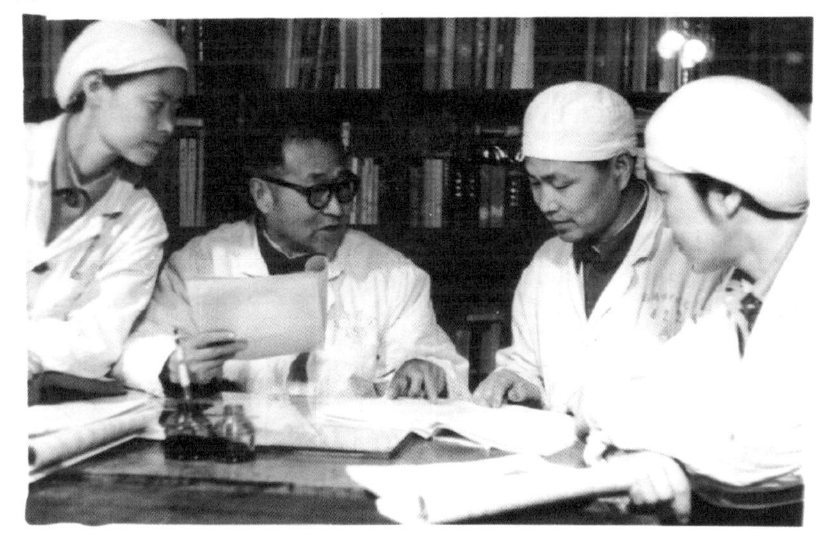

跟随父亲李少白主任学习

### （一）四诊合参

李有伟主任随父诊病多年，充分汲取了李少白老先生的四诊经验，并结合自己的临证心得，对于“四诊”有了新的认识。对于望诊，必望“神、色、形、态”，讲究“形神合一、天人合一”、“局部望诊和全身望诊相结合”。其中，望瞳仁不可少，常通过望瞳仁变化可诊出脑病，结合头颅 CT 检查以确诊，亦有服药过量、药物中毒出现瞳仁变化的病例。近年，美瞳的使用会干扰瞳仁的望诊，应加以注意。望唇也是李有伟主任望诊诊病的特色之一，经云“脾开窍于唇”，观唇之荣枯，可知脾胃的强弱，察唇色的润燥，可晓气血的盛衰。若唇质干燥、唇裂出血，为“心脾有热”。对于闻诊，李有伟主任重视对于患者的口气进行辨识，不同的口气往往提示不同部位的病变，如腥气多病在肺，腐臭气味多病在脾胃，咸气病在肾。对于问诊，李有伟主任常说中医的《十问歌》虽寥寥数语，却有着丰富的内涵，是获取疾病诊断信息的重要途径。李有伟主任在小儿问诊时必对出生后的喂养、计划免疫情况一一了解；问妇人，必对妇人的经带胎产详加询问，乃至于顺产、剖腹产情况，是否欲育二胎也逐一问明；问汗出，对于出汗部位、时间、汗质必当明确；问病史，必对于疾病的诊疗经过、服药情况询问仔细，尤其患者往往同时服用西药，李有伟主任对于西药可能导致的副作用也考虑周到，再予投方择药。切诊包含脉诊和按诊两方面，人们往往重视脉诊而轻按诊。对于切诊，李有伟主任在诊病中“按虚里”是不可少的，发现有异常的，多加以心电图诊断。习惯于通过腹部按诊对于肝胆脾胰疾病的病位进行识别，通过 B 超进一步确诊。

### （二）衷中参西

清末张锡纯提出了“衷中参西”的著名论点。所谓“衷中”，就是以中医为主，立足于发扬祖国医学；所谓“参西”，就是取西医之长为我所用，阐发中医理论，丰富治疗手段。张氏以中医为本，西医为用，取彼之长，补己之短，弘扬国医的思想，对当时及后世医家都有着积极的影响。李有伟主任从医虽经家传师承，却接受过系统的西医学理论教育，拥赞“衷中参西”自在情理之中。在依据中医四诊辨证的同时，她积极倡导中医现代化，主张运用现代先进的诊疗技术协助诊断和鉴别诊断。诸如一些免疫学检查、X 线检查、CT、MRI 也常被应用到诊疗工作中。曾有男性患者王某，因肢体感觉、运动障碍来诊，李有伟主任经缜密诊察，拟诊为“神经纤维瘤”，建议行MRI 检查，经查确诊为硬脊膜外神经纤维瘤，后经手术治疗而愈。

## 二、审病求因，探本求源

疾病的发生与正虚邪侵有关，发作有季节性，因而，在临床中既要重视急性发作期的治疗，又要注重缓解期的调摄，强调“未病先防”。同时，疾病的发病中常会发生传变，会影响到相邻部位或有关脏腑，而这种传变又是有规律可循的，这就要求医生要把握疾病的传变规律，从全局的、动态的观点出发，采取预防性的治疗措施，阻断和防止病变的转移、扩大和传变，把病变尽可能控制在较小的范围内，以利于疾病的最终治愈，是谓“既病防变”。治未病，即“未病先防、既病防变”，这一中医预防养生保健理念贯穿了李有伟主任诊疗思路的始终。

### （一）未病先防

李有伟主任从妇人孕期开始，就指导胎教方案，此后孕期保健乃至产后小儿的合理喂养、计划免疫面面俱到。对于成人养生保健，她从衣食住行四方面着手，提倡健康养生新理念，即保持身体、心理的良好状态并与社会相适应，健康保健做到“天人合一”，养护人体内环境，使人体阴阳平衡，做到“行正”，并由此提出“居安、食调、衣宽”等养生方式。居安，居住环境对人体健康尤为重要，居住的环境要清洁环保，居室保持清洁卫生，空气流通。要有科学的起居方式，起居时间有规律，根据四时的气候变化来调整自己的作息时间。生活方式也要讲科学，甚至枕头的高度、卧姿均应科学合理。食调，饮食做到“有节、有洁”，饮食要讲卫生，进食要讲科学。饮食质量做到主食粗细粮搭配，食物荤素搭配，花色品种多样，清淡爽口，松软适度。一般是“早餐吃好、中餐吃饱、晚餐吃少”为宜。选食品要选绿色食品。若是亚健康人群，可根据自己不同的病情，采用自然疗法、食疗配合保健养生。衣宽，需顺应四季气候变化，增减衣物。古人云“春捂秋冻”，春天减衣要渐减，老人常说“吃了端午粽，方把棉袄送”。此谓“春捂”。秋风凉了，不要骤然添加过多衣物保暖，此谓“秋冻”。

### （二）既病防变

对于疾病，不仅要治疗，而且要防止其传变、复发。通常，人们对于疾病的治疗很重视，而忽视了对于体质偏颇和亚健康状态的干预。当人体出现了非健康、非患病的中间状态称“病前状态——亚健康状态“，患者会表现出身心方面种种不适，如：情绪改变、反应迟钝、记忆力减退、焦虑恐惧感、孤独空虚感、形体消瘦或肥胖等，此时就应及时给予保健指导。

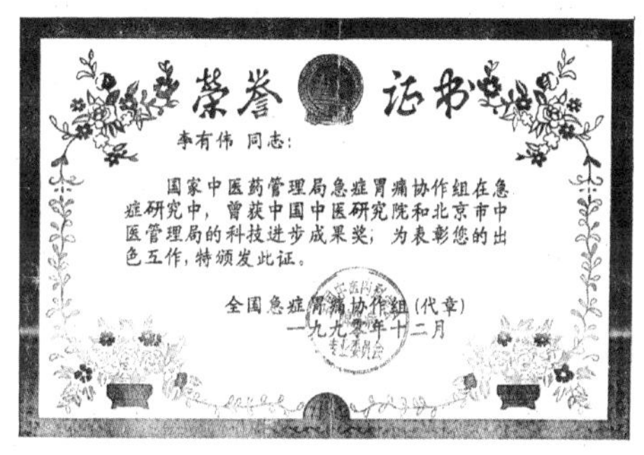
荣誉证书

李有伟 同志：

国家中医药管理局急症胃痛协作组在急症研究中，曾获中国中医研究院和北京市中医管理局的科技进步成果奖，为表彰您的出色工作，特颁发此证。

全国急症胃痛协作组（代章）
一九九零年十二月

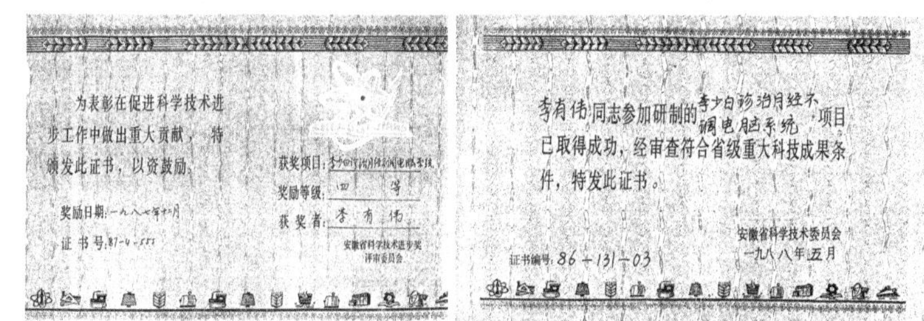
为表彰在促进科学技术进步工作中做出重大贡献，特颁发此证书，以资鼓励。

奖励日期：一九八七年十二月
证书号：87-4-555

获奖项目：
奖励等级：四 等
获奖者：李有伟

安徽省科学技术进步奖
评审委员会

李有伟同志参加研制的李少白诊治月经不调电脑系统项目已取得成功，经审查符合省级重大科技成果条件，特发此证书。

证书编号：86-131-03

安徽省科学技术委员会
一九八八年五月

荣誉证书

### （三）养体

李有伟主任主张养体着重保养人体的“精、气、神”。中医谈到生命的起源动力就是“精、气、神”三宝。不同年龄阶段，必须要自适应、自调节、自修复、自稳态，才能维护健康。三宝是生存的基础，生命动力的主宰。养精是要储备养护人体所需要的一切物质基础。根据四季气候的变化来养精。所谓“春夏养阳，秋冬养阴“的道理就指依据养精所需有所选择。护气是在保精的同时，对于人体生存动力的护卫。中医提倡的养生八字——养精、动形、通络、养神中就有“动形“二字。广义的动形是指人的生活方式、运动、起居规律要顺应自身的体质。人能够神清、气爽重在自调。“神”反映了人的精神面貌、心理状态。精神是人的大脑思维、内在气质的外在表现，调神的目的是要达到能认识自我，达到知足常乐的平衡心态。

## 三、治痹强调通补兼施

痿证是指肢体筋脉弛缓、软弱无力，日久因不能随意运动而致肌肉萎缩的一种病证。痹证与痿证本是两种疾病，但二者密切相关，两证可以并见，亦可由痹转痿。故痹病与痿病名殊但多类同，古今医籍痹、痿合论撰文颇多。故而将凡周身关节肌肉疼痛，伴有肌肉痿软无力者称为“痹痿同病”。西医学中诸如进行性肌营养不良、重症肌无力、风湿病、类风湿病、系统性红斑狼疮、痛风、多发性肌炎等疾病，在其病变发展过程中常可见痹痿同病表现。李有伟主任在跟随国医大师李济仁学习期间，对于“痹痿同病”的病因病机、辨证论治进行了深入的研究和总结。

### （一）探病机，究病源

痹痿同病系内外因相合致病。外因为六淫之邪尤其是风寒湿热之邪，外袭五体，内犯脏腑。内因系体质内虚，气阴不足，脏腑功能失调，尤其是肝、脾、肾、督脉的功能失常。正如《内经》所言“肝者，罢极之本”，肝主筋脉；“肾者，封藏之本”，主骨，生髓；而“脾者，仓廪之本”，脾主四肢。肝脾肾三脏与四肢、肌肉、关节的病变有密切关系，且肝肾的精血有赖于脾胃的生化。督脉为“阳脉之海”，具有调节全身阳经经气的作用。故肝、脾、肾、督脉受损，以及由此产生的病理产物如痰浊、瘀血，阻滞脏腑经脉，均可致痹痿同病。

结合西医学中具有痹痿同病表现的一系列病变的发病机制来看，李有伟主任认为痹痿同病的发生亦与遗传因素及免疫功能失调有关。此观点亦体现在其平时的诊疗工作中，如：问诊时要询问家族病史，进行相关的免疫学检查等。

### （二）明病位，辨病理

明病位，定脏腑，分清寒热虚实，辨明痰瘀等致病机制，对于痹痿同病的诊断及治疗有着极其重要的意义。在辨病辨证的过程中，李有伟主任主张四诊合参，而四诊之中，尤重望诊，特别强调望局部、望步态变化。如：寒湿痹证日久不愈，阴血不足，阳气匮乏，手指挛急痿废而表现的“鸡爪风”等。因为这些特征性体征对于疾病的诊断极有帮助。

### （三）部位用药，择时治疗

李有伟主任治疗痹痿同病，主张标本同治、攻补兼施、截断治标、补督治本、部位用药、择时投药、同病异治、异病同治。其投药途径独特，有内服、外敷、熏洗等多种方式，总以增强疗效、减少毒副作用为目标，并有系列经验方、中药制剂和康复疗法应用于临床。所创风湿通补方、风湿熏洗方、风湿止痛胶囊、外用活血膏等，用治数千例痹痿同病患者而深受好评。由于痹痿同病病程长，且发病有一定的时间周期，故提倡择时投药，因而有冬病夏治、迎病截治等时间治疗学方案，充分体现了中医学因时制宜的治疗思想。

# 第三节 临证精粹

## 一、外感病辨治经验

### (一)截断疗法

《素问·阴阳应象大论》说:“邪风之至,疾入风雨。故善治者,治其皮毛,其次治肌肤,其次治筋脉,其次治六腑,治五脏者,半生半死矣。”可见,疾病不及时治疗会向凶险转变,但疾病传变是有一定规律的,如果能够抓住疾病传变的规律,进行有效干预,可以防止疾病进一步发展,是谓“截邪防变”。

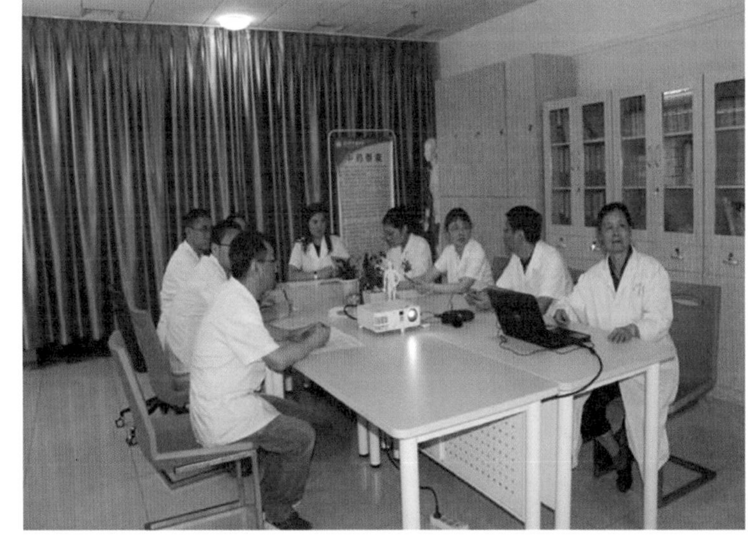
参加业务学习

“截邪防变”的观念,体现了中医“治未病”思想。《内经》云:“圣人不治已病治未病,不治已乱治未乱。”《难经》进一步诠释了《内经》治未病的思想:“治未病者,见肝之病当传之于脾,故先实其脾气,无令所受肝之邪,故曰治未病也。”

清代,叶天士根据温病卫气营血的传变规律,热邪易化燥伤阴的病邪特点,在《温热论》中著有“肾水素亏,虽未及下焦,先自彷徨矣,必验之于舌,如甘寒之中加入咸寒,务在先安未受邪之地,恐其陷入易易耳。”这是叶天士在治疗疹出热不解时,发现因为热邪之燥,耗伤胃津,易损伤肾液,若肾阴不足,即使病未及下焦,仍易传变。因此,用药时宜在甘寒养胃的同时,加入咸寒之品以滋养肾阴。

可以说,“截邪防变”的治未病思想对后世医家影响深远,李有伟主任也将之用于治疗热病、痹病的治疗。

#### ① 温病高热逆传案例

患者,男性,55岁,就诊于5月立夏后。初诊:发热数日不退,已多方治疗未果,刻下高热、神昏肢冷，烦躁不安，口干泛酸，汗出而高热不退，二便调。舌质红，苔黄，脉滑数。

病机：温邪炽盛、痰热互阻、蒙蔽清窍。热在气分，有逆传心包之虞。

治法：清热化痰，醒神开窍。

方药：至宝丹1粒，化服。

生石膏（先煎）30 g，知母12 g，生甘草3 g，竹茹12 g，淡竹叶12 g，杏仁9 g，郁金6 g，连翘12 g，银花12 g，鲜芦根60 g。每日1剂，水煎服。

进上方后仍神昏，追问病史，得知患者家属因听说"至宝丹"即朱砂丸，不宜服用，故自行中断给患者服用，且给患者服用"别直参"，使患者烦躁昏迷更甚。再次告知按医嘱用药。

二诊：四肢不温，舌质深红，脉象沉细而数，予以透营泻热，清心开窍。

生石膏（先煎）60 g，知母12 g，银花12 g，连翘15 g，竹叶12 g，生甘草3 g，生地15 g，丹皮12 g。

浓煎频饮，安宫牛黄丸以上煎汁送服1粒。牙关紧闭则以乌梅肉擦牙，将药汁缓缓喂入。进上方2剂。观之，神志渐清，诸症渐减，家属大喜，再配原药汁3剂内服，热退神清。

三诊：投入竹叶石膏汤加减以清余邪，益其气阴而痊愈。

[按] 温病是急性外感热病，是临床上的常见病和多发病，大多具有传染性和流行性的特点。此例患者初诊时为邪在气分，并出现逆传心包、神昏之证，故投开窍清气之剂治疗，然家属不配合，以致邪入营分，出现气营两燔之候。再诊投透营转气之剂，加之开窍清心之方治疗，而使神清、热邪消退，渐愈。还是采用截断疗法，防止疫邪再入营血传变。三诊是遵温病治疗"保得一分津液即留得一分生机"的古训，加用了生津凉血之品而获痊愈。治疗发热重症，温病热邪内陷，邪渐入营，必须抓住时机，透营转气。辨证准确，防病传变，尤为重要。

### ❷ 用于痄腮的治疗

痄腮，即流行性腮腺炎论其病因多为外感风温病邪与胃肠积热，肝胆郁火，壅阻少阳而致病。证见发热，腮腺肿大，先见一侧，继可双侧腮腺肿大，局部不红，边缘不清，有压痛，张口咀嚼疼痛加重，口腔内腮腺管红肿。本病具有传染性，发病后病情变化快，患者有并发症出现，如脑膜炎、睾丸炎、卵巢炎等。治疗时要抓住时机，防止传变，截断治疗。李有伟主任采用"蓝青合剂"治疗流行性腮腺炎收效显著。

组方：板蓝根、大青叶、银花、连翘、夏枯草、牡蛎、大贝母、六一散、玄参。

方解：本方以大青叶、板蓝根为君，清热解毒；银花、连翘为臣，加强清热解毒功效，并可散结消肿；夏枯草入肝经，清肝火，解毒散结；牡蛎软坚散结，加大贝母解毒化痰散结；六一散清利湿热；玄参清营凉血。全方以清热解毒、软坚散结之品为主，重在祛邪，少佐养阴清营药，收效明显。为防病邪传变，上扰心神，脑系受损，方中常可加用野菊花清利头目，钩藤平肝泻火；如出现神昏咽痛，可加服六神丸，清热利咽；为防邪毒下注，温热毒邪入侵肝经，累及睾丸，则多以贯众、橘核、荔枝核，疏肝理气、清热解毒，截断下传途径，每每获效。大凡温毒有下行之势，易并发睾丸炎，其预后有影响生育之虞，必当机立断，用药直达病所，及早截断传变途径。

（二）补正托邪，以驱表热，治虚人外感

虚人见有表证，单纯解表，无益于病且伤正气，补益又有闭门留寇之虞，补与不补，常使医者困惑。李老师主张依照“虚则补之”的治疗原则，当补则补，补正托邪以驱表热，临证重视脉象的虚实，确有脉虚无力的，依证给予补气、补血之剂。

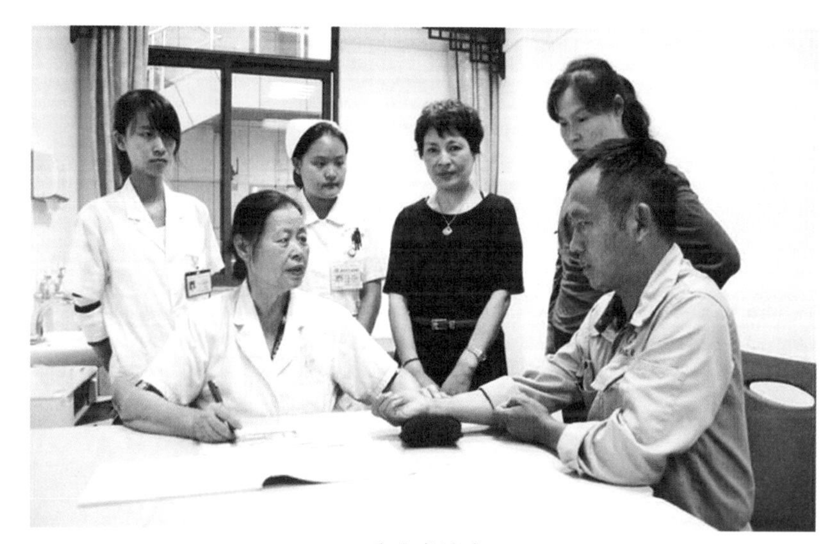

为患者诊病

病案1　贾某，男性，38岁，初夏发病。发热20余日，上午热轻，下午热重，有时微寒，有汗不彻，饮水不多，头痛，胸闷乏力，肢体倦怠，面色淡黄，舌淡苔白，脉濡细而缓。初病微热时未予重视，曾与爱人同房，身热即一直缠绵不解。经多处诊治，均从湿热治之，发热一直不退，未检出器质性病变。

初诊：脉证同前，脉濡细而缓，分析病情，当属正气虚弱不足以托邪外达，以三仁汤加减并以参类补益，而收扶正宣气化湿之功。

处方：太子参12 g，杏仁10 g，薏苡仁15 g，白蔻仁3 g，六一散（包）10 g，陈皮5 g，青蒿12 g，藿香10 g，郁金7 g，沉香曲12 g，竹叶10 g，竹茹10 g，鲜芦根20 g。3剂，水煎服，每日1剂。

二诊：服药第三天遍体微微汗出，身热得解，舌淡苔薄，脉细而缓。治守原法。

处方：太子参12 g，杏仁10 g，薏苡仁15 g，白蔻仁3 g，六一散（包）10 g，青蒿8 g，郁金7 g，沉香曲10 g，竹茹10 g，竹叶10 g，鲜芦根20 g。继服3剂。

此药服后热退体爽，纳食亦香，体复正常。

［按］头痛恶寒，胸闷，午后身热，苔白不渴，属湿温初起，湿重于热之证。外感时令湿热之邪，卫阳为湿邪遏阻，则见头痛恶寒；湿性重浊，易阻滞气机，气机不畅，故胸闷、肢体倦怠；湿为阴邪，旺于申酉，邪正交争，故午后身热。吴瑭于《温病条辨》中对此证明示“三戒”：一者，不可见其头痛恶寒，以为伤寒而汗之，汗伤心阳，则神昏耳聋，甚则目瞑不欲言；二者，不可见其中满不饥，以为停滞而下之，下伤脾胃，湿邪乘势下注，则为洞泄；三者，不可见其午后身热，以为阴虚而用柔药润之，湿为胶滞阴邪，再加柔润阴药，两阴相合，则有锢结不解之势。故治疗之法，唯宜宣畅气机、清热利湿。创三仁汤主治此证，方中杏仁宣利上焦肺气，气行则湿化；白蔻仁芳香化湿，行气宽中，畅中焦之脾气；薏苡仁甘淡性寒，渗湿利水而健脾，使湿热从下焦而去。三仁合用，三焦分消，更以甘寒清热之品，淡渗利湿、行气化湿、散结除满，共为辅佐。之前多处诊治，从湿热治之并无过，发热不解，皆因忽略患者病后同房，脉濡细而缓，有正虚之存在。故在宣畅三焦、清解湿热的基础上，加入太子参益气，即汗出热解。

病案2　朱某，男，7岁。身热5天，目珠红润，泪水汪汪，口腔两侧颊黏膜针尖大小白色疹点，咳嗽声浊，鼻流清涕，面色无华，倦怠思睡，腹膨不痛，纳食不香，大便稀，日行多次，无后重感，小便不多，舌质淡，脉细。

初诊：发热，目珠红润，泪水汪汪，鼻流清涕，口腔两侧见麻疹黏膜斑是麻疹之候，但未见疹点出现。纳少，腹泻，系毒邪入里，脾胃虚弱，中气不足，邪毒不能外透。当先健脾益气使腹泻得止，以免邪毒内陷，发生变端。

处方：太子参10 g，茯苓10 g，焦白术10 g，炙甘草3 g，焦六曲5 g，仙鹤草10 g，红枣5枚、葛根10 g，蝉蜕3 g，煨木香3 g，丝瓜络10 g。2剂，水煎服，每日1剂。

二诊：上药服2剂后，腹泻渐止，再予透疹和中。

处方：葛根10 g，蝉蜕3 g，云苓10 g，升麻3 g，焦术10 g，炒当归5 g，甘草3 g，丝瓜络10 g，桔梗3 g。继服2剂。

三诊：疹点外出，疹色淡红，大便正常，继以透疹解毒。

处方：炒牛子（打）10 g，桔梗8 g，甘草4 g，丝瓜络10 g，连翘10 g，银花10 g，太子参8 g，白术8 g，茯苓8 g，枇杷叶10 g。继服2剂。

四诊：疹点不密，已发至下肢，面部疹点渐隐没，身热减退，精神欠佳，再清其余邪，佐以养阴清热，调养脾胃。

处方：连翘10 g，银花10 g，枇杷叶10 g，丝瓜络10 g，甘草3 g，沙参10 g，麦冬10 g，茯苓10 g，仙鹤草10 g，红枣5个。继服7剂而愈。

［按］中医认为麻疹的病因为麻毒时邪，从口鼻而入，侵犯肺脾。肺主皮毛，开窍于鼻，麻疹毒邪犯肺，早期表现为肺卫症状，类似感冒，此为麻疹前期。脾主肌肉和四肢，麻毒邪入气分，皮疹出现于全身达于四肢末端，属正气驱邪外泄，为出疹期。疹透之后，邪

随疹泄，热去津伤，为疹回期。麻疹以外透为顺，内传为逆，正气亏虚不能托邪外泄，或因邪盛化火内陷，均可导致麻疹透布不顺，产生合并症。如麻毒内归于肺，闭阻肺络，则发为小儿肺炎；麻毒内炽，上攻咽喉，可发为喉痹；麻毒逆传心肝，则神志昏迷，惊厥谵妄等；麻毒内灼阳明，循经上炎，发为口疮；麻毒移于大肠，引起腹泻不止；热传营血，迫血妄行，则引起鼻窍出血等。少数患儿因正气不足，正不胜邪，可出现内闭外脱的险证。

通常麻疹前期约 3 天，此病儿发热 5 天而疹不见，纳少、腹泻系病入气分，脾胃虚弱，中气不足，邪毒不能外透。故初诊重在健脾益气。药用太子参、茯苓、焦白术、炙甘草、红枣之类大量补益之剂。二诊、三诊腹泻止、疹出，则重在透疹。四诊疹渐出齐，则加以沙参、麦冬养阴之品。病虽非险候，若不及时扶正托邪外泄，实有病转逆证之忧。

病案 3　陈某，女，产后 1 个月。临产出血过多，产后感寒，恶寒，发热，汗出，面色㿠白，少气懒言，多梦易醒，腹不痛，恶露已净，舌质淡，脉浮无力。

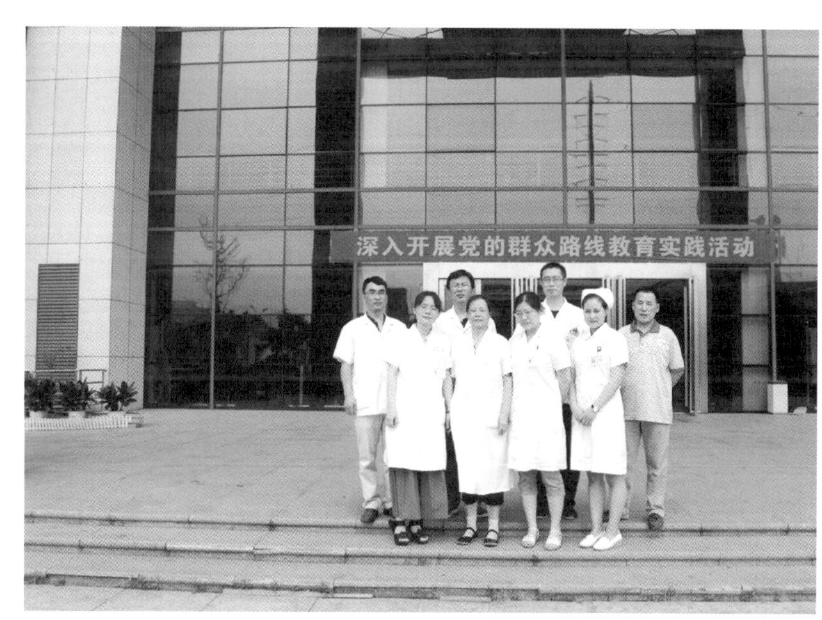

与工作室成员合影

初诊：产后血虚外感，治以养血祛风解热。

处方：太子参 10 g，黄芪 12 g，焦白术 9 g，甘草 3 g，炒当归 6 g，仙鹤草 30 g，熟地 9 g，炒白芍 9 g，川芎 3 g，陈皮 5 g，白芷 10 g，荆芥 10 g。3 剂，水煎服，每日 1剂。

二诊：服上药热已退，但见汗出乏力，眠差。以原方去白芷、荆芥，加炒枣仁 10 g。5 剂，水煎服，每日 1 剂。

三诊：诸症减，舌淡红，脉细重按无力，气血尚亏，再补其不足。以八珍汤加减连服数剂而愈。

[按] 妇人产后，正气受损，极易招致风、寒、暑、湿等邪气的入侵，导致疾病发生。产后发热为临床所常见，多有以下原因：感冒、乳腺病、产褥热、血虚发热。临证需仔细鉴别。产后 2~4 天在乳腺分泌之前，因静脉及淋巴管回流瘀滞，使乳房过度膨胀，局部出现硬块，稍有触痛伴有发热，一般 1~2 天后会自然消退。乳腺开始分泌后，如有乳腺管阻塞而乳汁积聚可引起发热，局部有硬结且出现红肿有压痛时，应考虑有乳腺炎；产褥期由

于体力的消耗较多，机体抵抗力降低，加之产道局部的创伤，病原体可经生殖道引起感染。产后感染引起的发热，是产后发热中最为常见的，起病于产后24小时至10天以内，患者主要症状为高热、寒战，产妇出现头痛、身痛、小腹疼痛，恶露量可从正常至较多，颜色紫黯，有腥臭味，应考虑产褥热；产妇分娩时出血过多，产后可有发热现象，但热度不太高，自觉有汗，伴耳鸣、心悸、头晕眼花，是谓产后血虚发热；另有产后感受风寒，伴有畏寒发热、头痛肢酸痛等感冒症状，是产后感冒。本例患者既有汗出，面色㿠白，少气懒言，多梦易醒等产后血虚表现，又有外感表象，按虚人外感治疗，扶正兼以祛邪。

此外，还有小儿夏季热，也是常见的一种虚人外感病，属小儿脾肺虚弱，暑热内蓄，暑热不得外泄而发热。因热伤津液，可见口渴，肺失宣发，脾难转输，水气不化，水液下趋所致，并可见尿多。李有伟主任治疗这一疾病的常用处方为：孩儿参10 g，甘草3 g，杏仁7 g，川贝10 g，杷叶13 g，山药10 g，竹茹、叶各10 g，青蒿7 g，连翘7 g，银花露（冲）30 ml（若无银花露改银花7 g）。目的在于调补脾肺、清暑益气。

## 二、疑难病辨治经验——体质辨识和个体化治疗

李有伟在诊治疑难病症时，注重识别患者的体质与发病的关系，提倡体质辨识和个体化治疗。体质，是指在人的生命过程中，在先天性格心理方面，综合的、固有的一些禀赋和后天获得的基础上，逐渐形成的在形态结构、生理功能、物质代谢等方面的特质。它与人的健康和发展密切相关。体质与疾病的发生、发展、预后及治疗是不可分割的。尤其对于疑难病例，进行体质辨识，采用个体化治疗方案，可使疗效增强。

《内经》中早就对人的体质形成、不同体质的表现有较全面的认识，根据阴阳学说来划分体质类型。此外也有依据五行学说来划分体质类型，也有以人体形态和功能特征划分，也有以心理和行为表现划分。关于体质的形成可以从先天禀赋、后天调养等方面进行分析，因人、因地、因时分析患者的病因病机，从而拟定个体化治疗方案。

### （一）痿证（进行性肌营养不良）治疗——独取阳明，肝肾同治

中医所谓痿证，通常是指肢体筋脉弛缓，软弱无力，不能随意运动的一类疾病，金代张子和云“弱而不用者为痿”。痿还有更广的含义，即五脏痿。进行性肌营养不良属肌肉组织的遗传性疾病，属痿证范畴。多见于素体禀赋薄弱，加之脾胃损伤，后天失养所致，故治痿独取阳明。吾师多以补中益气汤健脾益气。同时，重视补肝肾，本于脏腑学说“肝主宗筋，肾主藏精”之意，且因本病发生与先天禀赋和体质因素密切相关，故补肾的作用尤为重要。

病案　患儿12岁，由广西前来就诊。

10岁前可自己步行上学，10岁后出现步行困难，“鸭步”，平路易跌倒，不能上路，查体：腓肠肌假性肥大。其弟幼年即发病，两兄弟症状相似，均起病隐匿，诱因不明，直至不能独立行走，才四处求医。

中医诊断为:痿证(脾肾亏虚)。

西医诊断:假性肥大型进行性肌营养不良。投治痿方研末水泛为丸服用。

处方:黄芪、太子参、山药、茯苓、炒白芍、甘草、熟地、狗脊、杜仲、川断、僵蚕。

方解:黄芪、太子参、山药、甘草补中益气;山药、茯苓、白芍健脾养血;熟地、狗脊益肾填精;杜仲、川断补益肝肾,僵蚕化痰通络。

治疗半年余,病情没有进一步发展,结合针灸康复治疗后,患孩可坐轮椅学习生活。

## (二)热痹(成人Still病)

《内经》云:其热者,阳气多,阴气少,属脏腑壅热,复遇风、寒、湿三气杂至,客搏经络,留而不行,阳遭其阴,故痹然而热闷也。

外感风热,卫表不和侵及经络、关节、脏腑而成本病。外感时疫,暑、湿及风湿热邪致卫表不和、气营两伤,经络关节痹阻,并内侵脏腑。病可在卫表,在营,也可在经络、关节、血脉与心、肺、肝、肾、胃等脏腑。

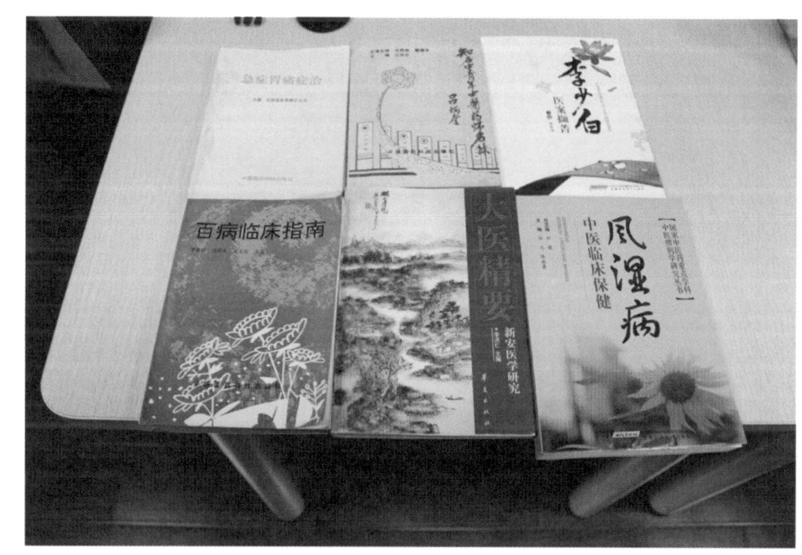

论文著作

时邪侵袭,外感风、湿、热邪,阴血不足,瘀血阻滞。前期以邪重为主,后期多本虚标实。症见:发热,一过性皮疹,持续高热,关节疼痛,汗出热不退。

病案:某女,大学毕业后为健身教练,突然高热持续不退,关节疼痛,不得运动,苔黄脉数。继而全身散发皮疹,经抗感染治疗仍高热不退,有汗,体温高达40℃。辨识患者体质属阴虚,免疫能力不足,投滋阴清热凉血并扶正祛邪之剂而获效。

## (三)顽痹

顽痹系指痹病屡发不愈,形成肢体关节变形,难以屈伸,步履艰难,甚至卧床不起,肌肉瘦削,身体尪羸的一类痹病。对于顽痹的治疗,李有伟主任主张从虚、从瘀、从痰辨治。

(1)顽痹从虚辨治　顽痹的形成与正气的充足与否、体质因素、脏腑气血盛衰密切相关。气血虚弱、阴阳失调是顽痹发生的先决条件。故治顽痹首要从虚辨治。凡阳虚体质患者应从脾肾论治;阴虚体质患者则从肝肾论治;气血虚弱者应气血双补。

(2)顽痹从瘀辨治　顽痹发病,始受外邪侵袭,而致气血凝滞,瘀阻不通,故当从瘀辨治。久而气血不达,甚则肢体不荣,虚实夹杂,则宜补气活血。

(3)顽痹从痰辨治　气血瘀阻,日久生理津液转化成病理之痰浊;久痹脏腑受累,功能失调,痰从内生。此皆为顽痹之痰的由来。万病痰作祟,顽痹当从痰辨治,而脾为生痰之源,脾健则湿祛痰化瘀通,故治宜健脾化痰通络为法。

病案举例

王某,男,25岁,2004年10月9日初诊。

患者腰背疼痛反复发作2年余,加重2个月。形瘦,神疲,背脊疼痛,腰背活动受限,痛引四肢。曾在外院验血,示RF+,未明确诊断,多方治疗,服用雷公藤多苷片及泼尼松片可使症状缓解,但因担心上述药物的毒副作用而拒绝续用。纳可,二便平。李有伟诊察见舌淡红,苔黄,脉细尺弱。辨病为痹证(虚痹),证属肝肾不足;西医诊断考虑强直性脊柱炎可能。后经外院检验示HLA-B27(+),符合强直性脊柱炎诊断。治以培补肝肾,舒筋活络。

方用风湿通补方:黄芪15 g,防己10 g,鸡血藤10 g,活血藤10 g,片姜黄10 g,怀牛膝9 g,露蜂房9 g,僵蚕10 g,延胡索10 g,连翘10 g,丝瓜络10 g,桑寄生10 g。并以六味地黄丸口服,每次8粒,每天3次。建议查HLA-B27。

连服7剂,疼痛减轻。继以风湿通补方治疗,并以尪痹冲剂口服,每次1袋,每天3次。1个月后疼痛明显缓解,继以风湿止痛胶囊和尪痹冲剂巩固疗效。

## 三、通补兼施治痹证——风湿通补方

李有伟主任研究治疗痹证数十年,对于痹证的病因病机有独到的认识,并自创风湿通补方及以此方为基础制成院内制剂“风湿止痛胶囊”(批准文号:皖药制字Z20050022)应用于临床。

### (一)痹证的病因病机

关于痹证的病因研究,历代医家探讨颇多,但相当一部分仍宗《内经》“风寒湿三气杂合而为痹”一说。李老师认为“风、寒、湿”多数情况下只是风湿病发病或反复复发的诱因,而不是患病的根本原因,正虚才是发病的内在因素,“不通”“不荣”是发病的病理关键。

#### 1 正虚是发病的内在因素

《素问·刺法论》曰:“正气存内,邪不可干。”正虚是一切疾病发生的内在因素,是起决定性作用的因素。当机体正气不足时,外来风寒湿热邪气才可乘虚侵袭肢体关节肌肉,使经脉闭阻不通而发病。正虚在痹证发病机制中的主要表现有四种情况:

①营卫不和　《素问·痹论》曰:“荣者,水谷之精气也,……卫者,水谷之悍气也,

……逆其气则病，从其气则愈，不与风寒湿气合，故不为痹。”营卫之气不固，风寒湿热之邪乘虚侵入，扰动卫气；或因痰饮、情志、外伤等产生的痰浊、瘀血持续作用扰动卫气，卫气之阴阳平衡协调状态由于内外之邪的作用而发生紊乱，卫阳受损，卫阴偏盛，偏盛之卫阴逆行而成为内生之邪，流注于关节，凝津成痰，阻络为瘀，发为本病。

②气血亏虚　《诸病源候论》认为，痹由“气血虚犹受风湿，而成此病”。由此也可说明痹证女子发病率高于男子的原因。女子以其经、带、胎、产而不同于男子。女子经后多血虚，血虚则气亦随之而虚，以致冲任空虚，风寒湿邪乘虚侵入，相合为病。

③脏腑衰弱　主要责之于肝、脾、肾三脏功能衰竭。因肝主藏血，主筋；肾藏精，主骨；脾为气血生化之源，主肌肉四肢。若肝、脾、肾虚损，则肌肉筋骨失荣，而风寒湿热之邪乘虚入侵，闭阻经络气血，痹病则生。

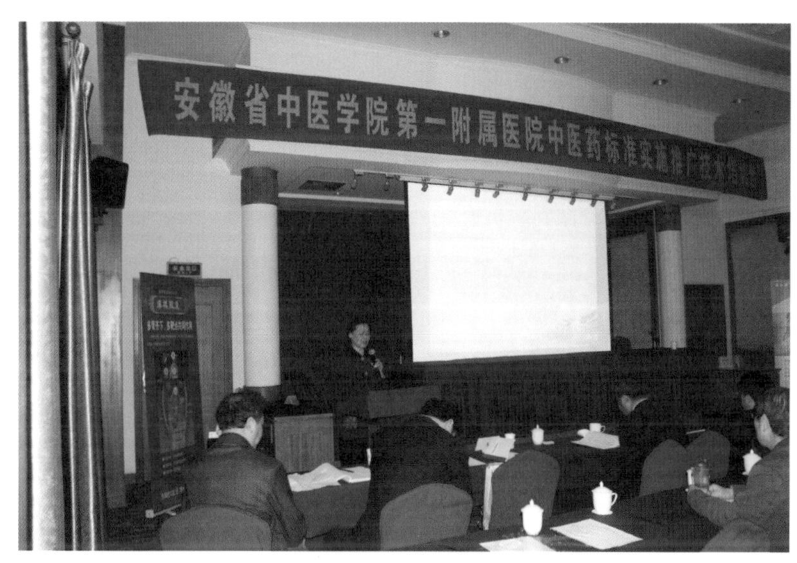

技术培训指导

④阴阳失调　《圣济总录》中说：“饮天和，食地德，皆阴阳也。然阳为气，阴为卫，血为荣，气卫血荣通贯一身，周而复会，如环无端，岂郁闭而不流哉。夫唯动静居处失常，邪气乘间，曾不知觉，此风寒湿三气，所以杂至合而为痹。”

## ❷ 邪侵是致病的重要条件

《素问·痹论》说：“风寒湿三气杂至，合而为痹。”历代医家大多沿袭风寒湿三气杂至合而为痹的论述，在一定程度上忽视了风湿病的病变特点。经典的“三气”说尚不能完全解释风湿病的病因病机，外邪既非发病的必然因素，也不是病变的本质所在，只是诱发起病或加重病情的重要条件。风湿病的发病除了与感受寒冷潮湿外，还与家族史、产后、过度劳累等因素有关，外邪作用于人体后发病，在病情迁延不愈，反反复复的过程中，外入之邪未必始终羁留不去，每因内外相引，同气相召，导致风、寒、湿、热内生，方成为久痹的病理基础。通常风湿病早期、急性发作期以外邪为主导，然标实的同时寓有本虚，先天禀赋不足，肾精亏虚是其发病之根。湿性黏着，痰瘀互结，是为痹证的病理关键。中晚期则内生之邪为病久难愈的重要条件。此外，尚有“伏痰致痹”的观点。这也符合风湿病之现代免疫学机制，即微生物感染机体，破坏组织、细胞，造成自身组织抗原改变，使之成为非己物质而产生自身免疫；或有病毒感染，病毒抗原整合到宿主细胞表面，使宿主细胞抗原组织相容性抗原、微丝蛋白等成分发生改变而产生自身抗体。

#### ❸“不通”“不荣”是发病的病理关键

疼痛是痹病的主要临床表现之一。对于疼痛的病因病机，中医将之归纳为“不通则痛”及“不荣则痛”。“不通”是指经脉气血为邪气所扰，运行不利，甚则闭阻不通。风湿病与血瘀证之间关系密切，导致痹证的各种原因(寒邪致瘀、热邪致瘀、湿邪致瘀、久病入络致瘀)均可导致血瘀证的发生，瘀血既是痹病病理过程中的产物，瘀血的形成又可加重痹证的症状。故《医林改错》云：“痹证有瘀血。”“不荣”指气血不足，无以濡养经脉关节而致疼痛。其机制，或为机体本身气血亏虚，或为痹久邪伤气血阴阳，瘀血不去则新血不生，病及脏腑而致虚，病邪内舍肝肾，使关节失养而不用，筋骨失养而挛缩。

### (二)痹证的治疗与风湿通补方的应用

痹病，虽证有寒、热、虚、实之别，然总以腠理、筋膜、骨节之脉络中气血津液阻滞不通为共同的病理特点，因而，“通畅络脉”为其总的治则。正如吴鞠通所云，治痹“唯贵宣通”。痹病的发生，最根本的原因是机体肝肾亏虚，气血虚弱，故不能单纯“通络”，而应通补兼施，随证而治。

李有伟主任临证总以通补兼施为大法，其自创风湿通补方及以此为基础制成院内制剂“风湿止痛胶囊”，长期应用于临床，经数千例临床验证，疗效颇佳，且应用至今，未有不良反应发生。风湿通补方主要药物组成有：黄芪、防己、鸡血藤、活血藤、片姜黄、怀牛膝、露蜂房、僵蚕、延胡索、连翘、丝瓜络、桑寄生等。方中黄芪益气调中、健脾化湿、培正固本，临床上多数患者在发病前均有明显的体倦乏力，易外感，自汗出，头昏等气虚症状，发病后痰瘀在一定条件下成为新的致病因素，阻碍气机，耗气伤阳，加之过服寒凉或温热药物，使痹病呈现出缠绵难愈、反复发作的特征。因此，治疗上必须大补元气，提高机体的免疫能力；鸡血藤补血行血，舒筋活络；桑寄生、牛膝补肝肾，强筋骨；僵蚕、活血藤、防己、姜黄祛风止痛，散寒除湿，活血通络；连翘清热解毒，并可制温热药之燥。纵观全方，通中有补，补中寓通，性味平和，寒温并用，具有扶正固本、补益肝肾、攻补兼施的功效，尤其适用于久治不愈的顽痹。

李有伟主任在运用风湿通补方喜使用一些药对，随证加减，以增强疗效，如：羌活、独活；鸡血藤、活血藤；五加皮，海桐皮；苍术、白术；海藻、昆布；乳香、没药；丝瓜络、橘络等。同时也常常配合使用一些虫类药以加强活血通络之疗效，如：土鳖虫、蜈蚣、全蝎、蝉衣、露蜂房、刺猬皮、地龙、乌梢蛇、炮山甲、蜣螂虫、白花蛇等。

病案举例

何某，女性，36岁，2004年8月4日初诊。

主诉上肢疼痛半年，加重7天。患者双上肢疼痛，手指活动不利，晨起僵硬，伴红肿。

无恶寒发热，纳可，小便灼热，大便调。舌红，苔黄，脉滑数。化验示：红细胞沉降率25 mm/h，抗风湿因子阴性，类风湿因子阳性。

李老师诊断其为痹证，湿热痹阻证；西医诊断为类风湿关节炎。治以清热利湿，活血通痹。予口服风湿止痛胶囊，每次3粒，每日3次；蒲地黄消炎片，每次6片，每日3次。

2004年8月11日复诊，上肢疼痛减轻，仍伴晨僵，舌红，苔黄，脉细。予风湿通补方加减：黄芪15 g，防己9 g，鸡血藤10 g，威灵仙10 g，片姜黄10 g，僵蚕10 g，炒延胡索9 g，连翘10 g，炒白芍15 g，丝瓜络10 g。服药20余贴，疼痛缓解，晨僵消失。

2003—2004年，曾做风湿止痛胶囊治疗类风湿关节炎的疗效观察研究，以治疗组30例口服风湿止痛胶囊，对照组20例口服吲哚美辛，连续治疗4个月，观察结果显示：治疗组总有效率90.00%，对照组总有效率75.00%，两组比较有极显著性差异（$P<0.01$），证实风湿止痛胶囊治疗类风湿关节炎有较好疗效。

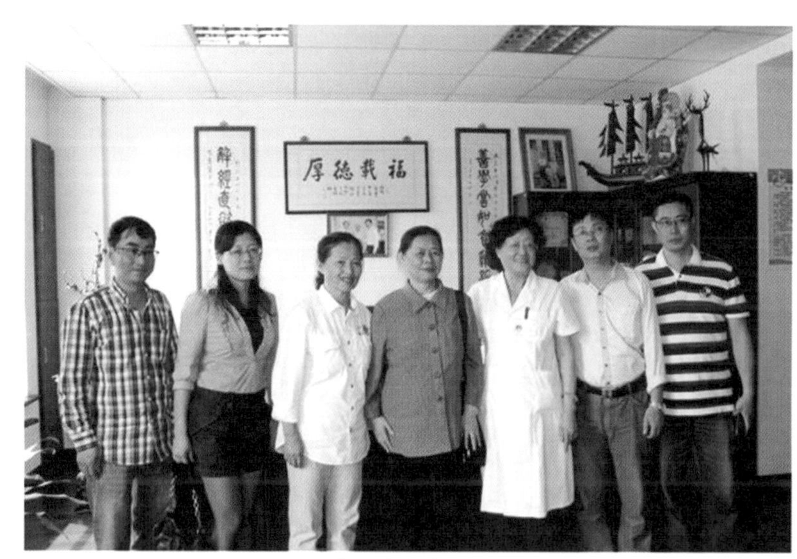
参观朱良春医院

## 四、临证用药经验

### （一）郁金应用经验

郁金有行气活血，清心利胆，止痛退黄的功能。李有伟主任将此药应用于临床，每每临证变通，或取其调气之功，或用其活血之效，或兼调气血，灵活配伍，特别是用于疑难杂症，常取良效。

#### 1 降气化痰，治外感咳嗽

外感咳嗽系肺卫受邪，肺气壅遏不宣，清肃之令失常所致，治宜疏散外邪，宣肺化痰。郁金本为调理气血之剂，临床极少用于外感之病，然李师每遇外感咳嗽，尤其是兼有发热之证，必用郁金，为其化痰止咳方之主药。查诸本草，盖郁金辛苦、凉，能入肺经，“清气化痰……其性轻扬，能散郁滞，顺逆气”（《本草汇言》）。能“开肺金之郁”，与外感发热咳嗽病机颇合。《本草述》即言能“治发热，郁，咳嗽”。李有伟主任用之临床，常取得较好疗效。

董某，女，57岁，初诊日期：2000年9月11日。

外感发热咳嗽1周，体温38℃左右，咳痰不爽，发音嘶哑，咽部疼痛，纳谷尚可，便软，日行2~3次，苔薄，脉浮滑。治予疏解外热，化痰止咳。药用：郁金10 g，鱼腥草15 g，黄芩10 g，藏青果10 g，大贝母10 g，丝瓜络10 g，枇杷叶10 g，白前10 g，芦根20 g，木蝴蝶 1.5 g，炒麦芽 10 g。3 剂，水煎服，每日 1 剂。药后热退咳减，音开，痰易咯出，再原方出入 3 剂后痊愈。

### ② 清心安神，疗血虚不寐

《景岳全书·不寐》曰："无邪而不寐者，必营气之不足也，营主血，血虚则无以养心，心失所养则神不守舍。"李师治失眠，多从养血安神论治，常用郁金配合茯神、夜交藤、远志、合欢花、煅龙骨、煅牡蛎、丝瓜络等，组成养血安神方，并随证加减，临床效果显著。盖郁金能"上行入心及包络，兼入肺经，凉心热，散肝郁"（《本草从新》），而营血不足，多兼有阴虚火旺，且失眠者多与情志密切相关，故用郁金可取一举两得之功。

案例　陶某，女，47 岁，2000 年 8 月 21 日初诊。患者失眠半年，伴多梦，健忘，胃脘不适，有灼热感受。原有甲亢史，现仍在服他巴唑，测血压 135/78 mmHg，血常规示有轻度贫血，舌质红，苔黄，脉细弦。证属肝肾不足，心失所养，予养血安神方加减：郁金 10 g，朱茯神 10 g，夜交藤 10 g，石决明 20 g，怀牛膝 10 g，丝瓜络 10 g，夏枯草 10 g，炒白芍 15 g，合欢皮 10 g。3 剂，每日 1 剂，水煎服。药后失眠好转，胃脘不适已平，复诊仍以上方加减，5 剂后改服养血安神糖浆，以巩固疗效。1 个月后随访，失眠已愈。

### ③ 养心通脉，开胸痹理气血

胸痹一证，多属本虚标实，李有伟主任临证多予益气养血、活血通脉为治，常用自拟养心通脉方，即以郁金配伍太子参、茯神、栝楼皮、三七、僵蚕等，以扶正气，活心血，开胸痹。李有伟主任认为郁金乃血中气药，功具行气解郁、活血止痛，其开胸痹气血之功独著，《圣惠方》即有郁金饮子"治心悬急懊痛"。

王某，女，67 岁，2000 年 9 月 4 日初诊。

患者胸闷、心悸伴水肿月余，时感乏力，寐差梦多，纳减，舌质暗红，苔白，脉结代。查心电图提示房颤，T 波改变，曾服地高辛、丹参滴丸等药，效果不显。中医诊断：心悸、水肿。西医诊断：心律失常，房颤，冠心病。证属心气不足、心脉痹阻，治宜益气养心、活血通络。予养心通脉方加减：郁金 10 g，太子参 15 g，炒枣仁 10 g，山茱萸 10 g，大贝母 10 g，钩藤（后下）10 g，珍珠母 10 g，夜交藤 10 g，茯神 10 g。3 剂，水煎服，每日 1 剂。上方连续服用 10 余剂后，患者症情渐趋缓解，心悸、胸闷好转，睡眠纳谷亦增，心电图也有较大改善。后在原方基础上增加活血通脉之剂，药用郁金 10 g，三七（打）3 g，姜皮 10 g，茯神 10 g，山楂 10 g，僵蚕 10 g，太子参 15 g，以巩固疗效，随访症情一直平稳。

### ④ 上达高巅，愈头痛眩晕

郁金不仅能行气降逆，还可"上达高巅"（《本草汇言》），李有伟主任临床广泛用于脑梗死、脑血管意外后遗症、颈椎病、高血压病等所引起的头痛眩晕。盖取其性轻扬，味辛走窜，可开窍活血化瘀，并常配伍天麻、夏枯草、怀牛膝、龙骨、牡蛎、丝瓜络等药，以达潜降通络之效。

严某，男，49岁，2000年10月11日初诊。

患者头痛昏眩半年，近期加重，不耐劳作，体倦乏力，时感腰酸，失眠多梦，纳谷一般，二便尚平，舌嫩，苔薄，脉细滑，测血压120/80 mmHg，原有腰、颈椎增生，右脑室腔扩大，双侧大脑多发性梗死，血吸虫肝、脾肿大等。证属眩晕，乃肝肾不足，脑失所养所致。治宜扶正固本为主，药用：郁金10 g，天麻10 g，煅龙骨、煅牡蛎（先煎）各15 g，大贝母10 g，白芍10 g，远志5 g，怀牛膝10 g，栝楼皮10 g，熟黄精10 g，茯神10 g，焦山楂10 g。5剂，水煎服，每日1剂。11月16日复诊，服药后头晕症减，精神转佳，再予上方去黄精，加鸡血藤15 g，夜交藤10 g。5剂后症情渐见好转，睡眠及体力均增，嘱间服上药以巩固之。

### （二）马齿苋治疗胃痛、肺痈

马齿苋属清热解毒药，李有伟主任医师常以之用治胃痛、肺痈等杂病，疗效显著，介绍如下。

#### ❶ 胃痛

胃为水谷之海，仓廪之官，凡饮食不节，饥饱失常，或冷热不适等，皆能直接影响胃之功能而发生病变。李师治胃痛常以马齿苋为主药，配合调理脾胃之品，效果显著。

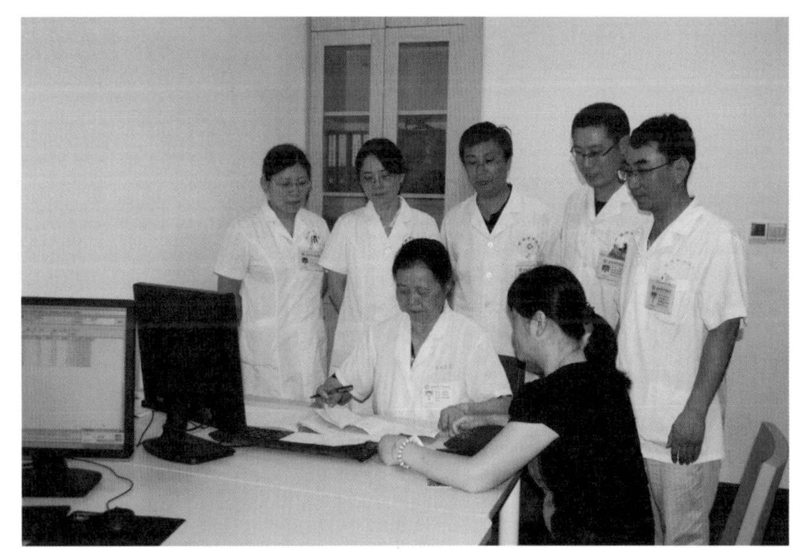
师带徒

如许某，女，36岁，工人，胃脘隐痛年余，伴纳呆，口渴不欲饮，便溏，苔黄腻，脉细数。胃镜检查提示：慢性浅表性胃炎，幽门螺杆菌阳性。证属湿热中阻，脾胃不和，治以清化和中。

处方：马齿苋30 g，砂仁（后下）3 g，茯苓10 g，焦白术10 g，佛手10 g，焦三仙各10 g。进服3剂，胃痛减轻，纳食增加，大便亦正常。效不更方，再进7剂，复查胃镜示：幽门螺杆菌阴性。

对于胃病的治疗，有人曾提出应按痈疡论治，马齿苋最善消痈肿，且有助于杀灭幽门螺杆菌，提高胃病的治愈率，并“兼能消痞、润肠、消积滞”（《本草正义》），与胃病病机甚合，故对脾胃病证有较好的疗效。

### ❷ 肺痈

肺痈之治以清热解毒，化瘀排脓为主。李有伟主任常用马齿苋 30 g，鱼腥草 20 g 为主药，佐以清热化痰之品，多获良效。其用马齿苋，取其解毒消痈破瘀之性，《本草经疏》言其“能散肺家之热”，《本草正义》称其“兼能入血破瘀”，且其性味酸寒，主入大肠经，肺与大肠相表里，大肠的传导变化与肺的肃降有关，故马齿苋善治大肠即有助于肺气的肃降。现代研究也证明，马齿苋有良好的抗菌消炎之功，因此，对肺痈有较好的疗效。另外，还可广泛应用于其他肺系病证属痰热壅肺者，如肺炎、急慢性支气管炎等。

## （三）夏枯草为主治疗葡萄膜炎

葡萄膜炎病因复杂，有头或眼部疼痛、畏光与流泪、视力减退等红、肿、痛、功能障碍等四大特点，常缠绵难愈，属祖国医学中的黑睛病证之一。其病因多为肝火上炎，痰气血瘀所致。

中医学早已认识到，“目形类丸……旁枝细络，莫名其数，皆贯于脑，下达脏腑，通于气血”。顾锡著《银海指南》议论眼目病机，有论气血痰食郁病机。认为“清阳不升，浊阴不降，目安能烛照无遗”。

李有伟主任受父亲李少白先生用夏枯草为主药治疗目疾的启发，以夏枯草、谷精草、密蒙花治疗数例葡萄膜炎。

组方：夏枯草 15 g，谷精草 12 g，密蒙花 10 g，煎水内服，加用眼部热敷。方中夏枯草，味苦、辛，性寒，能补能泻。《生草药性备要》谓其“祛痰消脓。治瘰疬，清上补下，去眼膜，止痛”。其质轻清，上行达巅顶能疏散头部风热。配伍密蒙花、谷精草能祛风凉血，清肝明目。三药共奏清热、止痛、明目之功。

## （四）重用苦参治疗乳糜尿

乳糜尿属中医的膏淋、尿浊等范畴。其病因多为过食肥甘，湿热下注，或脾虚气陷，肾虚不固，精微下注，或感染虫毒所致。《唐本草》说：“苦参治胫酸，疗恶虫。”《别录》载苦参可“养肝理气，安五脏，定志益精，利九窍”。现代药理研究证明苦参有利尿、抗病原体等作用。可见一味苦参，能补能泻，既能益肾养精，又可清热祛湿杀虫，标本兼治。李有伟主任曾重用苦参配以其他药，制成口服液，用于临床治疗乳糜尿，疗效显著。

病案：陈某某，男，56 岁，农民。因恣食肥甘，小便混如米泔，溺时尿道热涩疼痛。曾有类似发作。有丝虫病史。尿检：乳糜试验阳性。舌苔黄，脉象细数。综观舌、脉、症，属肾虚湿热下注。投“苦参消浊汤”（李济仁教授验方），药用苦参 20 g，山萸肉 10 g，怀山药20 g，熟地 10 g，乌药 10 g，益智仁 10 g。3 剂后小便清，无涩痛。煎服 5 剂，诸症悉愈。嘱继服本方口服液 2 周。复查小便，乳糜试验阴性。血检未见微丝蚴。追访半年，虽时有进食油腻，宿恙未复发。

此外，以苦参为主治疗乳糜尿，乳糜血尿 30 余例，均有明显的近期疗效。经随访，也有不同程度的远期疗效,降低了复发率。

### (五)痹证按疼痛部位用药

疼痛是痹证最主要的临床表现之一,疼痛的病机不外寒热、虚实、气血数端。一般而言,痛处寒凉,得温则减为寒;痛处灼热,得温增剧为热;暴痛多寒,久痛多热;暴痛多实,久痛多虚;拒按为实,喜按为虚;初痛在经,久痛入络;新痛在气,久痛及血。疼痛的部位或为全身或为局部。全身疼痛主要表现为周身骨节疼痛,局部疼痛主要表现为颈项、肩背、腰膝、手足等关节疼痛。疼痛的治疗本无定方,需在整体观念指导下,坚持全身与局部的统一,辨证施治。但总结以往用药经验,我们仍可以发现一些局部用药的规律。

#### 1 肩痛

肩胛乃足太阳所过之处,亦为手太阴经的分野,其经气郁滞不行而痛。方用羌活胜湿汤(《内外伤辨惑论》)、羌活散(《中医临证备要》)化裁。常用药物有:羌活、防风、细辛、川芎、菊花、蔓荆子、前胡、枳壳、独活、秦艽、藁本等。

#### 2 脊痛

脊骨疼痛多起于腰、牵连及背。督脉循脊内。脊痛多虚少实,故治疗脊痛当以温肾通督为法。方用右归丸加减(《景岳全书》)、温肾散加减(《三因极一病证方论》)。常用药物有:熟地、肉苁蓉、巴戟天、杜仲、炮姜、炙附子、山茱萸、枸杞、鹿角胶、狗脊、独活、桂枝等。

#### 3 背痛

背痛牵连于项,及于肩胛,多为寒邪侵袭足太阳经而致。背痛多实少虚。治背痛应兼顾于肺。方用羌活胜湿汤加减(《内外伤辨惑论》)、三合汤(《杂病源流犀烛》)等化裁。常用药物有:姜黄、羌活、独活、当归、白芍、川芎、桑寄生、秦艽、麻黄、紫苏、桔梗、地龙、海桐皮、乌药、骨碎补、香附、枳壳、陈皮、白术、防风等。

#### 4 腰痛

腰为肾之府,又为冲任督带之要会。腰在经属太阳,在脏则属肾。其痛多由肾气本虚,风寒湿热乘虚而入,奇经八脉亦多统系。故治疗腰痛应以补肾为重点,兼顾祛邪。方用:无比山药丸(《备急千金要方》)、独活寄生汤(《备急千金要方》)、肾着汤(《金匮要略》)等化裁。常用药物有:熟地、山茱萸、山药、肉苁蓉、鹿角胶、巴戟天、补骨脂、杜仲、续断、牛膝、木瓜、肉桂、附子、核桃肉、鹿茸、沙苑蒺藜、龟板、菟丝子、干姜、白术、茯苓、知母、黄柏等。

#### 5 尾骶痛

尾骶骨为督脉和足少阴经之所过。其痛常连及于腰脊难挺直。多由肾气之虚,复为寒湿、气滞、血瘀所害。故治当补肾为主，辅以祛邪。方用补肾汤(《沈氏尊生书》)化裁。常用药物有：补骨脂、延胡索、牛膝、小茴香、当归、杜仲、桂枝、附子、巴戟天、续断、羌活、独活、乳香、没药等。

### ⑥ 上肢痛

上肢为手六经之会，手三阳经行于外侧。手三阴经行于内侧，其痛以风寒湿为最。偏重于外侧手三阳经部位。治宜辛散通络，兼顾和营活血而通阳气。方用防风汤(《宣明论方》)化裁。常用药物有：防风、羌活、桂枝、秦艽、葛根、当归、杏仁、麻黄、川芎、白芷、苏木、红花、桑枝、赤茯苓、威灵仙等。

### ⑦ 下肢痛

下肢为足经的交会。足三阳经行于外侧前侧，足三阴经行于内侧后侧。其痛与足三阴经关系尤为密切；偏于寒湿热邪，及于肝肾。治宜通经活络，补肝益肾。方用三痹汤(《校注妇人良方》)、薏苡仁汤(《张氏医通》)、三妙丸(《医学正传》)等化裁。常用药物有：人参、黄芪、当归、熟地、川芎、白芍、肉桂、独活、防风、细辛、杜仲、续断、牛膝、乌头、附子、蜀椒、薏苡仁、麻黄、桂枝、木瓜、防己、苍术、知母、黄柏等。

### ⑧ 四肢疼痛

上下肢俱痛，甚则历节走注，状如虎啮。治当祛邪和络。方用大羌活汤(《卫生宝鉴》)、桂枝芍药知母汤(《金匮要略》)等化裁。常用药物有：羌活、独活、川乌、草乌、防风、附子、桂枝、芍药、地龙、乳香、没药、海风藤、络石藤、丝瓜络、忍冬藤、熟地、当归、川芎、秦艽、桑枝等。

### ⑨ 膝痛

膝为筋之府，其痛多属筋病，屈伸不利，甚则状如鹤膝。当据寒热虚实而治。方用虎骨四斤丸(《景岳全书》)、换骨丹(《医学纲目》)、鹿茸四斤丸(《太平惠民和剂局方》)化裁。常用药物有：虎骨、肉苁蓉、川乌、牛膝、木瓜、人参、黄芪、当归、熟地、杜仲、龟板、枸杞、羌活、独活、附子、防风、鹿茸、菟丝子、蚕沙等。

### ⑩ 足跟痛

足跟痛或牵及足心疼痛，或寒湿或湿热，若不红不肿，足不任地，则为肝肾亏虚。方用左归丸(《景岳全书》)、右归丸(《景岳全书》)、鹿茸四斤丸(《太平惠民和剂局方》)、玄安丸(《类证治裁》)化裁。常用药物有：熟地、山茱萸、山药、肉苁蓉、龟板、枸杞、杜仲、牛膝、菟丝子、木瓜、天麻、补骨脂、小茴香、黄柏、麦门冬、当归、鹿角胶、鹿角霜等。

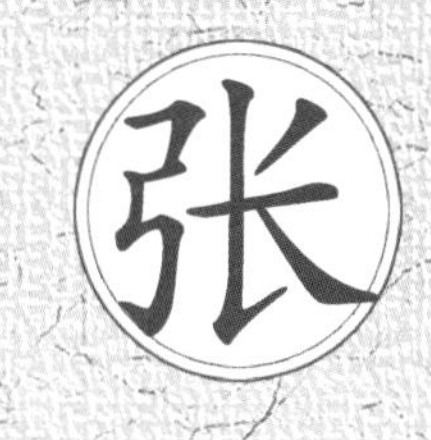
张

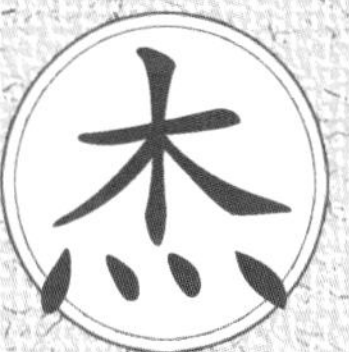
杰

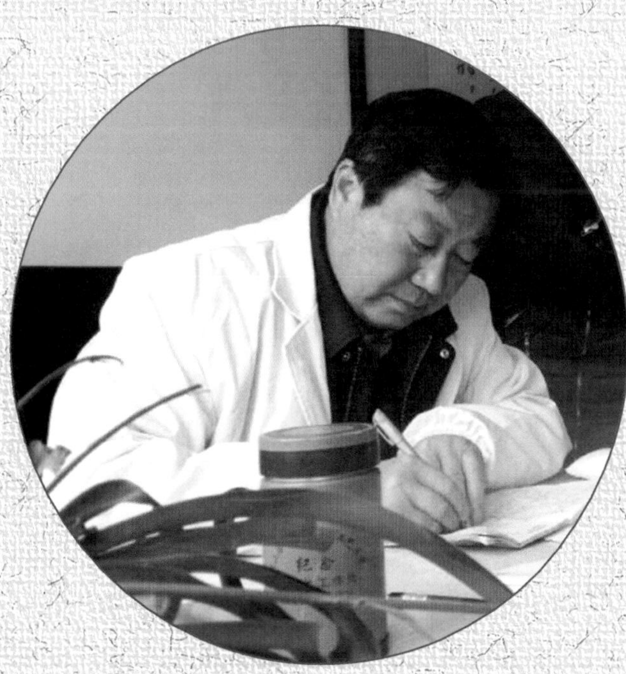

# 第一节 名医小传

张杰，男，安徽省涡阳县人，中共党员，安徽中医药大学副教授，主任医师，硕士生导师，南京中医药大学师承博士生导师。全国第三批、第五批老中医药专家学术经验继承工作指导老师，国家中医药管理局名老中医药专家传承工作室指导老师，安徽省国医名师。安徽中医药大学第一附属医院中医痹病学建设项目学术带头人，安徽省中医学会常务理事，中国中西医结合学会养生康复专业委员会理事，世界健康促进联合会副会长，安徽省中医药学会仲景学说研究会副主委、安徽省中医药学会肝胆专业委员会副主任。从医 50 多年来，发表论文 30 余篇，编写专著 5 部，完成省级科研 3 项。1986 年，主持研制“海马回春酒”，并参加中国首届食品博览会评选，获得金奖，同时获得了安徽省第二届发明二等奖等多项大奖。

张杰主任自 15 岁因病辍学求医，进而走上学医、从医之路，至今已在中医的道路上走过了 50 多个年头。和许多科班出身的中医不同，张杰主任是学徒入门的，历经了种种曲折和艰辛，从启蒙到成长的过程中也得到了许多传统名医大家的点拨和示教，完整地接受了学徒、出师、行医这一中医传统培养模式。

张杰主任的启蒙导师是亳州名医魏配三老先生，他非常强调传统理论学习，认为扎实的理论功底是他一生受用的学业基石。1976 年赴北京中国中医研究院广安门医院内科进修学习，随路志正、董德懋、刘志明、冉先德、徐承秋、谢海洲等名家侍诊学习期间，其理论功底得到了前辈们的一致赞许。1979 年参加国家举办的第一次也是唯一一次“全国选拔优秀中医药人才考试”，张杰主任取得阜阳地区第一名的成绩，而被选调到安徽中医学院任职。张杰主任强调经典理论是中医赖以生存的土壤，抄方侍诊是学习最传统、最有效的学习方法，口传心授、耳提面命是学好中医的不二法门，也是中医传承的必然途径。

随着社会的发展，科学技术的进步，张杰主任认为，新的认识和技术手段也许并不能完全纳入中医的理论体系，但也绝不能一叶障目，闭门造车，中医已不能停留在望闻问切等传统技能上了，要积极了解、学习、参考现代技术，纳入我们的思维体系中去，并最终使之服务于中医的诊疗工作，做一个具有现代头脑的传统中医人。CT、磁共振、理化检查等手段都不是西医专用的，中医一样可以拿来运用，并且还要用好它。张杰主任强调，无论借助什么技术，只要我们的实践、研究、创新都立足于中医思维，最终都可以为提升中医实践能力、提高中医学术威信、拓展中医事业做出贡献！

张杰主任认为，为中医者，当以救人疾苦、服务社会为使命，以传承中医、光大文化为己任，以创新中医、创造未来为目标，以“大医精诚，止于至善”为毕生追求！

## 第二节　学术特色

### 一、兼收并蓄，博采众长

在浩瀚的历史长河中，中医学如同中华文明一样，积极而广泛地汲取着来自不同领域、不同时代、不同文化的养分，其内涵已远远超出医学本身，既是哲学思想的集中体现，又有科学实践的厚重积累；既是济世活人的灵丹妙药，又是华夏文明的闪亮符号。

孙思邈曰："凡欲为大医，必须谙《素问》、《甲乙》、《黄帝内经》、明堂流注、十二经脉、三部九候、五脏六腑、表里孔穴、本草药对"。为医者，熟读经典，方能成就医业。《难经经释·序》曰："唯知溯流以寻源，源不得则中道而止，未尝从源以及流。"前人给我们留下了浩如烟海的典籍，《黄帝内经》《难经》《伤寒杂病论》《神农本草经》，这四部著作被誉为中医的四大经典，是中医理论的基础，不但要多读多背，还要多思多用，不求通晓通会，但求开卷有益、触类旁通。后世医家的著述巨丰，从《千金方》到《临证指南》，从《医林改错》到《温病条辨》，从《医学衷中参西录》到《国医大师医论医案集》，在这汗牛充栋的著作中，无不蕴含着理论和经验的闪光点，需要慢慢挖掘，细细品味。

时代发展到今天，中医早已融入世界发展的洪流，中医已经面临中医西化、中医弱化的境地。同时，还有中医僵化、中医神化等危险的倾向，究其根源，就是西学所带来的冲击，让中医的土壤出现了动摇，让中医人的内心出现了不自信。这种发自内心的动摇和不自信，反映在对现代技术理论的盲目崇拜或盲目抵触上。确实，中西医学各有所长，但归根结底，做一名合格的中医，必须把中医的根深深植入在中医经典理论的土壤里；对种种现象，我们应该通过学习来了解科学技术的进展，接受互有长短的现实，参考现代技术的成果，取长补短合作发展，更好完善自我，服务社会。做

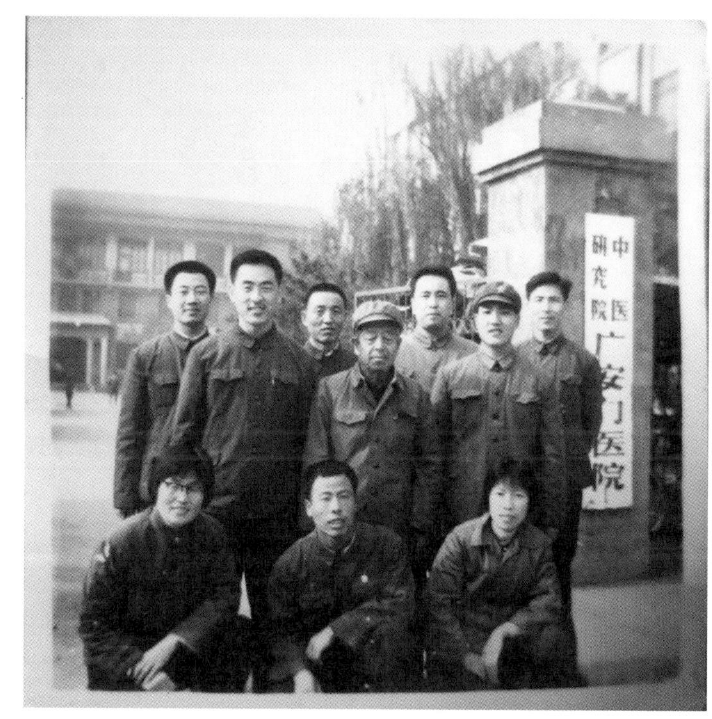

在广安门医院进修与同学合影（摄于1976年）

一名好中医，必须要开枝散叶，坚持中医理论为主，现代理论为辅，到更大的空间里去汲取养分，反哺中医之根。理论是一切科学研究的起点，以实践为基础，不断探究和创新理论。

## 二、八纲为主，立体辨证

辨证论治是中医学的核心方法，而辨证的核心在于随证而变，因此不能拘泥，张杰主任主张以八纲辨证为主体，其他辨证方法为辅助，可以采用更加具有包容性和灵活性的“立体辨证”法。

整体观念和辨证论治是中医的两大核心思想，辨证论治的前提是基于整体观念，而整体观念的体现在于辨证论治，两者互证互用，是中医诊断体系的根本所在。这里面有两个问题需要明确，第一，辨证论治的前提是对整体观念的把握，即所掌握信息是否已经足够支持辨证所需。因此，要树立“整体观念”就首先要明确“整体”的范畴。我们知道，中医学的观察对象除了疾病本身以外，还需考察人体内部的组成关系，以及人体与外部环境的关系，包括脏腑气血关系、疾病相互关系、社会人情关系、自然时节关系等等一切与人身相关事物的关系，从而形成以人为核心的整体，这是辨证的主体。第二，辨证论治的方法是否足以涵盖整体所察。中医的主要辨证方法有八纲辨证、气血津液辨证、脏腑辨证、六经辨证、卫气营血辨证、三焦辨证等等，这些方法是在不同时期、不同背景下，由历代医家潜心总结而得，比如伤寒学派推崇六经辨证，温病学派主张卫气营血辨证，虽无高低优劣之分，却又有偏颇侧重之别。以八纲辨证为核心，其他辨证方法为辅助，根据不同病症与病机特点，斟酌并用，从而最大程度涵盖“整体”状况，形成不拘一格的立体辨证方法。八纲辨证尤以阴阳为总纲，以两分法为切入口，有助于快速筛选主证，把握病机，临证时又多有机变。“立体辨证”的思辨范畴更加宽泛，这也要求医者的思维更加活跃，理论功底更加扎实。

## 三、心存仁厚，以人为本

在管理学四大原理里面有一个人本原理，顾名思义就是以人为本的原理。它要求人们在管理活动中，坚持一切以人为核心，以人的权利为根本，强调人的主观能动性，力求实现人的全面、自由发展。根据人本原理的思想和历代医家的精神，中医也有自己的“人本原则”，即以患者身心健康为核心，着眼于患者的长远利益和最大利益，以改善患者健康状态、提高患者生命质量为目标，并采取相应的诊断方法和治疗方案的原则。

具体体现在日常工作中，常见的有以下几种情况：①过度治疗的倾向。临床上，对于许多疾病，相较于西医，中医有着独特的方法和优势，可以帮助患者尽快得到有效的治疗，从而避免无意识的过度治疗。比如现在许多患儿受凉引起的发热，一般都采用抗生素加激素的输液治疗方案，不仅费用高，耗时长，而且副作用相对较大，如果采用中医祛风解表的汤药治疗，往往一剂知、两剂已，对孩子和家庭都能大大减轻负担，并且有助于患儿免疫功能的建立。②身心关怀的缺失。社会节奏的加快和人际关系的疏远，对于每一个人都产生了一定的压力和影响，因此，在诊疗过程中要主动关心患者，关注其心理要求，以求身心同治。③经济压力的困扰。来求治于中医的患者，有相当一部分是西医看不好或者看不了的，特别是一些疑难重病，患者身心俱疲不说，经济压力也异常巨大，许多人就因此而放弃了治疗。因此，在日常工作中，不仅要潜心看病，还要抬头看人，注意了解观察患者的情况，在保证疗效的前提下，尽量帮助患者将治疗费用控制好。

诚如孙思邈在《大医精诚》所言："凡大医治病，必当安神定志，无欲无求，先发大慈恻隐之心，誓愿普救含灵之苦。若有疾厄来求救者，不得问其贵贱贫富，长幼妍媸，怨亲善友，华夷愚智，普同一等，皆如至亲之想。亦不得瞻前顾后，自虑吉凶，护惜身命。见彼苦恼，若己有之，深心凄怆。勿避险巇、昼夜寒暑、饥渴疲劳，一心赴救，无作工夫形迹之心。"

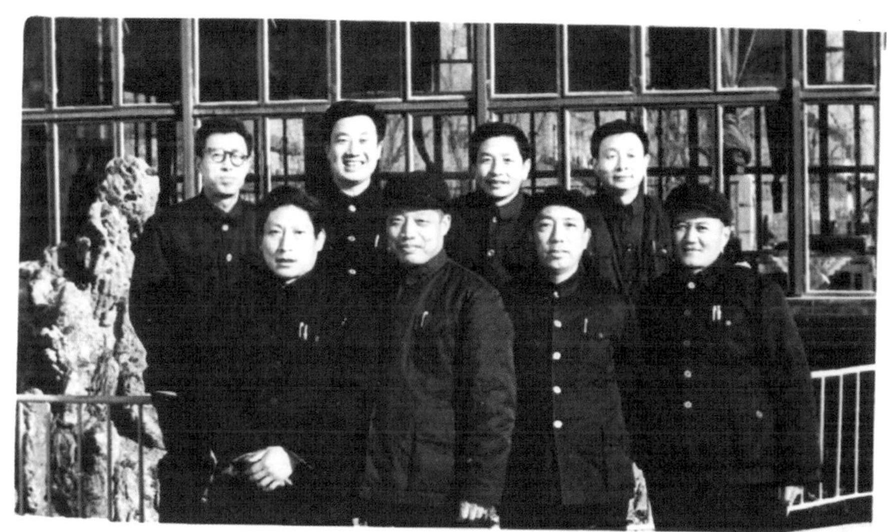

1980年与中医附院内科部分同事合影

## 四、"虚、毒、瘀"思辨法

《内经》谓"正气存内，邪不可干"，"邪之所凑，其气必虚"。正虚不足御邪，邪盛扼伤正气，这是中医学对疾病发病的基本认识之一。

"毒"邪的范畴一直以来是比较宽泛的，既有内生之毒，又有外来之毒，既有有形之药毒、虫毒，又有无形之风毒、热毒，毒与毒之间更有互形互见，故中医界对于"毒"的概念和界定存在一定的分歧。临床辨证所称的"毒"，主要指内生之毒。毒邪由"内生之邪所化"或"外邪引生内毒"，即由机体内产生的生理或病理产物不能及时代谢和排出，蕴积日久而成毒，如浊毒、热毒、风毒、瘀毒、湿毒、痰毒、脓毒、糖毒等。

瘀者，乃血液通行迟缓，或停滞瘀积的病理状态。多种原因可以导致瘀血的发生，比如气滞、寒凝、热灼、虚损等；同时，瘀血又可引发其他病症，比如瘀阻经络、瘀热互结等。因此，瘀从本质上来讲，是一个相对活动的病理状态，而非简单的固定不变的致病之邪。

虚、毒、瘀三者既可单独致病，又可合而为病，尤其是在一些疑难病、慢性病上，这种三因杂合、相互勾连的特点就更加突出。正气亏虚，御外不足，浊邪内生，日久蕴毒，此为本虚；浊毒内聚，攻伐正气，又可变生他邪，反复无休，此为标实；正虚气弱，血行无力，脉络不畅，浊邪失于清泄，毒邪积聚日甚，脉络瘀积日重，此为瘀滞。由此可见，虚为本、毒为标、瘀为影响病情转归的主要路径。因此通畅血脉，既有利于转运正气，以助攻邪；又可助驱邪外出，促进新生，更可防治新瘀生成。

以慢性萎缩性胃炎为例，临床多以胃脘胀满隐痛、消化不良等症状为主，自古多以"痞证"命名，辨证为脾胃虚弱，运化无力；本病病程较长，多因湿热、冷饮、气郁、食积等诸邪损伤正气，日久蕴积生毒，毒邪复又克伐脾胃之气，故使正气愈加疲惫，此为标实；病久则脉络瘀阻，血瘀毒聚，从胃镜等检查上可以看到胃黏膜粗糙，可伴有糜烂、红斑，黏膜下血管显露，以及微循环血管狭窄、细胞瘀积，血管扭曲、硬化，黏膜微循环结构破坏、紊乱等等。胃黏膜微循环障碍导致局部组织细胞营养匮乏，促使胃黏膜萎缩，甚至出现肠上皮化生及异型增生等。据此病机，确立扶正解毒化瘀的治则，以自拟经验方"胃痞汤"为主方(组成：生黄芪、党参、石斛、蒲公英、白花蛇舌草、丹参、莪术、焦山楂)，扶正、解毒、通瘀三路并行，使壅塞之气血得以运行，虚弱之脾胃得以振奋，滞纳之毒邪得以疏泄，正气来复而萎缩得以逆转。

以"虚、毒、瘀"思辨法为指导，可广泛用于辨治各科常见慢性病及疑难杂病，比如慢性萎缩性胃炎、慢性乙型肝炎、肝硬化、糖尿病、癌症等。

## 五、"肝脾建中"理念

所谓"肝脾建中"，乃基于肝脾各自所处的位置及其生理功能而言，肝脾同居中焦，肝主疏泄，条畅上下枢机，脾主运化，滋生一身气血，肝脾调和，中焦健运。《素问·五脏生成篇》云："脾…其主肝也"，又云"土得木而达之"，"木能疏脾土而脾滞以行"。肝主藏血，脾化气血，两者在相互制衡、相互依赖、相互协同的矛盾关系下，建立了中焦生化储纳、协调运筹的生理功能，上承露泽，下被苍生，共为后天之源泉。自古以来，名医大家多重视肝脾协调的问题，因肝脾失调而导致中焦失衡的情况比比皆是，有肝郁脾虚、肝胆湿热、肝脾两虚、肝血不足、肝旺乘脾，等等。

中焦是后天之本，疑难杂病千头万绪，持中可守方圆，抓住中焦的本质就掌握了全局。而"肝脾建中"理念的价值恰恰在于抓住了中焦的核心：紧扣"治中焦如衡，非平不安"的理念，将肝脾作为一个矛盾的整体纳入杂病的辨治过程中，病在脾胃先察肝胆，病在肝胆当思脾胃，调和肝脾。

肝为刚脏，其性刚强，其气剽利，易亢易逆。调和肝脾时往往以调肝为切入点，以四逆散为调肝之首方。其方义精专，药味精当，组方精妙，演化万千。比如，资以当归、白术即有逍遥散之意；加人参、白术、茯苓则为柴芍六君子汤，重点在健脾；若重芍药，加白术、防风，又成泻肝实脾之痛泻要方；如加大黄、半夏、炒黄芩则为大柴胡汤，和解少阳，内泻热结。张杰主任常用的健脾之方，首推四君子汤，从六君子汤到升阳益胃汤，从七味白术散到归脾汤，纵横开阖，不一而足。从方药的变化上可以看出，调肝健脾的方药所涵盖的疾病谱遍及内、外、妇、儿各科，其中既有“肝病”又有“脾病”，也有“肝脾合病”，药味组成上常常是你中有我，我中有你，互为辅助。

“肝脾建中”理念的应用也不仅仅局限于中焦或是消化系统疾病，在内科“杂病”的诊疗中，用药遣方，多无定势，如果能紧扣肝脾二脏之秉性，有助于抓住主要矛盾，使随证组方、随治加减更加容易入手。

## 六、“脾阳为本”理念

脾主运化，为气血生化之源，后天之本。根据传统脏腑理论，脾脏的生理功能虽有阴阳之分，但主要是通过脾阳的“运化、升清、濡润”等方面来体现。《素问·金匮真言论》曰：“阴中之至阴，脾也。”《脾胃论》说：“脾胃不足之源，乃阳气不足，阴气有余。”故肝乃“体阴而用阳”之脏，脾阳为重中之重。

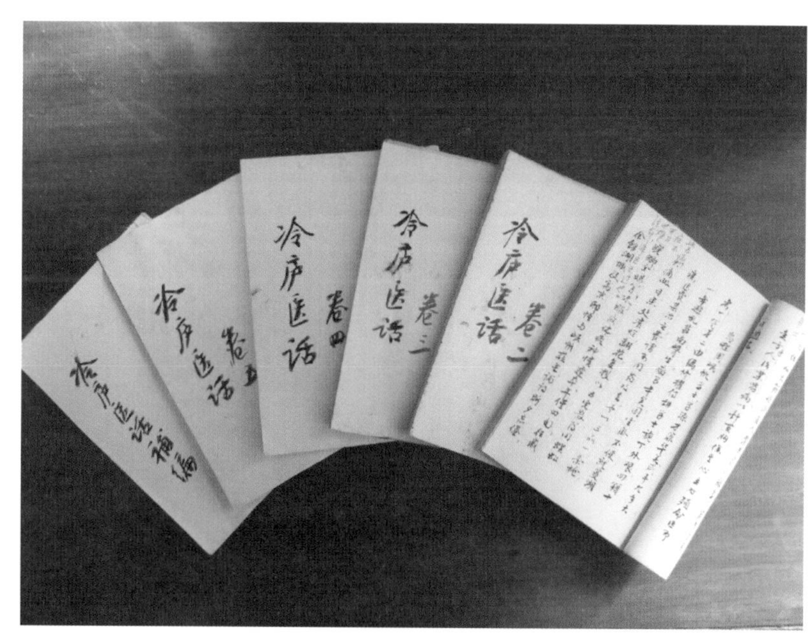

1982 年张杰手抄《冷庐医话》

先天属肾，后天属脾，先天已定，后天可为，脾阳的盛衰对人体的健康起到关键性的作用。脾阳健旺，则病邪难侵，虽病易痊，故尤当小心顾护，不为风寒、饮食、药物、疾病所伤。

肾阳为命之根，脾阳为生之本。当今之际，或烦劳熬夜伤及气阴，阳气虚浮，须补气敛阳；或贪凉伤食，损及脾阳，须散寒温中；或郁怒日久，脾为肝郁，须疏肝健脾。当今人之脾胃病，多伤于寒袭、气郁、食湿，故以健运脾气、升发脾阳来扶助正气，培植精气，抗御外邪，疏理内乱。张杰主任经过多年临床实践的不断总结，并在治疗各科疑难杂病中反复验证，最终形成“脾阳为本”的基本理念。

世界卫生组织的相关资料显示，我国住院患者的抗生素使用率高达 80%，而其实真正需要使用抗生素的患者还不到二成。在这种背景下，从乡村老百姓，到中西医专家，

“消炎杀菌、清热解毒”等用药理念早已深入人心，随之而来的就是抗生素、静脉滴注等苦寒药剂的大量使用，而由此也使许多患者在不知不觉中，出现免疫力降低，耐药性增加，健康素质下降。在临床上，这样的情况并不鲜见，比如长期服用苦寒泻下的减肥药，导致便秘、月经闭经；反复使用抗生素治疗上感，导致儿童反复易感发热，甚至出现营养不良、发育迟缓等；由外感风寒引起的咳嗽，由于苦寒药剂的过用误用，导致寒邪郁肺，久则酿成咳嗽、变异性哮喘等等。

除此以外，由于生活环境和饮食起居的变化，许多不良的生活习惯也会导致脾阳受损。比如，夏季在空调房间时间过长、温度设定过低，导致阳气郁扼受损；贪食生冷，损伤脾胃阳气；女性冬季穿着轻薄，感受风寒，阴寒入里等等。

因此，重视并运用“脾阳为本”理念，对于养生防病、既病防变、疾病转归等都具有广泛而积极的意义。

## 第三节 临证精粹

### 1 肝脾建中治痿证

陈无择有言：“人身有皮毛、血脉、筋膜、肌肉、骨髓，以成其形，内则有肝、心、脾、肺、肾以主之。若随情妄用，喜怒劳佚，以致五内精血虚耗，使血脉、筋骨、肌肉痿弱无力以运动，故致痿，痿由五内不足所致，但不任用，亦无痛楚，此血气之虚也。”气虚血少固然筋肉失于荣养，枢机不利则经脉不通，气血不至，亦使筋肉失养。气血的盛衰与通塞与否，与痿证有着最直接的关系。《灵枢·根结》篇曰：“太阳为开，阳明为合，少阳为枢……合折则气所止息，而痿疾起矣。故痿疾者，取之阳明。”肝主筋，主疏泄，又能藏血，乃枢要之机，脾主肉，主运化，又能统血，有润养之责，肝脾二脏是五脏之中与痿证之病机关系最密切且广泛的。自古所谓“治痿独取阳明”，其含义其实更多的涵盖少阳与阳明，“独取阳明”之说更接近于“独取少阳阳明”的偏义。《生气通天论》曰：“因于湿，首如裹，湿热不攘，大筋软短，小筋弛长，软短为拘，弛长为痿。”因湿热导致的肢体痿弱废用多责之于中焦，而中焦则必以肝脾为核心。以下面病案为例。患者嗜酒成瘾，每日不辍，约一年前逐渐出现下肢无力，不耐行走，竟至于右下肢痿弱不堪，几不能任地。此皆因酒而起。酒者，体湿而性热之物，少饮壮神，多则损命。患者嗜酒数十年，湿困脾阳，热灼肝阴，耗气散精，乃至于肌肉不荣，筋脉弛长，甚则湿热久羁下焦而凝结胶固为结石。故欲疗此疾，首重肝脾，清利湿热，健运中焦，辅以活血通瘀之剂治疗。方以葛根、炒苍术、炒白术、茯苓等，健脾益气、升阳化湿，既可解脾阳之困，以助运化，又可解肝气之郁，以助畅达；辅以炒白芍、川芎、当归、赤芍、泽泻、木瓜、金钱草等清肝利湿、养肝柔肝。方药虽无新奇，疗效确属卓然，此辨识病机之功，肝脾建中之力也。

案例　尹某某，男，60岁。初诊，2016年5月2日。

病延1年余，症见下肢痿软无力，右腿行走不利，苔黄褐浊腻，舌黯红，脉弦滑，B超示：右肾结石，肝多发囊肿。拟清肝利湿，健脾益气，活血化瘀。

处方：葛根30 g，炒苍术15 g，炒白术15 g，茯苓15 g，炒白芍15 g，赤芍15 g，泽泻15 g，川芎15 g，当归15 g，木瓜20 g，金钱草30 g，鸡内金30 g，石韦20 g，琥珀6 g，冬葵子20 g，滑石20 g，生甘草10 g。14帖，水煎服，每日服3次。

二诊，2016年5月18日。下肢痿软明显好转，右腿行走基本无碍，效不更方，14帖，水煎服，每日服3次。

### ❷ 清润宣补疗声嘶喑哑

喉位于肺系最上端，为呼吸之门户、发音之器官。《重楼玉钥·喉科总论》曰："喉者空虚，主气息出入呼吸，为肺之系，乃肺气之通道也。"肺为声音之门，脾为声音之源，肾为声音之根。历代更有许多文献认为，五脏皆能令人声嘶喑哑。

肺为金脏，其以中空之体而为五脏华盖，以鸿羽之姿而作洪钟之音，可谓"虚怀自立，卓尔不群"。故自古多以响器拟喻，如《张氏医通·卷四》曰："若咽破声嘶而病，是火邪遏闭伤肺，昔人所谓金实不鸣，金破亦不鸣也。"明确指出声嘶喑哑的主要病位在肺，治疗用药当围绕肺的生理病理展开。张杰主任根据肺与咽喉的生理病理特点，将清、润、宣、补四法融为一体，用治声嘶音哑等症，具体如下。

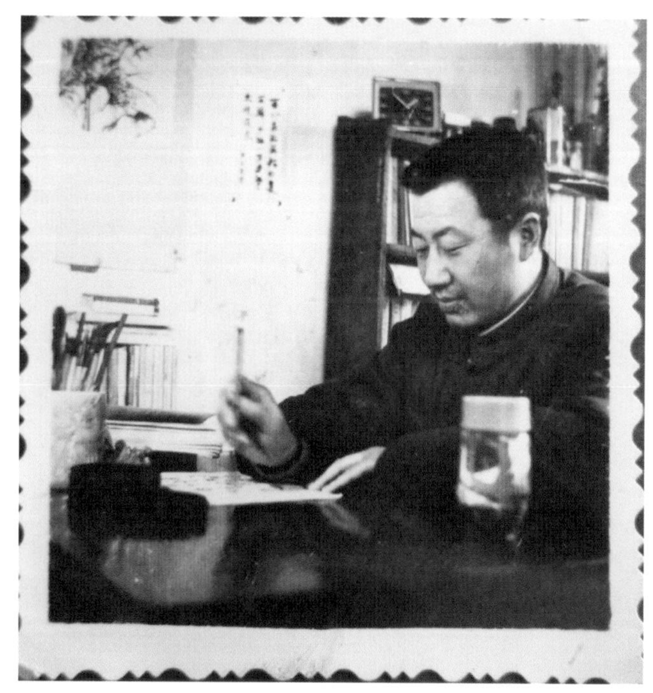

于安徽中医学院宿舍书房(摄于1982年)

肺为清虚之脏，不耐寒热，不容纤芥，无论六淫外邪还是痰瘀内宿，必得清肃而后快之，此为清也。比如温肺散寒、清肺化痰、清肺润燥等皆为清法。

肺叶娇嫩，喜润恶燥，保持气清血足、津濡液润，是为润也。比如润肺利咽，养阴润肺等。

吐故纳新是肺的基本功能，外来之邪可郁肺，内生之邪可阻肺，脏腑虚劳可损肺，皆令肺气不得外宣而失于吐纳，故肺气宜宣。此宣法之本源，比如宣肺止咳、降气利肺等。

肺多气少血，主一身之气，如宗气、中气、元气等，而诸气不足又多形诸于肺。故补的重点在于补气，补气的重点在于肺脾肾。

声嘶喑哑一般可分风寒、痰热、虚损，三者又多有杂合为病。

下面这个是声带麻痹案例。

案例　邢某某，男，63 岁。初诊，2014 年 5 月 21 日。

声音嘶哑 3 月余，伴咳嗽，痰少色白，劳累后加重，当地三甲医院拟诊为声带麻痹。苔薄白，舌淡胖，脉细。此肺肾不足，痰气阻遏。治拟益气养阴，化痰利气。处方：黑玄参 20 g，天冬 20 g，麦冬 20 g，生地 20 g，熟地 20 g，北沙参 20 g，生黄芪 30 g，太子参 15 g，清半夏 15 g，茯苓 15 g，炙麻黄 8 g，杏仁 10 g，干姜 15 g，木蝴蝶 10 g，浙贝 15 g，当归 15 g，橘红 15 g。7 帖，水煎服，每日服 2 次。

二诊，2014 年 5 月 28 日。痰多，黄白相间，声音嘶哑较前略轻，咽痒，气短，苔薄黄腻，舌红。方药：生黄芪 20 g，当归 15 g，黑玄参 30 g，浙贝 15 g，炙麻黄 10 g，杏仁 10 g，姜半夏 20 g，生牡蛎 30 g，桔梗 15 g，海藻 15 g，连翘 20 g，前胡 15 g，紫菀 30 g，茯苓 20 g，炙枇杷叶 10 g。7 帖，水煎服，每日服 2 次。

三诊，2014 年 6 月 4 日，前方服后声音嘶哑明显好转，原方巩固，7 帖。水煎服，每日服 2 次。

2014 年 9 月 10 日回访，前方服后声音嘶哑之症痊愈，至今未作。

[按] 西医学认为，此病是由于声带的运动神经支配障碍，引起的声带运动异常，属中医声嘶、慢喉瘖等范畴。此人 63 岁，素体偏弱，初得风寒，反以寒凉之剂消炎治疗，咳嗽日深，声音嘶哑，痰少色白，质黏，此为寒邪入里，郁闭肺窍，加之正气不足，宣发无力，蕴积日久，欲作热势。寒、痰、虚三者次第合病，肺肾不足，寒邪客袭，痰饮内生，此其病理。故以玄参、天冬、麦冬、北沙参等大队补肺肾之阴，兼清郁火；以黄芪、太子参补益脾肺；以半夏、茯苓、杏仁、橘红、木蝴蝶等清肺化痰，佐以干姜散寒温肺。1 周后复诊，声音嘶哑有所减轻，痰多且黄白相间。此为佳兆，痰多为肺润之象，痰色转黄为正气转强，邪正交争之象，故可投麻黄、桔梗等以助宣散透达，酌加清润化痰之牡蛎、浙贝、海藻、紫菀、炙枇杷叶等化痰兼顾润肺。由此病案可见，取法用药均本于肺脏之生理，邪正盛衰之病理，虽未详查神经支配障碍之所在，仍有很好的疗效。此中医简便廉验之妙，辨证论治之妙也。

### ❸ 从肝郁痰火论治颈部疾患

颈部是人体一个非常特殊的部位，包括甲状腺、颈部淋巴结、动静脉、食管、气管等。中医的经脉气血皆由此径上通下，有如华山天堑，通则为捷径，塞则为险途。

张杰主任指出，肝喜条达而恶抑郁，情志不遂则气机郁滞，肝失疏泄，久郁不解，火热内生；肝气郁滞，下行无路，升散不得，加之气郁生痰，痰随气升，痰气搏结于颈部，在咽喉则为梅核气，在颈前可为瘿瘤，在颈侧可为瘰疬，气滞血瘀日久更可异化为癌肿。故颈部疾患，思辨时当以肝气为首要，重在开郁行气。瘿瘤之为病，气郁是本，而痰凝为标，然由气郁渐至瘿瘤，实非数日之祸，必日久月深，养患经年方成，其理为气郁日久而生邪火，火灼阴津乃使痰凝胶结，坚实顽固。故自古治瘿瘤者，必以咸寒化之。盖咸能软坚，寒能制火也。

案例　段某某，女，22 岁。初诊 2015 年 6 月 12 日。

罹患甲亢 1 年余，今查：$T_3$5.26 nmol/L↑，$T_4$2.73nmol/L，TSH 0.03 mU/ml↓，伴 ALP 179 U/L，GGT 52 U/L，症见右侧甲状腺偏大，眼突，自汗，乏力，五心烦热，易怒，多食胃胀，苔黄腻，舌红，脉细弦滑数。此肝经郁火，痰热蕴结。拟清肝解郁，化痰散结。

处方：柴胡 10 g，赤芍 15 g，炒白芍 15 g，炒枳实 10 g，生甘草 10 g，郁金 10 g，夏枯草 50 g，姜半夏 15 g，茯苓 20 g，麦冬 20 g，生地 20 g，炒栀子 15 g，山慈姑 15 g，浙贝 15 g，生牡蛎 30 g，黑玄参 20 g，太子参 20 g，14 帖。水煎服，每日服 2 次。

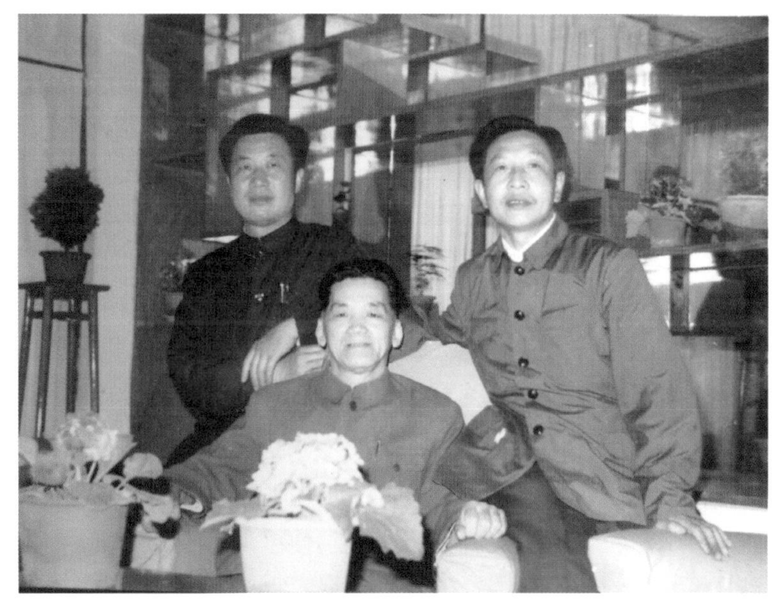

张杰、马骏与恩师路志正先生合影（摄于 1985 年）

二诊，2015 年 7 月 5 日。今查 $T_3$、$T_4$已正常，目测颈下瘿瘤已小，苔薄黄腻，舌边尖红，脉细弦偏数。原方巩固，14 帖，水煎服，每日服 2 次。

2016 年 3 月 9 日回访，前方服后颈下瘿瘤已消，眼突明显改善，心烦易怒好转，今查 $T_3$，$T_4$ 皆正常，TSH 0.026 U/ml↓，苔薄黄，舌淡红，脉细弦。前方加黄芩 10 g，20 帖，水煎服，日服 2 次，以资巩固。

［按］患者素体非壮，目下一派肝火亢盛之貌，皆因气郁日久而起，且横逆犯及脾胃，自汗、乏力、胃胀皆是脾胃气虚、运化无力的表现，依照肝脾建中理念，脾胃虚弱则无以制衡肝胆，从而陷入虚者愈虚，亢者失制的恶性循环。因此，拟方时，一方面以四逆散条达肝气，以解郁滞，辅以夏枯草、郁金、赤芍、栀子清肝泻火；另一方面以消瘰丸软坚散

结，以消瘿瘤，辅以山慈姑、麦冬、生地等养阴生津；最后以太子参、茯苓等益气健脾，以助建中。

案例　邵某某，女，57岁。初诊2009年10月6日。

左锁骨上近颈部发现一囊性包块7月余，包块大如鸽卵，质软，咽干口燥，伴口舌糜烂，畏寒，苔白腻略有薄黄，舌质淡暗，此痰火内郁。拟海藻玉壶汤加减。

处方：海藻20 g，昆布20 g，姜半夏20 g，浙贝20 g，连翘30 g，夏枯草30 g，郁金15 g，佛手10 g，生地20 g，僵蚕10 g，马勃（包）15 g，黑玄参20 g。14帖，水煎服，每日服2次。

二诊，2009年10月20日。药后包块已消，舌糜仍有反复，前方加川柏10 g，14帖，水煎服，日服2次。

［按］患者面带愁容，乃内向克制之个性，其肝郁偏于气滞而少邪火，痰凝未及胶结，故质松软，其性状正如瘿瘤初起，海藻玉壶汤正适用。因患者有口干咽燥、口舌糜烂等症，皆属阴液不足或阴分有热，乃易青陈皮为佛手，加用玄参、马勃（包）等，皆取其润而不燥之性，攻补兼用也。另外，辅以僵蚕，取其善行通络之功，是为使药之用。将本案与案例1相比较，不难发现，两者在病机上有相似之处，在病情上又有深浅不同，两者处方就是对此最好的注解。

### ❹ 防风通圣散治疗皮肤过敏

防风通圣散乃金元名医刘完素所创，是治疗风热郁表、表里俱实之证的名方，为表里、气血、三焦通治之剂，有汗不伤表、下不伤里的特点，广泛适用于以头昏胸闷、身痒红疹、口苦舌干、涕唾稠黏、小便黄短、大便不通为特征的疾病和表里俱实性体质的调理。

历代医家对此方多有推崇和解析，张杰主任认为谢观在其编撰的《中国医学大辞典》中的描述尤为妥帖："此方以防风、麻黄，解风热之在皮肤者，使由汗而泄；荆芥、薄荷，清上焦风热之在巅顶者，使由鼻而泄；大黄、芒硝，通肠胃风热之在内部者，使由后而泄；滑石、栀子，利水道风热之在膀胱者，使由溺而泄；石膏、桔梗，清肺胃之邪；连翘、炒黄芩，祛诸经之火；川芎、归、芍，和血以平肝；甘草、白术，和胃而健脾。于表里三焦病，皆可解矣。然非表里俱实，大小便秘者，宜慎用。"

根据药症对应的原则，可将此方拆解为几个方面。第一，透表，代表药物为麻黄、荆芥、薄荷、防风；第二，清热，代表药物为栀子、石膏、炒黄芩、连翘；第三，通腑，以大黄、芒硝、滑石；第四，和中，当归、川芎、芍药、白术、甘草，健脾养肝，调和建中，有"澄流清源"之用意。法随证出，方应症变，成方固然便利，却难以套用，临证必得加减方能切合，且症情、人情不同，药味之用意亦不尽相同，只要抓住表里同病，邪热内郁的主证，防风通圣散里这四队药物可随证加减。

案例：苏某，女，23岁。初诊2015年7月19日。

患者面部皮肤过敏反复1年余，刻下颜面潮红、伴粟粒样小丘疹，瘙痒，少量脱屑，尿黄，大便基本正常，苔薄黄，舌红，脉细滑，此湿热内蕴，风热郁表。

处方：防风10 g，荆芥10 g，炙麻黄10 g，生甘草10 g，桔梗10 g，薄荷10 g，炒黄芩10 g，炒苍术10 g，连翘15 g，焦大黄10 g，生石膏20 g，当归尾10 g，川芎10 g，白蒺藜15 g，白鲜皮10 g，生地15 g，制乌梅15 g。7帖，水煎服，每日服3次。

二诊，2015年8月2日。身上皮损已消，颜面皮损亦消退大半，大便日行2次，基本成形，小便微黄，苔薄白，舌质嫩红，脉细。原方巩固，14帖，水煎服，前7帖日服2次，后7帖日服1次，共计服药3周，以资巩固。

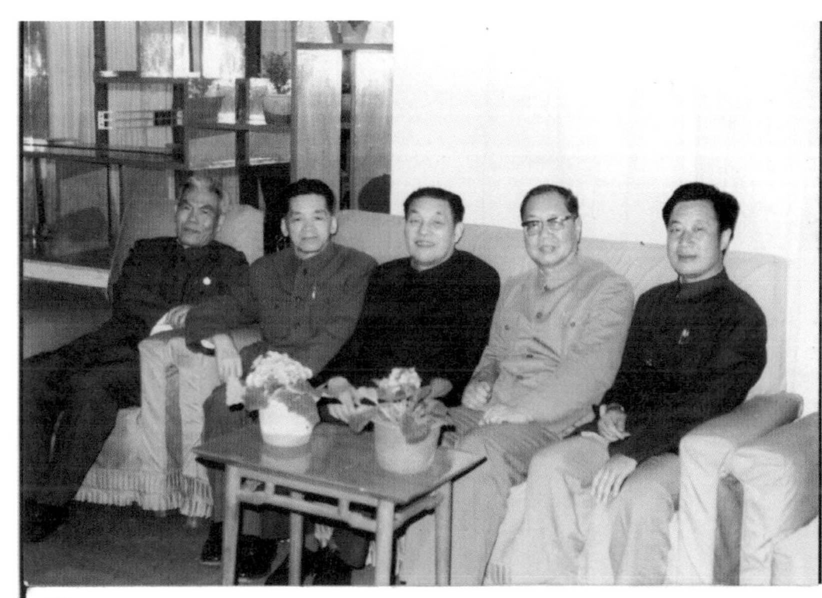

1985年与受邀来安徽省中医药学会讲学的全国著名老中医合影，左起焦树德、路志正、董建华、朱良春

［按］患者青春年少，气血方刚，正是“阳有余，阴不足”之时，加之平素晚睡，虚热内生，得外部风热引动而发作，一年来虽屡屡抗过敏治疗，却疗效欠佳，只因外风、内热皆未根除之故。根据症状表现，可知其热在中上焦，而下焦之膀胱湿热不甚，故去滑石；大便亦无秘结，故去芒硝；血气正旺，白术、芍药实非必要，保留当归尾、川芎，取行血祛风之意；加用苍术、白蒺藜、白鲜皮祛风解毒，有利于止痒消疹；乌梅配合生地，可滋肾敛肺。全方虽有删减，但不离宗旨，此即所谓“据法守方，据法拟方”。

### 5 扶正解毒化瘀逆转癌前病变

张杰主任指出，癌前病变与癌症不同，癌前病变时并无癌细胞存在，和癌症早期也不是同一概念。癌前病变是疾病发展过程的一个阶段，临床上常见的萎缩性胃炎、胃肠息肉、黏膜白斑等都可归于这个阶段。此时如果予以有效的干预治疗，则病情可逆，若是任其发展，则有可能往癌症的方向发展。尽管最终转变成癌症的概率并不是很高，但风险始终存在，一定程度上可以说是“一步天堂，一步地狱”。

中医内科的临床是比较复杂的，病种繁多、病情错杂、病程迁延、病势沉重，在长期与疑难杂病较量的过程中，通过逐步总结梳理，发现了以“虚毒瘀”为共同特征的病因病机，在癌症及癌前病变上，这个特点尤其突出。

正气亏虚，则无力御邪，邪不受制，则迁延为祸，正气衰败；邪踞日久，酝酿为毒，加之耗伤正气，阻碍运化，气血津液流失其所，异化成痰浊瘀热诸邪；内外诸邪留滞经脉腠理，气血不行而成瘀滞；瘀血又可堵塞经络血脉，进一步阻碍气血运行及正气恢复，加重邪毒、瘀血的蓄积；因此虚、毒、瘀三者纠缠杂合、勾连不清，导致了癌症及癌前病变的复杂病机。补虚当先通瘀，解毒亦要通瘀，由此可见，无论面对的是癌症、癌前病变，还是其他疑难顽疾，要破解“虚毒瘀”错综复杂的关系，须从虚着眼，从瘀着手，从毒着力，轻重缓急一目了然，遣方用药信手拈来。

案例 1　张某某，男，43 岁。

初诊，2014 年 7 月 4 日。胃镜：慢性胃炎伴胆汁反流；食管鳞状上皮增生。病理：食管少许鳞状上皮增生。查 CA-199100 U/ml↑。症见空腹时胃脘隐痛，口干，苔少薄白，舌淡暗，脉细弦。此脾胃虚弱，瘀毒内聚。

处方：炙黄芪 30 g，桂枝 15 g，茯苓 15 g，太子参 30 g，石斛 20 g，炒白芍 15 g，佛手 15 g，浙贝 15 g，白花蛇舌草 30 g，猪苓 20 g，藤梨根 20 g，山慈姑 15 g，石见穿 20 g，莪术 15 g，三七片 10 g，炙甘草 10 g。14 帖，水煎服，每日服 3 次。

二诊，2014 年 7 月 18 日。胃脘隐痛基本未作，前方继服，14 帖。水煎服，每日服3次。

2014 年 8 月 1 日至 2014 年 9 月 12 日，症轻稳定，药味、服法皆同原方。

六诊，2014 年 10 月 23 日。复查胃镜：浅表性胃炎。病理：(胃窦)黏膜呈轻度慢性浅表性胃炎。近查 CA-199 由 100 U/ml 降至 6.78 U/ml，宜原方巩固，14 帖，水煎服，每日服 3 次。

[按] 本案患者长年饮食不节，饥饱寒热无度，以致脾阳受伤，胃气虚寒，空腹时胃脘隐痛，进食后又饱胀嗳逆，喜温喜按，取黄芪建中汤之温中补虚，去饴糖之黏腻，加太子参、石斛之益胃生津；鉴于糖类抗原 CA-199 数值较高，以白花蛇舌草、浙贝、猪苓、藤梨根、山慈姑、石见穿等大力解毒散结；以莪术、三七化瘀消癥；并稍佐佛手柔肝理气，以资脾胃。仅耗时 3 个月余，患者症状消除，综合胃镜检查结果和生化指标，宣告痊愈。

张杰主任通过对萎缩性胃炎等病症长期的临床观察，虚毒瘀思辨法逐渐形成，并且在虚毒瘀思辨法的指导下总结拟定了针对萎缩性胃炎的经验方 “胃痞汤”(组成：生黄芪、党参、石斛、蒲公英、白花蛇舌草、丹参、莪术、焦山楂)，其疗效在临床上得到了反复验证。进而将虚毒瘀思辨法更广泛地应用到其他疑难病及癌症、癌前病变的辨治，均表现出积极的指导意义。

案例 2　张某某，男，71 岁。

初诊，2011 年 4 月 11 日。胃镜提示：食管静脉瘤，慢性浅表性胃炎(活动期)。病理：(胃窦)轻度慢性萎缩性胃炎，黏膜充血水肿，点状出血伴极少量慢性炎细胞浸润，黏膜变薄，固有腺体减少。症见胃脘胀痛，畏寒喜热食，苔白腻，脉弦细。此中焦虚寒挟瘀。

处方：党参 15 g，炒白术 15 g，炒苍术 15 g，茯苓 10 g，炙黄芪 30 g，炒白芍 20 g，桂枝 20 g，乌药 20 g，良姜 15 g，炮姜 15 g，草果 10 g，佛手 15 g，炒蒲黄(包煎)15 g，炙没药 10 g，莪术 10 g，炙甘草 10 g。7 帖，水煎服，每日服 2次。

二诊，2011 年 4 月 18 日。胀痛已轻，入夜口干，前方加石斛 20 g，14 帖，水煎服，每日服 2 次。

2011 年 5 月 2 日至 2011 年 6 月 27 日以上方稍作加减调治，故而省略。

2011 年 7 月 4 日，胃痛已止，按之仍有不适，苔薄白脉缓。

处方：炙黄芪 30 g，党参 15 g，石斛 15 g，蒲公英 30 g，白花蛇舌草 30 g，丹参 30 g，莪术 10 g，焦三仙各 20 g，佛手 15 g，八月札 20 g，炒白芍 15 g，桂枝 15 g，炮附子(先煎)15 g，炒蒲黄(包煎)15 g，五灵脂 10 g，乌药 15 g。7 帖，水煎服，每日服 2 次。

2011 年 7 月 11 日，胃脘痛胀皆消，原方巩固，14 帖，水煎服，日服 2 次。

上方加减，坚持服药至 2011 年 10 月 2 日复查胃镜提示：浅表性胃炎活动期。病理：胃窦轻度慢性浅表性炎症，黏膜充血水肿，点状出血。

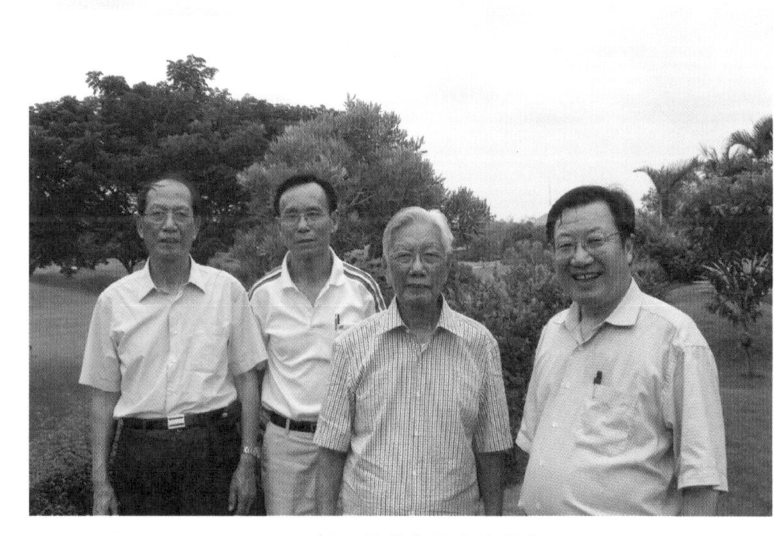

2009 年 7 月赴印尼出诊留念

［按］本案患者年届七旬，素多灾病，虽与案例一患者同为胃疾，且症状相似，但无论是年龄体质，还是病重程度，都有不小的差距。因此，同样是脾胃虚寒，在黄芪建中汤的基础上又加上了四君子汤，增加补益之力，以乌药、干姜、炮姜、草果等增加温化之力；以没药、蒲黄、莪术活血止痛，化瘀通络；考虑患者高年体虚，扶正为当务之急，故解毒之药味未敢轻投。待调治 2 个月余，胃脘胀痛、畏寒诸症皆除，中阳复健之际，在原方基础上，稍减补虚之品，增益解毒之味，乃成扶正、解毒、化瘀三路并进之剂。方与症情病机相合，又调治 3 个月余，得收全效。

## ⑥ 多发性脂肪瘤治验

脂肪瘤是起源于脂肪组织的良性肿瘤，目前西医的治疗方法仍是手术切除，而且只能针对大的病灶，小病灶依然存在，对于多发性脂肪瘤更是束手无策。从古至今，对于此病的共同认识集中在一个“痰”字上，病机则是对“痰”与“瘤”之间因果关系的多维剖析，主要的无外乎气滞、瘀阻、寒凝、脾困等，其中脾困是本病最重要的病机。

张杰主任指出，自古皆以脾为生痰之源，治痰当治其本，中焦是三焦转运的枢机所在，脾失健运，则运化失司，血气不行、津液停聚、湿困脾土，加之邪郁生热，灼炼凝结成痰，日久则为痰核之疾。因此对于多发性脂肪瘤的治疗，首要在脾，如朱丹溪所云：“治痰者，实脾土，燥脾湿是治其本也。”温脾、健脾、燥脾等皆为运脾，脾运通达，则湿无所遁，痰无所生。

痰在多发性脂肪瘤中属于标本一体，它既是病理产物，也是致病原因。治痰先要了解痰的成因，《圣济总录·痰饮门》云：“三焦气涩，脉道闭塞，则水饮停滞，不得宣行，聚而成痰。”痰与饮邪、湿邪等其他水液的病理产物，虽出于一脉而又有不同，饮邪、湿邪质地清稀，而痰性黏稠，水饮诸邪因郁热久煎而成痰，故痰性常兼具寒热两性，或寒多热少，或热多寒少，故治疗用药又多兼寒热两端。一则饮本阴邪，其“得温则行，得寒则聚”，故“病痰饮者，当以温药和之”，取药性辛温者，一可温脾阳，二可燥脾湿，三可实脾土，攻补兼备，行气通阳，除痰散结，二陈汤为立旨主方，天南星、禹白附、山慈姑、白芥子、皂荚等皆可为其助；二则咸能软坚，而寒能泻热，顽痰积聚寒热搏结，故多佐咸寒之味，如浙贝、海藻、昆布、鳖甲、牡蛎等。

《丹溪心法》云：“痰之为物，随气升降，无处不到。”痰质胶黏，常夹杂气结、瘀血等为患，使痰瘀气结蕴结成块，且痰性流注不定，痰乃津液停聚而成，随气血运行，无处不到，结聚成块则为痰核、痰瘤、肿块等，故脂肪瘤多为多发性。治疗时若佐以祛瘀通络、活血散结之品，可通畅经脉，助药力透达病所，促进痰瘀消散，利于正气回复，从而整体促进瘤体软化吸收。

总之，化痰散结、行气活血、健脾燥湿，三法并行，固本清源，乃治疗多发性脂肪瘤的基本治则。

案例　曹某某，男，19 岁。初诊 2014 年 11 月 30 日。

患者脂肪瘤遍布全身，大者如五角硬币，小者如黄豆，此属中医“痰核”，见苔黄厚腻，舌嫩暗红，脉细滑。

拟方：炒苍术 300 g，炒白术 300 g，姜半夏 300 g，茯苓 400 g，陈皮 300 g，制南星 300 g，禹白附 300 g，莪术 200 g，山慈姑 300 g，香附 300 g，郁金 300 g，夏枯草 300 g，浙贝 300 g，生牡蛎 300 g，黑玄参 300 g，海藻 300 g，昆布 300 g，炙甘草 200 g。上药制成

浓缩丸,每服50粒,日服3次。

2016年3月23日回访,今因咽中不利求诊,追询前症得知,服前方一料后脂肪瘤逐渐软化缩小,第二料未及服完,全身痰核尽消,至今未作。

### 7 方随证变,中病即止

张杰主任认为,中医之所以能够在世界医林独树一帜,广义来讲是中华文明所造就,而就医论医来说,辨证论治的思想体系是中医的灵魂。在漫长的演化道路上,中医凭借独特的思辨至上的体系,保持着一贯的哲学精神,而并不一味循物,落入格致至极的窠臼,于是乎,中医具有了超然的大视角。

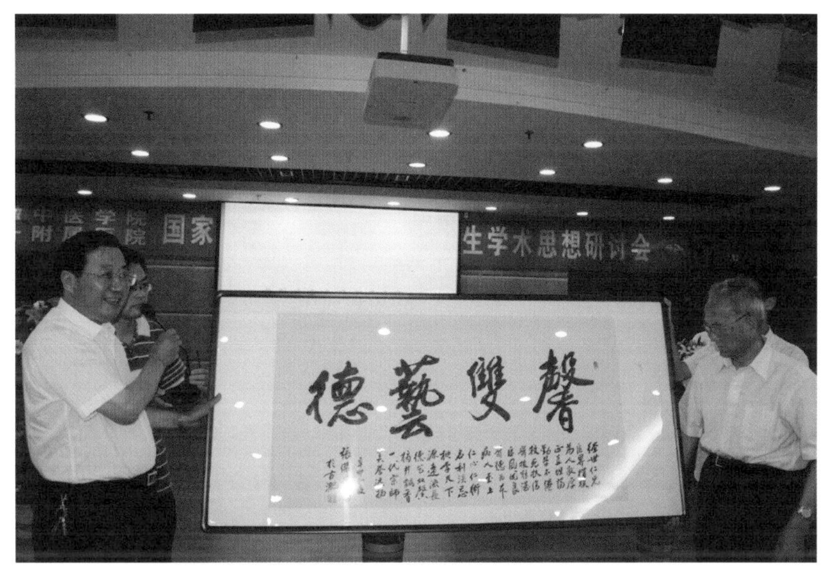

手书“德艺双馨”,贺国医大师徐经世先生学术研讨会(摄于2011年)

因此,在临症时,必须综合疾病的症状、个体差异、气候的变化、药物的功效等等因素,综合分析来决定处方、用药。即使作为固定治疗某种疾病或症状的特效药、经验方,也应根据辨证来因证、因人、因时制宜。

现在临床上有许多人,包括中医、西医,使用中成药或中药方剂时并不以中医辨证为依据,而是按西医病名对号入座,这是非常危险的,小则药毒伤人,大则中医西化。

案例　王某某,女,12岁。初诊2014年11月17日。

两耳耳鸣两周余,口干苦,苔薄黄腻,舌质略红,脉细弦。拟方:龙胆草10 g,炒栀子15 g,炒黄芩10 g,柴胡6 g,生甘草10 g,生地15 g,蒲公英30 g,连翘15 g,车前子15 g,泽泻10 g,赤芍10 g。7帖,水煎服,每日服2次。

二诊,2014年11月25日。服药后左耳耳鸣未作,右耳耳鸣,伴口苦,苔薄黄,舌质略红,脉细弦。拟方:柴胡10 g,炒黄芩10 g,清半夏10 g,生甘草10 g,太子参10 g,炒栀子10 g,葛根20 g,川芎10 g,五味子6 g,生地15 g,蒲公英30 g,连翘15 g,7帖。水煎服,每日服2次。

三诊,2014年12月3日。耳鸣已愈。

[按] 这个案例初诊时是比较典型的龙胆泻肝汤证患者,因个性倔强,学业压力较大,日久郁而化火,循经上扰,故耳鸣、口苦。初诊投以原方,疗效立竿见影,二诊时仅右耳尚有耳鸣,耳鸣程度也明显好转。此时,肝火已折,改拟小柴胡汤加味,酌去龙胆草、车前子,减栀子量,以缓苦寒之弊,佐以五味子、川芎、葛根、太子参等,柴葛相配升阳散火,透解郁热;五味子生地相合,滋肾敛阴,涵蓄肝木;太子参健脾滋阴,平衡肝脾。个中变化,虽数味之别,但方已随证而变,峻药中病即去,此乃辨证施治之用也。

### 8 再论“肝脾建中”

张杰主任指出,人体是一个复杂的系统,在这个系统里面,气血体系又是这个系统里面最基本、最重要的组成部分,而肝脾又与气血的生化运行关系最为密切。因此,围绕气血,调畅中焦,抓住肝脾,为辨证、用药、养生、调摄提供一条便捷的路径,这也是“肝脾建中”理念的意义所在。

肝胆在五行中属木,脾胃在五行中属土,土木之间关系非常密切。肝脾在功能活动上相互配合,形成调达全身气机,共化饮食,同生气血的关系。比如协同升降、木能疏土、少火生气、散精于肝、藏统互用等,两者在生理上密切相关,在经络上互相络属,在功能上相互协调,形成一荣俱荣、一损俱损的关系。就二者病理关系而言,肝木之气无论有余还是不及都会影响到脾土,脾土之气无论有余还是不及都会影响到肝木,临床常见的有肝病及脾、脾病及肝,并最终导致肝脾同病。因此,无论从生理还是病理,肝脾之间的关系比其他脏之间的关系更加密切,这种关系在一定程度上可以将肝脾二脏在辨证论治时作为一个整体因素考虑,且称之为肝脾“一体”。

自古以来,名医大家多重视肝脾协调的问题,因肝脾失调而导致中焦失衡的情况比比皆是,有肝郁脾虚、肝胆湿热、肝脾两虚、肝血不足、肝旺乘脾等。中焦是后天之本,疑难杂病千头万绪,持中可守方圆,抓住中焦的本质就掌握了全局,而“肝脾建中”理念的价值恰恰在于抓住了中焦的核心:紧扣“治中焦如衡,非平不安”的理念,将肝脾作为一个矛盾的整体纳入杂病的辨治过程中,病在脾胃先察肝胆,病在肝胆当思脾胃。简而言之,肝脾建中的“中”主要是生理上的中焦,“建中”所指的是建立中焦和畅的脏腑关系、促进气血顺畅的生化运行。

五脏六腑、气血津液、经筋皮部等等都是人体的有机构成,其表里上下无不联系密切,“肝脾建中”的提法并非要将肝脾二脏单独剥离出来,而是基于多年的临床观察,体会到肝脾二脏对于中焦的生理病理具有明确的联动效应和平衡效应,这与其他脏腑对中焦的作用形式是不太相同的,具有一定的特殊性,因此,提出“肝脾建中”的理念有助于凸显肝脾二脏的关系、肝脾和中焦的关系以及肝脾和气血的关系,有助于重新认识中焦在脏腑辨证、八纲辨证中的地位。

下面案例可以更加形象地诠释肝脾建中的内涵。

案例　彭某某，女，65岁。

初诊2013年4月28日。2012年7月3日胃镜示：浅表性胃炎伴胃窦糜烂，胃底隆起约0.8 cm，表面光滑。病理：胃窦黏膜慢性浅表性炎，局部慢性浅表性萎缩性炎伴肠化。症见：时有胃痛，受凉及空腹时易作，饭后嘈杂、灼热、作胀，烦躁易怒，口干，苔薄黄腻舌红，脉细弦，此肝郁不舒，脾虚不运，阴火内炽。

拟方：柴胡10 g，炒枳实10 g，炒白芍15 g，党参15 g，炒白术15 g，茯苓10 g，炒谷芽20 g，炙甘草10 g，石斛20 g，焦山楂20 g，姜半夏15 g，桂枝15 g。7帖。

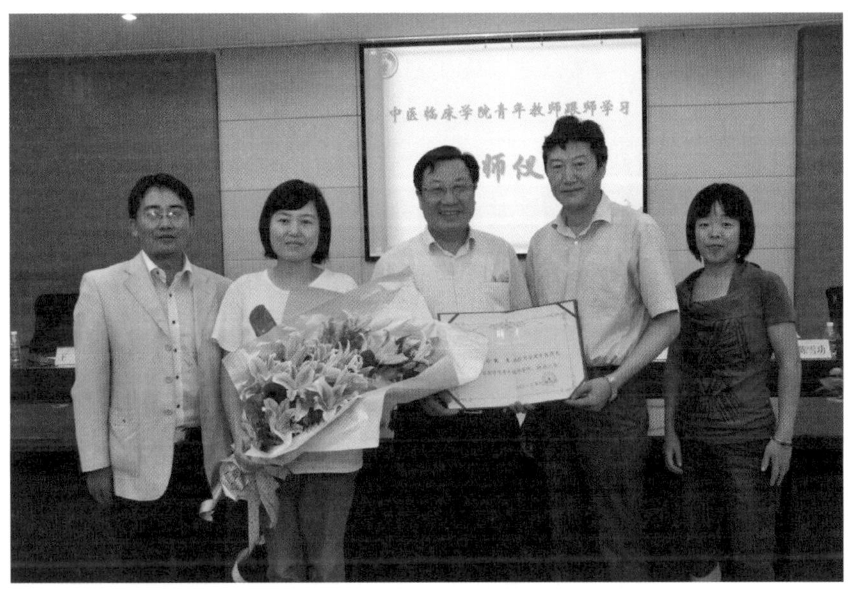


安徽中医药大学中医临床学院青年教师拜师仪式(摄于2013年)

二诊，2013年5月8日。胃痛基本缓解，胃脘痞胀、嘈杂、灼热、泛酸等症皆有缓解，加莪术10 g，太子参20 g，7帖。

三诊，2013年5月15日。经常琐事缠身，心情烦闷，时有泛酸嘈杂等症又见反复，前方加炒吴茱萸3 g，炒川连6 g，浙贝10 g，蒲公英30 g，白花蛇舌草30 g。21帖。

四诊，2013年6月26日。前方效佳，宗上方之意，稍事加减，以适其证，连续服用4个月余。

五诊，2013年11月13日。偶有胃脘怕冷，加炙黄芪30 g，炮姜15 g，草豆蔻10 g。7帖。

六诊，2013年11月27日。胃脘怕凉减轻，今于安医复查胃镜：胃底息肉，建议电切；慢性非萎缩性胃炎活动期，病理：黏膜轻度慢性浅表性炎。仍宜从原意加减调治为妥。

[按]本案患者属慢性萎缩性胃炎，情况比较复杂，其“老胃病”病史达三四十年之久，患者子女谓其个性急躁，多思多虑，正与“嘈杂灼热、胃胀口干”等症相合，病机属较为典型的肝郁化热；而脾胃怕凉，受凉饱食及生气时易发胃痛，则符合脾胃气虚、脾胃虚

寒的病机特点；综合其他症状及舌苔脉象可见，患者热象多、寒象少；肝郁脾虚，虚郁交错，肝郁可化热，郁热又可伤阴，阴伤更生虚热，脾虚则不运，积滞又可生湿，湿滞更伤中阳。从病机上来看有寒有热，有虚有实，在这么复杂的关系中，从何处入手呢？根据肝脾建中理念，脾胃问题从肝思辨是一个恰当的路径。首先调整肝郁的状态，采用四逆散条达气滞，气机通则郁热散，气机畅则脾运健；次以四君子汤加味健脾消导，醒脾助运；辅以温而不燥的桂枝温通散寒。此为第一步。待虚寒缓解，痛症已除，脾胃功能稍有恢复之际，继续佐助胃气，并择机加入莪术、制厚朴等消胀宽中之品。因中宽则气下，若中气亏虚而贸然投用，必不能获效，反损正气。此为第二步。调治数月，脾胃正气恢复过半，运化日趋正常，可以施以攻伐之品，但因本证乃本虚标实之病，故临床筛选蒲公英、白花蛇舌草、半枝莲、藤梨根等药性平和、攻补兼备之品，此为第三步。余皆随证调方。

由此可见，若见脾胃之疾，纵使千头万绪，总不离肝脾二脏，如能借助肝脾建中理念，清晰解构两者关系，则辨证用药按部就班即可。

### 9 三叉神经痛治验

三叉神经痛为神经系统常见病，属中医学“头痛”“头风”“面痛”“面游风”等范畴，临床表现为面部三叉神经分布区内反复发作的电击样、刀割样、撕裂样短暂而剧烈疼痛，因其痛趋剧烈，突发突止，缠绵难愈，患者苦不堪言。其痛在头面，与风为阳邪，易袭阳位，风邪升发，易犯头面，巅顶之上，唯风可及的致病特点相合；又本病突发突止，合于风之为病，起病急骤，来去无常，病变部位游走的特点。是故，自古医家皆以其为风邪作祟。

然张杰主任指出，仅有风邪不足以成此顽疾。三叉神经痛突发突止，疼痛剧烈，迁延日久，属怪病、久病之列；频繁发作者可出现面部营养性改变，如麻木，皮肤粗糙，重着不遂，是为痰与风合，风痰入络，瘀血内阻，不通则痛。多因正气不足，痰邪内生，随风而上，风痰入络，阻遏气血运行；或头面跌打损伤，或拔牙术后等状况导致瘀血内停，脉络滞塞，热化生风，游走头面脉络。由此可见，三叉神经痛的病因病机离不开“风”“痰”“瘀”，而且三者之间还离不开一个“热”，此热多非外来，而因痰瘀诸邪久郁所化，痰瘀有形，风热无迹，如此四者纠缠，或风热瘀滞，或风火上炎，或风痰壅阻头面三阳经络而发病。

案例　张某某，女，48 岁。初诊 2015 年 7 月 5 日。

患者罹患右侧三叉神经痛 18 年，去年又出现脑膜瘤，术后刚一年，刻下右侧耳前三叉神经区疼痛颇剧，自述有如火烧刀割，苔薄黄腻，舌暗，此痰瘀阻络挟风。

拟方：川芎 30 g，赤芍 30 g，桃仁 15 g，红花 15 g，炒白芍 30 g，羌活 10 g，全蝎 10 g，防风 15 g，细辛 5 g，白芷 15 g，薄荷 10 g，禹白附 10 g，制南星 10 g，生地 20 g，当归 15 g，葛根 30 g，威灵仙 15 g。7 帖，水煎服，每日服 3 次。

二诊，2015 年 8 月 5 日。服药后连续 5 天头痛未作，宜前方巩固。7 帖，水煎服，每日服3次。

三诊，2015年8月16日。三叉神经痛基本控制未发，前方继服14帖，水煎服，日服3次。

四诊，2015年9月13日。服药期间三叉神经痛未见发作，近日胃脘时有隐痛作胀，前方加广木香10 g，郁金10 g。7帖，水煎服，日服3次。

随访，2016年3月9日。三叉神经痛至今未复发。

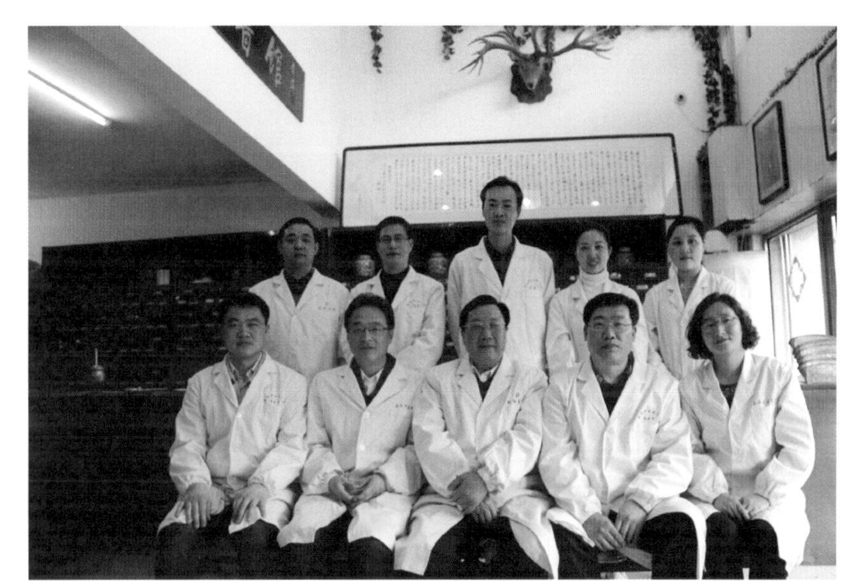

张杰老中医工作室同仁合影

［按］观本案初拟药方17味，其中羌活、全蝎、防风、细辛、白芷、威灵仙、薄荷皆为祛风之剂，若加上善治风痰的禹白附和天南星，具有祛风作用的药味达到了9味，占总药味数的一半。羌活、防风、细辛、白芷、威灵仙、禹白附、天南星等皆辛温之品，全蝎属平性，仅薄荷偏凉。《张氏医通》云“面痛皆源于火”，风亦为阳邪，治风之法首推“散”，即如《素问》所载“其高者，因而越之”，升散之法最合于治风热之邪；辅以重剂川芎、赤芍、桃仁、红花等破血逐瘀，以通脉络；生地、当归、大剂白芍，并合川芎，既为柔肝以解痉，又为养血以熄风。故回顾此案辨证及方药，全着眼于“散”与“通”二字。

### ⑩ 二仙汤加味治失眠

二仙汤乃20世纪60年代，由张伯纳先生通过长期临床实践，总结拟定，全方仅六味药物，却能燮理阴阳，冲和气血，是治疗围绝经期综合征的经典名方，每每验之临床，疗效卓著。

失眠是围绝经期综合征的主要症状之一，此类失眠由于患者所处生理周期的特点，其病机更加接近于传统理论所说的心肾不交证。诚如《景岳全书·不寐》所说：“真阴精血之不足，阴阳不交，而神有不安其室耳。”由于天癸将竭，肾阴亏虚，上不能够奉心，下不足以济火，心肾失交，心阳独亢，火热内炽，热扰神明，因而虚烦不寐。

案例　李某某，女，54岁。初诊2014年3月14日。

患者难寐失眠两年余，一日仅能安睡 2 个小时，甚至彻夜不眠，经常服用艾司唑仑、氟哌噻吨美利曲辛片等药物助眠，伴耳鸣，尖细如蝉鸣，畏寒，伴轻微烘热，苔薄白，舌嫩红，脉细弦。

拟方：仙茅 10 g 仙灵脾20 g，巴戟天15 g，当归 15 g，知母 20 g，川柏 10 g，太子参 20 g，熟地 15 g，山萸肉 20 g，桂枝 15 g，炒白芍 20 g，生龙骨 30 g，生牡蛎 30 g，炒酸枣仁 30 g，五味子 10 g，炙甘草 10 g。14 帖，水煎服，日服 2 次。

二诊，2014 年 4 月 11 日。药中病机，畏寒、耳鸣基本缓解，每晚已能安睡 3~4 小时，但偶有头痛，前方加川芎 15 g。14 帖，水煎服，日服 2次。

三诊，2014 年 6 月 15 日。药症相安，烘热已除，宜原方巩固。7 帖，水煎服，日服 2次。

四诊，2014 年 11 月 30 日。前方尽剂，睡眠已安，每晚能安睡 6 小时，近来胸闷乏力。前方生黄芪 30 g，丹参 20 g，香附 10 g。7 帖，水煎服，日服 2 次。

本案患者自 51 岁时绝经，继而出现失眠、烘热、自汗、烦躁等诸多不适，历经 3 年，加之外院治疗，烘热、自汗等不适已基本缓解，唯独失眠一症愈演愈烈。其家人见其精神抑郁，烦躁易怒，难以自制，故带其到当地精神疾病专科医院，以抗抑郁药物与镇静安眠药物治疗，虽获小效，终究病情不稳。其舌脉有阴虚火旺之象，结合其病史，正合二仙汤之证；其人虚烦难寐，伴有畏寒之象，正合桂甘龙牡汤证。此方既能通阳，又能镇潜，助益阴阳开阖之度；并予酸枣仁和五味子这一治疗虚烦失眠症的经典药对，养心安神，滋补肝肾。故两方相合，诸药并投，一击而中，首功当属调和阴阳之二仙汤也。

### 11 越鞠丸治痤疮

“越鞠丸治六郁侵，气血痰火湿食因；芎苍香附加栀曲，气畅郁舒痛闷平。”这首耳熟能详的方歌，就是由元代医家朱震亨的越鞠丸而来，方由香附、川芎、苍术、神曲、栀子等组成，五味药却能治六般郁，临床常见之胸膈痞闷、脘腹胀痛、嗳腐吞酸、恶心呕吐、饮食不消等症皆在其列。

丹溪翁认为，人体“气血冲和，万病不生，一有怫郁，诸病生焉。故人身诸病多生于郁。”气、血、火、食、湿、痰之中，尤以气、血为主要，气郁是病变的肇始，血郁是郁结的深化。气血郁滞，经脉不利，正气不行，邪浊内生。传统越鞠丸方解中，用香附行气解郁，以治气郁为主要药物，川芎活血祛瘀，以治血郁；栀子清热，可以泻火郁或清郁热；苍术善燥湿，以治湿郁；神曲消食导滞，以治食郁；换一个角度可以看到，香附乃“气中之血药”、川芎为“血中之气药”，两者共治气血之郁滞；苍术燥湿、神曲消食，两者相合共健脾胃，而解食湿之郁。栀子一味的用途却颇为灵动，栀子善清三焦之热，此热可以是五脏实热，更可以是诸邪蕴结而化生之郁热，可谓“有热除热，无热防热”之用。

张杰主任认为，在临床上，活用本方不仅可以治疗脾虚肝郁证、肝胃郁热证、食积伤脾等证，对失眠症、抑郁症、胆石症、痛经等病症也有很好的疗效。

案例　陈某，女，22岁。初诊2016年3月20日。

颜面痤疮密集，脓头较多，色黯红，伴胃脘灼热，嗳气时作，口有异味，伴白带色黄，尿黄，苔黄腻，舌质红。此肝胃郁火，湿热内蕴。

拟方：炒苍术15 g，炒栀子15 g，香附10 g，神曲10 g，川芎10 g，白芷15 g，丹皮15 g，蒲公英30 g，紫花地丁20 g，焦大黄10 g，生地15 g，浙贝15 g，生甘草10 g。14帖，水煎服，日服2次。

二诊，2016年5月18日。前方服后，痤疮已愈。刻下咽部不爽，前方加姜半夏15 g，郁金10 g。14帖，水煎服，日服2次。

［按］患者青春年少，父母娇惯，性情偏于急躁，加之喜食辛辣，熬夜较多。故此人虽属湿热，却来源不同，肝经郁火、脾胃湿热、肾经虚火都是造成一派热象的原因。从病机来看，气郁、湿滞、血郁、有食积等多方面的因素。因此，以越鞠丸为主方，取苍术、神曲健脾化湿；以栀子、丹皮、蒲公英、地丁清泄热毒；以香附、川芎活血通络，除血脉郁结；以浙贝、白芷散结排脓，以解肌表之郁结；以大黄泄浊通腑，釜底抽薪，除胃肠积热。此方虽有加减，总不离解郁之总则，是越鞠丸的典型证治。

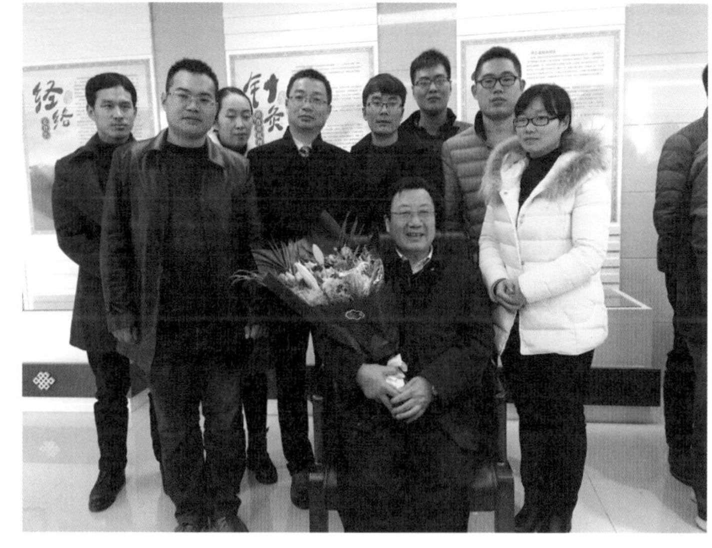

2016年12月安徽省全国名老中医药专家(健康扶贫)项目亳州市四所中医院中医临床骨干拜师仪式留念

## ⑫ 温脾汤治疗肠梗阻

肠为六腑之一，六腑为传化之府，司水谷的传送、消化、转输之职。其生理特点是泻而不藏，实而不满，动而不静，降而不生，以通降下行为顺，以滞塞上逆为病。凡食积、热结、寒凝、虫阻或术后气血瘀滞等因素，均可造成肠腑气机不利、通降失调、壅塞不通、血行瘀阻、传化失职、饮食停滞，而为“肠梗阻”，并出现痛、吐、胀、闭等症状，属中医“便秘”“关格”“腹胀”等病证范畴。

张杰主任指出，本病病位虽由大肠传导功能失常，脏腑、津液、气血不足所致，但与脾、肾、气、血的关系最为密切。肾虚则气化无力，开阖失常，致小便清，大便秘结。肾精亏耗，肠津涩少，肾阳不足，命门火衰则可致阴寒凝结，传导失职而为便秘。如《诸病源候论》云："肾脏受邪，虚则不能制小便，则小便利，津液枯燥，肠胃干涩，故大便难"；脾主运化，为气血生化之源，脾虚则运化不足，气虚血少，津液亏涸，肠道失润，秘结不通；气虚则不能温煦脏腑，饮食水谷不能腐熟，推荡无力；血虚不能濡润，津液枯涸，阳虚不化而成大便难下，腑气不通。

温脾汤出自孙思邈《备急千金要方》，由附子、干姜、大黄、芒硝、人参、当归、甘草 7 味药组成。张杰主任使用温脾汤极少用芒硝，盖因当下中医所遇急症已少，多为急症缓解期，或急症前期，或慢性病急性发作，多非必需。但温脾汤去芒硝后，通下导滞之功已然十去九，故取承气汤之意，根据病症，加用枳实、厚朴、莱菔子、槟榔等宽肠利气之品，配合方中大黄，取承气汤荡涤之力；且本类病患多为旧病缠身，苦寒泻利之剂多久服经年，干姜、附子温散有余而滋养不足，一味温散徒耗阴液，大黄、厚朴通下有力而攻伐太甚，一味通下也难获殊功，故必资以大剂黄芪、党参、当归、肉苁蓉、生白术、麻仁、郁李仁等峻补气血，既缓和通下不伤正，又配合附子、干姜温脾肾而助脾运。如若病患腹痛较甚，更可重用芍药，以缓急止痛。

案例 1　赵某某，女，46 岁。初诊，2015 年 9 月 28 日。

因罹患肠梗阻曾多次住院，经保守治疗后好转，平素大便秘结，每天靠服用泻下通便之剂维持。症见腹胀，隐痛，大便已有 8 天未解，苔薄白腻，舌暗，脉细。此脾阳不足，推荡无力，宜温脾汤化裁。

拟方：炙黄芪 30 g，党参 20 g，当归 30 g，生白术 20 g，炮附子（先煎）10 g，干姜 10 g，炙甘草 15 g，焦大黄 15 g，火麻仁 30 g，郁李仁 10 g，制厚朴 15 g，炒枳实 10 g，黑玄参 30 g，槟榔 15 g，莱菔子 20 g。7 帖，水煎服，日服 2 次。

二诊，2015 年 10 月 6 日。腹胀减轻，大便已通，一两日一行，量不多，前方巩固。14 帖，水煎服，日服 2 次。

三诊，2015 年 10 月 27 日。腹胀已除，大便基本每日 1 次，食欲欠佳，前方去槟榔、莱菔子，焦大黄减为 10 g，加焦三仙各 20 g。14 帖，水煎服，日服 2 次。

四诊，2015 年 11 月 24 日。患者欣喜告知，近 2 个月来，体重已增加八九斤，每日大便一次，成形，无不适症状。宜原方再进 7 剂，每日 1 次，分作 14 天服用，以资巩固。

案例 2　王某，女，34 岁。初诊，2012 年 1 月 31 日。

2010 年 1 月行阑尾切除术后罹患不完全性肠梗阻，反复发作，并长期服用肠清茶，症见腹胀，腹中冷痛，四肢欠温，脱发，便秘，气短消瘦，面色萎黄，脉细皮寒，脾阳不足，寒湿积滞。温脾汤主之。

拟方：党参 30 g，当归 30 g，炮附子（先煎）30 g，炒白芍 30 g，赤芍 30 g，炙黄芪 30 g，干姜 20 g，炙甘草 10 g，焦大黄 15 g，肉苁蓉 20 g，莱菔子 20 g，槟榔 20 g，生白术 20 g，制厚朴 15 g。7 帖，水煎服，日服 2 次。

二诊,2012年2月15日。服药至第三帖,大便日行一次,成形,排便顺畅,刻下面色转红润,腰酸,怕冷,失眠,白带量多质稀,前方加熟地20 g,山药20 g,荆芥10 g,白芷15 g,炒酸枣仁30 g,五味子10 g。7帖,水煎服,日服2次。

[按] 患者就诊前都曾长期服用酚酞片、大黄、番泻叶、芦荟胶囊、肠清茶等苦寒清热、枯肠峻利之品,不仅损伤脾肾阳气,而且亏耗肠府气血,久则气虚血少,温运无权,大肠津亏,失于濡润,故愈泻愈秘,愈秘愈泻,若非温养滋润,结局实难想象。

为医者,胆欲大而心欲细,在严格掌握非手术治疗适应证的基础上,密切观察病情变化,若有明确手术指征,则切勿拖延,以免误人误己。

### ⑬ 急性肠梗阻治验

时至今日,中医治疗危急重症的机会是非常少了,对这类疾病的中医治疗是在不断萎缩弱化的。但是,张杰主任通过实践告诉我们,中医药治疗危急重症是大有可为的。

案例　刘某某,男,77岁。初诊2014年5月2日。

胃脘及腹部胀痛,矢气不通,大便两日未行,X片:部分小肠管积气扩张,伴多发短液气平面,考虑为不完全性肠梗阻。拟方:生大黄15 g,炒枳实10 g,制厚朴15 g,莱菔子30 g,黑玄参30 g,生地20 g,神曲30 g,生白术20 g,太子参20 g,玄明粉(冲服)15 g。2帖。嘱2小时服1次,每次100 ml。

二诊,2014年5月4日。服药后暴下3次,大便量多,硬便粪水杂下,腹中胀痛随之皆消,乃拟养胃和中。拟方:生白术20 g,火麻仁30 g,当归15 g,制厚朴15 g,炒枳实10 g,焦大黄10 g,莱菔子30 g,槟榔15 g,炙甘草10 g,生地20 g。5帖,水煎服,日服3次,每服150 ml。

三诊,2014年5月9日。大便已正常,前方去槟榔、莱菔子,加太子参15 g,陈皮10 g,焦山楂20 g。5帖,日服2次,每次200 ml。

[按] 患者77岁高龄,身体状况一般,尽管符合手术指征,但对手术治疗的耐受性存在不确定因素,而且即使手术顺利,术后的康复也是一个问题,家属综合各方意见后决定采取中医保守治疗。此人四诊辨证,属于脾肾精亏,阳明腑实,因此,摆在面前的就是两条治疗途径:补虚、泻实。考虑到患者年龄、身体等具体情况,加之病情紧急,采取两路并进的办法更为稳妥。因此,在大承气汤的基础上,加用健脾补气之品,选用白术、太子参、神曲等,起到顾护脾胃的作用,提高患者对治疗的耐受性,也可以促进机体康复。

治疗危急重症,一个“快”字特别要注意。首剂要足量,否则再而衰、三而竭,病邪未去,徒耗正气。因此尽管患者年近八旬,体虚质弱,但芒硝、大黄的用量依然不小,而且,在服药方法上采取多次频服的方法,皆为一击制敌;达到治疗目的后,要及时减量、改方、撤药。二诊时,肠中积滞已下,肠腑已通,改生大黄为焦大黄,缓下也,增益当归、火麻仁等，润下也，皆为护正补虚。待三诊时，胃纳有增，大便已调，乃又去槟榔、莱菔子，易以太子参、陈皮、山楂等健脾行气，是为以补代泻。在短时间内，如此苦心调整药方、药味、服药方法、服药剂量，只为在攻补之间寻一平衡，也是“快”字的另一种体现。

中医门诊遇到此类病患的机会不多，但是，如果平时能有所积累，关键时刻就可以把中医药的优势发挥出来，让更多的人因中医而受益，也让中医的道路越走越宽。

## ⑭ 胃咳治验

说到胃咳，这两段记载总是不得不提。《素问·咳论》云：“黄帝问曰：肺之令人咳，何也？岐伯对曰：五脏六腑皆令人咳，非独肺也。”又云：“脾咳不已，则胃受之；胃咳之状，咳而呕，呕甚则长虫出。”这是最早的胃咳的描述，虽然现代解释这段条文，阐述胃咳这个病症，一般都将其定义为“因胃病及肺所引起的以咳嗽为主要临床症状的一类病证，与现代医学的胃食管反流性咳嗽相类似，是临床常见的慢性咳嗽之一”。但张杰主任强调，古代贤哲的认识显然要系统和具体得多。

对于胃咳病因病机的分析有诸多理解，甚至将五脏六腑、奇经八脉裹挟其中而论，不免容易混淆。从解剖部位来讲，胃和肺的共同通道就是咽喉口鼻，胃部疾患影响到肺气出入而造成的咳嗽就称之为胃咳。考虑到胃喜通降的特性，要使胃上干于肺，必胃气不降反升，由此可见，气机的逆乱是造成胃咳的主要原因，具体来讲主要有三个方面：气滞-肝郁犯胃，七情不遂，肝失疏泄，胃失和降，痰气阻滞于咽喉，郁热蕴结于脾胃，导致气机不降反升，扰乱咽喉肺气出入，而发为咳嗽；气虚-脾虚不运，脾胃虚弱，运化无力，痰浊内生，胃失和降，痰湿阻遏咽喉气道，肺气出入受阻而作咳；积滞-食积碍胃，摄养不当，饱食无度，中满不行，蕴结湿热，胃内污浊上逆阻肺而咳嗽。凡此 3 种，皆以有形犯无形，正合于先贤所谓“聚于胃，关于肺”的描述，此为胃咳的特点。

张杰主任认为，了解了病因病机，辨证论治则非难事。胃咳，其本在胃，其标在肺，治疗重心在于治胃，并随兼证而调整。诚如《类证治裁·咳嗽论治》所云“咳呕并作，为肺胃俱病，先安胃气”，指出“安胃气”为胃咳的治则大法。而欲“安胃气”，则要紧扣主要病机，结合具体情况，祛有形实邪，调无形气机。

案例　武某，女，37 岁。初诊 2011 年 3 月 16 日。

咳嗽三月余，咳不剧烈，伴呕吐痰涎，胃脘不适，嗳气作胀，苔薄白腻，舌淡红，脉细。拟方：党参 15 g，炒白术 15 g，姜半夏 15 g，前胡 10 g，陈皮 15 g，炙甘草 10 g，杏仁 10 g，茯苓 20 g，生姜 15 g。7 帖，水煎服，日服 2 次。

二诊，2011 年 3 月 28 日。服药至第 3 帖咳嗽即止，仍有咯吐少量痰涎，前方加干姜 15 g，橘红 15 g。7 帖，水煎服，日服 2 次。

[按] 本案患者咳嗽 3 个月，咳不剧烈，脉细，属脾肺气虚；呕吐痰涎，乃脾虚生痰，

痰聚胃府；胃胀不适，嗳气，乃胃气亏虚，通降无力。根据上述症状分析，采用二陈汤和四君子汤联用，化痰降气、健脾温中，乃治本之策，辅以杏仁、前胡化痰利肺，生姜温中散寒，兼化痰涎。三帖药后，咳嗽已止，但寒邪仍未尽散，故加重温散之力，故投以干姜、橘红，旋即收功。

## ⑮ 从典型病案解读“脾阳为本”

“四季脾旺不受邪”，张仲景在《伤寒论》中的论述，一举揭示了脾与人体免疫的关系。脾为脏属阴，且为阴中之至阴，胃为腑属阳，故脾阳多不足，胃阴多亏虚。张杰主任指出，临床上所见的脾阳虚也涵盖脾气虚，是许多疾病的常见证型，多指脾属阳的功能，即温煦与推动运化功能减退，而出现虚寒与运化无权之病理状态，或饮食失当、过食寒凉；或久居阴寒潮湿之地；或劳倦过度、正气匮乏；或用药失慎、过于苦寒；或外感寒邪、久客内腑；或七情失制、郁遏伤脾；或命门火衰、失于温养等，皆可导致脾阳虚。脾阳受损最常见、最直观的表现形式，多为泄泻、形寒肢冷、脘胀冷痛、喜温喜按、水肿、痰饮等中焦虚寒的病症。但由于脾为后天之本，五脏必赖于气血的滋养，而气血又离不开脾阳的运化，因此，脾阳是人体生理活动的保障，由于脾阳不足导致的病症也远远不只局限于中焦。

因此，基于上述理念提出的脾阳为本的思想，在具体操作上主要体现在“护”和“运”两个方面。“护”即顾护脾胃阳气，防止因体虚过劳、风寒药食损气伤阳；“运”即健运脾胃，促进胃纳腐熟、运化吸收。寒从外来责之邪，寒从内生责之虚。本着“治病”于“未病”之先的精神，脾阳为本又以“护”为侧重。

以临床常见的顽疾慢性结肠炎为例，其病史漫长，且容易出现反复，目前治疗大部分还是西医的方法和理念。比如针对一个“炎”字，抗生素是必不可少的；又因为病情的顽固，激素也往往作为常用药物；或者辅以镇静类药物、脱水剂、活性菌等。张杰主任强调，中医不可纠结于“炎症”二字，而应回归到辨证论治，从寒热虚实来分析。临床所见无非虚寒、湿热两大类，虚寒者，温补之；湿热者，清利之。虚寒者，理中丸、乌梅丸、四神丸、赤石脂散等，任择一方，随证加减，都能取得不错的疗效；湿热者，香连丸、葛根芩连汤、白头翁汤等皆在可选之列。把握住这两个大方向，不忘脾阳为本理念，虚寒者以顾护脾阳为要务，湿热者以恢复脾运为目标，则此病可除。

案例　李某某，男，75 岁。初诊 2012 年 10 月 22 日。

原罹丙肝、肝硬化，刻下反复腹泻 20 余年，大便日行 2~3 次，溏薄，伴肠鸣，腹痛，腹痛即泻，畏寒自汗，易感冒，苔白厚，脉细。此脾肾元阳亏虚，表虚不固。拟方：党参 15 g，炒白术 15 g，茯苓 15 g，生黄芪 20 g，肉桂 6 g，炮附子（先煎）15 g，炒白芍 20 g，防风 10 g，肉豆蔻 15 g，补骨脂 15 g，陈皮 10 g，焦山楂 20 g，干姜 20 g，赤石脂 15 g，炙甘草

10 g，14 帖。水煎服。

二诊，2012 年 11 月 5 日。大便成形，伴里急后重，前方加葛根 30 g，炒川连10 g，14 帖。水煎服，日服 3 次。

三诊，2012 年 11 月 19 日，肠鸣自汗，加生黄芪 30 g，煅龙、牡各 30 g，白芷 10 g，补骨脂 15 g，14 帖。水煎服，日服 3 次。

四诊，2012 年 11 月 26 日。前方效著，大便已成形，日行一次。原方继服，7 帖，水煎服，日服 2 次。

五诊，2012 年 12 月 3 日。大便日行一次，成形，排便顺畅。原方巩固，7 帖，水煎服，日服 2 次。

［按］本案患者自述罹患结肠炎 20 余年，期间大便从未成形。原本腹中肠鸣即欲入厕，服药第 1 次后，虽肠鸣更甚，但不欲入厕；服药第 2 次后，肠鸣减轻，矢气较多，大便仍不成形；服药第 3 次，肠鸣偶见，矢气颇多，但大便不成形；服药第四次，矢气仍多，大便已成形，肠鸣几无。余则不必多言，循此法治之，其结果必不落意外。

### ⑯ 如水适形，活用经方

（1）半夏泻心汤合胃痞汤治疗萎缩性胃炎

《伤寒论》第 149 条论半夏泻心汤证云："伤寒五六日，呕而发热者，柴胡汤证具，而以他药下之，柴胡证仍在者，复与柴胡汤。此虽已下之，不为逆，必蒸蒸而振，却发热汗出而解。若心下满而硬痛者，此为结胸也，大陷胸汤主之。但满而不痛者，此为痞，柴胡不中与之，宜半夏泻心汤。"《金匮要略》曰"呕而肠鸣，心下痞者，半夏泻心汤主之"，及第 157 条生姜泻心汤证、第 158 条甘草泻心汤证，半夏泻心汤证除心下痞硬外，尚有呕吐、下利、肠鸣、嗳气诸症。

从经典条文可以看出，半夏泻心汤证的主要症结在于"上下不得""寒热互结"。若误下后仍存柴胡汤证者必能汗出而解，若不能汗出而解者，或见心下满而硬痛之大陷胸汤证，或兼"但满而不痛"之半夏泻心汤证，何也？中虚也！误下之乱乃是诱因，主因在于脾胃亏虚，或因素体虚弱，或因误治伤脾，致使脾胃呆滞，运化失职，湿浊内生，阻滞气机，故心下痞硬；升降失常，气机逆乱，则肠鸣；清气不升，则下利；浊阴不降，则呕吐。因此，半夏泻心汤证解决"上下不得""寒热互结"这些矛盾的关键，就是抓住了脾虚。

从半夏泻心汤的方药配伍也可见一斑，半夏泻心汤由半夏、黄连、黄芩、干姜、人参、大枣、炙甘草 7 味药组成，方中黄连、黄芩苦寒以清解郁热，半夏、干姜散寒降逆，此两对药相配，辛开苦降，解"寒热互结"之局；人参、大枣、炙甘草三药健脾补虚，得干姜、半夏之辛温之资，又可促脾阳升发，胃气下行，乃脱"上下不得"之困。

"胃痞汤"是张杰主任根据慢性萎缩性胃炎"虚毒瘀"互结的病机特点，拟定的经验方,由生黄芪、党参、石斛、蒲公英、白花蛇舌草、丹参、莪术、焦山楂等八味药组成。方中黄芪、党参益气健脾,石斛养阴和胃;白花蛇舌草、蒲公英清热解毒、消痈散结;丹参、莪术化瘀滞,通脉络,养营血,去滞生新,活血定痛、温通行滞,破血消积;焦山楂既可消食除积,又能化瘀祛滞;扶正、解毒、通瘀三法并行,使壅塞之气血得以运行,虚弱之脾胃得以振奋,滞纳之毒邪得以疏泄,正气来复而使萎缩得以逆转。

案例 许某某,女,60 岁。

初诊,2012 年 9 月 18 日。胃镜:浅表性胃炎伴胃窦萎缩糜烂;病理:胃窦黏膜中重度慢性浅表活动性炎,局部慢性萎缩性炎,伴腺体肠化。症见胃脘痞胀,泛酸,烧心,畏寒喜暖,苔微黄厚腻,脉细弱。此脾胃虚寒,瘀毒化热。

拟方:生黄芪 30 g,白花蛇舌草 30 g,莪术 15 g,丹参 30 g,蒲公英 30 g,焦山楂 15 g,清半夏 15 g,炒川连 10 g,炒黄芩 10 g,炙甘草 10 g,干姜 10 g,党参 15 g,石斛 20 g,炒吴茱萸 2 g,仙鹤草 20 g,14 帖。水煎服,日服 2 次。

二诊,2012 年 10 月 9 日。胃胀泛酸皆轻,近一周突发泻痢,大便红白黏冻,里急后重,日行 4~5 次,宜前方加炒白芍 30 g,马齿苋 30 g,广木香 10 g,焦大黄 8 g,7 帖。水煎服,日服 2 次。

三诊,2012 年 10 月 16 日。前方服后,泻痢悉除,仍有胃胀烧心,宜 9 月 18 日方继服,14 帖。水煎服,日服 2 次。

四诊,2012 年 10 月 30 日。前方继服,14 帖。水煎服,日服 2 次。

五诊,2012 年 11 月 27 日。诸症皆轻,仍有嘈杂泛酸,苔薄白舌淡红,此中焦虚寒,湿热浊毒久郁。

拟方:生黄芪 30 g,白花蛇舌草 30 g,莪术 15 g,丹参 30 g,蒲公英 30 g,焦山楂 15 g,党参 15 g,石斛 20 g,焦山楂 20 g,炒川连 10 g,炒黄芩 15 g,清半夏 15 g,干姜 15 g,炒白芍 15 g,仙鹤草 30 g,乌贼骨 30 g,炒苍、白术各 15 g,制厚朴 10 g,广木香 10 g,7 帖。水煎服,日服 2 次。

六诊,2012 年 12 月 4 日。原方效佳,嘈杂泛酸皆轻,14 帖,水煎服,日服 2 次。

2013 年 3 月 9 日随访,前方加减,服药至今,于省立医院复查胃镜:浅表性胃炎。

[按] 本案患者胃脘痞胀,畏寒喜暖,泛酸,烧心,苔黄厚腻,正合半夏泻心汤证。然而慢性萎缩性胃炎的病程漫长,病机错杂,虽证情相符,病情却有异,故取半夏泻心汤清热散寒、通达上下之用,合胃痞汤补虚解毒祛瘀之力,并假以数月治疗,方得痊愈。此乃经方和经验方之有机结合也。

(2)小青龙汤加味治疗哮喘

《伤寒论》曰:"伤寒表不解,心下有水气,干呕发热而咳,或渴,或利,或噎,或小便不利、少腹满，或喘者，小青龙汤主之。”小青龙汤乃治疗太阳表证之名方，外散表寒，内消水饮，乃表里咸宜之剂。张杰主任指出，临床所见之哮喘，多为肺肾不足，寒痰内伏，外感诱发，即便有热化之象，也难掩虚寒之本。故小青龙汤实在是首选良方，融散寒、化痰、敛肺、滋肾为一体，顺此路径加减调摄，多能药到病除。

案例 季某某，女，20岁。初诊2012年9月9日。

自幼罹患支气管哮喘，近2个月来受凉后咳嗽至今，动则喘促，西医诊为过敏性哮喘。刻下咳喘并作，痰白黏多沫，量少，畏寒怕风，时有低热，苔黄腻，舌淡红，脉细弦。此风痰内郁，肺肾不足。

拟方：炙麻黄10 g，杏仁10 g，干姜10 g，桂枝15 g，细辛2 g，炒白芍15 g，五味子10 g，桔梗10 g，地龙15 g，当归15 g，生姜10 g，大枣7枚，仙灵脾20 g，生黄芪20 g，炙甘草10 g，7帖。水煎服，日服2次。

二诊，2012年9月17日。前方效著，咳嗽减轻，喘促已平。加炒僵蚕10 g，炙枇杷叶15 g，14帖。水煎服，日服2次。

三诊，2012年10月3日。咳喘皆消，时有畏寒，前方加熟地20 g，炮附子（先煎）15 g，7帖，水煎服，日服2次。

三诊，2013年1月16日。病情稳定，改投膏方调补。

拟方：炙黄芪300 g，红参200 g，炒白术200 g，防风200 g，当归300 g，熟地300 g，地龙200 g，制厚朴200 g，炙麻黄200 g，干姜200 g，炒白芍200 g，桂枝200 g，细辛40 g，姜半夏200 g，五味子200 g，仙灵脾300 g，巴戟天300 g，补骨脂300 g，杏仁300 g，白芥子200 g，苏子200 g，鹿角胶150 g，阿胶（烊冲）200 g，白蜜500 g。上药浓煎取汁，加参粉、胶、蜜收膏。每服一匙，日服2次。

2015年7月26日随访，经前方调治后，哮喘已3年未犯。

（3）桂枝茯苓丸合五苓散治疗水肿

张杰主任指出，水肿一症，门类众多，但归根结底，如《景岳全书·肿胀》所云：“凡水肿等证，乃肺脾肾三脏相干之病。盖水为至阴，故其本在肾；水化于气，故其标在肺；水唯畏土，故其制在脾。今肺虚则气不化精而化水，脾虚则土不制水而反克，肾虚则水无所主而妄行。”他强调，“气化”是本病产生的原因，也是治疗的不二法门。说到气化就不得不提五苓散，《伤寒论疏义》云：“此方术、泽、二苓，以行水，藉桂枝之辛散，和肌表以解微热，外窍通则内窍利，邪水去而新液生，微热、消渴于是霍然矣，此两解表里之剂。”桂枝一味如釜底之火，宜温宜散；白术、茯苓健脾益气，以助气化；猪苓、泽泻通利膀胱，以助利水。

案例 甄某某，女，57岁。初诊2016年5月20日。

左下肢水肿，体丰质弱，胸闷，苔薄白腻，舌淡胖，脉沉细。此脾肾两虚，瘀阻经络，水湿停滞。

拟桂枝茯苓丸合五苓散加味:桂枝 20 g,茯苓 30 g,桃仁 10 g,丹皮 15 g,赤、白芍各 20 g,当归 20 g,川芎 15 g,炒苍、白术各 15 g,泽泻 15 g,泽兰 15 g,川、怀牛膝各 15 g,丹参 30 g,生黄芪 30 g,14 帖。水煎服,日服 2 次。

二诊,2016 年 7 月 6 日。前方效著,水肿尽消,苔薄白,舌淡胖,脉沉细,原方巩固,7 帖。水煎服,日服 2 次。

[按] 本案患者年届六旬,且形体丰腴,不堪劳动,乃肺脾肾不足者,故水肿症属气虚无疑。气虚水肿源于肾气亏虚,不足气化,脾气亏虚,不足升提,肺气亏虚,不足输布,故以温阳化气、健脾行水之五苓散为最宜。泽兰、牛膝、黄芪皆从此法而增益。又患者独左下肢水肿,此经气血脉不通之故,加之“血不利则为水”,取温化通利之桂枝茯苓丸之意,加入桃仁、丹皮、赤芍即可。

(4)附子理中丸合四神丸治疗慢性腹泻

医者皆知,理中丸能温中阳而善治中焦虚寒证,理中丸加附子则成附子理中丸,故而能补火助阳而兼治下焦虚寒证,譬如呕逆下利,畏寒肢冷等。故附子理中丸虽非仲景所创,但其出自理中丸,又取四逆汤之意,实乃经方一脉相承之枝叶。

四神丸方中主药补骨脂、肉豆蔻温补肾阳、暖脾止泻;佐以吴茱萸温暖肝脾肾,以散阴寒,五味子固肾益气。

张杰主任指出,四神丸重在温肾,附子理中丸重在暖脾,四神丸偏于收涩,附子理中丸偏于散寒,两者相辅相成。

案例　谭某某,男,54 岁。初诊 2009 年 9 月 14 日。

大便泄泻反复发作近 30 年,食油荤、受凉即发作加重。刻下大便日行 1~2 次,溏薄,畏寒肢冷,腹中冷,胃纳不畅,舌淡,苔薄白腻水滑,脉细弱。

拟方:红参 10 g,炮附子(先煎)15 g,干姜 15 g,茯苓 15 g,肉豆蔻 10 g,补骨脂 15 g,乌梅炭 30 g,葫芦巴 15 g,葛根 30 g,藿香(后下)10 g,防风 10 g,白芷 10 g,14 帖。水煎服,日服 2 次。

二诊,2009 年 9 月 28 日。药中病机,原方继服,14 帖。水煎服,日服 2 次。

三诊,2009 年 10 月 12 日。诸症皆轻,前方加山药 30 g,焦山楂 20 g,14 帖。水煎服,日服 2 次。

四诊,2009 年 10 月 26 日。大便正常,唯脐下时痛,胃纳有增,加炒白芍 20 g,草豆蔻 10 g,肉桂 6 g。14 帖,水煎服,日服 2 次。

五诊,2009 年 11 月 11 日。食油荤即腹痛泄泻。宜原方巩固,14 帖,水煎服,日服 2次。

六诊,2009 年 12 月 6 日。泄泻已愈,原方巩固,28 帖。水煎服,日服 2 次。

［按］本案患者泄泻日久，脾阳不振，肾阳久亏，湿滞大肠而滑利难制，必补肾阳以资脾阳，补脾阳以助运化。在附子理中丸合四神丸的基础上，去吴茱萸、五味子，改予入脾之乌梅炭、入肾之葫芦巴，增加温脾肾、涩肠道之力；助以葛根升提中气，助发脾阳；并取“风能胜湿”之意，用藿香、白芷、防风等行气燥湿。方药虽与仲景原方不尽相同，却皆取自经方之意，疗效可为佐证。

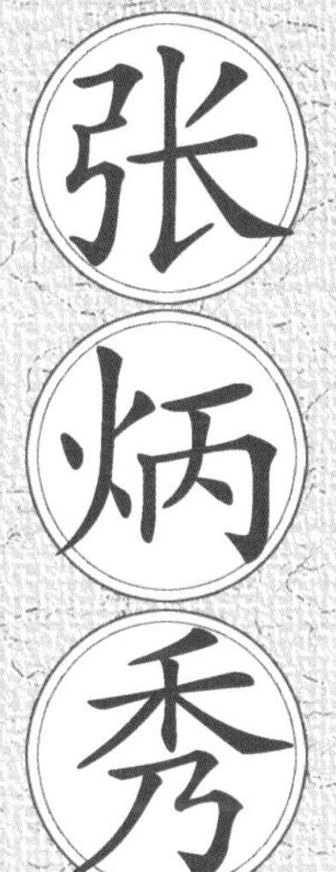
张炳秀

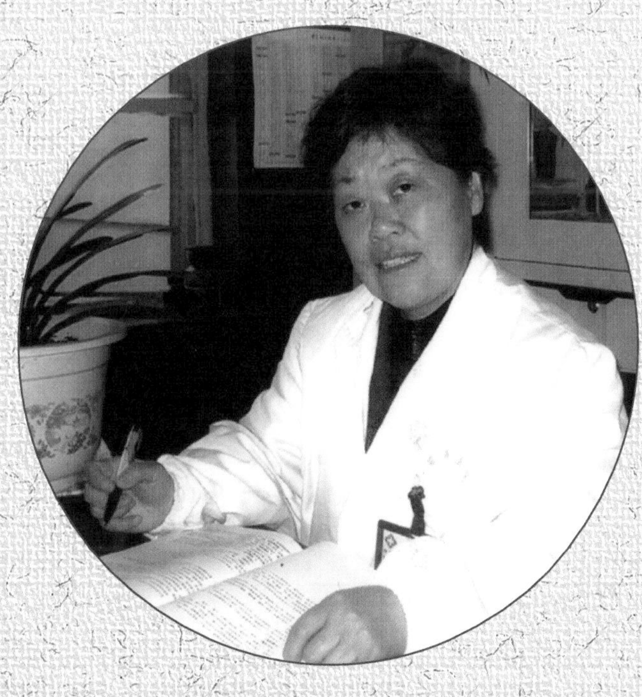

## 第一节 名医小传

张炳秀，女，安徽寿县人，1969年毕业于安徽中医学院，大学本科学历，中共党员，教授，南京中医药大学师承博士生导师，六安市中医院主任中医师，国家级名老中医。安徽省首批“国医名师”，第三、四批“老中医药专家学术经验继承教学”指导老师；2008年至2011年，担任安徽省名老中医张炳秀工作室指导老师；2011年至今，担任国家级名老中医张炳秀工作室指导老师。

长期担任六安市中医院干部病房科主任、大内科主任，负责病房查房、教学、会诊及疑难危重病例的抢救和指导工作。发表学术论文20余篇，出版《中医临证思辨集要》著作一部。参与并指导“张炳秀名老中医中医内科临床经验整理与研究”课题，获六安市科学技术进步二等奖。

为了宣传中医养生之道，弘扬中医学术思想，十年来一直担任六安市老年大学养生保健课老师，深入研究《黄帝内经》“治未病”理论，从中整理出中医养生之道。其中的“天人相应，顺应自然养生”部分内容，已由六安市老年大学整理出版供教学使用。

张炳秀教授在学医、从医过程中，王乐匋教授对她影响最大。这位温病大家的精湛医术和神奇的疗效深深地感动和激励了她，使她爱上了中医，决心矢志岐黄不易道，竭尽全力为苍生。

在行医四十余年里，张炳秀教授坚持边临床边学习，致力于中医内科疾病的研究。她懂得熟读中医四大经典著作是获取临床经验的关键。数十年来，她深知“读经典、悟经典、用经典”的必要性和重要性，更知道要灵活运用于临床。比如根据临床需要将《金匮要略》里治疗肺痈的处方“薏苡附子败酱散”合“桔梗汤”加减，化裁成“清肺消瘀汤”，治疗肺炎重症，每每取效。又把《医宗金鉴》里的“胃爱丸”加减，用于脾胃虚弱，不喜饮食的许多消化系统疾病及不明原因的低热症等，均取得良效。

她还根据临床经验提出了许多新思路，比如“外感发热患者不必拘于到气方可清气”；肺痈不必囿于分三期治疗，早期即急性肺炎期即可投自拟“清肺消瘀汤”解毒化瘀治疗等。对咳嗽的辨证，提出了“三看二听一切”法：“三看”即一看咽喉、二看痰、三看舌质和舌苔，“二听”即一听咳声、二听呼吸音，“一切”即切脉，为咳嗽的辨证提供了重要依据。

现任安徽省中医药学会肿瘤专业委员会名誉主委、六安市中医药学会肿瘤专业委员会主任委员。2003年起担任六安市中医院肿瘤内科业务指导；2011年承担“国家中医药管理局十二五肿瘤专科”项目学术带头人；2013年承担“国家卫生部临床重点专科（中医专业）肿瘤科”项目学术带头人。

# 第二节 学术特色

## 一、外感发热不必拘于“到气方可清气”

对于外感发热，清代温病大家叶天士首创卫气营血辨证，指出：“大凡温病，卫之后方言气……营之后方言血，”“在卫汗之可也，到气方可清气，到营犹可透营转气，到血直须凉血散血。”明确指出了外感热病发生、发展的病位、病情以及治疗方法。后世医家奉为圭臬，一直沿用至今，临床上确实取得了很好的疗效。随着时代的发展，从长期临床实践来看，治疗外感发热病，不必拘泥于“到气方可清气”，在卫分阶段，只要发热较甚，表证虽然未解，亦需解表和清热解毒同时应用，才能扼住病邪深入，截断病势的发展。因为发热甚，说明是热毒重的表现。

一般外感风热，正邪交争，早期可以出现恶寒发热，但正气旺盛，邪气如果不是“毒”重，不会发热太甚，如果发热甚，肯定热毒较剧，必须早下解毒之药。如此，一方面可以衰其邪势，一方面可以阻邪深陷，达到截断扭转之效。温为阳邪，最易化热，故温病初期即见发热。温热偏盛，极易传变。热入心包，易出现神昏谵语，入营入血，即可见斑疹隐隐，营分热盛，引动肝风，易动风惊厥。所以温病初期发热必须及时控制，在邪热尚在“卫分”之际，就应当辛凉宣透，清热解毒，把温热病毒消灭在第一线，免得让温热病毒由卫分而气分而营分而血分向里传变。

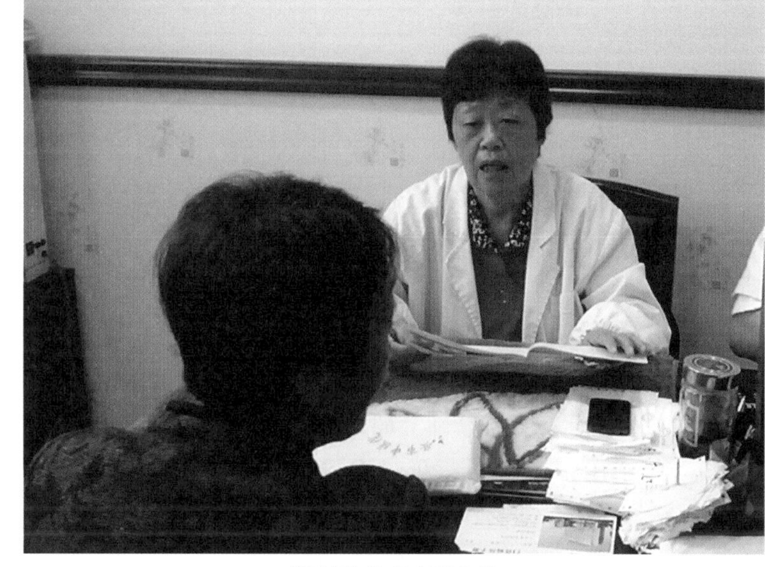

张炳秀名老中医坐诊

中医认为，“毒”是温病的致病因素。“毒”随邪来，热由“毒”生，变由“毒”起。因为外感热病的发生和渐变，感受外邪为必要条件，而正邪交争则决定了疾病的发生和发展。一旦发病，起决定作用者是外邪，外邪的性质决定了疾病的属性。温热病之发热，引起“热”的致病因素就是“毒”，中医的“毒”包括了致热原在内。中药之退热效果，就在于解毒。截断致热原的致热作用，经过解毒而达到清热的效果。“毒”不除则热不去，变必生。所以从治疗原则上讲，外感热病的治疗宜从清热解毒着手，卫分证治宜清热宣透，气分证治宜清宣鲜毒，营分证治宜解毒清营，血分证治宜解毒凉血。总之，在外感热病的治疗中，要把清热解毒贯穿始终，不必拘于“到气方可清气”之戒。

## 二、攻补兼施疗心疾，强心救逆多见功

《内经》认为“心者，生之本，神之变也”，“心主身之血脉”，说明心脏是生命的根本，人体非常重要的器官之一。“心主血脉”主要指心和血脉直接相通，心脏中的血液在脉道中流动，在体内构成一个相对独立的循环系统。在这个系统中，心起主导作用，若心气虚衰，则血行停止，脉道不通，生命也就终止了。故《灵枢·经脉》篇说“手少阴气绝则脉道不通，脉不通则血不流”。可见心气的充沛、脉道的通利及血液的充盈是血液正常运行的三个前提条件。

现代医学所述心血管系统疾病，与心主血脉的认识有相似之处，都属于心脏循环系统疾病。心系疾病与中医所述的心气、心脉、心血的病变密切相关。在发生急、慢性心功能不全、心肌梗死、心源性休克等危重病症时，都可出现心气不足、心脉瘀阻、心阳虚衰，血病及水，致水湿泛滥等病情。在治疗这类心系危重病症时，张炳秀教授主张攻补兼施，多采用温阳益气，活血化瘀，逐水利尿诸法，攻补兼施，配合西医抢救建功甚多。其临床常用参附苓桂术甘汤、栝楼薤白汤，真武汤等治疗心功能不全、心水泛滥之患；参附龙牡汤治疗心源性休克；参附丹参饮治疗心肌梗死等。

曾治一例心源性休克患者，女性，62岁，因心包积液入院后行心包穿刺检查。返回病房后突然出现面色苍白，大汗淋漓，神志模糊，四肢冰冷，脉细微，血压下降。当时立即给予吸氧，强心、升压等处理，血压一直很低，直至多巴胺用量增加到100 mg后，血压才回升至80/60 mmHg，仍大汗淋漓，四肢冰凉。此时中医诊断为厥逆，阳脱（心阳暴脱），立即给予参附龙牡汤急煎口服。处方：制附片（先煎）10 g，红参20 g，煅龙骨30 g，煅牡蛎30 g，炙甘草10 g，一剂药后血压稳定在90/60 mmHg，大汗渐止，心神渐宁，已苏醒，四肢欠温。又在上方基础上加山萸肉10 g，丹参15 g，继服2剂，病情稳定。可能当时穿刺时心血受损，心阳无以潜藏，阳脱于外，阴阳不济，则出现神昏、厥逆；气随血脱，汗为心之液，心气虚则汗出不止；阳气虚则无力推动血行，脉道失充，故脉微欲绝。张炳秀教授关键时刻重用温阳益气，逆流挽舟，患者脱险，可见中医药作用的威力。红参具有温阳益气之功，可挽回元气之垂危。气足则神安，正旺则邪去，附片温补心阳，并重用煅龙骨、煅牡蛎潜阳固脱，使患者转危为安。参附龙牡汤不仅能改善虚脱症状，还有稳定血压之功。

张炳秀教授经过长期临床观察认为，顽固性心功能不全，应从“气”辨治。中医认为“气”乃人体生命活动之动力源泉，它既是脏腑功能之反映，又是脏腑活动之产物。心功能不全患者，大多都有心气不足，气虚血瘀，心血瘀阻，而见胸闷、发绀，同时伴有肺瘀血，肺水肿，致水饮停于心下，出现呼吸不利，水肿、喘闷不能平卧等症。

张炳秀教授治疗心功能不全，常在补心气、益肺气、温心阳的同时，配合活血化瘀，利水化饮等治疗方法。除了人参的应用以外，还常重用黄芪，黄芪不但补心肺之气，还可利水平喘。重用丹参、益母草、川芎、赤芍等化瘀通脉，并重用葶苈子、车前子、白芥子等泻肺化饮，联合应用皆能取得满意效果。常用以下处方加减变化：生黄芪 30 g，葶苈子 30 g，车前子（包煎）30 g，丹参 30 g，当归 10 g，益母草 15 g，川芎 15 g，桑白皮 30 g，制附片（先煎）10 g，炒白术 30 g。

## 三、从胆论治焦虑症

焦虑症是以精神紧张，失眠多梦，恐惧害怕，焦虑烦躁，胸闷心悸等为主要临床表现的一种疾病。随着现代社会的进步，生活节奏的加快，焦虑症的发病越来越多，严重的困扰着人们的身心健康及生活。现代医学认为，焦虑症属精神类疾病，与脑关系密切，治疗上多采用镇静药和抗焦虑的西药，种类繁多，虽然临床疗效较好，但具有耐药性、成瘾性、易复发等缺点。

中医治疗焦虑症有其自身特色，张炳秀教授通过长期的临床实践发现，焦虑症的发生与“胆”的关系密切，所以临证多从胆论治，收到较好的疗效。胆和脑同属于奇恒之腑，内藏精汁，具有脏的功能，又具有腑的特色，能通能降、能疏泄。古人很早就从天干与脏腑的配属上，将胆和脑同属于甲木，认为这两者都与情志相关。

胆为六腑之一，又属于奇恒之腑，附于肝，内藏胆汁，又有“中精之腑”之称，胆的功能除贮藏和排泄胆汁外，更重要的是稳定人的情绪、不使之偏激的作用，内含中正之意，所以《素问·灵兰秘典论》说：“胆者，中正之官，决断出焉。”中正，就是持中守一，不偏不倚，这正是古人所提倡的。在这里应该理解为有稳定情绪的作用，能将情志控制在一个适当的范围，使之不偏激，进而避免病理状态的发生。

胆主决断，是指胆在精神意识思维活动中，具有判断事物、做出决定的作用。但是只有在情绪稳定的状态下，才能正确判断事物，做出决定。胆的这些功能对于防御和消除某些精神刺激的不良影响，以维持精气血津液的正常运行和代谢，确保脏腑之间的协调关系有着极为重要的作用。

肝气实则怒，肝气虚则恐。而胆在一定程度上调节肝气的虚实，从而使人情绪稳定。既不易怒，亦不易惊恐。一般胆气充盛豪壮之人，比较能够自控情绪，剧烈的精神刺激对其造成的影响也较小，且恢复亦快；胆气虚弱之人，在受到不良刺激的影响时，则易于形成疾病，出现心悸不安，易惊善恐，失眠多梦，胸膺满闷，不思饮食等脏腑功能紊乱之象。如果胆热太过则影响到胃，出现脘痛、泛酸、嘈杂、睡眠不安等症，中医称之为胆胃不和。从五行生克关系也可看出肝木太过则克脾土，胆木太过则克胃土，而胃的降浊作用必赖于胆腑下降之气的协调和制约。

另外，胆属少阳、少阳主枢，所谓“枢”，即具有调节气机升降出入的作用。如果枢机不利，则出入之机停，开合之机废。废则胆、心、胃等合而为病。故《素问·六节藏象论》说：

"凡十一脏，皆取决于胆也。"说明胆对人体情绪的稳定，保持人体脏腑关系的协调，维持气血调畅等方面起着重要作用。

焦虑症的发生大多是由情志刺激为诱因，致使胆的功能失调，影响到心、肝、脾、胃的功能失调，反过来又导致人体的情绪不稳定，而产生心胆气虚、肝胆湿热、肝郁气滞、痰火扰心等诸多胆病的病变，这说明焦虑症与胆的关系密切。

焦虑症在临床上总的可分为胆虚证和胆实证两大类型。

胆虚证多属胆气虚弱，转枢不利，肾水不能上济心火，水不涵木，致使肝血不足，虚火内扰心神。心为君主之官，神明出焉。心气安逸，则胆气不怯，若心胆不足，则出现虚烦不得眠、心悸害怕、坐卧不安，遇事惊恐，甚至一人不敢独居室中、思虑过多等症。从舌脉症上看，多见舌红少苔，或舌质红绛，脉细。《寿世保元》中有："惕然而惊，心下怯怯，如恐人捕，皆心虚胆怯之所致。"治疗上多以养血滋阴，辅以清心除烦。临床以酸枣仁汤加减化裁。

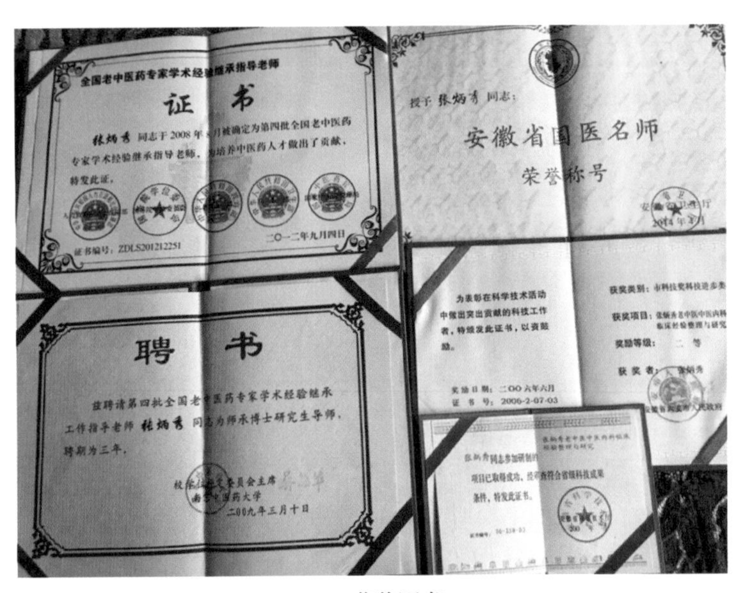

获奖证书

酸枣仁汤是为虚烦失眠而设，主治因肝血不足，阴虚阳亢所致之失眠、烦躁之症。本方证是以虚烦为主，取酸枣仁养血安神为主，佐川芎调血养肝，茯苓宁神，知母清热除烦，甘草培土缓肝，如此则阳亢平，虚烦止，睡眠安宁。

《本草经疏》指出："酸枣仁得木之气而兼土化，故其实酸平，仁则兼甘，气味匀齐，其性无毒。"又说："专补肝胆亦复醒脾。"因其味酸平而专入肝胆，实为治疗肝胆病之正药。张炳秀教授平时应用酸枣仁，剂量较大，一般用30~60 g，再配以代赭石30 g，理胆气、安心神，每每取效。

胆实证多由胆腑湿热，或肝胆气滞，郁而化热，或肝木克土致使脾虚生痰，痰热内扰，少阳枢机不利，进而出现心悸、胸闷，心中烦热，胆小害怕，失眠多梦，甚至呕恶，口苦胁满，不思饮食等症状。从舌脉症看，多见舌淡红，苔黄腻，脉多弦滑。临床多用柴芩温胆汤加减化裁，温胆汤中竹茹、枳实清胆热、疏胆气，制半夏、陈皮燥湿祛痰、和胃，茯苓健脾祛湿、和中宁神，柴胡舒肝胆之气，黄芩清肝胆之热。临床用于焦虑症属于胆实证者取效甚捷，如果配以酸枣仁、代赭石则效果更佳。

## 第三节 临证精粹

### 一、高脂血症调治四法

高脂血症已成为临床上常见之病症，中医学中无此病名。根据临床表现不同可隶属“心悸”“胸痹”“眩晕”等疾病范畴。病程日久它会导致动脉血管粥样硬化、冠心病、中风等病的发生。当前已引起中西医的高度重视。近年来中药降脂的研究已频频报道。本着对中医药的继承发展和提高，结合40余年临床实践体会，张教授认为应从以下四个方面调治：

#### （一）健脾化痰降浊法——此法适合治疗痰浊内盛型高脂血症

所谓高脂血症是血脂超越了正常范围，通常血脂如同人体之营卫气血津液一样，布输全身以充肌肤，温分肉，肥腠理，司开合，营养四肢百骸。一旦过盛，影响了脾的运化，津液运化失调，则停而成饮，凝聚成痰，痰从浊化，酿成膏脂，就会影响人体血液的黏稠度和动脉血管的弹性。此型高脂血症，多与嗜食肥甘厚味，饮食不节有关，导致运化失调，痰浊日久形成高脂血症。《内经》中称之为“肥贵人，膏粱之疾也”。此类高脂血症者多表现为形体肥胖，嗜食肥甘，头昏身重，胸闷痰多，舌体胖大，舌苔白厚腻，脉多弦滑。痰浊固为阴邪，但有素体阳旺因素者，往往转向热化，症见痰火内盛之象，性情偏于急躁，常烦躁易怒，头胀跳痛，难寐，口苦心烦，胸闷便干，甚则面红目赤，焦虑不安，苔多黄腻或灰黄而厚。这类患者血脂虽高却不一定肥胖，常伴血压高、动脉硬化。可见痰浊虽为高脂血症之标，但其症情表现不一，外则形体有肥瘦之别，内则有寒热转化之分。即使患者暂无所病苦，而血脂偏高者应及时化痰祛浊降脂为要。张炳秀教授对这型高脂血症多采用健脾降脂汤化裁治之。

主方：苍、白术各20 g，泽泻30 g，痰多加二陈汤；胸闷胸痛者加栝楼薤白汤；寒象者加白芥子、莱菔子；热象者加蚕沙；肝阳偏旺者加珍珠母、决明子；头晕项强者加葛根、槐花；久病夹瘀者加鸡血藤、生山楂等。

病例1　吴某某，男，40岁，于2015年6月以高脂血症来我科就诊。

症见：形体肥胖，平素烟酒无度，舌苔厚腻，舌质偏淡，自述经常头蒙，耳鸣，头重，懒动，大便稀溏，胆固醇、甘油三酯、低密度脂蛋白均高，血糖正常，心肾功能无异常。立即给予健脾降脂汤加法半夏10 g，陈皮10 g，白茯苓10 g，白芥子10 g，莱菔子10 g，生山楂10 g，荷叶1张，连服1个月中药，并戒烟限酒，多蔬少荤，每天快走30分钟。体重逐渐下降，复查血脂基本正常。

病例2　赵某某，男，50岁，于2011年5月以高脂血症来我科就诊。

症见：性情急躁，头胀跳痛，口苦心烦，胸闷便干，易于激怒，面红目赤，焦虑不安，睡眠欠宁，苔厚黄腻，虽外形不太胖，此乃痰浊化热之症，立即给予健脾降脂汤加蚕沙10 g，珍珠母15 g，决明子15 g，葛根10 g，夏枯草10 g，生山楂10 g，鸡血藤15 g，连服一个月，并嘱其戒烟限酒，多蔬少荤，每天晚9~10点就寝，快走30分钟。药后病情好转，复查血脂有所下降。

以上两例高脂血症，多系饮食不节，痰浊内聚为患，前者阳虚体质偏寒化，疗程偏短，易于治愈；后者阳盛体质偏热化，疗程偏长，难于治疗，而且有致血管硬化之虞。

### （二）健脾疏肝理气法——此法适合治疗肝郁气滞、痰浊内停型高脂血症

《内经》曰："思伤脾。"脾土属阴，必得肝木之条达，升散疏泄之性，才不会阴凝板滞，从而正常运化，升降如常。一旦肝气过旺，疏泄不利，克木太过，伤及脾土，即"肝木克土"，则脾运失常。即《内经》"亢则害"之谓。肝木不及，也可以乘克脾土，如肝气郁结横逆而影响脾土，也可致脾运失常。

因情志不遂，精神压力大，经常生气，郁闷致肝气不舒所致的高脂血症者多见于女性，多表现性格不够开朗，工作压力过大，思想负担过重，睡眠欠佳等。肝气不舒可以引起人体一系列的病变，主要表现为以下五个方面：

（1）疏泄不利则胁痛，胃痛，嗳气，便秘，情绪不畅，失眠，心悸，月经不调，乳房胀痛等。

（2）肝气升发太过则头晕，头胀，面红目赤，气粗，血压升高，咯血，脑出血等。

（3）水液代谢失调则水肿，头晕，出现血管瘤，乳腺增生，肢体麻木等。

（4）脾运欠佳则腹胀，纳呆，恶心呕吐，腹泻等。

（5）表现情志异常：易怒，生气，失眠等。

对于此类型高脂血症治疗原则为应疏肝理气降脂，张炳秀教授自拟疏肝理气降脂方。

主方：柴胡10 g，香附10 g，郁金10 g，生蒲黄10 g，生白术20 g，泽泻30 g，胸闷不舒并叹息重者加玫瑰花10 g，月季花10 g，绿萼梅10 g；脘腹胀者加莱菔子10 g，厚朴10 g；肝阳亢盛者加夏枯草10 g，珍珠母10 g。

病例　王某某，女，43岁，于2009年5月以高脂血症来我科就诊。

自述胸胁胀痛，嗳气频作，寐而欠宁，头晕心烦易怒，月经周期正常，经常乳房胀痛，内似有核。查血脂：胆固醇、甘油三酯、低密度脂蛋白均高，乳腺红外线提示右侧乳腺增生。舌淡红偏紫，苔薄黄，脉弦滑。给予疏肝理气消脂汤。

处方：柴胡10 g，当归10 g，炒白芍10 g，白茯苓10 g，炒白术20 g，郁金10 g，生蒲黄10 g，泽泻30 g，莱菔子10 g，月季花10 g，三七花10 g，玫瑰花10 g，夜交藤30 g，10剂，并

嘱其调节情志以养肝，保持心态平和，继服2个月药，并加生山楂10 g。后复查血脂，提示明显下降。

### （三）健脾养肝补肾法——此法适合治疗肝脾肾俱虚型的高脂血症

肝藏血，开窍于目。肝有贮藏血液和调节血量的作用。贮藏的血液一方面维护肝的疏泄，濡筋养神，使肝气冲和条达，筋脉得以濡养，关节活动自如；另一方面能抑制肝阳的升腾，勿使过亢，保持肝脾和谐。肝藏血的作用还体现在调节全身血量的作用上，使全身五脏六腑得到营养不致生病。肾的功能决定着人禀赋的强弱。肾对于人体内的水液输布，排泄，维持体内水液代谢的平衡起着极为重要的作用。可见肝血不足，疏泄失常，肾的气化功能失常，均可导致脾虚失运，湿停为饮，凝聚成痰，痰从浊化，酿成膏脂。因此，对于老年人的高脂血症应采用养肝补肾消脂之法调治较为合拍。主方：制首乌15 g，枸杞子15 g，桑寄生15 g，女贞子15 g，炒白术20 g，泽泻30 g。有肾阳虚者加淫羊藿10 g，仙茅10 g，肉桂10 g；脾虚纳差者加异功散。

病例　蔡某某，男，68岁，于2015年8月以高脂血症来我科就诊。

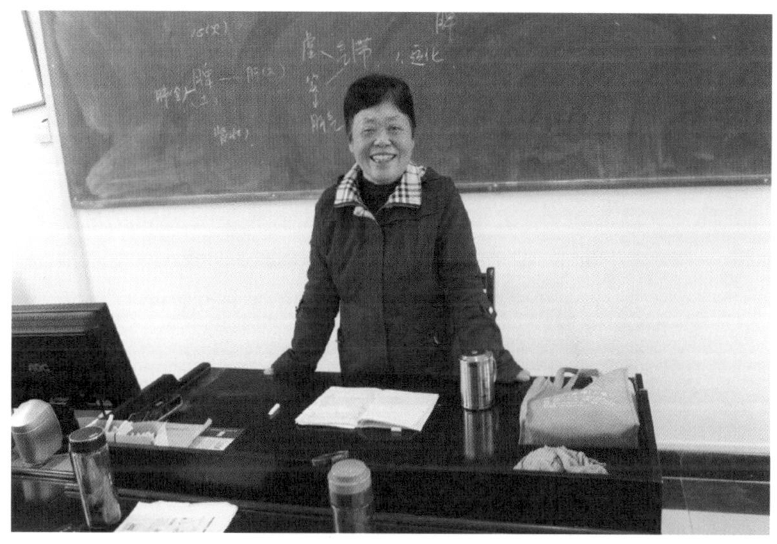

在六安市老年大学养生堂讲中医养生课

症见：近一年来，腿软，乏力，眼花，体检：心肺肾功能正常，仅血脂高，诊断为高脂血症。血压140/90 mmHg，体偏瘦，纳呆，舌红苔白厚。给予养肝健脾降脂汤加减。

处方：制首乌15 g，枸杞子15 g，桑寄生15 g，女贞子15 g，炒白术20 g，泽泻30 g，太子参10 g，白茯苓10 g，炙甘草6 g，陈皮10 g，10剂。自述服药后乏力等好转，胃口较佳。继用异功散加枸杞子15 g，首乌15 g，泽泻20 g，连服半年，复查血脂正常。

### （四）健脾化痰，活血化瘀法——此法适合于痰浊血瘀混存型高脂血症

痰浊之为病，因其具有黏滞凝涩之特点，不仅本身可流注全身，而产生诸如困遏沉重之感，且由于存在于血管之中，常可同时导致脉络壅滞，或引起血管壁增厚，或引起血栓形成，导致血液运行不畅，或狭窄，或斑块脱落引起梗死等。

这类患者经常出现胸闷、心痛或头晕、肢麻、身痛等一系列证候，脉细涩或细弦，舌

质紫暗或舌上有瘀点、瘀斑，舌下静脉迂曲，舌苔厚腻。此型患者应健脾化痰，活血化瘀。常给予栝楼薤白半夏汤合丹参饮加生山楂10 g，鸡血藤30 g，赤芍10 g，川芎10 g，泽泻30 g，可降低血脂，改善临床症状。此型患者服药时间宜长，平时还要注意多运动。

（五）小结

（1）张炳秀教授认为高脂血症是本虚标实之症，肝脾肾亏虚为本，痰浊夹瘀为标。无论是饮食不节，还是情志过度，或过劳，或过逸，都可以伤及脾脏引起脾虚。“脾为生痰之源”，脾气虚弱，健运失司，水聚成浊，成痰，导致血脂升高。因此在降脂的治疗过程中要以健脾为主，扶正祛邪，标本兼治。

（2）高脂血症早期无明显并发症，单纯血脂升高，多无痛苦，一般不引起人们重视，不能得到及时的治疗。其实高血脂形成后，血液黏稠度增加，血液流动速度缓慢，逐渐对血管壁有影响，使血管壁增厚，斑块形成，血管狭窄，心脑血管疾病的发生率增高。所以尽早降血脂治疗是非常必要的。

（3）痰浊这一病理产物绝非自生，除痰湿之体质或过食膏粱厚味，有痰湿内盛个体差异之外，更重要的是人体运化水湿的脏腑功能失职，脾肾阳虚，运化水湿功能失常所致。因此，高血脂经治疗血脂下降至正常，趋于稳定，症状改善后，除饮食调控、适度运动外，还应当经常服用二四二仙汤（二陈汤、四君子汤、二仙汤）健脾温肾化痰以固本，巩固疗效，以防复发，此中医“治未病”之意也。

（4）泽泻是一种清除人体内痰浊和组织中浊物的良药。实验证明：它具有抗心肌缺血，降压，降血糖，抗脂肪肝的作用。对胆固醇，甘油三酯，低密度脂蛋白均有减少作用，号称“广谱消脂药”。和白术相伍，称术泽汤，功能利水健脾，主治胃内停饮，头目眩晕，苔白腻，脉弦滑。两药合用利水健脾，水去脾健，清阳之气上升，浊阴之气下降，则头目眩晕自止。

## 二、老年病证治思路和经验

张炳秀教授在干部病房工作多年，接触老年病患者很多，熟知老年病发病的特点。一是脏腑功能衰退性和紊乱性。《内经》曰“年四十，阴气自半，起居衰矣”，孙思邈说：“人年五十以上，阳气日衰，损与日至。”老年人脏腑虚弱，气血不足，运化迟缓，气滞血瘀，使百病变化而生；二是复杂性，多脏器病变，多种疾病集于一身；三是病情的严重性，因为患者疾病较多，脏腑功能失调，阴阳失调，抗病能力低下，易于发病，易于传变，脏腑精气易损难复，甚至发病即危及生命。如胸痹、心痛、中风等；四是大部分疾病都属于虚实夹杂之症，以虚为本，以实为标，病多兼挟，如内伤兼以外感，气滞挟以血瘀，寒热错杂，痰瘀胶结等。掌握了这些特点，在诊疗思路上，常用方剂以及用药特色等方面，积累了丰富经验，主张老年病诊治应有特殊性，提出临证“重视脾肾”“顾护胃气，助药行力”，擅长运用通腑法，并借鉴温病学家“宜柔忌刚”“清轻取胜”的用药特点。

### （一）重视脾肾，二脏安和，百骸皆治

脾肾二脏，肾为人体生命之根基，脾为气血津液之源泉。古人有先后天之比喻。清代程杏轩十分重视脾肾在人体功能中的重要作用。程氏在《杏轩医案》中有“先天之本在肾，后天之本在脾，二脏安和，百骸皆治”的论述。虽然不是专门针对老年病而提出的学术观点，张炳秀教授却认为，其观点在确定老年病的治疗大法上值得借鉴。

《黄帝内经》有论“脾坚则脏安难伤”，形象生动地阐述了脾胃在人体功能活动中的重要性。迨至金元李东垣，明确提出“内伤脾胃，百病由生”之著名论点。

张炳秀教授认为，老年人只要脾气健运，胃气和顺，则水谷精微得以正常运化、吸收、布散，糟粕得以排出，机体气血阴阳始能维持平衡。肾为人体生命之根，肾中之阳，主一身之阳。随着年事渐高，肾之生理功能逐渐衰退，肾中之阳常易不足。水谷虽靠脾胃运化传输吸收，但脾运还需要肾中之火的温煦。如釜底之火，腐熟水谷，肾中阳虚，釜底无火，脾阳不足，物终不熟。老年病患之诊疗，应注意病家年事已高，脾肾功能本已虚弱，外合疾病加损之特征，脾肾并重，求于脾肾以滋化源，当牢扣临证运筹思维。

### （二）首从稼穑，胃气不旺，药难奏功

张炳秀教授常言：“辨证精确，选方有据，用药考究，重要之性，自不言说；但疗瘥之功，归根结底还需药物在人体起效。”然而，“人以胃气为本，病久正虚，全仗饮食维持，胃气不旺，药难奏功”，“盖非药不应病，乃胃气不行药力耳……苟土母倾颓，既难输化饮食之精微，焉能传送药力”。所以程氏在《杏轩医案》中提出，“病证多端，治需次第，首从稼穑作甘，培补中宫，专崇脾土”。五脏六腑皆受气于胃，得胃气之充养，只有胃气充足，才能发挥藏精气，润肌肤，养血脉，壮筋骨的功能。

结合老年人，脾胃功能本身呈现衰弱之势；复加疾病纠缠，脾胃之气愈虚，往往出现“胃气不旺，药难奏功”。故而在老年病治疗过程中，健旺胃气，助药行力，尤为重要。临证中常用黄芪、太子参、党参、茯苓、白术、山药、山楂、生麦芽、生谷芽等健运脾气，助消开胃，常嘱病家以稀粥、米汤等养胃阴、护胃津，以助药行力、奏功起效。

### （三）参合诸家，药取巧用，平中见奇

张炳秀教授认为，老年病的特点是多脏器病变，病证复杂，故配方宜平和，要“谨察阴阳所在而调之，以平为期”。药物用量宜偏小，由于脾胃虚弱，剂量过大不能吸收转化，不仅起不到效果，反而增加脾胃负担。

在治疗老年病用药时，喜欢借鉴清代叶天士的温病用药特色。叶天士时代没有老年病这一概念，但从叶氏诊疗医案来看，有许多值得现在老年病研究者借鉴的地方。如叶天士的《临证指南医案》中治疗温热病时，善投甘寒育阴，甘凉濡润之品，并时时顾护津液等观点，以及部分医案，如“高年水亏，是根本虚在下”（“肝风”某案）“老人厥中，是阳气不交于阴，乃下虚不纳”（“中风”金案）；在风证的论述上提出“水亏”“下虚”之因，并主

张“清上实下”旨在存津补液，禅水盛阴充，诸风自息等，从人体体质学角度分析，其与老年人生理、病理特征相谋。

在药物的遣派上，喜欢根据病证需要巧妙运用药物的不同功效。如麦芽既善开胃进食，和中，又善于疏肝理气；龙骨、牡蛎既可以重镇安神，软坚散结，又具有收敛正气而不敛邪之功效。凡此等等，不一一列举。

此外，张炳秀教授用药还善于“清轻取胜”，喜欢用花、叶之品。如菊花、金银花、野菊花、连翘心、竹叶卷心、荷叶边等，用量一般在3~5克。张炳秀教授谓：“此乃早年随恩师王乐甸公临证所得。”药淡量小，贵取轻淡、灵动，亦谓师出有源也。

### （四）擅用通法，精于制方，出奇制胜

张炳秀教授在老年病的诊疗中，十分重视“通”字。由于饮食不节、过食肥甘厚味，导致“实证”以及因实致虚者偏多，故而“通腑法”适应范畴也较原来扩大。“通”字的含义也就囊括疏通、通下、疏泄、通利、条达、宣降、泄浊等。对通腑法的运用，习惯以《伤寒论》小承气汤为基础，根据患者不同症状和体征，拟定了一系列加味承气汤施治。

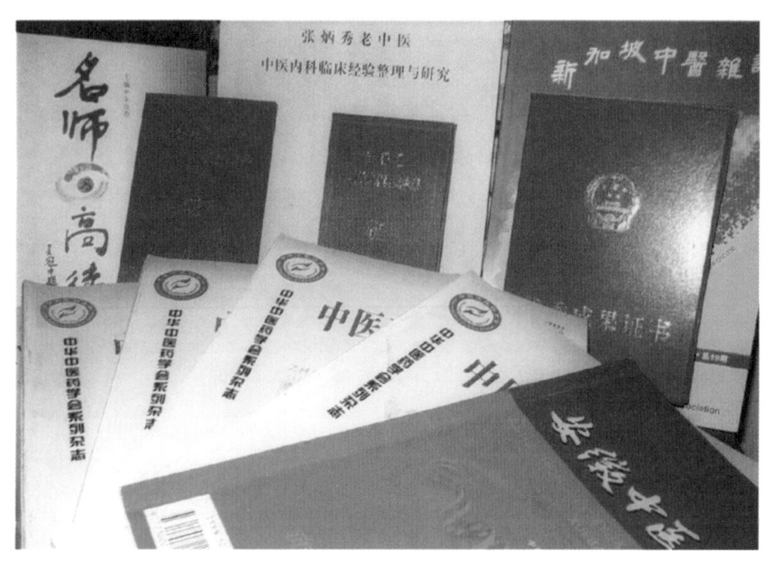

中医内科临床经验相关论文、论著及成果证书

#### ❶ 玄麦承气汤

小承气汤加玄参、麦冬、生地、天花粉、石斛。主要用于老年人津液亏虚，无水行舟者，出现大便干燥，多日不便，或行便不利，伴有口干、口渴、喜饮，甚至皮肤干燥等。脉象多为细或细数，舌红，甚至红绛，少苔，少津。一般常见于西医诊断属于糖尿病胃轻瘫，中医属于“消渴”（阴虚型）范畴。

#### ❷ 桑杏承气汤

小承气汤加桔梗、桑白皮、杏仁。主要运用于老年“肺系”疾患。临床以胸闷、咳嗽、喘闷，甚至张口抬肩，夜不能平卧等，兼见大便干燥秘结，腑气失通，甚至日晡潮热。舌苔厚腻，或滑腻，舌质红，脉见滑象，或滑数。多属西医诊断肺心病、肺气肿等，乃为痰热阻肺，肠腑热结不通之脏腑并病。痰热阻肺，肺气不降而喘促，腑气不通则潮热、便秘。此方尚有仿吴鞠通宣白承气汤之意，以杏仁、桑叶、桔梗宣肺气之痹，以承气逐肠胃之结，此脏

腑合治之法也。

❸ 莱菔承气汤

小承气汤加莱菔子、丹参。主要运用于腹胀、腹痛，大便不通，甚至多日无便，并且无自主排气，肠鸣音减弱或消失，舌苔腻，或不腻，舌质淡红或红，脉象弦滑，弦细。现代医学诊断属单纯性肠梗阻、粘连性肠梗阻。

❹ 温肾承气汤

小承气汤加仙茅、淫羊藿、肉苁蓉。主要适用于老年人肾虚便秘。症见排便无力，体倦、乏力，精力不足，或夜尿频频，面色无华，舌质淡嫩，苔薄白，脉沉细无力，或脉弱，两尺尤甚。

❺ 醒脑承气汤

小承气汤加化瘀活血通络汤。主要运用于中风急性期脑水肿、神志昏迷的患者。以神志昏迷或不省人事，口臭，气促，甚至鼾声如雷，大便不通，腹胀、腹满。舌苔厚腻或黄腻，舌质绛紫或黯红等。

❻ 四逆承气汤

小承气汤加四逆散。主要运用于现代医学诊断属于胆囊炎、胆结石、胆总管结石等。患者以胆囊、胆总管部疼痛为主诉，伴有腑气不通，腹胀便秘，胁肋部胀满不舒，善太息，口苦、口干，舌苔薄白、薄黄或黄腻，舌质淡红或红，脉弦或弦滑。

❼ 化源承气汤

小承气汤加谷麦芽、炒白术、鸡内金。主要运用于单纯性痞满，纳谷不香或纳呆、腹胀，可伴有便秘、腹胀，也可无明显便秘。脉象可无异常，舌苔薄白或微腻，舌质淡红。主要以通调肠腑，健运脾胃，消食助化，以滋化源。

(五)验案举隅

案例　程某，女性，87岁，退休，2005年5月6日首诊。

患者因纳呆、脘胀、便秘1个月，加重1周来诊。

患者近1个月来，纳呆，脘腹胀满，大便干燥如羊屎，经用开塞露、大黄苏打片等不效，由其女从合肥接至皋城，求诊于张炳秀教授。患者有冠心病、糖尿病病史30余年，反复心力衰竭、心房纤颤20余年，长期服用地高辛、单硝酸异山梨酯(丽珠欣乐)、阿卡波糖(拜糖平)、阿司匹林以及肌内注射胰岛素(诺和灵30R)等。上月又发现痛风，加服别嘌呤醇片。

刻下症，脘腹胀满甚，扪之如鼓，大便燥结，多日未行，口干口苦，味觉欠佳，不思饮食，倦怠乏力，行动吃力，今由家人用轮椅推至诊室。诊脉细弦，舌苔腻、老黄，舌质暗红

兼有瘀点紫斑，舌体偏大。

张炳秀教授分析，患者年高肾水匮乏之禀体，复加久病缠绵，暗耗阴液，阴亏津乏，无水行舟，当为发病之枢机。肾水主一身之水，肝肾同源，肾病及肝，肝肾阴亏(水属阴)；加之老年人，脾胃之气渐虚，运化无力，而发便秘燥结。六腑以通为用，吐故而能纳新，腑气不通，因有腹胀、腹满、纳呆、倦怠乏力。脉证合参，当以增水行舟，益气健脾为治。俾水漕得充，运化有助，则舟楫自行也，施以增液承气汤化裁。

处方：润玄参10 g，杭麦冬10 g，细生地10 g，制大黄(后下)10 g，制川朴10 g，生薏苡仁30 g，白豆蔻(后下)10 g，肉苁蓉15 g，生麦芽、生谷芽各30 g，莱菔子15 g，片槟榔15 g。药予3剂，每日1剂，水煎当茶频饮，不拘时段。

吾誊方时，心自暗思，方中用肉苁蓉乃张炳秀教授诊疗老年性便秘之用药经验，余自知晓。每每于高年便秘患者，喜加用肉苁蓉以温肾润肠通便以助他药之效。《本草经疏》言"白酒煮烂顿食，治老年人便燥闭结"。此方中，用生薏米、白豆蔻、川朴，乃有醒脾助运之意，况病家有腻苔为凭据，不难理解。麦芽、谷芽乃取消食、开胃之用，更不消说。然方中用制大黄，且量已不小，复加槟榔、莱菔子，且用量较大，于高年体虚之人，似有不妥之处。便问于张炳秀教授，为何此般用法？她仅用四句话回答吾之不解："槟榔莱菔子，重用扫滞留；背城与一决，毋以衰老忧。"并言，此语乃清代新安医家王勋所撰《慈航集·三元普济方·序言》中之言。吾恍然如释，深感老师治学之精专，临证之用心。

2005年5月9日，复诊。患者已能在家人搀扶下，步行复诊。自述，服上药后，大便已通，一日一行，脘腹胀满明显减轻，口干亦减，纳食亦香。舌边腻苔已退，中间仍腻，苔色转淡，左脉弦细，右脉兼缓。脾虚之象已显露。效不更方，酌加补土健脾之品。上方加炒白术12 g，继施5剂，服法同前。

2005年5月16日，三诊。患者诉，已能在家人陪同下到附近广场散步，脘腹胀满已消，大便通畅，一日一次，偶有两次。但夜寐欠安，脉见细缓，舌淡苔白，舌体偏大。原方改炙大黄6 g，肉苁蓉20 g，加夜交藤20 g，药予5剂，每日1剂，水煎分服。上方服后，患者未再来取药。2005年6月1日，张炳秀教授于广场散步，遇见老人及其女，述近日体健神佳，准备择日返回合肥，甚为感激。

## 三、咳嗽病证临床常用经验方药分析

咳嗽是内科最常见的病证之一，也是肺系疾病最常见的症状。在外感或内伤等因素的作用下，导致肺失宣降，肺气上逆，冲击气道发出咳声或伴咯痰为临床特征的一种病证。其中有声无痰称为咳，有痰无声谓之嗽，有痰有声谓之咳嗽。有人说"咳嗽是医生对头"，说明咳嗽病证很难治疗，临床上可见许多咳嗽患者治疗很长时间都难以治愈。张炳秀教授认为，对于咳嗽病证的治疗，关键在于分清病因、病位、病性，针对病因、病性，结合病位进行辨证治疗，效果很好。笔者跟随张炳秀教授学习，发现她治疗咳嗽在辨证论治的基础上常常使用以下方药，取效甚捷。现将其常用方药的临床应用技巧介绍如下：

## ❶ 止嗽散

止嗽散来源于《医学心悟》卷三，为程钟龄所创之名方。

组成：桔梗（炒）、荆芥、紫菀（蒸）、百部（蒸）、白前（蒸）各1 kg，甘草（炒）375 g，陈皮（水洗去白）500 g。

用法：共研细末，每服9克，食后，临卧时开水调服，初感风寒者，用生姜汤调下。也可作汤剂，用量酌减，水煎，分2~3次服，每日1剂。

功效：宣肺疏风，止咳化痰。

主治：外感咳嗽，症见咳而咽痒，咯痰不爽，或微有恶风发热，舌苔薄白，脉浮缓。

张炳秀教授认为，咳嗽虽分外感咳嗽与内伤咳嗽，又有肺脏自病及他脏干肺之别，但其共同病机是：肺失宣肃，肺气上逆。故当治以“宣肺降气，化痰止咳”为主。“止嗽散”组方虽然只有七味：紫菀、百部（止咳化痰），桔梗、白前（宣肺降气、化痰止咳），陈皮（理气燥湿化痰），荆芥（疏风解表），甘草（止咳化痰、调和诸药），全方不寒不热，药味平和，却是恰合病机。张炳秀教授临证应用“止嗽散加减方”治疗诸般咳嗽，均取得了非常好的疗效。余观之，思之，觉得不仅是此“方”好，更是她结合辨证加减化裁，灵活应用得好。

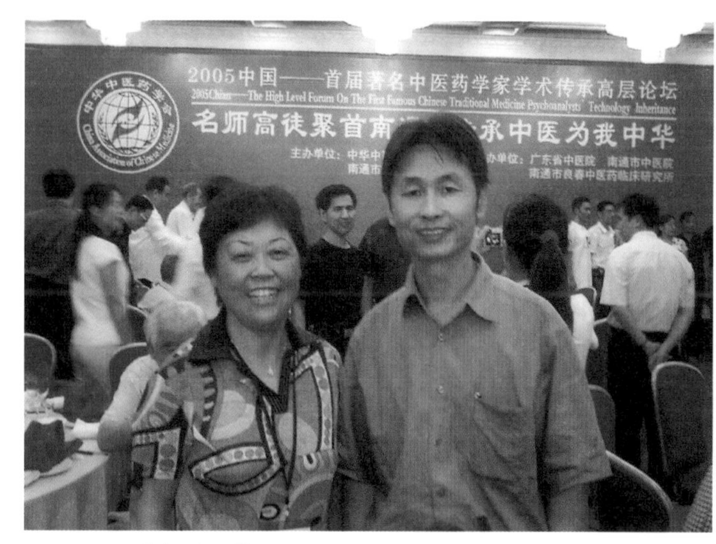


参加首届著名中医药学家学术传承高层论坛与刘力红教授合影

外感咳嗽——张炳秀教授认为，寒、暑、湿、燥、风、火六气，皆令人咳嗽，然风为六淫之首，外感咳嗽常以风为先导，或夹寒，或夹热，或夹燥，以风寒居多。风寒甚者，配炙麻黄、生姜、荆芥、防风、桂枝；风热者，伍银花、连翘、牛蒡子；风燥者，合麦冬、沙参、芦根；外感久咳或者虚人反复感邪，多配合四君子、玉屏风散或者参芪扶正颗粒使用。

内伤咳嗽——痰湿蕴肺，合二陈汤、三子养亲汤；痰热郁肺，加清金化痰汤；肝火犯肺，加郁金、丹皮、黄芩；肺阴亏虚，合沙参麦冬汤。随证选药：咽痒甚者，加蝉蜕；痰黄脓，加鱼腥草、败酱草、大贝；伴喘鸣者，加射干、麻黄、苏子；咽痛，加牛蒡子、薄荷；兼内伤饮食，纳差痞满者，加莱菔子、山楂、麦芽；阴虚火旺、热盛动血而见咯血者，加侧柏叶、白茅根。

### ② 清咽汤

"清咽汤"为张炳秀教授自拟方。

组成:润玄参、玉桔梗、济银花各12克,杭麦冬10克,胖大海3枚,生甘草6克。

用法:每日1剂,水煎或沸水浸泡,代茶频饮,不拘时服。

功效:清热解毒,养阴生津,利咽止咳。

主治:喉源性咳嗽、喉痹(急慢性咽喉炎、扁桃体炎等),疗效显著。

方解:方中玄参味苦、咸寒,滋阴降火、解毒软坚,善治阴虚火旺、火热上炎而发咽喉肿痛;麦冬既可养阴清心生津,又有润肺利咽之功;生甘草清热、解毒、止痛,与桔梗相伍,专事咽喉疼痛而兼备祛痰之效;胖大海微甘淡、性凉,开肺气、清肺热,善疗咽喉干燥之疼痛,于肺热声哑更具显功;金银花清热解毒之力颇著,尤对咽喉疼痛,局部红肿较甚者,更有加速治愈的作用。全方药仅六味,各司其职,而又通力协作,共奏清热解毒、养阴生津、宣肺利咽、止痛镇咳诸功。

应用此方,主要抓住咽喉红肿疼痛特点,如果咽喉淡白,水肿,应在此方基础上加用木蝴蝶6 g,厚朴10 g,制半夏10 g,化痰理气为要。如果扁桃体肿大者,可加用白僵蚕10 g,蝉衣10 g,散结化痰。

张炳秀教授在清咽汤基础上,加上顾护腠理、疏风宣清,兼有抗过敏作用之品(绵黄芪15 g,炒白术10 g,关防风6 g,荆芥叶10 g,净蝉蜕3 g)组成"加味清咽汤"治疗风咳(咳嗽变异性哮喘等),疗效尤佳。

### ③ 清肺消瘀汤

清肺消瘀汤为张炳秀教授自拟方。

基本方组成:绵黄芪15 g,生薏苡仁、败酱草、鱼腥草各30 g,淮山药12 g,荆三棱、蓬莪术、制半夏、广陈皮、玉桔梗各10 g。

功用:清热解毒,消瘀破癥,祛痰排脓。

用法用量:水煎,每日1剂,分两次服。

方解:方中薏苡仁、败酱草排脓消痈,黄芪补肺气、托疮生新,鱼腥草清热解毒,三棱、莪术破癥散结;陈皮、半夏"二陈"燥湿化痰,桔梗之用,主以引经之凭,载药上行,诸药合用,共奏清热解毒、消瘀破癥、祛痰排脓之效。黄芪伍三棱、莪术之用,系宗张锡纯之论,张氏云:"参、芪能补气,得三棱、莪术以流通之,则补而不滞,而元气愈旺。元气愈旺,愈能鼓舞三棱、莪术之力以消癥瘕,此其所以效也。"(张锡纯《医学衷中参西录》)

主治:肺痈。伴有发热不退,属热毒炽盛者,可加黄芩、黄连各10 g以加强清热解毒之力。痰清稀、伴畏寒肢冷者,加熟附片(先煎)10 g,玉苏子10 g,白芥子10 g,以振奋阳气,涤痰外出。咯血多者,另加三七粉(研末冲服)3 g,以活血止血。痰黄稠,不易咳出者,可加冬瓜仁10 g、浙贝母10 g。

本方系张炳秀教授根据《金匮要略》薏苡附子败酱散化裁而来,早期用于肺痈治疗,效果甚佳。本方能益肺气、解热毒、化瘀血、祛痰涎。后来演化成治疗间质性肺炎、肺癌咳唾脓血等证，有一定的疗效。

### ④ 支扩丸(经验方)

方药组成:桔梗、羌活、丹参、川芎、蒸百部、白及、百合、五味子、川贝各10 g,细生地、炒白芍各12 g。

功用:益气养阴、清热化痰、润肺止咳、化瘀止血。

组方释义:细生地、炒白芍、百合、五味子养阴润肺，滋阴降火止血;川贝母、蒸百部、桔梗清热化痰，降气止咳;白及、川芎、丹参化瘀止血;羌活祛风止咳;全方治火、治气、治血、治痰，面面俱到，共奏益气养阴、清热化痰、润肺止咳、化瘀止血之功。

用法用量:上药每10剂为1料，粉碎，过80目筛，水泛为丸，每次10 g,每日3次。咳嗽伴咯血时上方改汤剂加减使用。病情稳定丸药可长期口服。

主治:支气管扩张。中医属“咳嗽”“肺痈”“咳血”范畴。加减使用:痰热蕴肺(咳嗽、痰黄、苔黄腻、脉滑数),加黄芩10 g,鱼腥草30 g,薏苡仁30 g,海浮石20 g,改汤剂使用，以加强清肺化痰之功。阴虚肺热(干咳、形体消瘦、潮热、盗汗，舌红、苔薄黄、脉细数),加青蒿、地骨皮、制鳖甲(先煎)、肥知母、粉丹皮各10 g,加强滋阴清热之力。

### ⑤ 抗痨丸(经验方)

组方:生黄芪15 g,桔梗、丹参、川芎、葛根、五味子、羌活、蒸百部、百合、白及各10 g。

功用:培元固本，抗痨杀虫。

组方释义:肺痨是一种由于正气虚弱，感染痨虫，侵蚀肺脏所致的，以咳嗽、咯血、潮热、盗汗及身体逐渐消瘦等为主要临床表现，具有传染性的慢性消耗性疾病。《仁斋直指方》提出“治瘵疾，杀瘵虫”的重要观点。《丹溪心法·痨瘵》倡“痨瘵主乎阴虚”之说，突出病理重点，确立了滋阴降火的治疗大法。方中黄芪、百合、五味子益气养阴、敛肺止咳，治阴虚之本;葛根、羌活退虚热;百部“清痰利气，治骨蒸劳嗽之圣药”(《本草汇言》),川芎、丹参活血化瘀、消瘀肿，同时现代研究表明，百部乙醇浸液、总丹参酮及其单体对人性结核菌有显著的抗菌或抑菌作用;白及“治痨伤肺气，补肺虚，止咳嗽，消肺痨咳血，收敛肺气”(《滇南本草》);桔梗化痰止咳，载药上行于肺。全方共奏培元固本，抗痨杀虫之功。配合西医抗结核药使用疗效更佳。

用法用量:每10剂为1料，研细末，水泛为丸，绿豆大小。每次10 g,每日3次。30天为1个疗程，连续服用6~12个月。

主治:肺痨(现代医学确诊为肺结核者)。加减:潮热盗汗显著者，加青蒿、地骨皮、制鳖甲(先煎)、肥知母、粉丹皮各10 g,煎汤服用。伴胸腔积液者，合葶苈大枣泻肺汤加减，煎汤服用。

### 6 单味用药

统计了张炳秀教授治疗咳嗽的94张处方，前10味中药为：金银花、连翘、桔梗、薄荷、僵蚕、浙贝、牛蒡子、荆芥、陈皮、煅牡蛎。张炳秀教授认为：春主上升之气，夏火炎上最重，秋多湿热伤肺，冬虽风寒外束，然多内有郁热，故四时咳嗽多热多痰。金银花既能宣散风热，又善清解血毒，故无论是风热咳嗽或是伴有身热、发疹、咽喉肿痛、黄痰等里热症状，均有良效。连翘味苦，性微寒，清热解毒，散结消肿，对于感冒咳嗽伴发热、心烦、咽喉肿痛者效佳。此两者张炳秀教授用之最多。桔梗辛散苦泄，宣开肺气，具祛痰、利咽、排脓作用，无论寒热，咳嗽痰多、胸闷不畅，咽喉肿痛，肺痈皆可使用。薄荷性凉，味辛，功擅宣散风热，清头目，透疹，用于风热感冒、风温初起、头痛、目赤、喉痹、口疮、风疹、麻疹、胸胁胀闷。僵蚕又名白僵蚕、天虫，始载于《本经》，性平，味咸，入肝、肺、胃经，祛风解痉，化痰散结，对于“喉源性咳嗽”及“咳嗽变异性哮喘”，张炳秀教授尤为常用。浙贝，味苦而性寒，然含有辛散之气，故能除热，能泄降，又能散结，清喉咽、疗痰嗽绝非淡泊异常之川贝能及也，且价廉，肺气阻滞、咳嗽痰多之证张炳秀教授喜用之。牛蒡子性寒，味辛苦，疏散风热，宣肺透疹，解毒利咽。多用于风热感冒、咳嗽痰多、咽喉肿痛、痈肿疮毒等病证。荆芥又称香荆芥，性微温，味辛，解表散风，透疹，张炳秀教授多用于治疗风寒感冒咳嗽、感染后咳嗽偏寒者。陈皮，“二陈”（陈皮，半夏）之一，性温，味苦、辛，理气健脾，燥湿化痰，用于胸脘胀满、食少吐泻、咳嗽多痰，寒痰热痰均可配伍使用。煅牡蛎收敛固涩，制酸止痛，针对胃源性咳嗽，多配合旋覆、代赭、厚朴等使用以和胃降逆止咳。

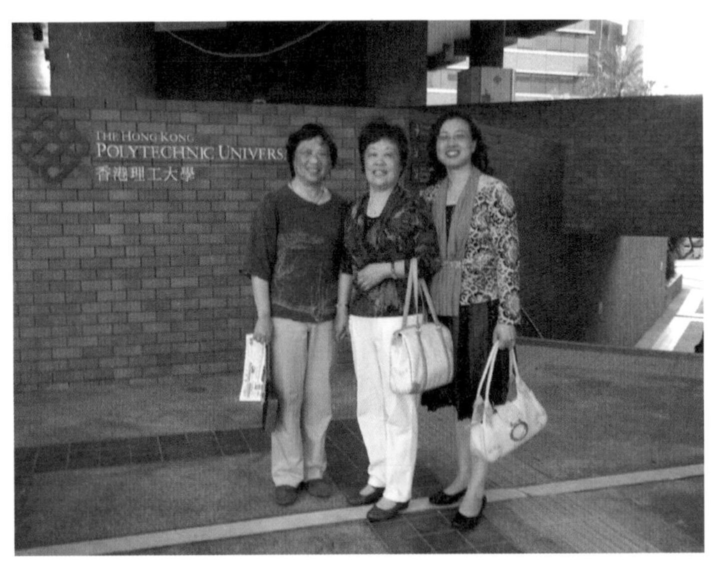

2009年6月参加香港理工大学护理学院博士论文答辩会

### 7 验案举例

（1）止嗽散验案

杜某，男，37岁，2009年4月11日初诊。诉易反复感冒。现症：咳嗽，咽痒，干咳无痰，鼻塞；查体：咽部充血，巩膜充血，两肺呼吸音增粗，未闻及明显干湿性啰音；舌质暗红、苔白腻、脉细弦微数。查血常规、胸片均未见明显异常。有高血压病史，近期一直口服吲达帕胺片2.5 mg，1次/日。诊为：外感咳嗽——急性气管支气管炎（风邪犯肺证）。拟宣肺止咳，止嗽散加减。处方：蒸百部、桔梗、炙紫菀、陈皮、白前、荆芥、炙甘草、黄芪、炒白术、防风、生姜、制半夏、炒牛蒡、泡射干、山豆根、大贝、前胡各1袋。7剂，水煎，每日一剂，分早晚两次服。

4月21日，复诊，诉服上药后，咳嗽明显好转，眼红减退，腻苔已退。脉细弦。血压130/80 mmHg，停药观察。

(2)清咽汤验案

王某，干部，50岁，1994年冬令外出检查工作，适逢大雪受寒而咳嗽，无恶寒发热，未引起重视。接着连续饮酒而导致咳嗽加重。咽痒，呛咳呈阵发性发作，痰少，粘于咽喉难咯，稍有异常气味刺激则呛咳加剧，甚则体位改变，呛咳即作。经多家医院检查，心肺均正常，服多种抗生素和止咳药物效果不佳，不得已而转诊中医。经诊查，病位仍在上焦，系烟酒过度，火热灼伤肺津，复受风寒外袭，所谓“寒包火”致肺气不宣咳痰不畅。此时用辛温宣发之药则耗液助火，以寒凉清火之药则有冰伏之虑。即予清咽汤加黄芩6 g，一方面滋阴清火解毒，一方面开肺豁痰止咳。服5剂，咽畅，痰易咯.咳减轻。继用上药去黄芩，开水浸泡当茶饮，连饮3周。咽喉清畅无痰，咳嗽停止，随访半年未见复发。

## 四、胃脘痛诊治经验辑要

张炳秀教授临证40余年，经验丰富，提出诊治脾胃疾病总的原则为“和”字，处方用药屡屡验之临床，疗效确切。现就诊治胃脘痛的临证经验介绍如下：

### (一)调和有法度

张炳秀教授认为本病不可局限于胃腑，除了常见的慢性胃炎、消化性溃疡、功能性消化不良等，现代的肝胆胰疾患、消化道肿瘤等以胃脘痛为主要表现者均可按此病论治。张炳秀教授认为调和要有法度，要注意调和人体脏腑间的气血、阴阳关系，使之达到和谐共存。其要略为：据病机叙要，燮理阴阳之所胜与不足，以达邪去正安，阴平阳秘之效。即如《素问·至真要大论篇》所言：“谨察阴阳所在而调之，以平为期。”

#### 1 寓补于通强后天

胃脘痛多属脾胃病，脾胃位于中焦，中焦枢机不利，升降功能失调，五脏难和。张炳秀教授主张治胃脘痛要注重腑气的通利，正如《类证治裁·内景综要》所言：“六腑传化物而不藏，实而不能满，故以通为补焉。”因此在治疗中应寓补于通，且通且补，紧急时应以通为补，通者，使气机通利也。张炳秀教授常酌情将小承气汤中的大黄、枳实、厚朴及四磨汤中的槟榔、沉香等药灵活蕴含于健脾和胃之方剂中，作为通腑顺气之常药，然求腑气通利非只理气通便一法，其他如导滞通、清热通、化瘀通、软坚通、解毒通均不可偏废。她常教导我们临床应学习四磨汤虚实夹杂、通补兼顾的配伍意境，对胃脘痛中如西医急性胰腺炎邪热重证，强调使用重剂猛药如大承气汤加减(可后下生大黄20~30 g)，力求在二三日内控制病势。腑通则邪有出路，脾胃方能运化。

### ❷ 揆度升降调寒热

叶天士有“脾宜升则健，胃宜降则和”之论。柯韵伯“实则阳明，虚则太阴”可理解为脾病多虚多寒，胃病多实多热。《临证指南医案》说：“太阴湿土，得阳始运，阳明燥土，得阴自安。”脾胃同居中焦，为气机上下升降之枢纽，有降有升。因此，揆度升降、平调寒热，是治疗本病的关键之一。

揆度升降方面，张炳秀教授常选旋覆花、代赭石降胃气，选黄芪、党参、白术、薏苡仁、甘草补脾气，选升麻、柴胡升清阳。同时，张炳秀教授喜用升降散，升降散中蝉蜕、白僵蚕升阳中之清阳，姜黄、大黄泄阴中之浊阴，实为协调升降之妙品。平调寒热方面，张炳秀教授常选用半夏泻心汤平调脾胃肠腑之寒热。半夏辛温，散结消痞降逆；干姜辛热，温中散寒；黄芩、黄连苦寒清热消痞。四味合用，辛开苦降，寒热平调，中正平和。此外，他还擅用左金丸，左金丸辛开苦降，肝胃同治，黄连一药可使肝胃两清，吴茱萸辛热疏肝降逆，兼制黄连之寒，辨证常因寒热之轻重，调连、萸之比例，如此则胃脘痛、脏腑寒热错杂之证迎刃而解。

### ❸ 理气活血贯始终

《临证指南医案·胃脘痛》言：“初病在经，久痛入络，以经主气，络主血，则可知其治气治血之当然也。”张炳秀教授认为，治疗胃脘痛，调和气血是主要方法。气为血之帅，气行则血行，调和气血，对胃病而言，无论新病旧恙，理气活血都应贯穿始终，且应在用药中做到“巧用双向，两擅其用”。

张炳秀教授理气常用砂仁、白寇仁、谷麦芽、陈皮、苏梗、木香等，这些药可在理气的同时兼顾健脾燥湿：用郁金、柴胡、香附、青皮、川楝子、佛手等，理气兼顾疏肝；活血常用三七、白及、牡丹皮、山楂、失笑散、丹参饮等，活血而兼顾消肿生肌。

### ❹ 善用小方勿忽视

张炳秀教授在临证中十分注重经典小方的运用。所谓小方，即所说的药味少(一般为2~3味药)，然配伍精当、疗效确切的方药。李时珍认为“用之中的妙不可言，方虽小制，配合存神，却有应手取愈之功，勿以淡而忽之”。如金铃子散中，川楝子、延胡索配伍有疏肝理气之功效；芍药甘草汤可缓急止痛，酸甘敛阴；小半夏汤中半夏、生姜和胃降逆；当归补血汤中黄芪、当归益气补血；枳术丸中枳实、白术健脾消食，行气化湿。上述诸方张炳秀教授喜随证选用治疗胃脘疼痛，疗效甚佳。

## (二)望诊有新意

张炳秀教授认为在辨证论治胃脘痛时，把握整体十分重要。把握整体，莫过于辨证、辨病相结合，注重现代诊疗技术在胃脘痛诊疗中的应用。

### ❶ 内镜望诊助辨证

张炳秀教授常告诫吾辈，中医之望、闻、问、切四诊，不可拘泥于古法，现代内镜及X线、病理活组织检查等技术均可成为四诊法尤其是望诊法的有效延伸。张炳秀教授曾提出“脏腑望诊”观点。所谓“脏腑望诊”，即借助现代检查手段，将中医望诊直接延伸至脏腑病灶。就胃脘痛而言，借助现代电子胃镜技术对胃黏膜病灶的直接望诊，更具客观指导性。如见黏膜表面充血、水肿、糜烂、渗出明显则必有湿热；如见黏膜苍白、贫血必有气血虚弱；如有黏膜增生、粗糙、陈旧血痂、幽门或球腔变形、桥状黏膜形成必有瘀滞；如兼见胃潴留及食糜附着必有食滞；如见较多胆汁附着必有肝胆气逆犯胃。

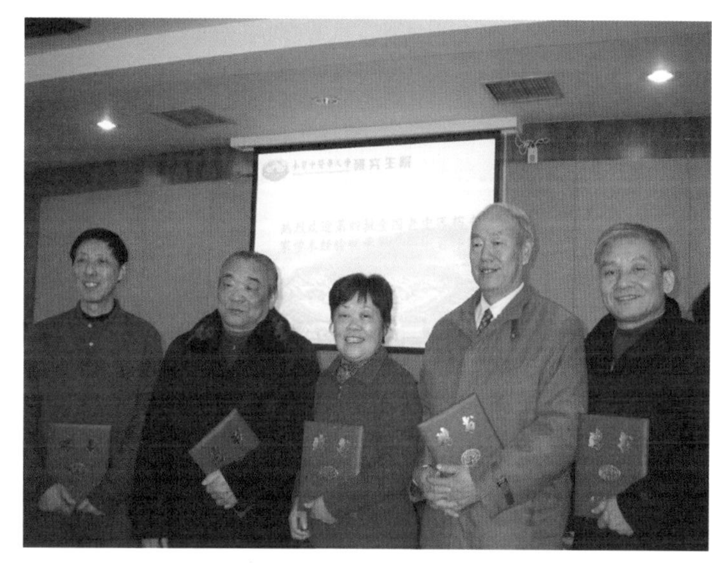

2009年第四批全国名老中医博导受聘大会现场

### ❷ 内镜望诊测预后

张炳秀教授认为，胃脘痛病因不同，其发展转归也有较大不同，作为中医借鉴内镜技术直接望诊，对判断预后具有指导意义。如柿石症引起的胃脘痛，常伴有出血，梗阻柿石不去病痛难消，柿石消散，疾病自愈。又如胃脘痛中包含的胃溃疡、萎缩性胃炎有一定的癌变率，一旦癌变属难治性疾病，预后一般较差，手术及西医化疗常为其主要治疗手段，中医治疗目的则多以提高生存质量，延长生命为主。参照患者有无并发症及合并病，可以进一步估计预后，此为辨病之要点，不可不察。

## （三）辨病有针对

在辨证论治的框架下有针对性地选用相关中药治疗，做到辨证与辨病相结合，不可或缺。张炳秀教授在制酸方面常选用乌贼骨、瓦楞子、白及、螺蛳壳等，抗幽门螺杆菌常选蒲公英。蒲公英一药，张炳秀教授甚为推崇，因其具有清热、消痈肿、制酸的特点，且有抗幽门螺杆菌作用，因此民间单方中用米酒泡蒲公英鲜品治疗慢性胃炎，疗效确切。张炳秀教授还常根据患者证型选用黄芩、大黄、黄柏、黄连、牡丹皮、桂枝、玫瑰花、高良姜、乌梅、山楂等抑菌作用明显的中药，亦获良效。张炳秀教授止痛常用金铃子散、乌贝散、芍药甘草汤、木香顺气丸、丹参饮、失笑散等，对癌病相关性胃脘痛喜用红豆杉。《本草纲目》记有红豆杉治疗霍乱、伤寒、排毒等功效，现代研究证实红豆杉具有抗肿瘤作用，它含有大量鞣酸，而该类物质具有抑菌、消炎作用。

### （四）古方能变通

张炳秀教授变通《外科正宗》胃爱丸为汤剂。此方由人参、山药、莲子肉、白豆蔻、紫苏、陈皮、白术、炙甘草、茯苓组成，共为细末，用老米二合，微焙碾粉，泡荷叶熬汤打糊丸，梧桐子大。每服80丸，清米汤送下，不拘时服。原书用于治疗溃疡脾胃虚弱，诸味不喜者。可助脾气、开胃口。此与反复发作的消化性溃疡病机相合，常伍以薏苡仁、谷麦芽、砂仁等，且随寒热加减，用之临床，效果良好。全方体现了健脾胃祛湿邪，平和轻疏灵动的特色。

张炳秀教授将《医学衷中参西录》中记载许宣所用正胆汤进行化裁，创制了加味正胆汤，其汤以温胆汤加酸枣仁、夜交藤、代赭石、茯神、白术、制大黄而成。治疗胃脘痛的胆郁痰扰，心神不宁，夜寐不安，屡获奇效。该方兼顾理气化痰、清热利胆、安神养心、和胃止痛等作用，是从痰、从胆论治胃脘痛的特色方剂之一。

### （五）典型病例

韩某，男，37岁，2010年4月1日因上腹痛8小时急诊入院。

患者自述进食油腻后呈持续性上腹痛，阵发加重，以胀痛为主，病程中伴全腹胀，恶心，打嗝，呕吐少量酸馊胃内容物，解糊状大便1次，量少。舌红苔白厚腻微黄，脉弦而数。查体：入院时患者四肢冰冷，畏寒，体温 39.3℃，心率105次/分。上腹部压痛(+)、反跳痛(–)，墨菲征(±)，肠鸣音亢进。血常规：WBC $15×10^9$/L，NEU $0.816×10^9$/L。生化：血淀粉酶124 U，GLU 8.15mmol/L，肝功能示ALT升高。X线片示：腹腔内见肠腔胀气，左中上腹似可见液平面，结合腹部透视提示：胃潴留。胰腺CT示：肝总管及胆总管增宽、胰腺未见明显病变。

中医诊断：胃痛——饮食停滞化热。

西医诊断：胆道感染伴肝功能损害、急性胃肠炎、不完全性肠梗阻、胆总管结石可疑。

予禁食、胃肠减压、抗感染、保肝等处理。腹胀腹痛剧烈，予盐酸哌替啶50 mg肌注仅能使患者疼痛控制在能忍受的范围。引流管减压，因食糜堵塞，引流不畅。患者入院后肛门无排气。虽口干但不欲饮水。此时难点：患者的胃脘胀痛明显，靠强效止痛药才缓解，据病史可知饮食积滞是诱发并加重本病的主要原因，胃肠积滞部位较高，存在不完全肠梗阻的表现，有食糜，胃肠减压引流管不畅，导泻又恐加重梗阻，难以有效祛除胃肠积滞，尽快缓解病情。

中医治疗：4月2日予患者承气汤加减：大黄(后下)10 g，枳实10 g，厚朴10 g，陈皮10 g，制半夏10 g，莱菔子15 g，茯苓10 g，黄连10 g，神曲10 g，山楂15 g。服1剂药后肛门有排气，腹痛明显缓解。2剂药后排部分宿便，腹胀消退，有饥饿感。3剂后诉上腹部隐痛，余临床症状基本消除，可进食清淡饮食。上方改生大黄为制大黄10 g，续服2剂，生化已恢复正常。

按：患者饮食不慎，食物积滞内停，蕴而化热，且肝胆疏泄不利，伴肝胆胃邪热壅盛，胃肠胆腑气机不利，故腹痛。打馊嗝，呕酸馊，皆为食积之象，发热，腹痛拒按，舌红苔白厚腻微黄，脉弦而数，乃邪热之象。故治疗以通腑消食导滞清热为法，选承气汤加减。通腑消食导滞，可祛病之源，诸药配合可使腑气通，胆胃和，邪热去，诸症自消。

## 五、中医药治疗恶性肿瘤的临床经验

### （一）中医药在肿瘤治疗领域中大有可为

恶性肿瘤是一种严重危害人类健康的常见病、多发病，也是一种病情复杂的慢性病。中医药在治疗恶性肿瘤方面具有自己的优势。

例1　乳腺癌术后

王某，女，77岁，2010年因右侧乳腺癌行手术治疗，术后因高龄且身体虚弱拒绝放、化疗。当时患者右侧上肢肿胀、抬举受限，不能进食，经常腹泻，一日2~3次，动则乏力，精神不振。乳腺肿瘤指标CA15-3明显增高，家属建议患者中医药治疗。

诊脉细弦、舌质淡嫩偏暗，边有瘀斑，苔薄白，结合大便溏稀，不思饮食，精神萎靡，四诊合参，考虑属于脾虚失运，肝气郁结，气滞血瘀，肝胃不和。立即给予舒肝健脾，养血通络，调和脾胃治法，初选逍遥散加广郁金10 g，制香附10 g，鸡血藤30 g，谷、麦芽各30 g，生薏苡仁30 g加减。

半个月后患者述纳食增进，自觉精神亦振，上肢肿胀疼痛好转。又在上方的基础上加减应用，3个月后患者饮食正常，上肢肿胀消退，精气来复，再适当给予解毒散结之抗肿瘤药物，如红豆杉、王不留行、鸡内金、贝母、牡蛎。

半年后复诊，大便一日1次，成形，CA15-3降至正常，继续服中药。三年后，患者一切正常，肿瘤未复发或转移，现在已有5年余，健康如常。

例2　放射性直肠炎便血不止

石某，男，75岁，2011年因患前列腺癌行手术治疗，术后行化、放疗。放疗疗程尚未结束，大便已伴有少量出血，一日数次，当时放疗科给予消炎、止血等对症处理，7天后仍无效，大便鲜血不止，一日数次，遂停止放疗。

此时患者肛门及小腹坠胀，已自觉乏力，动则头晕、气喘，面色苍白，血常规提示血红蛋白5.7 g/L，医生建议输血，患者要求服中药治疗。

病机系脾气虚弱，气不摄血，证属气血两虚。立即给予益气养血止血之剂补中益气汤，重用黄芪30 g，加阿胶（另烊）10 g，三七10 g，乌贼骨12 g为基本方加减，水煎服，一日1剂。服用1周后，大便出血量逐渐减少，继服半个月，大便时仅有点滴血。服用2个月后，大便出血完全停止，大便次数亦明显减少，一日2~3次，纳食增进，血红蛋白上升至7.5 g/L，以后每次来诊，均随症加减，服药至今已5年余，大便正常，纳食正常，健康如初。

例3 胃癌术后痞满

曹某，男，64岁，2009年刚退休不久，心情郁闷，即觉胃部不适，泛酸嘈杂，胃镜检查诊为胃贲门癌，给予手术治疗，术后又行化疗。化疗结束后仍自感胃脘痞满，不思饮食，嗳气泛酸，情绪低落，要求服中药治疗。

刻诊脉细弦，舌质淡红，两边有青紫瘀点，苔薄白，诊为脾胃虚弱，肝气郁结，夹有瘀血，首先给予健脾和胃之胃爱汤，使脾胃升降如常，结合患者肝气不舒，气滞血瘀，上方加莪术、三棱、郁金、鸡内金、佛手各10 g。服用半个月后，纳食增进，再诊嘱调节情志，饮食少吃多餐，少吃寒凉之物。患者痞满消失，情绪好转。只是舌质瘀暗未见改善，继续上方加减服药至今，恙已6年。治疗中途因饮食不慎发生过2次反复，患者紧张，但复查胃镜提示为残胃炎，服药调理即愈。

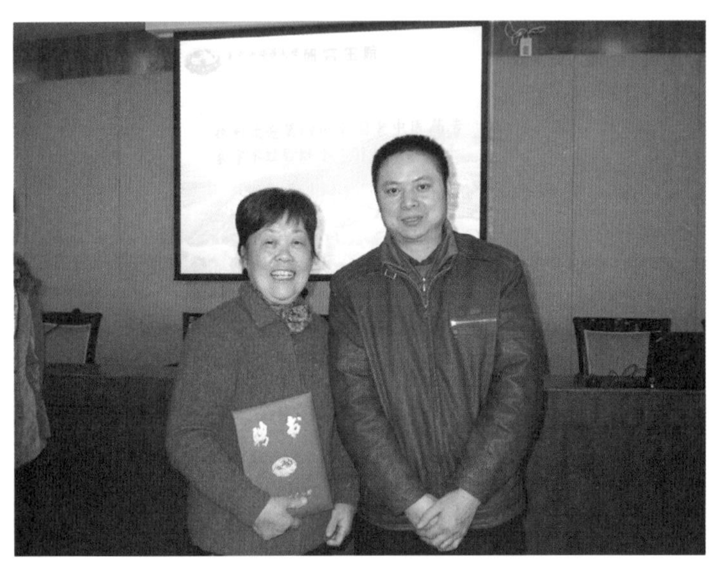
2009 年与徒弟合影

诸如此类验案，不一一列举，说明中医药在肿瘤治疗上注重调整全身状态，纠正阴阳气血失衡，改善全身状况，提高抗病能力，延长寿命等，被广大患者接受，应该大有作为。

### （二）坚持综合治疗，突出中医特色

随着自然科学的发展和医学的进步，针对恶性肿瘤的治疗，已形成了手术、放疗、化疗、生物和中医药治疗五大治疗体系。中医药对肿瘤的治疗和其他并发症的治疗都有很大的作用，能改善患者的生活质量，延长生存期，并能有效预防肿瘤转移和复发。尽管如此，张炳秀教授认为，对于肿瘤的治疗还是应该坚持综合治疗，并要突出中医特色。选择中医药治疗必须按照中医理论，辨证论治，而不能“中医不中，胡乱用一些抗癌药物拼凑而成”，这样才能取得临床疗效。

### （三）掌握“五辨”，全面了解病情、医情、人情

病情指当前的病状，医情指当前的治疗状况，已采用了哪些治疗方法，人情指患者及家属对疾病的认识和承受能力。

辨病：中医治病最强调的是辨证论治，对于具体的病似乎记载不多。结合现代高科技检查手段，还是应该辨病的。比如：中医治疗胃脘痛，很多患者会出现胃脘痛，从西医角度，它只是一个症状，到底是胃炎、胃溃疡、胃癌、食管癌还是其他疾病引起的胃脘痛，

必须尽早做检查，首先辨别是什么病，然后再辨别疾病的部位和性质，进行辨证论治，这样对于疾病的临床疗效及预后判断都有好处。也就是说不仅要辨证还要辨病。

辨期：除了对肿瘤本身的临床分期要清楚，还要辨清在哪个治疗期。肿瘤的治疗方法多且复杂，当患者求治于中医时，要辨清是在手术前期，还是手术后期、放疗期、放疗后期、化疗期、化疗后期等，这样有助于我们对病情的判断。不同的时期，人体的功能状态不一样，病机也不一样。比如在化疗期不必用中药抗癌药，再用属于重复用药。只要针对患者化疗期出现的反应治疗，改善化疗出现的副作用，增强患者的体质，使之能坚持完成化疗，化疗后期，又可以针对患者出现的很多虚象和功能失调的状况，给予调整脾胃及气血阴阳等恢复治疗。所以不同的病期采用的治疗方法是有区别的。

辨病因：中医认为肿瘤是一种全身性疾病，而不是局限性疾病，或是全身疾病的局部表现，非常复杂。《内经》很早就提出“正气存内，邪不可干。邪之所凑，其气必虚”，在正气内虚、内伤七情、饮食不节、外邪侵袭等多种病因的综合作用下，致机体阴阳失调，经络气血运行障碍，引起局部气滞血瘀、痰凝湿聚等，相互交结而成。具体患者须具体分析，正确地分析病因病机，辨证论治，方能取得临床疗效。

辨证候：即是辨清证候类型，这是中医经典的辨证方法，分辨出患者此阶段的病情是阴虚型、阳虚型，还是血瘀型、湿热型等，根据证情给予辨证论治，处方用药。

辨体质：体质与疾病的证型有着密切的关系，体质是决定疾病发生和发展的最基本因素。既决定着疾病的易患性及发病类型，又决定着疾病的演变规律和证型变化。体质是决定证型的内在因素，辨清患者的体质，对处方用药有一定的指导作用。

### （四）选方用药要以人为本

肿瘤为全身性的局部病变，病情复杂，多属于多系统损伤，多组织器官受累，虚实寒热夹杂，所以治疗上要从整体出发，辨证施治，以扶正培本为重点，调节人体的阴阳平衡，扶正祛邪，以达到治病救人之目的。因此，处方用药时要以人为本，尽量不要损伤患者的正气。为此，张炳秀教授认为对于肿瘤患者的治疗要注意以下几点：

(1)顾护脾胃之本：脾胃乃后天之本，无论是原发性肿瘤患者还是经过手术、放疗、化疗治疗之后的患者，都会有脾胃虚弱，脾胃损伤，不能饮食，此时不但患者自己感到难受，而且没有营养能量支持，无法战胜疾病、延长生命，更谈不上提高生活质量。因此中医治疗肿瘤患者一定要顾护脾胃，绝对不能损伤脾胃。中医认为“有胃气则生，无胃气则死”，“有一分胃气使有一分生气”。

(2)不要乱用或过量使用攻毒药：以毒攻毒法也是治疗肿瘤的一种方法，但是许多毒性药的中毒剂量与治疗剂量相近，用之不当容易中毒。肿瘤本身没有致患者死亡，而有毒药物可以使患者中毒死亡，这样的病例临床也不少见。《素问·五常政大论》曰：“无使过之，伤其正也。”如果必须要用，也一定要同时顾护患者正气，中病即止，即要注意使用的剂量和时间的长短。

(3)不要乱用补药:中医认为肿瘤的发生主要是虚、瘀、毒相互影响而成,临床上多见虚实夹杂之证,治疗上多以扶正祛邪、攻补兼施为法。中医认为的虚是脏腑阴阳气血相对的虚,而且正气虚也有虚损程度的不同,还有阴虚和阳虚、气虚和血虚之不同。临床上不辨证,乱用滋补药物或食物,不但无益反而有害,有的患者花费巨大买了高档补品,结果是人财两空。有的患者本来就阴虚内热,服用人参、鹿茸等温热滋补之品造成咽干舌燥、口鼻出血等,使原发病加重,或转移或复发。补与不补,补多少,应辨证施补,科学选择,不是越贵的补药越好,适合病情的补药,无论多便宜都是好药。

### (五)注意情志调节和饮食调节

中医认为七情过度可以致病,现代医学科学研究也表明:当人体处于平静、和谐的环境中时,其功能趋于健康,而长期处于过度愤怒焦虑的情绪中,人体的细胞、组织、器官呈现变异、排斥状态。其机体功能发生障碍,甚至产生疾病。七情异常可以致病,七情平和可以治病。心态平和、心情愉悦可以提高人的免疫功能战胜疾病。临证时一定要重视患者的心理调节,多和他说几句话,排除患者的心理障碍,增强患者战胜疾病的信心,有利于疾病的康复。

饮食上以清淡、易消化食物为主,不偏食,不挑食,根据体质,因人而异,因病而异,因治法而异,保持大便通畅。

## 六、加味清肺消瘀汤治疗肺癌经验

原发性支气管肺癌(简称肺癌),是最常见的恶性肿瘤之一。在临床上,按组织学分类一般将肺癌分为鳞癌、腺癌、大细胞癌、小细胞癌四类,或将细支气管从腺癌中分出,单独作为一型,共五类。根据有关文献报道,肺癌的发病率和死亡率均居诸病之首,被认为是当今对人类健康与生命危害最大的恶性肿瘤之一。

近年来,张炳秀教授通过大样本肺癌患者的临床观察,在深入探讨肺癌病因病机的基础上,提出"正气亏虚,外合火热、痰瘀、癌毒"的发病机制,运用加味清肺消瘀汤配合化疗取得满意疗效。现从肺癌发病机制、临床治则等方面作简要介绍。

### (一)病因病机

(1)正气亏虚:《素问·评热病论》谓:"邪之所凑,其气必虚。"《杂病源流犀烛·积聚癥瘕痃癖源流》云:"邪积胸中,阻塞气道,气不得通,为痰为食为血,皆邪正相搏,邪既胜,正不得制之,遂结成形而有块。"由是可以得出,肺癌的基本病机为正气亏虚。

(2)诸毒诱发:"邪盛而为毒"。由于各种原因导致的"火""热""痰""瘀",最终都通过"毒"的形式而发。所谓"火""热"主要与吸烟和过食辛辣炙煿有关,而产生"热毒"为首。关于"痰""瘀"之毒也是互相关联,或由火热之邪炼液为痰,痰之为邪,久可化瘀。《诸病源候论》云:"血瘀在内,时发体热面黄,瘀久不消,则变成积聚癥瘕。"

(3)与情志有关:肺癌的发生与情志有关。情志失调,脏腑亏虚,气机失司,生痰酿瘀,日久化热,胶结成块,发为毒因,而为肺积。

## (二)治疗法则

治疗肿癌,培补正气不可忽视。应充分重视正气在疾病的转归、预后中的作用,这也是中医治则的一大特征。具体到如何掌握祛邪与扶正的关系,《医宗必读·积聚》论如何施以攻补,曰:“初者,病邪初起,正气尚强,邪气尚浅,则任受攻;中者,受病渐久,邪气较深,正气较弱,任受且攻且补;末者,病魔经久,邪气侵凌,正气消残,则任受补。”

## (三)治疗方药

张炳秀教授所创加味清肺消瘀汤,是在清肺消瘀基础上增加具有确切抗癌疗效之川贝母、白花蛇舌草、白英、山慈姑而成。基本方由下列药物组成:绵黄芪15 g,生薏苡仁、败酱草、鱼腥草(后下)各30 g,怀山药12 g,京三棱、蓬莪术、制半夏、广陈皮、玉桔梗、川贝母各10 g,山慈姑10 g。

上方取《金匮要略》薏苡附子败酱散排脓消痈之用,以善补肺气,托疮生新之黄芪易附子;参以大剂清热解毒之鱼腥草、败酱草、白花蛇舌草、白英;合破癥散结之三棱、莪术;复伍陈皮、半夏,援引《局方》“二陈”燥湿化痰之功;诸药合用,共奏消热解毒、消瘀破癥、祛痰排脓之效。

黄芪伍三棱、莪术之用,《医学衷中参西录》云:“参、芪能补气,得三棱、莪术之力以消癥瘕,此其所以效也。”鱼腥草,味辛,性微寒,归肺、膀胱、大肠经。《滇南本草》载:“治肺痈咳嗽,带脓血者,痰有腥臭。”“脾为生痰之源,肺为贮痰之器”,黄芪伍山药补益脾肺,乃从脾肺双管齐下,标本兼而治之。《本草求真》载“桔梗系开肺气之药,可为诸药舟楫,载之上浮”,以达上焦华盖,又具化痰之效,力有专攻,药简效宏。

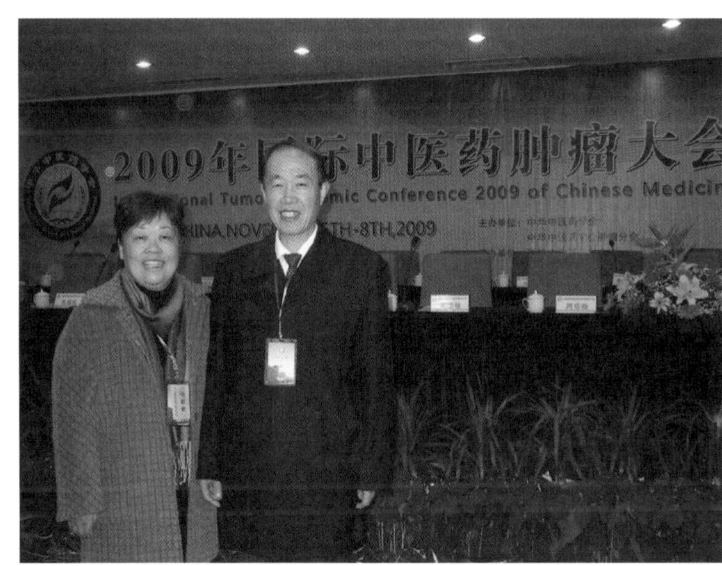

和爱人李光曙在天津参加国际中医药肿瘤大会

川贝母,其味苦、性微寒,归经与浙贝母相同,长于治疗阴虚肺燥之咳,其功效为止咳化痰平喘,亦有抑制癌细胞转移之功效。清肺消瘀汤加川贝母,可以补肺消瘀、和中降火。

山慈姑,味甘、微辛,性凉,归肝、脾经,具有清热解毒、消痈散结的作用。《本草新编》

论其功效："山慈姑，玉枢丹中为君，可治怪病。大约怪病多起于痰，山慈姑正消痰之药，治痰而怪病自除也。"

### （四）分型论治

在临床上，张炳秀教授将肺癌分为"痰热内蕴""瘀血阻络""脾肺两虚""肺肾阴虚"四个证候类型加以辨证论治。

（1）痰热内蕴型：本证多见于患者既往体型丰腴，或痰湿偏盛。症见咳嗽、咳痰、痰多黄稠，咯之成块，或不易咯出，脉见滑象，或滑数，或兼有弦象，舌苔厚腻，黄或老黄，舌质淡红或红，多伴有口苦、口干，胸闷、气促，纳谷不馨，小溲偏黄等。乃有内蕴之痰与内外之热交粘，痰热互结，阻碍肺络，气道失畅，而致喘、闷乃作。治宜加大清热化痰力度。原方加白英、白花蛇舌草各15 g，以清热解毒、利湿抗癌。若肺热壅盛，出现大热、大喘、大渴等，可根据症状情况选用黄芩、栝楼皮、垂盆草等。

（2）瘀血阻络型：本证多见于病程中后期，由于炼液为痰，久之留饮成瘀，最终导致瘀血阻络。患者多见面色灰暗、咳嗽、咯血、胸闷、胸痛，肢体肌肤甲错，甲床晦暗或呈蓝紫色。舌苔薄欠津，舌质呈紫或紫暗，舌下络脉，可见曲张。脉象细涩，而见小、短脉。责之病因，乃由气血瘀阻而发。宜活血通络、活血止血为法。在原方基础上加紫丹参、田三七（研末冲服）各10 g，倘若出现咯血等，加仙鹤草15~30 g，益母草15~30 g。

（3）脾肺两虚型：本证多见于正气亏虚患者。脾与肺在五行学说中，属于相生关系。土为金之母，土生金。患者患肺系疾病，受病魔折磨，肺气受损；子病累母，致脾肺两虚。患者多见乏力，纳差，气不相接，甚至咳痰无力，面色无华。诊脉弱无力，舌苔薄白或白腻，或腻而微黄。治之大法，需以健运脾胃，益气补肺。原方加四君子汤并重用茯苓、白术（20~30 g）。同时，可加太子参、生晒参。有条件者可加冬虫夏草。

（4）肺肾阴虚型：本证多见于病情后期，或在放射性治疗后由于"热毒"侵袭，灼伤肺阴而发。患者多见于胸骨柄后烧灼感，或痰黏稠带有血丝，或咯血，血色鲜红，两颧泛红，口干喜饮，夜寐不安，乱梦纷纭。苔薄欠津，舌质红，诊脉沉细或细数，责之病因，乃由肺肾阴虚而作。原方加南北沙参、麦冬、百合各10 g，生地15~20 g，阴虚甚者加二至丸（旱莲草、女贞子各10 g）。兼有咯血或痰中带有血丝，肺络损伤者，酌加阿胶10 g，烊化兑入。

### （五）病案举例

罗某，男，76岁，退休。2007年10月5日因"左肺癌术后2年，伴喘闷、咳嗽1个月"入院。

患者2年前因"反复咳嗽、痰血1个月"，在安徽省某医院确诊"左肺癌"。遂于该院行根治性手术，术后病理示"鳞状细胞癌"。术后入肿瘤科行紫杉醇加顺铂（PTX+DDP）化疗4个疗程，并行术后常规放疗，DT50Gy/25fx。此后，一般情况尚可。

一个月前再次出现咳嗽、咳痰、喘闷，夜不能卧，夹杂泡沫样痰液，咳时大汗淋漓，并伴有双下肢轻度水肿。入院CT检查提示：右侧胸腔与心包积液，左肺有条索样改变。考虑：①左肺癌术后伴右肺转移；②放射性肺炎。

入院查血常规示WBC 13.6×10⁹/L,N 90%。查体:神清,形体消瘦,慢性病容,全身浅表淋巴结未及肿大,双下肺可闻及湿性啰音与散在哮鸣音;心电图示房颤。双下肢轻度水肿,按之凹陷,NS(—)。予抗炎、化痰、镇咳、平喘治疗及糖皮质激素等5天未有改善,喘闷有加重趋势,咳痰仍清稀,伴少许黏性痰块,呼吸困难,张口抬肩,每于剧烈咳嗽后,自述气接不上。昼夜不能入睡,痛苦万分,家人已经准备后事。痰培养未见细菌,抗生素已运用万古霉素与四代头孢。血常规示WBC8.6×10⁹/L,N 75%。遂组织全院大会诊。

参加会诊的有呼吸内科、心血管内科、重症医学科,经过讨论大家提出应加强抗感染治疗,建议运用泰能。张炳秀教授力排众议,分析如下:此患者年老体虚,加之病程缠绵,损伤正气,目前出现气阴两虚、痰热内蕴症状,体虚乏力,咳痰无力,痰阻肺络,肺失肃降,故见咳嗽喘闷难忍。此前,抗生素运用已经很有强度,况且目前血常规正常,无须再加强。反复高档次抗生素运用导致体内菌群失调,变生他症,有害无益。治疗上以清热解毒、化痰逐瘀,佐以益气养阴为法。家人参加会诊后,拒绝再使用抗生素,要求中药治疗。

遂处方:生黄芪30 g,生、熟薏苡仁各30 g,鱼腥草30 g,败酱草30 g,川贝10 g,桔梗10 g,制半夏10 g,怀山药10 g,广陈皮10 g,玉苏子10 g,白芥子10 g,葶苈子15 g,金荞麦30 g,三棱10 g,莪术10 g,西洋参(另煎兑入)6 g,谷麦芽各30 g,甘草10 g,药予3剂,每日1剂,水煎分3次服用。

第2日查房,患者述咳嗽好转,痰易于咯出,余同前。原方继续服用。第3日查房,患者述咳嗽痰出后胸闷改善,小溲增多,下肢水肿改善。后陆续调整用药半月余,出院。

## 七、血小板减少性紫癜从脾和热邪论治

血小板减少性紫癜是一组因外周血中血小板减少而导致皮肤、黏膜或内脏出血的疾病。西医称之为"特发性血小板减少(ITP)",属于中医"血证""肌衄"范畴。张炳秀教授根据张景岳《景岳全书》有"阳络伤则血外溢"之论,主张从脾和热邪论治。需要注意的是,从临床观察,血小板重度减少,靠药物很难短时缓解,而在这一时间段内有诱发颅内、重要脏器出血的危险,可能危及生命。因此,配合西药白介素-11、地塞米松,甚至输注血小板或全血也是必需的。

(1)脾不统血:以健脾益气为主,佐以补血止血,脾气健旺,则统血摄血有权。以四君子汤为基础,加益气摄血之黄芪,清热解毒、凉血止血之仙鹤草、侧柏叶、地锦草等,组成四君地锦汤。

四君地锦汤:黄芪30 g,炒白术20 g,云茯苓15 g,全当归10 g,太子参15 g,仙鹤草30 g,鸡血藤20 g,侧柏叶10 g,地锦草(或以鲜品为引)15 g,东阿胶(烊化)10 g,加红枣3枚,花生衣、地锦草各1撮,为引。花生,味甘,性平,具有益气健脾、补血止血之功。其外皮,称为花生衣,有关文献报道,能抑制纤维蛋白的溶解,增加血小板含量和改善血小板质量。

(2)血热妄行:血中有热,热盛为毒,热毒相合,而致使血不循经,离经叛道,溢于脉外。责之治疗大法,当以清热解毒、凉血止血为治。以犀角地黄汤为基础(水牛角代犀牛角),加仙鹤草、藕节、白茅根等加强凉血止血作用,以二至丸滋补肾阴,求其本,创制二至地黄汤。

二至地黄汤:水牛角(先煎)20 g,细生地10 g,粉丹皮15 g,炒白芍10 g,黄芪30 g,仙鹤草30 g,鸡血藤20 g,藕节炭15 g,白茅根30 g,女贞子10 g,旱莲草10 g,地锦草(或以鲜品为引)15 g。另加马兰头、地锦草各1撮,为引。

(3)病案举例

病例1　夏某,女性,39岁,农民,2004年5月8日,首诊。

患者系"确诊特发性血小板减少性紫癜1年余,双下肢大片瘀斑1周"来诊。患者1年前因月经量多,伴体倦、乏力、面色无华,经骨髓细胞学检查及血小板抗体检查,确诊为特发性血小板减少性紫癜。遂住院接受正规激素治疗。

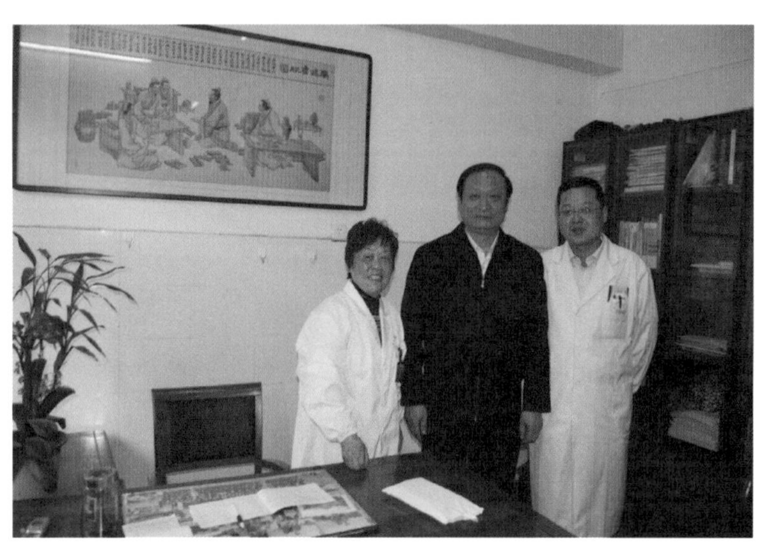
2010年与视察六安市中医院的国家中医药管理局王国强局长合影

此后病情稳定,血小板维持在$100\times10^9$/L左右,无明显贫血征象。自行停药半年,1周前,发现双下肢出现瘀斑,并逐渐加重,并伴有体倦、乏力、怕冷。查血常规提示:WBC $4.9\times10^9$/L,RBC $3.1\times10^{12}$/L,PLT $48\times10^9$/L,Hb 102 g/L。查体见双下肢大片瘀斑,部分融合成块,触之无隆起,最大面积约5 cm×4 cm。舌淡嫩,苔薄,脉沉细。建议住院治疗,患者拒绝,要求门诊治疗。

中医认为,本病属中医"血证""肌衄"范畴,结合四诊,证属脾肾阳虚,失于固摄统血之用。治以温肾健脾,滋肾化源,加强统血摄血之权,并止血消斑之功。处方以寒温同用,阴阳互求。以四君地锦汤化裁。

处方:黄芪30 g,炒白术20 g,云茯苓15 g,全当归10 g,太子参15 g,仙鹤草30 g,鸡血藤20 g,侧柏叶10 g,东阿阿胶(烊化)10 g,菟丝子(包煎)10 g,枸杞子10 g,肉苁蓉10 g,川桂枝10 g,西砂仁(后下)10 g,广陈皮10 g。加红枣3枚、花生衣、地锦草各1撮为引。每日1剂,水煎,分2次服用。5剂。

2004年5月14日,二诊。患者诉,经服用中西药后,双下肢紫癜减少,纳食增进。余无特殊不适。复检血常规提示:PLT $68\times10^9$/L。脉舌同前,效不更方,原方继进。

2004年6月2日，三诊。患者目前一般情况可，睡眠亦佳。复查血常规血小板正常。嘱激素缓慢减量。中药以益气养血，宁络止血之平剂运用。

处方：太子参15 g，炒白术20 g，云茯苓15 g，全当归10 g，仙鹤草30 g，鸡血藤20 g，地锦草15 g，细生地10 g，女贞子10 g，墨旱莲10 g，菟丝子（包煎）10 g，枸杞子10 g，西砂仁（后下）10 g，广陈皮10 g，苏梗10 g，加花生衣1撮为引。每日1剂，水煎分2次服。5剂。

此后患者长期坚持服用中药，定期复检血常规，病情稳定，连续观察3年，随访无异常。

病例2　冯某某，女，5岁，2013年5月8日来诊。

患儿因双下肢出现紫癜在外地医院检查治疗，诊断为特发性血小板减少（ITP），给予激素应用，已1年余，坚持服用泼尼松，但血小板检查忽高忽低，最低时PLT $20\times10^9$/L，并且患儿经常感冒，咳嗽，还比以前长“胖”了许多。患儿母亲不放心，求治于中医。

刻诊：双下肢仍有散在紫癜，压之不褪色，满月脸，两颊部潮红，口唇鲜红，舌质红，苔薄白，脉细弦，血小板检查为$28\times10^9$/L。诊为血小板减少性紫癜，证属血热迫血妄行。拟予清热凉血，二至地黄汤加减。

水牛角（先煎）6 g，细生地6 g，丹皮6 g，炒白芍6 g，黄芪10 g，地锦草10 g，仙鹤草10 g，藕节炭10 g，女贞子10 g，旱莲草10 g，白茅根15 g，鸡血藤10 g，炙甘草6 g，10剂，一日1剂，水煎服。本方用水牛角代替犀角，并加用黄芪益气摄血，增加疗效。

2013年5月18日二诊：其母述服药后脸颊仍潮红，口唇红稍减，下肢紫癜消退，血小板上升至$46\times10^9$/L，脉舌如前，只是皮肤有些发痒。考虑患儿可能对水牛角过敏，上方去水牛角，加金银花10 g，连翘10 g。10剂。

2013年5月28日三诊：皮肤过敏完全消退，血小板上升至$78\times10^9$/L，上方续服，改黄芪15 g，加陈皮6 g，白术6 g，健脾和胃。10剂。

2013年6月8日四诊：血小板上升至$108\times10^9$/L，效不更方，上方续服15剂。

经过上方加减调理1年余，面色潮红及满月脸均恢复正常。血小板稳定在正常范围，感冒次数减少，2年后随访一切正常，其母告知已正常上学。

## 八、巧用金鉴胃爱丸验案举隅

金鉴胃爱丸载于《医宗金鉴》外科心法要诀卷六十二，溃疡主治类方。用于治疗溃疡脾胃虚弱，诸味不喜者。认为可助脾气开胃口，而饮食自进矣。原方剂组成：人参（一两）、山药（肥大上白者，切片，拌透，晒干微焙，一两）、建莲肉（去皮、心，五钱）、白豆蔻（三钱）、小紫苏（蜜拌晒干，微蒸片时，连梗叶切片，五钱）、陈皮（用陈老米先洗黄色，方入同炒，微燥，勿焦，六钱）、云片白术（鲜白者，米泔浸去涩水，切片晒干，同麦芽拌炒，一两）、甘草（炙，三钱）、上白茯苓（切一片厚咀片，用砂仁二钱同茯苓同碗内，饭上蒸熟，一两）。使用方法：上九味，共为细末，用老米二合，微焙碾粉，泡荷叶熬汤打糊丸，梧桐子大。每服八十丸，清米汤送下，不拘时服。

张炳秀教授鉴于《梦溪笔谈校证》中“汤、散、丸各有所宜，大体欲达五脏四肢者莫如汤”，将胃爱丸九味中药煎成汤剂，随症加减用于临床多种疾病，效验迅捷。现举几则验案以窥其门径，供同道参阅。

### （一）内伤发热——成人 Still 病

文某，女，66 岁，本市居民。反复低热 2 个月余，于 2008年 7月12日就诊。

2008年4月21日发热伴全身皮疹，在某地区医院住院诊为急性淋巴结炎、过敏性皮炎。出院后仍低热，37.5~38.5℃。晨起发热，午后热渐加重，最高可至41℃。后在某省医院住院诊为：成人Still 病，淋巴瘤待排，肺真菌感染。使用激素可控制体温，6月30号出院，当时WBC $3.8\times10^9$/L，骨髓细胞学及风湿全套检查均无异常。患者不愿继服激素，要求中医治疗，曾服滋阴清热方药治疗，但服药后呕吐，未见效。

现症不出汗，嗳气频，有呃逆，乏力、头晕、口干，脉细弱无力，舌淡红，苔薄白。

考虑呕吐系清热药多苦寒伤胃，胃不受纳所致，予胃爱汤（党参10 g，云茯苓10 g，炒白术 10 g，陈皮10 g，莲肉10 g，山药12 g，白蔻仁10 g，苏梗10 g，炙甘草6 g）加黄芪30 g，炒谷、麦芽各30 g，薏苡仁20 g，砂仁（后下）10 g，旋覆花（包煎）10 g，代赭石（先煎）30 g，7剂，水煎服。

7月19日复诊，皮疹已退，下午仍有低热，37.1~37.5℃，嗳气减少，自觉胃中嘈杂，舌脉同前，上方加煅瓦楞 12 g。

2008年7月26日复诊，发热已控制，有时自觉发热，但体温不高，纳食增加。上方去旋覆花、代赭石，加鸡血藤30 g，菟丝子 10 g，当归 10 g，15剂。

8月10日复诊自觉无发热，但有神疲、乏力，守原方继进，至9月12日复诊已恢复如常，复查血常规，在正常范围。

［按］年老脾气虚弱，中气下陷，虚火内生，胃气上逆，故嗳气频，有呃逆，气血生化乏源，脏腑经络失于充养，故乏力、头晕、口干。《医学入门·发热》曰“内伤劳役发热，脉虚而弱，倦怠无力，不恶寒，乃胃中真阳下陷，内生虚热”。李东垣说：“是热也，非表伤寒邪皮毛间发热也，乃肾间脾胃下流之湿气闷塞其下，致阴火上冲，作蒸蒸燥热。”张炳秀教授据此病机以胃爱汤健脾益气，方中重用黄芪，秉承前贤“甘温除大热的” 理论，临床应用，获得良效。

### （二）郁证——神经衰弱

洪某，女，29 岁，纺织厂工人。2006年8月11日初诊。曾在神经内科诊治，诊为神经衰弱。

既往3年前有剖宫产（后小孩夭折）史，休息不当，继之流产2次。该下多思虑伴纳差、心烦、头晕、睡眠差，自诉体弱、乏力、大便溏、怕风。舌质淡红，苔白腻，脉细微弦。与胃爱汤加黄芪30 g，炒白芍10 g，防风 6 g，肉苁蓉20 g，川桂枝10 g。

8月31日复诊，诉服上药后，心悸减轻，纳食增进，大便正常，怕风减轻，仍有乏力，头晕，心烦，舌质淡红，苔薄黄，脉细弦。上方去川桂枝加女贞子10 g，山萸肉10 g，西洋参3 g。

9月15日复诊诉诸症好转，神疲，口干，舌质淡红，苔薄白，脉细。上方去防风，加黄精10 g。1个月后随访无恙。

［按］思虑过度，劳伤心脾，影响脾胃生化之源，渐至气血两亏，心失所养，故而心烦。头目肢体失养，故头晕、体弱、乏力。气血虚，卫表不固，故恶风。脾虚则见纳差、便溏。张炳秀教授在治疗中施以健脾养心、益气固表，注重补益心脾而不过燥，理气而不耗气。正如《景岳全书·郁证》所谓“初病而气结为滞者，宜顺宜开，久病而损及中气者，宜修宜补”。针对恶风，方中加用玉屏风散。

### （三）嘈杂——疣状胃炎

马某，女，56岁，裕安单王乡农民，2008年4月15日初诊，诉胃脘部嘈杂不适，伴纳差、乏力、畏寒、嗳气、隐痛，舌质淡嫩边有齿痕，苔薄，脉沉细濡。胃镜示疣状胃炎。

处方：胃爱汤加炒桂枝10 g，干姜10 g，肉苁蓉10 g，旋覆花（包煎）10 g，代赭石（先煎）30 g，煅瓦楞（打碎先煎）20 g，香附10 g，砂仁（后下）10 g，10剂，水煎服。

5月6日复诊诉胃脘部嘈杂已不明显，无嗳气，有隐痛，舌质淡嫩，边无齿痕，脉细。上方去旋覆花、代赭石、加佛手10 g，延胡索10 g，药用15剂。

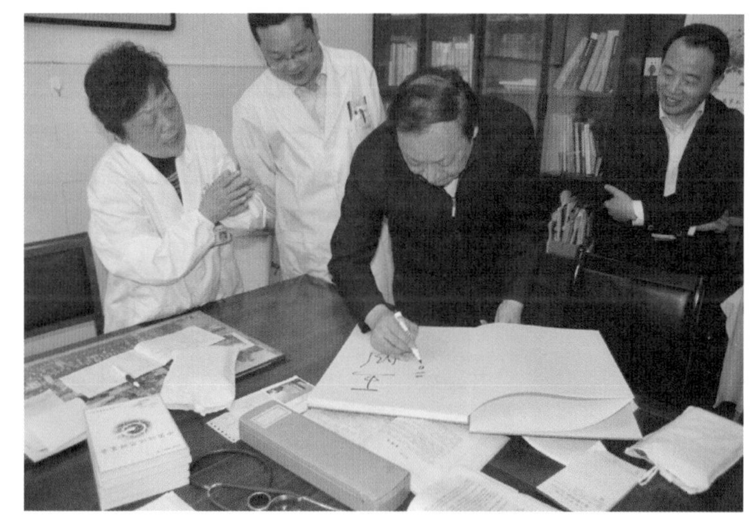

国家中医药管理局王国强局长视察国家级名老中医张炳秀工作室并题字

5月20日复诊诸症缓解，上方续服1个月余。2008年11月21日随访复查胃镜，疣状隆起已消除。

［按］嘈杂为病，其因有胃热、胃虚、血虚之不同，该患者纳差、乏力、畏寒、舌质淡嫩、脉沉细，脾胃虚寒之象明显，张炳秀教施予胃爱汤加炒桂枝、干姜、肉苁蓉健脾温中而收效。值得注意的是，目前尚无特效西药可以消除疣状胃炎。该例经中药治疗后疣状胃炎消除，是否与辨证论治同时，方中重用煅瓦楞有关，有待进一步探讨，该药具消痰软坚，化瘀散结，制酸止痛之功效。《本草拾遗》认为可“治一切血气，冷气，癥癖”。

### （四）痞满——球部溃疡

李某，男，55岁，六安市大别山路某机关干部。因胃脘部胀满半月，于2005年11月

14日初诊。胃镜示：十二指肠球部溃疡（活动期）。既往有球部溃疡史，遇季节变化易复发。求诊时，胃脘怕凉，同时有口干，诊舌质淡红，苔薄微黄，脉细缓，刻下伴嗳气，泛酸。予胃爱汤加干姜6 g，黄连3 g，乌贼骨10 g，旋覆花（包煎）10 g，代赭石（先煎）30 g，砂仁（后下）10 g，10剂，水煎服。11月28日复诊胃脘部胀满明显好转，仍有嗳气，舌质淡红，苔薄微黄，脉如前，改干姜4.5 g，黄连4.5 g，10剂，水煎服。12月5日复诊，诸症已愈，诊脉细缓，舌质淡红，苔少，改代赭石（先煎）15 g。再服10余剂，复查胃镜，溃疡愈合，随访1年，病情无复发。

［按］脾居中焦，为阴阳升降之枢，现中气虚弱，寒热错杂，乃至痞满疼痛。《杂病源流犀烛》："痞满，脾病也，本由脾气虚，及气郁运化，心下痞满。"该患者既往有溃疡病史，久病有虚，新近发病有实，胃脘怕凉属寒，口干，苔薄微黄属热，既有寒热，又有虚实，相间为病。胃失和降而胀痛。方中以胃爱汤健脾补虚，以干姜、黄连平调寒热，随寒热之轻重，调姜、连之多少。

### （五）泛酸——胆汁反流性胃炎

汤某，男，44岁，金安翁墩农民。因泛酸1年余求治。胃镜示胆汁反流性胃炎。曾服西药达喜、多潘立酮等，效果不满意而求治中医。

2008年3月19日初诊，诉受凉时症状加重，伴胃脘痛，诊舌质淡红，苔白滑，脉沉细弦。予胃爱汤加旋覆花（包煎）10 g，代赭石（先煎）45 g，煅瓦楞30 g，砂仁（后下）10 g，干姜6 g，吴茱萸3 g，药用10剂。

2008年5月16日复诊泛酸明显改善，有胃脘胀满，心下隐痛。上方加炮姜炭10 g，延胡索10 g，川楝子3 g，药用15剂。

5月30日再诊，诉已无泛酸，偶有胃脘隐痛，上方去旋覆花、代赭石加炒扁豆10 g、焦神曲30 g，再予药14剂。随访2个月，病情无反复。

［按］《四明心法·吞酸》曰："凡为吞酸尽属肝木，曲直作酸也。河间主热，东垣主寒，毕竟东垣言其因，河间言其化。"寒邪内犯肝胃，肝胃不和，胃腑受病，中阳受伤，水津不化，气机上逆，故发泛酸、胃脘痛。张炳秀教授以胃爱汤补脾胃之虚，重用旋覆花、代赭石降肝胃之逆，以吴茱萸既散寒降逆又疏肝郁，以干姜温中止痛。

### （六）胁痛——慢性乙型病毒性肝炎

患者陈某，女，42岁，金安张店农民，因胁肋隐痛伴纳差一年余，于2005年9月29日初诊。查肝功能：ALT 164.9 U/L、AST 105.5 U/L，余项目正常，乙肝六项示小三阳，HBV-DNA $9.41\times10^5$copies/ml。既往有慢性乙型病毒性肝炎史7年。曾多处治疗，有服用拉米夫定史，因疗效差，且经济困难无法承受，后自行停用，未再接受西药抗病毒治疗，现转而求治于中医。

来时诉稍劳累则胁痛加重，大便稀溏，舌淡红苔薄黄，脉沉弦细。与胃爱汤加土茯苓15 g，露蜂房10 g，重楼30 g，升麻10 g，10剂，水煎服。

10月 8日二诊，诉纳食稍增，有身困重，舌脉同前，上方去重楼加薏苡仁15 g，药用10剂。

10月18日三诊，诉胁痛减轻，有腹部微胀，上方加川楝子10 g，药用10剂。

10月29日四诊，诉有纳食后脘腹胀，诊脉细缓，苔黄微腻。去薏苡仁，加谷、麦芽各30 g，柴胡 6 g，药用20剂。

11月 9日五诊，诸症缓解，有口苦，复查 ALT 48.1 U/L、AST 60.5 U/L，上方去苏梗加茵陈 15 g。

11月12日六诊，纳食尚可，口干苦均减，但劳累后右胁胀痛加重，上方加赤、白芍各10 g，当归10 g。

12月10日七诊，查ALT 55.2 U/L、AST 48.8 U/L，自觉口干苦，大便干燥，诊苔黄厚腻，脉细，口中有气味。上方去陈皮、白寇仁，加生、熟苡仁各30 g，制川军6 g，黄芩10 g。

2006年6月15日复查肝功能各项均正常，HBV-DNA $1\times10^3$copies/ml。原方加垂盆草30 g，续服20余剂，随访近1年病情无反复。

［按］湿热久羁，肝气不舒，横逆犯胃，胃气不和，脾气虚弱，运化失常，故胁痛、脘腹胀、纳差。脾虚湿热缠绵难除，肝病日久不愈。张炳秀教授以胃爱汤健脾和胃理气，兼以土茯苓、露蜂房、重楼、升麻清热祛湿，既防清热伤脾胃之弊，又无补脾胃助湿热之虞，深得《金匮要略》“见肝之病，知肝传脾，当先实脾”之要旨。

总之，胃爱汤是为“开胃扶脾”而设，其立方要旨是重视脾胃为后天之本。临证应用可悟此方是以异功散加山药、苏梗叶、建莲、白蔻，以益气健脾和胃为主，兼有理气燥湿之效。山药、建莲肉性甘、平，两者平补脾胃，淡渗利湿；白豆蔻、苏梗辛温芳香醒脾化湿，陈皮苦温燥湿健脾。全方体现了健脾胃、祛湿邪，平和、轻疏的特色。张炳秀教授运用此方知常达变，值得同道参研。

## 九、应用补中益气汤治疗癃闭案

张炳秀教授临证40余年，经验丰富，在临床上常用补中益气汤治疗癃闭，旨在补中益气升阳，使清阳之气上升，则浊阴之气得降，因而小便通利。《谢映庐医案·癃闭门》曰：“小便之通于不通，全在气之化与不化，然而气化二字难言之矣……有因中气下陷而气虚不化，补中益气，升举而化之。”

癃闭是以排尿困难，甚则小便闭塞不通为主症的疾患。癃闭之名首见于《内经》，该书称其为“癃闭”或“闭癃”，其形成主要责于膀胱气化不利，《素问·灵兰秘典论》曰：“膀胱者，州都之官，津液藏焉，气化则能出矣。”指出了膀胱的生理功能为贮藏尿液，排尿则依靠其气化功能，亦与肺、脾、肾密切相关。《素问·经脉别论》曰：“饮入于胃，游溢精气，上输于脾，脾气散精，上归于肺，通调水道，下输膀胱，水精四布，五经并行。”肺居上焦，为五脏六腑之华盖，水之上源，若肺气失其宣降，水道不通，下窍膀胱即闭。脾居中焦，为升降枢纽。若劳倦伤脾、饮食不节或久病体弱，致脾虚而清气不能上升，则浊阴便难以下降，小便因而不利。故《灵枢·口问》篇指出"中气不足，溲便之为变"。肾居下焦，为先天之本，气化之根本，内寄命门之火，主温煦万物，此火一衰，气不化水，是以"无阳则阴无以化"，膀胱寒水便成冰结，欲出而不能矣。

癃闭为临床上急重的病症之一，水蓄膀胱，欲排不能，小腹胀痛难忍，甚是急迫，小便不通，水毒蓄于内，可致肿胀、喘促、心悸、关格等危重变证，因此张炳秀教授在治疗中采取"急则治其标"之法，在补中益气基础上佐以利尿通淋之品如车前草等，每获良效。谨举验案一则。

李某，女，35岁，农民。小便淋沥不畅十余天，十余天来小便淋沥不畅，在当地卫生院就诊予以西药治疗无效，西医建议导尿，患者拒绝，遂来就诊。刻下证见：小便淋沥不畅，尿道刺痛，大便几日未解，足部水肿，神疲倦怠，气短乏力，纳差，舌淡红，苔薄白，脉细数。（B超示膀胱残余尿1012 ml），治以益气升阳，利尿通淋。

方药：黄芪30 g，桔梗10 g，当归10 g，党参10 g，炙甘草10 g，升麻10 g，柴胡10 g，陈皮10 g，生、熟川军各10 g，炒枳实10 g，炒白术20 g，川桂枝10 g，车前草10 g。每日1剂，水煎服，5剂。

二诊：自觉排尿明显好转，大便已解，B超示膀胱残余尿500 ml，舌脉同前，效不更方，药予7剂，服法同前。

三诊：复诊排尿已正常，足部水肿已退，仍觉排不尽，大便正常，每日1次，B超示膀胱残余尿132 ml。改生、熟川军各6 g，5剂，服法同前。

四诊：大、小便均正常，B超示膀胱残余尿50 ml，继服3剂，予以巩固。

[按] 补中益气汤出自李东垣《脾胃论》，为培补中气之经典方剂，具补中益气、升清降浊、化气利水之效。方中用黄芪为主补中益气、升阳。辅以党参、炙甘草、白术益气健脾，佐以陈皮、当归养血理气，并用升麻、柴胡助主药升提中气，本例在补中益气汤基础上加用桔梗、生熟川军、枳实、桂枝、车前草。桔梗苦辛而平，性升，为升散肺气之要药，《珍珠本》载桔梗为"舟楫之药"。肺气宣，升降有序，水道通调，下窍亦通而病愈，此"提壶揭盖"之理也。车前草，利尿通淋，桂枝温阳化气利水，生熟川军、枳实理气通便，加大黄还可导热下行，诸药合用则肺气开宣、水道通调、益气升阳佐以通便，使清气升清，浊阴得降，气通水调，因而大小便通利。另外《金匮要略·妇人杂病》篇有转胞一证，其主证为小便不通，脐下急迫。张炳秀教授根据临床经验认为妇人产后气虚致小便不利，宜升阳益气，化气利水，举陷利尿，用补中益气汤亦收效甚佳。

# 张道宗

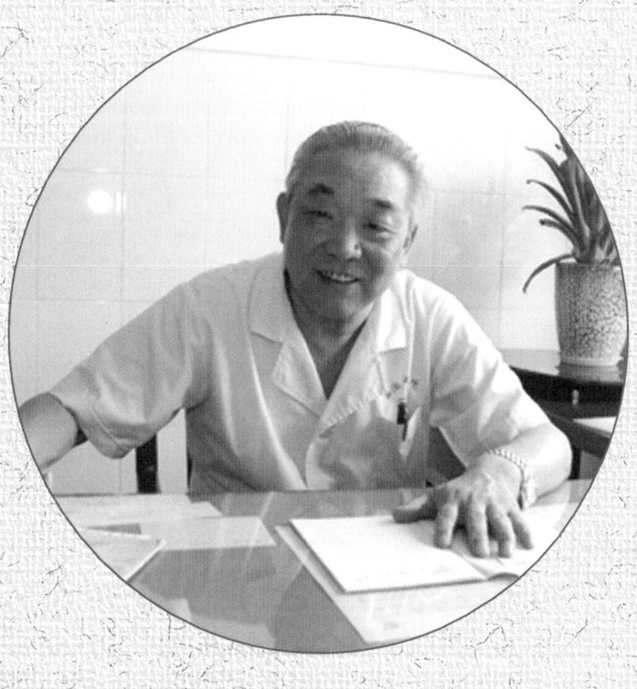

## 第一节 名医小传

张道宗，男，安徽合肥人。中共党员，安徽中医药大学教授、第二附属医院主任医师，南京中医药大学博士生导师，安徽省首届国医名师，安徽省名老中医，第三、四、五批全国老中医药专家学术经验继承导师，全国优秀中医临床人才研修计划培养对象指导老师。现为国家临床重点专科脑病科、国家及安徽省中医药管理局“十一五”“十二五”脑病重点专科学术带头人，安徽省针灸学会学术顾问，安徽省中医药学会第四届理事会顾问，安徽省中医药学会康复分会顾问。曾任安徽省高校教师高级职务评审委员会委员。

张道宗系安徽中医学院中医系首届毕业生（1965年），毕业后分配在安徽中医学院附属医院。他多次参加支农医疗队，后下放到霍山县安徽省国防工办皖西医院。基层的艰苦条件使张道宗教授养成了刻苦的作风，也成就了他善于分析、思考问题，细致严谨而又开放兼容的学术风格。在临床中他善于思考，勇于创新，诊疗思路独特，治疗手段丰富，在辨证论治的基础上，四诊合参，病证结合，脏腑经络并重，在子午流注、灵龟八法等传统取穴开穴运用上有许多独到之处。50多年的临床经验积淀，为他日后学术理论的建立夯实了基础。20世纪80年代初，他重回学校担任教学工作，源于基层工作中实践经验的厚重积累，创造性地将中药学中“汗、下、和、温”等“八法”融入针刺治疗中。在校执教期间首倡针灸处方学，在此基础上主编了《传统针灸辨证处方》一书，其中大部分内容入选中医院校教材《针灸处方学》。发表学术论文60多篇，已出版《张道宗临床治验》《“通督调神”实用针刺技术》等多部著作。

张道宗教授致力于中医及针灸临床研究50余年，提出了“形神兼治”“通督与调神相结合”治疗脑病的学术思想和“四时皆有土”学说，并被国家及安徽省中医药管理局“十一五”“十二五”重点专科、国家临床重点专科列为主要治疗方法加以研究应用和推广。从早期的“刺督给氧”疗法，单纯治疗中风后遗症，到通督调神针刺法，逐渐扩展到治疗神经、消化、泌尿生殖、血液循环、呼吸等多系统、多脏腑、多学科的疾患，他提出的“四时皆有土”的学术思想，在防病、治病及养生方面独树一帜。

20世纪90年代初就提出中医院校的专业课教研改革，临床专业院系合一，临床与教学、跟师与实践紧密结合，才能更符合医学类，尤其是中医学专业本科培养的特点，受到国内专家以及学者们的高度重视。他曾多次受邀到新加坡、韩国、中国香港等国家和地区讲学、坐诊；曾被授予安徽省“百万职工跨世纪赶超功臣”光荣称号，获得安徽省“五一劳动奖章”。

# 第二节　学术思想

## 一、通督调神针刺法

近年来，随着中风、痴呆的发病率不断上升，中医不断探索脑病诊治的新途径、新方法、新技术，提高脑病防治的疗效已经成为中医脑病学科建设的一个重要课题。在针灸防治脑病研究方面，张道宗教授根据多年临床经验，总结出通督调神针刺法，该法已走过30多年历程。目前，通督调神针刺法在安徽省多家中医院运用，以治疗血管性痴呆、中风等各种脑病，经临床验证，疗效优于传统针刺或中西药物。“通督调神针刺法”获得了国家多项科研及临床课题支撑，其治疗血管性痴呆显效率达83.2%，治疗缺血性中风显效率达86.5%，治疗眩晕显效率达91.6%。“通督调神针刺法”是国家及安徽省中医药管理局“十一五”“十二五”脑病重点专科、国家临床重点专科——脑病科特色疗法。目前已确立中风、血管性痴呆、眩晕等多个优势病种，并制定了相应的通督调神针刺诊疗方案加以研究应用和推广。

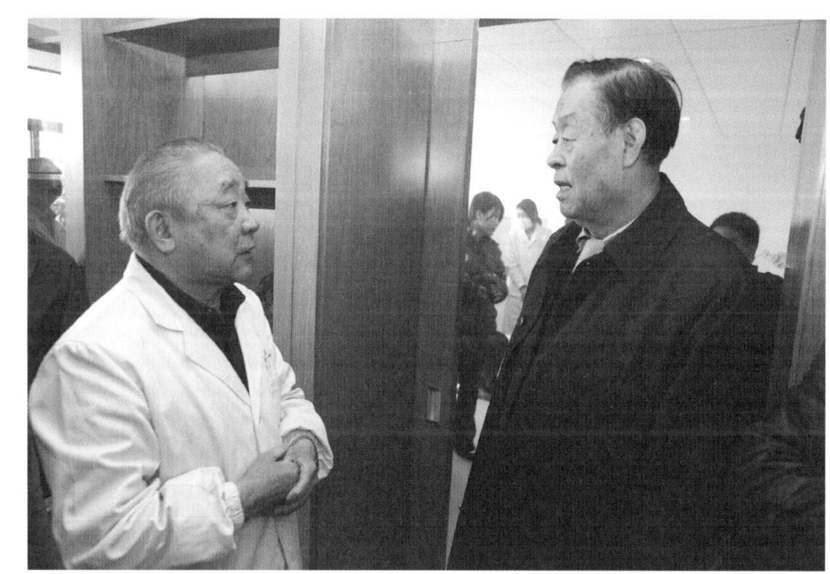

中国工程院院士石学敏教授（右）同张道宗教授亲切交谈

### （一）督脉的特殊性

经过几十年的临床实践和研究，通督调神针法从一个单纯治疗中风后遗症的方法发展成一个综合取穴、针法与治疗为一体的针刺治疗法，并能治疗多脏腑、多系统疾患。“刺督”之所以能治疗多脏腑、多系统的疾患，是基于督脉本身的特殊性。它的特殊性在于：①督脉是唯一与全身各阳经均有联系的经脉，故有“阳脉之海”之称，是统帅诸阳经之脉。②督脉是唯一一条既属于脑又络于脑的经脉。十四经中仅有一条足太阳膀胱经络脑,但属膀胱。众所周知,十二经中属于某一脏(腑)必络于表里经的腑(脏),而督脉是属络同一脑,它非但络于脑而且络于肾,只有这一条是两络,特殊性就在于此。③督脉主干与任脉一支脉并行于脊里,治疗时可发挥阳中引阴的作用。另外督脉的第二分支从小腹内直上,贯通脐窝,上贯心,到达咽喉部与任脉和冲脉相会合,向上至颌部,环绕口唇,至两目下中央。这就起到调整阴阳作用,从而达到"阴平阳秘"的目的。④华佗夹脊穴是经外奇穴,但正好在督脉的第三分支上,它是属督脉的经外奇穴,和印堂穴一样。夹脊穴可代替背俞穴,而且安全可靠。《针灸学》中认为华佗夹脊穴为自第一胸椎至第五腰椎,每椎下从脊中旁开 0.5 寸,共 34 穴。实际应从颈椎算起,这就对颈椎病的治疗具有一定作用。

从以上的四点特殊性中可以看出,通督脉不但能治疗自身"脊强",而且能治疗神经系统、消化系统、血液循环系统、生殖系统等多系统疾患。

### (二)通督调神针法的要素

通督调神针法是综合性的针刺疗法,不是说单纯针刺督脉就叫"通督",就能达到"调神"的目的。它包括针刺以下穴位:①针刺督脉上的穴位;②针刺督脉经上即使无穴位名称的、包括它的分支循行部位的穴位,如哑门至大椎段、华佗夹脊穴等;③在治疗选穴中凡有督脉的腧穴,其腧穴能起到提壶揭盖的作用,甚至是画龙点睛之奇效。

通督调神针法是包括取穴、针刺、艾灸与治疗为一体的针刺疗法。①近部选穴:胃痛选第十二椎下旁开 0.5 寸之背俞穴;遗尿、小便频数、月经不调选第十四椎下旁开 0.5 寸之背俞穴;心悸、失眠选第五椎下旁开 0.5 寸之背俞穴;头痛取百会、风池、太阳。②远部选穴:失眠选百会、人中、承浆、神门、内关、公孙;痛经取命门、腰阳关、上髎、次髎。

在其他疾病的取穴和特定穴的运用等方面,皆按辨证论治和针灸经络理论的原则进行,因能提高疗效而增加可"通督调神"的穴位。

### (三)通督与调神相结合的针刺法

通督调神针刺法之所以能治疗脑病,简言之就是运用针刺督脉组穴,达到疏通督脉、调整元神之目的。"凡刺之法,先必本于神"(《灵枢·本神》),隋唐医家杨上善提出"欲为针者,先须治神",通督调神是根据中医整体观念中"形与神俱"的理论,结合临床实践凝练而成。"通督""调神"是指在疏通督脉及其相联系的经络系统的基础上,使经络气血运行通畅,元神得以调整,神机得以运转,从而促进疾病的好转,最终达到康复目的。督脉是一条络于脑的经脉,又与心相联系。心者,君主之官,神明出焉;脑为元神之府,故"通督"即能起到"调神"的作用。

### (四)通督调神针刺取穴及操作方法

治疗法则:通督调神,疏通经络。

主穴:神庭、百会、风府、哑门、大椎、至阳、腰阳关、命门。

配穴:华佗夹脊穴、背俞、后溪、悬钟等。

上述诸穴均留针30分钟以上。疗程:1次/日,10次为1个疗程。

### (五)对"通督"的认识

督脉于经络系统中处于主导、统率地位,具有沟通内外、联系上下、运行全身阳气的作用。张道宗教授将督脉的特点总结为:

(1)为各机体的动力之源。督脉起于小腹胞中,其分支与肾、心二经相连,为元气所生、所发,可统率经脉中的阳气,能够敷布命门之火,以温煦经脉、脏腑、器官,推动气血运行。因此,只有任督二脉通畅才能将肾中命门之元阳布达机体,起到温煦、推动作用。

(2)督脉有统调机体阳气,统率诸阳经的作用。督脉的主干循行于脊背正中,背为阳,全身阳气都要通过督脉的大椎穴输布于手足三阳经;由于带脉从第二腰椎发出,阳维脉则会于督脉的哑门与风府二穴,它们之间的交汇加强了督脉与脏腑经络的沟通。

(3)反映脑髓的功能。肾藏精、精可生髓,髓聚则成髓海,脑为髓海,督脉上至巅下络肾,对脑髓的生成及其功能的发挥作用最大。

(4)机体各器官、经络、脏腑均直接或间接地与督脉有联系。首先冲、任、督皆属于奇经八脉,均起自少腹胞中。督脉与太阳共同循膂络肾,其第二分支上贯心。可见督脉与手足阳经、肾经、心经及冲、带、任脉等经络系统的联系皆非常广泛。尤为密切的是足太阳经,足太阳经的部分经脉不仅与督脉并行,且以夹脊穴为桥梁,加强了督脉和背俞穴之间的联系。

综上所述,督脉与脑及其他脏腑器官经络有着密切联系,特别需要指出的是:①督脉是人体经络中是唯一一条既络肾贯心,又络脑的经脉;②夹脊穴与背俞穴作为桥梁加强了脏腑与督脉的经气沟通,督脉络肾与先天之本关系密切。可见脏腑经络功能的正常运作均与督脉的统帅、温煦、输布有关。督脉的脉气失调后,会出现统率、温煦、输布功能的异常,导致中风、痴呆、眩晕、惊痫等神经系统疾病以及腰脊强痛、癃闭、痔疾、遗尿、女子不孕、月经不调等症。因此,输布、激发、疏通、调整督脉的经气,对治疗多脏腑、多系统的疾病具有十分重要的意义,尤其对脑病的治疗有着无可替代的重要作用。

### (六)对"调神"的认识

中医学中的"神"即指"神气"。古代哲学认为,"神"是生命活动的主宰、调控万物发生发展变化的一种力量,它包含了生命活动的外在表现,即思维、意识、精神等。人体五脏功能的协调,精气血津液的贮藏与代谢输布,情志活动的调畅等,都必须依赖神的调控。可见"调神"之法在针灸治病的过程中起着重要作用。"调神"之法又可分为审神、治神和守神,然而"神"统归于心而出于脑,故称心为"君主之官""五脏六腑之大主""心藏神”，后世对脑的功能进一步认识和发展，称脑为“元神之府”。因此，只有心气通顺、脑髓充足才可神旺。“通督调神”学术思想是根据中医整体观念中“形与神俱”的思路而提出的，把疾病分为“神病”和“形病”两个层次，在治疗上既“治形”，又“治神”。随着临床实践的深入，运用上逐渐从脑病拓展到呼吸、消化、内分泌、血液、泌尿等系统，并取得了显著的疗效。“调神”能使神机运转，从而使人体脏腑经络等形体功能有所主宰；“通督”则指在疏通督脉及其相联系的经络系统的基础上，使经络气血运行通畅，元神得以调整，从而促进疾病的好转，最终达到康复目的。故“通督”即能“调神”。

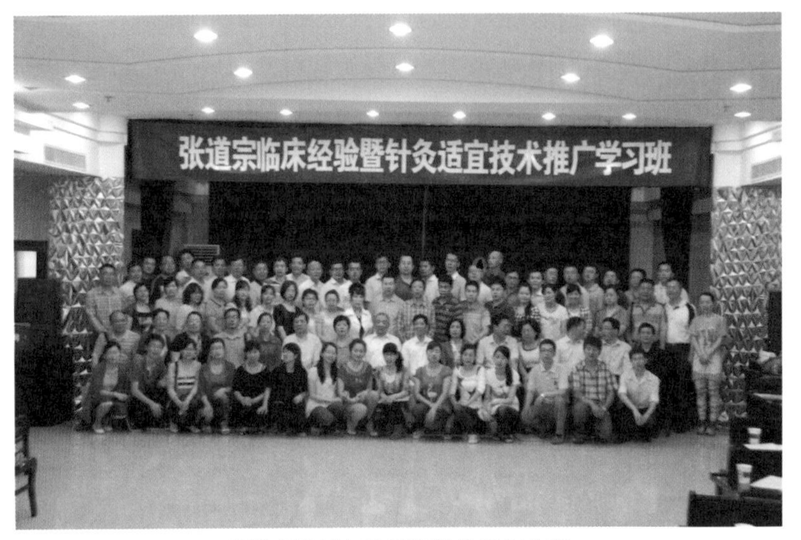

张道宗教授与继教班的学员们合影

在50多年的临床积累中，张道宗教授积累了大量的临床经验和临证心得，尤其是对督脉的研究颇为深入。近年来通过不断的总结和研究发现，通督调神的主治范围十分广泛，涉及脑病、心血管、呼吸、消化、内分泌等多学科、多系统的病证，涵盖内、妇、儿等诸多学科。在实践中张道宗教授把通督调神的临床运用发挥到了极致，主要体现在：①张道宗教授认为，针刺督脉从长强到兑端、龈交的所有腧穴，以及凡在督脉的循行线上，虽无穴名亦可针刺，都可谓之通督，均是通督调神针刺法的取穴范围；②督脉与任冲带脉、心经、肾经、手足六阳经等都有广泛的联系，在诸多经脉中与足太阳经联系尤为紧密。因此通督调神针刺法所取穴位是结合华佗夹脊穴及背俞穴在内的一个大督脉系统。张道宗教授提出的通督调神学术思想虽起步较早，但系统研究较晚，在其内涵及外延建设方面尚需加强。他希望通过实验研究和大样本、多中心临床研究，来深入探讨通督调神针法治疗脑病的机制，以期使通督调神针法的学术研究达到一个新的高度。

## 二、率先提出“四时皆有土”学说

五行学说作为中国古代唯物论和辩证法，在我国传统文化的各个方面均有不同体现。中医学以五行的抽象特征及相生相克规律来归纳解释生理病理现象。历代五行与四时的配属多有差异，在发展过程中出现了多种分布形式，最具代表性的是“生克五行”和“中土五行”模式。文献记载中对“土与四时”的理解纷乱、不统一，造成了对“四时”与“长夏”的时间长短划分至今还存在许多争论。“四时皆有土”学说，是从干支、四时、五行相配的角度，深入地阐发“土”在四时中的作用，赋予了“土与四时”新的内涵。在深入探考古今文献资料的基础上，张道宗教授认为长夏有广义和狭义之分，“土主长夏”是指主“广义长夏”。他采用文献整理、临床总结分析等方法，着重探讨“四时皆有土”学术思想的形成渊源、理论内涵及临床意义。

（一）古代文献对“土”与“四时”的认识

在病理情况下脾脉才会单独出现，脾胃所运化的水谷精微和津液是充养和滋润心、肺、肝、肾四脏生理功能的根本，所以四脏之中皆有脾胃之气。故与历代医家对脾居中央、承万物、主运化的观点是一致的，现代有学者将这种五行模式称为以土为中心的立体三维五行模式。既然脾土在五行、五脏的地位如此重要，而仅从四时的“夏”中分出1个月给“长夏”，这显然对四时中长夏土的重要性体现不够。《管子·四时》中最先提出土分主四时学说，其观点认为土虽居中央，但其德和平用均，可辅助春育、夏长、秋收、冬藏。《内经》中的《诊要经终论》《四气调神大论》等篇，对于土与四时关系的认识是土旺于四季；历代中医文献都将“土”视为四时之气形成的根本，没有“土气”的存在，就不会有四时——木（春）、火（夏）、金（秋）、水（冬）之气的形成，所以土是四时五行之气的“母”，故不独主某一时节，而是“四时皆有土”。也即是四时皆有土，但对土在四季时间分配上没有具体的说明，因此造成了五行与四时相配问题的混乱。至近现代，通过整理归纳，除上述之外古代文献对“土”与“四时”的认识还有以下几种学说：①五季学说；②长夏有名无实说；③每年的三、六、九、十二月中各有一十八日属长夏说。在这些学说中都有土与四时及其对应关系的论述，但“土”在四时中的重要性和地位阐述仍不够全面。为进一步完善祖国医学四时五行理论及提高临床疗效奠定基础，张道宗教授经数十年实践及研究，提出“四时皆有土”之说，在临床中具有一定的实际意义。

（二）“四时皆有土”学术思想的内涵

中医学将脾的功能归纳为将水谷精微输布于全身各部，与五行中土的生化、承载、受纳等特性类似，故将脾在五行中归属于土。也即是，四脏之中脾土无时不在，时刻滋养着其他四脏。脾土在正常情况下就旺于四季，且蕴藏在肝、心、肺、肾四脉之中，“土主时间”而“不主季节”，是“四时皆有土”学术思想的核心。“土”不独主一时，而“旺于四时”，从时间的概念来看四时中某个季节为“一时”，四时中每个季节的更替是一个阴阳消长平衡的过程。从“时”的概念及五行在地支上的分配上来分析，发现“脾土”在四时中应主3月、6月、9月、12月，这四个月正是四时、五行、阴阳相互制约、相互消长的运动变化之节点，因此“土”与四时关系，也就是脾在四脏功能转化中的重要作用体现。四时有风、寒、暑、湿、燥的气候特点，夏至——处暑为一年中湿气最盛之时，与土之湿性相应，是最具有脾土特性的“时节”点，故谓“土主长夏”，亦被称为狭义的“长夏”。四时交替的节点统称为广义的“长夏”。为了便于临床运用，张道宗教授将广义的“长夏”分为“长春”“长夏”“长秋”“长冬”，简称“四长”。由此可见，四时在运转交替的节点时通过“土”承化和量的积累，实现四时的季节更替。结合临床我们发现“四长”具有以各时节之气为主，均夹有“湿”的特征，“四长”的内涵（“广义长夏”）就是“四时皆有土”。

### （三）“四时皆有土”学说在临证中的应用

从“湿”论治亦是“四时皆有土”学说的核心，在40余年的临床诊治中，张道宗教授始终贯彻这一思想，它既与李东垣脾胃学说一脉相承，同时又赋予脾胃学说治疗法则新的内涵。主要表现在：临床实践中不仅突出湿邪为患，以健脾化湿大法贯穿治疗始终，还要通过健脾化湿兼顾调节相关脏腑的功能，这是对中医学中有关“湿”的病因病机的进一步深化。多年来，补法在脾胃病临床中应用较多，对于祛邪则应用相对较少，张道宗教授在临证运用培土之时，也善用化湿，攻补同用，现将健脾化湿之法的心得体会分析如下。

#### ❶ 治疗脾土之病，当辨正邪虚实

《内经》认为，“脾土”之为病虚属太阴，实则责之于阳明。这在临床上亦是相对而言。脾土之为病有虚实之分，健脾补土当辨清正邪虚实，先攻后补，或攻补兼施，均需审证求因，重在辨证而确定治法方药。如饮食不节、外感湿热或寒湿之邪所致的湿热蕴脾、寒湿困脾；脾阳虚衰，运化失权，水湿不化，泛溢肌肤等证多属实，治以祛湿兼以运脾。脾胃病之虚证则多由饮食、劳倦、思虑过度或病后失调所致，均可导致脾失健运，从而发展为湿困脾土，故治当健脾佐以化湿。

#### ❷ 培土防助湿，湿去脾自运

李东垣《脾胃论》云：“脾胃虚则九窍不通，胃虚元气不足，诸病所生。”由此可见，培补脾土是预防疾病发生的根本。而《内经》亦云：“诸湿肿满，皆属于脾。”说明了“脾土”之为病在培补同时，又与湿的关系极为密切。当脾发生病变时，无论虚实寒热均可出现“湿”的兼证，如湿热蕴脾证、寒湿困脾证、水湿内停证、脾虚湿困证等。在临床实践中要结合证情，审症用药，运用温中化湿、清热利湿、温阳利水、益气健脾之法，参合利湿、燥湿、化湿的方法，才能解除湿困脾土，使脾的运化功能恢复。这是培土法应当特别注意的临证要点。

#### ❸ 四时五行连脏腑，审症求因辨乘侮

从四时、五行及脏腑整体观分析，脾不仅仅与胃肠相关，所有脏腑之间，是一个有机联系的整体。在发生病变时，脏腑之间相互影响。如肝郁脾虚、心脾气虚（血虚）、脾肺气

虚、脾肾阳虚、肝气犯胃等证，均应以脏腑生克乘侮理论为指导，旨在治病求本，方可达到提高临床疗效的目的。

❹ 四季脾旺，邪不可干

“土”之气蕴于四时之中，即脾不独主一时，而四时皆有脾气。故于四时之中或四时交替转换时节，若土气旺则脾气实，水谷精微运化、输布能力强，即正气存内、外邪不能侵袭机体，表现为脏腑功能协调、气血旺、正气足、经络运行通畅。若脾气足，则不易受邪气的干扰，不需补之，这也是“四时皆有土”学术思想在治未病领域的具体运用。从调理脾胃入手，饮食有节、顾护后天脾胃、调畅情志可以改善人体“亚健康”状态，使之向健康转化。故调理脾胃，“治未病”对于预防疾病发生、提高健康水平具有重要的意义。

综上所述，“四时皆有土”学术思想的提出，完善了四时、五行、脏腑相关学说，进一步发展和奠定了“长夏”学说在中医基础理论中的作用和地位，解决了长夏与四时、五行分配的纷乱。张道宗教授在临床运用该理论的同时，特别指出要三因制宜，要辩证地看问题，通过具体分析，既要看到“四时皆有土”的特性，又要看到脾土与其他脏腑之间的联系和相互作用，这对临床治疗疾病才更具有实际的指导意义。

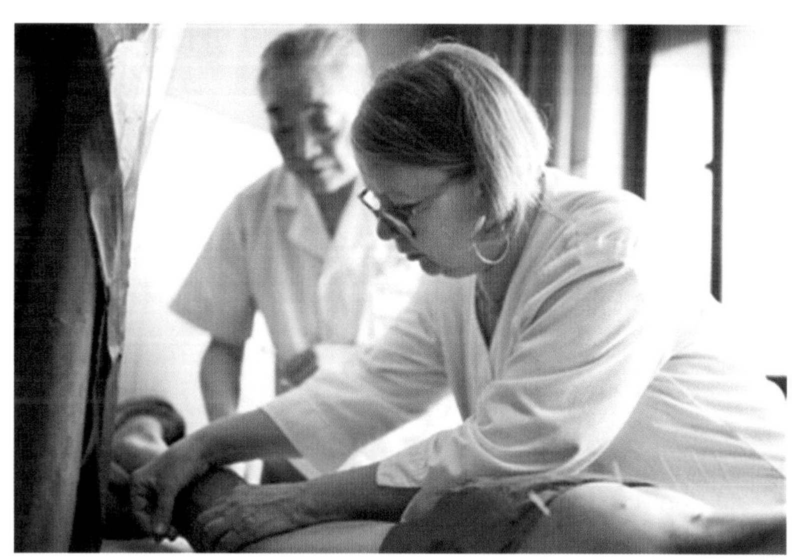

张道宗教授在教授外国弟子针刺技巧

## 三、临床提倡针药并重

针灸门诊多采用单纯的针灸疗法。通过临床观察，单纯用针灸疗法不能完全应对所有来就诊的患者，尤其是一些慢性、老年性以及顽固性的疾病。在针灸临床中，始终以中医理论为临证指南，即按辨证而论治，对所有前来就诊者均采用阴阳、表里、寒热、脏腑、经络辨证，并据此确定相应的治疗方案，同时以整体观为指导，将局部病症、病灶与全身阴阳气血的状况联系起来，并非单用经络辨证或脏腑辨证。对慢性、老年性、顽固性的病症，运用综合疗法予以治疗，从而提高疗效。

如治疗一例胃脘痛患者，该患者就诊时反酸、纳差、胃脘不适，食后有胀感，病程1年余。胃镜提示：浅表性胃炎。大便正常。舌淡，苔薄，脉濡。张道宗教授认为，“针之所长，亦长于有余之实邪耳。至于脏气不足，亦必饮以甘药，待时而已可也”，“针不难泻实，而难补虚，一遇尫羸，非饮之甘药不可，是针之补，不如药之长”。故对该患者施以针药并用。先以中药党参、山药、白术、生地、玄参、蒲公英、白及、神曲、砂仁、沉香屑、绿萼梅、乳香、没药、炙甘草等，以健脾、疏肝、清胃热；再施以针刺，取穴足三里(双)、三阴交(双)、中脘、膈俞(双)、天突。三诊后患者症状明显好转。

针灸治疗作用在于“通其经脉，调其血气营卫逆顺出入之会”(《灵枢·九针十二原》)。根据《内经》的论述，张道宗教授认为针灸的作用在于调营卫之逆顺。针灸临床上常见的慢性疾患及疑难杂症，为病程长、迁延日久、气血多已消耗太过、内脏功能衰弱者，即所谓阴阳形气俱不足者。对此若单用针灸疗法，往往因患者气血衰弱，无营卫可调而达不到治疗目的，从而影响疗效。此时配以中药甘温健脾胃之品内服，使脾胃健运，营卫生化有源。所谓甘药，即为健脾胃、调中焦之品。使气血较为充足之后，再以针灸刺激穴位，调理逆乱之营卫，则可达内外兼治，才能有的放矢。《素问·太阴阳明论》曰：“胃气不实则诸脉虚，诸脉虚而易受邪而生疾患。”又“脏腑各因其经而受气于阳明”。可见胃为五脏六腑气血之源泉，只有调健脾胃才能安五脏、祛病邪。而有些疾病用针灸起效快，但作用难以持久，需要配合中药达到维持疗效的目的。所以，一些疾病的治疗不能单用针灸或单服中药，往往需要针灸与中药的配合应用，这也是中医治疗学中整体观念的体现。临床医生不能用单一的治疗手段去应付所有的疾病，应该发扬中医学的特色，以辨证来论治，以整体观念来指导治疗。

## 四、强调针灸治疗必须辨证施治——病证结合，脏腑经络并重

中医临床最大的特色是应用辨证论治。中医学拥有几千年亿万人次临床实践的经验，又拥有大量的文献特别是历代名家的医学著作，将这些临床宝贵经验记录下来。中医治病首先是辨证，在辨证的基础上才能立法处方，因此辨证是临床诊疗过程中重要的前提。疾病的发生和发展，其症状表现是错综复杂的，作为一种治疗方法，针灸疗法仅用经络辨证来指导临床是片面的，必须运用中医理论体系，以脏腑辨证为基础，结合经络辨证及其他辨证方法对疾病进行分析归纳，指导采取相应的针灸治疗方法，扩大针灸疗法的应用范围，提高针灸的临床疗效。

由于产生的历史背景及实践基础的不同，中医临床中存在着众多的辨证方法。目前常用的有病因辨证、气血津液辨证、八纲辨证、脏腑辨证、经络辨证等。随着现代科学的飞速发展，为中医辨证论治提供了先进的手段和方法，但传统的中医辨证论治对于临床诊治依然具有不可替代的作用。在研究病因病机时，必须全面掌握症状与体征，了解可

能致病的客观因素，对病证的性质进行判断，即“审症求因”。故辨证必须掌握辨主次、辨同异、辨真假。

（一）辨主次

一个证候有几个不同症状，相同之症状可体现在不同证候中，因此，要根据症状来辨别证候，还要抓住能反映疾病本质的主证。

（1）患者比较突出的症状和最严重、最痛苦的症状。例如患者突发腹痛，要辨别腹痛属于什么证候，必须将其他兼证结合起来进行审辨，辨明他与主证有无联系。如腹痛的同时兼有反酸，呕吐、泄泻，胃脘拒按，泻后腹痛即减等证，那么此腹痛即可断定为“饮食内伤”证。

（2）确诊一个证候非有此不能成立的症状。例如患者头痛头晕，其一面赤耳鸣，怔忡不宁，证属肝阳上扰；其一胸满呕逆，食少苔腻，证属浊痰上泛。此两个证候，前证若无面赤，肝阳证不能成立；后证若无苔腻，痰浊证亦不能成立。因为头痛头晕，由肾气上逆而致者，也可出现耳鸣；由心脾两虚而致者，也可出现怔忡不宁；由胃中寒饮上逆而致者，也可以出现胸满呕逆等症。

（3）在整个病情变化中，对一切症状的产生和消退有决定意义的症状。例如温病病在气分，舌苔黄白相兼；病入血分，舌现绛色。在气分则证见壮热烦渴，大便秘结；入血分则证见夜热更甚，神昏惊厥。这些症状随舌苔转变而转变，由此可以说明以舌苔黄白、舌现绛色作为温病在气分、血分的主证是正确的。

（二）辨同异

将要确定一个证候，发现其中一两个症状，一般是不应该在此证候中出现，那么就应当根据此一两个症状及特点重新考虑。从“同中辨异”。同中辨异，不仅从多数相同的症状中，可以找出不同差别，就是一个症状，也有同异可辨。如口渴证，燥热口渴，则大渴引饮；痰饮口渴，则先渴后呕。腹泻一证，热泻则腥臭灼热，寒泻则清稀如水。

（三）辨真假

患者之外表现象，一般视为疾病本质的反映，现象与本质是一致的。若患者之外表现象不能明显地反映疾病之本质，这种证候，外表是假象，真实病情，尚隐蔽在内。

例如：患者热邪内伏，格阴于外，证见恶寒战栗，四肢厥冷，如丧神守，兼有目赤，唇红，舌干，大便秘结等症状。此证虽恶寒厥冷，然兼目赤便结，故不能单纯看表面现象，认定寒证，应当由表及里，才能发现阴阳格拒之病情。

（四）辨病性

（1）外感六淫（含内生五邪）引起的主要症状与体征。①风：怕风、出汗、痒（咽喉痒、皮肤痒)、游走性疼痛、皮疹、面目水肿、眩晕、震颤、抽搐、口眼歪斜、半身不遂、突然昏倒、脉浮缓或弦。②寒:恶寒或畏寒、战栗、无汗、固定性疼痛、面色苍白、手足冰冷、口不渴、喜热饮和热敷、咯稀薄白痰、口泛清水、大便稀溏、舌苔白、脉迟或紧等。③湿:头重如裹、肢节酸困、倦怠无力、胸腹痞闷、恶心呕吐、食欲不振、口淡乏味、口不渴或渴不欲饮、腹泻、尿少、水肿、咯痰多、白带多、淋浊、湿疹、疮疡流水、舌苔白腻、舌体胖大、脉滑或濡等。④燥:干咳无力或痰中带血、鼻干、咽干、唇燥、口渴、心烦、大便干结、尿少、皮肤干裂、舌质干红、舌苔少或剥脱、脉细数等。⑤火(热):发热、面赤、口苦、口臭、口渴、心烦、喜冷饮和冷敷、咯黏稠黄痰、小便短赤、大便秘结、谵妄、发狂、舌质红、舌苔黄、脉细数等。⑥暑:参见湿和火(热)部分。

(2)脏腑功能失调引起的主要症状与体征。①气滞:疼痛、胀闷。气滞疼痛的特点为时轻时重、多呈窜痛、部位不固定,往往是胀重于痛,可在得温之后暂时减轻,并常与精神因素有关。②血瘀:疼痛、肿块、出血、瘀斑。血瘀疼痛的特点为疼痛剧烈,多呈刺痛、部位固定拒按、夜间痛甚。出血呈暗紫色、有血块、面色晦暗、口唇色紫、皮肤干燥无光泽、舌质暗紫或有瘀斑、脉涩等。③痰饮:主要有恶心呕吐、心悸、眩晕、背冷、胸部痞闷、胁肋胀痛、腹泻、关节痛、皮肤麻木、皮下肿块、癫、狂等。

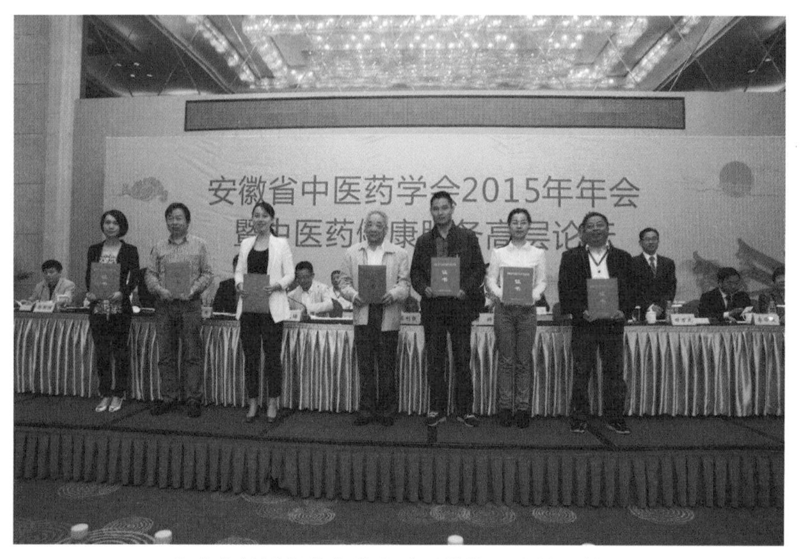

张道宗教授荣获安徽省首届科技进步奖二等奖

(3)正气不足引起的主要症状与体征。①血虚:面色苍白或萎黄、唇舌指甲淡、头发枯落、头晕眼花、手足发麻、舌质淡、脉细无力。②阴虚:形体消瘦、口燥咽干、手足心热、午间潮热、颧红盗汗、舌质干红、脉细数。③气虚:面色苍白、少气懒言、语声低微、倦怠乏力、自汗、活动时诸症加重、身体喜按、舌质淡嫩有齿痕、脉虚无力。④阳虚:阳虚是气虚的进一步发展,除有气虚的症状与体征外,尚有面色滞暗,形寒肢冷,严重时则大汗淋漓、昏迷不醒、四肢厥逆、脉微欲绝等。

中医学认为，疾病的传变与定位都离不开人体脏腑经络及其功能活动的物质基础——精、气、血、津液。一般来说,病邪侵犯躯体病位浅者居表,病邪侵犯脏腑而病位深者居里。

## （五）论治原则

古人非常强调针灸的施治原则，如《素问·至真要大论》说："寒者热之，热者寒之。"《素问·三部九候论》说："实则泻之，虚则补之。"等等。

（1）"实则泻之""盛则泻之""满则泻之""邪胜则虚之"，是指对病邪亢盛而正气未衰的某些病证，可采用具有泻实性能的穴位和泻法操作。

（2）"虚则实之""虚则补之"，是指对正气不足的某些病证，可采用具有补虚性能的穴位和补法操作。

（3）"热者寒之""热则疾之"，是指对热邪偏盛的病证，可采用具有清热性能的穴位和速刺法或放血操作。

（4）"寒者热之""寒则留之"，是指对寒邪偏盛的病证，可采用具有温寒性能的穴位和留针或艾灸操作。

（5）"菀陈则除之"，是指对瘀血凝滞的病证，可采用活血化瘀性能的穴位和放血操作。

（6）"陷下则灸之"，是指对阳虚下陷的病证，可采用具有升举阳气性能的穴位和艾灸操作。

（7）"不盛不虚以经取之"，是指对虚实不明显的病证，可采用与其相关的本经穴位和平补平泻法操作。

## （六）治疗方法

针灸治疗疾病，是通过针刺与艾灸某些穴位来完成的。因此，穴位与手法的选取在治疗中占有十分重要的地位。一般选取穴位应针对病性和病位两方面进行。

### ❶ 针对病性

风：可选取百会、人中、风府、风池、翳风、风门、肩髃、曲池、合谷、八邪、环跳、风市、阳陵泉、光明、太冲、八风等穴以祛风。

寒：可选取大椎、神阙、关元、命门、三焦俞、肾俞、关元俞、阳池、足三里、后溪等穴以祛寒。

湿：可选取中脘、水分、脾俞、三焦俞、肾俞、小肠俞、膀胱俞、曲池、间使、足三里、丰隆、阴陵泉、委中、三阴交等穴以祛湿。

燥：可选取阴陵泉、曲泉、三阴交、照海、太溪、然谷等穴以祛燥或润燥。

火：可选取曲池、合谷、二间、劳宫、少府、少泽、太冲、行间、然谷、内庭等穴以祛火。

气滞：可选取大肠俞、膻中、气海、中脘、天枢、期门、支沟、内关、太渊、足三里、阳陵泉等穴以行气。

血瘀:可选取大椎、膈俞、血海、三阴交、太冲等穴以化瘀。

血热:可选取曲池、尺泽、委中、血海、三阴交、太冲、行间等穴以清血热。

痰饮:参见祛湿穴位以化痰饮。

血虚:可选取膈俞、绝骨、血海等穴位以补血。

气虚:可选取气海、关元、章门、肺俞、脾俞、肾俞、气海俞、三焦俞、足三里等以补气。

阴虚:参见祛燥穴位以滋阴。

阳虚:可选取大椎、命门、膏肓、养老、关元、曲骨等穴位以温阳。

### ② 针对病位

病位在心(心包):可取手少阴心经的通里、郄门、神门,手厥阴心包经的间使、内关,以及巨阙、膻中、臂中、小海、照海、心俞、厥阴俞等穴,以调理心气。

病位在肝胆:可取足厥阴肝经的行间、太冲、蠡沟、期门,手少阳胆经的风池、肩井、日月、环跳、阳陵泉、光明、悬钟、足临泣,以及内关、四渎、支沟、外关、阳池、肝俞、胆俞等穴,以调理肝胆之气。

病位在脾胃:可选取足太阴脾经的公孙、三阴交、阴陵泉、血海,足阳明胃经的梁门、天枢、梁丘、足三里、上巨虚、下巨虚、内庭,以及脾俞、胃俞、中脘、章门、内关等穴,以调理脾胃之气。

病位在肺:可取手太阴肺经的尺泽、列缺、太渊,以及合谷、迎香、肺俞、膈俞、天突、膻中、定喘、印堂、尺泽等穴,以调理肺气。

病位在肾:可取手少阴肾经的太溪、照海、复溜、交信,以及肾俞、志室、命门、京门、中极、子宫等穴,以调理肾气。

病位在小肠、膀胱:可取手太阳小肠经的少泽、后溪、天宗、曲垣,足太阳膀胱经的攒竹、三焦俞、肾俞、小肠俞、膀胱俞、委中、昆仑、申脉,以及神门、尺泽、横骨、照海、水泉等穴,以调理小肠、膀胱之气。

病位在大肠:可取手阳明大肠经的曲池、合谷,以及尺泽、天枢、大肠俞、内庭等穴,以调理大肠之气。

张道宗教授强调脏腑辨证是中医辨证体系中的重要内容,也是中医临床各科辨证的必备基础。经络辨证是对脏腑辨证的补充和辅助,临床上应用针灸疗法治疗疾病时,仅仅运用经络辨证是远远不够的,必须以脏腑辨证为基础,结合经络辨证等辨证方法,才能更好地应用于临床,扩大治疗范围,取得理想的治疗效果。

例如:治疗一尿路感染患者,该患者长期应用清热、凉血、通淋等方法治疗,未能根治,仍有尿痛、低热、尿频等症状,尿检红细胞一直存在。根据其症状,舌质红,脉弦细而数，辨证属于肾阴亏虚、瘀热逗留，改予滋阴益肾、泄热化瘀之剂，5 日症情即改善，半月稳定，这是辨证论治的作用。

张道宗教授认为，中医的“证”与西医的病是完全不同的归纳疾病的方法。中医的脏腑、六经、八纲、卫气营血、三焦、新感、伏邪以及六气、痰饮、瘀血等，实际上都是辨证概念。中医的“证”实质上是指疾病时机体的整体反应状态。通过这些反应状态，辨别其偏离正常状态的性质和程度，这即是中医诊断的模型——证。张道宗教授认为：用现代控制论的理论来解释，就是中医采取不打开黑箱的方法，而是通过系统外部的行为或信息（机体反应），通过输出和输入的方法，来达到调控机体的目的。因此，中医的辨证和施治是密切结合的。中医辨证时，无论其病因是物理的、化学的、生物的，只要反应状态相同，即可采取相同的治疗原则和方法（异病同治）；另一方面，即使是同一疾病，由于患者在发病过程中受到种种内外因素的影响，表现出不同的反应状态，中医即采取不同的方法治疗（同病异治）。西医的辨病是根据特异性病因，视其侵犯哪些特定的器官和组织，造成何种特异性的病理变化，治疗则针对病因及病变性质，采取相应的治疗方法。

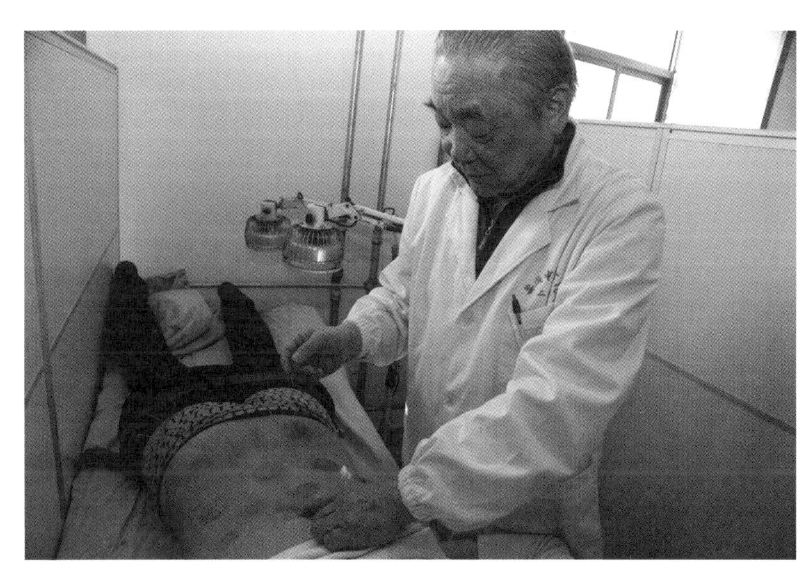
张道宗教授在为强直性脊柱炎患者做治疗

辨病和辨证各有所长。辨病针对性强，但难免有头痛医头、脚痛医脚的弊端；辨证从整体论出发，调整机体反应性，有它的长处，但针对性不强，有其不足。张道宗教授在辨证的基础上，辨证与辨病相结合，不排斥西医，提高了临床的治疗效果。例如张道宗教授在治疗慢性腹泻的患者时，如功能性腹泻，认识到可能是“简单病”也可能是直肠癌之类较严重的疾病。张道宗教授利用西医学方法如进行肠镜检查，早期确诊，及时给予建议，如手术、化疗等，减少了病情恶化、癌肿转移，提高了疗效。张道宗教授指出慢性肾炎之水肿久治无效，要考虑其虚。以脾肾阳虚为主者，以“壮火制水”法，适当配合利尿剂；脾肾阳虚兼见阴虚者，以“温肾养肝”法配合激素治疗，效果大大提高。这些都是辨病与辨证相结合的有力证据。张道宗教授说疗效是硬道理，只要能治好病，无论中医、西医，均可为我们所用。

# 第三节 临证精粹

## 一、针灸特点

### (一)主张辨证取穴,针灸方法多样化

《灵枢·九针十二原》云"刺之要,气至而有效";《针灸大成》亦曰:"使气直到病所。"张道宗教授十分强调针刺时的"得气"。他常说:针刺进入穴位后,术者手下一定要有深紧感,犹如"鱼吞钩饵"的感觉,同时患者产生酸麻胀重感,此乃"得气"。一旦"得气",就要采取一定的针刺手法来达到补泻的目的。注重穴位的整体结构,善用双手配合,针对不同腧穴解剖位置施用不同进针手法;重视双手应用,右手进针,左手候气,以达有效的治疗。

张道宗教授不仅用针,还擅长用灸。针灸方法多样化,在针具上有毫针、耳针、芒针、水针等。在灸法上有温针灸、艾盒灸、隔物灸等。针灸结合,疗效显著。

### (二)善用芒针透穴

"宁失其穴,勿失其经",穴位是点,经络是线,针灸应该点线相连,取穴应少,可循经透刺,疗效好。其常取的透穴是:

外关透支沟——主治热病,头痛,耳鸣,胁肋痛,肩臂酸楚,上肢麻木。

间使透内关、大陵——主治心痛、惊悸、癫狂证,呕吐腹痛,肢痒且肿。

足三里透上巨虚——主治消化不良,肠鸣腹泻,腹胀纳呆,腹痛。

足三里透上、下巨虚——主治乳痈肿块,下肢痿证,痹痛。

气海透关元——主治腰痛遗尿,阳痿早泄,久痢不止,经闭痛经。

中脘透下脘——主治脾胃虚弱,中气下陷。

太阳透下关——主治三叉神经痛。

翳风透瞳子髎 ——主治三叉神经痛,中风面瘫,失语流泪,牙关紧闭。

外关透三阳络——主治中风上肢瘫痪。

阳陵泉透阴陵泉——主治中风下肢瘫痪。

内膝眼透外膝眼——主治膝关节诸疾。

中脘透天枢——主治肠胃诸病。

大椎透至阳、百会透后顶——治疗癫痫、中风。

天泉透尺泽、臂中透外关、合谷透后溪——治疗中风上肢屈肌痉挛。

伏兔透梁丘，承山透下巨虚——治疗中风下肢伸肌痉挛。

肺俞透膈俞——治疗支气管哮喘。

通过这些透穴针法起到一般穴位针灸难以达到的治疗效果。

## 二、用药特点

### （一）善用古方

临证善用古方。方剂学在中医药的发展史上源远流长，长沙马王堆 3 号汉墓出土的《五十二病方》就是最古老的方书。内容共含医方 283 首，涉及临床各科病症 100 余种。张道宗教授认为，古方是经过几千年的应用而传承下来的，临床检验具有很好的疗效。《黄帝内经》中所载的 13 首方剂，其中半夏秫米汤至今仍被广泛使用。《伤寒论》载方 113 首、《金匮要略》载方 262 首、《温病条辨》载方 208 首，都是现代常用的方剂。

### （二）喜用药对

中药的功用各有所长，只有通过合理的配伍，调其偏性，制其毒性，增强或改变原来功能，消除或缓解其对人体的不利影响，发挥其相辅相成或相反相成的综合作用，才能符合辨证论治的要求，从而充分地发挥药物的治疗作用，适应比较复杂的病证的治疗。中药药对配伍是中医临床处方用药的常用方法。药对的主要作用是相互依赖、增强疗效、相互制约、减轻毒副作用。药对作为单味中药与复方之间的桥梁，是复方的主干，也是配伍的基础。在临床处方配伍上，这些药对常常在一起运用，有的药对可以单独成方。

### （三）擅治疑难杂症

临床中推崇张仲景、孙思邈等“针药合用”之主张，理解“毒药攻其内、针石治其外”、“药之不为、针之所及”的真正含义。在临床上特别强调辨证论治的重要性，有时用针，有时用药，或针药同用，治疗多种疑难杂症疗效甚佳，尤其是对失眠、月经不调、不孕症、强直性脊柱炎等疾病的治疗，效果明显。

#### ❶ 失眠

失眠一证临床多见，多与心脾肾三脏及气血津液相关。临床应辨证与辨经相结合，既要从脏腑气血津液理论出发，究其病机所在，也要从经脉循行理论去认识，进行综合分析，决定选穴、配穴、补泻手法及重要的理法方药。

张道宗教授指出，亦有失眠为肝肾阴液耗伤，不能上承，心火独亢，心神失守所致者。徐春甫说：“有因肾水不足，真阴不升，而心阳独亢，亦不得眠者。”故张道宗教授用六味地黄汤滋补肝肾之阴，少佐黄连清泻心火，但黄连过者反耗阴液；张道宗教授以甘麦大枣汤补虚养阴。即所谓阴平阳秘，精神乃至。以肝阴不足，肝阳上亢为主证者，可见头晕头昏，烦躁多梦，口干溲黄，苔黄脉弦，则以龙胆泻肝汤清泻肝火。其中白芍、当归具有柔肝平肝之功，可增强止头痛之力。特别射干一味虽入肝经，但非用其解毒消痰之力，而是取《本草纲目》所言“射干能降火”，助龙胆草降肝火之力。针刺三阴交、太冲、太溪、太阳、神门，针药并用，共奏清肝泻火、宁神安眠的效果。

### ❷ 月经不调

中医古典书籍，浩如烟海，其中有关月经不调的论述相当多。近人撰写书籍文章，或是病例介绍、总结报道、典型验案等，大部分侧重于引经据典，将本来并不复杂的症候群，变得更加复杂。而张道宗教授在40多年的工作期间，就月经不调一症，摸索出了一些比较简单易行的辨证方法，总结如下。

(1)气滞：此型主症是“胀”。行经期下腹胀，行经前乳房胀，甚至有块状物并有触痛。治则：疏肝调经。方药：柴胡、郁金、乌药、香附、当归、橘核。加减：经量少加川芎；经量多加炒地榆、乌贼骨；经行先期加生地或黄芩；经行后期加吴茱萸。

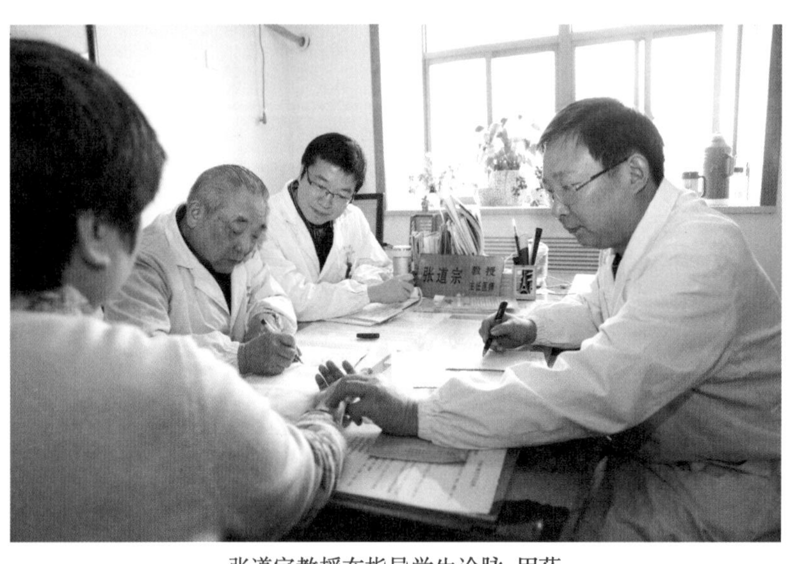

张道宗教授在指导学生诊脉、用药

(2)血瘀：此型主症是“痛”。经前或经期下腹疼痛拒按，或经血有瘀块，瘀血排出后腹痛可暂缓。治则：活血调经。方药：桃仁、红花、三棱、当归尾、乌药。加减：经量少加川芎；经量多加益母草；伴腰痛加鸡血藤、牛膝；行经先期加丹参、赤芍；行经后期加吴茱萸。

(3)血热：此型主症是月经先期，或经量多，色鲜红。治则：凉血调经。方药：当归、白芍、香附、生地、黄芩。加减：经量少加川芎；经量多加炒地榆，生地改生地炭。

(4)胞宫寒：此型主症是月经后期。经色淡黑，经血稀如水，少腹痛或不痛。治则：温经散寒。方药：吴茱萸、小茴香、当归、香附、白芍。加减：伴下腹痛加五灵脂、生蒲黄；经量少加川芎。

(5)虚证：此型主症虽单纯、明显，但从兼症来看，重点突出一个“虚”字。月经规律或不规律，经量太多或太少，或崩漏，无瘀块，或有经净后下腹隐痛，并兼见眩晕、耳鸣、自汗、气短、心悸、失眠、纳少、便溏等症，舌淡红或淡白，脉细濡。治则：补血调经。方药：党参、黄芪、当归、白芍、熟地、香附。加减:如见耳鸣、腰膝酸软,加山茱萸、山药、旱莲草;如见少腹冷、恶寒感,加杜仲、菟丝子、山茱萸、小茴香;如流血多,加阿胶或鹿角胶、乌贼骨、血余炭、仙鹤草。

月经不调一证,证情虽然复杂,归纳起来不外乎"宫寒""血热""气滞""血瘀"四种类型,实证居多,但虚证并不少见。临床上遇到的病例,往往都是虚实夹杂,两种或两种以上的证型同时出现,在辨证和治疗时需要分清主次,抓住要点。

肝郁气滞型的主症是以"胀"为主。行经期下腹作胀,经前乳房胀痛,甚至可扪及块状物并有触痛。治疗原则:疏肝理气,调经活血。方药:柴胡、郁金、乌药、香附、当归、橘核。月经量少色暗,加川芎、牛膝;月经量多,加炒地榆、乌贼骨;经行先期,加生地或黄芩;经行后期,加吴茱萸。

血瘀型主症是以"痛"为主,瘀血阻滞,不通则痛。在经前或经期下腹疼痛拒按,或经血颜色紫暗夹有血块,瘀血排出后腹痛可暂缓。治疗原则:活血化瘀,调经止痛。方药:桃仁、红花、三棱、当归尾、乌药。经量减少,加川芎;经量多,加益母草;伴腰痛,加鸡血藤、牛膝;行经先期,加丹参、赤芍;行经后期,加吴茱萸。

血热型主症是月经先期,或量多,色鲜红。治则:凉血调经。方药:当归、白芍、香附、生地、黄芩。量少,加川芎;量多,加炒地榆,生地改生地炭。

胞宫受寒型主症是月经后期,经色淡黑,经血稀如水,少腹痛或不痛。治则:温经散寒。方药:吴茱萸、小茴香、当归、香附、白芍。伴下腹痛,加五灵脂、生蒲黄;经量少,加川芎。

特别需要强调的是,临床上气滞型和血瘀型往往同时出现。但只要掌握"胀"和"痛"孰轻孰重,分清气滞和血瘀孰为矛盾的主要方面,采取主次兼顾,对症下药,才能获得较好的临床疗效。

### ③ 痛经

痛经是妇科常见病、多发病,病因多为肝气郁结、寒湿凝滞、气血虚弱、肝肾亏损。在辨证时要紧紧抓住各证要点,方能有效施治。朱丹溪曾有"将行作痛者,气之滞也;行后作痛者,气血虚也"的论述,十分精辟。张道宗教授强调,在治疗穴位选择上,要以任脉及足太阴脾经穴为主。肝气郁结型治宜疏肝理气,通经止痛,加用太冲穴;寒湿凝滞型加归来穴,可温针艾灸;气血虚弱加足三里;肝肾不足加肾俞、肝俞、太溪。

在调经止痛的药物中,同样要辨明肝郁、寒凝、气虚、肝肾亏损,孰轻孰重。肝郁为主,中药加枳壳、香附、乌药、当归、红花、丹皮理气止痛;寒凝为主,加用官桂、小茴、干姜温经散寒;气虚为主,加党参、黄芪补益中气;肝肾不足,加山萸肉、熟地等。

在治疗时机的选择上,往往在行经前 3~5 天开始,月经来潮后 3~5 天结束最为合适，连续治疗3~5个周期，效果明显。对于病程较长的患者需要针药并用，坚持较长时间的治疗。同时配合必要的检查，明确病因。

### ④ 不孕

女子婚后3年以上，夫妻生活正常，配偶身体健康，从未受孕，称为不孕。近年由于工作压力加大，生活节奏加快，环境污染加重，发病有上升趋势。从中医理论分析，女子受孕的机制，主要依赖于肾气旺盛，经血充沛，任通冲盛，月事如期，两精相抟，方能成孕。凡先天肾气不足，冲任气血失调，皆难受孕。因此，不孕的主要原因是肾气不足、肝气郁结、痰湿内蕴。临床上3种证型常常同时夹杂并存，在治疗上不可拘泥。如肾气不足常兼有肝郁气滞，肝气郁结又兼有痰湿内阻，在治疗时需要统筹兼顾。

在治疗不孕症时特别重视辨证论治。张道宗教授特别指出，临床中常可遇见子宫内膜薄的患者，不易受孕，根据其同病位不同的病因，有因气血不足，有因肝气郁结，有因肾气不足等，取穴用药皆有不同。肾气不足，下腹冷痛者，在针灸治疗时，往往加用温针灸来温经散寒止痛，中药加川椒、五灵脂、蒲黄以增加疗效；肝郁不舒、乳房胀痛者，针灸取太冲、行间疏肝泻火。但无论哪一种证型，都离不开调理冲任气血。因此，取穴主要是下腹部、下肢的冲任二脉和足厥阴肝经、足少阴肾经、足太阴脾经。

需要指出的是：不孕症的治疗，往往需要较长的疗程，并需要患者的密切配合。除了药物和针灸治疗，患者的生活调护、情志舒畅也同样重要。

### ⑤ 带下病

“带下”一词，首见于《素问·骨空论》，有广义、狭义之分。广义带下，泛指的是妇科的经、带、胎、产疾病；狭义的带下病，特指白带。妇女出现带下量多，色泽、气味发生改变，或伴有全身症状者，即可称为带下病。《女科经纶》引缪仲淳语：“白带多是脾虚，肝气郁则脾受伤，脾伤则湿土之气下陷，是脾经不守，不能输为荣血，而下白滑之物……，盖以白带多属气虚，故健脾补气为要法也。”除脾虚之证，临床常见肾虚、湿毒二型，后者为实证、热证，白带黄浊、黏稠，并伴有全身热象，辨证时可资鉴别。

针灸治疗带下病取任脉、带脉、足太阴脾经、足少阴肾经、足厥阴肝经为主，根据临床辨证选取不同的经络：气海、足三里、三阴交是治疗脾虚带下的重要穴位，而次髎、肾俞又是治疗肾虚带下的有效腧穴，下髎、阴陵泉、行间则是治疗湿毒带下的主要穴位。方药的应用上，脾虚型的患者，常会用到《傅青主女科》的完带汤。张道宗教授认为：针灸并用，针药齐下，会收到事半功倍的效果。

### ⑥ 崩漏

崩漏为妇科常见病、多发病，月经淋漓不止，缠绵难愈，常因日久不愈而致患者贫血,影响日常生活及工作。辨证分型大多离不开气虚统摄无权、血热迫血妄行。张道宗教授喜用参、苓、术、草之类健脾益气,山萸肉、大熟地、杜仲等补肾固涩止血,远志宁心安神。崩漏日久,肝肾必亏,治疗用草本植物功效缓慢,必用阿胶珠等血肉有情之品,调补气血,填补冲任,以奏养血止血之效。但失血久虚之人,往往脾气虚弱,滋补不可过度,可适当加上消导之剂,以防碍胃。当归是妇科疾病的常用药,但易活血动血,崩漏患者须慎用。

### 7 强直性脊柱炎

强直性脊柱炎是一种以侵犯脊柱为主的风湿类疾病,以脊柱疼痛、僵硬甚至畸形为主要临床表现,诊断简单而治疗棘手。西医治疗多为解热镇痛、激素治疗。本病属于祖国医学"痹证"的范畴。发病原因多为患者素体气虚,卫气不固,感受风寒湿邪,经络闭阻,气血不畅,发为痹证。强直性脊柱炎病变的主要部位在脊柱,为督脉行经之处,经络所过,主治所及。同时,督脉又总督人体一身的阳气,有"阳脉之海"之称,又是肾精的主要通道。因此,通督益肾健骨是治疗强直性脊柱炎的基本方法,张道宗教授最为推崇。

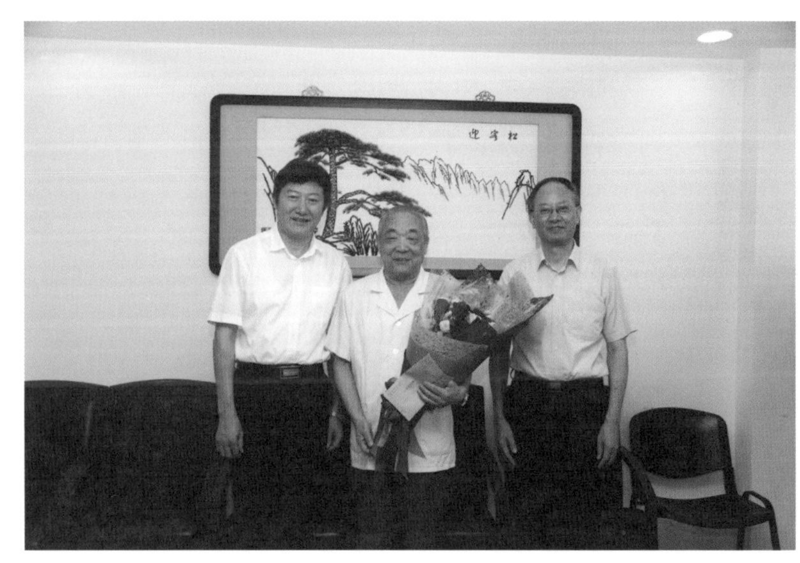

安徽中医药大学校长王健、副校长彭代银看望张道宗教授

治疗方法:自大椎穴以下沿督脉经取穴,每隔2寸进一针,2寸毫针沿皮斜刺,每次选取8~10针,同时配病变相应部位的夹脊穴,得气后留针,放置艾盒施灸,1个月为1疗程。

## 三、典型病例

### (一)通督调神针法治疗脑病

### 1 通督调神针法治疗中风

由于督脉是人体经脉中唯一一条既属于脑又络于脑的经脉,根据针灸学中"经脉循行所过之处,都是其主治所涉及的范围",督脉可以治疗脑科系统的疾病。研究证实中风是因阴阳失调、气血逆乱、窍闭神昏所致，多年前张道宗教授就针对性地提出了“通督调神”的学术思想和康复理论，经长期临床验证及实验研究发现，“通督调神”针刺治疗中风病确实具有益气醒神、化瘀通络、健脑开窍的作用。方法：①治疗选用督脉的神庭、百会、风府、大椎、至阳、命门、腰阳关为主穴。②配穴：肩髃、曲池、外关、血海、三阴交、太冲。③加减：气虚血瘀加血海；风痰阻络加丰隆；肝阳上亢加行间；阴虚风动加太冲、太溪。④操作：选用 40~50 mm 针，得气后行平补平泻手法，留针 45 分钟，期间行针 1 次。1 月为一疗程。

安徽省针灸医院脑病科采用“通督调神”针刺法治疗脑血管病患者，通过对患者的肢体功能、生活能力、认知功能评价和相关检测指标研究发现，其改善作用明显。与常规针刺及药物对照研究结果比较，“通督调神”针刺组的有效率、量表评价、客观指标均优于对照组。

典型病案

张某某，男，53 岁，初诊日期：2012 年 3 月 15 日。

患者因突发右侧肢体活动不利伴言语不清 3 小时入院，查体示神志清楚，不完全运动性失语，右上肢肌力 0 级，右下肢肌力 Ⅰ 级，肌张力低，腱反射活跃，右侧针刺感减退，右侧病理征阳性，舌淡暗苔薄白，脉涩。头颅 MRI 示：侧脑室旁大面积脑梗死。住院后采用“通督调神”针刺方案，并配合改善脑代谢，营养脑细胞及中成药活血化瘀药物治疗，2 个疗程后患者右上肢肌力 Ⅱ、Ⅰ 级，右下肢肌力Ⅳ$^{+}$级，言语清晰、对答切题；3 个疗程后左上肢肌力Ⅳ级，右下肢肌力Ⅴ$^{-}$级。嘱患者继续康复锻炼，并坚持定期行针灸治疗，以巩固疗效。经 2 年随访患者病情稳定。

### （二）四时化湿调脾胃

五行学说是中医理论体系的一个重要组成部分。五行学说认为，木、火、土、金、水是构成物质世界不可缺少的最基本物质，由于这五种最基本物质之间的相互滋生、相互制约的运动变化构成了物质世界。与木、火、土、金、水相应的季节是春、夏、长夏、秋、冬，与五行相应的五气是风、暑、湿、燥、寒。张老根据“土载四行”“土为万物之母” 的观点，提出了“四时皆有土”之说，认为长夏是长春、长夏、长秋、长冬的复合体。因此在一年四季中治病都必须重视“土”（即脾土）。春季多风湿，治疗时祛风不能忽视利湿；夏季多暑湿，在除湿热之时要重视清湿；秋季燥邪为多，但在润燥中也要适当理湿；冬季多寒湿，在祛寒的同时也要除湿。同样在治疗各脏器病变时，也要注意对“土”的调理。如肺有疾须“培土生金”，肝有疾要“知肝之病当先实脾”，肾有疾可“以土治水”，等等。总之，在防病过程中切不可忘记对土——脾胃后天之本的调养，也就是说，在治其他疾病的同时仍要重视顾护脾胃。

### ❶“四时皆有土”的临床应用

基于张道宗教授“四时皆有土”学说，临床上治疗春、夏、秋、冬四时病都要注重对脾土的调节和湿邪的治疗，如此则收效更佳。

(1)春季病：春季多风湿，故治疗上祛风不可忽视利湿。

案例1　张某，男，45岁，2012年3月3日初诊。

患者头痛反复发作10余年，加重1周。疼痛部位不定，呈游走性，每年春季多发。患者平素工作压力较大，血压偏高，在150/90 mmHg上下波动，未服用降压药。曾因头痛多次就诊于外院，CT排除了器质性病变，诊断为“血管性头痛”，药物治疗效果不显，症状反复。1周前感受风寒后症状加重，发作频繁，以右颞部搏动性疼痛为主，每天发作5~6次，每次持续半小时至1小时，伴情绪低落，胁肋胀满，善太息，纳差，舌淡，苔薄白，脉细弦。

辨病：头痛。

辨证：外感风邪，内风交并，郁阻头窍。治疗上予以祛风散寒、疏肝解郁的同时，健脾利湿。

针灸处方：以督脉和足少阳胆经穴为主。百会、神庭、印堂、风池(双)、太冲(双)、列缺(双)、外关(双)、三阴交(双)、足三里(双)。以上各穴毫针刺，平补平泻法，针刺得气后留针40分钟，每日1次。

中药处方：正川芎15 g，荆芥10 g，防风8 g，炒白芷10 g，羌活10 g，葛根20 g，菊花10 g，蔓荆子10 g，全蝎10 g，藿香、佩兰各10 g，焦白术12 g，砂、蔻仁各12 g。7剂，水煎内服，每日1剂，分2次服。

二诊，2012年3月10日。患者诉头痛症状逐渐减轻，纳差等症状亦明显改善。自测血压波动在140/90 mmHg上下，中药原方再进7剂，针刺同前。

三诊，2012年3月17日。患者头痛症状消失，纳谷香，精神转佳。自测血压提示正常，在130/80 mmHg上下。上方继服5剂，巩固疗效。并嘱患者避风寒、畅情志。

[按] 张道宗教授认为，头痛古代文献又称“头风”，风分内外，本案内外风相会客于脉道，经脉阻滞，不通则痛，发为头痛，故宜内外同治。“督脉入络脑”，故针灸以督脉穴百会、神庭、印堂醒脑开窍，风池穴外可疏散风寒，内可配太冲平肝熄风，“头项寻列缺”为远道取穴。同时针刺外关穴通调三焦以利湿，三阴交、足三里健脾以利湿。中药以川芎茶调散为基础方，外疏风散寒。加用菊花、蔓荆子内疏肝解郁；全蝎搜风散瘀止痛；同时配伍藿香、佩兰芳香化湿，白术、砂蔻仁健脾利湿，以防头痛缠绵不愈。

(2)夏季病：夏季多暑湿，故治疗上清暑热之时要重视除湿。

案例2　邓某，男，4岁，2011年7月12日初诊。

患儿 10 天前因天气炎热，过食生冷及油腻之品，出现发热、泄泻、纳差、恶心欲吐。曾于外院西药治疗，效果不佳。

刻下：大便日行 5~6 次，秽臭，夹有不消化食物，发热，体温 37.8℃，纳差，时有恶心，舌苔中部厚腻。

辨病：泄泻。

辨证：暑湿夹滞伤中，脾胃失调。治疗上予以祛暑湿，化积滞，和脾胃。

针灸处方：取足阳明胃经穴天枢(双)、梁丘(双)、足三里(双) ，以上各穴行平补平泻之法，针刺得气后双侧足三里穴加用温针灸，留针 20 分钟，每日 1 次。

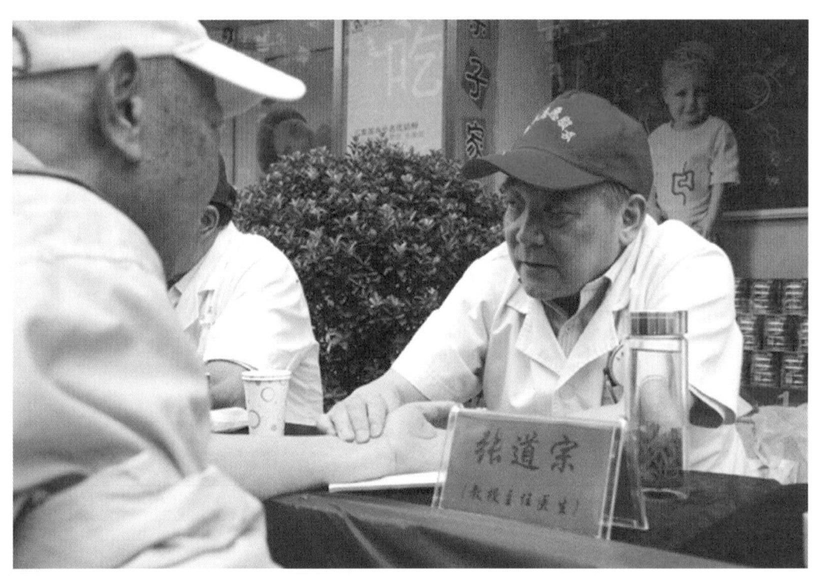

张道宗教授在社区为群众诊治

中药处方：生葛根 3 g，川雅连 3 g，藿香、佩兰各 3 g，炒枳壳 3 g，焦三仙（炒山楂、炒麦芽、炒神曲）各 4 g，广陈皮 3 g，苍、白术各 10 g，姜半夏 10 g，白云苓 5 g，福泽泻 5 g。2 剂，水煎内服，每日 1 剂，分 3~4 次服。

二诊：2011 年 7 月 15 日。服药 1 剂后，体温即恢复正常，2 剂后白厚苔渐化，大便渐转实，日行 2~3 次，食欲仍欠佳。改以健脾和中、消食开胃为主，调整中药处方如下：藿香、佩兰各 3 g，广陈皮 3 g，白云苓 5 g，炒半夏 3 g，鸡内金 5 g，焦白术 5 g，焦山楂 4 g，炒麦芽 4 g，炒谷芽 5 g，生薏苡仁 8 g。3 剂，水煎内服，每日 1 剂，分 3~4 次服。3 剂药服完后，家属来诉患儿饮食和大便均恢复正常，精神较佳。

［按］张道宗教授认为泄泻一病，脏腑虽责之于脾、胃、肾、大肠、小肠等，但关键在于脾胃；病因虽有寒、暑、痰、火、湿的不同，主要在于湿邪为患，故治疗泄泻多采用健脾利湿之法。本案例发于夏暑之时，患儿外感暑湿，内伤食滞，致脾胃不和。急则治其标，针灸取大肠募穴天枢通腑调便，胃经郄穴梁丘缓急止痛，温灸胃之下合穴足三里健脾和胃。中药先以葛根芩连汤为基础方加减，意在清热解暑，祛湿和中。服药 2 剂后，虽热退，但仍泄泻、纳差，表明暑热之邪虽去，然湿邪和积滞未尽，脾胃功能未复。故二诊调整处方，予健脾和中开胃之品，获效满意。

(3)秋季病:秋季多燥,治疗上润燥的同时要适当理湿。

案例3　李某,38岁,女,2013年9月12日初诊。

患者咳嗽10余天,干咳、无痰,纳差乏力,舌红,苔薄,脉细。

辨病:咳嗽。

辨证:肺阴不足。治疗上予以润肺止咳,同时配以健脾理湿。

针灸处方:以督脉及相应背俞穴为主,大椎、身柱、至阳、大杼、风门、华佗夹脊穴、肺腧、脾俞、足三里、阴陵泉。以上各穴进针得气后,后背放置艾盒,灸治30分钟后取针,每日1次。

中药处方:野百合12 g,南、北沙参各12 g,麦冬10 g,天花粉10 g,光杏仁10 g,川贝母10 g,诃子肉12 g,炙桑皮12 g,清半夏10 g,广陈皮6 g,云茯苓10 g,焦白术10 g,砂仁(打,后下)6 g,生甘草5 g。5剂。

上药水煎内服,每日1剂,分2次服。

二诊:2013年9月17日。患者咳嗽大减,纳谷如常,针灸如上,中药原方再进3剂而愈。

[按] 张道宗教授分析,该患者之咳嗽发于秋冬之交,以燥邪伤肺、肺失宣降为主要病机,治疗上以润肺止咳为主,但润燥之品有助湿之弊,故针灸处方中加用脾之背俞穴脾俞、胃经合穴足三里及脾经合穴阴陵泉,共奏健脾理湿之效。中药以沙参麦冬汤为基础方加减,其中百合、南北沙参、麦冬、天花粉滋养肺阴,杏仁、贝母、半夏润肺化痰,诃子肉敛肺止咳,桑白皮清肺泄热,同时加用广陈皮、云茯苓、焦白术、砂仁等理气健脾之品,则疗效更佳。

(4)冬季病:冬季多寒湿,治疗上祛寒的同时也要除湿。

案例4　王某,男,52岁,2013年12月9日初诊。

患者自幼有哮喘病史,10余年来哮喘不分季节,稍动则咳嗽气喘,近1周来受凉后哮喘又作,不能平卧,痰多色白,咯之不爽,伴纳谷不香,舌淡,苔白,脉细。

辨病:喘证。

辨证:风寒夹痰,壅阻于肺。治疗上予以疏风散寒,除湿平喘。

针灸处方:以相应背俞穴为主,定喘、大椎、夹脊穴、风门、肺俞、膻中、丰隆、足三里、三阴交、阴陵泉。以上各穴进针得气后,后背放置艾盒,灸治30分钟后取针,每日1次。

中药处方:炙麻黄10 g,淡干姜8 g,北细辛4 g,川贝母10 g,炙紫菀10 g,炙冬花10 g,光杏仁12 g,茯苓12 g,鹅管石(先下)30 g,炒葶苈10 g,射干10 g,橘络、皮各10 g,炙枇杷叶12 g,生甘草6 g。5剂。上药水煎内服,每日1剂,分2次服。

二诊:2013年12月14日,气急稍平,已能平卧,咳嗽已减,咯痰已爽,针灸如上,续服上方中药7剂,咳喘均平。

[按] 该患者系风寒夹痰阻于肺络，肺气不畅，通调失司，水湿泛滥，引发咳喘，故治疗上除疏风散寒、止咳平喘外，再配合健脾祛湿之品，则效果更佳。针灸处方中定喘为治疗喘证的经验效穴，大椎、风门疏风散寒，肺俞为肺之背俞穴，配合气会膻中疏通气机、止咳平喘，丰隆为祛痰要穴，配合足三里、三阴交、阴陵泉，共奏健脾祛湿之效。患者久患哮喘，寒饮内伏，复感客寒而引发旧疾，符合外寒内饮的小青龙证，故中药以小青龙汤为基础方加减。麻黄选炙麻黄，减其发汗之功而增其止咳平喘之效；干姜、细辛温肺化饮；紫菀、款冬花化痰止咳，二者配伍对于咳喘无论新久、寒热虚实，皆可用之；川贝母既能止咳化痰，又能清热润肺，善治久咳痰喘之证；杏仁、茯苓二药组合，是张道宗教授喜用的对药。杏仁苦微辛，性微温，苦降肺气，辛能宣散，有止咳平喘之功，为治疗咳喘病之要药；茯苓淡渗性平，具有健脾化痰除饮降逆之功，二药配伍，行水饮、疏肺气、止咳喘。鹅管石温肺、炒葶苈泻肺、炙枇杷叶清肺，配射干加强化痰平喘；同时配合橘络皮理气化痰，气行则痰消；甘草调和诸药。纵观全方，外能治疗风寒表证，内能兼顾寒饮水湿。

### ❷ 脏腑辨证与“四时皆有土”的临床应用

在临症中始终强调针灸疗法仅用经络辨证来指导临床是片面的，必须运用中医理论体系，以脏腑辨证为基础，结合经络辨证及其他辨证方法，对疾病进行分析归纳。又诸脏腑百骸受气于脾胃，而后能强。若脾胃一亏，则众体皆无以受气，日见羸弱矣。故治杂病者，宜以脾胃为主”(《医方考·脾胃门》)。脾旺于长夏，通于土气，为后天之本、气血生化之源，五脏六腑、四肢百骸皆赖其生化的水谷精微以奉养，与长养万物的土相似。因此张道宗教授将“四时皆有土”学说与脏腑辨证相结合，根据五行与五脏的对应关系，土为万物之母的特性，在临床中治疗五脏的疾病都非常重视对“脾土”的调节。

(1)脾与心：二者为母子关系，母病及子，子病及母。

案例1　钱某，男，48岁，2013年3月7日初诊。

患者反复胃脘部隐痛4年，加重2周。就诊时胃痛隐隐，食量渐减，食后腹胀，伴咽干口燥，渴不欲饮，头晕乏力，五心烦热，心悸不寐，小便赤，大便干结，舌红少苔，脉细数。

辨病：胃痛。

辨证：心火亢盛，胃阴不足。治疗上予以清心火，养胃阴，理气止痛。

中药处方：生百合40 g，川楝子15 g，绿萼梅10 g，白芍15 g，麦冬(朱砂拌)30 g，玉竹15 g，生地15 g，沙参20 g，生麦芽30 g，酸枣仁30 g，柏子仁12 g，夜交藤30 g，甘草梢15 g。5剂。上药水煎内服，每日1剂，分2次服。

二诊：2013年3月13日。患者胃痛已止，诸症悉减，唯手足心热，大便干，上方加银柴胡15 g，胡黄连15 g，地骨皮15 g，续服5剂而愈。

［按］心火生脾土，心火能暖脾土，但若心火过亢，又会致胃腑燥热，胃阴被灼，出现心烦不寐，胃脘隐痛，饥不欲食，大便不畅。这种因心火亢盛伤阴所致土燥之证，应泄心火与润脾土并用，方能母子调和。中药以一贯煎合芍药甘草汤加减，其中百合清心宁神；川楝子、绿萼梅理气止痛；麦冬、生地、沙参、玉竹养阴益胃，其中麦冬朱砂拌是张老经验，将麦冬的养阴生津之效与朱砂镇心安神之效融为一体，对治疗不寐、癫狂等效果显著；生麦芽健脾开胃；芍药、甘草缓急止痛，亦是张老经验方中常用对药，广泛应用于全身各部位的疼痛；同时配伍酸枣仁、柏子仁、夜交藤养心安神。患者二诊时胃痛已止，但手足心热、大便干等阴虚证较突出，故加银柴胡、胡黄连、地骨皮等以加强清虚热之功。

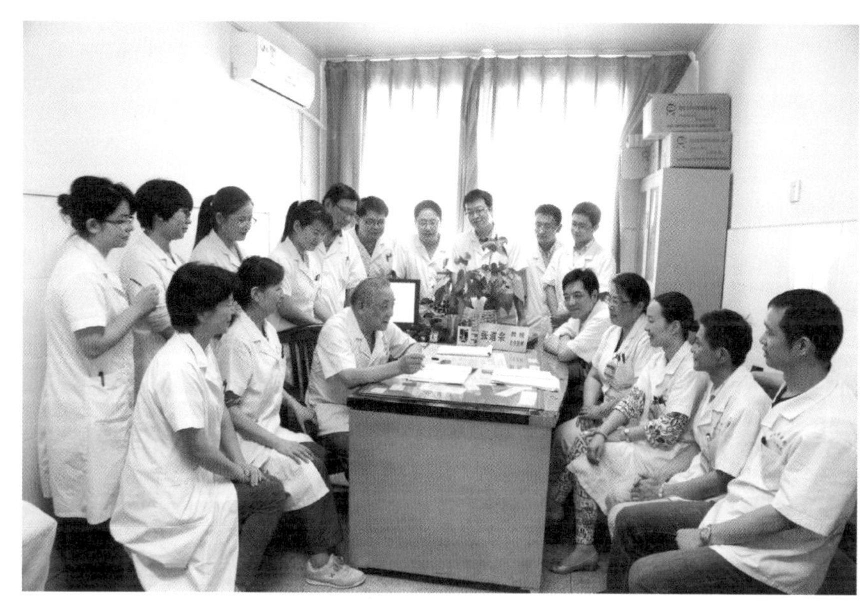

张道宗教授在给弟子讲学

（2）脾与肝：脾土的升清运化有赖于肝木的疏泄条达。

案例 2　陈某，女，37 岁，2013 年 5 月 16 日初诊。

患者胃脘隐痛牵及两胁 3 个月，每于情绪波动时发病，伴嗳气、纳差、大便干燥，舌淡，苔白，脉弦。

辨病：胃脘痛。

辨证：肝胃不和，气滞胃痛。治疗上予以调和肝脾，理气止痛。

中药处方：杭白芍 15 g，柴胡 10 g，香附 15 g，枳壳 10 g，广陈皮 10 g，白术12 g，生谷芽 15 g，生麦芽 15 g，黄连 4 g，甘草 5 g。7 剂。水煎内服，每日 1 剂，分 2 次服。

二诊：2013 年 5 月 24 日，胃脘及两胁痛大减，诸症明显改善，上方续服 7 剂诸症消失。

［按］“见肝之病，知肝传脾，当先实脾”。若肝失疏泄，无以助脾之升清运化，则引起“木不疏泄”，或称为“肝脾不和”，故治疗上应疏肝理气，健脾和胃。中药以柴胡疏肝散为基础方加减，其中芍药配甘草缓急止痛，柴胡、香附疏肝解郁，陈皮、枳壳理气和中，白术、生麦芽、谷麦芽健脾消食和胃，少佐黄连泻肝郁之火，全方疏肝的同时不忘健脾，肝

脾同调,达到防病传变的目的。

(3)脾与肺:二者为母子关系,脾为肺母。

案例3 吴某,女,58岁,2014年2月10日初诊。

患者反复咳嗽3年,痰色白,晨起为重,大便溏泻2年,日行2次,纳谷欠佳,食后脐周痛,口苦喜热饮,舌红,苔微黄腻,脉寸微,关弦滑,尺沉弱。

辨病:咳嗽。

辨证:脾虚湿滞,痰阻于肺。治疗上予以温中健脾,化痰止咳。

中药处方:党参12 g,白术10 g,干姜6 g,桂枝6 g,茯苓10 g,炒白芥子5 g,大枣4枚,化橘红5 g,炙甘草5 g。水煎内服,每日1剂,分2次服,上方加减连续服1月而痊愈。

[按]脾与肺为相生关系,病理上表现为子病及母和母病及子。本案例为子病及母,即因内伤或外感,使肺失宣降,水道不得通调,出现咳嗽、痰多,日久损伤脾阳,致使运化不健,出现食欲不振、便溏等症。痰湿乃因脾虚所致,脾虚为本,痰湿为标。故治疗上以温中健脾为主,祛湿化痰为辅,标本兼顾。方以六君子汤为基础方加减,益气健脾,燥湿化痰。同时配伍干姜、桂枝温肺化饮,白芥子利气豁痰以治其标。

(4)脾与肾:脾五行属土,肾五行属水,土克水。

案例4:王某,男,45岁,2013年1月6日就诊。

患者因“慢性肾盂肾炎”“肾功能衰竭”就诊入院。症见面色无华,面浮肢肿,恶心呕吐,口中尿味,神疲乏力,纳差腹胀,腰膝酸软,畏寒肢冷,大便溏泻,小便频短,舌暗,苔白腻,脉沉细。实验室检查:尿素氮31.4 mmol/L,血肌酐680.7 μmol/L。

辨病:水肿。

辨证:脾肾阳虚,邪毒瘀阻。治疗上予以温补脾肾,化瘀泄浊。

中药处方:紫河车10 g,菟丝子15 g,巴戟天10 g,淫羊藿10 g,黄芪15 g,白术10 g,陈皮6 g,熟地15 g,枸杞子15 g,蜈蚣3条,水蛭8 g,丹参15 g。以上药为主方加减,水煎内服,每日1剂,分2次服。治疗2个月,水肿减退,纳谷增加,精神好转,诸症皆平,复查肾功能提示:尿素氮12.4 mmol/L,血肌酐221.6 μmol/L。

[按]脾土克肾水,病理表现为土不克水或水反克土。本案例为肾阳不足,不能化气行水,水湿泛滥,反克脾土,致脾阳不振,而出现水肿、胀满、食欲不振、四肢不温,治宜培土制水。该中药处方为张道宗教授治疗肾功能不全自拟方,其中紫河车、菟丝子、巴戟天、淫羊藿温补肾阳,配枸杞子、熟地滋补肾阴,防温补太过;黄芪、白术、陈皮健脾理气,且黄芪有利水之功;同时配伍蜈蚣、水蛭、丹参化瘀通络。全方温补脾肾治其本,化瘀泄浊治其标,标本同治而获效较佳。

### ③ 辨治脾胃病经验

张道宗教授强调，脾胃病的形成与湿邪关系较为密切。临床上湿邪致病最多，可以侵犯人体许多部位，不但可以侵犯肌肤，还可以损害脏腑。如湿在上焦，出现头重如裹；湿在中焦，则有脘腹痞满，呕吐腹泻；湿在下焦，则有水肿、淋浊带下等。这里主要讨论湿邪与脾胃病的关系。

湿邪致病有内外之分，所谓外湿由外受湿邪所引起，而内湿一般由脾虚不能运化水湿而致。内外湿邪互为关联，外湿困脾，必然导致脾失健运；反之，内湿停滞，又常招致外湿侵袭。湿邪困阻脾胃之后，因人体脏腑功能不同、体质的差异以及治疗方法的不当，在病理上可出现寒化和热化之不同。比如，患者素体脾胃虚寒，或医者过用苦寒之品，则湿邪易于寒化，临床上表现为寒湿征象；若属于胃肠积热或胃火炽盛，或妄用温燥之药，则湿邪易于热化，表现为湿热的征象。由于脾恶湿喜燥，湿邪最易困脾，寒湿阻滞，困遏脾阳，症见腹胀、便溏、纳呆、食少，头重如裹，身体困重，舌苔白腻，脉濡等。湿邪尚可留滞于大小肠，致湿热或寒湿下注大肠，临床表现为泄泻不爽，腹中胀满，腹痛肠鸣，或下痢赤白脓血。

治湿之法，应分类治之。属寒者，宜温中散寒；属热者应清热利湿，寒热错杂者宜苦辛通降；在上焦者，宜芳香化湿；在中焦者，宜健脾渗湿；在下焦者，宜淡渗利湿。

在诸多化湿方剂中，张道宗教授最喜用“三仁汤”治疗脾胃病及其他疾患。方中杏仁苦辛，轻开上焦肺气，盖肺主一身之气，气化则湿亦化；白蔻仁芳香苦辛，行气化湿；薏苡仁甘淡，渗利湿热；制半夏、厚朴行气散满，除湿消痞；滑石、通草、竹叶增强渗利湿热之功。诸药相合，宣上、畅中、渗下，使湿利热消，诸症自解。

## （三）针药并重疗面瘫

面瘫又称特发性面神经麻痹、面神经炎，系茎乳突孔内急性非化脓性炎症引起的周围性面神经麻痹，表现以一侧面部表情肌瘫痪为特点。本病的病因尚未完全阐明，激发因素可能系风寒、病毒感染或自主神经因素引起局部营养神经的血管痉挛，导致神经缺血水肿、脱髓鞘，严重者可有轴突变性。临床以面部表情肌群运动功能障碍为主要特征，一般症状是口眼歪斜，又被称为歪嘴巴。它是一种常见病、多发病，不受年龄限制，患者面部往往连最基本的抬眉、闭眼、鼓嘴等动作都无法完成。面神经麻痹如恢复不完全，常可产生瘫痪肌的挛缩、面肌痉挛或连带运动，倒错现象。

面瘫的病理特点和面神经的解剖特性，决定了面神经麻痹必须尽早针灸治疗才能提高疗效、减少后遗症。面神经由脑桥的面神经核发出神经纤维，经面神经管，出茎乳突孔进入面部，之间经过弯曲狭长的管道，一旦面神经受到风寒刺激或感染的影响，就会产生炎症、水肿。由于解剖位置的特殊性，面神经受压缺血的时间越久，损伤、变性越严重，面瘫就越难以恢复。张道宗教授强调，急性期给予及时恰当的针灸治疗，能缩短病程并防止后遗症的发生。发病早期属风寒袭络，邪在表浅，适宜的针灸治疗主要是局部刺激增加面神经的兴奋性，改变局部血液循环，促进面神经炎症的消除和水肿的吸收，使神经纤维恢复正常，从而缩短治疗时间，增加疗效。故手法宜少针轻刺。轻刺加艾灸治疗以祛除风寒之邪，能直接改善病变部位的血液循环，迅速消除水肿，使受压迫造成的神经功能损害得以降低，从而使神经功能恢复时间缩短，防止后遗症发生，并减少激素的使用。病程1个月以上才开始针刺治疗的患者，在半年内完全恢复的比例很小。以往临床常见面瘫后遗留面肌痉挛或闭目-口角联动的患者，常因病程太长或早期治疗不当造成。其原因可能是：①急性期没有得到有效的治疗，而致面神经受水肿压迫时间过长，神经损害程度严重；②急性期针灸治疗方法不当，如过早使用透刺、电针等重刺激，致使面神经髓鞘纤维的再生障碍，妨碍面神经功能恢复。所以早期恰当的治疗是本病快速完全恢复的关键。

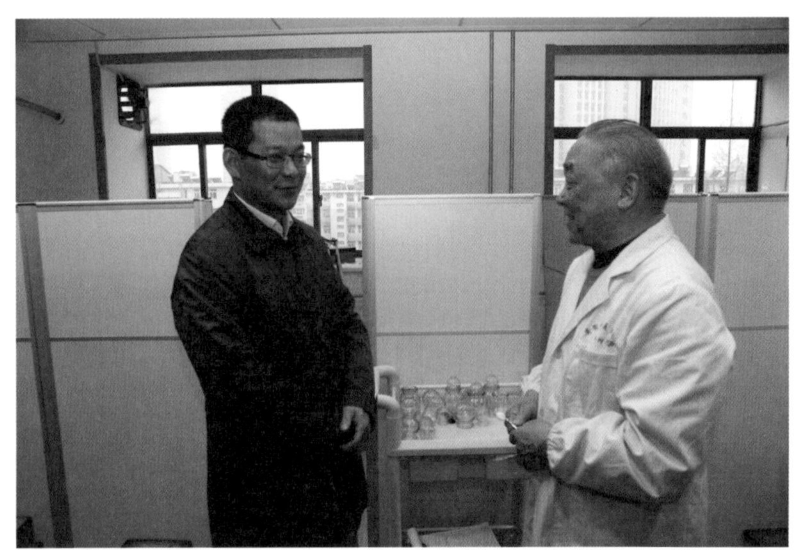
安徽省卫生计生委副主任、省中医药管理局副局长董明培看望张道宗教授

## ❶ 针灸处方

百会、印堂、风府、风池、翳风、下关、阳白、攒竹、太阳、四白、地仓透颊车、合谷、外关。

上方中除合谷、风池、太阳取双侧，其余均为患侧。早期以上诸穴，每日1次，留针30分钟，行平补平泻法。中晚期可在风池、翳风、下关以艾炷温针灸3壮。后期及后遗症期多施以电针，2~3组电极连接，疏密波。强度以患者能耐受为宜。留针60分钟。针毕患侧闪罐。每日1次，10次为1个疗程。

## ❷ 正康汤

正康汤是张道宗教授从整体出发，通过50年临床的不断探索总结出来的。张道宗教授认为，“汤药治其内，针灸攻其外”，汤药是提高周围性面瘫临床疗效的重要手段，尤其是针对顽固性面瘫。如遇证属“热毒伤络”型面瘫，则必须在正康汤的基础上加以蒲公英、鱼腥草、炒山栀、赤芍、丹参、钩藤等清热解毒、凉血祛风的中药内服,往往取得较满意疗效。

组成:水蛭 3 g,白附子 6 g,白僵蚕 12 g,川蜈蚣 3 g,全蝎 5 g,大黄芪 30 g,散红花 12 g,鸡血藤 30 g。

功效:祛风活血,益气通络。

适应证:适用于面瘫、中风后遗症、口角歪斜等。

方义:"治风先治血,血行风自灭。"故方中以蜈蚣、全蝎为君药,以祛风止痛通络。臣以散红花、鸡血藤、水蛭活血化瘀通络;大黄芪健脾益气助阳,意在气旺血行,补气以行血,瘀去络通;白僵蚕祛风解痉、化痰散结,与全蝎相须为用,可增强祛风止痉之功;白附子苦辛大温,入阳明经,补肝虚,上行头面,行药势,直达病所,功兼佐使。诸药合用,风祛血活、络通瘀化,正一身之阳气,康有疾之体,诸症向愈。张道宗教授在临床中对于面瘫患者多采用正康汤加减治疗。

### ③ 病例

病例 1　倪某,女,67 岁。2007 年 10 月 16 日初诊。

左侧耳后疼痛 2 天,口眼歪斜 1 天。

2 天前患者自觉左侧耳后轻微疼痛,未予重视,今日起疼痛加重并出现口角向右歪斜,左侧眼睑闭合不全,遂来我院就诊。诊见:左侧额纹消失,左眼闭合不全,为1~2 cm,左侧鼻唇沟变浅,鼓腮漏气,伸舌不歪,舌淡红,苔薄白,脉浮。头颅 CT 未见异常。证属卫气不固,风寒侵袭。治以固卫,祛风散寒,疏经通络。

针灸:风池(双)、翳风、阳白、太阳、四白、迎香、地仓、颊车、下关、牵正、合谷(双)。以上诸穴,每日 1 次,留针 30 分钟,行平补平泻法,5 次为 1 疗程。

处方:正康汤加减。全蝎 10 g,白僵蚕 10 g,白附子 8 g,干地龙 10 g,正川芎 10 g,防风 6 g,白云苓 15 g,净蝉蜕 10 g,鸡血藤 20 g,炙黄芪 20 g,潞党参 15 g。7 剂,水煎服,每日 1 剂,分 2 次服。

二诊:2008 年 10 月 22 日。患者左侧耳后轻微疼痛已消失,已显额纹,左侧眼裂闭合不全约 0.5 cm,口角歪斜明显好转。针药治疗同前,加用局部闪罐治疗。

三诊:2008 年 10 月 28 日。患者额纹基本恢复,眼睑闭合完全,口角轻度右歪。取穴调整如下:阳白、四白、迎香、地仓、颊车、下关、牵正、合谷。停用中药,继续联合闪罐治疗,巩固疗效,以善其后。

### ④ 辨治面瘫经验总结

面瘫是临床上的常见病、多发病,多由人体正气不足,经脉空虚,风邪夹痰乘虚入中面部阳明少阳脉络,致使气血痹阻,筋脉失养,弛缓不收,而发生口眼歪斜。因引起面瘫的病因、病情不同，在临床治疗过程中方法也不尽相同，在50多年的临床实践中形成了一套完整的诊疗方案，对于不同类型的患者屡用屡效。

（1）本虚标实，祛邪不忘固本

面瘫一证，患者突然出现口眼歪斜，眼睑不能闭合，人中及口角偏向一侧，发病前往往有外感风邪，看似实证，但却以正气虚为病之根本。正气不足，络脉空虚，风邪夹痰夹瘀侵袭患部，而发生气血痹阻，经气不通，筋脉失养而发生本病。因此，人体正虚为本，风、痰、瘀为标，虚、风、痰、瘀为本病的基本病理基础。祛风化痰、活血通络、补益正气是本病的基本治疗大法。

张道宗教授在祛风化痰时，多选用水蛭、胆南星、白附子、白芥子、天麻、僵蚕、全蝎、蜈蚣、防风、白芷等；活血通络喜选用鸡血藤、当归、川芎、丹参、地龙、赤芍、丹皮、红花、桃仁等；补益正气一般选用黄芪、太子参、党参、白术、茯苓等。在临证时，根据患者的病情、证型辨证施治，灵活运用，各有侧重，并不一味拘泥于祛邪外出，而从整体出发，全面调整，扶正祛邪，标本兼顾。

（2）把握时机，施治必须分期

一般认为：面瘫分为三期。发病后1周以内，为急性期，亦有人称之为早期。此期为面神经炎症水肿进展期。发病1周至1个月以内，为恢复期，或称为中期，是治疗面瘫的关键时期。发病3个月至半年以上为后遗症期，或称之为后期，此期若治疗恰当，仍可有恢复作用。对面瘫进行分期，主要是为了指导治疗或判断预后。张道宗教授主张面瘫早期以循经远道取穴为主：多取双侧合谷、太冲；近部取穴为辅：仅刺地仓、颊车、翳风，浅刺，手法轻，以免加重神经水肿、不利于炎症的消退；恢复期以患部局部治疗为主，多加用阳白、人中、承泣、承浆、鱼腰，可适当加强刺激，必要时用电针，疏通局部的经气，促进瘫痪肌肉尽早恢复功能；后遗症期若患者证情仍然较重者，治疗方法可以同恢复期，若患者已基本恢复，并出现面部肌肉抽动者，切忌强刺激，此时治疗方法应同急性期，以免引起面瘫倒错或肌肉痉挛。

（3）审症求因，选穴参照解剖

面神经从腮腺穿出，分为5支支配面部表情肌。颞支：支配眼轮匝肌、额肌、切眉肌、耳廓肌等。因此颞部肌肉瘫痪可在这些肌肉分布部位上选取：阳白、太阳、攒竹、下关。颧支：支配颧肌、眼轮匝肌、上唇方肌、压鼻孔肌等，颧部肌肉瘫痪可选用颧髎、下关、迎香、四白。颊支：支配颊肌、颧肌、口轮匝肌和其他口周围肌，这些部位的肌肉瘫痪可选用地仓、巨髎、人中、颧髎、牵正。下颌支：支配唇肌，颌部症状重可选用地仓、承浆、颊车、大迎。颈支：可选翳风、天容、扶突，颈部可选用以上穴位。此外，还根据患者的症状取穴，如迎风流泪，取承泣、睛明，耳后疼痛选翳风等。

（4）针药并重，慎用激素

张道宗教授临证，多偏爱针药并用，各取所长，不拘一格。西医多认为：面神经炎在急性期应使用皮质激素来消除神经水肿，防止神经变性。

糖皮质激素的早期使用，是西医治疗面瘫的主要手段，并被认为是决定预后的重要因素。对此，张道宗教授有不同见解。他认为：面神经炎的确存在神经的水肿，激素的应用对于消除神经水肿有积极作用，但在面瘫的病因学中，发病与机体免疫状态低下有直接的关系，这一点也不容忽视。而皮质激素作为免疫抑制剂，它是抑制机体的免疫，而不是提高免疫。中药施治是祛邪与扶正并举，强调扶助人体的正气。因此，他不主张使用激素，认为激素滥用不仅不利于疾病恢复，反而使病程延长。故在经治的面瘫患者中，从不服用激素。

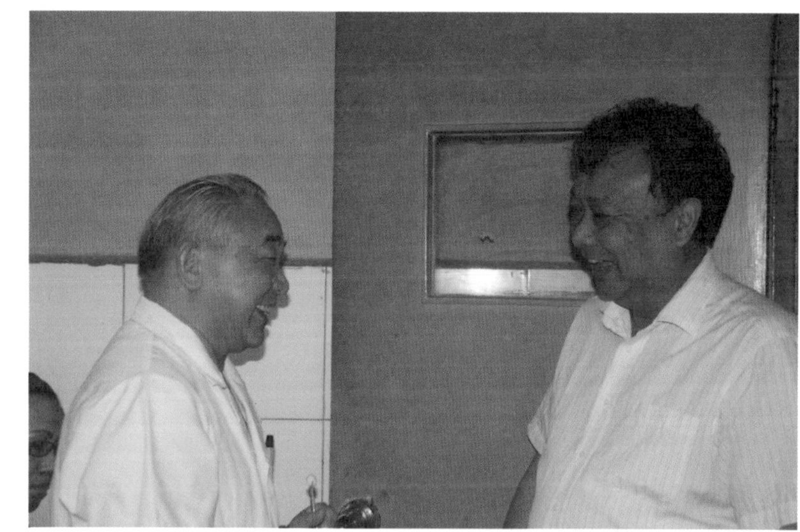
安徽中医药大学党委书记王大鹏看望张道宗教授

张道宗教授治疗面瘫针药并用，把握时期，手法各异，辨证选穴，灵活多变，祛邪同时，不忘固本，标本兼顾，疗效满意。

(5)"针、灸、药、罐"四位一体

在临床中，多将针、灸、药、罐进行有机组合，为患者量身定做系统、完整、行之有效的治疗方案，以通经脉，调气血，标本兼治，从而达到防治疾病的目的，在治病的同时增强患者自身抵抗力，缩短治疗时间。

针灸：遵循"急性期针刺不宜过深，取穴不宜过多，恢复期可加灸法，配合循经远取"的原则。面瘫一定要到正规医院进行治疗，切不可耽误病情。

拔罐：面瘫局部闪罐配合督脉穴与膀胱经背俞穴拔罐、面部拔罐。拔罐可以激发人体阳气、调畅气机，使风寒尽出。

中药内服熏洗方：组成：水蛭 3 g，白附子 6 g，白僵蚕 12 g，大黄芪 30 g，散红花 12 g，鸡血藤 30 g 等药。

适应证：张道宗教授通常嘱咐患者，药物服用后不必丢弃，可用药渣做面部热敷。适合有面肌麻木、额纹变浅或消失、泪液外流、舌僵不灵、头身冷痛、眩晕、头重如蒙、胸闷恶心、少食多寐、舌苔白腻、脉滑等症状的面瘫患者。

(6)穴位贴敷

取穴：下关、颧髎。操作：取白附子 30 g，冰片 6 g 等药研末和面糊做饼，敷于穴位，每日1次，连敷3天。

## 5 饮食宜忌

宜用：含钙丰富的食物如排骨、深绿色蔬菜、海带、水果、芝麻、胡萝卜奶制品等。维生素$B_1$、维生素$B_2$、维生素$B_{12}$等，如番茄、香菜、黄瓜、木瓜、葡萄、柿子、杏、梨、桃、菠萝等含维生素较多的蔬果。

不宜用：不宜吃辛辣油腻的食物，如辣椒、葱、大蒜、花椒、肥肉、油炸食品、年糕、糍粑等。

## 6 面瘫的养护与调摄

(1)多食用新鲜蔬菜、粗粮、黄豆制品、大枣、瘦肉等。

(2)平时面瘫患者需要减少光源刺激，如电脑、电视、紫外线等。

(3)需要多做功能性锻炼，如：抬眉、鼓气、双眼紧闭、张大嘴等。

(4)每天需要坚持穴位按摩。

(5)睡觉之前用热水泡脚，有条件的话，做足底按摩。

(6)适当运动，加强身体锻炼，常听轻快音乐，心情平和愉快，保证充足睡眠。

(7)面瘫患者在服药期间，忌辛辣刺激食物，如白酒、大蒜、海鲜、浓茶、麻辣火锅等。

(8)用毛巾热敷脸，每晚3~4次，勿用冷水洗脸，遇到寒冷天气时，需要注意头部保暖。

(9)眼部护理：面瘫导致的眼睑闭合不全，致使角膜长期外露，容易导致感染，适当滴一些具有消炎、润滑的眼药水，夜间用纱布保护，出门可戴墨镜。

(10)心理护理：面瘫导致患者面容的改变，使得患者产生焦虑、抑郁的心理，应注意做好心理疏导工作，缓解紧张情绪。

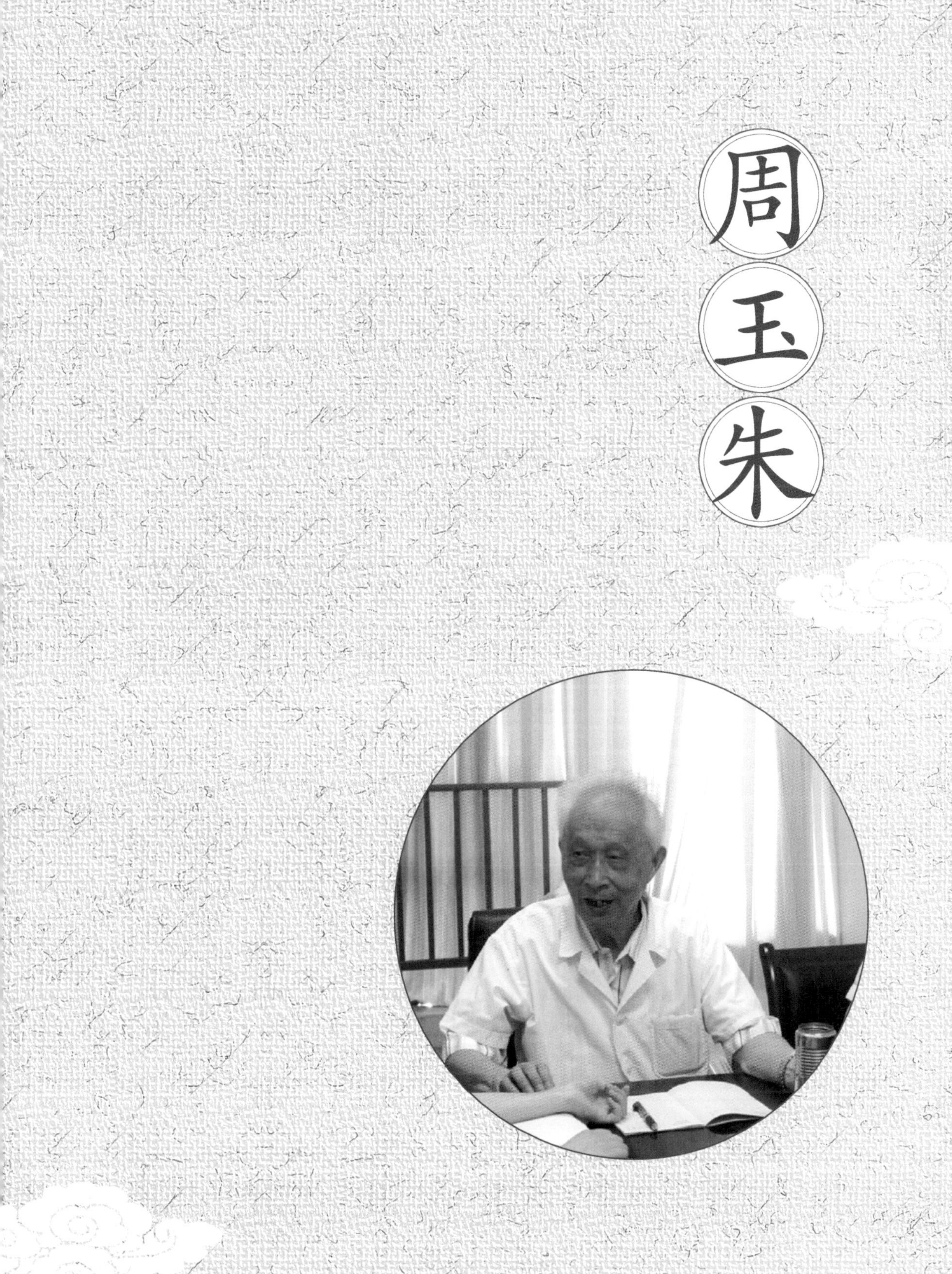
周玉朱

## 第一节 名医小传

周玉朱(珠),男,江苏扬州人,中共党员,教授,外科主任医师。1964年毕业于南京中医学院(现南京中医药大学)医疗系本科(6年制)。毕业后一直在安徽中医学院(现安徽中医药大学)及其第一附属医院(安徽省中医院)从事医、教、研工作,已历53载,是安徽省跨世纪中医学术和技术带头人培养对象首批导师,安徽省名中医,安徽省首届国医名师,安徽省中医药学会外科专业委员会名誉主任委员和学术顾问,安徽省委保健委员会保健会诊资深专家,中华中医药学会周围血管病委员会人才培养导师,全国第二批中医药专家学术经验继承指导老师;曾任全国高等中医药院校教材《中医外科学》、《中医外伤科学》等十余部书的编委,《外科学及护理》的审订者;独著《周玉朱外科临证精华》获得第25届华东地区科技出版社优秀科技图书二等奖;在国内外发表论文32篇,其中1篇在第4届塞维尼亚(西班牙)东西方医学国际会议上被授予优秀论文奖状和奖牌,另外数篇载入《世界医学文库》《中国实用科技大词典》《国家级名医秘验方》《中国现代名中医医案精粹》诸书;其生平入选美国世界科学出版社出版的《世界传统医学杰出人物》(Who,s Who in World Traditional Medicine)。

参与国家中医药管理局国家考试中心和安徽省医学继续教育(四级)有关外科的命题和审题;以副主任委员和主任委员身份应邀主持南京中医药大学国家级教学成果奖励项目"外科临床技能训练与考核方法的研究与实践"和"江苏省中医院疮疡外用药物"两个鉴定会;是南京中医药大学、湖南中医药大学等高校的外科博士生论文评审专家;赴院外、市外和省外会诊;带教过来自美国、新加坡等地的学生。

周玉朱教授工作后恰遇安徽医学院等四校合并,在当时的安徽医学院附属医院外科,从事中西医结合治疗常见病和急腹症,从理论到实践,他获得不少现代医学知识及操作技能,为他的"西为中用,以中为本"的毕生事业倾注了新鲜的血液,提供了强有力的支撑。

风华正茂时,周玉朱教授凭借较强的记忆力,背诵过许多经典许多原文,大量的药性和方剂,使他受益匪浅,至今仍可脱口而出。由于他的基本功非常扎实,使他在看病时处方选药驾轻就熟,擅长中西医结合治疗乳腺病、消化道疾病、皮肤病和周围血管病。

在连续不断的半个多世纪的行医岁月中,他始终上不愧于天,中不亏于人,下不怍于地,把《礼记》中"德成而上,艺成而下"的教诲列为座右铭,视患者的痛痒为第一。由于他耿直厚道,深受患者称赞,曾获"爱院奉献奖""德艺双馨奖"等荣誉称号。

白驹过隙,韶光早逝,转眼一瞬,年逾八秩,步入人生四季中的"中秋佳节"。周玉朱虽已年迈,但壮志犹存。他将继续以高尚的医德,敬业的精神,精湛的技艺,绵薄的余力,为大千世界尽他应尽的责任。

# 第二节 学术特色

中医四大经典是古人在漫长的保健实践中的理论结晶和经验积淀，值得人们努力学习与刻苦钻研。周玉朱教授能让一些患者的脸上重新露出愉快的笑容，其根源之一就是得益于他学习、研究其中深刻的哲理和整体观念下的审证求因与治疗疾病的规律。在当今世界文化多元化的态势下，当今社会比以往任何时候都强调创新。只有不断创新才能引领未来。继承前贤的同时，时刻探索理论和实践两个方面的创新问题，方可使古老的医学折射出新的光芒。传承创新、西为中用、多措并举是他的学术特色。主要表现在：

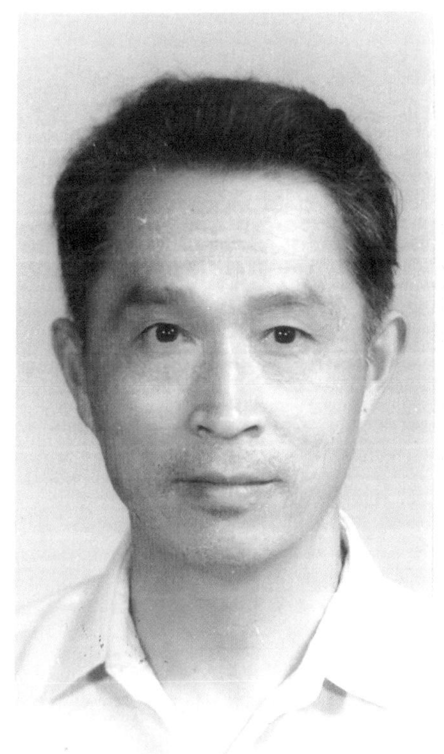

1983年2月1日48周岁留影

## 一、传承创新

### 1 理论上独抒己见

中医的开山之作《内经》是中医理论的基石，是后生必修的课程。他在学习、研究和享用终身的同时，也发现少数不敢苟同的观点。例如“邪之所凑，其气必虚”（《素问·评热病论》）这一定论在大多数情况下是站得住脚的，然而并不全是。前人的诸多经验和他的粗浅体会皆揭示了邪之所凑，其气不虚这样一个毋庸置疑的客观存在。他认为，若将它改为“邪之所凑，其气多虚”，则更能贴近事实。再如，“病有诸内，必形诸于外”（《灵枢·终始》）。在限于当时检查手段滞后的条件下，这一高度概括的看法是睿智之见。随着科技的进步，应用当前所获得的证据，他提议，如更正为“病有诸内，形诸外或不形诸外”则无懈可击。何也？他所接触过的不可胜数的胆石症患者中，虽经B超等诊断胆囊结石，但其中一半左右的患者都“无所苦”，即右胁肋或剑突下既不感闷胀或隐痛，也无压痛等症状和体征。新世纪全国高等中医药院校规划教材之一《中药学》中“十八反，十九畏”的条条框框是否已成为桎梏，也值得进一步商榷。通过大量实践（下见3.），周玉朱初步认为，应做必要的修改，只有这样才符合实事求是、与时俱进的科学精神。

## ❷ 证治中补其不逮

何谓虚热？有什么具体表现？怎样治疗？过去的中医书上只有零星的描述，没有较为完整的诠释。《素问·调经论》自问自答："阴虚生内热奈何？有所劳倦，形气衰少，谷气不盛，上焦不行，下焦不通，胃气热，热气熏胸中，故内热。"《金匮要略》在治疗"虚热肺痿"时，方取麦门冬汤，重用麦门冬养阴生津，润肺清热。

20余年前《北京中医》有他一篇名为《滋阴清热汤在外科病症中的应用》的文章。该文中他首先提出，虚热有三种类型：一是自觉五心烦热而体温正常，如风瘙痒（皮肤瘙痒症）；二是日晡（下午15:00~17:00）潮热，即午后体温在37.3~37.9℃，如颈部瘰疬（颈淋巴结核）、乳痨（结核性乳腺炎）合并（球菌）感染，或消渴病（糖尿病）继发有头疽（痈）轻症；三是朝轻暮重，即上午体温正常或低热（38℃以下），下午高达38~39℃，或夜热早凉，如左胁肋癥瘕（肿大脾脏——门静脉高压症中的脾大或少见的脾脓肿）切除术后发热（多为高热）或消渴病继发有头疽重症。皆可与滋阴清热汤，以滋阴生津、清泄虚热。

王维德在其所著《外科证治全生集》一书中提出，痈疽患者"若夫寒性之药，始终咸当禁服"。周玉朱教授的看法是，痈疽辨证属阴属寒属虚，禁服寒药，无可非议；如为阳证热证实证，则非用寒药不可。面对越来越多的难治性乳腺炎之一——浆细胞性乳腺炎时，若患乳红、肿、痛、热或化脓或全身发热，当以连翘、野菊花、紫花地丁、七叶一枝花、半边莲、蛇舌草、贯众、银花等苦寒清热之剂消散之。由于审因施治，对症下药，可使其热毒渐除，肿痛缓慢消退。如热退而肿块不去者则宜化瘀软坚之属，以徐徐散之。随着患者病情的变化而改变治法，不死守常方，就叫灵活机动的"通权达变"。《疡医大全·卷五》提示："痈疽因积毒在脏腑，宜先助胃壮气，以固其本。夫然则气血凝结者自散，脓腐已成者自溃，肌肉欲死者自生，肌肉已死者自腐，肌肉已溃者自敛"。周玉朱认为斯固然也，亦不尽然。如患者纳谷正常，中气不虚，无须"先助胃壮气"。

## ❸ 方药里蕴藏新意

有毒药，十八反药，十九畏药和大剂量药的得当使用，往往会给疑难杂症患者带来移重就轻，转危为安的佳讯。他在处置一些因血瘀而引起的顽症像硬皮病，每次（成人）用水蛭（有小毒，安全用量1.3~3 g）30 g或30 g以上，且连进4个月，使折磨一位24岁年轻女性长达3年之久，到处求治无效的右下腹、右下肢硬皮病皮损康复如初，且没有任何副作用。年轻力壮患者突发腰痛腿痛（腰椎间盘突出症），由风寒杂至，使经络气血闭阻不通而致腰腿失却濡养者可予淡附片（有毒，安全用量3~15 g）10 g，艾叶10 g，防风30 g，全蝎（有毒，安全用量3~6 g）10 g，蜈蚣（有毒，安全用量3~5 g）3条，制马钱子（大毒，安全用量0.3~0.6 g）1.2 g。每日1剂，分早晚2次水煎内服，1个月为1个疗程。由于选药精良，配伍科学（其中的全蝎、蜈蚣、防风可制约、对抗引起惊厥的马钱子中的士的宁副作用），除止痛作用显著外，一般不会出现头晕、抽搐等不良反应。必须提醒的是：其药量要从小开始，服后无明显不适，再渐渐递增；有心、脑、肝、胃宿疾者最好少用或不用马钱子。

一般而言，为了避开药物的毒副作用，减少其用量是使用有毒中药的良策之一，而他非但不减，反而加大，有的加大到比高等中医药院校规划教材《中药学》规定用量近10倍。投药得当，不仅收效理想，且无不良影响。之所以出现这样令患者满意的结果是辨证求因，炮制如法。

《中药学》十九反、十九畏指出：甘草反海藻，甘草反大戟，乌头反白及，乌头反半夏；诸参辛芍叛藜芦；丁香畏郁金，不无道理。在他自拟的《白芥祛痰汤治疗乳腺病》《和胆汤治疗慢性结石性胆囊炎120例》两文中，将炙甘草、海藻并施，之所以起到消块、化石的作用，归之于甘能缓急的甘草可调和咸能软坚的海藻之寒性，使海藻散结之功效得到最佳的发挥。在另一篇《疑难病辨治四则》中，他将赤芍、玄参与藜芦放在一起，让一位银屑病患者服之，除皮肤恢复正常外，没有看到它们相互排斥的表现。由于病情需要，在他一张又一张的处方中可以看到丁香、郁金并列，半夏、附片比邻，白及、附片合用，这些已经是屡见不鲜的搭配了。

无论是有毒药（对人体产生毒副作用的药）、十八反药、十九畏药（某些药物合用产生毒副作用或降低药效）、大剂量药或者按《中药学》规定剂量的常用药（广义讲，凡药皆有毒），都会出现不愿看到但又难以避免的不良反应。

药量超过的处方，无论是有毒药、无毒药还是十八反药、十九畏药，都要处方者再次签字，有的还需患者去门诊办公室盖章。患者一旦出现副作用时，处方者是需要承担责任的。为了怕负责任，其药量最好是墨守成规，亦步亦趋。这样做对患者有益吗？对学科发展有利吗？医者只要一切从患者的需要出发，不唯名利是务，该用的药物和剂量是不可以回避的。周玉朱教授认为敢于担当的医生才是治病救人的好医生。

## 二、西为中用

数十年如一日，致力于博采中西医之长、开展两者有效整合的周玉朱教授深刻地领悟到，中医药是中国优秀传统文化的载体之一。他强调“天人合一”的整体观念，提出未病先防、辨证论治是中华民族长期以来与疾病做斗争的经验积累。现代医学是按照生物、心理、社会和环境这一医学科学诊治疾病的欧美主流医学。而中西医学的有机融合必将惠及更多的患者，为人们所青睐。周玉朱力挺中西医结合，西为中用，以中为主。他面对患者时，首先是通过必要的检查，做出较为明确的诊断，在充分照顾患者利益的前提下尽量使用中药治疗，需要手术的就手术治疗。无论哪一种处理方法的背后都承载着医者对患者的真爱。例如对于难治性的浆细胞性乳腺炎、肉芽肿性乳腺炎，他的经验是，使用抗生素或激素或立即开刀都是不明智的，因为这两种难以处理的疾病是非细菌性的，开刀往往需要多次，会给患者带来很大的痛苦。建议内服中药，配合中药溶液湿敷或脓腔灌洗。只要坚持治疗，90%左右的患者会被治愈。对于反复发作的肠粘连和由此引起的粘连性肠梗阻，周玉朱教授主张尽量不要手术，而是给患者服用他自拟的经验方和肠汤(加减)，从而为绝大部分患者解除痛苦。

## 三、多措并举

周玉朱教授指出，患者自己就是最好的医生。许多病不是光靠医生开药、动刀就能治好的。治疗的同时还必须饮食合理，不妄作劳，顺四时而避寒暑，适当锻炼，从欲快志于虚无之守。如对这些摄生保健的措施不予重视，即使用药或手术治疗也会效果不佳，或愈后易发。比如，常见的乳腺增生症，若想治好不发或少发，比药物作用更好的是心态平和，饮食有节，睡眠充足，劳逸结合，经常运动，戒烟少酒。

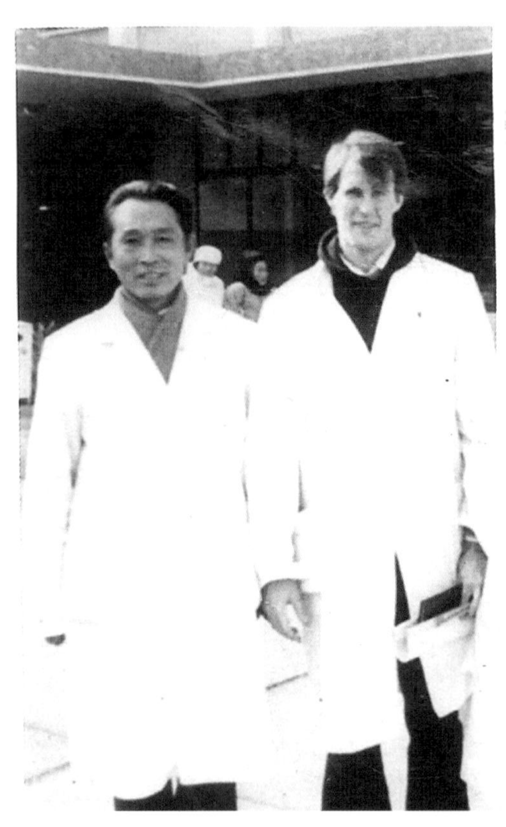

1985 年 周教授用英语为美国克利夫兰(Cleveland)医科大学博士生 Sam 讲完中医基础理论后合影

一项最新研究显示，长期坚持每天 2 次，每次至少 20 分钟的气功疗法即闭目静坐、沉思冥想的患者，不仅能减轻压力，还会使其动脉壁厚度明显缩小，患心血管病、中风及死亡的概率大幅度下降。

乳腺癌的发病率逐年升高的原因多端，其中和熬夜与饮食中缺乏胡萝卜素有关。长期从事夜间工作或每天在凌晨 1 点后就寝的女性，由于体内生物钟紊乱，褪黑激素减少，雌激素增加，从而诱发乳腺恶性肿瘤。胡萝卜素在人体内可转化成维生素 A。血液中的胡萝卜素少，患乳腺癌的风险就会增大。周玉朱提出，每晚 11:00 前入睡，睡 6~8 小时；适当吃些胡萝卜、玉米、绿豆、蘑菇、南瓜或南瓜子、橘子、芒果和深绿色蔬菜(如菠菜、西兰花、马齿苋等)，不仅可预防乳腺良性疾患，还可使乳腺癌的发病减少。

有研究发现，空气污染可令人患多种疾病。例如使人的血压升高，患心肌梗死和其他心血管病的发病率增加。因此，周玉朱教授强调，蓝天白云、青山碧水、风和日丽、月明星灿的再现，也是大自然慷慨馈赠于人类的防病于未然的良药。

“借山水之奇观，发耳目之昏聩；假河海之渺论，驱肠胃之尘土。”（《袁宏道集·陶石篑》）周玉朱教授体会到，游山玩水，既可静心养性，又可陶冶情操，更能强健体魄，祛病疗疾，延年益寿。

## 第三节　临证精粹

### 一、清热解毒、活血化瘀，投自拟的和乳消浆汤、和乳息肿汤，辅以中药溶液外用治疗难治性乳腺炎——浆细胞性乳腺炎及肉芽肿性乳腺炎

浆细胞性乳腺炎（spasm cell mastitis）又叫粉刺性乳腺炎（acne like mastitis）、乳腺导管扩张症（ductal dilation of mammary gland）、癌样慢性脓肿（cancroid chronic abscess），是较为常见的难治性乳腺炎之一。之所以难治就在于：结节或肿块可突然出现，也可逐渐增大；如乳头凹陷（多为先天性），则酷似乳腺癌；此起彼伏，反复发生；可化脓自溃，脓液从乳头或乳晕或酿脓处流出，或形成窦道、瘘管；病灶位于单侧或双侧乳腺（以乳头乳晕下方终末集合管扩张多见）；常合并腋窝淋巴结肿大；病程较长，往往在1年左右；治之棘手。是恙为乳腺导管内的脂肪性物质聚结，造成导管周围的化学性刺激，免疫性反应和炎性浆细胞浸润，是非细菌性的。处置该病时西医用抗生素或激素或立即手术（切除、引流），这些皆不是妙招。有的患者虽手术数次（最多的是5次），瘢痕累累，仍难免复发。

《外科大成·卷三》中一语破的：“疮疡虽外科，而其本必根于内。”周玉朱教授长期的临证体悟是，此病患者最好看中医，只要遵照医嘱，就会有好的结果。他的医嘱是：早期诊断，及时干预。患者（他诊治过的48例患者，发病年龄在18~43岁）在乳部一旦摸到结节或包块，应立即看医生，通过有关检查（如B超或钼靶或针吸穿刺细胞活检或病理组织切片）获得明确诊断，一旦确诊，就要刻不容缓地接受中药（汤剂或颗粒剂）治疗，疗程为7~13个月，欲速则不达；如形成脓肿，则应尽量消极等待，令其自溃；若出脓，外以中药溶液浸透过的无菌纱布湿敷或脓腔冲洗，可望慢慢收口；找对医生（一定是乳腺专科医生）；患者有信心，有耐心，有恒心，从病根着手，不怕苦口的良药，皆是治好本病、减少复发率的关键所在。

周玉朱教授认为：乳头由肝胃共同管控。肝藏血，性疏泄，主筋。胃乃气血生化之源。足阳明胃经非但“主肉”，还“主润宗筋”。乳头系宗筋交会之所，乳房是阳明胃经所属。木失条达，则气行不畅。气滞则血瘀，血瘀不仅使乳络不通，凝结为块，还会瘀久化热，热盛

血败肉腐为脓。

典型验案

江某某，女，41岁。初诊日期：2012年6月3日。

左乳肿块，因反复化脓在本市某人民医院先后切开引流4次。经该院针吸细胞学检查，诊断为“浆细胞性乳腺炎”。用过青霉素、利菌沙、甲硝唑等药，几乎无效。生过一个男孩，产后因左乳头凹陷只哺乳3天。

刻诊：左乳切口4条，均较浅未收口。其乳头先天性凹陷，外上至外下象限，有压痛、色微红的包块8 cm×6.8 cm，触之质中偏硬，有热感，口干而苦，胸胁闷胀，纳谷不香。形体较胖。平时爱吃肥甘之品。体温：38.4℃，舌淡苔薄黄，脉弦数。

西医诊断：左乳浆细胞性乳腺炎（急性）。

中医诊断：左乳乳痈（非哺乳期）。

病因病机：甘者令人中满，肥者令人内热，热聚乳络则结块酿脓。

治则处方：清热解毒，和乳止痛，消肿排脓，以自拟的和乳消浆汤主之。处方：连翘30 g，野菊花20 g，紫花地丁20 g，七叶一枝花20 g，半边莲20 g，蛇舌草20 g，生贯众10 g，银花20 g，白蔹10 g，生薏仁20 g，赤小豆20 g。7剂，每日1剂，分上下午水煎服。外用：牛蒡子30 g，地锦草30 g，生军30 g，绿豆衣30 g，加冷水500毫升入砂锅中先浸泡20分钟，再用大火煮开，沸腾后，以文火持续熬20分钟，过滤取液，加血竭粉10 g，冷后备用（以此溶液将6层无菌纱布浸渍，敷于疮面，脓多者1日换2次，脓少或包块红肿者，1日1次）。

二诊（6月10日）：热退，包块稍小，其中的2个疮口开始结痂，其余的仍有少量、色淡黄的分泌液。舌淡苔薄白，脉弦。热毒虽已渐去，而乳络瘀阻依旧，转方祛瘀散结，用自拟的丹参化瘀汤加味。处方：丹参20 g，赤芍20 g，川芎20 g，三棱20 g，莪术20 g，皂角刺20 g，乌药20 g，生山楂20 g，儿茶10 g（布包）。14剂。山甲粉84 g，分14包，每日1次，每次1包，温开水冲服。

三诊（6月24日）：未愈合的两个疮口亦已盖上薄壳，其块略软略小。自述近3天因怕此病再发而忧心忡忡，入睡困难。舌淡苔薄白，脉弦。除给患者精神安慰外，上方（二诊方）前8味增至各30 g，减去山甲粉，加茯神20 g，延胡20 g。14剂。

四诊（7月8日）：睡眠转佳，包块渐小，舌淡苔薄白，脉弦。既获效机，仍守原意为之。处方（三诊方）去茯神，加苏木30 g，刘寄奴30 g。30剂。由于她一直内服汤药（基本方是四诊方），耐心治疗，至2013年5月6日，其包块终于消失。随访3年，未见复发。

袁某某，女，36岁。初诊日期：2012年6月4日。

右乳长包20余天。其外上象限至外下象限的半个乳房被整个肿块（13.6 cm×

12.1 cm)盘踞，质中、偏硬、无压痛。主诉在过去的8个多月中因肿块多次出现，曾去安徽医科大学某附属医院、上海某医院及另一上海某肿瘤医院诊治，经病乳活组织切片检查，提示为“肉芽肿性乳腺炎”。用过不少西药均罔效，先后开刀5次，留下4厘米~5厘米长短不一的5条瘢痕水肿。两乳头均先天性凹陷。产后未哺乳。神情沮丧，长呈短叹。舌淡苔薄白，脉弦。一周前去本市某医院看病，医生建议她在全身麻醉下行右乳超病灶范围扩大切除术(即切除患乳的2/3)。饱尝屡次手术之苦的她，因对如此之大的创伤揪心异常，十分恐惧而来周玉朱主任处，企求中药治之。

西医诊断：右乳肉芽肿性乳腺炎。

中医诊断：右乳癖。

病因病机：气滞血瘀，乳络阻塞，久而结块。

治则处方：化瘀行气，软坚散结，宜自拟方和乳息肿汤服之。处方为丹参20 g，赤芍20 g，川芎20 g，三棱20 g，莪术20 g，皂角刺20 g，乌药20 g，生山楂20 g，降香(后下)6 g，醋柴胡6 g，醋香附6 g。7剂，每日1剂，水煎分早晚口服。

二诊(6月11日)：肿块依旧，大便3日未解，舌淡苔薄白，脉弦。阳明者，多气多血之地也，胃与大肠也。大肠者，传导之官，变化出焉。证系阳明气滞血瘀，大肠传导失职。上方前8味均增至30 g，加牛蒡子20 g，苏子20 g。7剂。

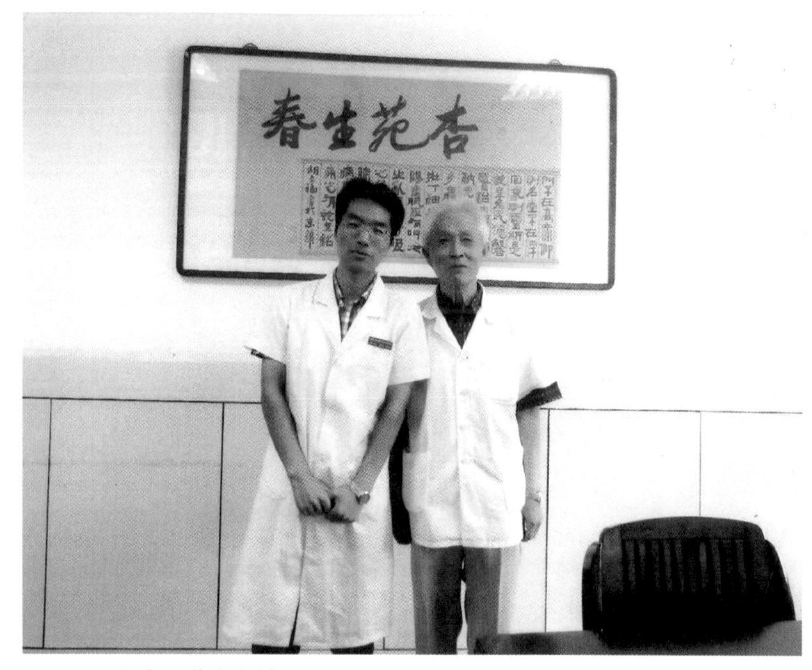


北京中医药大学博士生就973计划课题中“中药剂量理论研究”专程采访周玉朱教授

三诊(6月18日)：大便日行，其肿块仍未变小，且感隐痛，舌淡苔薄白，脉弦。仍守原方出入。上方(6月11日)去牛蒡子、苏子，加全虫6 g，大蜈蚣3条。14剂。

四诊(7月2日)：其肿块略小。近因工作压力较大，动辄发火，加之经常出差，饮食不节，致胃有“凉气”，纳少，胸闷而胀。舌淡苔薄白，脉弦。暴怒伤阴，怒则气上而胸闷胀；饮食不节，肠胃乃伤。继续化瘀软坚，佐以疏泄厥阴。上方(6月18日)加郁金10 g，丁香

10 g。21 剂。

五诊(7 月23 日):胃无“凉气”,纳谷渐香,肿块显小,舌淡苔薄白,脉弦。药既应手,踵效方而消息之。上方(7 月 2 日)去郁金、丁香,加苏木 30 g,刘寄奴30 g。30 剂。

六诊(8 月 24 日):面露喜色。何也?因其块日趋缩小(4.2 cm×3.8 cm),舌淡苔薄白,脉弦。虽已进入坦途,但欲肿块全消尚需时日。由于患者信心倍增,精神状态良好,坚持不懈地服药(基本方是 6 月 18 日方药),直至 2013 年 1 月 26 日,肿块悉除,并随访 3 年,没有再发。

[按] 据江某某就诊时的临床所见,责之于热毒与血互结成瘀,治当以清热解毒为先,首选被视为疮家圣药之连翘为君,辅以野菊花、紫花地丁、七叶一枝花、半边莲、白花蛇草、银花苦寒之品,既能清热解毒,又可消肿散结。加苦、辛,微寒之白蔹,苦、涩,凉之儿茶,活血消肿,收湿敛疮。为防苦寒伤胃,又佐甘淡的生薏苡仁、赤小豆健脾益胃,清热消肿,祛腐排脓。之所以入苦而微寒且有小毒的贯众者,意在清热软坚也。心既主一身之血脉,又为神之寓所。血不养心,神不守舍,则忧心忡忡,难入梦乡。增茯神养心安神,恰到好处。伍行血中之气滞,气中之血滞,长于止痛的延胡,亦能催眠吗?能,其化学成分中的生物碱延四氢帕马丁,除有良好的镇痛外,尚可镇静、安定,助人睡眠。

外用药物的功效是活血定痛、凉血敛疮。虽然经过内外兼治,热毒渐退,但肿块犹存,血瘀依旧。观其脉证,随证治之。转方改投自拟的丹参化瘀汤加味,以治其本。其中走窜经络,无处不到,直达病所之穿山甲可使肿块消散,脓成即溃。

李中梓在《医宗必读·卷七》中解释:“癖者,僻也,内结于隐僻,外不可见也。”探根穷源,鉴于袁某某乳病(即乳癖)的病因病机也归咎于血瘀乳络,故同样以丹参化瘀汤加味主之,祛瘀生新,异病同治。连进化瘀软坚之剂 2 周,其肿块仍固结不散者,缘于血瘀日久,乳络不通。予辛能散结,温可通达的全蝎、蜈蚣,动其瘀,窜其络,增强前方通行血脉,消肿散结之功效。

该方的活血化瘀机制,从药理学分析是改善微循环,抗血栓聚集、血栓形成和降低血液黏稠度。血行气畅,何病之有?医者,意也。能得其意,然后可变通也。临机应变,方为上医,不可执方而无权也。

肉芽肿性乳腺炎(granulomatous mastitis),又叫乳腺肉芽肿(granuloma of mammary gland),肉芽肿性小叶性乳腺炎(granulomatous lobular mastitis),特发性肉芽肿性乳腺炎(essential granulomatous mastitis),是从浆细胞性乳腺炎中划分出来的,也为难治性乳腺炎之一。两者虽有太多的相似之点,但不同的是病变多位于乳晕外的乳腺小叶;肿块单发居多,可占据大半个或整个乳腺;且进展较快。周玉朱教授用自拟的和乳息肿汤(即丹参化瘀汤加味)治之(已诊治过 21 例),绝大多数患者可愁眉不展而来,面带微笑而归。

豁达乐观;适当锻炼(保持理想的体重);饮食健康(少吃红肉、油炸、烧烤、甜食、腌制品，吃新鲜的蔬菜、水果）；按时作息（晚上 11 点前就寝）；学会乳腺自检（在月经干净后 3~5 天）；矫正乳头内陷；避免乳腺外伤；佩戴宽紧适中、经常换洗、质地柔软的棉织品文胸；产后哺乳（8~12 个月），皆对本病的防治大有好处。

## 二、燥湿化痰、逐瘀散结，宜用自拟的消结化核汤治疗颈淋巴结结核

周玉朱教授认为，此病常由淋巴结核等病灶直接侵犯皮肤或经淋巴管蔓延至附近皮肤引起。好发于颈侧，初起为黄豆或白果大小、稍硬、无痛、可推动的皮下结节，后渐增大，与皮肤粘连，致患处色红或暗红，中心可发生干酪样坏死，软化溃破，形成浅表性溃疡或瘘管，排出夹有干酪样物质的稀薄脓液，邻近可陆续出现新的结节，并互相连接或贯通呈带状分布，愈合后留下不规则瘢痕水肿。在全身抗结核治疗为主的前提下，可切除病灶或病灶处注射异烟肼或链霉素。其预防措施是普及新生儿卡介苗接种；早期发现；及时而又彻底治疗肺结核、淋巴结核，以防患于未然。

周玉朱观点：足阳明胃经、手阳明大肠经、足少阳胆经、手太阳小肠经均循行缺盆（锁骨上窝），其中的大肠经、小肠经分别与胸锁乳突肌中点和其上 1/3 处交叉并上走颈部。肝胆相为表里，肝为风木之脏，为生气之所、藏血之地，性喜条畅，在志为怒，怒则气上，气逆于上，则血亦随之郁结。痰乃百病之母。“毒之未成者为痰，而痰之已结者为毒”《本草新编》。此病由痰毒血瘀纠集于颈侧，壅结而成。

典型验案

牛某某，女，26 岁。初诊日期：2010 年 5 月 3 日。

颈部包块 3 个月余。12 天前去本市某胸科医院，通过肺部 X 线摄片（无明显异常）和患处穿刺针吸细胞学检查诊断为淋巴结核，嘱其抗结核治疗，患者婉言谢绝。经人推荐，来我院找周玉朱医师就诊。观其面色红润，触其颈右（胸锁乳突肌上段偏下内侧耳垂后 1.2 cm 处、中段后缘和锁骨上窝）有 3 个肿块，分别为 2.2 cm×1.9 cm，1.7 cm×1.3 cm，1.5 cm×1.2 cm，轻压痛，较固定，无灼热感，皮色不红，舌淡苔薄白，脉弦。问其既往史回答：除脾气暴躁，血脂偏高外，无明显不适。

西医诊断：（颈右）瘰疬性皮肤结核。

中医诊断：（颈右）瘰疬。

病因病机：痰瘀互结，内聚于里。

治则处方：化痰燥湿，逐瘀软坚，以自拟方消结化核汤主之。处方为白僵蚕 30 g，旋覆花（布包）20 g，白芥子 30 g，紫苏子 20 g，法半夏 6 g，陈皮 6 g，化橘红 6 g，远志 10 g，猫爪草 30 g，土鳖虫 6 g，全蝎 6 g，大蜈蚣 3 条。7 剂，每日 1 剂，水煎分早晚两次内服。

嘱：戒怒，怡情适性；少吃或不吃油炸、甜食、腌制品、猪脂、奶油、动物内脏、鱼头鱼

子,可吃些木瓜(性平味甘,其中的木瓜碱和木瓜蛋白酶可抗结核杆菌)、海带、黄瓜、芋艿、大蒜,并用女贞子、山楂、泽泻各 10 g 开水浸泡,当茶饮之,以降低血脂,软化包块。坚持服药至少 1 年。

二诊(5 月 10 日):病情依旧。症属痼疾,非旦夕间事也。上方加威灵仙 30 g,三棱 30 g。14 剂。

三诊(5 月 24 日):其耳垂后的一个略小,一个(右锁骨上窝)有隐胀感。二诊方加全蝎 8 g。14 剂。

四诊(6 月 14 日):其耳垂后的肿块略大,跳痛,按之应指,此乃酿脓之兆,渐消之兆也。舌淡苔薄白,脉弦。上方(三诊方)加白及 15 g,续断 15 g。14剂。

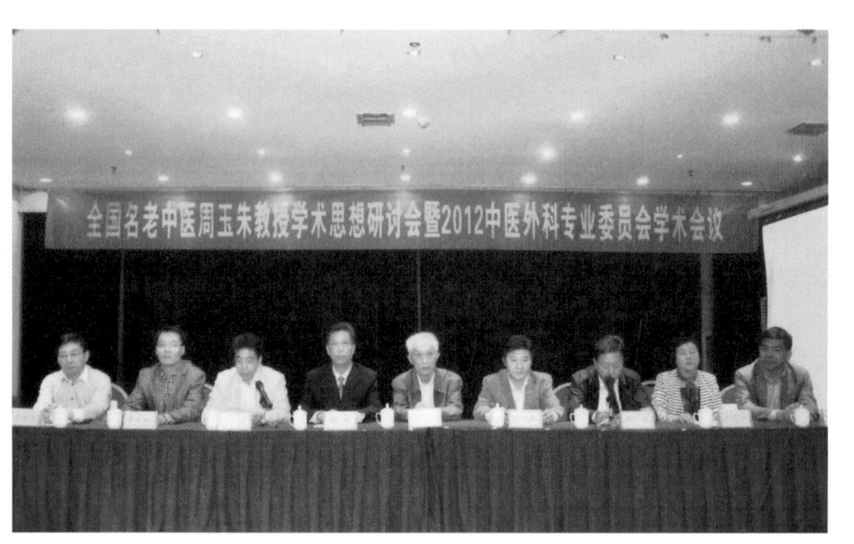

参加 2012 年周玉朱教授学术思想研讨会

五诊(6 月 28 日):位于耳垂后的肿块已自溃,流脓少许,其余的 2 个略小。舌淡苔薄白,脉弦。上方(四诊方)加泽漆 10 g,14 剂。疮口湿敷自拟方涤垢祛腐液 无菌纱布(6 层),1 日更换 2 次。

六诊(7 月 12 日):自溃的疮口近愈,其余的肿块渐小。患者明天要去外地探亲,带药不便,要周玉朱先生开张药方(五诊方),在探亲处取药。

七诊(8 月 16 日):患者告诉他,上方(7 月 12 日方)在济南一家大的中药房先后拿 35 剂,按医嘱天天服药。触其肿块均明显缩小,溃破处早已收口。处方(五诊方)30 剂。后来每月复诊 1 次,每次开药(6 月 28 日方加减)30 包,从未中断治疗,直至 2011 年 5 月 23 日最后 1 次复诊时,其肿块近乎消失。2013 年 6 月 16 日,她因双乳腺小叶增生找周玉朱看病,经询问得知,旧病(颈淋巴结结核)未发。

[按]《金匮要略》载:“马刀侠瘿者,皆为劳得之。”即结核生于腋下名马刀,生于颈旁名侠瘿,两者命名不一,皆可统称为瘰疬。何谓瘰?何谓疬?何谓瘰疬?清代祁广在《外科大成·卷二》做了回答:“结核于颈前项侧之间,小者为瘰,大者为疬,连续如贯珠者为瘰疬。”深究病之本源为痰瘀互结。痰为阴邪,得温则解。以白僵蚕、旋覆花、白芥子、紫

苏子、法半夏、陈皮、化橘红、远志、猫爪草，燥湿化痰，理气散结为主，辅以土鳖虫、全蝎、蜈蚣破血逐瘀，活血消肿。远志和蜈蚣的药理作用表明对结核杆菌有抑制作用。其中性咸的旋覆花、白芥子，二则化痰，一则软坚，后来又伍以威灵仙、三棱，因其苦能泄、辛能散，故可祛除凝结停滞之有形肿块。最后佐入的泽漆，一方面是加大前方化痰消肿，解毒散结之力度；另一方面其化学成分和药理作用提示，可以抑制结核杆菌。腐肉不去，新肉不生，取白及、续断祛腐生新。以上诸药，不仅化痰，亦能逐瘀。俾痰瘀俱去，厥疾瘳矣。

## 三、大剂量利水消肿，自拟方三子商陆汤加味治疗高龄糖尿病并发症腿肿

周玉朱教授认为，糖尿病是糖代谢紊乱疾病。当其代谢紊乱严重时，蛋白质、脂肪、水、电解质和维生素等代谢均随之失衡，可合并糖尿病下肢肿胀、糖尿病足、糖尿病性视网膜炎等并发症。其病因、发病机制十分复杂，迄今没有完全阐明。有研究提示，肥胖是该病的危险因素之一。肥胖人体内增大的脂肪细胞，其表面胰岛素受体数目相对减少，胰岛亲和力下降，产生胰岛素抵抗，葡萄糖因不能马上进入细胞而被利用，造成血糖升高，引起血管管壁脆性增加，管腔狭窄，血管舒缩功能异常和血液黏稠度的改变，使血压升高。血糖、血压的升高引起肾功能减退时可出现腿肿、多尿等症状。

浏览《内经》《金匮要略》《外台秘要》等书就会知道，今人所谓的糖尿病就是古代的“消渴”或“消渴病”。《素问》说：“有病口甘者，病名为何？……此必数食甘美而多肥也……其气上溢，转为消渴。”《灵枢》谓：“胃中有热则消谷。”《金匮要略》曰：“寸口脉浮而迟，浮即为虚，迟即为劳，虚则卫气不足，劳则荣气竭。趺阳脉浮而数，浮即为气，数即消谷而大坚，气盛则溲数，溲数即坚，坚数相搏，即为消渴。”《外台秘要》述：“消渴者，原其发动，此则肾虚所致，每发即小便至甜。”《古今录验》云：“消渴病有三，……口渴饮水，不能多，但腿肿……数小便者，此是肾消病也。”如何干预？《素问·奇病论》回答：“治之以兰，除陈气也。”即投辛平芳香的佩兰，醒脾辟浊，除去其性黏腻、缠绵难化之湿邪。周玉朱观点是，脾主肌肉，又主四肢，其性恶湿，湿性黏滞。胕（浮）肿者，聚水而生病也。水湿交混下注于胫，则为腿肿。

典型验案

冯某某，男，85 岁。初诊日期：2013 年 1 月 6 日。

患者两小腿及足背水肿，走路时痛 1 年余。在本市多家医院住院，诊断为高血糖；高血压；高血脂；多灶性脑梗死；脑缺血；心脏病（房颤：心功能Ⅲ级）；痛风（血尿酸为 810 μmol/L）；肝功能损害（总胆红素、直接胆红素、间接胆红素均明显高于正常值）；尿潜血（+++）；尿蛋白（+）；前列腺增生；膀胱结石。

体型肥胖，自觉乏力，晨起口干，右肩痛、外展受限。夜间尿频(4~5次)。动则心慌、胸闷，食欲正常，两足背动脉、胫后动脉搏动稍弱。B型超声波：双下肢深静脉未见明显异常。两膝以下至足背肿胀、发亮、按之凹陷。舌淡苔薄白，脉弦结代。患者坐着轮椅，家人推着他进入诊室。

西医诊断：右下肢腿肿(糖尿病并发症？)。

中医诊断：消渴病；足胫肿。

病因病机：《内经》曰“诸湿肿满，皆属于脾”，“足胫肿……其水已成矣”。脾恶湿，司运化，主四肢。湿性下趋，水聚不散，则下肢肿胀。

治则处方：逐水利尿，渗湿消肿，方用自拟的三子商陆汤加味。处方为葶苈子 30 g，牵牛子 10 g，车前子 20 g，商陆 10 g，椒目 10 g，苦参 10 g，冬瓜皮 30 g，泽泻 20 g，猪苓 20 g，赤小豆 30 g，茯苓皮 30 g，薏苡仁 30 g，大腹皮 30 g，生姜皮 30 g。3剂，每日1剂，水煎分2次内服。

二诊(1月9日)：肿胀未减，口干，肠鸣。问其水泻否？否。舌淡苔薄白，脉弦。《内经》曰：“腹者至阴之所居……腹中鸣者，病本于胃也。”上方葶苈子 40 g，牵牛子 20 g，商陆 20 g，茯苓皮 40 g，加生姜皮 40 g，桂枝 10 g。4剂。

三诊(1月13日)：其肿略消，走路2小时不痛，大便日行1次，不稀。纳差，睡眠如常。舌淡苔薄白，脉弦(停跳次数比前减少)。上方葶苈子 50 g，牵牛子 30 g，茯苓皮 50 g，赤小豆 50 g，炒薏苡仁 40 g。7剂。

四诊(1月20日)：腿肿上午消退明显，大便日行2或3次，溏或水样，肠鸣，舌淡苔薄白，脉弦。上方(1月13日)加芡实 50 g，肉桂 6 g。7剂。

五诊(1月27日)：其肿上午近消，下午又隐现，大便日行1次，成形。晨起口干，目涩，或有心悸，舌淡苔薄白，脉结代。上方(1月20日)改葶苈子 60 g，加枸杞子 10 g，丹参 20 g。7剂。

六诊(2月3日)：其肿下午仍未全消。上方(1月27日)7剂。

两个月后，患者夫人找周玉朱教授看胆结石时得知，其丈夫服药至2月6日即暂停。过年后又将剩余的3包继续煎服。现在他的右腿不肿，左腿微肿，可在家中自个儿缓步走动。周玉朱教授说可以再治疗一段时间，她回答：我的那位老伴一闻到苦药的气味就怕了，实在不想再“品尝”了。周玉朱说他能理解，中药可暂时停服，但食疗还要坚持。例如每天可用玉米须(利水，化湿，消肿，降血压)、麦冬(养阴生津，降血糖，提高免疫功能，增加冠脉流量，抗心律失常，保护心肌)各 20 g，开水浸泡，代茶饮之；吃冬瓜(利水消肿，生津止渴)、苦瓜(天然的胰岛素)、海蜇皮(消肿，降压)，洋葱(含前列腺素A：扩血管，降血糖，降血液黏稠度，防血栓形成；硒：消灭体内自由基，增强细胞活力)，豌豆苗(含叶酸：改善血管内皮功能；锰：有利于血糖和脂肪代谢，维持胰岛素的正常功能；膳食纤维:降低餐后血糖,促进胆固醇分解转化,防血栓形成),或枸杞头(苦寒,含维生素C、谷氨酸、天门冬氨酸、精氨酸等,有清热、止渴、安神、明目、降血压、降血糖功效),或木瓜(其中的齐墩果可降血糖及血脂),或桑葚(甘寒,生津止渴;内含人体必需的微量元素、多种维生素、胡萝卜素、芦丁、矿物质、白黎芦醇等,可预防脑出血,降血压和血脂),或橙子(含维生素C、维生素P、胡萝卜素、果胶,可软化血管,增加血管弹性,排除毒物,降低胆固醇和血脂),或冬瓜皮、绿豆汤(均利水消肿)等。

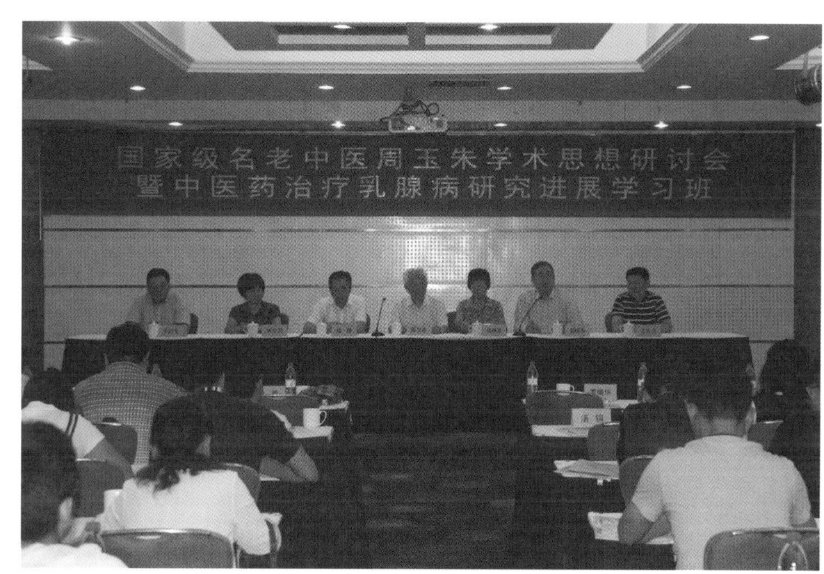

参加2017年国家级名老中医周玉朱学术思想研讨会

[按]这位风烛残年的耄耋患者,气血日衰,阴阳俱虚,诸邪辐辏,百病丛生,朝不保夕。正因为如此,治之棘手。扶正祛邪,还是祛邪扶正;先治其标,后治其本,还是先治其本,后治其标,周玉朱教授洞悉病机,慧眼识证,切中要害。药物轻投无济于病,过量用之,万一出现不良反应,家属又会找医者“麻烦”。怎么办?是敷衍了事,得过且过,还是一切从患者的利益出发,置个人名声于不顾?当仁不让,解除其痛苦是医者义不容辞的天职。该患者尽管证候多端,虚实夹杂,但其主诉是腿肿。只要把这一主诉作为切入点,处方选药就会得心应手。《素问·标本病传论》说:“病发而不足,标而本之,先治其标,后治其本。”意思是病发而不足者,是正气不足,正虚为本,邪盛为标,只要正虚不甚(该患者纳谷正常),治当祛邪为先,后扶正气。周玉朱言简意赅,症缘水湿侵袭,故首选葶苈子、牵牛子、车前子、商陆、椒目,逐水消肿。甘能和中,为避免苦寒伤中之嫌,又配甘淡之冬瓜皮、泽泻、猪苓、赤小豆、茯苓皮、薏苡仁,利水渗湿。水湿均为阴邪,遇辛则散,得温则化,重用大腹皮、生姜皮,取其行水消肿,缓和葶苈子等苦寒之性,并协助上述诸药增强消肿之功。商陆毒素为三萜类化合物,又叫商陆皂苷甲,易溶于水,水解成苷元。醋炙及加热,皆可因其毒素的水解反应加速而显著减少。苦参,逐水利尿。其药理作用可使心率缓慢,心肌收缩力减弱,心输出量减少;苦参、苦参碱及苦参黄酮均能抗心律失常。尔后佐以运化水湿的桂枝,健脾除湿的芡实,补火助阳的肉桂,益精明目的枸杞子,活血化瘀、除烦安神之丹参,均遵“有是证,用是药”之旨。

众所周知，由于年迈之人，机体日趋老化，各系统的功能逐渐减退，对药物作用因耐受性较差而易发生不良反应，因此，用药剂量须相应减少。临床经验颇丰的周玉朱教授则不然，所投药量非但没少，反而大大增加。例如专于行水利尿、泻下消肿力峻之葶苈子、牵牛子、商陆，药典规定用量分别是 5~10 g、3~9 g、5~10 g，且后两者有毒，周玉朱处方时用的是双倍以上的剂量，之所以有效且无负面影响，一方面是治则紧扣病机，选药搭配得当，祛邪而不伤正，扶正而不恋邪；另一方面是药理作用的提示：葶苈子除祛邪之外，尚可扶正（它的两种提取物均有使心肌收缩力增强、心率减慢的强心作用）。服药后没有泻下，应归功于健脾利湿药的加入。

诸药相须，共收水湿俱除、肿胀消退之效。

# 周宜轩

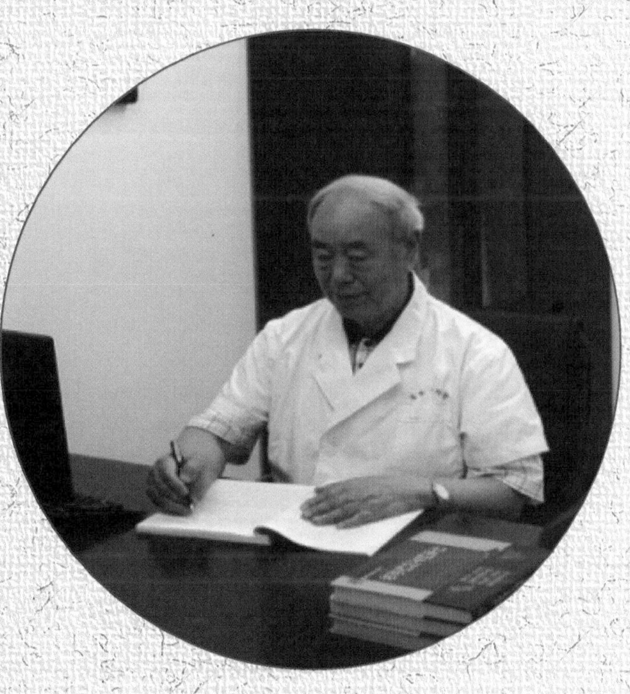

## 第一节 名医小传

周宜轩，男，安徽省萧县人，中共党员，安徽中医药大学第一附属医院主任医师、教授，南京中医药大学师承博士生导师，国务院政府特殊津贴获得者，第三、四、五批全国中医药学术继承工作指导老师，安徽省首届名中医和国医名师，建立国家级“周宜轩名医工作室”。

周宜轩教授于1969年毕业于安徽中医学院，被选留附院从医，由此拓开近50年辛勤不辍的杏林耕耘生涯。

周宜轩教授认为从毕业到现在，是他人生最重要的历史阶段。人生的价值、人生的意义、人生的精彩都体现在这里。他体会到：要把工作当作事业，立足本职，埋头苦干，从小事做起，从平凡做起，树立“胸宽仁义，铸就济人之心；勤学苦练，求得救人之术”的医德医术；把工作当事业干，就会产生动力，动力是干事的基础，决定你“想做什么”；勤学苦练，增长知识，积累潜能，培养能力，能力是干事的条件，决定你“能做什么”；最重要的是毅力，毅力是干事的保证，决定你“能做成什么”。有毅力就能经得住诱惑、耐得住寂寞，守得住清贫、坐得住冷板凳；做到稳重自持、从容自信、坚定自励。要历练宠辱不惊的心理素质，坚定百折不挠的进取意志，保持乐观向上的精神状态。

中医传道千载，学术渊深，典籍浩如烟海，医家穷其一生都难以遍览群书，况且医道之理，非博不能通，非通不能精，非精不能专，只有以清苦为舟，才能渡得学海，只有以勤勉为径，方能攀得书山。周宜轩教授认为，要有所作为，有所成就，必须终身坚持“务”与“悟”。所谓“务”指勤奋务实，所谓“悟”指理解、明白、觉悟之意，表达自己的思考、思维、思辨的能力，在学术上有独到的见解。“务”是前提，而“悟”是结果。“务”在勤。是一个时间过程，也是一个实践过程。“早临床、多临床”、“多读经典，熟读经典，领会经典”，坚持数年，定会有“勤”的收获、有“务”的结果。“悟”在思。是从理论到实践，又从实践上升到理论一个迂回曲折的过程，为此周宜轩教授总结出五点临床、治学心悟，即“四大经典的学习和掌握是从医的重要基础；博览群书、中西兼容并蓄是学术水平不断提高的源泉；临床实践是检验中医理论和建立中医信念的关键；集临床、教学、科研于一体，是加深掌握中医学术的需要；坚持继承传统，博采众长，创新发展，自我奋进是立于不败之地的指导方针”。

周宜轩教授荣获省市等科技进步二、三等奖5项；撰有《周宜轩内科临证精华》，参编新世纪全国高等中医院校规划教材第一、二版《中医内科学》等专著13部，发表医学论文50余篇；研创心血管新药“欣怡胶囊”，并获国家知识产权发明专利证书。

周宜轩教授现任安徽省中医药学会常务理事、省中医药学会心血管专业委员会主任委员，省络病专业委员会名誉主任委员，省中西医学会心血管专业委员会名誉主任委员。

# 第二节 学术特色

## 一、冠心病发病“心病为表,根源于肾”之说

冠状动脉动脉粥样硬化性心脏病,简称冠心病。西医认为:高血压病、高黏血症、高脂血症、高血糖、情绪刺激、炎症损伤、氧化应激、高尿酸等病理因素,均可导致冠状动脉粥样硬化或冠状动脉功能性改变(痉挛)所致的冠状动脉阻塞,致心肌缺血、缺氧而引起的心脏病;中医认为:在外邪、饮食、情志、劳倦等诸邪夹杂相搏,客于心之络脉,致机体正气虚衰,脏腑功能失调,气机运行逆乱,影响络中气血的运行及津液的输布,致使络失通畅或渗灌失常,导致痰湿、瘀血、风火、热郁等滞络,继而形成络病。损伤心之络脉,心络气血阻滞不通,进而败坏靶器官组织,使病情突发恶化加重,出现心绞痛、心肌梗死。究其本质,正气虚损,痰瘀互结,毒损心络,是冠心病发生和发展的重要病机。

周宜轩教授指出,活血化瘀治疗冠心病已家喻户晓,活血化瘀可迅速起效,改善临床症状,但长期服用不但不能达到预期效果,往往还会出现不良反应,以致延误病情。其原因是冠心病发病机制为心气不足、肾阴亏乏所致,表现在心脏,根源在于肾。阳虚鼓动无力,心气不能正常推动血液运行,使脉络(冠状动脉)血流不畅,气血瘀滞,心脉痹阻,导致心绞痛发作。

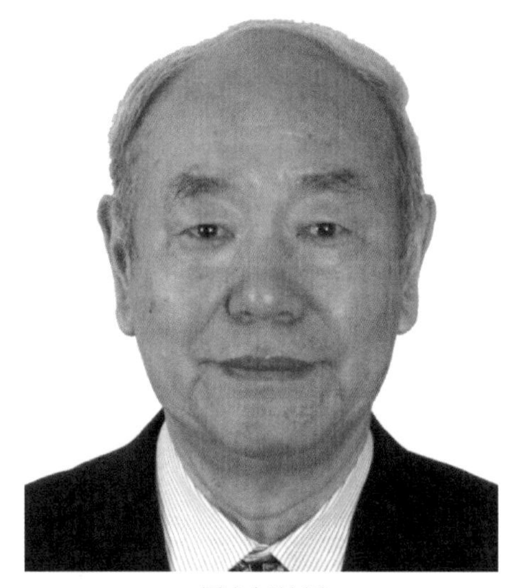
周宜轩教授

《素问·阴阳应象大论篇》曰:“年过四十,而阴气自半也,起居衰矣;年六十,阴痿,气大衰。”《素问·上古天真论篇》又记载:“肾者主水,受五脏六腑之精而藏之。”人体衰老发生、发展的过程,正是肾元匮乏、衰微过程,二者亦步亦趋。冠心病患者多为中老年人,此与人体自身衰老、脏腑的衰弱、气血阴阳亏虚密切相关,且冠心病心绞痛的发病年龄与中医学肾元始衰的时间相吻合。以此推之,年老肾虚是冠心病发生的始动因素。进入老年阶段,肾气日益衰弱,主水,藏精功能衰退,肾精虚损,导致:其一,不能鼓舞五脏之阳,致心气不足或心阳不振;其二,肾脏之精耗损,不能濡养五脏之阴,又不能上济于心,心阴耗伤,心脉失于濡养,致心肾阴精不足。故冠心病症状会愈加明显,与肾精关系密切。冠心病的发生,首当责之于年老正气亏虚,其中尤

以肾元匮乏为要，为本病发生肇始之因。心肾相关、肾病及心，宗气不足为病之因、心阳亏虚为病之本、肾元匮乏为病之根。

肾元亏虚、痰瘀丛生：痰浊、血瘀、阴寒诸邪也同样影响着冠心病心痛的发生、发展和转归，但诸邪的产生又与肾虚密不可分。若肾阳亏虚，一则心失温煦，阳不胜阴，阴寒内盛，寒性收引，则心脉挛急，发为冠心病。二则气化失司，运化失常，聚湿成痰，停聚心脉，阻滞气机，发为冠心病。如《金匮要略》认为："夫脉当取太过不及，阳微阴弦即胸痹而痛，所以然者，责其极虚也，今阳虚知在上焦，所以胸痹心痛者，以其阴弦故也。"此所讲的"阳微"指的是上焦阳虚，胸阳不振，或理解为若干脏器的阳虚；具体指心脏的阳虚，功能不足；"阴弦"是指在阳虚基础上，产生的阴盛于下，即指血瘀、痰阻、寒凝、气滞的有形的物质，导致血脉不通所形成的病理产物。起病的内因为脏腑亏虚，功能失调。故冠心病病变的特点为本虚标实。本虚主要是心气不足，肾阴亏乏。标实指血瘀、痰阻、寒凝、气滞损伤心之络脉。为此，对冠心病的治疗：

(1)补肾乃治本之根本法则，强调"欲养心阴，必滋肾阴；欲温心阳、必助肾阳"，治疗之时多从肾入手，根据肾之阴阳偏衰，分别治以温肾阳、滋心阴之法，通过补肾平衡阴阳、使心肾互济、诸邪不生，心痛得止。

(2)胸痹阳微，以通为补。阳气以通为用，走而不守，内通脏腑，外达肌腠，上行清窍，下走浊窍，旁达四末，无所不至。保证阳气"运行不息、贯通无阻"，心阳通畅、血脉充盈，通而不痛。然"阳无取乎补，宣而通之"，周宜轩教授持"以通为顺""以通为补"的观点，临证常用"宣痹通阳"。

(3)标本兼顾，佐以化痰、活血、理气等祛邪之法。化痰祛浊可使心阳得展、血脉得通、心痛得止；理气、活血可使气机畅通、血运无阻、血脉得养、胸痹得解。遵此治疗，常事半功倍。

益气补肾药如人参、生晒参、黄芪、黄精、当归、山萸肉、枸杞、麦冬、桑葚、桑寄生、生地、制首乌之类；扶阳宣通如桂枝、栝楼、薤白、降香、麝香、檀香、乳香、冰片、肉桂、仙茅、杜仲、菟丝子之类；活血化瘀如丹参、赤芍、川芎、泽兰、三七、桃仁、红花、水蛭、全蝎等；行气导滞如佛手、陈皮、茯苓、郁金、乌药、蒲黄、姜黄、乳香、没药等，不仅可以显著缓解症状，还可以增强患者体力，消除症状。

从临床角度也得到证实：我们选取周宜轩教授于 2012 年 12 月至 2015 年 5 月门诊诊治记录完整的冠心病患者 140 例，214 诊次，采用病例采集系统和数据处理系统，运用频数分析方法统计各种证候、治法和方药出现的频次。140 例冠心病患者所用 214 张处方中，其中选用中药有 154 味，通过频次分析，出现频次最高的前 11 味药物分别为：丹参(156 人次)、炙黄芪(155 人次)、山茱萸(140 人次)、川芎(127 人次)、黄精(116 人次)、党参(115 人次)、当归(113 人次)、水蛭 (105 人次)、赤芍(102 人次)、白芍(100 人次)、佛手(98 人次)。从这 11 味药物分析:益气养阴药占 6 味,活血通络药占 4 味,理气药 1 味。

另统计周宜轩教授于 2014 年 5 月至 2015 年 7 月安徽省中医院心内科收治的冠心病并成功实施择期 PCI 的住院患者 65 例,在 PCI 术后常规药物治疗基础上,加用补心通络汤(周宜轩教授经验方),药物:党参 15 g,炙黄芪 20 g,炙黄精 15 g,当归 12 g,山萸肉 10 g,降香 10 g,栝楼皮 12 g,郁金 10 g,丹参 20 g,水蛭 6 g,全蝎 3 g,酸枣仁 20 g,石菖蒲 10 g。上方用颗粒剂,开水冲取 300 ml,分早晚 2 次分服。疗程均为 1 个月,与对照组比较,临床取得非常满意疗效。其组方中党参、炙黄芪补益心气,黄精、山萸肉滋补肾阴,共为君药;丹参、当归养血活血、化瘀止痛,水蛭、全蝎活血祛瘀、疏通心络,郁金行气解郁、活血止痛,为臣药;栝楼皮利气化痰、通心阳,石菖蒲化痰湿、开心窍,酸枣仁养心阴、安心神,为使药;降香理气开窍,为引经药。从以上理论分析和临床实践,均证实周宜轩教授提出的冠心病"心病为表,根源于肾"之说。

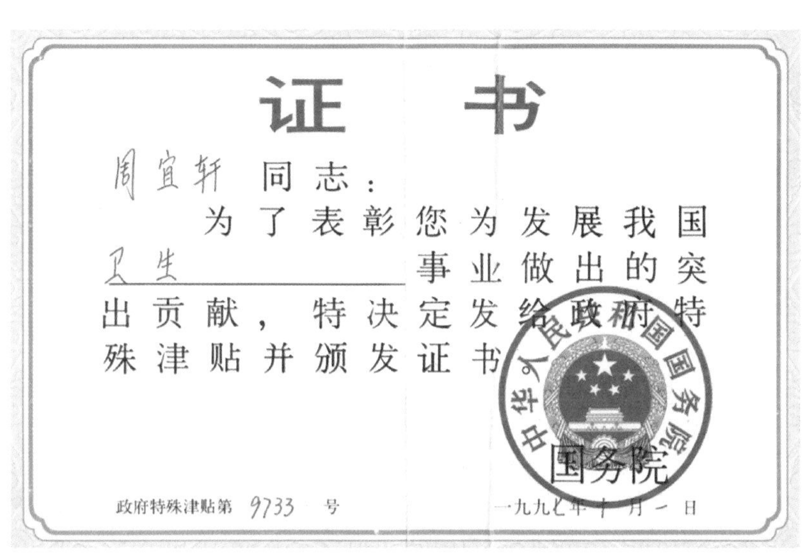
证书

周宜轩 同志:

为了表彰您为发展我国卫生事业做出的突出贡献,特决定发给政府特殊津贴并颁发证书。

中华人民共和国国务院

国务院

政府特殊津贴第 9733 号　　一九九七年十月一日

国务院政府特殊津贴证书

## 二、对脾胃为气机升降之枢纽的认识

《内经》认为,自然界一切事物都处在运动变化之中,其运动形式可概括为出入升降。《素问·六微旨大论》说"升降出入,无器不有","出入废,则神机化灭;升降息,则气立孤危。故非出入,则无以生老壮已;非升降,则无以生长化收藏"。说明升降是自然界万物发展变化最基本的运动形式,也表达了人体生命活动的运行状态。二者既相反,又相辅相成。李东垣在《脾胃论》中指出:"万物之中,人一也。呼吸升降,效象天地,准绳阴阳,"阐发了《内经》"人与天地相参"的观点。周宜轩教授认为,人体呼出吸入、升清降浊进行新陈代谢,人生长壮老的过程,是符合"天地阴阳生杀之理"的。呼出吸入虽与升清降浊有所不同,其实呼出吸入是升降的另一种表现形式。因此,气机升降出入亦是人体气化功能的基本形式。人体脏腑经络的功能活动、气血津液的化生都无不依赖于气机的升降出入活动。肺的宣发肃降,肝的升发条达,脾胃的升清降浊,心肾的阴阳相交,都是气机升降运动的具体体现。

《素问·灵兰秘典论》云："脾胃者，仓廪之官，五味出焉。"脾与胃受纳转输、协调升降、温煦濡润，协同完成饮食吸收及精微输布，从而充养元气、化生气血、濡润脏腑四肢百骸，为"后天之本"，又称气血之源、升降之枢。

脾胃同居中焦，五行属土，脾为太阴湿土之脏，喜燥恶湿，主运化水谷、水湿，得阳气温煦则运化健旺，以升为要，化生万物；与脾相对应，胃为阳明燥土之腑，喜润恶燥，主受纳腐熟饮食，得阴柔滋润则通降正常，以降为顺，推陈致新。

脾升，主输布精微于周身；胃降，主受纳腐熟，推陈致新。清升浊降，则中气旺盛。化源充足，如黄坤载《四圣心源》云："中气旺则胃降而善纳，脾升而善磨，水谷腐熟，精气滋生，所以无病。"脾升胃降既互相矛盾，又相反相成。如周慎斋所云："胃气为中土之阳，脾气为中土之阴，脾不得胃气之阳则多下陷，胃不得脾气之阴则无转运。"概括了两者的辩证统一关系。

脾胃共居中焦，脾主升清，运精微与津液上达；胃主降浊，降食糜与糟粕下行。《临证指南医案》说："脾宜升则健，胃宜降则和。"简明扼要地总结了脾胃升降功能的生理特点。正如《血证论》所说："血生于心火而下藏于肝，气生于肾水而上主于肺，其间运上下者，脾也。"唐容川强调："其气上输心肺，下达肝肾，而灌溉四旁。"即表明脾气上升，浊气归心，心得血荣，心气自振；食入于胃，"散精于肝"，血藏于肝，肝主疏泄正常；脾气上升，散精上归于肺，肺得充养，则宣发、肃降有权；胃气降浊，输布浊阴于五脏，五脏盛，乃能泻，肾精方得充沛收藏。脾胃居中州以运四旁，主要赖其升清降浊功能的正常，以培补后天气血生化之源，调畅脾胃升降出入之机，维持机体阴阳平衡。又如黄元御于《四圣心源》中谓："四维之病，悉因于中气，中气者，和济水火之机，升降金木之轴。"可见在中土脾升胃降的升降带动下，肝主疏泄，肺主肃降，心火宜降，肾水宜升，水升火降，相互为用，共同完成人体生命的气化运动，体现出脾升胃降对于人体全身气机的调节起的是中轴枢转作用。

心属火，肾属水，两者的关系主要表现为阴阳、水火、升降间的互制互用与平衡协调。从阴阳看，位于下者，以上升为顺；位于上者，以下降为和。所以，心火当下降于肾，肾水须上济于心，即心火下降于肾，才能蒸腾肾水；肾水上济于心，方能制约心火。相互为用，称为"心肾相交"。又云"水火既济"，"既济"于人体言，喻心火能降于下而温肾水；肾阳得心火之助则蒸水上腾以制心火。如是则水火既济，心肾相交而相和谐，这样心肾之间的生理功能才能协调，才能建立起良性联系。

周宜轩教授强调，值得注意的是，心肾相交的意义并不局限在两脏间的功能协调，更是全身气机升降的动力，即朱丹溪《格致余论》所言的"人之有生，心为之火居上，肾为之水居下，水能升而火能降，一升一降，无有穷矣，故生意存也"。可见，心肾相交起到了维系人体生、长、壮、老、已的重要作用。

肝主疏泄，以木气之升发、条达、舒畅为生理特性。肺主肃降，以金气之肃降、收敛为生理特性。是以肺气肃降与肝气升发，升降相因，相反相成，协调人体气机保持升降平衡状态。

如肝升，有赖脾的升清精微与津液的功能，以“散精于肝”。当肝的生理功能正常，气机调畅，则脾的升清才能有效发挥，如《素问·宝命全形论》云“土得木而达”。《医学求是》更指出，少阳在半表半里之间，为中气之枢纽，枢轴运动，中气得以运行。肝主疏泄，调畅气机，肝气的升发调节着脾胃的升降，肝疏泄正常，则脾气能升，胃气得降，升降协调，才能完成对饮食物的消化吸收。《雷公炮制药性解》在论述柴胡作用时称：“补中益气汤用之，亦以其能提肝气之陷者”；再如肺降，肺与大肠相表里，现代生理证实大肠的吸收水分与排便作用，与脾胃的升清降浊作用相似。故临床肺经实热证，每通过通腑法治疗获效，再如临床用药枇杷叶、竹茹，可降肺亦可降胃。表明肝升、肺降也不纯粹是两脏间的关系，与其他脏腑也有相关性。

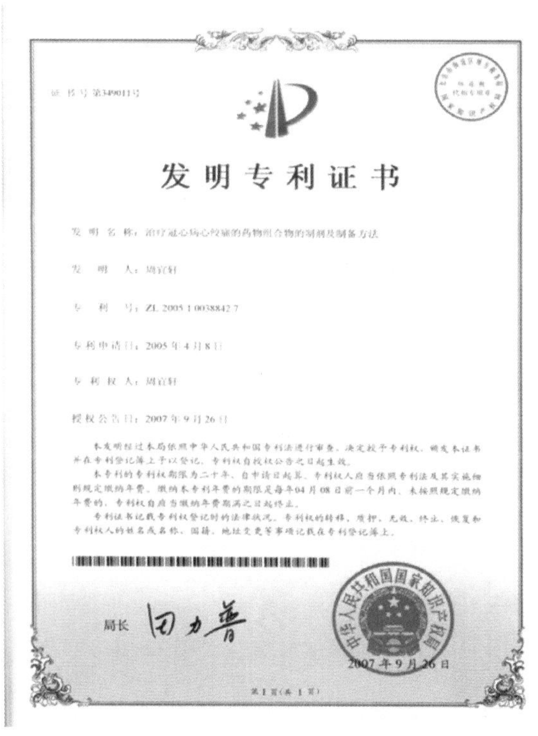
证书号第349011号

发明专利证书

发明名称：治疗冠心病心绞痛的药物组合物的制剂及制备方法

发明人：周宜轩

专利号：ZL 2005 1 0038842.7

专利申请日：2005年4月8日

专利权人：周宜轩

授权公告日：2007年9月26日

本发明经过本局依照中华人民共和国专利法进行审查，决定授予专利权，颁发本证书并在专利登记簿上予以登记。专利权自授权公告之日起生效。

本专利的专利权期限为二十年，自申请日起算。专利权人应当依照专利法及其实施细则规定缴纳年费。缴纳本专利年费的期限是每年04月08日前一个月内。未按照规定缴纳年费的，专利权自应当缴纳年费期满之日起终止。

专利证书记载专利权登记时的法律状况。专利权的转移、质押、无效、终止、恢复和专利权人的姓名或名称、国籍、地址变更等事项记载在专利登记簿上。

局长 田力普

2007年9月26日

第1页（共1页）

发明专利证书

然心火、肾水、肝木、肺金功能的发挥，全赖脾胃后天之本，脾胃居中焦，通连上下，为气机升降之枢纽。脾胃升降正常，水谷精微得以上输，糟粕得以下降。如李东垣在《脾胃论》说：“盖胃为水谷之海，饮食入胃，而精气先输脾归肺，以滋养周身；升已而下输膀胱，为传化糟粕，转味而出。”脾气以上行为顺，胃气以下行为顺，一上一下，有升有降，生生不息。精气的上升输布，糟粕下泄降沉收藏，符合阴阳运动的规律。而且唯有脾胃之清气上升占主导地位，才能维持“清阳出上窍，浊阴出下窍；清阳发腠理，浊阴走五脏；清阳实四肢，浊阴归六腑”，才能产生机体所需营养热能。故说“胃气平和，荣气上升，始生温热”，这是机体脏腑进行升降浮沉运动的能量来源。

总之，周宜轩教授认为：在人体气机升降调节的功能配合中，心肾相交为一对，脾胃枢纽为一对，肝升肺降为一对，此配偶之功，需同心之力。肾、肝在下，在下者宜升；心、肺在上，在上者宜降；脾胃在中间，则一升一降，此交感之道。如此，各显其功，各得其衡，人体气机升降出入运动自能相谐而健,从而健康长寿。

## 第三节　临证精粹

### 一、遵仲景,温阳益气、化瘀利水,自拟参附强心汤治慢性心力衰竭

慢性心力衰竭是病因复杂、多种因素相互作用、长期演变的一组临床综合征,其病位在心,与脾、肾、肺密切相关,病机为正虚血瘀、瘀水互结。正虚以心气、心阳亏虚为本;瘀水互结以水饮、痰湿、瘀血内停为标。其病机归纳为“虚”“瘀”“水”。

周宜轩教授总结出慢性心力衰竭主要临床表现为两大主症:即呼吸困难、乏力(活动耐量受限),及体液潴留(肺瘀血和外周水肿)。其发病机制为心功能减退及水液代谢障碍两方面。

心功能减退,心阳不足。心为“阳中之太阳”,心气不足或心阳不振,胸中之阳气不展。心主血脉功能失常,鼓动血脉、温养心神的功能减退,引起心悸、怔忡、胸闷、气短,畏寒肢冷,心痛等症状,临床表现为呼吸困难和乏力(活动耐量受限)。为此,治疗应以温运心阳之气即“温药和之”的方法,可选用《金匮》的苓桂术甘汤合保元汤。

周宜轩教授指出,心衰水液代谢障碍,出现水潴留,表现为肺瘀血和外周水肿。首先应明确肌体内水液的代谢、调节,主要依靠肺、脾、肾三脏功能的正常发挥,各脏协调使水液经气化后变成津液而营养全身,即脾气的散精和转输、肺气的通调水道、肝气的疏泄、肾中精气的蒸腾气化及气的升降出入运动,致三焦的通利等共同作用,才能将水液输布四肢,变成尿液、汗液排出体外。故周教授拟温脾利水,选用《金匮》的苓桂术甘汤合泽泻汤;温宣肺气、化饮利水,合用葶苈大枣泻肺汤;温肾阳、利水气选用《金匮要略》的真武汤及苓桂术甘汤合保元汤。

周宜轩教授综合以上理论,遵仲景重视阳气的温煦、气化作用,认为阳气之盛衰是慢性心力衰竭发生发展、预后转归之病机关键。采用扶阳之法,依“阳遏者助之使通,阳虚者扶之温运”的原则。拟定其治则:温阳益气、温补心肾,佐逐瘀通脉、化瘀利水,自拟心衰方——参附强心汤:红参 10 g,炙黄芪 20 g,山萸肉 15 g,麦冬 12 g,当归 15 g,丹参 12 g,大川芎 12 g,炒白术 15 g,制附片 8 g,桂枝 10 g,泽泻 12 g,猪、茯苓各 15 g,葶苈子 10 g。并根据临证变化随证加减,临床取得满意效果。

周宜轩教授还指出,慢性心力衰竭的治疗在采用益气温阳、滋阴养血、活血利水、行气化痰之剂时,还应把握以下原则:温阳要适度,养阴防碍胃,活血宜温通,利水当温化,行气调升降;祛邪扶正宜相兼,瘀痰水气并治疗;祛瘀不动血,化瘀不损津,利水不伤正,

行气不耗气。

慢性心力衰竭表现为阳气亏虚证者，益气温阳是其治疗常法。红参、人参、附子、桂枝等是常用中药，宜温阳通阳而不宜补阳，故需注意适度，药味、用量视病情而定，切忌过量。《内经》谓“少火生气，壮火食气”，即指温通阳气，助脏腑功能恢复。若温热过度即成壮火——邪热，即可助邪化热，伤阴食气。心力衰竭危证，阴竭阳脱之际，急救回阳固脱可以力挽狂澜。而对慢性心力衰竭，若应用大量回阳药，反而伤阴耗气，欲速则不达。慢性心力衰竭表现为气阴两虚者，其阴虚多因于以下三方面：一是慢性心力衰竭的原发病与高血压、冠心病、心肌炎、糖尿病和代谢综合征等密切相关，而这些病证的病机以阴虚为多；二是久病伤阴耗气的病理演变，或过用温阳、利水（利尿）之品，伤津耗液；三是气虚可以损及阴液。宜益气养阴，在选择养阴药时注意养阴而不碍胃，注意脾胃功能的护养。为此养阴药需分深浅，其气清味薄者多归肺胃，谓之浅补，多选用麦冬、天冬、黄精、沙参、玉竹、山萸肉、山药、石斛等益气养阴之剂，其气浊味厚者多归下焦肝肾，谓之深补，多选用甘枸杞、生熟地、知母、何首乌、鳖甲、龟板等纯养阴滋腻之品。然慢性心力衰竭之病，脾胃健运不力，滋补之后，每易碍胃滞运，故临床应用时应首选浅补之剂，避免使用深补之品。若需深补应配伍蔻仁、砂仁、苍术、白术、枳壳等醒脾之剂。如麦冬配山茱萸，既能补阴又能补阳，收敛耗散的心气。慢性心力衰竭之血瘀证者，多为因虚致瘀、气阳亏虚，宜选用温通、活血、行血的药物，如当归、丹参、川芎、泽兰、三七、红花等，少用凉血活血和破血的丹皮、赤芍、三棱、莪术、水蛭、全蝎等。慢性心力衰竭之水饮证，多因气阳亏虚，脾肾失用所致，治当温化利水，投以茯苓、泽泻、猪苓、大腹皮、葶苈子、薏仁米、车前子等，少用具有攻逐功能的甘遂、大戟、芫花之类。慢性心力衰竭多为气机不畅，三焦决渎失常，水饮内停，少佐路路通、柴胡、青皮、陈皮、枳壳等通阳疏机、行气宽中之品。慢性心力衰竭病变过程中，气（阴/阳）虚为本，“瘀”“水”为气虚继发的病理产物，贯穿于整个病程的始末，为此祛邪勿忘补虚，扶正关注祛邪，两者相互兼顾，相得益彰，若补偏过正，使之失衡，造成人为的阴阳失调，顾此失彼。

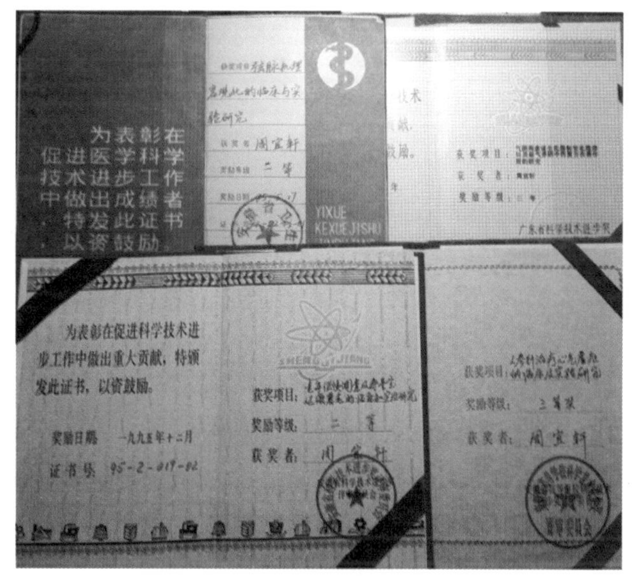

部分获奖证书

典型病案

王某,男,69岁,2013年11月23日初诊。

患高血压、冠心病10余年,血压控制不稳定,冠心病服药不及时,近几年经常感觉心慌、胸闷、气短、头昏等症状,去年起双下肢于下午水肿,早晨消退,上楼气喘明显,四肢怕冷,即来院就诊。刻下口唇轻度发绀,双下肢明显呈凹陷性水肿,诊脉手指不温。测血压110/65 mmHg,心率95次/分,脉虚弦而数,苔薄白润,质淡暗,舌下静脉怒张。心电图示:窦性心动过速,ST-T变化,偶发室早;心脏超声示:左房38 mm,左室57 mm,射血分数42%。

诊断:冠心病,缺血性心肌病。

辨证:心肾阳虚,气化不利。

治则:温补心肾,化气利水。

方药:参附强心汤。

红参10 g,炙黄芪30 g,山萸肉15 g,麦冬12 g,当归15 g,丹参12 g,大川芎12 g,炒白术15 g,制附片8 g,桂枝10 g,泽泻12 g,猪、茯苓各15 g,葶苈子10 g。14剂,每日2剂,煎水频饮。并嘱服单硝酸异山梨酯20 mg,螺内酯20 mg,地高辛0.125 mg,每日均1次。

2013年12月2日,复诊。患者双下肢水肿基本消退,心慌、胸闷、气短明显好转,测血压120/70 mmHg,心率75次/分,嘱停服螺内酯,中药在原方基础上去猪苓,加生晒参10 g(另炖服),黄精15 g,玉竹12 g。再14剂,每日1剂,煎服。

2013年12月18日,三诊。患者诉当前基本恢复正常,心慌、胸闷、气短仅于活动量大时有感,视口唇淡红,苔薄白,质淡红。再拟12月2日方,停地高辛,去葶苈子,加白蔻仁12 g,再14剂,每日1剂,煎服。

2014年1月6日,四诊。患者诉恢复尚好,遵以上原则给予膏方1剂,至2014年3月2日膏方服完,复查心脏超声示:射血分数55%。心电图示:窦性心律,T波变化。而后又复膏方1剂,巩固疗效。

## 二、糖尿病从"毒–虚–瘀"论治

糖尿病是一组以慢性高血糖为特征的慢性代谢性疾病,我国现有糖尿病患者5 000万人,约占世界糖尿病患者总数的1/4,每年还以120万人的数目递增。糖尿病并发症严重威胁人类健康,主要表现为大血管病变、微血管及器官病变和神经系统障碍等。其中,大血管病变主要涉及两个器官——大脑和心脏,比如中风、冠心病、心肌梗死等;微血管病变有两个部位——眼睛和肾脏,眼底病变可逐步造成视力、视野障碍甚至失明,肾脏病变最终造成肾功能减退。

通过对古今中医名家有关著述及现代研究，认为“毒–虚–瘀”在糖尿病的发病及并发症产生的过程中起重要作用，故周宜轩教授提出从“毒–虚–瘀”论治，以推动对糖尿病治疗理论的探讨，从而提高中医治疗糖尿病及其并发症的临床疗效。

## （一）古今中医名家对糖尿病从“毒–虚–瘀”论述

### 1 从“毒”论述

从“毒”论述源于《素问·杂病论》曰：“有病口干……此肥美之所发也，此人必数食甘美而多肥也。肥者令人内热，甘者令人中满，其气上溢转为消渴。”《灵枢·五变论》曰：“怒则气上逆，……血气逆流，髋皮充肌，血脉不行，转而为热，热则消肌肤，故为消瘅。”前者指肥甘之物，致胃肠结热为毒，内耗津液而为消渴；后文指七情不畅，郁滞转为热毒，以致消渴。汉代张仲景认为，胃肠燥热毒盛为消渴主要病机，并首创白虎加人参汤，今仍用之。隋唐《千金方》明确指出：“内有热气者则喜渴也，除其热则止，渴兼虚者，须除热而兼宜补虚，则病愈。”《千金要方》《千金翼方》共载方 74 首治消渴，用药 100 多种，主要为清热养阴生津，其次为补气益肾。而孙思邈代表方黄连丸则由黄连、生地两味组成，一味清热解毒，一味清热养阴。到金元时期，刘河间、张子和发展三消论，张子和《儒门事亲·三消之说当从火断》更明确指出：“五行之中，唯火能焚物；六气之中，唯火能消物……消之证不同，归之火则一也。”此是从火论治消渴之重大创建，提倡釜底抽薪治疗消渴，善用三黄丸等。张子和是从火论治糖尿病的先驱，主清热泻火以解毒，养阴生津以固本，这体现在其毒与虚的论述中。周宜轩教授概括致人发消渴之“毒源”有三：①过食肥甘致胃肠积热为毒；②七情不畅，气滞血瘀转为热毒；③外感六淫入里化为热毒。因毒致虚，主要表现为气阴两虚。

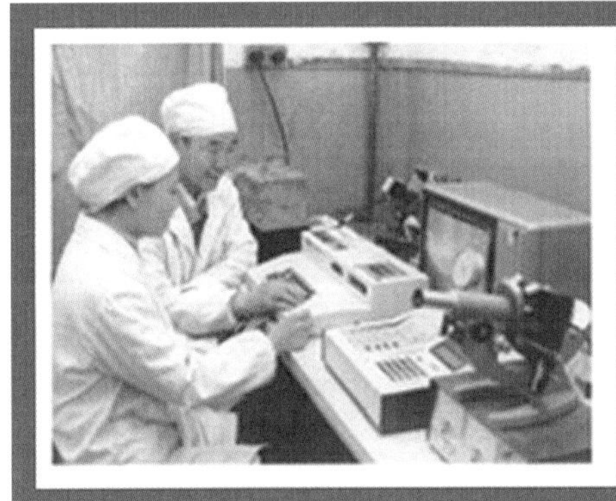
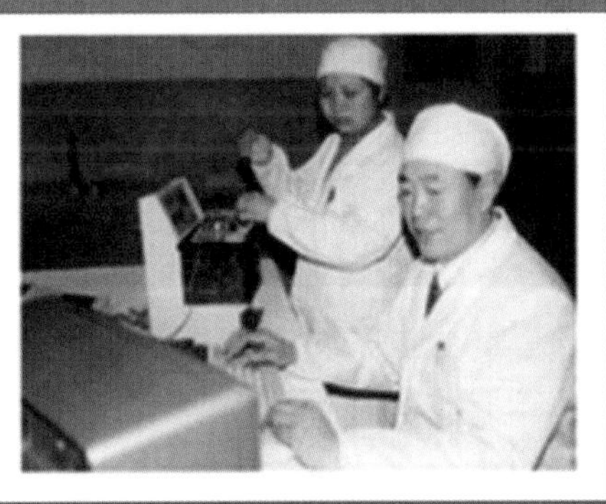

1987 年创建中医内科实验室，任主任、为获得《中医内科学》安徽省重点学科奠定基础

### ❷ 从“虚”论述

《灵枢·本藏》篇认为，五脏主藏精，精为人生之本。由于先天禀赋不足，五脏虚弱，尤以肾精素虚，气血虚弱，精亏液竭而发消渴。书中称：“心脆则善病消瘅热中，”“肺脆则苦病消瘅易伤，”“肝脆善病消瘅易伤，”“脾脆则善病消瘅易伤，”“肾脆善病消瘅易伤。”朱丹溪发展刘河间的三消燥热学说，在《丹溪心法·消渴》中说，治消渴应当“养肺、降火、生血为主”。经丹溪学派不断充实，形成了一套以养阴为主的治疗体系。明代，戴元礼在《证治要诀·消渴》中也云：“三消得之气之实，血之虚，久久不治，气尽虚，则无能为力矣。”强调治疗补益气血的重要性；李梴在《医学入门·消渴》明确消渴病机为脾肾两虚，主张消渴治疗重在补脾益肾：“治渴初宜养肺降心，久则滋肾养脾。盖本在肾，标本肺，肾暖则气上升而肺润，肾冷则气不升而肺焦，故肾气丸为消渴良方也。然心肾皆通乎脾，养脾则津液自生，参苓白术散是也”；赵献可力主三消肾虚学说，提倡“治三消当以治肾为本，唯六味、八味及加减八味丸随证而服，降其心火，滋其肾水，则渴自止矣”；推崇治肾为本者还有张景岳，喻嘉言等。可见，糖尿病中医多有从“虚”论述者。

### ❸ 糖尿病发病与瘀血的关系

糖尿病发病与瘀血关系密切，金代李东垣《兰室秘藏·消渴》载活血益气汤、生津甘露饮子，均有桃仁、红花、当归，与生地、知母、石膏、黄柏等配伍用药；清末唐容川《血证论》有因瘀而致渴的论述。当今名医祝谌予从临床实践到实验研究，明确提出活血化瘀方药在糖尿病治疗上的意义。各医家从临床中观察到，患者有手足麻木、眼眶黯黑、舌下静脉曲张等瘀血症状。

## （二）现代研究充分认识到“毒-虚-瘀”在糖尿病中的意义

体内持续的高血糖所产生的毒性包括两方面：其一，高糖最终形成糖基化终产物（ACE）而造成蛋白质结构、机械强度、溶解性、配位结合、交联等发生改变，这些都是高糖持续状态的结果，可理解为“邪久入深为毒”；其二，高血糖引发醛糖还原酶活性增高，致细胞破损，可理解为“热郁为毒”，而清热解毒中药黄芩有明显抑制醛糖还原酶活性的作用，苦瓜可提取得到类似于“人体胰岛素”功能的多肽——植物降糖多肽蛋白，具有将胰岛素链接氨基酸的“链”被还原时重新对接，将存在缺陷的肽链进行补修并恢复其活性，从而达到调节血糖、稳定代谢的目的。这从另一方面证明“从毒论治”糖尿病是有其病理生理学基础的。现代对糖尿病并发症的研究，主要表现在血管动脉硬化上，长期高血糖会造成血管内皮功能受损，血管内斑块的形成，血管受到推挤变狭窄，无论是大血管还是微血管，导致气血运行受阻，体现由毒致瘀的病理变化。

调查资料显示，约80%的成人糖尿病患者会发生大血管动脉粥样硬化。尤其要注意，很多心脑血管病的早期并没有症状。由于同时患有神经系统障碍，即使有心绞痛，也没有疼痛的感觉。明明缺血，但不感觉疼，明明有心肌梗死，却没有症状。这是十分危险的。

周宜轩教授认为，2 型糖尿病其病理中心在脾肾，多由毒起实证，再由毒转成虚实相间，最后以毒、虚致瘀，脉络阻塞，玄府（微循环）瘀滞而伴发各种并发症，形成“毒-虚-瘀”病理基础。

典型病案

刘某，男性，57 岁，2015 年 10 月 22 日初诊。

患者患 2 型糖尿病 7 年，经饮食调控，适当运动，药物二甲双胍 0.5 mg，每日 3 次，饭后服用，血糖控制尚可，空腹血糖维持在 7.0 mmol/L 左右，餐后 2 小时血糖维持在 9.5～10 mmol/L，然临床出现口干口苦，疲乏无力，双下肢麻木，两足冷感，右足拇指内侧局部发暗疼痛。测血压 130/80 mmHg，心率 82 次/分，脉弦细而小数，苔薄白，质偏胖暗红。

诊断：2 型糖尿病伴糖尿病足。

辨证：气阴两虚，瘀血阻络。

治则：益气育阴，活血通络。

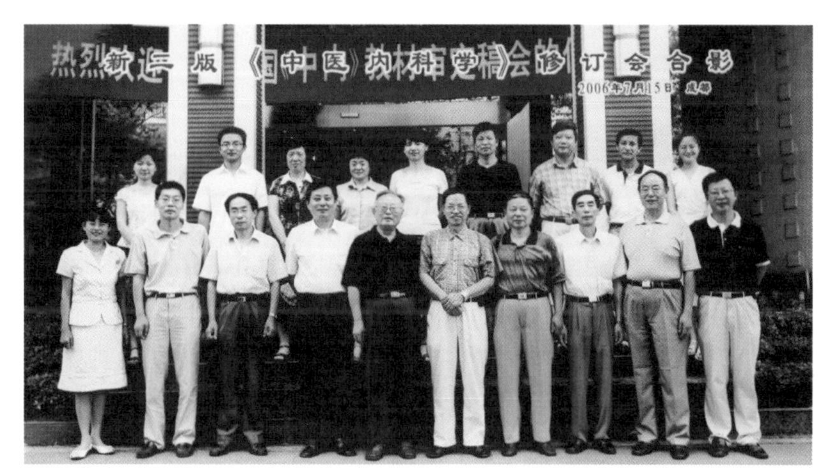

参加全国统编教材《中医内科学》编委会（成都）

方药：血府逐瘀汤合葛根芩连汤加减。黄芪 30 g，当归 12 g，山萸肉 30 g，麦冬 20 g，生地 15 g，细辛 4 g，知母 10 g，葛根 30 g，黄连 8 g，鬼箭羽 20 g，川芎 15 g，红花 10 g，赤芍 20 g，郁金 15 g，水蛭 10 g，全蝎 6 g，甘草 6 g，干姜 4 g。14 剂，每日 2 剂，早晚煎服。

二诊，10 月 29 日。服药 1 周，口干好转，下肢变温，冷感消失，痛觉减轻，右足局部皮色变浅，大便正常，空腹血糖 6.8 mmol/L。上方去知母，继进 14 剂，改每日 1 剂，早晚煎服。

三诊，11 月 15 日。右足拇指内侧局部肤色基本正常，口干口苦明显好转，全身稍有气力，双下肢感觉恢复，麻木减轻，舌质暗，脉细弦。上方加路路通 15 g，鸡血藤 15 g，15 剂，每日 1 剂，早晚煎服，并嘱强化饮食调控，适当运动，以巩固疗效。

［按］ 糖尿病坏疽（也称糖尿病足）是糖尿病常见的血管并发症，是较为严重的一

种,致残率高。据美国报道,糖尿病患者足坏疽的发生率是非糖尿病患者的17倍。非创伤性截肢手术患者中5/6有糖尿病足;我国糖尿病患者并发肢端坏疽的占0.9%~1.7%,老年糖尿病患者并发肢端坏疽的占2.8%~14.5%。本病早期可表现为肢体皮温下降,足部发凉、疼痛、肤色苍白或发紫。晚期足背动脉搏动减弱或消失,轻微皮损即可导致溃疡或坏疽,故可归属于中医"脱疽"的范畴。机体内除经脉之外,还有络脉,络脉从功能结构上可分为气络和血络。而气络与血络之外的通道,称为玄府,为气血流行最细微之处,为气血灌注、毒素排泄与信息沟通的通路。这些通道中运行的气血非常容易发生郁滞,导致瘀血产生。气血不行,血瘀日久,郁而化热,酿生浊毒。而瘀血浊毒产生后,玄府首当其冲,发生气血瘀阻,影响气络与孙络,继而影响到经脉,导致足背动脉搏动减弱或消失,肢体皮温下降,足部发凉、疼痛,最后导致溃疡或坏疽发生。

本案系因浊毒损伤脉络,伤及气阴,阳气不足,血瘀不畅,瘀阻脉络所致。气阴两虚,精伤血瘀症见口干口苦,疲乏无力,双下肢麻木,两足冷感,右足拇指内侧局部发暗疼痛。脉弦细而小数,苔薄白,质偏胖暗红。因糖尿病日久不愈,正气亏损,气血不足,瘀血阻络,正如叶天士所言"久瘀入络,久痛入络",气血运行障碍,筋脉肌肉失却濡养而致诸症,治以益气育阴,活血通络,荣络通玄,开其玄府,畅达气机。方中炙黄芪、山萸肉、麦冬、生地、知母、甘草益气养阴凉血。而经脉玄府得以濡润起到匡扶正气的作用。张锡纯在《医学衷中参西录·山萸肉解》中指出:"山萸肉得木气最厚,收涩之中兼具条畅之性。又通利九窍,流通血脉。"可见山萸肉大量应用可养血而通窍,开玄府之滞;伍以葛根、川芎、红花,活血不伤正,养血而不留瘀,以化玄府之瘀;水蛭、全蝎能达玄府之通路,走窜经络、皮肤、膜原,开通玄府通路;佐以黄连、鬼箭羽清热解毒,以祛糖毒;郁金为气中之血药,助理气活血之功,使得走窜之气深行至经脉、气络、孙络之外的玄府之处,调其气机,和其血液;甘草调和诸药。周宜轩教授强调,干姜应用之妙,其一抑制药物之性凉,其二佐大剂量黄连的降糖作用,不碍伤脾胃。全方照顾全面,君臣佐使分工恰当。通过开—化—展—达之法,使得通路开,气机展,津液布,血液和,从而达到益气养阴、荣络通玄、阴平阳秘、精神乃至之效。

## 三、肺、肾、脾三脏同治,治疗老年慢性传输型便秘

慢性传输型便秘,又称结肠无力型便秘。中国人的慢性便秘有一半以上属于此型。多由于结肠传导无力,或过长、扭曲、下移所致,表现为大便次数减少,或无便意,粪便坚硬,排便困难,以无器质性病变为临床特征。多发生于年老体弱者或育龄期妇女。原因在于老年人牙齿不好,影响进食,加之胃肠平滑肌松弛,肠蠕动功能减弱;女性由于怀孕分娩,长期腹压增加,加之雌激素周期性影响,造成肠蠕动减慢,均容易发生便秘。

《素问·阴阳应象大论》曰:"治病必求于本。"先贤朱丹溪首创开降肺气、疏通传导,

上窍开泄、下窍自通的“提壶揭盖”法。中医认为，肺与大肠相配属、相表里。两者之间通过经脉的相互络属，即手太阴肺经络大肠、手阳明大肠经络肺来联系的。因此，大肠的传导功能依赖于肺气的清肃下降。肺气清肃下降，大肠之气随之而降；同时肾主五液，肾经之水，除自足自顾、水火相济外，必能旁流以润溪涧，肠腑得以滋养，从而糟粕才能下、能出；而“脾健不在补，贵在运”，强调运脾才能去陈纳新，促进脾胃升降功能的正常运转。只有脾胃健运，津液四布，才能健全“清阳出上窍，浊阴出下窍”的正常升降运动。并且，血和津液的生成都来源于水谷精气，都有滋润和濡养的作用，故有“津血同源”之说；加入养血之品可使体内津液充盈，肠道得于濡润。治疗慢传输型功能性便秘不仅是缓解症状，更重要的是恢复正常肠动力和排便生理功能。应以宣肺清热、滋肾养阴、健脾助运、养血润肠、理气导滞之品，以求健全肺、脾、肾对大肠宣导传化功能。故周宜轩教授从中体会：从肺论治，提壶揭盖；从脾论治，健脾助运；从肾论治，益肾温阳；从气论治，益气调气；从血论治，养血活血；从阳论治，阳中求阴，以求脾气充足，阳气来复，则健运有功，温煦有权，气机调顺，自然阴血充泽，津液布达，从而肠燥得润，大便自通。周宜轩教授自拟“养血通便颗粒”，以治慢性传输型便秘，临床取得满意疗效，并以动物实验证实其疗效可靠。

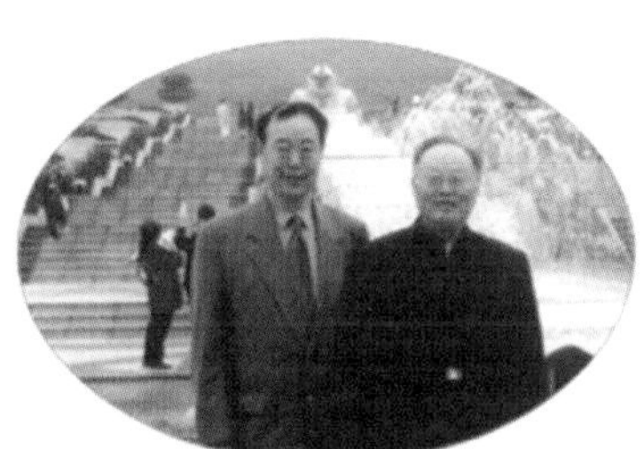

与国医大师周仲瑛教授一起在广州

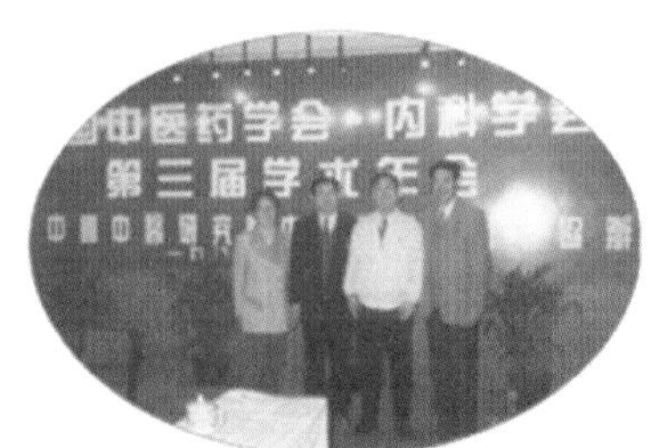


与王永炎院士在内科学会年会上

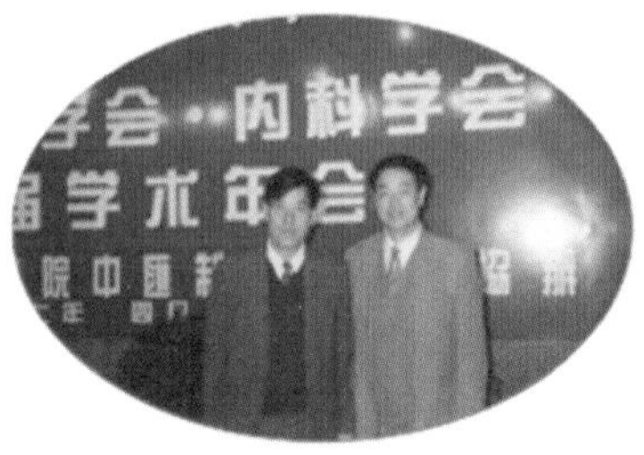


与晁恩祥教授在内科学会年会上

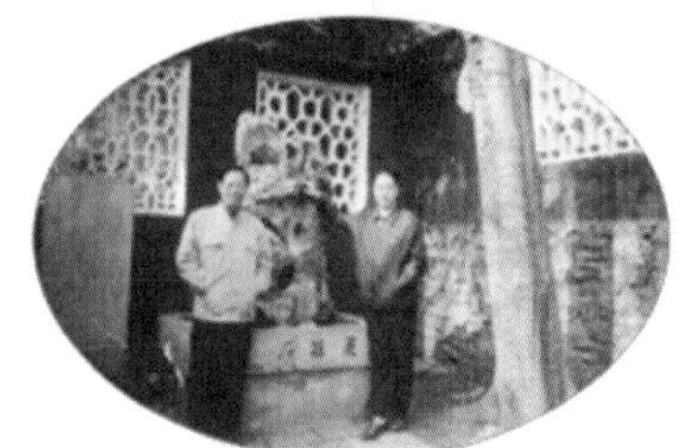

与成都中医药大学原校长李明富教授在滁州琅琊山

处方：黄芪 30 g，党参 30 g，生白术 40 g，熟地 20 g，当归 20 g，桑葚 30 g，玄参 30 g，杏仁 10 g，紫菀 10 g，升麻 10 g，肉苁蓉 12 g，枳实 20 g，决明子 12 g，火麻仁 30 g，栝楼仁 20 g，桃仁 12 g。

方解：党参、玄参补肺养阴，杏仁、紫菀开宣肺气，升麻升肺清气，取提壶揭盖之意；黄芪、当归、熟地、桑葚补肾生津、养血润肠；党参、白术、枳实健脾助运，理气导滞；枳实配升麻，一升一降，调畅气机；火麻仁、栝楼仁、桃仁活血润肠。此处取桃仁、杏仁对药，一取二仁润肠通便之能，二取杏仁宣肺导滞、提壶揭盖之用，三取桃仁活血之效。当归也同出一辙，活血、润肠两擅其效。配以肉苁蓉温肾益精，取阳中求阴，温阳润燥之功；佐以决明子助肝气、清肝热、润肠通便。此方以治肺为主，兼以补肾、健脾、调肝，佐以养血、理气、导滞、润肠，将益气养血、补肾宣肺、理气导滞、温阳活血、润肠通便诸法于一炉之中，具有能补能通，以补为用，药性平和，不寒不燥，补而不滞，滋而不腻，健脾行气，润肠而不伤阴的功效，起到既润肠通便，又强壮体魄之作用，标本同治。

肺、肾、脾三脏同治之法，既能开泄上窍，又能增液健运化，增强了润燥的治疗功能，避免了峻利之品耗伤正气。随着津液充裕，阴阳调和，肠燥得以改善，大便才得以自通。

养血通便颗粒准确把握病机，突出致病特点，以补为攻，护正祛邪，符合中医治病求本、标本兼顾的指导思想，具有长期服用有百利而无一害的临床特点。

现代药效学试验研究结果显示：养血通便颗粒对失血性及化学损伤性（环磷酰胺）血虚小鼠的红细胞和血色素有显著的提高作用；对复方地芬诺酯灌胃所所致燥结型便秘小鼠及小鼠自家粪腹腔注射后所至实热型便秘小鼠的排便时间、排便的次数及排便的形状均有显著的改善；对失血性及化学损伤型血虚小鼠的炭末肠推进也有显著提高；对小鼠的耐力、耐寒及常压耐缺氧能力均有显著提高；对单核吞噬细胞的吞噬能力及鸡红细胞溶血素的生成也有所提高。表明养血通便颗粒具有养血补气、润肠通便的作用。

随证加减：肺气失宣伴咳嗽者，临床少量轻投枇杷叶、苏叶、桔梗、前胡宣肺之品来"提壶揭盖"，或桑白皮、白芥子等降肺之品来"调肺揭盖"。老年气血亏损加黄精、功劳叶、绞股蓝等；伴情志不畅、嗳气频作、心烦少食、肝气郁结者加柴胡、川楝子、香附、郁金、陈皮、木香等；伴心烦易怒、舌红、脉弦，肝胆郁热者可加龙胆草、栀子、桑叶、黄芩等；伴纳呆者加焦山楂、焦谷麦芽、神曲等；伴尿频、尿不尽者加山茱萸、苏芡实、益智仁等；缺少便意、粪便坚硬者加何首乌、白芍敛阴养血柔肝，玄参、生地、麦冬滋阴泄热，增液通便。或增加大剂量生白术，用量最多可用 60 g。白术性温味苦，温能散寒，苦可燥湿，且专运脾阳，健脾气，脾阳运，脾气健，津液行，肠燥润则肠腑得通，糟粕可下。或短期给大黄、番泻叶，便排即止；平时可选用核桃仁、黑芝麻等分打粉，适量加蜂蜜调服。

典型验案

马某，男，56 岁，2013 年 9 月 16 日就诊。

患者 3 年来大便艰难，3~5 日一行，便干如栗，粗硬难解，便时肛门疼痛，时大便出血，血色鲜红，伴腹部胀满，嗳气口臭，口干欲饮，食欲不振，神疲乏力，曾服用果导、番泻叶，外用开塞露等治疗。肠镜示：肠道未见异常。局部检查：肛周欠平整。肛门指诊：直肠内可以触及干结大便，直肠壁未触及明显肿块。镜检：母痔区痔核隆起。舌质红，少津，舌苔白腻，脉沉。

西医诊断：慢性传输型便秘，内痔。

中医诊断：便秘，内痔。

证属气阴两亏，肠失濡润，运化失司。

治法：宣肺清热，养阴生津，导滞助运法。

处方：养血通便颗粒。黄芪 30 g，党参 30 g，生白术 40 g，生地 20 g，熟地 20 g，当归 20 g，桑葚 30 g，玄参 30 g，杏仁 10 g，紫菀 10 g，升麻 10 g，肉苁蓉 12 g，枳实 20 g，知母 10 g，火麻仁 30 g，栝楼仁 20 g，桃仁 12 g。服法：诸药文火慢煎后，取汁 300 ml，加入蜂蜜 50~100 ml，待微温时服，日 2~3 次，每日 1 剂，连服 2 周为 1 个疗程。并嘱调整合理的饮食结构，补充足量膳食纤维。

上方服 1 个疗程后，大便通畅，一至两日一行，腹胀，口臭已有减轻，无便血。口干仍甚，纳谷欠香。原方去熟地、紫菀，加郁金 12 g，焦山楂 15 g，焦谷、麦芽各 15 g。

患者又经半个月调治，大便一日一行。其间夜寐差，原方加柏子仁 25 g，酸枣仁 20 g，夜交藤 15 g。服用 2 个月后，大便一至两日一行，质软，诸证消失。至今无便秘困扰。

［按］正如《温病条辨》中所说："水不足以行舟，而结粪不下者。"本患者近 3 年来大便干结难解，证属气阴两亏，肠失濡润，运化失司，拟养血通便颗粒加减，以宣肺清热，升清降浊。肠腑气机得以通畅，实是"提壶揭盖"之妙用。本证阴伤是根本，特注重滋阴润肠通便。

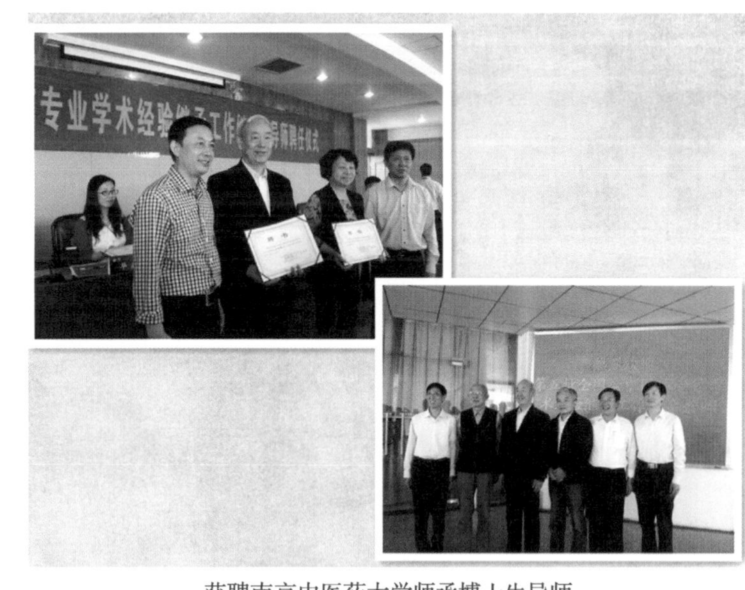


获聘南京中医药大学师承博士生导师

本方以清肺热、补肾水，升清降浊、养血润肠而通便。便秘不可急功近利，妄用攻伐之剂，以取速效。本案虚实夹杂，治疗当虚实兼顾，扶正的同时，还要通肠道积滞。周宜轩教授指出：本病治疗的目的并非单纯改变便秘这一症状，其他如腹胀、口臭、口干、食欲不振、神疲乏力等症状也随之解决。

## 四、慢性胃炎治疗体会

### （一）慢性胃炎病因病机

慢性胃炎，属中医的"胃痛""胃痞"等范畴，由外感因素（如寒邪、湿邪、热邪、暑浊）、内伤因素（饮食、毒物、烟酒、药品等）、情志因素（郁怒伤肝、忧思伤脾）、体质因素（先天禀赋不足）、虫积外伤等所致，且以内伤及情志因素为主因。中医认为，食物入胃，胃主受纳腐熟，脾主吸收输布，脾胃是人体运化、吸收营养的重要器官。脾气主升，主运化，胃主受纳水谷、腐熟消化，主降浊。脾胃居人体之中央，为脏腑气机升降出入的枢纽，升降出入的运行状态全赖气化。脾气升则肝肾之气皆升，胃气降则心肺之气皆降。升降出入是人体生命之本。脾胃虚弱，寒邪易于犯胃，客于胃中，阻遏阳气不得舒展，胃气郁滞，胃失和降，胃气不通，“不通则痛”。临床出现纳呆、便溏、恶心呕吐、畏寒肢冷、倦怠乏力等症。胃阴虚损，胃失濡润，失其受纳腐熟，气机失降，阴虚内热，灼伤脉络。临床常见口淡乏味，饥而不食，干呕作恶，口燥咽干，咳嗽声重，痰少而黏，低热心烦，胃中灼热，便燥溲赤，舌红少苔，脉细数。肝气郁结犯胃，气机不利，升降失职，胃失受纳、通降，故出现胃脘胀痛、掣及两胁、嗳气频作、嘈杂吞酸、心烦气躁等痞满症状。总之，胃病的发生与肝、脾有关，气化失司、升降失常、气机郁滞、运化无力所致。然久病入络，往往兼夹瘀血贯穿始终。

饮食物在体内的消化、吸收、转化、排泄过程，早在《素问·经脉别论》中就进行了详细的描述：“饮入于胃，游溢精气，上输于脾。脾气散精，上归于肺，通调水道，下输膀胱。水精四布，五经并行，合于四时五脏阴阳，揆度以为常也。”其论述说明：饮食物的消化、吸收过程虽与五脏六腑功能活动有关，但整个活动的中心是脾与胃。《素问·玉机真脏论》云：“五脏，皆禀气于胃，胃者，五脏之本也。”故自《内经》始，后世立脾胃为“后天之本，气血生化之源”之说。然饮食物的消化、吸收，“脾气散精”，“上归于肺”等过程均依赖脾脏的“运化”及“升清”功能，而“游溢精气”“下输膀胱”等过程均依赖于胃腑的“受纳”及“通降”功能。

脾为太阴湿土，其性喜燥而恶湿，主升，赖阳气以煦之；胃为阳明燥土，其性喜润而恶燥，主降，须阴液以润之。对脾胃生理功能的论述，以清代医家叶天士总结最为妥帖：“太阴湿土得阳始运，阳明燥土得阴自安。”“脾宜升则健，胃宜降则和。”脾和胃纳运结合、升降相因的生理功能，是饮食物消化、吸收、布散、排泄的基础。

中医认为“脾胃为后天之本”。慢性胃炎虽病变部位在胃，然脾与胃关系密切，同居中焦，以膜相连，互为表里，在生理功能上，脾主运，胃主纳，纳运结合；脾主升，胃主降，升降相因，两者相辅相成，共同维持机体正常的消化吸收和排泄功能。在病理情况下，脾胃常常同病。但由于脾与胃生理特点不同，故病理变化也有差异，其治疗原则与用药亦不相同。

脾为胃之使，司中气，主运化，以升为用，以运为贵，又为阴土，易损阳气，脾病多虚多寒，治疗多健脾祛湿，用药多以温阳益气、升清化湿祛秽为治则。其用药：温阳药如炮姜、艾叶等；益气药如党参、黄芪、白术、扁豆等；升清药如柴胡、葛根、升麻等；化湿健脾药如苍术、厚朴、半夏、薏仁、藿香等。

胃为水谷之海，主受纳腐熟水谷，为传化之府，以降为顺，以通为用，又为阳土，其性主燥，最易受热邪影响而伤胃津，胃病多实多热，故治胃多以和胃通降与清热养阴之法。和胃通降用药如清半夏、竹茹、枳壳、佛手、苏梗等；清热养阴如沙参、麦冬、天花粉、石斛、知母、黄连等。

同时，脾与肝关系密切，脾主运化，可以散精于肝；肝主疏泄，可助脾胃之升降。在病理上“不通则痛”，多由于中焦气机升降失常，气血运行受阻所致。肝主疏泄，调畅气机，肝木偏亢易乘脾土，而脾土亏虚则易被肝木乘之，脾胃升降功能失常，湿浊及燥热内蕴，往往会影响肝木的疏泄功能，导致气机失常，气血受阻而发生疼痛。肝病可以传脾，脾病亦每及于肝，故治脾亦宜疏肝，以求土木相安。用药宜疏肝健脾，调理气机，行气活血止痛。如柴胡、枳实、枳壳疏肝消痞；川朴、乌药、陈皮、香附理气宽中；郁金、川楝子、白芍柔肝缓急，泄肝通络。脾胃之气条畅，症消病除。

现代医学认为，慢性胃炎是指各种原因引起的胃黏膜慢性炎性病变，致病因素包括幽门螺杆菌（Hp）感染、胆汁反流、自身免疫反应等。慢性胃炎的确诊主要依据内镜检查和胃黏膜活检组织学检查。多数慢性胃炎患者可无任何症状，有症状者主要表现为非特异性消化不良。症状的有无及严重程度，与内镜所见和病理组织学分级没有明显相关性。

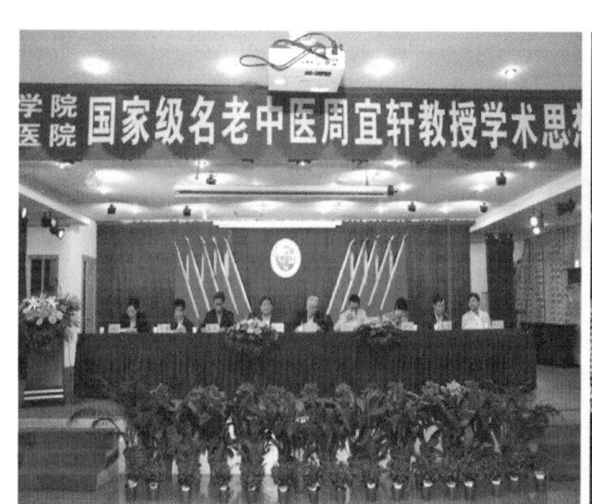

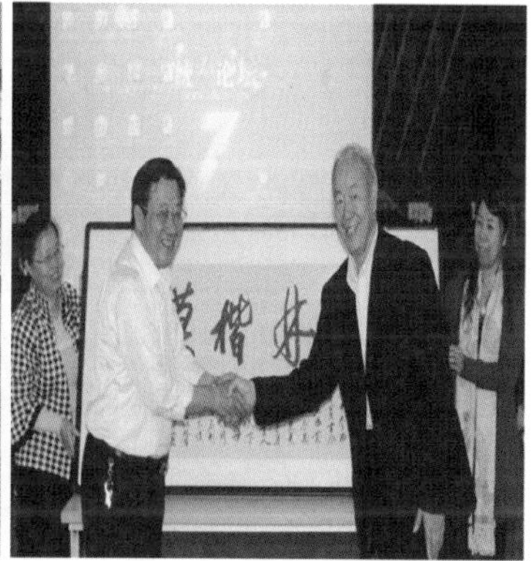

周宜轩学术思想报告会及张杰教授赠“杏林楷模”

根据我国2006年所达成的“中国慢性胃炎共识意见”，将慢性胃炎分为非萎缩性胃炎（即浅表性胃炎），萎缩性胃炎及特殊类型胃炎等类型。可为弥漫性或局灶性（如胃窦部等），或伴有肠上皮化生、异型增生等；参照现代医学纤维胃镜检查所见，结合中医舌诊和患者的临床症状，对慢性胃炎病因病机论述，周宜轩教授临床多采用基本方，结合临证加减之原则，取得较为满意疗效。

## （二）周宜轩教授基本方

### ❶ 慢性非萎缩性胃炎基本方

功能：益气清化，抑酸护膜。

主治：适用于慢性非萎缩性胃炎，伴胃黏膜糜烂受损；或幽门螺杆菌感染的糜烂性胃炎、胆汁反流性胃炎、胃食管反流性疾病等。证属脾胃气虚，湿热内蕴。

方药：炙黄芪 20 g，炒白术 15 g，法半夏 12 g，麦门冬 10 g，川黄连 6 g，仙鹤草 15 g，薏苡仁 25 g，海螵蛸 15 g，浙贝母 10 g，白及片 15 g，木蝴蝶 8 g，三七粉 4 g。

方解：黄芪具有补气升阳等功效，《珍珠囊》中有“黄芪甘温纯阳，其用有五：补诸虚不足，一也；益元气，二也；去肌热，三也；排脓止痛，活血止血，四也；内托阴疽，为疮家圣药，五也”的记载，对黏膜糜烂、溃疡为疮家圣药；配白术，益气健脾，健固中焦，治其本。半夏配麦冬，取“麦门冬汤”之意，麦冬配半夏，养胃生津而无滋腻之弊；半夏伍麦冬，降逆止呕而无温燥之嫌，两药刚柔相济，润燥相宜，具有养阴生津、醒脾开胃、和胃降逆之功。黄连苦寒，寒能清胃热，苦能燥湿健脾，为胃炎常用药；仙鹤草又名脱力草，健脾补虚，清热化湿，凉血活血；三七活血化瘀。三药相伍，相辅相成，增强清泄中焦之力，又无芩、柏苦寒败胃之弊，活血化瘀与清热解毒类药物配合应用，可愈溃生肌，亦可抑杀幽门螺杆菌，以愈黏膜糜烂而生肌。配白及、木蝴蝶护膜生肌，增强促进损伤黏膜的修复功能。薏苡仁健脾、淡渗利湿，助芪、术健脾运脾，还能化湿散结消中，缓解胃黏膜炎症反应。海螵蛸具有收敛止血、制酸止痛等功效，《现代实用中药》标注“为制酸药”，配浙贝母，取乌贝散之意，抑酸止痛，中和胃酸，降低胃内 pH，收敛止血。全方共收益气清化，抑酸护膜之功效。

## ❷ 慢性萎缩性胃炎基本方

功能：养阴益胃，补气悦脾，升清降浊。

主治：适用于慢性萎缩性胃炎。证属胃阴亏损型。

方药：潞党参 15 g，生黄芪 30 g，淮山药 20 g，生白术 15 g，百合 15 g，南、北沙参各 15 g，玉竹 12 g，石斛 12 g，赤、白芍各 15 g，葛根 20 g，谷、麦芽各 15 g，焦山楂 20 g，三棱 8 g，莪术 8 g，香橼皮 12 g，甘草 8 g，干姜 4 g。

方解：慢性萎缩性胃炎是消化系统常见病，以黏膜固有腺体萎缩和肠上皮化生倾向为特征，其病势以缠绵难愈及癌前病变可能。其病理报告，胃黏膜出现红白相间，以白为主，黏膜变薄，粗糙不平，或呈隆起结节，黏膜呈萎缩改变，分泌物减少，其反映机体局部组织的萎缩，病位在胃。然除胃部症状外，往往伴有多脏器功能的失常，故有“肝为起病之源，胃为发病之所”之说，如肝气犯胃、饮食伤胃等。《内经》认为：胃为阳明燥土，其性喜润而恶燥，主降，须阴液以润之；脾为太阴湿土，其性喜燥而恶湿，主升，赖阳气以煦之；病变黏膜萎缩即不荣，不荣则失濡，失濡则阴伤，故治疗以滋养胃阴，濡润胃络为法。然黏膜萎缩与气血供应失衡也有关系，基于此，宜补虚通滞、生化气血、焕发生机为要。

方取玉竹、石斛、白芍养阴益胃；党参、黄芪、山药、白术健脾补气；配以沙参、百合清肺养阴，沙参又有益胃生津之力；百合兼有养心安神之功，起“心静脾胃舒”的作用，《本经》记载，百合“主邪气腹胀，心痛，利大小便，补中益气”，其中“心痛”就是指胃脘痛，助上诸药滋养脾胃之阴；并用葛根鼓舞胃气，合上药有从阳益阴之用。白芍配合甘润之品以养胃生津，取其酸甘化阴之意。且佐以香橼理气和胃、芳香悦脾，并加谷麦芽、山楂等消导之品，辛甘化气，以助纳运；佐三棱、莪术以通助补，通补兼施，提高了胃部气血生化能力，激发原黏膜萎缩的生机。如张锡纯言三棱、莪术二药“既善破血，尤善调气…… 有瘀者可除消，即无瘀者也可借其流通之力，以行补药之滞……与参、术、芪诸药并用，大能开胃进食”。甘草，味甘守中，使生化之源不竭，营卫气血有本，虚损才有恢复之机。甘草与酸味药物配伍，如配合芍药等甘润之品，以养胃生津，取其酸甘化阴之意，以养脾胃之阴，并除五脏之浮火；甘草与辛味药物配伍，少佐干姜等，取少火生气之意，以温脾胃之阳，并除中焦之湿邪。全方共奏养阴益胃、补气悦脾、升清降浊之功效。

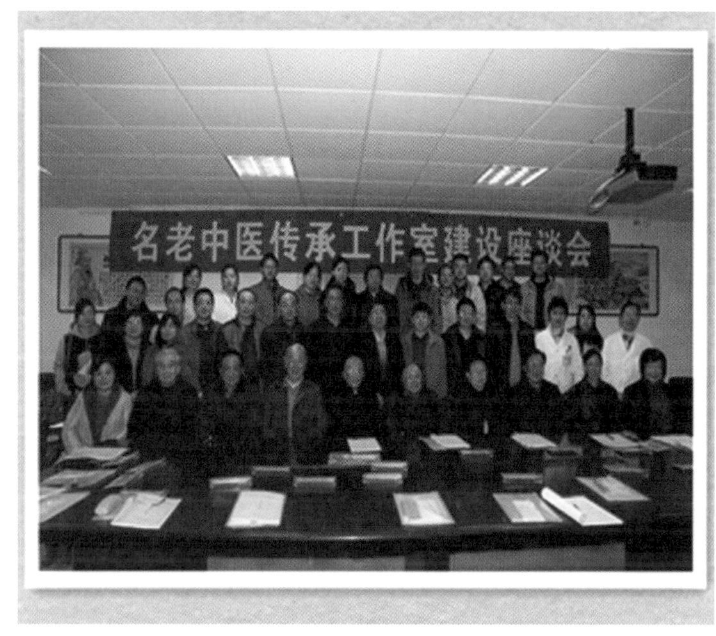

组织主持安徽省名老中医传承工作室建设座谈会

### ③ 辨证加减

气机失调致“不通则痛”。胃脘痛多由于中焦气机升降失常，气血运行受阻所致。肝主疏泄，调畅气机，肝木偏亢，易乘脾土，而脾土亏虚又易致肝木乘之，脾胃升降功能失常，湿浊或燥热内蕴，往往会影响肝木的疏泄功能，导致气机失常，气血受阻而发生疼痛。在治疗胃脘痛过程中多加入疏肝理气、行气活血止痛的药物，如川楝子、延胡索、木香、乌药、郁金、白芍等药物，行气止痛，柔肝缓急；肝气郁结犯胃者，主要表现为胃痛每因情绪变化加重，善叹气、嗳气，胃痛连两胁等，可用疏肝理气之柴胡、香橼、香附、佛手、木香、厚朴之类。对于肝郁重证，则应选用血中气药，如延胡索、郁金、川芎、沉香、青皮等；肝胃郁热犯胃者，主要表现为胃脘痛伴烦躁易怒，口干口苦，泛酸吞酸，嘈杂等，选用黄连、栀子、吴茱萸、煅瓦楞等。瘀血阻络胃痛者，主要表现为胃痛伴有大便黑，胃脘针刺样痛，夜间疼痛加剧等，选加三棱、莪术、蒲黄、丹参、鸡血藤、三七以活血止血；

仙鹤草、茜草、云南白药、白及、侧柏炭、血余炭以凉血止血等。胃阴虚致胃痛者，主要表现为胃痛隐隐时作，口燥咽干，喜饮寒冷等，选百合、南北沙参、玉竹、石斛、生地黄，枸杞子，麦冬等。脾胃虚寒致胃痛者，主要表现为胃痛喜温饮，喜揉按，空腹痛甚，得食痛减等，重用黄芪，加桂枝、干姜、高良姜、乌药具有行气止痛、温胃散寒等功效。湿困中焦致胃脘不适者，主要表现为胃脘痞满胀痛，肢困乏力，舌苔厚腻等，选苍术、白术、白豆蔻（后下）、砂仁（后下）、半夏、川朴、苡米仁、茯苓等。

此外，本病可结合辨病施治。幽门螺杆菌（Hp）感染是慢性萎缩性胃炎主要病因之一，Hp 在机体内的滋生，与脾胃（内环境）系统的状态有密切关系，往往与湿热或寒湿阻滞中焦，气机运行不畅，胃失和降有关。为此，清化湿热，宣化湿浊，调畅气机，改善脾胃的内环境，令其气津流畅布散为法。如脾胃湿热中阻之候，选用苍术、厚朴、藿香、佩兰、石菖蒲、青黛、黄连、黄芩、半枝莲、蒲公英等清化湿热。胆汁反流，遵《内经》“邪在胆，逆在胃”之旨，辨为肝胃不和，胆失通降，选用柴胡、枳壳、白芍、郁金、沉香、川楝子、旋覆花、代赭石等疏肝降逆利胆。胃黏膜的肠上皮化生和不典型增生的胃癌前病变是关乎疾病的预后状况的特殊阶段，此时为正气虚损较重，病邪侵入未深，邪毒聚结未甚，为此，此时治疗应遵循《内经》“坚者削之，结者散之。”但应关注患才气强弱，不可只顾攻伐而重伤正气，克伐机体生机，应审时度势，权衡左右，着眼全局，扶正抑瘤，适度攻伐。在慢性萎缩性胃炎辩证施治、顾护胃气的基础上，相应配伍：灵芝、人参、黄芪、薏苡仁、半夏、别甲—化痰散结抑癌；山慈菇、夏枯草、斑蝥、急性子、黄药子—软坚散结抑癌；白花蛇舌草、龙葵、半技莲、蚤体（重楼）天花粉、土茯苓、山慈菇—解毒抑癌。

## （三）体会

周宜轩教授数十年临证施治，使用基本方合并临证加减治疗，取得满意效果。同时，他还总结出以下临证体会，对临床辨证治疗，选方用药，心理治疗具有启迪作用。

### ❶ 审症求因，治疗求本

周宜轩教授指出，脾胃病在诊治时，应详问诊，广视角，既重视脾胃病本身病变，亦重视全身病变反应，既重视脾胃病所呈现的主症，也不忽视次症的出现。从情绪变化、饮食习惯、生活环境等方面搜寻有用的辨证线索和用药依据，注重患者全身病态反应所出现的症，力求审症求因，治病求本。从整体角度认识和把握脾胃疾病的复杂性、多变性和个体性。临证治疗上更多强调的是随证施治、方证对应。

### ❷ 升降有度，贵在通和

脾胃病的治疗应抓住其生理病理特点，从脾胃入手，分清虚实寒热，诊病重整体；紧扣病机，用药升降有度，降中有升，升中有降，欲降先升，清升浊降，升降得宜；分清主次，通和为贵。务求胃腑通畅舒和,升降出入有序。

### ③ 调理饮食,舒畅情志

要重视对脾胃病患者饮食的指导和心理疏导。根据脾胃病患者不同的症状、饮食规律,不宜过饱和偏食;少食辛辣、生冷和刺激性食物。临证中耐心倾听患者的诉说,帮助解释病症的发展机制,化解患者对病症的恐惧和不安,同情患者之苦,鼓励患者增强战胜疾病的信心,帮助患者减少或缓解各种身心压力,安养心神,调理脾胃,综合施策,心理、饮食和药物的治疗有机配合,往往能收到事半功倍的效果。

### ④ 治疗脾胃病甘温调中,气阴两补

脾胃病临证常表现:"脾常虚、肝常郁、胃常滞。"故脾胃病治疗应遵循"脾宜健、肝宜疏、胃宜和"的观点。脾以运为健,肝以疏为补,胃以通为和。治脾宜温、宜补、宜升、宜燥;治肝宜疏、宜理、宜养;治胃宜清、宜润、宜通、宜降。补脾在于温补脾气,升发脾阳;疏肝在于肝气条达,治肝安胃;益胃在于柔润养阴,通降和胃。其用药原则:①甘温而不燥,如太子参、生白术、白扁豆、生苡仁、山药、莲子肉、茯苓、冬瓜仁、糯稻根等甘平之药;②柔养而不腻,如沙参、麦冬、石斛、白芍、玉竹、甘草、乌梅等甘寒不碍脾之品;③散中有收,用气药兼血药,如香附行气开郁,为气中之血药;川芎辛温香燥,走而不守,即行即散,为血中之气药,二者伍用,开气血之郁滞,疏治六郁胸膈痞闷之症;④开痹散瘀,当先疏启其中,如养肝疏肝用乌梅、白芍、木瓜、甘草酸甘化阴,少佐厚朴花、佛手、川楝子等轻散不燥之剂;⑤权衡升降润燥为要,理气药以木香、陈皮、佛手、枳壳为平稳;止痛药以乳香、没药为佳,或寒热并用吴茱萸、川黄连(左金丸)等。

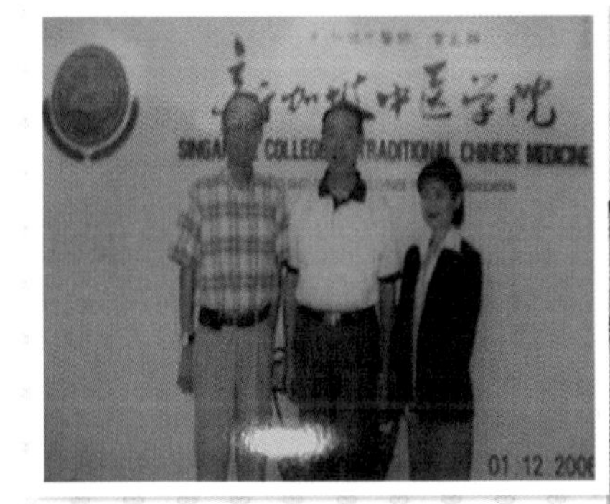


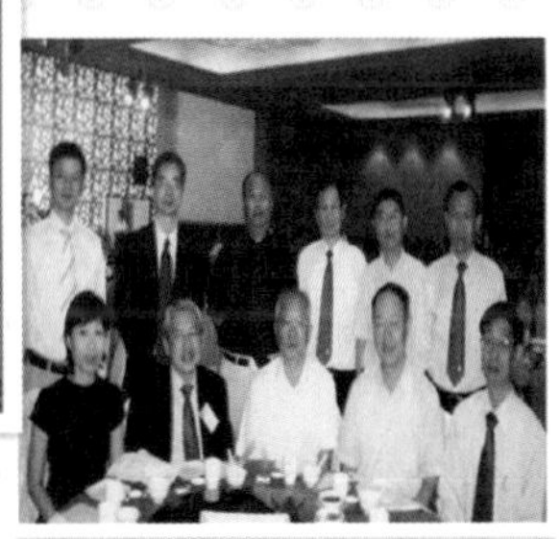

赴新加坡中医学院授课

### ⑤ 脾虚食停,善用消导

在脾胃病的临床表现中,不论属于哪类证型,或多或少都伴有伤食停滞、食欲减退、不思饮食或食而无味等症,可在辨证基础上,加用焦三仙、鸡内金、炒谷麦芽、焦山楂、炒

枳壳等消导之类药物，以恢复脾胃的吸纳功能，常取得较好的疗效。善食胃气强。太饿伤脾，太饱伤气，食无求饱，贵在能节，正如《吕氏春秋·尽数篇》所言："食能以时，身必无灾。"

### 6 脾之外候，重视舌诊

舌象能直接反映脾胃的消化功能和机体的营养代谢状况，故有"舌为脾胃之外候"的说法。太阴脾经连舌本、散舌下；阳明胃经贯舌中，胃腑又多气多血，常挟邪气上潮于舌。《内经》记载："苔乃胃气熏蒸，五脏皆禀气于胃，故可借以诊五脏之寒热虚实也。"故古人又有"舌为胃镜"之语。所以察舌体、验舌苔（均包括颜色、形质与动态）、诊舌下络脉，是诊察脾胃疾病的重要手段。

如舌体胖大，为脾虚湿盛或脾肾阳虚；舌体瘦小，为津液不足或脾胃阴虚；舌体有裂纹，为热盛伤津或气阴（血）两虚。

如舌苔白厚腻，为痰浊偏盛；舌苔黄厚腻，为湿热内蕴（湿热内蕴的环境有利于幽门螺杆菌的生存和繁殖，尤其气虚湿热）；舌淡红紫暗或有瘀斑、瘀点，为瘀血偏重；舌质淡暗，苔白腻，则为气虚血瘀痰阻之征。

正常舌下络脉，有一支主干和 1~2 支支干，长度不超过舌尖至舌下肉阜的五分之三，主干粗细约 2.5 毫米。而舌下络脉的改变，对萎缩性胃炎的诊断很有帮助。可从舌下络脉的色泽、脉络的延伸度、充盈度、脉络的增粗情况、扭曲度及脉络的分支等方面来观察。如舌下络脉色淡紫而滞、延伸度较差、充盈不佳、细小等，可诊断为虚证；结合舌象、临床症状等不同可分为气虚、血虚、阳虚、阴虚和兼夹证等。如舌下络脉色深紫而滞、延伸过度（有时达舌尖）、充盈急胀、增粗、扭曲度大等可诊断为实证，或为热证或为血瘀，特别是对血瘀证的诊断意义较大。

典型病案（胃癌）

汪某，女，72 岁，2013 年 10 月 12 日初诊。

患者消瘦，脘腹胀闷、嘈杂灼热，微微隐痛，食少纳差，呃逆干呕，口干口苦，小便正常，大便稀软，伴全身乏力，自汗频出。大便隐血阴性，浅表淋巴结未触及。脉沉细，苔薄微腻而黄，舌质尖红，边有齿痕。

胃镜（2013 年 10 月 11 日）示：胃角、胃窦小弯侧可见一巨大溃疡型病灶，周边黏膜隆起，表面污秽苔，质地较硬伴轻度狭窄。诊断：胃角、胃窦癌。病理报告（2013 年 10 月 11 日）示：低分化腺癌伴有坏死。血检：血红蛋白 86 g/L（2013 年 10 月 22 日）患者不愿手术及放化疗，辗转请求中医诊治。

西医诊断：胃癌，低分化腺癌伴有坏死。

中医辨证：脾虚痰瘀，热毒蕴结。

中医治则:健脾护胃,清化散结。

方药:潞党参 15 g,炒苍术、白术各 15 g,白豆蔻 12 g,炒谷、麦芽各 15 g,炒枳实 12 g,制香附 12 g,大川芎 15 g,乌贼骨 8 g,白及片 15 g,仙鹤草 15 g,三棱 8 g,莪术 8 g,白花蛇舌草 15 g,半枝莲 15 g,生薏仁 25 g,生黄芪 30 g,川黄连 6 g,旋覆花 12 g,姜半夏 12 g。14 剂,每日 2 剂,煎水频饮。

二诊,2013 年 10 月 19 日。1 周后患者诉嘈杂、灼热及纳食改善,舌苔渐退,余症仍在。仍拟前方再进,患者要求取药 30 剂。嘱每日 1 剂,煎水早晚两次服用。并注意饮食以清淡、易消化、富营养为主,忌生冷、辛辣、油煎烤炸食物。

三诊,2013 年 11 月 20 日。脘腹胀满明显好转,午间有饥饿感,纳食不多,自汗时有发作,诊舌苔薄白,拟前方去半夏,加麦冬 12 g,浮小麦 15 g。患者又要求取药 30 剂。嘱每日 1 剂,煎水早晚两次服用。

四诊,2013 年 12 月 22 日。患者诉精神状态、全身气力均恢复,脘腹胀满已消失。二便正常,饮食按前嘱尚可,建议可少食多餐。又依二诊方药再进 30 剂。嘱每日 1 剂,煎水早晚两次服用。

以后在原方基础上随证化裁,连续用药 1 年余,于 2015 年 1 月 20 日在安徽某肿瘤医院复查胃镜示:胃角、胃窦部黏膜中央浅糜烂。病理报告示:胃小弯、胃窦黏膜慢性炎伴腺体肠化,局部腺体呈低级别上皮内瘤变。

胃镜及病理报告显示病变趋向正常化发展,这增强了患者诊治的信心,每 1~2 个月来复诊一次,取药 30~60 剂,随证加减,又连续用药 1 年余。建议其去原市某院复查胃镜。于 2016 年 3 月 20 日胃镜示:胃窦、胃小弯侧可见溃疡瘢痕水肿,局部黏膜粗糙,高低不平,表面糜烂,边界欠清楚,胃窦变形,局部环形狭窄。病理报告示:胃窦浅层黏膜慢性炎轻度活动期,部分腺体肠化伴有轻度异型增生。(具体报告见下图)

当前患者精神佳,仍偏消瘦,偶有心慌,饮食基本正常,偶有泛酸,二便正常,脉沉细,苔薄白,质淡红。2016 年 3 月 21 日血常规检查示:血红蛋白 123 g/L。拟健脾护胃,清化痰瘀。

处方:太子参 30 g,炒白术 10 g,白豆蔻 12 g,大麦冬 10 g,醋五味 10 g,炒谷、麦芽各 15 g,姜厚朴 10 g,醋香附 10 g,乌贼骨 8 g,浙贝母 10 g,木蝴蝶 6 g,白及片 10 g,仙鹤草 15 g,三棱 10 g,莪术 10 g,白花蛇舌草 15 g,半枝莲 15 g,大川芎 12 g。取药 60 剂,每日 1 剂,水煎,分早晚两次服用,以巩固疗效。

方解:目前国内外多数学者认为,胃癌发生的模式为:慢性萎缩性胃炎→胃黏膜肠上皮化生→胃黏膜不典型增生→胃癌。本患者女性,高龄,为胃低分化腺癌,恶性程度相对较高,然高龄致全身代谢缓慢,肿瘤发展相对较慢,虽表现为巨大溃疡型病灶,但未发现大便出血及浅表淋巴结肿大。

2013 年 10 月 11 日

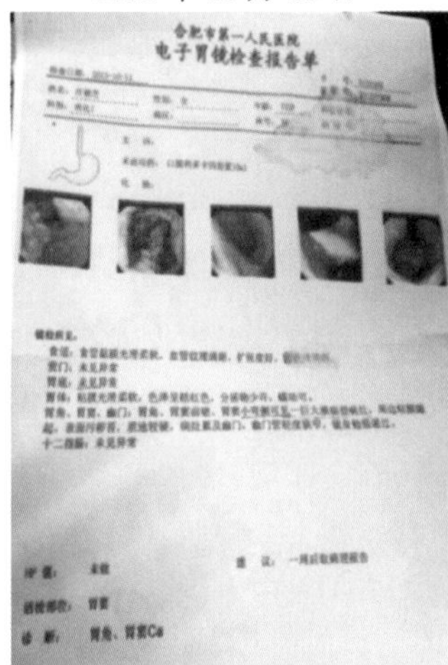
合肥市第一人民医院
电子胃镜检查报告单

胃镜:胃角、胃窦癌

2 015 年 1 月 20 日复查

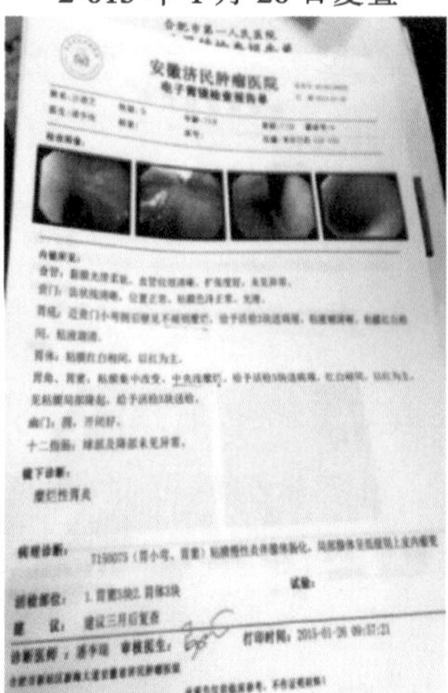
安徽济民肿瘤医院

胃角、胃窦部黏膜中央浅糜烂

2016 年 3 月 20 日复查

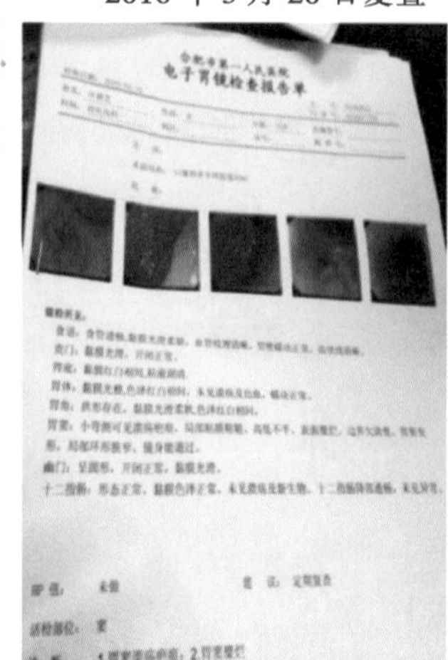
合肥市第一人民医院
电子胃镜检查报告单

溃疡瘢痕胃窦糜烂

2013 年 10 月 11 日

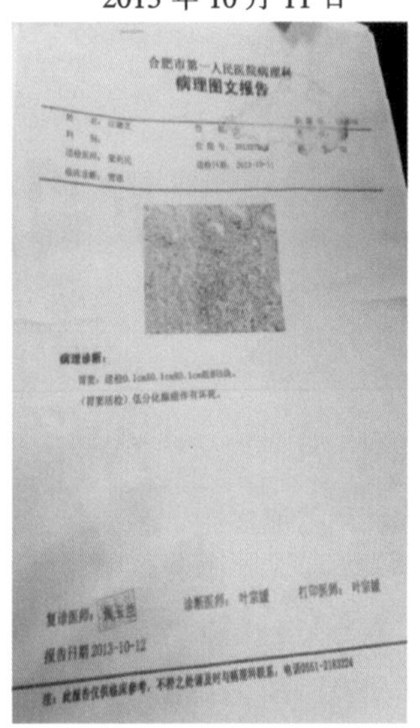
合肥市第一人民医院病理科
病理图文报告

病理:低分化腺癌伴有坏死

2015 年 1 月 20 日复查

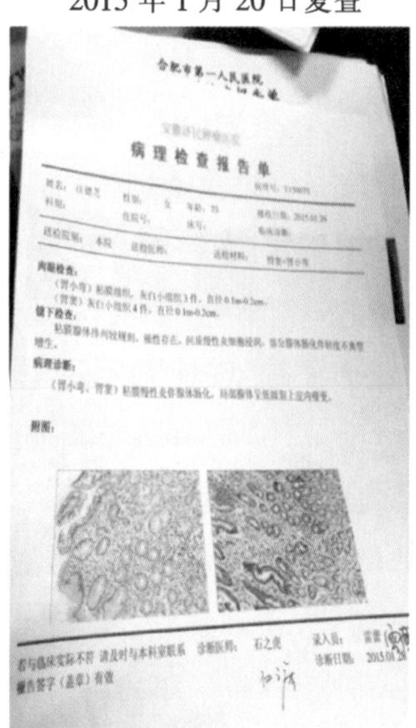
病理检查报告单

慢性炎伴腺体肠化,局部腺体呈低级别上皮内瘤变

2016 年 3 月 20 日复查

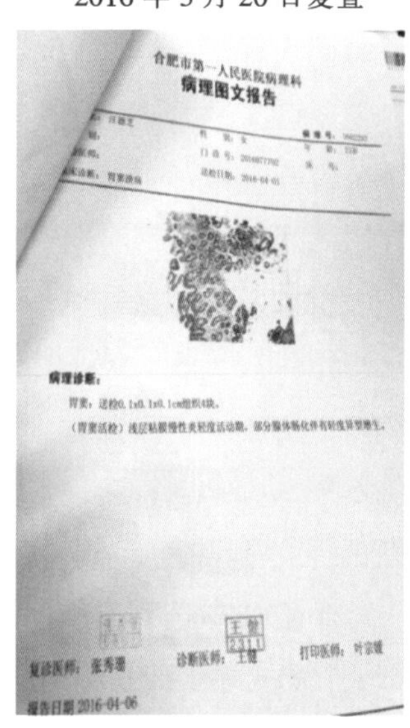
合肥市第一人民医院病理科
病理图文报告

胃窦浅层黏膜慢性炎轻度活动期，部分腺体肠化伴有轻度异型增生

胃癌由慢性萎缩性胃炎发展而来,中医古籍在胃痛相关论述中对胃癌的临床表现、病因病机、治则治法等均有记载。本患者以脘腹胀闷、嘈杂灼热、微微隐痛、食少纳差为主而就医,通过胃镜及病理检查,确诊胃癌(低分化腺癌伴有坏死)。依据四诊所得,周宜轩教授认为病位在胃,乃全身正气虚损,邪毒内侵,热毒痰瘀互生,蕴结胃络所致,证属脾虚痰瘀,热毒蕴结。治则:健脾护胃,清化散结。

胃癌以胃黏膜损伤病变为主。《内经》云:“坚者削之,结者散之。”应审时度势,攻伐适度，顾护胃气。清代医家叶天士总结为："太阴湿土得阳始运，阳明燥土得阴自安。"周宜轩教授悟得，欲治胃黏膜损伤，必先焕发其生机，而生机的焕发更有赖于气血的流动无碍。取补虚通滞之法，选用益气活血通络治之。方取黄芪、党参配合三棱、莪术为君，黄芪具有补气升阳等功效，为补脾肺之气的要药，补气之中而具生发之性，更助脾脏的升清功能。对黏膜糜烂、溃疡为疮家圣药；党参性平，味甘、微酸，归脾、肺经，其质地柔润不燥不腻，补中益气，兼能养血，健脾益肺而生津液，对神经系统有兴奋作用，能增强机体抵抗力。它具有防治胃溃疡，调节胃肠运动，抗溃疡，抑制胃酸分泌，降低胃蛋白酶活性等作用。三棱、莪术均味苦辛，性温平，具有祛瘀散结，破血行气，消积止痛的功效，两者合用破血祛瘀之功较强，以通助补，通补兼施，提高了胃部气血生化能力，激发原黏膜损伤局部的生机。如张锡纯言三棱、莪术二药"既善破血，尤善调气…… 有瘀者可除消，即无瘀者也可借其流通之力，以行补药之滞……与参、术、芪诸药并用，大能开胃进食"。适用于气滞血瘀、热毒蕴结的多种肿瘤。四药合用，以通助补，通补兼施。气为血之帅，使气充则血行，血行则瘀祛；血为气之母，使"阳得阴助而生化无穷"，共奏益气生血，活血通络之功，可提高胃部的气血生化能力，激发原已损伤的周围组织的生机，使胃黏膜得以修复。

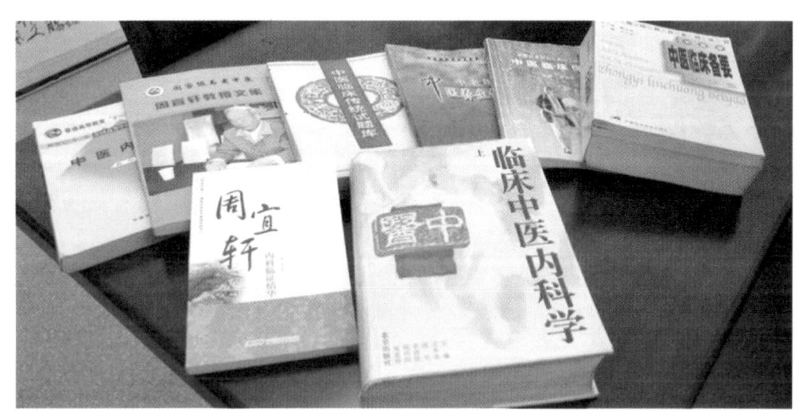


先后编著 13 部医学书籍

白花蛇舌草、半枝莲、生薏苡仁、川黄连共为臣药。白花蛇舌草味苦淡，性寒，主要功效是清热解毒、消痈散结、利尿除湿，可用于消化道癌症。现代药理学研究证明，白花蛇舌草能增强机体的免疫力，抑制肠上皮化生，抑制肿瘤细胞的生长、浸润，实乃"清热解毒"之良药。半枝莲味辛，性平，清热散结，利水消肿，主治胃癌、肠癌、食管癌、肝癌及其并发腹水等病症。半枝莲主要含生物碱半边莲碱等成分，为民间治疗晚期消化道癌症的常用药。生薏苡仁健脾利湿，舒筋除痹，消痈排脓。适宜脾虚湿盛的消化道肿瘤，具有促进细胞免疫、体液免疫的作用。黄连苦、寒，苦能燥湿，寒可清热，取黄连以苦降，清痰湿所生之热，和胃止呕，适用于湿热蕴结型消化道肿瘤患者。四药合用，清热解毒，消癥散结，助君药抑制肿瘤生长，消炎并愈合溃疡。

佐苍术、白术、白豆蔻、炒谷麦芽以健脾，生化气血。苍术配白术，苍术健脾平胃，燥湿力胜，散多于补，偏于平胃燥湿，升阳散邪；白术健脾燥湿，益气生血，健脾力强，补多于散，善于补脾益气。二药伍用，一散一补，一胃一脾，助参芪补脾助运。合白豆蔻、炒谷麦芽轻清芳香之品，消食导滞，升举清阳，顾护胃之阴津，升发脾之清阳，诸药合用，激发脾胃周围组织的生发功能，使胃黏膜得以修复。合乌贼骨、白及片、仙鹤草。乌贼骨别名海螵蛸，咸、涩、温，性善收涩，具收敛止血、制酸止痛作用，为制酸收敛之要药；白及苦甘涩，微寒，消肿生肌，收敛止血，促进溃疡愈合，两药合用为古方乌及散，具有生肌敛疡，制酸止痛作用，疏理调达而不伤正，强胃健脾又不壅中碍气，具有较好的保护胃黏膜作用，常用于慢性糜烂性胃炎和胃溃疡。仙鹤草又名脱力草，功能健脾补虚，清热止血。《百草镜》谓其可"下气活血，理百病，散痞满"，《本草纲目拾遗》云其能"消宿食，散中满，下气，疗吐血各病，翻胃噎嗝"。 三药相伍，相辅相成，健脾补虚，清热止血，止血不留瘀，制酸护胃，消肿生肌，增强清泄中焦之力，配合应用可愈黏膜糜烂而生肌。以上七药共为佐药。

炒枳实、制香附、大川芎作为使药。香附为气中之血药，川芎为血中之气药，枳实辛散，以消为主，共行活血理气，调和诸药功能，全方共奏健脾护胃，清化散结，抑制肿瘤，愈合溃疡之效。

周宜轩教授对患者经过近三年的中医药辨证诊治，其病理报告，由低分化腺癌伴有坏死转变成慢性炎轻度活动期，部分腺体肠化伴有轻度异型增生，发生了质的变化，同时全身状态得到明显改善，血红蛋白由 2013 年 10 月 22 日测定 86 g/L，恢复到 2016 年 3 月 21 日测定 123 g/L。取得令人欣慰的疗效。目前仍定时复诊，病情稳定。

### 慢性萎缩性胃炎验案

黄某，男，61 岁，2015 年 11 月 23 日初诊。

患者胃脘胀闷、微痛，纳差，呃逆频作，伴夜间胸闷、心慌半年余，近日来进食稍多则干呕频频，有时胃部有灼热感，口干，不思饮，脉濡细，苔黄腻，质偏红。

于 2015 年 11 月 19 日在省某医院胃镜检查提示：①反流性食管炎；②胃窦部溃疡、浅表萎缩性胃炎伴胆汁反流；③慢性十二指肠炎。病理诊断：黏膜浅表性炎、重度活动期伴糜烂，局灶黏膜萎缩性炎、局灶炎性渗出，符合溃疡性病变。

诊断：①反流性食管炎；②胃窦部溃疡、浅表萎缩性胃炎伴胆汁反流；③慢性十二指肠炎。

证属：脾虚失运，湿热内蕴，气机失常。

治拟：健脾化湿，清热理气。

处方：潞党参 12 g，炒苍术 15 g、炒白术 15 g，白豆蔻 12 g，法半夏 12 g，淡竹茹 12 g，浙贝母 12 g，茵陈 20 g，藿梗 12 g、佩梗 12 g、川黄连 5 g，蒲公英 15 g，旋覆花 10 g，广木香 2 g，炒枳壳 12 g，云茯苓 15 g，福泽泻 12 g，薏苡仁 20 g。

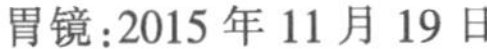

胃镜:2015 年 11 月 19 日

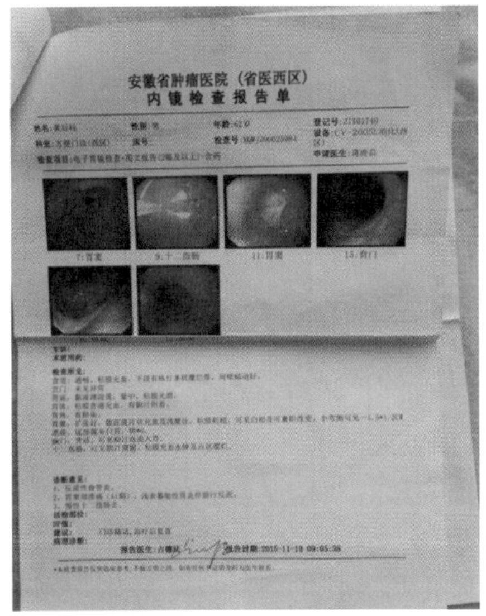

安徽省肿瘤医院（省医西区）
内镜检查报告单

诊断:①反流性食管炎;②胃窦部溃疡、浅表萎缩性胃炎伴胆汁反流;③慢性十二指肠炎诊断。

病理:2015 年 11 月 19 日

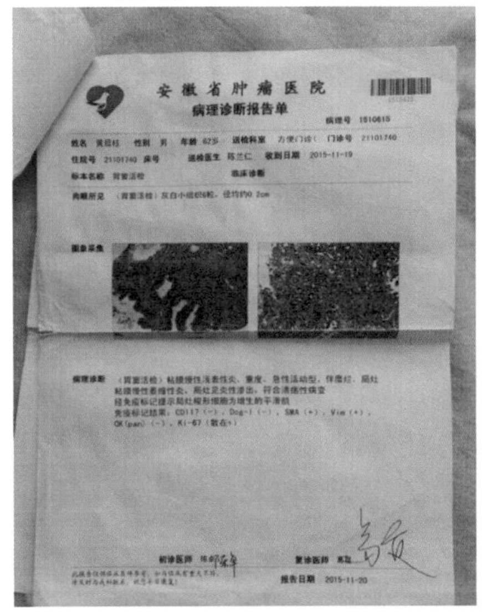

安徽省肿瘤医院
病理诊断报告单

诊断:黏膜浅表性炎、重度活动期伴糜烂，局灶黏膜萎缩性炎、局灶炎性渗出,符合溃疡性病变。

首给 14 剂,每日一剂,将上药物浸泡半小时后,用武火煎煮开后改文火煎煮半小时,取汁,加水再煎一次,将两次药汁混匀,每日分两次或三次服用。

2015 年 12 月 8 日,二诊。胃脘胀闷、微痛,纳差,呃逆均有改善,舌苔微腻而淡黄。拟前方去蒲公英、泽泻,加木蝴蝶 6 g、白及片 10 g、仙鹤草 10 g,再进 20 剂,按原法煎煮服用。

2015 年 12 月 28 日,三诊。胃部灼热感、口干症状基本消失,偶有呃逆。拟 12 月 8 日方药去淡竹茹、茵陈,加新降香 10 g,三棱 6 g,莪术 6 g,再进 30 剂,按原法煎煮服用。

而后患者定期复诊,随着湿热症状的改善,临证稍作加减,患者坚持服药,用患者的话说,两天不服中药即感全身不适。

2016 年 6 月 26 日来诊诉:近日突发胁背部绞痛,伴小便刺痛,肉眼血尿,似尿路结石,然腹部 CT、腹部超声均未发现结石,一周后腹部症状消失,尿检正常。胃脘部偶有不舒,纳食尚好,食欲正常,脉细,苔薄黄,质淡红。

拟健脾化湿、活血护胃为法。

处方:潞党参 12 g,炒苍术 15 g、炒白术 15 g,砂仁 10 g,蔻仁 12 g,法半夏 12 g,茵陈 20 g,藿梗 12 g、佩梗 12 g,川黄连 5 g,薏苡仁 20 g,福泽泻 12 g,木蝴蝶 6 g,白及片 10 g,仙鹤草 10 g,三棱 6 g,莪术 6 g,海螵蛸 10 g,广木香 12 g,再进 30 剂,按原法煎煮服用。

2016 年 7 月 26 日,来诊诉:近日复查胃镜及病理,示慢性萎缩性胃炎痊愈,仅有浅

胃镜复查:2016 年 7 月 13

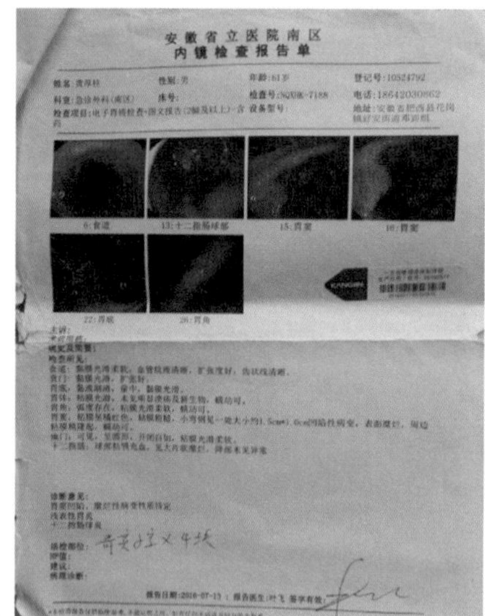
安徽省立医院南区
内镜检查报告单

诊断:①浅表性胃炎;②十二指肠炎

病理复查:2016 年 7 月 13 日

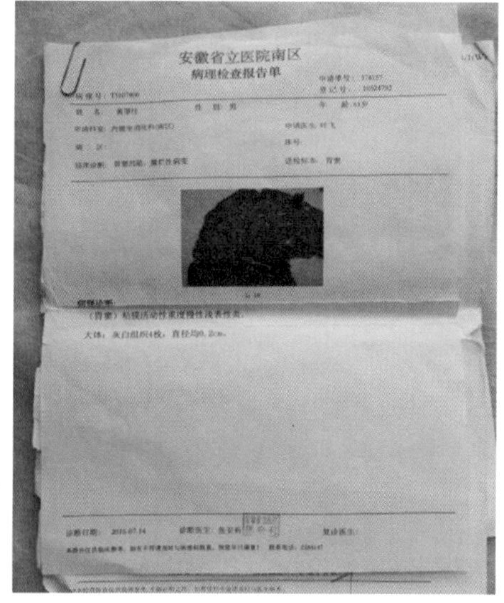
安徽省立医院南区
病理检查报告单

诊断:胃窦活动性重度浅表性炎

表性胃炎及十二指肠炎。

刻下患者胃脘部无特殊不舒,纳食尚好,食欲正常,脉细,苔薄黄,质淡红。

仍拟健脾化湿、活血护胃为法。

处方:潞党参 12 g,炒苍术 15 g,炒白术 15 g,砂仁 10 g,蔻仁 12 g,法半夏 12 g,茵陈 20 g,藿梗 12 g,佩梗 12 g,川黄连 5 g,薏苡仁 20 g,福泽泻 12 g,木蝴蝶 6 g,白及片 10 g,仙鹤草 10 g,三棱 6 g,三七 4 g,海螵蛸 10 g,广木香 12 g,再进 30 剂,按原法煎煮服用,以巩固疗效。

方解:

慢性萎缩性胃炎是消化系统常见病,以黏膜固有腺体萎缩和肠上皮化生倾向为特征,胃镜报告提示:胃黏膜红白相间,以白为主,黏膜呈萎缩性改变,分泌功能下降。故认为:胃阴虚损,气血不足,致胃黏膜失养,导致胃黏膜呈萎缩性改变,表现不荣、失濡。因此濡润胃络,滋养胃阴,应为慢性萎缩性胃炎的根本治疗大法。

然本例患者临床症状除胃镜表现为胃黏膜呈萎缩性改变外,全身症状表现为:胃部有灼热感,口干,不思饮,脉濡细,苔黄腻,质偏红等,均提示胃脘部湿热为患。周宜轩教授指出,若此时再以南北沙参、麦冬、石斛、乌梅、百合等滋阴之品濡养胃络,势必失之偏颇,忽视了“胃为阳明燥土,脾乃太阴湿土”的深刻含义。

慢性萎缩性胃炎胃黏膜出现萎缩病因,周宜轩教授认为:其一,气血不足,不能濡养胃络;其二,胃黏膜局部脉络不通,气血灌注不良,血瘀导致局部缺血缺氧,从而促使腺体萎缩、肠化生;其三,胃部内环境的影响,多见湿热壅盛,或寒湿内侵,均适宜幽门螺杆菌滋生。以上因素极易导致胃黏膜局部气机阻滞,致使体内湿浊壅滞,中焦气机滞碍不畅,脾胃气血、津液流行布散受阻,胃黏膜生机困乏,致局部组织细胞萎缩不荣。胃黏膜萎缩反映的是机体局部生机的萎缩。因此,欲治胃黏膜萎缩必先焕发其生机,而生机的焕发则有赖于气血的流递无碍,内环境的改善。

初诊:拟健脾、化湿、清热,改善内环境,党参、苍术、白术、白豆蔻、茯苓、藿佩梗以健脾醒脾为君;合法半夏、淡竹茹、浙贝母、泽泻、薏苡仁健脾利湿为臣;佐以茵陈、川黄连、蒲公英清热化湿;伍以炒延胡索、广木香、炒枳壳健脾理气,助君、臣健脾化湿清热,调畅气机,改善内环境,利于胃黏膜气血濡养。

而后随着湿热症状的改善,依据基本方,随证化裁。周宜轩教授着重在健脾益气、调畅气机,改善内环境,利于胃黏膜气血濡养为前提。加用海螵蛸、白及,海螵蛸别名乌贼骨,咸涩温,性善收涩,具收敛止血,制酸止痛功能,为制酸收敛之要药;白及苦甘涩微寒,消肿生肌,收敛止血,古方为乌及散,功效生肌敛疡,制酸止痛,疏理调达而不伤正,强胃健脾又不壅中碍气,具有较好的保护胃黏膜作用;合用木蝴蝶苦甘凉,疏肝和胃,保护胃黏膜,还可疏肝利咽,三者常用于慢性糜烂性胃炎和溃疡病,具有促使胃黏膜修复的作用。仙鹤草清热、和血、健脾、补胃,适用于慢性胃炎伴溃疡出血、糜烂的患者。佐三七、三棱、莪术以通助补,通补兼施,提高了胃部气血生化能力,激发萎缩的黏膜生机。三七配白及,白及消肿生肌,收敛止血;三七散瘀止血,消肿止痛。三七以散为主,白及以收为要。二药伍用,一散一收,相互制约,消肿生肌之力大为增强。全方共达调整胃内环境,通补并用,疏通气机,激发胃部气血生化能力,使已萎缩的组织焕发生机,从而得以修复,临床取得满意效果。

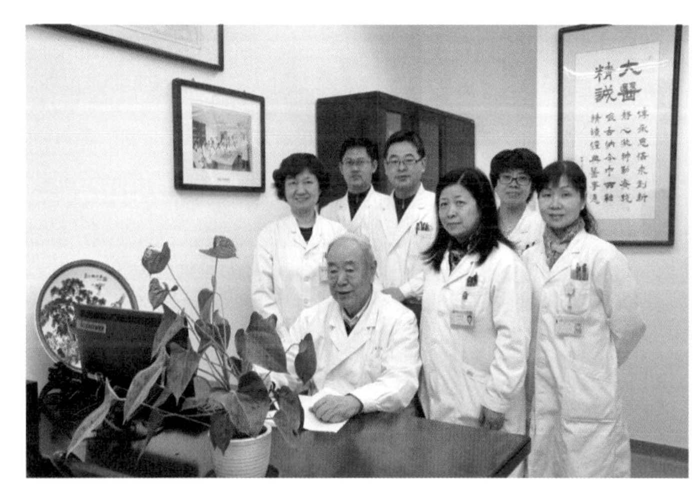

2017 年在名老中医传承工作室与部分学生合影

## 五、辨治溃疡性结肠炎

溃疡性结肠炎是常见的慢性疾病,属于西医学“炎症性肠病”,是以结、直肠黏膜层慢性弥漫性炎症,主要累及直肠及乙状结肠,呈连续性病变,也可累及整个结肠。其发病原因尚不明确,可能与基因因素、机体不适当的免疫反应及环境中的某些因素有关。而某些因素激活人体的免疫系统,免疫系统对外界侵入物质进行打击,这即是炎症的开始，不幸的是，免疫系统不会关闭，结果使炎症继续，或者是机体的免疫系统将自己的肠黏膜当成敌人，进行反复攻击，继而破坏结肠黏膜，并引起溃疡性结肠炎的相关症状。临床常出现反复腹泻、腹痛，伴有脓血便，大便中常出现红细胞、白细胞等。该病会反复发作，迁延难愈，严重影响患者的身心健康，治疗也较为棘手。

该病中医学属于"湿热痢""阴虚痢"范畴，新安医家方肇权在《方氏脉症正宗·卷之十·冷痢附便血》中说："稽夫痢疾之源也，或酷热劳役于长途，或躬耕力乏于蒸郁，或煿炙厚味椒姜频嗜，总置热毒于脏腑肠胃之间，经络之分，日积月累，血液枯燥，助气火旺，阴阳偏胜，至秋时阳气始收于内，火气下降于中，两火相攻，毒从下出而成痢矣！"又说："痢之为病，本于脾、肾。脾司仓廪，运磨五谷，变化精微，输布脏腑，一有参差，则病下出之矣。肾司封藏，元精蓄积，滋润经络，神气舒爽，一有伤损，则难荣润于邻脏，而二关之病见焉。初痢者，要知于脾；久痢者，合知于肾。"明确指出了痢疾的病位在肠，与脾胃密切相关，日久可涉及肾。

纵观本病病因病机，周宜轩教授认为：湿热蕴结肠道，气血搏结，血瘀热阻，酿为脓血，而为下痢赤白；湿阻热壅，气机不畅，故见里急后重，肛门坠胀。周宜轩教授指出：该病反复发作，病程较长，湿邪内困，脾阳受损，热毒内蕴，阴血亦伤，则饥不欲食，倦怠乏力，心悸心慌，贫血明显。临床表现出湿热内蕴、脾阳虚衰、阴血亏虚、虚实夹杂的复杂病机。在治疗时周宜轩教授认为：若独清热利湿则更伤脾阳，耗散阴血；若仅扶助脾阳、滋养阴血则易助湿生热，便血更增，治疗颇为棘手。新安医家徐春甫在《古今医统大全·卷之三十六·滞下门》中说："痢疾初起须去邪，久而虚者必是滑脱下陷，须提升涩脱，方可愈也。"新安医家吴谦在《医宗金鉴·卷四十一·痢疾死证》中亦说："久痢脏有寒热不分者，宜用乌梅丸调和之。寒虚滑脱者，宜用养脏汤温补之。"孙一奎在《赤水玄珠·卷八·痢闸》中说："痢久气血俱虚，虚中有寒，滑脱不收者，宜补中加温涩之剂，如真人养脏汤之类。有湿热在大肠，因里急后重可脱肛者，宜清之，如地榆芍药汤之类。"可见对溃疡性结肠炎宜清热化湿解毒，补虚温中，调理脾胃，兼以清肠收涩固脱治疗之。为此周宜轩教授强调温、清、通、补方药的合理运用，以达清温并用，通补兼施。

典型病例

刘某某，女，41岁，2013年10月6日初诊。

患者自诉2013年5月无明显诱因出现脓血便，于当地医院输液（青霉素、替硝唑）治疗后稍有缓解，但大便不成形，每日3~4次，淡红黄色。近日因进食油腻食物后于2013年9月再次出现脓血便，9月28日就诊于某医院。查血常规：血红蛋白仅48.8 g/L，白细胞计数 $11.2\times10^9$，中性粒细胞比例81%，淋巴细胞比例17%。大便常规：红细胞300/HP，白细胞2000/HP，脓细胞(+++)/HP。电子结肠镜确诊为溃疡性结肠炎。

服用硫酸庆大霉素缓释片、呋喃唑酮、美莎拉秦、蒙脱石散等疗效不佳，于 2013 年 10 月 6 日来院就诊。视患者消瘦（体重 55 kg），精神差，脓血便，肛门坠胀，日行十数次，口干喜饮，饥不欲食，倦怠乏力，心慌气短，小便正常，舌红少苔，根部薄黄，脉沉细而小数。

中医辨证：平素嗜食肥甘，湿热蕴结肠道，气血搏结，酿为脓血，而为下痢赤白；湿阻热壅，气机阻滞，故见里急后重，肛门坠胀。由于患者病程较长，湿热蕴结则伤阴耗气，累及脾阳，阴血亦伤，则饥不欲食，倦怠乏力，心悸心慌，贫血明显。

治法：治疗宜以清热解毒、凉血止血、益气升阳为主，方用地榆芍药汤、茜根散合芪及护胃汤（经验方）加减。

处方：地榆炭 20 g，茜草根 20 g，仙鹤草 20 g，赤芍药 20 g，侧柏炭 50 g，黄连 6 g，山栀 15 g，广木香 12 g，生地黄 20 g，木蝴蝶 8 g，白及 30 g，阿胶（烊化）10 g，生黄芪 40 g，牡丹皮 15 g，白术 12 g，生甘草 6 g，三七粉（冲服）6 g。6 剂，水煎服，每日 2 剂。

同时给予黄柏 20 g，白头翁 50 g，大黄 20 g，五倍子 10 g，苦参 30 g，3 剂，煎水浓缩至 200 ml，每次 100 ml 保留（约 30 分钟或更长时间）灌肠，上、下午各 1 次。

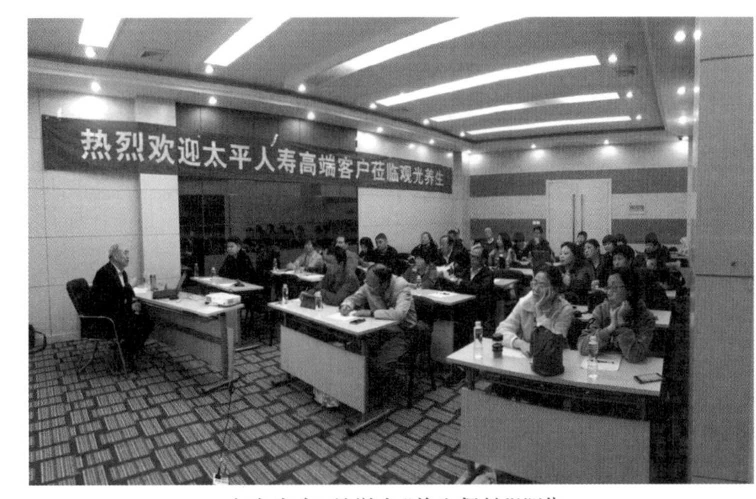

在全省市、县举办“养生保健”巡讲

二诊，2013 年 10 月 10 日。服用上药后，脓血明显减少，大便由每日 10 余次减为每日 2 次，腹胀好转，现四肢欠温，膝关节酸痛，咽喉疼痛，舌红，苔薄白，脉细数无力。

中医辨证：患者脓血减少，肠道湿热见减，四肢欠温为阳气亏虚表现。治疗效不更方，上方减丹皮，加人参、干姜，生黄芪易炙黄芪，以扶卫气，补宗气。

处方：地榆炭 20 g，茜草根 20 g，仙鹤草 20 g，赤芍药 20 g，侧柏炭 50 g，炒黄芩 15 g，黄连 6 g，山栀 15 g，广木香 12 g，生地黄 20 g，木蝴蝶 8 g，白及 30 g，阿胶（烊化）10 g，炙黄芪 30 g，枳壳 12 g，潞党参 12 g，白术 12 g，炮姜炭 8 g，生甘草 6 g，三七粉（冲服）6 g。7 剂，水煎服，每日 1 剂。

同时给予黄柏 20 g，白头翁 50 g，大黄 20 g，五倍子 10 g，苦参 30 g。5 剂，煎水浓缩至 200 ml，每次 100 ml 保留（约 30 分钟或更长时间）灌肠，上、下午各 1 次。

三诊,2013年10月18日。大便每日一行，脓血消失，但仍不成形:大便中夹有黏液，腹部冷感，尤以夜晚四肢欠温，舌淡红，苔薄白,脉细弱。

中医辨证:脓血消失，湿热衰微，但病程缠绵日久，加之苦寒清利，脾阳更虚。

治法:健脾温阳,益气护胃。

处方:炙黄芪30 g,生晒参12 g,茯苓15 g,炒白术15 g,白豆蔻12 g,炮姜炭8 g,桂枝10 g,地榆炭30 g，茜草根30 g，侧柏炭30 g,赤芍20 g,白芷12 g,葛根15 g,仙鹤草30 g,木蝴蝶6 g,白及20 g,三七粉(冲服)3 g。14剂，水煎服,每日1剂。停止灌肠。

四诊,2013年11月5日。诉药后大便基本正常,无腹部不舒,饮食正常。舌淡红，苔薄白，脉细弦。

治法:健脾和胃，养阴活络,调整胃肠功能以善后。

处方:黄芪六君子汤合增液汤加减。炙黄芪30 g,晒参30 g,茯苓20 g,炒白术12 g,白豆蔻12 g,干姜6 g,生地12 g,麦冬15 g,北沙参20 g,白及12 g，仙鹤草30 g,炒枳壳12 g,栝楼壳12 g,降香10 g,丹参12 g,三七粉3 g,建曲20 g。14剂,水煎服，每日1剂以巩固疗效。

该患者于2014年3月因其他疾病再次就诊,面色红润，形体健壮,体重达60 kg,查血常规:血红蛋白126 g/L。

[按]周宜轩教授认为,慢性溃疡性结肠炎见脓血便与黏液便的病机重点是湿热蕴肠,脂膜血络受伤。体实者多因湿热所致,体虚者多因湿热加气血不足。本例则为体虚患者,治疗除清化肠道湿热外,尚须顾护脾胃之气。配合灌肠,以清热解毒,直达病所。故用药清温并用，通补兼施。以川连、山栀、黄柏、苦参、白头翁为主,清热解毒、燥湿,厚肠止痢;地榆炭、茜草根、仙鹤草、侧柏炭等则能收敛止血；茜根、侧柏、生地黄去血中之热,养阴止血;三七粉、赤芍药可活血凉血止血，止血而不留瘀;配黄芪、木香、白术健脾益气;伍阿胶养阴血以补虚，兼能止血;葛根入脾胃经，升发脾胃之清阳;甘草缓急，调和诸药,以达清热解毒、健脾止痢之效。

## 六、“养肝益水颗粒”治疗高血压肾病蛋白尿

高血压肾病蛋白尿,多发于中老年人,出现肾病蛋白尿多在高血压数年之后,而肾功能在正常情况下,约有20%出现微量蛋白尿。本病具有病程长、反复发作、迁延难愈、无临床症状等特点。久病伤血入络,是形成血瘀的重要因素。正如叶天士所说:“久发频发之恙,必伤及络,络乃聚血之所,久病必瘀闭。”久病及血,血脉瘀阻是高血压肾病蛋白尿病情发展的必然转归。

高血压病肾病蛋白尿之因，周宜轩教授通过对高血压肾病蛋白尿患者中医证候的

临床观察研究:发现高血压肾病蛋白尿时多已病至多年,已很少见肝火亢盛及痰湿壅盛之证,亦较少出现阴阳两虚的正虚之候,而是处于由实向虚转化、虚实夹杂的关键时期,以肝肾阴虚、瘀血中阻两型为主。周宜轩教授强调,肝肾阴虚、痰瘀阻肾是高血压病肾病蛋白尿病机关键,肝肾阴虚是高血压病的发病基础。肝阴不足,可致痰瘀;肾阴不足可致血瘀。肝肾阴虚可致痰瘀阻于肾络,导致肾脏分清泌浊功能失常,封藏失司,关门不固,精微物质下注流,可表现高血压病肾病蛋白尿的征象。

周宜轩教授强调高血压肾病蛋白尿的主要病位在肝、肾,肾乃关键;以肝肾阴虚为其病理基础;阴虚致瘀,久病伤精、伤络致瘀,阴虚血瘀为其主要病机。这为高血压肾病蛋白尿的中医辨治提供了立论依据,为下一步的临床研究奠定了理论基础。

现代医学研究证实,高血压病肾病蛋白尿是指良性肾小动脉硬化出现临床症状(水肿、蛋白尿),临床上除夜尿增多外,无明显特异性症状,常规反映肾功能的各项血、尿检查(血肌酐、尿素氮、尿常规)均正常,但肾脏的储备功能已经下降,肾小球和肾小管的功能和结构已发生改变;由此产生轻度到中度的以肾缺血为主要表现的肾小动脉硬化,造成肾有效滤过压增高,肾小球血浆流量增加所致的肾小球高压力、高灌注、高滤过(即"三高")的损害,表现为肾小球滤过膜生理完整性破坏,从而引起蛋白的滤过增加,同时肾小管重吸收功能受到一定程度的损害,而使尿中微量蛋白的排泄增加;继而出现缓慢发展的肾小管和肾小球功能的损害,最终出现肾功能衰竭。

周宜轩教授根据中医辨证依据,制定了养肝阴、滋肾水、化瘀血、固精微的治疗原则。肝肾得养,阴水得补、肾精充足,则阴阳和调,血得气运,瘀阻得化,肾脉通畅,精关得固,精气畅流,精微不失,高血压病肾病蛋白尿即愈。于 2004 年创制"养肝益水颗粒",申报形成院内制剂生产,应用于临床治疗高血压肾病蛋白尿,并于 2007 年向安徽省食品药品监督管理局成功申报作为安徽中医药大学第一附属医院心内科特色制剂(编号:皖制 0427 号),该方由枸杞子、菟丝子、黄芪、怀牛膝、丹参、芡实等药物组成,共奏养肝阴、滋肾水、化瘀血、固精微之效,主要用于治疗高血压肾病蛋白尿而见肝肾亏虚或兼气虚夹瘀证者。

全方中枸杞子味甘性平,归肝肾两经,甘平质润,为滋补、强壮之佳品;菟丝子味甘性温,归肝、肾、脾经,有滋补肝肾、固精微、温肾阳之力。两药均具滋补肝肾、固益精微之功效,为君药。配怀牛膝助君药增强补肝肾之力,同时有活血利水、引药下行直达病所之功效;合黄芪补气升阳,利水消肿,益气固表,助肾封藏,增强君药固摄精微之功,共为臣药。佐以丹参、芡实活血化瘀,通络固摄,利水消肿;现代研究证明两药可降低肾小球内的压力,从而改善肾小球基底膜的通透性,减少白蛋白的滤过,而消尿蛋白。全方以滋补肝肾之阴为主,菟丝子温补肾阳,取其善补阴者必于阳中求阴;黄芪补气升阳,寓补气者精血生化无穷之义,故在补阴基础上配以益气温阳,参以活血化瘀之剂。本方配伍以补为主，补中有泻，从而补不助邪，泻不伤正。诸药合用，滋补肝肾，升阳益气，利水消肿，活血通络，固摄精微，从而减轻肾损害，达到消除早期血尿微量白蛋白的作用，恢复肾功能。

临床药效学实验研究证实："养肝益水颗粒" 可以有效降低自发性高血压大鼠(SHR)血压、血肌酐、血尿素氮、血尿素氮肌酐比、血清胱抑素C(Cys-C)浓度和尿微量白蛋白肌酐比，升高SHR尿肌酐和内生肌酐清除率；还可升高SHR血清中超氧化物歧化酶(SOD)、谷胱甘肽过氧化物酶(GSH-Px)浓度、肾组织和血清中一氧化氮(NO)浓度，并降低血清中C反应蛋白(CRP)、丙二醛(MDA)、肾组织转化生长因子-$\beta_1$(TGF-$\beta_1$)蛋白表达浓度以及肾组织和血清中内皮素(ET-1)浓度。其作用机制可能与其松弛血管平滑肌、保护血管内皮功能，及与其抑制SHR炎性反应、抗SHR氧化应激作用有关。已公开发表相关的各类论文近30篇。大量临床实验研究结果表明：

其一，"养肝益水颗粒" 能明显改善患者眩晕或头痛、腰酸膝软、神疲乏力、口干咽燥、心悸、失眠多梦、耳鸣，舌质暗有瘀点、瘀斑，脉弦细或细涩等临床症状。与对照组相比有显著性差异($P<0.05$)，其中证候疗效总有效率为93.94%，明显高于对照组75%($P<0.01$)。可见加用养肝益水颗粒更能有效地改善患者的临床症状，体现了传统中医药学的特色和优势。

其二，"养肝益水颗粒"有较好的降压效果，加用"养肝益水颗粒"后，治疗组治疗后血压较治疗前有下降趋势，有显著性差异（$P<0.05$），且其动态血压疗效总有效率为91.91%，明显高于对照组的62.5%($P<0.05$)。有文献表明，收缩压是尿微量白蛋白(MA)和尿免疫球蛋白G(IgG)的独立危险因子，因此收缩压在早期肾损伤具有更重要的意义，而养肝益水颗粒对降低收缩压作用尤为明显，从而可以减轻高血压病对肾脏的损害作用。

其三，"养肝益水颗粒"降低尿微量蛋白和尿肌酐与白蛋白比值(ACR)，高血压引起肾脏肾小球、肾小管的损伤，尿微量蛋白：微量白蛋白(MA)、免疫球蛋白G(IgG)、$\alpha_1$-微球蛋白($\alpha_1$-MG)、$\beta_2$-微球蛋白($\beta_2$-MG)和转铁蛋白(TRF)排泄增加是肾小管和肾小球损伤的标志。实验结果发现，"养肝益水颗粒"治疗组较对照组减少尿微量蛋白的排出更为明显，具有显著性差异($P<0.05$或$P<0.01$)。

其四，"养肝益水颗粒"改善内皮素(ET)和一氧化氮(NO)水平。NO-血管舒张因子与ET–缩血管因子之间的协调，是调节血管基础张力、维持血压稳定的最主要因素。两者在体内既互相拮抗又互相制约，协调维持血管张力，一旦合成释放失衡，NO削弱，ET增强，以收缩因素为主必然引起血管张力增强，外周阻力增高，是高血压发生发展的重要因素。"养肝益水颗粒"通过纠正血流动力学紊乱，影响内皮功能，使其释放ET减少，分泌NO增加，从而起到降压的作用，因此可以防治高血压肾病蛋白尿。

其五,“养肝益水颗粒”改善肾动脉血流动力学,采用彩色超声多普勒无创检测肾动脉血流灌注,阻力指数(RI)主要反应肾动脉血管床的阻力状态,正常人的肾动脉 RI 为 0.55~0.7,肾动脉RI 超过 0.7 可诊断肾动脉硬化。研究发现:治疗后治疗组与对照组比较,肾动脉血流速度增加明显,血流阻力指数明显下降,差异有显著性($P<0.05$),说明“养肝益水颗粒”具有改善高血压肾病蛋白尿患者肾动脉血流动力学的作用,从而达到保护肾脏的作用。

典型案例

周某,男,56 岁。反复头晕、心慌、胸闷、口干 8 年余,当时测血压升高,最高达 180/105 mmHg,服用非洛地平(波依定)5 mg,每日 1 次,血压控制在正常范围内,症状仍时有发作。查体:心、肺正常,双下肢轻度水肿,舌暗红,边瘀点,苔薄白,脉弦涩;辨证为肝肾阴虚夹血瘀。实验室检查:尿 $β_2$-MG 0.6 mg/L, MA 60.4 mg/L, IgG 28.31 mg/L; BUN 452 mmol/L, Cr 42.3 μmol/L;尿常规正常。投以滋补肝肾、活血固精之剂,选用我院“养肝益水颗粒”,每日 3 次,每次 1 袋。服药 15 天,上述症状减轻,继服 15 天,诸症消失。复查尿 $β_2$-MG 0.2 mg/L, MA 11.3 mg/L, IgG 3.0 mg/L。嘱间断服用此药,以巩固疗效。

# 赵荣胜

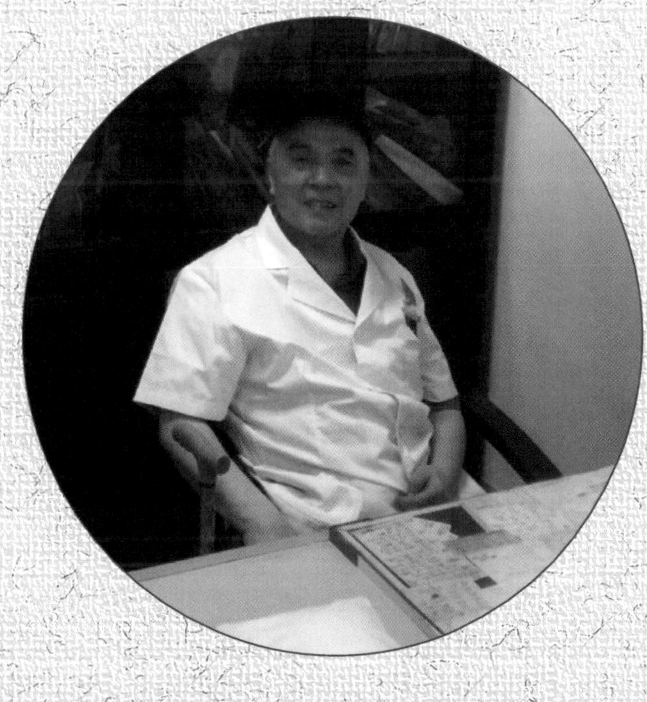

# 第一节　名医小传

赵荣胜，男，1942年出生，安徽省繁昌县人，中共党员，主任中医师，安徽中医药大学兼职教授，硕士生导师，安徽省第一批跨世纪中医学术和技术带头人指导老师，全国第三、第五批中医学术经验继承工作指导老师，安徽省首届名中医，建立“赵荣胜工作室”，首届安徽省国医名师。

1961年考入安徽中医学院本科，1967年毕业分配至安庆市杨桥乡中心卫生院工作，初出茅庐，虚心实践，学用结合，如鱼得水，期间潜心医典，游于临床，反复揣摩，彰显仁心仁术，医名日隆。1979年秋，奉调至安庆市中医医院至今，50载临证实践、带教、科研，始终秉持以道御术的思想理念，其道尊崇思邈“大医精诚”、其术崇尚傅青主女科、其业承新安徐氏、其长擅化瘀诸法。

回望一生业医，明晓大医职责（发大慈恻隐之心、愿普救众生之苦），方术上推崇傅青主女科思辨体系，业承明清驰名的新安医家徐氏中医妇科第十三代传人徐志华教授学术思想与临证经验，长于调肝活血化瘀诸法治疗妇科疾病。在治学上他倡导穷极医源，博采众长，兼收并蓄，道术同长；处世上遵《孟子》“诚者，天之道也；诚之者，人之道也”的立世哲学。

他曾先后荣获安庆市“十佳文明职工”称号，安徽省“中医药学术传承突出贡献”专家称号。半个世纪来，一直扎根在皖西南地区。前15年在乡镇卫生院内、外、妇、儿，随应而诊，无有偏废；后35载专攻妇科，精研方术。1998年在省内率先提出不孕不育专病研究，同年被列为安徽省首批重点发展专病项目。在他的引领下该院妇科先后被列为国家中医药管理局“十一五”“十二五”重点建设专科（妇科）、安徽省“十二五”重点建设专科（妇科），并成为重点专科（妇科）学术带头人。2014年获得国家中医药管理局“全国名老中医赵荣胜传承工作室”项目。

发表学术论文35篇，撰有《赵荣胜妇科临床经验选》1部，合作整理专著1部（副主编）。先后主持承担省、市科研课题6项，获安徽省科学技术三等奖一项、安庆市科学技术进步三等奖一项。

曾任安徽省中医药学会理事，安徽省中医药学会妇科专业委员会副主任委员，安庆市中医药学会副会长兼秘书长。

# 第二节　学术特色

## 一、提出妇科诸疾多兼瘀论

总结自己 50 年的临床经验，尤其是近 20 年的临证观察思考，提出如今妇科诸疾，除典型外感病外，皆有“瘀”论的观点。主要是源自于现代科技的飞速发展导致人们生活方式与行为习惯发生巨大改变，使疾病发生、发展过程中多兼有瘀的病理特征，原因有五：

（1）饮食结构的变化。改革开放后人们的物质生活条件有了明显改善，饮食由以素食为主转变成为以肉、蛋类为主的结构。大量的膏粱厚味摄入，使得内脏阳气内耗，痰湿滋生，气血运行受阻，使得痰湿瘀互为因果。

（2）缺乏运动，尤其有规律的运动。古人云“动则生阳，静则生阴”。现代人不喜运动，在家看电视、玩电脑、久坐积阴，出门坐车代步，在单位电脑面前久坐上网，久视伤血，使得体内气血运行缓慢，湿浊内沉，血积盆腔。

（3）现代医学手术器械频繁运用，或失当，由伤致瘀。

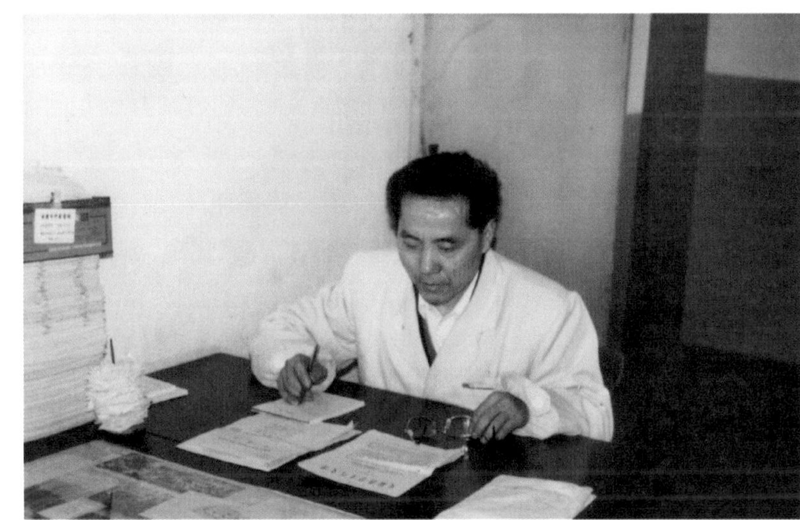

整理临床资料

（4）人心不古，七情失衡，或过，则气窜血溢；或不及，则内郁成瘀。

（5）不遵天道，违背自然，损精耗气，经络不通，阳气不振，久则气滞而瘀。

凡此种种不一而足，归纳起来不外三途：

其一，七情致瘀。人体是一个有机整体，喜、怒、忧、思、悲、恐、惊七种情绪波动，精神刺激均可导致瘀血形成。如《素问·生气通天论》云“大怒则形气绝，而血菀于上，使人薄厥”。菀同郁，血郁则运行不畅而致血瘀。如今青少年学生学习负担重、升学压力大，中青年妇女就业难、职场竞争力强。同时社会物欲横盛，由此很多人产生各种不同的心理反应，如自卑、悲观、忧郁、烦躁等复杂情绪，从而致使肝脏疏泄功能失常，血为气滞，运行不畅，郁久则形成血瘀。

其二，外伤致瘀。古多指跌打损伤或坠落，如今则主要指用生物、物理、化学等手段终止妊娠或清除宫腔异物，如不全流产、过期流产等。多次流产、手术损伤脉络，营血外溢瘀滞，妊娠物的滞留，生殖道的感染，或因流产之时胞脉空虚、外邪乘虚侵袭、留滞作祟，或内伤七情、气血逆乱、气滞血瘀。

其三，六淫致瘀。风、寒、暑、湿、燥、火太过均可导致血瘀。如《灵枢·水胀篇》云："石瘕生于胞中，寒气容于子门，子门闭塞，气不得通。"王清任《医林改错·积块论》云："血受寒则凝结成块，血受热煎熬成块。"六淫入侵人体多因经期、产后（含人工流产）胞门未闭，患者不避风寒、生冷不节、过早房事，或因房事不节，或性生活混乱，致使某些细菌、病毒互相交叉感染，致使湿热之邪留滞胞宫与血互结成瘕。总之瘀血证的病因主要是脏腑功能紊乱，气血阴阳失调，胞宫直接受损伤而影响冲任为病。

现代妇科疾病经、带、胎、产、杂无不皆兼"瘀"论。其中，看似"带下病"与瘀不甚关联，实则不然。由于体质状态改变，或局部组织气血不畅、抵抗疾病外侵能力下降，或易生带下，或治疗后易于复发或久治难愈，或易患虫湿，实则与"瘀"有关，改善"瘀"质状态皆易病愈。其实，在汉代张仲景就早已认识到血瘀与水湿有因果关系。他在《金匮要略·水气病脉证并治第十四》中说："血不利则为水。"

综上所述，赵教授进而归纳先贤智慧，总结近代诸家研究，结合自己临床实践提出瘀血七大基本特征与三大临证思维。

七大瘀血特征：①不孕久治不愈，无症可辨者；②有疼痛，痛有定处者；③有包块固定不移者；④有出血不畅，量时多时少，或有或无者；⑤月经失调，经期先后不定，少腹胀坠者；⑥舌、皮肤、黏膜有瘀斑者或脉涩不畅；⑦现代医学生化、影像、病理，检查出有炎症、增生、充血、阻塞及手术、外伤者。凡此，临证时但见一项皆可考虑应用活血化瘀法或在方中加入活血化瘀药物。通过畅通经脉，增强血液运行，促进新陈代谢，增加组织营养，软化组织进而达到止痛、止血、消痈、化瘀、消炎诸效。

三大临证思维：①疑难妇科疾病从瘀论治，如免疫性不孕症。目前中西医在治疗上较为棘手，现代医学一般主张使用大剂量激素冲击疗法，或小剂量的持久治疗，疗效不确切。提出用清热补肾化瘀法治疗，取得较为理想的疗效。②怪病从瘀论治。《血证论》指出"查外无表证，内无里证，所见之症，皆是血瘀之症"。赵荣胜教授结合临床实践体会，明确提出怪病从瘀论治的观点。③久病从瘀论治。久病必然正气虚损，经络不通，气滞血瘀。

## 二、提出调肝行气、活血化瘀法是治疗妇科瘀血诸疾的主旨大法

女子以肝为先天。倡导女子以血为本，以血为用，因此妇科疾病多与肝血有关。唐容川《血证论》把活血化瘀法列为治疗血证的四大方法之一，主张"凡血证，总以祛瘀为要"的观点。古之医家论治妇科疾病多从补肝肾入手，赵荣胜教授认为现代人营养状况、生活条件皆较过去明显优越，因营养不良而导致先天不足、肝肾亏损少见。相反，现代人精

神压力大，往往易导致肝脏疏泄功能失常。肝脏疏泄功能正常，则气机条达舒畅，气血运行正常无阻；相反肝气失疏，则周身气机郁结，血运不畅。《血证论》云："肝属木，木气冲和条达，不至遏郁，则血脉得畅。"同时肝有调畅精神情志的作用，能使气血畅行。反之，精神情志变化会导致人体伤害，气血运行不畅，正如《素问·举痛论》云："百病皆生于气也。"赵荣胜教授提出从肝论治的第二个原因是因肝主藏血的生理功能和体阴而用阳的生理特点所决定的。所谓"肝藏血"，它具有贮藏和调节血量的功能。当肝脏藏血不足或调节血液功能下降，则会出现血虚、血涩、血积或血瘀之象。清代大家黄元御在《四圣心源》一书中指出，肝属"厥阴风木"，"风木者，五脏之贼，百病之长。风病之起，无不因于木气之郁"。鉴于此，赵荣胜教授结合临床提出调肝行气、活血化瘀法是治疗妇科瘀血诸疾的主旨大法。

赵荣胜教授根据肝脏生理功能与生理特性，结合临床病理特点与病因，提出了调肝六法。即疏、理、清、养、温、柔，并配合活血化瘀来治疗妇科疾病。他认为，是凡肝气不畅、肝气郁结所致妇科瘀血诸疾，皆宜疏肝解郁、调气活血为主；凡肝郁气滞、疼痛诸疾，治宜疏肝理气、活血化瘀为主；因肝郁化火或湿热郁阻或瘀热致结者，治宜清肝利湿，或清肝泻火佐以活血化瘀为主；因血虚肝郁、血行不畅者，治宜健脾养血、疏肝活血为主；因肝寒血滞者，治宜暖肝温中、活血化瘀为主；因水不涵木、阳动血燥者，治宜养阴活血、柔肝熄风为主。

## 第三节　临证精粹

### 一、从肝论治女性多囊卵巢综合征

#### (一)对多囊卵巢综合征的认识

赵荣胜教授在40多年妇科临证中，对多囊卵巢综合征所致病症多有研究。他认为多囊卵巢综合征的发病虽与肾—天癸—冲任—胞宫轴的平衡失调有密切关系，但其主要发病机制则与肝脏藏血及疏泄功能失常有关。赵荣胜教授强调女子以肝为先天，倡导女子以血为本，以血为用。所以是凡妇科疾病多与肝、与血有关。现代医学则认为多囊卵巢综合征是以稀发排卵或无排卵、高雄激素，或胰岛素抵抗、多囊卵巢为特征的内分泌紊乱的证候群。临床上凡西医诊断内分泌紊乱和代谢性相关疾病多与肝脏疏泄功能有关。故从肝入手治疗多囊卵巢综合征也就成为赵荣胜教授的基本观点，此其一；其二，从病理变化过程来看，多囊卵巢综合征病因病机虚实错杂，虚、实、瘀、滞、痰、湿既可以表现在某一个阶段，也可以贯穿疾病始终。肝脏疏泄功能正常，则气机条达舒畅，气血运行正常无阻；反之，肝气不疏，则周身气机郁结，血行不畅。业医者普遍认为是凡人体气、火、痰、瘀、湿、风等病理变化过程无不与肝脏有关。赵荣胜教授认为现代人物欲太过，精神压力大，往往易导致肝脏疏泄功能与情志失常。他认为肝气郁滞、肝肾失养是多囊卵巢综合征的先导。多囊卵巢综合征的临床表现月经稀发、失调、闭经、肥胖、多毛、不孕等无不与肝脏有关；其三，从发病不同年龄阶段来看，多囊卵巢综合征主要发生于青春期和育龄期，即天癸既行阶段。赵荣胜教授根据刘完素《素问病机气宜保命集》提出的"妇人童幼天癸未行之间，皆属少阴；天癸既行，皆从厥阴论之；天癸已绝，乃属太阴经也"观点，按照不同年龄阶段应分别重视肾、肝、脾论治的理论，多囊卵巢综合征的发生正处在天癸既行阶段，故赵荣胜教授明确提出从肝论治多囊卵巢综合征的观点。

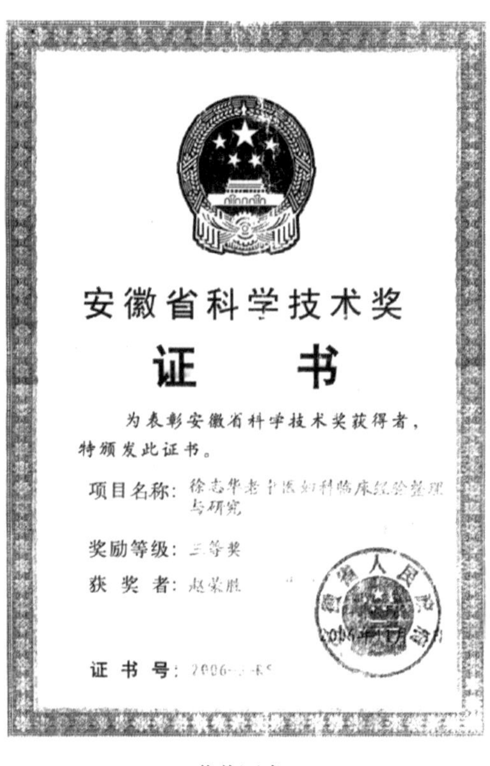
安徽省科学技术奖

证　书

为表彰安徽省科学技术奖获得者，特颁发此证书。

项目名称：徐志华老中医妇科临床经验整理与研究

奖励等级：三等奖

获 奖 者：赵荣胜

证 书 号：2006-[illegible]

获奖证书

## （二）辨证分型

赵荣胜教授对多囊卵巢综合征常分为如下证型辨证论治。

### 1 肝郁气滞型

症见婚久不孕，月经周期延后、过少甚至闭经，或经色暗红或有血块，小腹胀痛；或有精神抑郁，胸胁乳房胀痛。舌质正常或红，苔薄白或微黄，脉弦或弦数。治宜疏肝解郁，行气调经。

### 2 肝经火郁型

症见月经经期不准，经量不一，或有崩漏，久婚不孕，伴有经期两胁胀满不舒，或烦躁易怒，或口苦口干，经前乳房胀痛。舌红苔黄，脉弦数等。治宜疏肝解郁，清火调经。

### 3 肝经湿热型

症见月事不调、经量偏多，经期胸闷心烦、乳房胀痛、口苦以及不孕、肥胖、毛发浓密、面部痤疮、带下量多、色黄、气味重等。舌红，苔黄腻，脉弦滑而数。治宜疏肝理气，泻火除湿。

### 4 肾虚肝郁型

症见不孕，月经量少、经期延后或闭经，腰酸腿软，胸胁及乳房胀痛，胸闷腹胀等。舌红，苔薄，脉细。治宜疏肝理气，补肾调经。

### (三)用药特点

赵荣胜教授治疗多囊卵巢综合征所致病症虽以辨证分型治疗为主，但治疗的切入点是从肝论治。根据肝主升发，喜条达而恶抑郁和肝为刚脏、体阴而用阳的生理特性，归纳肝脏病理特征是郁、滞，或郁而化热，或郁湿互生。从而提出四字治疗原则，即疏、清、扶、养(疏肝理气、清热凉肝、扶土抑木、养血柔肝)。常用主药：柴胡、麦芽、黄芩、夏枯草、山栀、丹皮、当归、茯苓、生地、白芍等。赵荣胜教授用药另一特点，治肝多注重健脾。《金匮要略》一书中云“见肝之病，当先实脾”，故方中常用白术、茯苓、麦芽等。另外他根据精血同源理论，治肝不忘补肾。具体分型用药如下：

#### ❶ 肝郁气滞型　开郁调经汤(自拟经验方)

组成：柴胡 10 g，当归 12 g，白芍 10 g，白术 10 g，茯苓 15 g，枳壳 10 g，香附 10 g，丹皮 10 g。

方中柴胡、枳壳、香附疏肝解郁；当归、白芍养血柔肝调经；白术、茯苓健脾和中，扶土抑木；丹皮凉血止血。若经行少腹胀痛，经血有块者，加益母草、月季花、延胡索，行气活血止痛；经行乳房胀痛者，加王不留行、皂角刺、橘核、麦芽，通络止痛；若月经量少、经期延后或闭经者，加桃仁、红花、川芎、益母草，以行气活血调经。

典型病案

王某，女，24 岁，工人，因“结婚 2 年，同居未避孕亦未受孕”于 2004 年 9 月 13 日初诊。

婚后月经 15~60 天一行，7 天净，经量中等，用卫生巾 1 包，经色红，有血块，经前乳房轻胀，经期腰酸。末次月经(Lmp)8 月 24 日。妇检：外阴已婚式，阴道通畅，宫颈光滑，子宫前位，正常大小，双侧附件(-)。血清性激素检查：促黄体生成素(LH)：促卵泡生成素(FSH)>3，睾酮(T)值略高于正常。B 超检查：双侧卵巢增大，均可探及多个小于 5 mm 大小无回声区，提示多囊卵巢。脉弦。

西医诊断：多囊卵巢综合征。

中医诊断：不孕症(肝郁气滞证)。刻下有行经征兆，治以疏肝解郁，兼补肾调经。

处方：柴胡 10 g，当归 12 g，白芍 10 g，白术 10 g，茯苓 15 g，枳壳 10 g，香附 10 g，丹皮 10 g，菟丝子 15 g，枸杞子 10 g，杜仲 10 g，益母草 15 g，丹参 15 g。7 剂。嘱测基础体温。

二诊，2004 年 9 月 22 日。药后无特殊不适，基础体温尚未上升，原方去丹参，加荔枝核 10 g。7 剂。每日 1 剂，水煎分 2 次服。

三诊，2004 年 10 月 13 日。Lmp10 月 1 日，行经 4 天净，用卫生巾 1 包，经色红，无血块，经前乳房胀痛明显，经期腰酸，基础体温单相，脉弦。治以疏肝解郁，活血通络。

处方：柴胡 10 g，当归 12 g，白芍 10 g，白术 10 g，茯苓 15 g，枳壳 10 g，香附 10 g，丹皮 10 g，金橘叶 10 g，川楝子 10 g，丹参 15 g，王不留行 15 g，皂角刺 10 g，地龙 10 g。7 剂。每日 1 剂，水煎分 2 次服。

四诊，2004 年 10 月 22 日。基础体温已上升 3 天，刻下乳房轻胀，脉弦，原方去丹参，加仙灵脾 10 g。7 剂。每日 1 剂，水煎分 2 次服。

五诊，2004 年 11 月 6 日。Lmp11 月 3 日，行经 3 天净，用卫生巾 1 包，经色红，无血块，经前乳房胀痛明显。基础体温呈双相，高温相持续 14d，温差大于 0.3℃。脉弦。10 月 13 日方去丹参、地龙，加菟丝子 10 g、枸杞子 15 g。15 剂。每日 1 剂，水煎分 2 次服。

六诊，2004 年 12 月 20 日。Lmp12 月 10 日，行经 5 天净，用卫生巾 8 片，经色红，无血块，经前乳房胀痛仍然明显。基础体温呈双相，高温相持续 14d，温差大于 0.3℃，脉弦。予以养血清肝调经。

处方：柴胡 10 g，当归 12 g，白芍 10 g，白术 10 g，茯苓 15 g，枳壳 10 g，香附 10 g，丹皮 10 g，夏枯草 10 g，白蒺藜 12 g，菟丝子 15 g，枸杞子 15 g，皂角刺 10 g，地龙 10 g。7 剂。每日 1 剂，水煎分 2 次服。

七诊，2005 年 3 月 1 日。Lmp1 月 15 日，行经 5 天净，经前经期无明显不适，现停经 45 天，基础体温呈双相，高温相持续 28 天不降，查尿妊娠试验阳性。

[按] 该病案为不孕症患者，经检查属多囊卵巢综合征，根据月经期先后不定、经前乳房胀痛、脉弦等症辨证为肝郁气滞，方用开郁调经汤，先后加金橘叶、川楝子、王不留行、皂角刺、丹参、益母草、地龙等疏肝理气、活血通络。经期腰酸，说明兼有肾虚之象，用菟丝子、枸杞子、淫羊藿等补肾填精。经过五诊治疗，月经周期虽然转为正常，但经前乳房胀痛仍在，考虑肝郁日久，必然化热，故六诊时在开郁调经汤中加夏枯草、白蒺藜平肝清热；菟丝子、枸杞子补肾调肝。药证合拍，故药后肝气顺畅，乳胀消失，随之受孕。

❷ 肝经火郁型　丹栀逍遥散加减（《内科摘要》）

组成：丹皮 10 g，山栀 10 g，柴胡 9 g，当归 10 g，生地 12 g，皂角刺 10 g，金橘叶 10 g，川楝子 10 g，夏枯草 10 g，黄芩 12 克 g，赤芍 15 g。

方中丹皮、山栀、黄芩、赤芍清肝泄热；当归、生地养血柔肝；柴胡、金橘叶、川楝子疏肝理气；皂角刺、夏枯草化瘀散结通络。若经期乳房胀痛明显者加青皮；行经血块不下，少腹胀痛者加蒲黄、五灵脂。

典型病案

王某某，女，28 岁，工人，因“月经后期 3 年”于 2001 年 4 月 25 日初诊。

1998 年人工流产后，月经 40~60 天一行，6 天净，经量中等，每次行经用卫生巾 15 片左右，经色红，有血块，经前头晕、心烦、口干、乳房轻胀，经期少腹两侧坠胀，有烧灼感。Lmp4 月 17 日。平时带下偏多，色淡黄。近年来全身毛发增多。

妇检：外阴已婚式，阴道通畅，宫颈光滑，宫体后位，大小正常，双侧附件增厚，压痛(-)。

血清性激素检查：LH：FSH>2，T 偏高。B 超检查：子宫、卵巢未发现异常。

2 个月前院外输卵管通液术示：输卵管欠通畅。宫腔镜检查：宫腔无异常发现。自上次人流后，未避孕亦未受孕。舌红，苔薄罩黄，脉弦。

西医诊断：多囊卵巢综合征。

中医诊断：月经后期(肝经火郁证)。治以疏肝清热调经。

处方：丹皮 10 g，山栀 10 g，柴胡 9 g，当归 10 g，生地 12 g，皂角刺 10 g，金橘叶 10 g，川楝子 10 g，夏枯草 10 g，地龙 10 g，龙胆草 10 g。10 剂。每日 1 剂，水煎分 2 次服。嘱测基础体温。

二诊，2001 年 5 月 12 日。药后带下不多，色转白，体温尚未上升，脉弦。

处方：丹皮 10 g，山栀 10 g，柴胡 10 g，当归 10 g，黄芩 10 g，赤芍 15 g，茜草 12 g，乌贼骨 15 g，王不留行 15 g，夏枯草 10 g，白蒺藜 12 g，皂角刺 10 g，桃仁 10 g。10 剂。每日 1 剂，水煎分 2 次服。

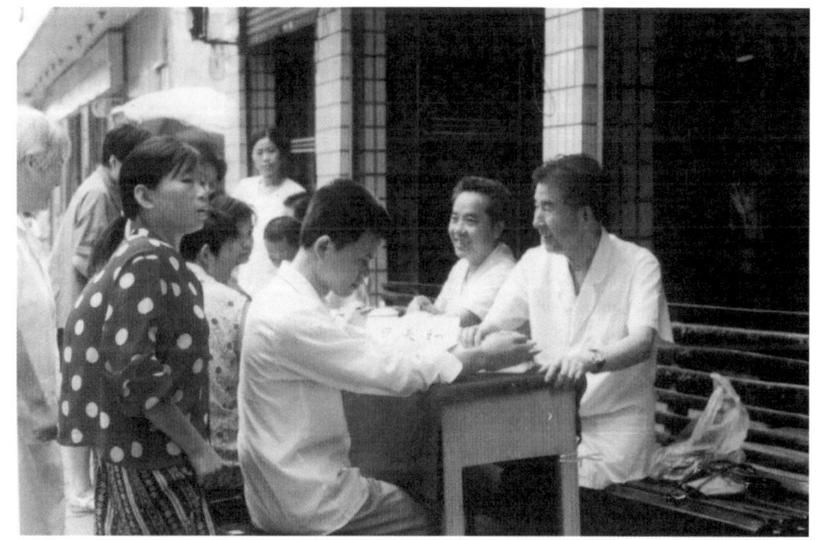
深入社区义诊

三诊，2001 年 6 月 2 日。月经昨日来潮，经量中等，色红，经前头晕、心烦减轻，经期少腹隐痛。基础体温双相，高温相持续 13 天，脉弦。原方加红花 10 g，5 剂。每日 1 剂，水煎分 2 次服。

四诊，2001 年 6 月 14 日。行经 7 天净，用卫生巾 12 片，色红无块，脉弦。仍以疏肝清热通络为主，原方去白蒺藜、红花，加红藤 20 g，7 剂。每日 1 剂，水煎分 2 次服。

以上方为基础随症加减，共服 60 剂，月经于 6 月 28 日、7 月 31 日、8 月 31 日各来潮 1 次。2001 年 11 月 2 日来诊云，停经 63 天，有恶心、呕吐反应。查尿妊娠试验为阳性。

［按］该病案为月经后期患者，经期前后伴有明显的头晕、心烦、口干、乳痛、少腹胀坠等肝经火郁症状，故治疗以丹栀逍遥散出入，方中龙胆草、丹皮、山栀、黄芩、赤芍清肝

泄热；当归、生地养血柔肝；柴胡、金橘叶、川楝子疏肝理气；皂角刺、夏枯草、地龙化瘀散结通络。二诊时考虑方中寒凉太过，故去龙胆草、生地等，同时考虑双侧附件压痛、输卵管欠通，因此加桃仁、茜草通经活络。坚持服用2个月，热清则气降，气降则经调，经调故能有子。

### ❸ 肝经湿热型 龙胆泻肝汤加减(《医宗金鉴》)

组成：龙胆草6 g，黄芩9 g，山栀9 g，泽泻9 g，当归10 g，生地黄10 g，柴胡9 g，生甘草6 g，茯苓12 g，麦芽20 g。

方中龙胆草、黄芩、山栀泻火除湿；茯苓、泽泻渗湿泄热，导湿热下行；茯苓、麦芽健脾和胃；生地、当归补血养阴；柴胡、麦芽疏肝理气；甘草调和诸药。若经期腹部胀痛明显者加川楝子。

典型病案

潮某，女，19岁，学生，因“月经量过多9个月”于2011年7月16日初诊。

13岁月经初潮。自2010年9月于外地就学后，月经30~35天一行，7天净，经量增多，每次行经用卫生巾20多片，色红，有块，经前及经期乳房胀痛，经期腹胀痛，口干苦。Lmp 7月5日。

诊时症见形体丰满，面部毛多，有痤疮。平时带下偏多，色黄。

血清性激素检查：LH：FSH>2，T值较正常值偏高。B超示卵巢多囊样改变。舌红，苔黄腻，脉弦滑。西医诊断：多囊卵巢综合征。

中医诊断：月经过多(肝经湿热证)。治以疏肝清热，健脾除湿。

处方：龙胆草6 g，黄芩9 g，山栀9 g，泽泻9 g，当归10 g，生地黄10 g，柴胡9 g，生甘草6 g，茯苓12 g，麦芽20 g，薏苡仁15 g。5剂。每日1剂，水煎分2次服。

二诊，2011年7月23日。药后带下仍多，舌红，苔黄腻，脉弦滑。

处方：龙胆草6 g，黄芩9 g，山栀9 g，泽泻9 g，当归10 g，生地黄10 g，柴胡9 g，生甘草6 g，茯苓12 g，麦芽20 g，薏苡仁15 g，红藤15 g，败酱草20 g。7剂。每日1剂，水煎分2次服。

三诊，2011年8月1日。药后带下减少。正值月经前期，刻下乳房已轻微胀痛，脉弦滑。

处方：龙胆草6 g，黄芩9 g，山栀9 g，泽泻9 g，当归10 g，生地黄10 g，柴胡9 g，生甘草6 g，茯苓12 g，麦芽20 g，川楝子10 g，香附9 g，益母草15 g。5剂。每日1剂，水煎分2次服。

四诊，2011年8月16日。8月7日来潮，行经7天净，经量减少，用卫生巾14片，经期乳胀及腹胀痛减轻。刻下带下量多，色白。舌淡红，苔薄，脉弦滑。

处方:7月23日方去山栀,加白扁豆9 g。7剂。每日1剂,水煎分2服。

五诊,2011年8月25日。药后带下不多。时感口干。舌红,苔薄,脉弦。

处方:龙胆草6 g,黄芩9 g,当归10 g,生地黄10 g,柴胡9 g,生甘草6 g,茯苓12 g,麦芽20 g,川楝子10 g,麦冬10 g,女贞子10 g,山药10 g,青蒿10 g。10剂。每日1剂,水煎分2次服。

六诊,2011年9月17日。其母转述,药后无口干。9月6日来潮,行经6天净,经量中等,用卫生巾11片。经期前后无明显不适。

[按]该病案为月经过多患者,辨证要点为经期乳房胀满、口苦以及肥胖,毛发浓密、面部痤疮,带下量多、色黄,舌红,苔黄腻,脉弦滑而数。证属肝经湿热,热扰冲任,迫血妄行,以致月经过多。故方中用龙胆草、黄芩、山栀、生地三药清热平肝泻火,肝火平则不妄动,经量自然减少。柴胡配伍麦芽有理气调肝功效;泽泻、茯苓、薏苡仁健脾淡渗利湿;当归、生地养阴补血,以防龙胆草、山栀等苦寒药伤肝。诸药相合,肝火得清,肝气得疏,肝气调达,热清血宁,经量自然恢复正常。

### ❹ 肾虚肝郁型 补肾调肝汤(自拟经验方)

组成:当归10 g,白芍10 g,白术10 g,茯苓10 g,枸杞子10 g,杜仲10 g,麦冬10 g,白蒺藜15 g,夏枯草10 g,青皮9 g,麦芽30 g。

方中当归、白芍养血柔肝;枸杞子、杜仲、麦冬补肾而益精血;白术、茯苓健脾生血;白蒺藜、夏枯草、青皮、麦芽疏肝解郁,理气止痛。兼见阴虚有热者加首乌、生地、丹皮;脾虚带多者加山药、薏苡仁、陈皮。

典型病案

帅某某,女,26岁,农民,因“月经量少,经期退后3年”于2007年5月8日初诊。

自2004年起月经量呈进行性减少,今年来每次行经量极少,有时甚至不需用卫生巾,月经周期40~50天一行,行经期5~7天,经色淡红或紫黯,无块,经前期乳房明显胀痛,心烦,平时大便干。

性激素检查:LH>FSH(2:1)。B超提示:两侧卵巢呈多囊样改变。妇检:子宫附件无异常发现。曾用妈富隆治疗3个月罔效。舌红少苔,脉细数。

西医诊断:多囊卵巢综合征。中医诊断:月经过少(肾虚肝郁证)。治以滋阴养血,调肝解郁。

处方:当归10 g,白芍10 g,白术10 g,茯苓12 g,枸杞子10 g,麦冬10 g,杜仲10 g,制首乌12 g,丹皮10 g,白蒺藜15 g,夏枯草10 g,青皮9 g,麦芽30 g。20剂。每日1剂,水煎分2次服。

二诊,2007年6月12日。上方连续服20剂,月经于6月1日来潮,行经5天净,用卫生巾15片。色红,无血块,经前乳房胀痛消失,大便转正常,脉弦。原方去首乌,加蒲公英30 g。15剂。每日1剂,水煎分2次服。

自本次治疗后,月经基本恢复正常。

[按] 该病案为月经过少,西医诊断为多囊卵巢综合征,中医辨证为肾虚肝郁。肾精不足,冲任血亏,故月经量少;水不涵木,乳络失养则心烦、乳房胀痛;大便干,舌红少苔为阴液不足之候。药用当归、白芍、枸杞子、麦冬、杜仲、首乌滋阴养血补肾,水足则肝气亦安;丹皮、白蒺藜、夏枯草清热散结疏肝;白术、茯苓、青皮、麦芽健脾和胃、疏肝通络。《傅青主女科》认为"肝肾之气舒而精通,肝肾之精旺而水利"。肝气调达,血海充盈则经自调。

## 二、从"本虚标实"论治女性免疫性不孕症

### (一)对女性免疫性不孕症的认识

免疫性不孕是指因免疫性因素而导致的不孕。免疫性不孕症占不孕症患者中的10%~30%,其中包含有抗精子抗体(AsAb)、抗子宫内膜抗体、抗卵子抗体等各类免疫性不孕。而临床上最多见的则为抗精子抗体产生所导致的免疫性不孕。机体产生抗精子抗体的机制尚未清楚,可能与独特型/抗独特型调节系统紊乱、配偶的精子抗原诱发相应抗体应答、病毒和细菌感染、免疫抑制机制异常等有关。

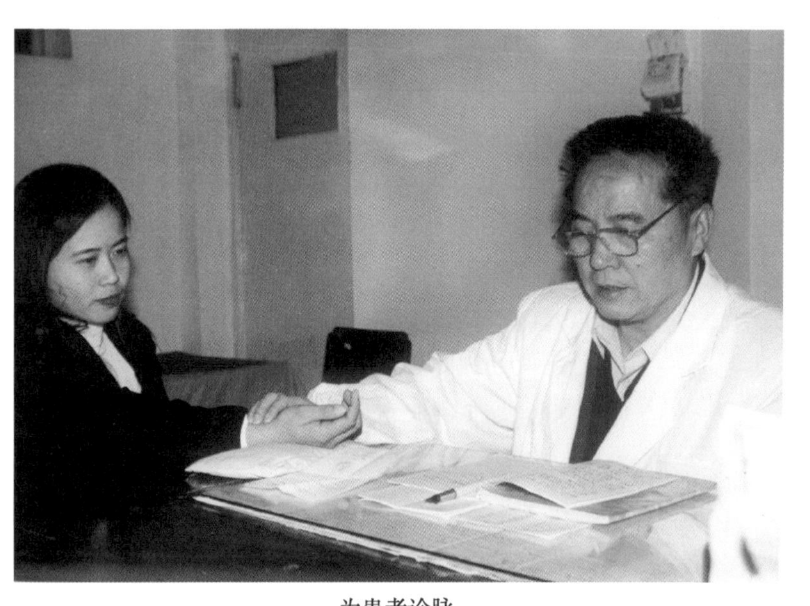
为患者诊脉

西医主要使用激素、隔绝疗法,但疗效欠佳,副作用大。

中医认为免疫性不孕症应属于"本虚标实"的病理机制。《内经》曰"正气存内,邪不可干""邪之所凑,其气必虚"。本虚主要指肾虚,是发病的基础,因为肾藏精,主生殖,为先天之本。而标实是发病的诱因,是由经期、产后失于调摄,或房事不节、不洁,湿热内侵,与气血相搏,留滞冲任胞宫,影响精子活

动与受孕能力。

《医宗金鉴·妇科心法要诀》云："不孕之故伤任冲，……或因积血胞寒热。"明确指出："因宿血积于胞中，新血不能成孕；或因胞寒胞热，不能摄精成孕。"由此可见，古人早已认识到"瘀""热""寒"是导致不孕症的主要原因。

而现代人多膏粱厚味，饮冷贪凉(用空调)，久坐乏动，湿毒蕴积，这些均是病因。因此，免疫性不孕症病机归纳为"本虚标实"，即"肾虚、瘀、热"三因或兼湿毒。

## (二)用药特点

根据以上病因病机，治以清热补肾化瘀，自拟消抗汤治疗。

药物组成：丹参 30 g，赤芍 20 g，金银花 15 g，野菊花 15 g，王不留行 20 g，川断 10 g，当归 12 g，菟丝子 20 g，山茱萸 10 g，枸杞子 15 g，白花蛇舌草 15 g，黄芪 20 g，桑寄生 10 g。

随症加减：兼阴虚加麦冬 10 g，生地 15 g；兼肾阳虚加鹿角霜 10 g，仙灵脾 15 g；兼湿热加薏苡仁 15 g，黄柏 10 g，车前子 12 g，土茯苓 15 g。

方解：方中选用川断、桑寄生、菟丝子、枸杞子、山茱萸生精补肾、调补冲任，以治其本；丹参、赤芍、王不留行活血化瘀、凉血消肿；金银花、野菊花、白花蛇舌草清热利湿、解毒疏风，利湿以治"瘀""热""湿毒"之标。该方妙在"黄芪"配"当归"，中医认为妇人以血为本，而当归乃血家之要药。《本草证》云："味甘而重，故专能补血，其气轻而辛，故又能行血，补中有动，行中有补。"故称其为"血中气药，血中之圣药也"。而黄芪，《珍珠囊》云："黄芪甘温纯阳，其用有五，补诸虚不足一也，益元气二也，壮脾胃三也，去肌热四也，排脓止痛、活血生血、内托阴液，为疮疡圣药五也。"黄芪配当归有益气生血、养血补虚之功效。方剂中黄芪配当归名方诸多，如当归补血汤、补阳还五汤等。

现代药理学研究证实，活血化瘀和清热解毒中药有抑制免疫反应及减少抗精子抗体生成的作用，而补肾补气中药具有提高机体免疫力、抑制抗体的作用，诸药合用，通过扶正祛邪，修复破坏的生殖道屏障，调节免疫功能，重建机体免疫平衡，从而改善和提高生殖功能。

用法：每日 1 剂，水煎早晚分 2 次服，1 个月为 1 个疗程，或服 7 剂，休息 1 天，连用 3 个疗程。

## (三)注意事项

(1)注意生殖器官以及外阴的卫生；避免病菌的感染和多种疾病的发生。

(2)调畅情志，保持心情愉悦。

(3)控制性生活的频率，同房时使用避孕套。

(4)禁饮酒，忌食生冷、辛辣、甘肥食品；多饮水，多吃蔬菜，保持大便通畅，不熬夜，



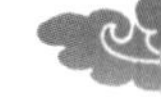

保持饮食生活有规律。

典型病案

李某，女，28岁，安庆市人，因“结婚未避孕1年余未孕”于2016年3月15日就诊。

患者既往月经规则，14岁初潮，28~30天一行，6天净，量中等，色红，无血块，无痛经。半年前开始月经量减少，2~3天干净，色黯，夹血块，有痛经，经前有双乳轻胀。Lmp 3月2日。平素带下量稍多，质稠，色淡黄。0-0-0-0，外院子宫输卵管造影检查示输卵管通畅。

妇检：外阴已婚式，阴道畅，宫颈轻糜，宫体前位、常大、压痛(-)，附件双侧(-)。查白带UU(-)，血AsAb-IgG(+)、AsAb-IgM(+)。舌暗红，边有瘀点，脉弦。西医诊断：免疫性不孕症。

中医诊断：不孕症(气滞血瘀证)。予以疏肝理气、清热化瘀、益气补肾为治，方用消抗汤加减。

处方：丹参30 g，赤芍20 g，银花15 g，野菊花15 g，王不留行20 g，川断10 g，当归12 g，菟丝子20 g，山萸肉10 g，桑寄生10 g，黄芪20 g，枸杞子15 g，白花蛇舌草15 g，柴胡9 g，丹皮9 g，川芎9 g。每日一剂，水煎分2次服。服7天停1天。嘱禁性生活1个月，清淡饮食。

二诊，2016年4月8日。Lmp 3月30日，月经量略有增多，仍有痛经，经前双乳胀痛明显减轻。舌脉同前，继用前方10剂。嘱下次月经干净后2~3天就诊。

三诊，2016年5月5日。Lmp 4月28日，量有所增多，痛经及乳房胀痛不明显，自觉前述症状缓解，患者要求复查血抗精子抗体，结果显示AsAb-IgG(-)、AsAb-IgM(-)。

[按] 该患者在不孕症诊治中，发现抗精子抗体阳性，在治疗中体现了从瘀论治，同时配以疏肝之剂，故效果明显。

## 三、以肝为主论治输卵管炎性不孕症

### (一)对输卵管炎性不孕症的认识

输卵管炎症所致的不孕症在女性不孕症中占30%~40%，在临床上输卵管炎性不孕常兼见“痛经”“癥瘕”“妇人腹痛”等表现。或临床可见月经不调、带下异常、腹痛、腰酸、性交疼痛等症状，亦可无任何临床症状。

输卵管在女性生殖活动中起着重要作用。它不但担负着运送配子和受精卵的作用，而且为胚胎的早期发育提供场所和环境。无论是输卵管器质性病变，还是支配输卵管的自主神经功能障碍，或是内分泌功能失调，只要影响输卵管的通畅和正常生理功能，均可导致不孕。

中医对于输卵管炎症所致不孕症，古籍无针对性记载，散述于“断绪”“绝嗣”“无子”等篇章中，对其不孕的成因皆有较深刻的认知。《素问·骨空论》曰：“督脉为病，其女子不孕。”《石室秘录》云：“任督之间，倘有癥瘕之症，则精不能施，因外有所障也。”说明古人也认识到女性生殖系统管道阻塞，可引起受精障碍。

徐大椿《女科指要·种子门》曰“血凝于络，气滞于经，故天癸不调，不能媾精而孕子焉”，明确提出血凝导致不孕。同一时代医家王清任深明此理，创制少腹逐瘀汤，用之临床“种子如神”。然现代社会人们生活与饮食方式、行为习惯发生了巨大变化，若用此方，有的患者不甚切机，故应另循其方。

《妇科经纶·嗣育门》引丹溪语“妇人久无子者，冲任脉中伏热也”，由此可见，经脉有热也会影响生育。与热相成，湿也是导致不孕症的重要因素之一。《素问·太阴阳明论》中指出“伤于湿者，下先受之”。由此可见，胞宫位居下焦，最易遭受湿邪侵袭，至于感受寒、热之邪每多夹湿为患；又因血积血瘀又可致湿，正如《金匮要略·水气病脉证并治第十四》中所说“血不利则为水”。

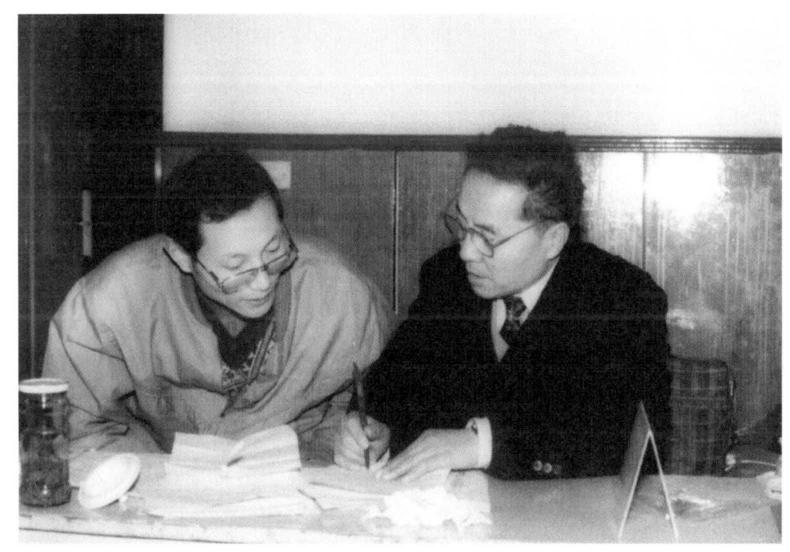
与学术继承人讨论病案

综上所述，不孕症成因皆与输卵管炎性不孕症成因相应，其病机为“本虚标实”。本虚指任、督、冲任有虚，标实则为“瘀、滞、热、湿、毒”。

总之，赵荣胜教授认为此病无非二途。一是外因，多因经期、产后（含流产）胞门未闭，摄生不慎，风寒湿热内侵，留滞作祟；二是内因，七情内伤，气行不畅，血行阻滞，或反复流产，胞脉胞络瘀浊内阻，或因虚致瘀，因滞生热，因瘀致湿，致使冲任气血运行不畅，阻碍精卵在生殖道的运行和摄纳。

### （二）用药特点

根据以上病因病机，提出调肝行气、活血化瘀、清热除湿、温阳通督的治疗原则，自拟“双藤汤”治疗输卵管炎性不孕症。

方药　忍冬藤、络石藤、丹参、赤芍、王不留行、路路通、桃仁、红花、皂角刺、浙贝、地龙、土鳖虫、制乳香、制没药、三棱、莪术、小茴香、桂枝、香白芷、羌活、茜草、乌贼骨、橘核、荔枝核、柴胡、枳壳、香附、川朴、鹿角霜、炮山甲、马鞭草、露蜂房等32味药物组成。

组方分析　此方看似庞杂，实则组方严谨，次第有序，用药对因。赵荣胜教授认为以肝为主论治输卵管炎性不孕症理由有三。其一，女子以肝为先天，以血为本、为用，凡妇科疾病多与肝、与血有关。《血证论》曰："瘀血在身，不能加于好血，反而阻新血之化机。故凡血症，总以去瘀为要。"其二，肝属木，主生发之机，肝之气机调达，百病难生。其三，输卵管之所在，少腹之位，为足厥阴肝经之所属。鉴于此，双藤汤以四逆散（柴胡、枳壳、芍药）为领头，加入香附、川朴、橘核、荔枝核、王不留行、路路通等疏肝行气之品，起到行气散结、疏达经络之功效，配合丹参、桃仁、红花、茜草等行气活血、化瘀通络；忍冬藤、络石藤、露蜂房、马鞭草清热解毒、疏风散邪。用小茴香、桂枝顾护中州，温阳散寒，以助化瘀之力。正如《内经》云："阳化气，阴成形。"并用香白芷、乳香、没药性温走散之品，活血消肿，散结止痛，防止清热解毒药苦寒之弊。以厚朴、乌贼骨、露蜂房除湿攻邪。地龙、土鳖虫、炮山甲为入血通络之良品，取其善行走窜，搜剔络中瘀血。正如《临证指南医案》中所说"邪与气血混成一片，其化为败瘀凝痰，混处经络，汗、吐、下无能分其邪，故圣人另开手眼，以搜剔络中混处之邪"，"辄仗蠕动之物，松透病根"。用三棱、莪术破血祛瘀，贝母、皂角刺清热化痰散结。尤其点睛之药鹿角霜与羌活，是针对督脉用药。羌活，辛温，《本草备要》曰："泻肝气，搜肝风，治风湿相搏，本经头痛，督脉为病。"鹿角霜，咸温，为鹿角熬胶后的残渣，虽力逊鹿角与鹿角胶，但仍有补阴中之阳、通督脉之血之效。诸种药物形成多组药对。不仅含有相须药对，如桃仁与红花、三棱与莪术、乳香与没药等；还有相反药对，如升降相反药对柴胡与枳壳；扶正祛邪药对鹿角霜与土鳖虫等。全方融清热、活络、行气、散结、化瘀、消肿、散寒、补阳为一炉，共奏"疏其气血，令其调达，以致和平"之治疗目的。

综观全方，以疏肝行气药为领头，以活血化瘀药为主力，并按养血活血、活血化瘀、破瘀散结三个层次用药次第，以温阳通督、守中而顾护其本，佐以清热除湿攻邪。此方融疏、理、清、散、温、化、通、补八法为一体，共16味对药，相辅相成，面面俱到，无有偏废，验之于临床每每获效。

现代药理学研究发现，32味药物中具有抗炎、抗菌、抑菌作用的共有22味（忍冬藤、络石藤、莪术、丹参、王不留行、路路通、炮山甲、桃仁、红花、皂角刺、乳香、没药、桂枝、白芷、羌活、茜草、橘核、柴胡、香附、川朴、马鞭草、露蜂房）；具有镇痛作用的有13味（王不留行、红花、浙贝、乳香、小茴香、桂枝、白芷、羌活、橘核、柴胡、香附、马鞭草、露蜂房）；具有抗凝作用的有10味（三棱、莪术、丹参、赤芍、炮山甲、桃仁、红花、枳壳、地龙、土鳖虫）。药理学研究发现，活血化瘀药可以扩张外周血管，增加器官血流量；能改善血瘀患者血液的浓、黏、凝、聚状态，改善血液流变学特性，减少了血小板的黏着和聚集。此外，活血化瘀药可降低血小板的表面活性，从另一方面抑制血小板聚集，增加纤溶酶活性，促进已形成的纤维蛋白溶解而发挥其抗血栓形成作用，改善微循环。故该方可使腹痛症状消失，局部病灶变软，促进炎症的吸收和粘连的松解，使输卵管通畅，恢复正常的生理功能。

用法：双藤汤可以口服，亦可以进行保留灌肠。口服法：每日 1 剂，水煎分 2 次服，服药时间：饭后 1 小时。保留灌肠：上药每剂在煎药机中高压浓缩为 150 ml，温度 38℃左右，晚上临睡前，排空大便，侧卧位，用一次性肛管插入肛门 12~15 cm，将中药徐徐灌入，保留 2~4 小时，每日 1 次，连续用药 7~10 天，隔 3 天后再重复进行。每月 10~15 次，月经期停用。

与口服相比，保留灌肠效果更佳。因不孕症患者多治疗时间较长，采用保留灌肠可使药效成分的吸收大部分不经过肝脏而直接进入大循环，避免了肝脏的首过效应，防止或减少药物在肝脏被破坏，防止胃肠消化液对药物的破坏，也能防止药物对胃肠道的刺激，使药物的利用度得到充分发挥。同时由于直肠与盆腔脏器的解剖关系，药物可经直肠黏膜直接吸收、渗透至盆腔，局部药物浓度较高，加上中药的温热效应，可以促进盆腔的血液循环，使血流速度加快，细胞膜通透性增高，从而改善组织营养，有利于炎症包块及积液的吸收和消散，并解除粘连。

典型病案

米某，23 岁，籍贯湖南，嫁至安庆望江，营业员。因“同居未避孕 1 年未孕”于 2015 年 5 月 29 日初诊。

患者 13 岁初潮，平素月经 34 天一行，5 天净，量中，色红，无腹痛、腰酸，经前乳胀。Lmp 5 月 20 日，期量如常。平素带下无异常。0-0-0-0，男方精液常规检查无异常。曾于外院检查抗精子抗体、抗子宫内膜抗体阴性。

妇科检查：外阴已婚式，阴道畅，宫颈轻糜，宫体前位、常大、压痛(-)，附件双侧压痛(-)。舌淡红，苔薄，脉弦。于我科行子宫输卵管造影术，示双侧输卵管不全性梗阻、盆腔炎。

西医诊断：输卵管炎性不孕症。

中医诊断：不孕症(气滞血瘀证)。治以调肝行气，活血化瘀。

予以双藤汤内服及保留灌肠治疗。因患者居住在外地，就诊不便，要求带药回家。嘱双藤汤口服、保留灌肠以及药渣外敷，经后 3 天开始进行治疗，经期停用，连用 3 个月。2015 年 9 月 28 日在当地医院进行输卵管通液术示输卵管通畅。2015 年 10 月 25 日尿妊娠试验阳性，11 月 20 日我院 B 超示宫内妊娠、可见胚芽及原始心血管搏动。2016 年 6 月 27 日顺产一男婴。

[按]经过几十年临床应用验证，双藤汤对治疗输卵管炎性不孕症疗效肯定，尤其对单纯气滞血瘀型输卵管炎性不孕症，对改善临床症状、调治输卵管阻塞状态疗效更加明显，该例就是典型的病案。

## 四、从先后天之本论治男性少弱精子症

### （一）对男性少弱精子症的认识

世界卫生组织（WHO）规定，夫妇同居一年以上，未采用任何避孕措施，由于男方因素造成女方不孕者，称为男性不育。

据统计，育龄夫妇中10%~20%患有不育症，而且有逐年增加的趋势，在男科门诊中，男性不育症患者约占就诊人数的1/3。以少弱精子症致不育者最为多见，临床上精液常规检查，凡精子密度 $\geq 20\times10^6$/ml，而A级活动精子 $<25\%$ 者或A+B级 $<50\%$，即可诊断为弱精子症，精子密度 $<20\times10^6$/ml者，诊断为少精子症。

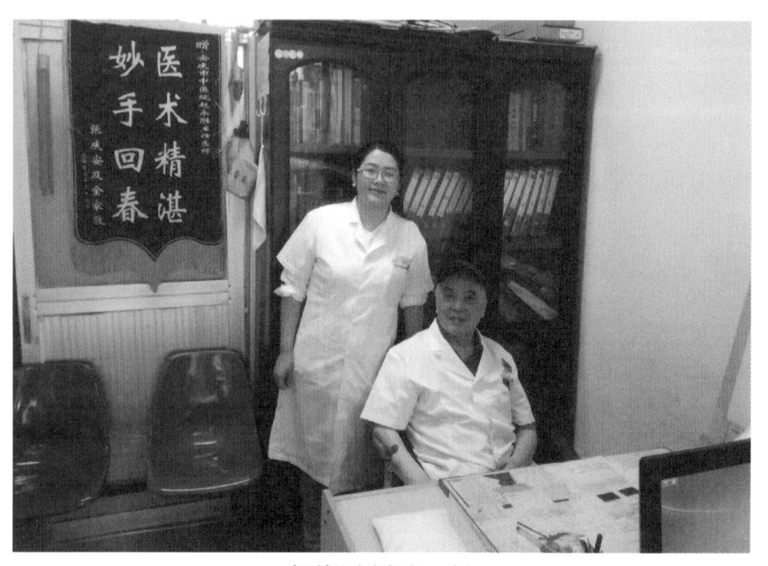

与科室同事在一起

中医对于少精、弱精的病因有一定的认识。汉代张仲景在《金匮要略》中就有“男子脉浮弱而涩，为无子，精气清冷”的记载。清代陈士铎对男性不育症提出“六因”学说，即精空、气衰、痰多、火盛、精少、气郁。

现代医学对男性不育症的认识较为明确，虽病因复杂，但常分为精子发生障碍、精子运输障碍、精卵结合障碍三类。

赵荣胜教授提出，从脾肾角度论治男性少弱精子症主要是针对精空、精少、气衰之病因。凡临床上男性表现面白、瘦弱、纳差、餐后易胀、时感精力不足、稍劳即累，或时有腰酸、背痛、怕冷，同房后易疲劳乏力，舌质淡苔薄白，脉沉弱或虚弱细，皆可从脾肾入手治疗该病，故自拟“赵氏育精丸”治之。

### （二）用药特点

药物组成：熟地、制首乌、枸杞子、菟丝子、女贞子、紫河车、仙灵脾、当归、肉苁蓉、山

茱萸、丹参、山药、茯苓、车前子等十余味药。

上药按一定比例配制，研末做成蜜丸，如梧桐子大小，每服 9 g，每日 3 次，30 天为一疗程。

方解：该方立法要旨在滋补先天之本——肾，调补后天之本——脾。方中熟地、制首乌、枸杞子、紫河车、仙灵脾、肉苁蓉、山茱萸滋补先天肾之元阴元阳，山药、茯苓益气健脾利湿、以滋补后天脾胃，佐以当归、丹参补血活血。该方组方严谨，气血阴阳兼顾，补中寓疏。尤其车前子一味，清热、利湿、祛痰，使得组方滋而不滞。诸药合用共奏补肾填精、健脾益气，养血生精之功效，能明显提高精子数量与活力，同时改善临床症状。

### （三）注意事项

近几年来男性生殖道炎症发病率上升，加之环境污染、饮食结构的改变以及不良嗜好、性生活无节制、不运动等因素的影响，使得精子的密度减少、活率与活力下降，从而导致不育症增多。此时的病机多属于“本虚标实”。本虚多责于肾之阴阳偏虚，肾精不足，或兼有脾肾虚弱；标实当责湿、热、瘀、毒。故治疗上要一改过去只知滋补、不知清补、不知调补的惯性思维，而应采用先清后补或调体再补或清补结合之方法，避免一味滋补治疗，而导致滋邪留寇之弊，出现越补越差的现象。自赵氏育精丸研制成院内制剂以来，在20 世纪末与 21 世纪初疗效十分肯定，因为那时本虚为主，标实不显。而近十年来由于生活环境、饮食结构等各种原因导致“湿、热、瘀、毒”夹杂并存，故必须采用先清后补、先调后补、清补结合的方法，才能保证和提高临床疗效。

除上述注意用药次第外，还必须严格注意其他事项，尤其要严格注意以下五类注意事项。

（1）注意饮食，戒除不良嗜好。我们主张饮食清淡，多吃五谷杂粮，蔬菜水果（尤其苹果）。饮食应有规律，不宜过饱过胀，少吃辛辣、生冷、油腻、海鲜等物，做到戒烟、少酒，这是发挥药效的根本。

（2）适当锻炼，避免久坐。每天应保持 45~60 分钟运动量，尤其保证腰腹部的血液循环畅通，这是发挥药效的关键。

（3）作息规律，避免熬夜，子时前入睡。

（4）衣着宽松，舒适柔软，以棉质为主，避免穿紧身衣裤（尤其三角内裤），泡澡、洗桑拿时水温均不宜过热。

（5）性生活有规律，避免纵欲或忍精不射。

以上五条在服用赵氏育精丸期间应严格做到，才会发挥最佳疗效，反之，疗效则差。

典型病案

钱某某，男，30岁，枞阳人，教师。因"同居未避孕1年配偶未孕"于2013年7月18日初诊。

夫妻性生活正常，每周2~3次，PE：第二性征发育正常，生殖器外检(-)。女方各项检查正常。

2013年7月19日在我科查分泌物支原体阴性；精液常规示精液量3ml，液化，精子密度$18.5 \times 10^6$/ml，精子活动率70.41%，A级2.37%，B级6.51%，C级61.54%，D级29.59%，白细胞28/HP。

诊时，症见形体消瘦、时感疲乏、腰酸，有乙肝"小三阳"病史，舌质淡，苔薄白，脉沉。

西医诊断：少弱精子症。

中医诊断：不育症(脾肾两虚证)。治以补肾填精、健脾益气，养血生精。予以赵氏育精丸一次9 g，每日3次，连服14天。

二诊，2013年8月8日。服用上药后，患者自觉气力增加，腰酸好转，但小便黄，尿道口分泌物较多。强烈要求复查精液常规。检查示精液量3 ml，30分钟液化，精子密度$94 \times 10^6$/ml，精子活动率76.74%，A级8.53%，B级13.18%，C级55.04%，D级23.26%，白细胞25/HP。舌质略红，苔薄黄，脉沉滑。在前丸药基础上加用益母草15 g、生薏苡仁30 g，每日1剂，水煎二服，连服14分钟。

女方于2013年9月10日发现怀孕，在当地B超检查提示宫内早孕。

［按］该患者系较典型的脾肾两虚弱精症，在予赵氏育精丸治疗两周后，精力好转，症状改善，但出现内热征象，精液中白细胞数未见变化，考虑瘀湿证明显，加用生薏苡仁、益母草二味中药煎水内服，即可起到清热利湿、活血化瘀作用，丸、汤诸药切中病机，故服后不久女方即怀孕。

## 五、活血化瘀十法妇科临床应用

由于现代科学技术的迅速发展，人们的饮食结构与生活方式、行为习惯发生巨大变化，提出妇科诸疾多兼有"瘀"之论，故临床上多观"瘀"之程度不同而分次递用药，一般分养血活血、活血化瘀、破瘀散结三个层次用药。

凡阴虚血少、气血循环不好者，多采用养血活血药物，常用药有红花、当归、芍药等。凡血液停积，血液循环障碍所致各种妇科疾病、痛证，多采用活血化瘀之药，常用药有丹参、益母草、泽兰、川牛膝、桃仁等。凡妇科实证之癥瘕、包块、肿痛等疑难杂症，则选用破瘀散结之品，如常用三棱、莪术、土鳖虫、水蛭等；久病气虚者配参芪益气之品。另外，对血不循常道、溢于脉外的出血，常用茜草、蒲黄、三七等，既能活血化瘀又能止血。赵荣胜教授强调无论哪个层次论治瘀滞，皆应加入理气、行气之方药，是谓气血同治。并在上述三个层次基础上，针对病因，兼因兼症，派生出活血化瘀十法临床应用，即行气活血法、清热化瘀法、温阳化瘀法、益气养血化瘀法、祛痰化瘀法、化瘀消癥法、补肾化瘀法、养阴化瘀法、活血止血法、活血通络法。

在用药特色上还擅用药对以增其效。赵荣胜教授认为，用活血化瘀法治疗妇科瘀血疾病时运用恰当的药对配伍往往能明显提高临床疗效。赵荣胜教授常用药对有：寒瘀者，桂枝配当归、炮姜配丹参；热瘀者，山栀配丹皮；毒瘀者，红藤配败酱草；滞瘀者，当归配川芎、王不留行配路路通、皂角刺配王不留行；虚瘀者，生黄芪配丹参或益母草。

同时，巧选一药多效以达一举多得。一药多效就是在临床用药时尽可能发挥药物的多种功能作用，或结合现代药理研究，达到药尽其用的目的。如赵荣胜教授治疗肝郁化火所致的痛经，多用山栀一味。赵荣胜教授常说“山栀既是清热利湿之佳品，又是解郁化瘀止痛之良药”。每每用之，多获良效。如治疗盆腔炎，必用红藤、败酱草，既清热解毒，又活血化瘀，且通络止痛。如治疗寒凝血滞，经脉受阻的月经量少、闭经、痛经、不孕、产后腹痛等，多选用桂枝。清代邹澍《本经疏证》说桂枝有“和营、通阳、利水、行瘀、补中”等作用。如治疗气滞血瘀所致妇科疼痛诸疾，常用延胡索、川芎等，该类药既理气、又化瘀且止痛，一举三得。如治疗出血与瘀血并见的崩漏、月经量多、经期延长、产后腹痛、恶露不绝等，常用益母草、茜草，此类药既有止血作用又有化瘀作用，同时又有生新利水作用。又如用养血活血药治疗妇科一些虚证，如月经过少、月经后期、产后腹痛、产后身痛、经行头痛等，则常用红花、当归、鸡血藤、赤芍等，既能起到养血补血作用，又能起到活血化瘀之功效。

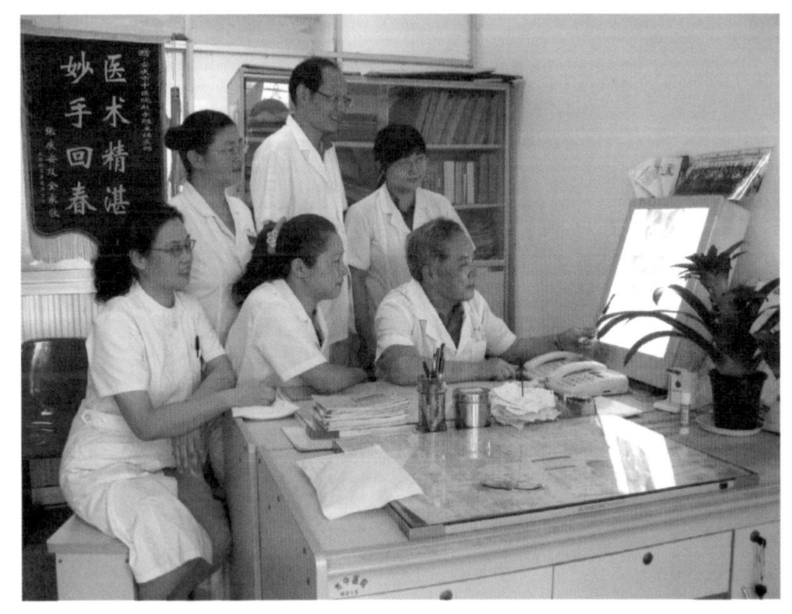

正在带教指导

### (一)行气活血法

适应证:适用于肝失疏泄,气机不畅,瘀血内停,脉络不通所致气滞血瘀证。常见久婚不孕,痛经、经期先后不定,经量多少不一,经色暗红,有血块,经前及经期乳房胀痛,心烦易怒,经期少腹胀痛,舌有瘀点,脉弦。

治疗法则:行气活血。

常用方药:开郁调经汤(自拟经验方)。

柴胡 10 g,当归 12 g,白芍 10 g,白术 10 g,茯苓 15 g,枳壳 10 g,香附 10 g,丹皮 10 g,赤芍 15 g,丹参 15 g,王不留行 15 g,红藤 30 g,金荞麦根 40 g。

方解:肝藏血,司血海,主疏泄,血海按时满盈,则月经正常。女子善忧多郁,易引起肝郁气滞而出现经、孕方面的多种病变。方中柴胡、枳壳、香附疏肝郁,当归、白芍养血柔肝调经;白术、茯苓健脾和中,扶土抑木;丹皮凉血止血;丹参、赤芍、王不留行、红藤、金荞麦根活血化瘀通络。

**典型病案**

杨某,女,29 岁,因“结婚 2 年未孕”于 2013 年 5 月 6 日初诊。

13 岁月经初潮,月经 24~35 天一行,7 天净,经量中等,用卫生巾 1 包,经色红,有血块,经前乳胀,经期腰酸。2012 年 5 月、11 月孕两月余难免流产,行清宫术。术后月经 15~60 天一行,量时多时少,经前乳胀、焦虑、心烦,经期腰酸胀。舌边有瘀点,脉弦。Lmp 4 月 26 日。妇检:外阴已婚式,阴道通畅,宫颈轻糜,子宫前位,正常大小、压痛(-),附件双侧增粗、压痛(-)。

子宫输卵管造影术示:左侧输卵管积水,盆腔内见少许造影剂;右侧输卵管慢性炎症。西医诊断:输卵管炎性不孕症。

中医诊断:不孕症(肝郁气滞证)。治以疏肝解郁,行气活血。

处方:柴胡 10 g,当归 12 g,白芍 10 g,白术 10 g,茯苓 15 g,枳壳 10 g,香附 10 g,丹皮 10 g,赤芍 15 g,丹参 15 g,王不留行 15 g,红藤 30 g,金荞麦根 40 g。7 剂。每日 1 剂,水煎分 2 次服。同时予以双藤汤保留灌肠,盆腔治疗仪连续治疗 7 天。

二诊,2013 年 5 月 13 日。刻值黄体期,上方加菟丝子 15 g,覆盆子 10 g。10 剂。每日 1 剂,水煎分 2 次服。

三诊,2013 年 6 月 10 日。Lmp 6 月 1 日,量中等,经色红,血块少,乳胀减轻,焦虑改善,经期无腹痛,基础体温双相,高温持续 12 天,温差>0.3℃。改用清热疏肝,活血通络。5 月 6 日方加女贞子 10 g,旱莲草 10 g。每日 1 剂,水煎分 2 次服。同时予以双藤汤保留灌肠,盆腔治疗仪连续治疗 7 天。

2013 年 9 月 23 日来诊。Lmp 8 月 21 日,尿妊娠试验阳性。后足月分娩一男婴。

［按］据资料统计，因输卵管因素导致不孕发病率占35%左右，而输卵管不通与流产关系最为密切。本例患者流产2胎，子宫输卵管造影术示：左侧输卵管积水，盆腔内见少许造影剂；右侧输卵管慢性炎症。无疑影响再次受孕。根据脉症从疏肝通络入手治疗，选用开郁调经汤治疗，药后经前乳房胀痛、经期腰酸症状消失，并配合通经活络，自拟双藤汤保留灌肠和妇科盆疗仪治疗，故能在较短的时间内使患者再次受孕，并产下一男婴。

### （二）清热化瘀法

适应证：适用于湿热与瘀血互结，或瘀血日久化热与血互结，瘀热留滞胞宫之证。常见不孕，痛经，月经先期或先后不定期，经期不畅，或经量偏少，色红有血块，经期腹痛，心烦口干，平时带多色黄，脉弦数。

治疗法则：清热化瘀，疏肝通络。

常用方药：加减丹栀逍遥散（自拟经验方）。

丹皮10 g，山栀10 g，柴胡10 g，赤芍15 g，当归10 g，红藤30 g，败酱草15 g，鹿角霜10 g，黄芪20 g，路路通10 g。

方解：该方主治肝郁气滞，郁久化热，瘀热互结所致月经不调、痛经、不孕等症。方中丹皮、山栀、红藤、败酱草清热化瘀；柴胡、王不留行、皂角刺、路路通疏肝解郁、理气通络；赤芍、当归、丹参活血养血调经；黄芪、鹿角霜益气健脾、温阳补肾。若经期乳房胀痛明显者加川楝子、青皮；行经血块不下，少腹胀痛者加桃仁、红花、益母草；月经量多者加茜草、乌贼骨。

#### 典型病案

王某某，女，38岁，工人，因“小腹疼痛时作1年”于2012年5月14日初诊。

2009年、2011年因巧克力囊肿、盆腔粘连行囊肿剥离术、盆腔粘连松解术。术后时感下腹坠胀、疼痛，以左下腹为甚，伴腰酸，带下稍多、色淡黄、无异味。曾予以金刚藤、桂枝茯苓胶囊治疗无果。既往月经规则，28~30天一行，量中等偏多，6天净，伴腹痛。术后经期延长，8~10天方净，经期腹痛、肛门坠胀明显，乳胀。Lmp5月6日，期量如常。外院B超提示：左侧附件区见一6 cm×5 cm×5 cm大小包块，因不愿意手术治疗。遂来我科要求中药治疗。

妇检：外阴已产式，阴道通畅，宫颈轻糜，子宫后屈位、饱满、活动度差、压痛（+-），附件右侧压痛（-）、左侧附件扪及直径约5 cm大小包块、压痛（+）。舌质红，苔薄黄，脉弦略数。

西医诊断：盆腔炎。

中医诊断：盆腔炎（瘀热互结证）。治以清热化瘀。

处方:丹皮 10 g,丹参 15 g,山栀 10 g,柴胡 10 g,赤芍 15 g,当归 10 g,红藤 30 g,败酱草 15 g,川楝子 10 g,延胡索 12 g,桃仁 15 g,川柏 10 g,香附 10 g,制乳香 5 g,益母草 15 g。7 剂。每日 1 剂,水煎分 2 次服。并予以双藤汤保留灌肠。

二诊,2012 年 5 月 21 日。药后腹痛减轻,肛门坠胀缓解,舌脉同前。原方去川柏,加莪术 10 g。5 剂。每日 1 剂,水煎分 2 次服。

三诊,2012 年 6 月 4 日。月经将至,治以活血调经。方用自拟通经散。

处方:桃仁 15 g,红花 10 g,丹皮 10 g,丹参 15 g,当归 15 g,川芎 9 g,益母草 15 g,金荞麦根 40 g,炒枳壳 15 g,怀牛膝 15 g,肉桂 6 g,土鳖虫 10 g。5 剂。每日 1 剂,水煎分 2 次服。

四诊,2012 年 6 月 18 日。Lmp 6 月 6 日,7 天净,量中等偏多,夹小血块,腹痛、腹坠、乳胀明显改善,精神转佳,苔薄黄,脉弦。5 月 14 日方,10 剂。每日 1 剂,水煎分 2 次服。

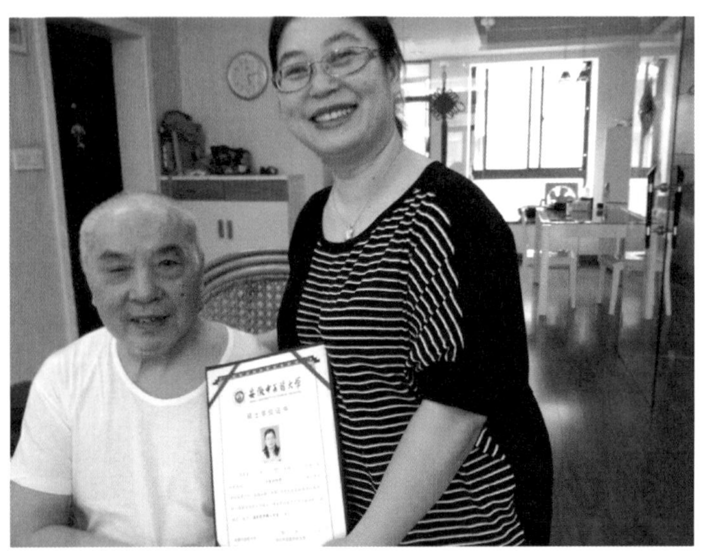
与带教的硕士生合影

五诊,2012 年 8 月 20 日。Lmp 8 月 9 日,腹痛未作。妇检亦未发现阳性体征。B 超检查左附件区包块消失。

[按] 本例系典型的慢性盆腔炎病例。患者平素以下腹坠胀疼痛伴腰酸,带多色黄为主症,经期以腹痛、肛门坠胀、乳胀为典型肝郁气滞表现,日久必然郁而化火,舌红苔薄黄,脉弦略数均为瘀热之证象。故选用丹栀逍遥散加活血化瘀之品治之。方中药用当归、丹参、赤芍、桃仁、乳香活血化瘀止痛;丹皮、红藤、败酱草、川柏、益母草清热解毒;柴胡、栀子、川楝子、延胡索、香附行气散结,共奏清热化瘀、行气止痛之功。经期投以通经散,活血调经。两方交替使用,切中病机,故疗效显著。

### (三)温阳化瘀法

适应证:适用于经期产后,余邪未净,不禁房事,或过食生冷或冒雨涉水受凉,寒邪与血互结,瘀阻冲任、胞脉不通之证。常见月经后期、量少,闭经,痛经,不孕,小腹冷痛,得热则痛缓,形寒肢冷,舌紫暗,边尖有瘀点,脉弦涩。

治疗法则:活血化瘀,温经通络。

常用方药：加减少腹逐瘀汤（自拟经验方）。

当归 15 g，赤芍 15 g，川芎 9 g，炮姜 5 g，肉桂 10 g，小茴香 8 g，延胡索 10 g，五灵脂 10 g，制乳香 5 g，鹿角霜 10 g，桃仁 15 g。

若痛经较重者加细辛、枳壳、益母草、金荞麦根；输卵管不通者加红藤、皂角刺、王不留行等。

方解：方中炮姜、肉桂、小茴香、鹿角霜温经散寒；当归、川芎、黄芪益气活血、养血调经；五灵脂、制乳香、桃仁、延胡索活血祛瘀、散结止痛。全方共奏温经止痛之功。

典型病案

胡某某，女 28 岁，个体经营户，因“行经腹痛 10 年”，于 2012 年 8 月 13 日初诊。

16 岁月经初潮。10 年前正值行经涉水，此后每次行经腹痛，且逐年加剧，痛甚时汗出肢冷，服止痛片无效。一般疼痛从经临开始，经净后腹痛才减轻，经期伴有腰骶酸痛，肛门坠胀。月经周期正常，经量少，每次行经仅用卫生巾 4~5 片，色紫黯，经期 8~10 天方净。Lmp 8 月 5 日。0-0-0-0，未避孕。脉沉弦。

西医诊断：痛经。

中医诊断：痛经（寒凝血瘀证）。治以温经散寒，化瘀止痛。

处方：当归 12 g，赤芍 12 g，川芎 9 g，炮姜 5 g，肉桂 10 g，小茴香 8 g，延胡索 10 g，制没药 5 g，五灵脂 10 g，蒲黄（包）10 g，川断 10 g，桑寄生 10 g，7 剂。每日 1 剂，水煎分 2 次服。

二诊，2012 年 8 月 27 日。药后无明显不适，快临经期，原方去川断、桑寄生，加红花 10 g，枳壳 12 g，金荞麦根 40 g。7 剂。每日 1 剂，水煎分 2 次服。

三诊，2012 年 9 月 24 日。Lmp 9 月 5 日，行经 8 天净，经量增多，用卫生巾 11 片，色红。经期腹痛较轻，腰酸腹坠改善，脉沉弦。8 月 27 日方加菟丝子 20 g，每月经净后进 10 剂。8 月 27 日方加红藤 10 g，枳壳 12 g，金荞麦根 40 g，经期进 7 剂。

3 个月后经期已无腹痛。同年 12 月怀孕。次年 9 月底剖宫产一男婴。

［按］本例证属寒凝血瘀，方选加减少腹逐瘀汤，一诊加川断、桑寄生壮腰止痛；二诊时正值经前期，加红花、枳壳、金荞麦根增加方中化瘀止痛之力。《素问·调经论》曰：“血气者喜温而恶寒，寒则经不能流，温则消而去之。”少腹逐瘀汤出自王清任《医林改错》，目前临床多用于冲任虚寒，瘀血内阻的痛经、慢性盆腔炎、肿瘤等。王清任认为“本方祛疾、种子、安胎尽善尽美”。他说：“此方种子如神，每经初见之日吃起，连服五剂，不过四月必成胎。”该例以此方为主加减服用半载，果孕。

### （四）益气养血化瘀法

适应证：适用于女性大病久病或妇科手术之后，气血受损，瘀血未净等证。常见月经或多或少,色淡或夹有血,少腹隐痛,伴有头晕乏力,舌暗淡,脉细弦。

治疗法则:非经期益气养血,兼以活血化瘀,经期活血化瘀通络。

常用方药:非经期用八珍汤(《正体类要》),酌加香附、益母草等;经期用自拟方通经散。

八珍汤:川芎 9 g,当归 15 g,白芍 15 g,熟地 10 g,党参 15 g,白术 15 g,茯苓 15 g,甘草 5 g。

自拟经验方通经散:丹皮 10 g,丹参 15 g,桃仁 15 g,红花 10 g,当归 15 g,赤芍 15 g,生地 10 g,川芎 9 g,土鳖虫 10 g,肉桂 6 g,益母草 15 g,枳壳 12 g,川牛膝 12 g。

非经期与经期随证加减:少腹胀满者,加柴胡、青皮、郁金;神疲气短者加黄芪;形寒肢冷阳虚者加吴茱萸、肉桂等。

方解:八珍汤益气补血、健脾活血,加入香附、益母草理气活血。通经散主方系桃红四物汤加味,桃红四物汤是新安徐氏妇科传人徐志华教授经验方。该方有活血止血、逐瘀调经作用,加入土鳖虫、益母草增加活血通经之力,加入肉桂、枳壳温阳理气,而川牛膝既活血化瘀又引血下行。诸药合用共奏温阳活血、理气、调经作用。

典型病案

阮某,女,28 岁,护士,因“月经量少 6 年”于 2007 年 7 月 2 日初诊。

自 2001 年药物流产后,月经 28~30 天一行,2~3 天净,经量极少,每次行经用卫生巾 2 片,色紫黯,血块少,经期乏力,小腹坠胀。

性激素检查正常。B 超检查子宫、附件未发现异常。子宫输卵管造影片显示:宫壁毛糙、宫腔粘连可能、右侧输卵管不全梗阻。曾在宫腔镜下行粘连分解术,并予以抗炎、西药治疗、上环等法治疗,经量仍未见增加。亦曾用活血化瘀中药治疗,效果不显著。Lmp 6 月 30 日。舌淡、苔薄白、脉沉弱涩。

西医诊断:宫腔粘连。

中医诊断:月经过少(气血不足,血瘀气滞)。治以益气养血,活血通络。

处方:党参 12 g,白术 12 g,茯苓 12 g,甘草 5 g,当归 12 g,熟地 12 g,川芎 5 g,丹皮 10 g,丹参 12 g,香附 10 g,益母草 30 g。10 剂。每日 1 剂,水煎分 2 次服。

二诊,2007 年 7 月 25 日。月经昨日来潮,经量极少,少腹隐隐坠胀,脉略沉弦弱。本着经期宜通,经后宜补的原则,治以活血化瘀通经。

处方:桃仁 15 g,红花 10 g,丹皮 10 g,丹参 10 g,当归 12 g,赤芍 12 g,生地 12 g,川芎 5 g,枳壳 12 g,土鳖虫 10 g,莪术 10 g,益母草 15 g,桂枝 6 g,川牛膝 15 g,3 剂。每日 1 剂,水煎分 2 次服。

三诊,2007 年 7 月 30 日。药后经量增多,4 天净,用卫生巾 10 片,色红,块少。舌淡、苔薄白,脉沉弱。治以益气养血补肾。

处方:党参 15 g,白术 12 g,茯苓 12 g,甘草 5 g,当归 12 g,白芍 12 g,熟地 12 g,川芎 5 g,制首乌 15 g,枸杞子 15 g,菟丝子 15 g,桑寄生 15 g,20 剂。每日 1 剂,水煎分 2 次服。

上两方交替使用 2 个月。2007 年 11 月上旬患者因上感来院就诊时诉,自上次服药后 9 月及 10 月月经按期而至,量中,用卫生巾 10 片,经期无不适。

[按] 本例月经量少,按西医观点与宫腔粘连有关,因此前期用活血化瘀治之,效果不好。考虑患者经期乏力,小腹坠胀,舌淡苔薄白,脉弱中带涩。采用平时益气养血、补肾养冲之剂,经期活血化瘀之剂,结果经量明显增加。

## (五)祛痰化瘀法

适应证:适用于肝脾肾三脏受累,主要是七情内伤,肝气郁结,气血瘀滞;饮食不节,损伤脾气,脾失健运,痰湿内生,阻于胞脉;肾阳亏虚,血寒凝瘀;肾阳虚,命门火衰,气化不足,即可聚湿成痰等证。常见月经后期,量少,渐至闭经,伴有不孕,形体肥胖,胸闷腹胀,神疲肢倦,带下量多,舌淡红,苔白腻,脉细滑或弦骨。

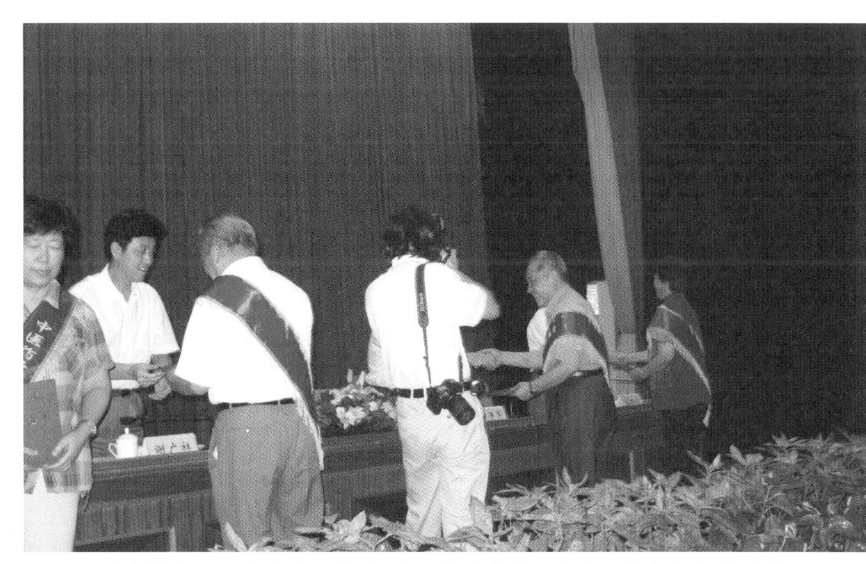

在安徽省中医药大会上接受“中医药学术传承突出贡献专家称号”表彰

治疗法则:健脾化痰,佐以行气活血。

常用方药:开郁导痰汤(自拟经验方)。

苍术 10 g,香附 10 g,法半夏 10 g,茯苓 12 g,制胆南星 10 g,橘红 5 g,枳壳 10 g,甘草 5 g,白芥子 10 g,王不留行 10 g,益母草 15 g,仙灵脾 15 g,巴戟天 10 g。

方解:方中二陈汤健脾和胃,燥湿化痰;苍术、胆南星芳香健脾燥湿;香附、枳壳疏肝行气导滞;白芥子、王不留行、益母草行气活血通经;仙灵脾、巴戟天温阳补肾。

### 典型病案

郑某某,女,28 岁,教师,因“同居未避孕 1 年未孕”于 2015 年 6 月 22 日初诊。



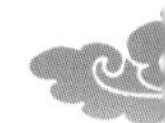

2012年10月及2013年4月各自然流产一次。术后未避孕1年亦未孕。自2013年4月流产后月经周期延后，45~60天一行，经量呈进行性减少，每次行经3天净，用薄卫生巾5片，色淡红质稠，无血块，经期腹坠痛。Lmp 6月6日。平时带下偏多，色白，无异味。平素倦怠乏力，形寒肢冷而体重逐渐增加。

性激素六项正常。丈夫精液正常。舌淡，苔厚腻，脉弦滑。

西医诊断：①继发性不孕症；②复发性流产。

中医诊断：不孕症（痰湿瘀阻证）。治以化痰燥湿。

处方：法半夏10 g，陈皮6 g，茯苓15 g，苍术6 g，白术10 g，川芎6 g，香附10 g，枳壳12 g，瞿麦25 g，车前子15 g，益母草15 g。7剂。每日1剂，水煎分2次服。

二诊，2015年7月17日。近日少腹坠痛明显，脉滑弦。月经未行，尿妊娠试验阴性。原方加桃仁10 g，红花10 g。5剂。每日1剂，水煎分2次服。

三诊，2015年8月6日。Lmp 8月5日，经量偏少，色红有块，小腹隐痛，脉滑弦。

处方：法半夏10 g，茯苓15 g，白术10 g，陈皮6 g，香附10 g，枳壳10 g，川芎6 g，车前子15 g，当归10 g，丹参12 g，益母草15 g。3剂。每日1剂，水煎分2次服。

四诊，2015年8月11日。行经3天净，经量略增多。刻下值经后期，无任何不适。脉滑弦。6月22日方去瞿麦、益母草，加菟丝子15 g，淮山药15 g，10剂。每日1剂，水煎分2次服。

五诊，2015年8月25日。刻下值经前期，无任何不适。脉滑弦。6月22日方去瞿麦、益母草，加桂枝9 g，鹿角霜10 g。7剂。每日1剂，水煎分2次服。

六诊，2015年9月23日。Lmp 9月17日，量较前略有增多，行经4天净，用卫生巾6片，色红无块，脉滑弦。8月11日方继用。7剂。每日1剂，水煎分2次服。

七诊，2015年9月30日。正值经间期，予以温阳补肾，化湿通络。

处方：熟地12 g，仙灵脾15 g，仙茅10 g，菟丝子15 g，枸杞子10 g，巴戟天10 g，车前子15 g，怀山药15 g，茯苓15 g，枳壳12 g，鹿角霜10 g，路路通10 g，益母草12 g，丹参10 g，10剂。每日1剂，水煎分2次服。

2015年12月11日来诊。Lmp 10月15日，B超提示宫内孕，见胚芽及胎心搏动。

［按］本例依据月经周期延后，经量减少，体重增加，白带多，苔厚腻，脉滑弦等症，拟诊为痰湿瘀阻型不孕。方用开郁导痰汤健脾化痰，加瞿麦、益母草化瘀通经。经后期方中去瞿麦、益母草，加菟丝子、山药标本兼治。经间期改用熟地、仙茅、仙灵脾、菟丝子、枸杞子、巴戟天、鹿角霜等药为主，温阳补肾；佐以枳壳、路路通、丹参、益母草等通经活络，促排卵以助孕，终于心想事成。

### （六）化瘀消癥法

适应证：适用于由于脏腑不和、气机阻滞、瘀血内停导致妇女下腹有结块，或胀或满或痛者。常见下腹有结块、疼痛，并有月经不调，舌紫黯，脉沉弦或弦涩。

治疗法则：活血化瘀，软坚散结。

常用方药：加减少腹逐瘀汤（自拟经验方）。

当归 15 g，赤芍 15 g，川芎 9 g，炮姜 5 g，肉桂 10 g，小茴香 8 g，延胡索 10 g，五灵脂 10 g，制乳香 5 g。

典型病案

钱某某，女，33 岁，工人，因“经行腹痛 5 年”于 2009 年 12 月 7 日初诊。

15 岁月经初潮，既往月经 28 天一行，4 天净，轻微痛经，经量中等偏多，用卫生巾 20 片，经色紫红，血块多。婚后经行腹痛加剧，伴畏寒、汗出、四肢不温等症，持续1 天方止。Lmp 12 月 1 日。0-0-0-0，未避孕，有生育要求。

妇检：外阴已婚式，阴道通畅，宫颈轻糜，宫体后屈位、增大约孕 50 天大小、压痛（-），双侧附件压痛（-），双侧骶骨韧带增厚，触痛（+）。B 超检查示：①左侧卵巢巧克力囊肿（子宫左后方可见一 7.1 cm×4.7 cm×5.4 cm 大小囊实性包块）；②子宫腺肌病（B 超示子宫切面内径 4.7 cm×9.0 cm×3.5 cm 增大，内部回声不均，可见散在细小无回声区）。舌黯，脉弦紧。

西医诊断：①子宫内膜异位症；②子宫腺肌症。

中医诊断：癥瘕（寒凝血瘀证）。治以温阳暖宫，化瘀散结。

处方：当归 15 g，赤芍 15 g，川芎 9 g，炮姜 5 g，肉桂 10 g，小茴香 8 g，延胡索 10 g，五灵脂 10 g，制乳香 5 g，枳壳 15 g，益母草 15 g，金荞麦根 50 g，14 剂。每日 1 剂，水煎分 2 次服。嘱测基础体温。

二诊，2010 年 1 月 10 日。Lmp 2009 年 12 月 30 日，经量偏多，血块多，经期腹痛稍缓，上方加仙灵脾 10 g，菟丝子 15 g，15 剂。每日 1 剂，水煎分 2 次服。

三诊，2010 年 2 月 7 日。Lmp 2010 年 1 月 27 日，4 天净，经量中等偏多，用卫生巾 15 片，经色红，夹小血块，经期腹痛明显减轻，基础体温双相，高温相 6 天，脉弦。1 月 10 日方，20 剂。每日 1 剂，水煎分 2 次服。

四诊，2010 年 3 月 7 日。Lmp 2 月 26 日，4 天净，用卫生巾 12 片，色紫红，血块不多，经期腰酸明显，腹坠不显。基础体温双相，高温相 12 天，温差大于 0.3℃，脉弦。仍守原方出入。

处方：当归 15 g，白芍 15 g，川芎 9 g，肉桂 9 g，小茴香 8 g，炮姜 5 g，制乳香 5 g，五灵脂 10 g，补骨脂 10 g，菟丝子 15 g，仙灵脾 15 g，泽兰 10 g，枳壳 15 g，益母草15 g，7 剂。

每日 1 剂,水煎分 2 次服。

五诊,2010 年 3 月 17 日。基础体温于 3 月 15 日上升,无明显不适,脉弦,继续予 3 月 7 日方加枸杞子 15 g,覆盆子 10 g,女贞子 10 g,7 剂。每日 1 剂,水煎分 2 次服。

六诊,2010 年 5 月 17 日。近 2 个月来月经周期正常,经量中等,经色红,有小血块,经期腰酸不显。予 2009 年 12 月 7 日方制成丸剂,一次 9 g,每日 2 次,连服 3个月。

七诊,2010 年 8 月 23 日。Lmp 8 月 15 日,经量中等,色红,有小血块,经期腰酸腹坠不显。

妇检:子宫增大约孕 40 周大小,双骶增厚,触痛(-)。B 超复查:子宫切面内径 4.7 cm×6.0 cm×3.5 cm 大小,左侧卵巢巧克力囊肿消失。脉弦。嘱继续测基础体温,若高温持续在 12~14 天,温差>0.3℃,建议停药观察。保持乐观情绪。5 月 17 日丸剂继服。

八诊,2010 年 11 月 22 日。Lmp 10 月 12 日,刻下停经 40 天,尿妊娠试验阳性。

于 2011 年 7 月足月产一健康男婴。

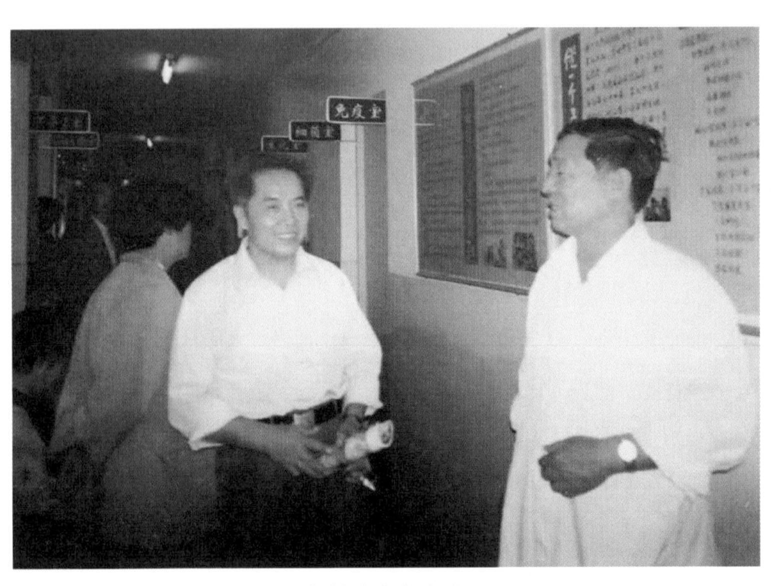
与外院专家交流

[按] 本例系痛经且有生育要求的患者,根据经期腹部剧痛、经血块多,且伴畏寒、四肢不温等症状以及舌黯、脉弦紧的舌脉,辨为寒凝血瘀证。B 超提示:卵巢巧克力囊肿、子宫腺肌症,应属中医的癥瘕范围。投以加减少腹逐瘀汤治疗,温阳化瘀消癥,药症相合,故能在治疗一段时间后癥消经调而有子。加减少腹逐瘀汤是在王清任少腹逐瘀汤的基础上化裁而来,方中去没药、生蒲黄,加入制乳香而成。因乳香辛香性温,长于止痛,且能舒经活络,故去没药、蒲黄而用乳香。少腹逐瘀汤确系临床治疗妇科瘀血证的一个良方。《医林改错》曰“此方治少腹积块疼痛,或有积块不疼痛,或疼痛而无积块,或少腹胀满……崩漏兼小腹疼痛……皆能治之,效不可尽述”。又云“此方种子安胎如神”。

### (七)补肾化瘀法

适应证:适用于先天肾精不足,或反复流产致使肾精亏虚,肾阳虚衰,阴寒内生,冲任失于温煦,因虚寒而致血瘀者。常见月经后期、量少,色黯有块,经期腹痛,或月经稀发、闭经、婚后不孕。平素腰膝酸软，畏寒肢冷，舌紫黯，边有瘀点，脉细弦涩。

治疗法则：经期以活血化瘀通经为主，经净后温肾暖宫、益气养血为主。

常用方药：经期用自拟加减少腹逐瘀汤（方见温阳化瘀法）。经净后用艾附暖宫丸加减（《沈氏尊生书》）。

艾附暖宫丸：艾叶、黄芪、当归、熟地、白芍、川芎、吴茱萸、川断、肉桂、香附。

方解：艾附暖宫丸方中由四物汤加香附以养血行气调经，并用吴茱萸、川断、肉桂、艾叶温阳补肾暖宫。诸药参用，使得精充、阳生、宫暖，从而具备孕育能力。

典型病案

杨某某，女，31 岁，营业员。因"清宫术后月经量少 2 年"，于 2013 年 10 月 14 日初诊。

14 岁月经初潮，既往月经 28~30 天一行，量中等，5 天净，经色紫暗，有小血块，经前两乳房轻胀。2 年前因难免流产行清宫术，术后月经量明显减少，色暗红，夹血块，经期延长，10 天方净，经期腹坠痛、腰酸明显。Lmp 9 月 18 日。平时足跟酸痛，形寒肢冷。舌淡，苔白薄，脉沉细。

妇检：外阴已婚式，阴道通畅，宫颈轻糜，宫体平后位、饱满，压痛(–)，附件双侧(–)。

中医诊断：月经过少（肾虚血瘀证）。经期在即，以通为主。

处方：当归 12 g，白芍 12 g，川芎 6 g，制没药 5 g，炮姜 5 g，肉桂 10 g，延胡索 10 g，小茴香 10 g，五灵脂 10 g，川楝子 10 g，桃仁 10 g，红花 10 g，生蒲黄（包）10 g，5 剂。每日 1 剂，水煎分 2 次服。

二诊，2013 年 11 月 25 日。Lmp 11 月 15 日，行经 8 天净，用卫生巾 6 片，色转红，血块少，经期腹坠痛、腰酸等症减轻，畏寒改善。经后治宜温经散寒，养血调经。

处方：当归 12 g，熟地 12 g，白芍 12 g，川芎 5 g，黄芪 30 g，肉桂 10 g，艾叶 3 g，吴茱萸 10 g，香附 10 g，川断 10 g，仙灵脾 15 g，菟丝子 15 g，12 剂。每日 1 剂，水煎分 2 次服。

三诊，2013 年 12 月 23 日。药后腰酸、腹坠未作，足跟痛明显减轻。Lmp12 月 12 日，行经 5 天净，量中等，用卫生巾 8 片，经色红，无血块，经期腹胀诸症减轻，脉沉弦。效不更方，原方再进 10 剂。每日 1 剂，水煎分 2 次服。

四诊，2014 年 1 月 26 日。Lmp 2014 年 1 月 10 日，行经 6 天净，量中等，用卫生巾 11 片，经色红，无血块，无腹胀诸症，脉弦。原方再进 3 个月。每日 1 剂，水煎分 2 次服。

五诊，2014 年 5 月 7 日。Lmp 3 月 5 日，量中等。现停经 52 天，尿妊娠试验阳性，B 超示：宫内早孕、见胚芽及心管搏动。

［按］正常分娩古人比喻为瓜熟蒂落，而流产是妊娠忽然终止，中医认为最易伤肾。

患者流产后，肾气耗损、血海亏虚，故经量减少，腰酸，足跟痛；残瘀留滞胞宫，因而经来少腹坠痛，经血少，夹有血块。就诊时正值月经将至，故用加减少腹逐瘀汤加桃仁、红花温经散寒、化瘀畅流，因势利导，促使残瘀随经血排出；经后用艾附暖宫丸加味温肾调冲，益气养血。傅青主认为："精满则子宫易于摄精，血足则子宫易于容物。"胞宫清净，任通冲盛，月经恢复正常，故能有子。

### （八）养阴化瘀法

适应证：适用于肾阴亏虚，相火偏旺，耗伤精血，血凝成瘀者。常见于婚久不孕，月经稀发或闭经，胸闷心烦、口干、咽痛、乳房胀痛、腰酸痛。舌红苔黄，脉细数。

治疗法则：养阴润燥，活血调经。

常用方药：瓜石汤（刘奉五教授经验方）。

栝楼 15 g，玄参、麦冬、车前子各 9 g，生地、瞿麦、益母草、石斛、牛膝各 12 g，马尾连 6 g。

方解：方中栝楼甘寒润燥，宽胸利气；石斛、麦冬、生地益胃生津；马尾连清热；瞿麦、益母草、牛膝、车前子活血通经，诸药合用共奏养阴润燥、活血通经之效。

典型病案

于某某，女，25 岁，教师，因"月经稀发，闭经 3 年"于 1990 年 11 月 1 日初诊。

1986 年突然停经 9 个月，经用西药周期疗法治疗 3 个月后，月经 90~180 天一行，2~3 天净，经量少，用纸垫 1/3 包，色淡红，经前乳房轻度胀痛。Lmp 7 月 22 日。平时心烦、口干、恶心、乳胀，偶见少量乳汁分泌，大便干。舌红，苔薄黄，脉沉细。

西医诊断：闭经溢乳综合征。

中医诊断：（阴虚血燥证）。治以养阴润燥，活血调经。

处方：全栝楼 15 g，石斛 12 g，生地 12 g，麦冬 12 g，玄参 10 g，川连 3 g，瞿麦 12 g，益母草 15 g，车前子 10 g，柏子仁 10 g，远志 10 g，川牛膝 10 g，5 剂。每日 1 剂，水煎分 2 次服。

二诊，1990 年 11 月 6 日。月经 11 月 4 日来潮，经量偏多，色红，块多，经期腹隐痛。原方去柏子仁、远志，加香附 10 g，茜草 10 g，3 剂。每日 1 剂，水煎分 2 次服。

上方加减服用 3 个月，共 50 余剂中药，至 1991 年 1 月 25 日加服大黄䗪虫丸，每次 1 粒，每日 2 次。

1991 年 4 月 1 日来诊，月经 3 月 30 日来潮，经量中等，血红、血块少，经期无明显不适，基础体温双相。经后宜益阴填精补肾。

处方：制首乌 12 g，当归 10 g，白芍 10 g，川芎 5 g，白术 10 g，茯苓 15 g，川断 10 g，寄生 10 g，菟丝子 15 g，枸杞子 10 g，女贞子 10 g，阿胶（另化）12 g，5 剂。经后服。每日 1 剂，水煎分 2 次服。

1991 年 5 月 6 日再诊。Lmp 3 月 30 日，基础体温从 4 月 17 日开始上升，一直持续为36.8~37℃,近来有纳差、恶心感、脉弦滑,尿妊娠试验阳性。

[按] 本案方药由刘奉五老中医瓜石汤加减而来。该方以润燥为主,辅以活血通经,组方颇有创意,临床应用时若辨证无误,疗效的确满意。治疗后期,应以滋阴补肾,调理冲任为主,疗效方能巩固。

## (九)活血止血法

适应证:适用于因七情所伤,或经期产后余血未清,或流产术后房事不节、不洁以致成瘀,瘀阻冲任,血不循经而致异常出血者。常见症状有经血非时而下,经量时多时少、淋漓不净、经血色紫黯有块,少腹胀痛,舌紫黯或有瘀点,脉弦涩。

治疗法则:活血化瘀止血。

常用方药:桃红二丹四物汤(徐志华教授经验方)。

桃仁6 g,红花6 g,丹皮6 g,丹参9 g,当归9 g,赤芍9 g,川芎5 g,生地12 g,炒蒲黄(另包)9 g,益母草9 g,血余炭9 g。

方解:方中当归、生地、川芎、赤芍养血活血;桃仁、红花、益母草活血化瘀;丹皮、丹参凉血活血;蒲黄、血余炭祛瘀止血,全方意在化瘀通经,气血流畅,出血自止。

### 典型病案

刘某,女,17岁,学生。因“月经持续75天未净”于2015年5月25日初诊。

14岁月经初潮,月经先后不定,20~50天一行,量时多时少,7天左右能净。Lmp 3月11日,至今未净,经量时多时少,量多时血块亦多,少腹坠痛,血块排出后经量减少,腹痛亦减轻,曾用中西药治疗罔效。诊时见:经量不多,经色紫红,面色萎黄,口干。舌边有瘀点,苔薄黄,脉沉弦。

西医诊断:功能失调性子宫出血。

中医诊断:崩漏(瘀热内阻证)。治以化瘀畅源止血。

处方:丹皮10 g,丹参12 g,桃仁10 g,红花10 g,当归10 g,川芎6 g,益母草15 g,炒山栀10 g,血余炭10 g,乌梅15 g,蒲黄(包)10 g,3剂。每日1剂,水煎分2次服。

二诊,2015年6月1日。昨日经量突然增多,相当于平时月经量,少腹隐痛,此瘀血未净,继以化瘀畅流,原方加延胡索10 g,3剂。每日1剂,水煎分2次服。

四诊,2015年6月8日。月经7天净,但见头晕、乏力、腰酸、口干。失血过多,气阴两伤,舌红,边有瘀点,苔薄,脉沉细。治宜益气养阴,补肾养冲。

处方:黄芪30 g,党参15 g,升麻9 g,葛根15 g,当归10 g,生地12 g,山萸肉10 g,枸杞子10 g,麦冬10 g,女贞子10 g,旱莲草10 g,川断10 g,阿胶(烊化)15 g。10剂。每日1剂,水煎分2次服。

五诊,2015年7月20日。Lmp 7月10日,量中等偏多,7天净。口仍作干,头晕、乏力明显改善,腰酸不显。舌脉同前。6月8日方,10剂续服。每日1剂,水煎分2次服。

六诊,2015年8月17日。Lmp 8月12日,量中等,行经5天净,用卫生巾10片左右。舌脉同前。予以6月8日方续服两个月。后随访月经按期而至，量正常。

［按］患者行经70余天不止，经量时多时少，血块多，腹痛，此为瘀血作祟。故采用化瘀畅流一法，坚持守法守方，直到瘀化流畅，经血已净，才宜更方。经净后益气养阴，补肾养冲以固本善后。

### （十）活血通络法

适应证：适用于妇女在经期或产后调摄失宜，外邪入侵，或七情内伤等致瘀血内停、脉道不通者。病变部位以足厥阴肝经之脉循行路线经过之处，如：阴器、少腹、胸肋、乳房等。证见以胀、痛、包块为主，同时伴有月经失调，或情志抑郁等症状。

治疗法则：行气活血，散结通络。

常用方药：疏肝活络汤（自拟经验方）。

柴胡10 g，香附10 g，赤芍10 g，象贝10 g，生牡蛎15 g，桂枝6 g，茯苓10 g，丹皮10 g，桃仁10 g，夏枯草10 g，皂角刺10 g，丹参10 g，王不留行10 g，地龙10 g，川牛膝10 g。

方解：方由四逆散、桂枝茯苓丸、消瘰丸三方组合加减而成。方中桂枝茯苓丸、丹参、牛膝活血化瘀；四逆散、王不留行疏肝行气解郁；消瘰丸、夏枯草、皂角刺、地龙软坚散结通络，共奏软坚散结、活血通络之效。

典型病案

汪某某，女，31岁，个体经营，因“经行乳胀2年”于2015年3月2日初诊。

14岁月经初潮，平素月经规则，28~30天一行，量中等。2年前因生意紧张月经量逐渐减少，色暗红，经期腹坠。时感心烦，乳房胀痛，经前及经期明显。Lmp 2015年2月20日。体检：双乳可扪及粟粒大小结节，左乳外上象限可扪及1.5 cm×1 cm大小包块，表面光滑，活动度可。乳腺彩超：双乳腺体回声增强、不均，符合小叶增生声像改变。舌红，边有瘀点，脉沉弦。

西医诊断：①经前期综合征；②乳腺增生病。

中医诊断：经行乳房胀痛（气滞血瘀证）。治以行气活血，软坚散结。

处方：桂枝10 g，茯苓15 g，赤芍15 g，丹皮10 g，桃仁10 g，柴胡10 g，香附10 g，地龙10 g，夏枯草10 g，皂角刺10 g，象贝10 g，生牡蛎15 g，丹参10 g，王不留行10 g，川牛膝10 g。10剂。每日1剂，水煎分2次服。

二诊，2015年3月30日。Lmp 3月21日，量较前稍多，色暗，夹血块，乳胀减轻，心情好转。上方续服10剂。每日1剂，水煎分2次服。

三诊，2015年5月11日。Lmp 4月20日，量中等，乳胀明显减轻，包块逐渐减小，将上方改为丸剂，一次10 g，每日3次，连服3月，包块消失。

［按］本例系气滞血瘀，故用方中桂枝茯苓丸活血消癥，加用香附、柴胡疏肝理气；地龙、夏枯草、皂角刺、象贝、生牡蛎、丹参、王不留行、川牛膝通经活络，软坚散结。治疗数月，终于痛止肿消。

# 胡国俊

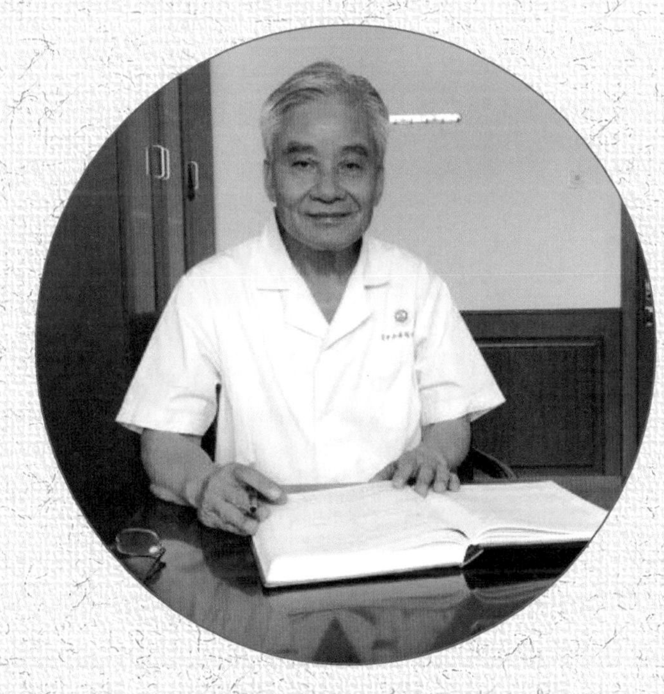

## 第一节 名医小传

胡国俊(1946—),安徽歙县人,安徽中医药大学第一附属医院中医内科主任医师。先生出生于皖南新安中医世家,幼承庭训,学龄前在其母的谆谆教诲下,对《三字经》《百家姓》《千字文》《幼学琼林》《千家诗》等启蒙读物及其他经典古诗文之部分内容,皆反复诵读,逐渐烂熟于胸。1961年初中毕业,因故未能继续升学,在当时抢救中医、号召名中医带徒的政策下,经县卫生主管部门推荐并上报芜湖地区卫生局批准后,随父胡翘武先生学医四载,1965年经考试以优异成绩获出师证书,从此开始了中医职业生涯。1979年在全国选拔中医考试中,又以芜湖地区第一名成绩被选调至安徽中医药大学第一附属医院中医内科工作。1987年晋升为中医内科主治医师。1991年7月至1994年10月被确定为第一批全国老中医专家学术经验继承人并获出师证书。1993年晋升为中医内科副主任医师。2004年以唯一一位副主任医师被评为医院名医进入名医堂。2006年经医院申请、省委领导批示,作为特例最终被评定为中医内科主任医师。先生先后担任全国第四、五批老中医药专家学术经验继承工作指导老师,全国、安徽省名老中医药专家传承工作室指导老师,南京中医药大学师承博士研究生导师,安徽中医药大学新安医学教改试验班首届、二届指导老师,安徽省中医药学会中医肺病专业委员会名誉主任委员。在医、教之余,先生偷闲笔耕,整理丰富的临床经验和行医的学术思想,已发表医学论文百余篇,并著有《中医临证三字诀》《老中医经验集·胡翘武专辑》《胡国俊内科临证精华》及《橘井一勺——四时常见感症求径》四部中医著作,尚有《壶天秉烛》《杏林耘耨》《肺恙求真》等著作问世。

先生从医五十载中,医宗经典,旁及百家,秉承新安,尽得家传。其行方智圆,善思勤学,勇于探索,不拘成见。识时空,察流弊,严谨中不失机灵,师古中常有变通,在前贤家学基础上更有承扬。常融伤寒、温病为一体,疗治诸多内伤杂证,对脾胃学说除宗李东垣、叶天士外,于脾阴学说尤多发挥。学验俱丰,屡起沉疴,诚为良医。先生擅长对外感热病、内伤杂证及妇儿的一些疾病之辨治,对呼吸、消化之顽难痼疾诊疗独具匠心。其中医纯正、特色浓烈,思维敏捷。其不囿西医之诊断,但能从中汲取学术营养,增强思辨能力,拓宽辨证思路,对提高疗效不无裨益,在长期的临床实践中,自然形成并积累了自身的学术特色及临证精粹。

# 第二节 学术特色

## 一、重视祛邪助运法治疗老年病

年迈之人肝肾亏虚，精血不足，故有“五脏皆衰，筋骨解堕……发鬓白，身体重，行步不正”等症。目前，老龄人口逐渐增多，老年病学方兴未艾，为抗衰缓老，延年益寿，诸如填精益髓、大补气血等各种制剂，已充斥市场，争购者趋之如鹜，求补之风空前。然先生认为，滋补之品虽为强身健体、抗衰缓老之一法，但老年之淫邪内着，陈菀蓄积者不少，滋补之剂多有困遏中州、郁闭气机、滋湿酿痰、助热化火之弊，如盲目滥投，一味蛮补，虚损不足之体非但无以受益，积蓄陈菀之邪反有壅闭更甚之虞。由斯补泻失当，因福得祸，甚或偾事者，也屡见不鲜。先生认为，老年疾病的治疗切忌大方蛮补，应调补结合，祛邪助运以利五脏之燮调，气血之流畅，现就先生注重应用祛邪助运之法治疗老年疾病的学术思想浅述如下。

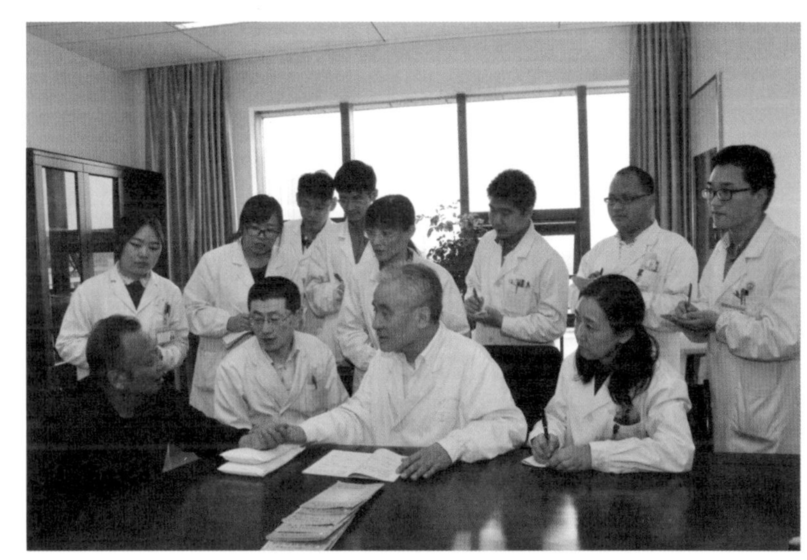
胡国俊老师在门诊带教

### （一）年迈之躯辄为陈菀薮渊

《素问·上古天真论》曰：“丈夫……五八肾气衰，发堕齿槁；六八阳气衰竭于上，面焦发鬓斑白；七八肝气衰，筋不能动；八八天癸竭，精少肾脏衰，形体皆极，则齿发去。”女子亦然。由斯可见，随着年龄之增长，精力渐尽，由衰而老，为生理之必然。但先生认为，由于阴阳偏颇，脏腑虚衰，其体用乏度，升降出入失常，水谷精微难为体用，代谢杂物蓄积不化，且互结相混，变为淫邪，再克伐机体，也为意理之情也。如肺金亏虚，主气之权弱减，宣发肃降，通调水道，四布水津之职失用，遂气不化津，痰浊壅肺，水道不调，湿浊潴留。心主血，为全身血液运行之要脏，一旦有损，或由他病患及，则脉道瘀滞欠通，血液运行受阻，水血郁积为邪，或稽留远端肌体，或痹阻心经脉络。脾土失运则精微不化，水湿不行，清阳不升，浊阴不降，清浊相混，悉变水湿痰浊，上渍心肺，下流肝肾，入经隧，留肠腑，无处不至。肝木失调，疏泄乏节，气机郁滞，由气累血，进为血凝且瘀，络脉痹阻，全身气血为之滞瘀。肾气亏虚，则闭合失度，气化难及州都，水湿无以渗泄，精微或有外流，阴虚相火偏旺则湿热下蕴，阳虚命火衰微则寒水内停。六腑少冲和之机，气化不及，通降失调，传导决渎失度，积滞留着不行，水湿壅遏气机，糟粕蕴蒸，化热生毒，腐肠蚀胃，精微不化，无以吸收，又悉排体外。如此体虚衰弱之脏腑，因功能低下，滋生之邪浊又无力驱出，累月经年，蒂固根深，因虚致实，由实致虚，因果循环，岁月推移，死之将至。所现之症虽以形体皆衰、精力交瘁为主，但由陈莼蓄积、淫邪作祟而致虚促衰，此病因病机岂能忽略。

再则，于沧桑数秩之中，不无六淫之侵袭，七情之困扰，乘虚而入之外邪与内生之邪又极易内外相合，同气相求，一旦客着，即由肌表入络脉，内舍脏腑，侵蚀骨骼者不乏其人，七情之伤无不动心郁肝困脾，气血凝滞，水谷失运，由此而滋生之邪浊自当在所难免。如再因体虚老至，而抗衰缓老以求滋补心切，除久嗜膏粱厚味，甘温滋腻之补药也不绝于口，湿热蕴遏，痰浊暗生，气结血瘀等有增无减。幼稚之体气血活泼，虽感外邪，但祛之也易。年壮之躯气血方刚，感邪之后也易去除。唯高龄之人，脏腑失调，气血虚衰，淫邪易入，易蓄难削，是故年迈之躯，亦实为莼陈积蓄之渊。

### （二）祛邪助运旨在却老全形

张子和云："夫病之一物，非人身素有之也，或自外而入，或由内而生，皆邪气也。邪气加诸身，速攻之可也，速去之可也，揽而留之，可也？……夫邪之中人，轻则传之而自尽，颇甚者则传久而难已，更甚则暴死。若先论固其元气，以补剂补之，真气未胜，而邪已交驰横骛而不可制矣。……先论攻其邪，邪去而正气自复也。"故除邪即所谓扶正，邪去正安，抗衰寿年始可有望。先生认为，祛邪助运之法，在陈莼蓄积之老年病症中，更不失为却老而全形、抗衰而寿年之举也。陈莼之物有痰浊、血瘀、水饮、结气、积滞之不同，且随阴阳之盛衰，又有寒热之变异。害体碍运之邪，既可一邪为患，也可互结为祟。害脏则伤体遏用，有碍精气藏而不泻。如痰瘀交痹君主，心体失养，心用受困，则心气虚而血运有碍，心血少则神不守舍，胸痹、怔忡之恙犯矣；痰热蕴结肺金，气阴伤耗，宣肃失节，气失所主，水乏通调，咳嗽痰喘之疾难愈；水湿痰饮中阻，太阴湿土受困，升降斡旋乏权，纳呆食少，脘腹痞痛为常见之症；湿热瘀浊下蕴，肾之阴阳伤损，气化不及州都，溲浊淋癃，腰脊酸痛也不乏其例；厥阴肝木，易为结气郁困，湿热蕴遏，戕体束用，或疏泄不及，或升发太过，神情忧郁，气机郁结，累血则络阻血瘀。本脏之虚实相因，又无不影响他脏之体用。五脏之生者少生，克者乏克，遂有乘其不足，侮其所胜之忧，正常之制化机制失其常态也。入腑则闭阻气机，不利化物之传而不藏，通降冲和之腑气则逆而不驯，纳腐受盛传导决渎皆乱而无序。如湿热郁遏胃腑则中脘灼痛、嗳气、泛酸、纳差。积滞内着肠曲则腹痛且胀，便次不调，或秘结数日不更衣，或泻痢频坠且挟脓血。气机逆乱决渎之三焦，水液代谢紊乱。热瘀互结中清之腑，胆汁排泄受阻。如斯六腑和降失司，通调乏度，出入失衡，逆乱无序，缓老寿年从何谈起？脉为血腑，为转送奉养生身精微物质之要道，通畅无阻则血运活泼，机体上下内外皆得濡养。如为痰瘀陈菀之浊物壅阻，非但血运受阻，血脉也失柔软濡润之性。五脏六腑肢体百骸少其滋灌，则衰而少用，难以健运。届老之躯，岂有抗衰延年之盼？本已亏损之体，又遭陈菀淫邪之蓄扰，对自认为体虚而求滋补之老人，诊治时亟宜平治权衡，去菀陈莝，视邪之深浅久暂，处以相应祛邪助运之法，缓缓调治，俾邪去正安，却老全形而度天年。

### （三）调治五法，主辅各得其宜

由于老人禀赋非一，偏嗜有异，情趣起居及宿罹病痛各别，届老之后，虚体邪实也未必相同，故先生认为，祛邪助运之法自当因证、因人而异，所施之法或以祛邪为主，或辅佐补益方中；或一法独施，或数法并投，总以主辅各得其宜，冀邪祛体运正安为目的。

#### 1 清化湿热，廓清三焦

湿热之邪既可外侵，也能内生，是涉证最广、害人匪浅的病邪之一。外侵之邪可由肌表而入，以脾胃为演变中心。内生之邪可由肥甘过甚，酒醴无忌之饮食失节；小病大养，无病也虚之盲目滋补；或湿热病证失治误治，或脾虚失运水谷不化，郁蒸蕴遏而成。湿热两邪一旦交蒸互结，黏滞重着，难分难解，既可充斥上中下三焦，氤氲气机，困遏五脏，又能入经隧、侵络脉，熏扰六腑。湿为阴邪易伤不足之阳，热为阳邪易耗本虚之阴。其虽与温病“湿温病”邪相同，但彼有卫气营血传经多变之证，此则在一经一脏一腑经久不移，也无寒战高热、神昏谵语之变。所见之症仍以内伤杂证为主，如身困乏力，头昏且重，纳呆脘痞，手心灼热，口干黏

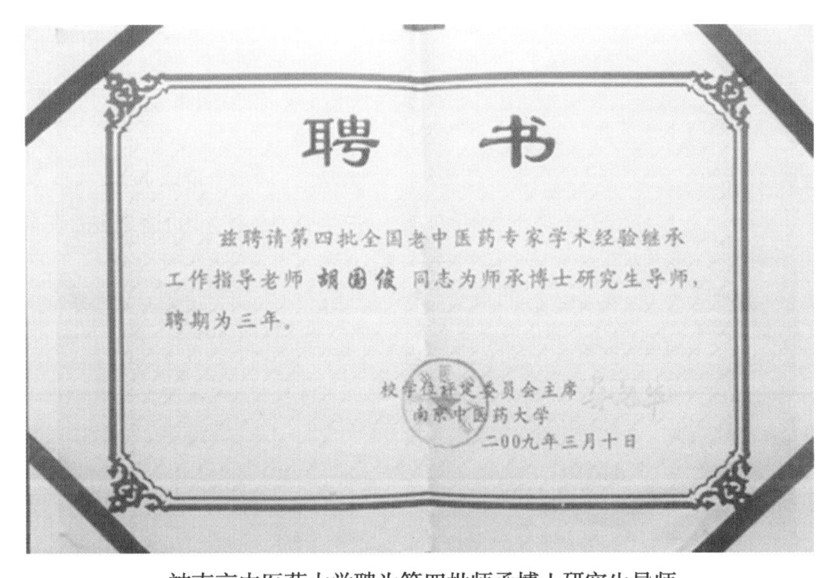

聘书

兹聘请第四批全国老中医药专家学术经验继承工作指导老师 胡国俊 同志为师承博士研究生导师，聘期为三年。

校学位评定委员会主席
南京中医药大学
二〇〇九年三月十日

被南京中医药大学聘为第四批师承博士研究生导师

苦，不甚喜饮，溲黄，便结或溏，舌淡红，苔黄腻，脉濡滑数。随所入部位虽有脏腑、经络之不同，但治疗大法则仍以清热利湿为原则，常用之品有薏苡仁、通草、蔻仁、滑石、藿香、山栀、茵陈、黄连、苍术、淡竹叶等。根据不同症状及气血阴阳偏虚之体质，灵活选方化裁，可收理想之效。

❷ 消积导滞，顺理肠腑

积滞之蓄，多由中州失运，谷物不化，饮食不节，饥饱失调，伤及肠腑，稽留曲道，小肠受盛泌别不能，大肠传导变化失职，精微无以吸收，糟粕蓄而为害，闭阻气机，壅遏肠腑，或泻痢经年不已，或便秘虚坐努责，纳谷不馨，脘腹胀满，嗳气呃逆，此为其常见之症。高年本虚之体，岂堪久蓄之积滞阻碍气机之升降，影响纳腐消化吸收之功能？由此而致面容憔悴，头昏鬓白，形体消瘦，精力不支，腰脊酸痛之衰老虚损之症，远较同年之人早至。然罹此恙之患者与诊治大夫，常以求补施补而不谋而合，数年罔效之治，或转增他疾，或变生坏证者，屡屡可见。故先生认为，变滋补之剂为消导之法，诚为治本之道，药如莱菔子、鸡内金、山楂、神曲、槟榔、枳壳、苍术、谷麦芽、木香，小量之大黄也可配用。兼寒者加干姜、桂枝，郁热者加黄连、蒲公英，脾虚胃弱者，党参、白术、山药、茯苓择一两味加之可也。

❸ 阖运结气，醒脾和胃

脾胃为后天之本，气血生化之源。元精亏虚、气血不足之老人，尤宜有一个健运之后天资助。然高年之躯，七情之宿伤，气机之郁结又不乏其人，如思久脾气结，忧久肝气结，悲久肺气结等，结久不达，郁而逆乱，或上窜胸膈，或下扰肠腑，又无不闭结中气，郁遏脾胃也。气虚之体，大多湿浊偏甚，若再饮食不忌肥甘，喜安逸而恶活动，湿浊之邪则有增无减，气机痹阻，健运失常，清浊相混，中客困顿无苏矣。诸如胸膈痞满，饥不欲食，默默寡言，神疲体怠，头昏目眩，四肢困重，嗜睡，失眠，溲便有变等症不一而足，材力渐尽，天癸告竭之躯体，又乏健运后天之裨益，衰老之体无不日竭矣。然治从脾胃虚弱、精血衰少入手而投以大剂益气养血、填精补髓之方，罔效者尤多。治此当宜辛香流运，疏调气机，宣痹化浊，俾结气调运，脾胃复苏，升降复司，健运正常，生化有源，精血得充，却老抗衰始克有望。调气之品应辛香流动，宜味多量轻，急煎频服。药如佛手、绿梅花、香橼皮、苏梗、木香、川朴花、玫瑰花、枳壳等。或伍健脾益气方中，或佐养血柔肝剂内。先生认为，古方流气饮类方即集芳香行气之品于一炉，旨在行结气、调气机也，用之得当效如桴鼓。如湿浊氤氲，脾胃被困，气机阻滞，偏于寒者，宜芳香化浊佐以辛运，药如藿香、佩兰、砂仁、枳壳、苍术、半夏、厚朴、桂枝，草果等；偏于热者，宜苦辛通降佐以清热利湿，药有黄连、黄芩、干姜、山栀、白蔻仁、大腹皮、枇杷叶、薏苡仁、藿香、通草、淡竹叶等。

### ❹ 辛润通络，活血化瘀

血脉不畅、络脉痹阻、血液滞瘀也为老人常见病机之一。外伤久而失治，血凝络阻者有之，久患内伤不愈，累血入络者也有之，加之年迈之体，脏腑失调，精血衰少，气阳亏虚，主血、统血、藏血之功能弱减，血运本已迟缓，易于瘀滞，若再遭气机郁滞，痰浊遏阻，故瘀血内停，经脉痹阻于届老之岁，诚难幸免。血瘀阻络可单独致病为害，也可与痰热互结，与水湿为祟，或阻滞于虚损之脏腑，或凝结于空虚之经脉。诸如气虚血瘀、血亏络阻、精损挟瘀等也为常见病机。由血瘀络阻而致病症迁延不愈，或识证不精，失治误治，特别是滥投滋补而致病情加重者，也复不少。如久罹咳嗽气喘之患，虽有肺肾亏虚、痰浊恋肺之证，但由气及血，久病入络，故太阴血瘀气闭者岂容忽略。老翁溲淋不畅，或涩而癃闭，虽有以少阴气化不及膀胱、肾虚而膀胱有热等论治，然血瘀络阻实为其常兼之因。胸痹心悸，及中风前后之证，血瘀络阻者更为习见，故先生认为，辛润通络之法诚为老年患者祛邪助运之一大法也。因辛可宣通，润能濡养，无攻逐害体之弊，药如桃仁、红花、三七、鸡血藤、丹参、川芎、当归、桂枝、赤芍，诸藤茎之药也有通络活血祛痹作用，临证时可随证选入。虫类攻逐搜剔之品，力猛效宏，然煎剂常有腥秽难闻、不便饮服之弊，且量大嫌其性猛药过病所，量小也难达理想疗效，故最宜研末为丸，缓缓服用，始避上列之弊端。如能饮酒者，常以红花（以藏红花最佳）、三七、鸡血藤、丹参、桂枝等数味浸酒，少少饮之，有活血通络化瘀之效，百利而无一害。

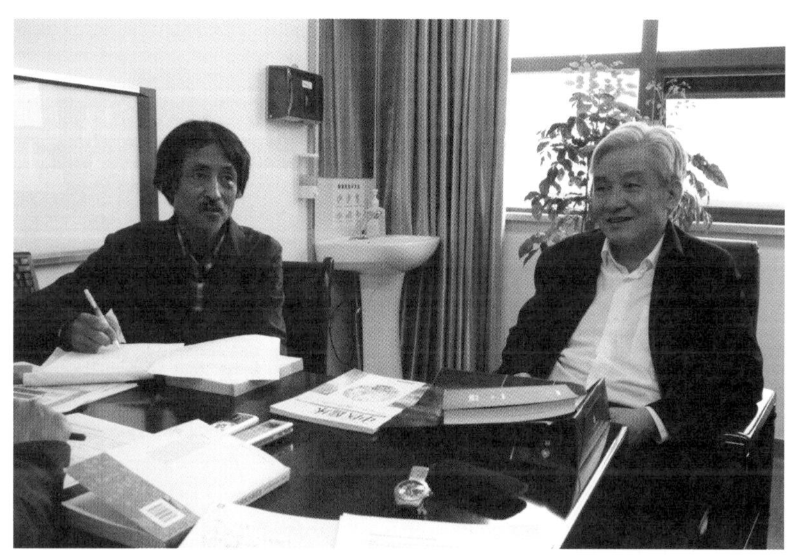

胡国俊教授与来医院随其研修中医学的日本高知中医学研究会的本田正博医师留影

### ❺ 化痰降脂，除壅逐痹

痰浊之生，或由脾虚失运、水湿不化，或由嗜食肥甘、滥服滋补，阻脾碍胃，郁遏蕴蒸而成，过剩脂质也殆由此而生。痰脂蓄积，无处不至，内而脏腑，外而肌肤，既可深经入隧，也可侵肢蚀窍，变化之疾令人莫测。诸如咳嗽痰喘，心悸怔忡，头昏目眩，肢麻痹痛，健忘痴呆，甚则晕倒中风等证，无不由此邪作祟为害耳。尤可虑者，其邪更能随精微之物参与血运，壅阻脉道，硬化血管，迟缓血行，纵横博大的主血运行之脏腑与脉道，也可为痰脂蓄积之所，且随年龄之增长而壅痹更甚。如脉管狭窄过甚，血流运行受阻，君主之官与精灵之腑，一旦缺血失养，体用皆废，故心脑之疾为高龄极易罹患之证，化痰降脂诚为抗老寿年不可缺少之一法也。常用化痰降脂之药有半夏、茯苓、陈皮、苍术、泽泻、泽兰、泽漆、何首乌、决明子、天南星、竹茹、竹沥、天竺黄等。先生认为，上药性有温凉，味有苦辛，选方用药时，应辨证与辨病相结合，降脂之品更应据辨证施治选择，如何首乌、决明子可用于阴虚痰浊脂高者，半夏、天南星、苍术可用于阳虚痰浊者，痰水偏高以泽泻、泽兰、泽漆最宜，痰热阻络以竹茹、天竺黄、竹沥为优。化痰降脂之作用，非攻下逐水之剂可朝夕见功，应小剂缓投，坚持服用，始克有济，以丸药制剂为主。如能痰化脂降、内境清宁，气血活泼、运行无阻，脏腑协调、各司藏泻，再能饮食清淡，补养得宜，志悦神怡，抗衰延年不无望矣。

## 二、慢支迁延与失于表解不无相关

慢性支气管炎(以下简称慢支)因其迁延难愈，反复发作，已被视为十分棘手的疑难病证之一。考邪之客表，非由太阴肺经口鼻而人，即由太阳寒水藩篱而袭，虽外侵淫邪不同，所现症状各异，但营卫失谐、肌表郁遏、太阴失宣、肺气郁闭之机理则同，为使袭表病邪速去肌表，宣越肺金，免其传经入里，由上而下，不失时机地采取表而汗之、宣而透之之法，诚因势利导之不二法门。然先生在长期的临床实践中发现，慢支咳喘之所以病程冗长，迁延难愈，且症状日益加重，与医者不悟表邪稽恋，失于疏透，而专事镇咳平喘、固肾敛肺之治，不无关联。“其在皮者，汗而发之”，为外邪新感常用之治法，然于临床却屡见失治误治，当汗不汗，应透不透，于慢支病证尤为习见者，何也？粗略举其缘由，大致有以下数端：

### (一)宿恙新感，惑于辨析

凡具明显发热恶寒、畏风、有汗或无汗、头身疼痛、咳嗽、鼻塞、喷嚏者，则易被辨认为新感客邪。劳倦内伤之人，因其宿恙久羁，正气日衰，新感冒风着凉之机尤多，故常见宿恙与新感同着一体，或新感引发宿恙，或宿恙又染外邪。在显重之宿恙掩盖轻微之新感时，只注重宿恙而忽略新感，遂以宿恙病证论治，而失于疏表宣透，此为最常见原因之一。考慢支患者，特别是老慢支患者，肺虚体弱，营卫失谐，新染客邪之机更多，且咳喘痰鸣悠悠缠绵，常终岁不已。患者对宿恙新感缺乏自辨能力，寻常多以止咳平喘中西成药以维持现状，于喘憋气急、痰涎壅塞、呼吸吐纳极度困难时方来求医，此时患者主诉不清，医者审察不详，常被气憋痰喘之重证所掩盖，而径投降气平喘化痰之品，或怜悯形衰体弱，正气虚极，而漫施补气敛肺纳肾之剂。其降而不靖，纳而不下，气息憋阻，咳逆痰喘愈演愈烈。或被症重难以速控所限，或为虚无速补之法所囿，变本加厉地使用上法。殊不知如此突然转甚之喘咳，非劳累恼怒，即客邪外袭所诱发，且以风寒作祟者为多，致太阳郁遏，肺气壅闭，使本欠畅之气道堵塞更甚，吐纳不利之气机更为之闷憋，遂致痰壅气急之症有增无减，此时再频施降敛固涩之品，无异闭门留寇，贻害无穷。若能速予宣散轻扬之法，疏客邪于体外，宣壅遏于肺金，患体如释重负，气机流畅，痰壅气憋即可迎刃而解，咳喘之症也能迅速缓减。如此重证，何以识得宿恙为新感所加？先生认为仍不外四诊之详审，循果去求因，往往于“独处藏奸”中获得症结之所在。如细切其脉，可触有浮数、浮紧或两寸独浮之象者。以浮主表，寸主上，示有外邪新客肌表、上袭肺系之征。然此浮脉多为兼并之象，辄非只呈浮之一脉也，缘为常伴宿恙之病机而同时出现，如肺肾阴虚之细数兼浮者，痰热蕴肺之滑数兼浮者，脾肺气虚之细弱兼浮者等，总要细心体验，方可有得。再如微恶风寒，或洒淅畏冷，或自汗无汗，或头身困痛，或肢节酸楚，或毛孔紧闭，肌表起粟，汗毛立竖等，皆为客邪（主要为寒邪、风邪）郁闭肌表、营卫失谐之状。咳声不扬，咽喉发痒，或声哑胸闷转甚，或咳痰转少，或转为清稀等，此为上焦受邪，肺气郁闭，宣肃失司之症也。苔之白薄、白滑或薄黄微白者，也为风邪客肺，寒邪初侵，或湿邪困表之象。再能询知近日乃至数周间，有冒风感寒、着凉沐雨之情，一旦抓住上述一二脉症，并有感寒冒风病史，即可断为客邪新感之证。

宿恙新感惑于辨析之二，即为执泥李东垣《内外伤辨惑论》，囿于机械公式，拘守辨脉、辨寒热、辨手心手背、辨口鼻、辨头痛、辨骨筋四肢、辨渴之七辨法，一见手心热于手背，头痛时作时止，或口不知谷味，恶食，清涕虽或有或无，而无鼻塞，及怠惰嗜卧，四肢沉重不收等症，即套李东垣内伤之论。殊不知外感之疾也并非绝无此症，常中有变也。如慢支之属脾肺虚弱、中气不足之机者，虽有上述内伤之症，但一染客邪，正虚无力托御，两虚相得，常稽留时日，迁延难愈，上述七辨之症无不有加且甚，误将发热、头痛、清涕、身困怠惰等外感所致之症，仍视为内伤所致，而套“辨惑论”，岂不反惑于“内外伤辨”矣。此时也

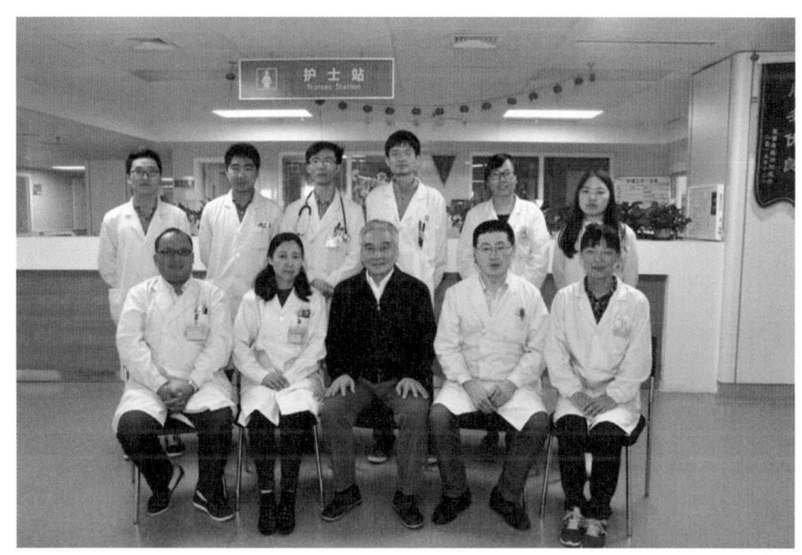

名老中医胡国俊与其工作室成员留影

应综合辨析，慎审详察，可参照前述之法，细察详辨之。

### （二）苦寒清泄，投之过早

客邪新感之恙，应以发汗解表、轻清宣透为宜。辛温辛凉之法，应随感邪之温凉而异。尽管病情重笃，症状危急，只要辨审邪在肺卫，即可予辛宣汗解之法，纵高热痉厥，“体若燔炭”，也可收“汗出而散”之效。慢支患者新感之机不少，在识得宿恙又有客邪新加之时，祛邪外出则为诊治之首务，可免深入之客邪扰乱病机，而加重病情。汗解之法总宜微辛微温、轻清宣透为宜，切忌清泄苦寒重剂以遏肌表肺卫。如一见高热不退，咽肿红痛，或痰黄咯血，或便秘溲黄，即谓热毒炽盛，痰热蕴遏，便大剂苦寒清泻相投，虽热势有挫，但肺气郁闭，肌腠凉遏，使本能外透之机丧失殆尽，咳喘胸憋无不由轻转甚。殊不知高热者乃邪正相争于肌表，恰是正气抗邪，有透邪外出之机；咽肿且痛者，诚热毒始侵，肺卫正气阻遏病邪，分争其间，也待轻宣透发之剂相助；痰黄咯血，或系风热之邪灼津伤络，或系肺蕴痰热又为新感引发，治当先撤标邪，再清痰热；便秘者，或为虚秘，或为纳少，或为肺气郁闭，也不一而足，岂能以此而定清泻之法；再如溲之黄变，成因颇多，更不能以此作为苦寒方药之标的。更甚者，一见西医之炎症指标，便联想到中医之火热病证，遂毫无顾忌地频投清热解毒之品，使一些本一汗可解、宣透能已之证郁遏陷深，迁延难愈。

考肺居五脏之巅，开窍于鼻，又主皮毛，外邪入侵，非由口鼻而入，即由皮毛而侵，故肺皆首当其冲。慢支患者，肺系久恙，其卫外御邪之力每况愈下，再次感染淫邪入袭之机会尤多。客邪所侵皆居肺卫之间，若失治误治、时日迁延者，邪可由卫及气，去表入里，故应抓住有利时机，趁邪在肺卫之期，径投轻宣清透之法，表而汗之，宣而越之，速速驱邪外出，或与清泻之品并用，或偕扶正之剂同步，勿使表邪入里，此皆为截阻病邪深入而加重慢支病情的最佳举措。若过早一味地投施苦寒重剂，药如黄连、紫花地丁、败酱草、金银花，甚或大黄、芒硝等，冀其迅速化解炎症，控制感染，然事与愿违者不少。因苦寒之剂最适合于热毒鸱张、气血两燔之证候，有直接清解于里之效应，但均无轻宣透发于外的作用，不适合肺卫同病之期。纵为症情重笃、热势颇重之肺卫交争之时，也应与辛透之品辅佐，使清透并行，对缓解症状、缩短病程，将起十分积极的作用。

### （三）盲目滥投，滋补收敛

随着商品经济的发展，药物商品化亦日趋盛行。为抗衰缓老，延年益寿，诸如填精充髓、大补气血等各种制剂，早已充斥市场。药品、保健品广告铺天盖地，陈列之品目不暇接。有病者服之，无病者亦服之；虚体者求之，实证者亦求之；老幼咸此，青壮也然，争购者趋之如鹜，求补之风日盛。闻攻则不悦，闻补则甚喜，冀其补身强体，益寿延年。盖用药如同用兵，乃不得已而为之。是以药之偏胜，以救病之偏胜。慢支患者多缘病久绵缠，形体虚弱，年迈久咳之人，更觉形体不支，常喜自购滋补强壮之品，求医时也专索要滋补之药。考滋补之剂大多味厚重浊，性多黏滞；收敛固涩之品本为体虚脱泄之证而设，有敛汗固脱之作用，性味酸收，且大多掺合于滋补剂中。此类药物最易助湿生痰，困脾恋邪，与慢支之痰浊恋肺，湿滞血瘀，阳虚寒凝，或客邪新感等证尤为不利。

先生云：一些慢支患者终年服用金水宝、延生护宝液等药后，非但症状不见减轻，形体不见充实，反而胸憋更甚，痰喘不已，或纳减神疲，四肢倦怠，或终日洒淅，恶风畏寒，感冒症状连绵不绝，无奈何才忍痛摒弃赖以强体补肺之品，而另求他治。其中有痰浊滋生、湿热壅盛者，有肺气闭阻、络脉不畅者，有脾虚湿困、失于健运者，客邪郁表恋肺、无以宣越者则更为常见。淫邪新感，肺卫被遏，本宜轻宣表解即可速已，然此类患者，乃至一些医家，不宗“邪气加诸身，速攻之可也，速去之可也，揽而留之何也”之旨，或不察病证之原委，或察知之后，却淡然视之，仍专恃滋补之剂，欲逐客表之外邪，或只几味解表发散之品，与大队补敛固涩之剂同服，使本可一汗而解，或轻宣能已之表邪，却稽留久恋，缠绵不愈，此为失表常见之由也。故而先生认为：治病应先求其所因，不求暂安而择“对症”之药，否则邪着不祛，症减倏发，必伤正害体而遗后患。

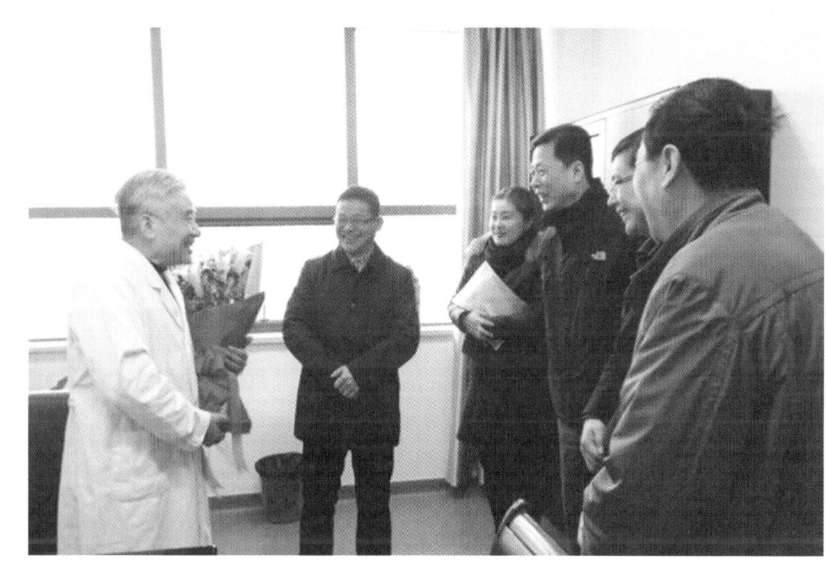

安徽省卫生计生委副主任、省中医药管理局副局长董明培及安徽省中医院领导看望胡国俊医师

## 三、重视调营通络法在咳喘病证治疗中的应用

咳喘虽不止于肺，但也不离乎肺，原因虽多，然由肺之主气乏权，呼吸吐纳不利，而致咳逆上气，痰喘抬肩则同，故止咳宁嗽、降气化痰平喘及调治脏腑诸法，为历代医家所习用。少验乏效之例虽由病程冗长，机因顽杂之客观原因外，先生认为与肺主气、为多气少血之脏，诊治者常用补泻肺气、顺调气机等治气之法，很少辅以调营通络治血之法者不无关系。考咳喘之证虽以肺失治节，肺气郁闭而致气体出纳受阻有关，殊不知与营血郁滞、络脉瘀阻亦甚密切。因气机郁闭无不影响络脉之瘀滞，络脉瘀阻更能加重肺气之膹郁，且心肺同居膈上，脉络相通，虽肺主气属卫，心主血属营，但肺所主之气有助血之

推运，心所主之血有载气之流行，故有“气为血之帅，血为气之母”之说。肺心气血有着不可分割之联系，肺疾日久无不累及心血运行，血络受阻又无不影响肺气宣肃。《素问·痹论》之“心痹者，脉不通，烦则心下鼓，暴上气而喘”之论，实为心脉痹阻，肺络失畅，而致咳喘之机因。此证多由咳喘久羁，痰饮凌心，心阳被遏，或肺肾两虚，病及于心，血脉瘀阻，又再影响肺之因果循环，诸如面唇紫暗、爪甲青紫、舌质瘀斑、脉涩结代等，皆为络脉瘀阻之征。《丹溪心法·咳喘篇》曰：“肺胀而嗽，或左或右不得眠，此痰夹瘀血，碍气而病”，并提出以四物加桃仁等具体方药，为咳喘运用活血化瘀开创了先例。先生认为：久病之恙，络脉无不瘀阻，在一些慢性顽难病证之辨治中，或主以或辅以调营、活血、通络、逐瘀之法，常可收他法难收之效。现将先生运用调营通络法疗治咳喘病证的学术特色介绍如下。

（一）疏邪和营法

久罹咳喘之人，肺络不无瘀痹，一旦再遭客邪入侵，肺气郁闭，宣肃失司，鼻咽不利，呼吸失节，咳喘气急等症为之更甚，且络脉瘀阻也更显露，如胸膈憋闷，时或刺痛，面色口唇紫暗，舌质淡暗、脉涩等症，但见一症便是，不必悉具。先生治此咳喘之证，常于疏邪宣肺对应方中佐以活血和营之品，非但肺气舒达，而且肺络流畅，咳止嗽宁。先生认为，《和剂局方》之金沸草散殆为风寒外袭宿罹咳喘之人，症见咳嗽痰多、气急胸闷而设之良方，在发散风寒、宣肃肺气方中，佐以与主治功用毫不相干之赤芍，即借其和营散瘀以畅络活血，增强宣肺透邪之力。先生常仿此之法，于对证方药中辄加赤芍、丹皮，或川芎、红花为佐辅，常收事半功倍之效。然化瘀和营之品多有辛窜动血之弊，若邪热扰肺或痰热久蕴而损伤脉络，咳血咯血，痰中带血者禁用，新染咳喘肺络无阻，或婴幼童子咳喘者也无须配用。

（二）化痰逐瘀法

痰瘀交结，痹阻气道脉络，为咳喘病证最常见之病机。此证多由久咳不已，肺失清肃，痰涎排出艰难又内生不绝，蕴遏不化，痹阻脉络，遂致痰浊与瘀血互结为祟，再阻碍肺之宣肃。如此循环因果，咳喘岂有宁日？此时之痰瘀已互为一体，同为客邪，无标本之分，非祛痰即可活血化瘀，故于清化痰浊方中必辅活血化瘀之品，方能痰泄瘀逐，咳喘之证始可奏效。此证除咳嗽痰多、气急胸憋外，多伴唇舌紫黯、面色晦滞等症。先生认为，千金苇茎汤虽为肺痈而设之方，但对痰瘀互结、蕴久化热而致之胸膈憋闷、咳喘、痰黄稠者，也同样适用。方中桃仁既能活血化瘀，又能“止咳逆上气”，且活血逐瘀于肺经更为其独擅，全方可使痰瘀分解，络脉有通，气道遂畅，肺之治节宣肃功能恢复，所现诸症无不应手取效。如为寒痰夹瘀者，可予温化寒痰方中辅以性温活血通络之川芎、红花、当归等，若为痰热夹瘀者，赤芍、丹皮、丹参、地龙等也可加入。如见痰中夹血或吐咯鲜血者，活血化瘀之品不得辅用，血刚止后也应谨慎施用。

## （三）益气活血法

肺金亏虚，气无所主，其咳喘之证多以气短声微，气不接续，胸闷、痰浊虽多但排出艰难，或咳至胸中复还为主，常伴少气乏力、自汗恶风、心悸怔忡等一派气虚失主之症，对证之治多以补肺益气之剂，然收效显著者甚少。先生认为，此除与咳喘顽疾、气虚无速补之法等因素外，与气虚血瘀、肺络失于畅通者不无关联。缘由肺气亏虚，血失推运，络脉涩滞，气母行艰，载运甚少，肺失血濡，气治乏权，气之出纳岂能流利？益气而无活血调营之治，无怪乎只能收似效非效之验也。罹此者大多面色㿠白晦滞，舌淡暗或有紫斑，脉细迟虚涩。况气虚咳喘，大多长年累月反复不已，久病之恙入络，瘀血不言而喻，故于补气益肺、止咳定喘方中少佐活血之品，有行血载气、调营益肺之功，诸如当归、三七、川芎皆可随证加入。考当归本有“主咳逆上气”之用，三七尚具镇咳祛痰之功，川芎血中气药，与益气之品配伍，更有活血和营之效。先生常于补肺汤中加当归、川芎，或另加三七粉吞服，或生脉散合当归补血汤，再加少量红花，治疗气虚血瘀咳喘，奏效颇捷。此证活血之品不可重用，且逐瘀通络峻品不得配施，因其有伤正耗气之弊。

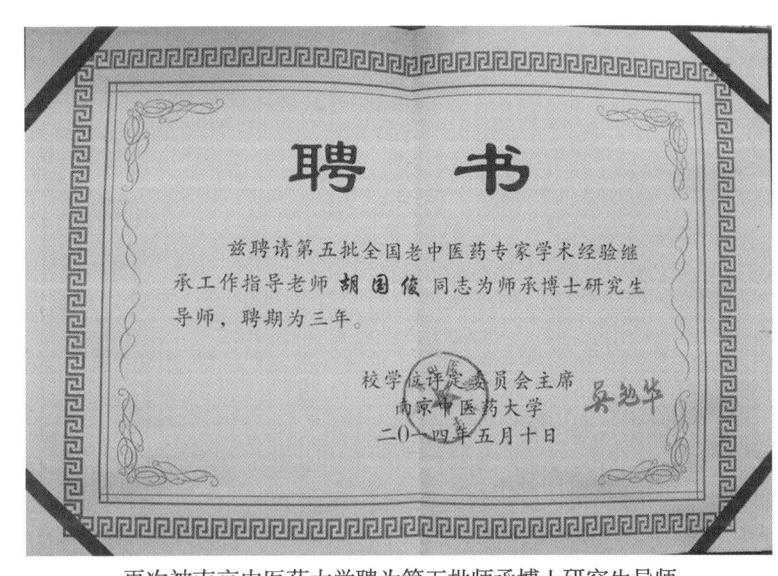

再次被南京中医药大学聘为第五批师承博士研究生导师

## （四）滋阴调营法

咳喘之由肺阴亏虚者，多由素秉阴虚之人，或久病热病之后，或辛热炙煿恣饮频服，而致肺失滋润，燥火内燔，灼津为痰，络脉痹阻，故咳喘气急，口干咽燥，痰少色黄，排出艰难，舌红少苔、脉细数等为其常见之症。然频投滋阴润肺之法终难收理想之效者，先生认为实乃阴虚咳喘大多历时久远，阴津亏耗，络脉失却濡润，血行无以流畅。在细审详察之脉症中，可见乏津之舌质兼有紫暗之斑，细数之脉又多呈涩象，潮红之面颊亦呈紫暗之色，故血瘀络阻又为其必伴之机，少效之理即在于此。

如治疗阴虚燥热咳喘之百合固金汤，于大量养阴润肺化痰方中辅以小量当归、芍药，借其活血调营之用，以助肺络润畅，俾阴虚燥灼之肺金既得药力之滋润，更得自体气血之濡养，疗效之捷与其不无关系。再如金水六君煎为治疗阴虚痰嗽之名方，化痰之二陈汤姑且不论，其地黄滋阴而通血脉，当归养血而止咳喘，集滋阴调营、活血通脉于一方，于阴虚络瘀之咳喘殆无出其右。若阴虚热甚、络伤血溢者，禁用活血调营之配。

（五）温阳通络法

阳虚咳喘为慢阻肺所习见，因其迁延时久，症情顽笃，向为医患所苦恼。阳虚者络脉失煦，血行稽涩，久病者由气及血，入络血瘀。如斯寒而且瘀，肺失温煦，痰浊凝涩，气道不通之咳喘，又非一般温肺散寒之剂所能奏效。所现之症可见咳喘气急，胸膈憋闷，面色青晦，唇色淡暗，四末不温，舌淡暗润或边有齿痕，脉沉迟细涩等。此因久痹络脉，非通络逐瘀不能行其血，肺寒且虚，非温运肾督之阳无以煦其上。且血不行、络不通，肺失气血之流行煦养、治节乏权、宣肃不能，此收效甚微之关键也。

先生认为，《外科全生集》之阳和汤具温阳补肾、散寒通滞之功，虽为阴疽骨痨之佳方，但移治阳虚络阻痰喘也甚合病机。易鹿角胶为鹿角片，非但不失益肾补虚之功，还增行血通络之用；肉桂温补气阳，更具温通血脉之能；再伍以活血化瘀之当归、红花、三七等，小剂缓投，或制丸长服，陈年积瘀可消，痹阻络脉可通，于阳虚络阻之咳喘不无裨益，虽说不能彻底治愈此疾，但也可强体减症，提高生活质量。

（六）填精搜剔法

咳喘久羁，失治误治，加之体弱年迈，其证在上呈咳喘气急，胸憋殊甚，胸呈桶状，肌肤枯涩甲错，指端粗壮紫暗，唇舌面皆青紫淡黯，痰涎黏滞多泡沫等，一派痰瘀互结、肺气郁闭、络脉壅阻之症；在下呈腰膝酸软，畏寒乏力，尿频失禁，头昏目眩，耳鸣齿松，气不接续，稍动则心中憺憺大动等，一派下元虚损、精血内夺之症。如斯虚实悬殊，证情日甚之恙，治疗诚为棘手，一般补虚益肾、化痰定喘之剂于事无补，套用活血调营化瘀草木之品也难奏功。因久瘀脉络非虫蚁搜剔不能攻逐，内夺精血非血肉有情之品无以滋填。故先生认为，填精搜剔之法于此等证型尤为适宜。

先生常用其家传方水车散（水蛭、紫河车）为基本方，再配阿胶、蛤蚧、鹿角片以助紫河车温补下元、充填精血，增蜈蚣、僵蚕、川贝以辅水蛭搜剔通络、化痰蠲痹，集滋填温养血肉有情之品与虫蚁搜剔攻逐顽痹之味于一方，冀肺络有畅，气血流通，溉下荣上，治节有权，顽固咳喘庶有减轻之望。取效后应蜜丸常服，坚持勿辍，一些患者能收不可思议之效。

（七）化饮散血法

饮邪渍肺，也是咳喘常见机因之一。饮为阴邪，性寒质重，上渍太阴，多由胸阳式微，浊阴用事，同气相召也。肺受浸渍，气道壅遏，脉络欠畅，而有咳喘气逆，胸膈胀满，甚或脊背独凉，手足不温，唇颊淡黯，舌质淡胖且润、边有紫斑等症。此久渍之饮邪与失畅之瘀血为祟，进而又壅遏肺气，与痰瘀合邪者同理，致使咳喘顽疾重笃也不少见。温肺化饮之法虽能逐饮于一时，咳喘之证也可随饮邪之消逐而轻减，但减而难愈，移时又发，诚为习见，此乃饮邪虽逐，但瘀着未畅，血不利则为水，饮邪去而又生之理也。

先生认为，治当温肺化饮与通络散血合法，庶可收饮去络通、咳止喘平之效。先生常择水蛭、泽兰、桂枝配伍相应方中。考水蛭善破瘀结通水道，攻力虽猛，但不伤正气，张锡纯曾谓其可使瘀血默然消于无形，于饮瘀之证尤宜；泽兰活血通络，又化浊行水，于此证甚切；桂枝既可温阳化饮，也能温经通络，又“主上气咳逆”，一药三用，于饮瘀互结咳喘者最佳。

### （八）降气活血法

肺气膹郁失降，逆而奔迫，既为咳喘之病理，也为咳喘之机因，虽以肃降肺气冀获其效，然只能奏效者参半，未能尽如人意，实未谙部分患者在气机郁逆同时，尚有脉络痹阻存焉。此类患者也多咳喘久羁，肺系受累，络脉无不瘀滞，再由冲气上逆，或情志怫郁，逆气奔迫，而致肺失宣肃，已累脉络之瘀阻自不待言，未累之脉络也无不因之郁滞。咳逆上气、喘急抬肩等症虽有气机奔逆所致，但由络瘀血滞、脉失濡养而乏治节肃降者不无联系。

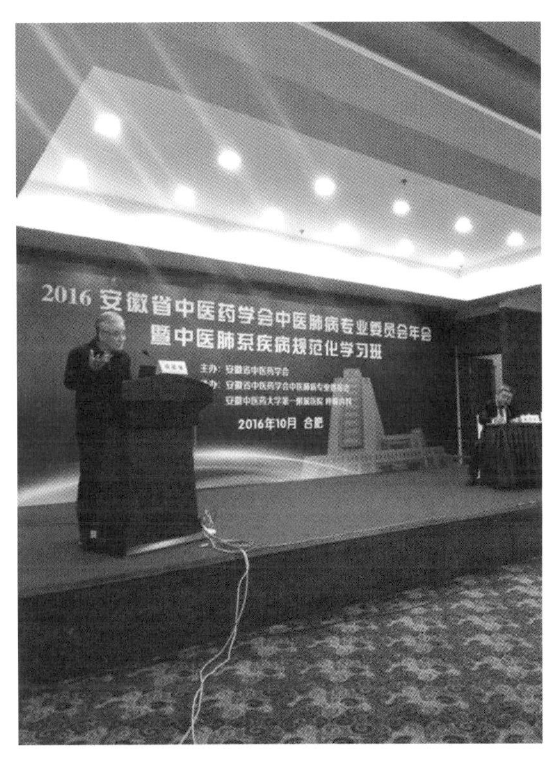

在 2016 年安徽省中医肺系病年会上作报告

先生认为，如此病机只识肃降肺气，无怪乎收效不显。查苏子降气汤为治疗上盛下虚、痰饮气逆咳喘之方，缘痰气上壅肺金，肺络不无瘀滞，且气血交阻，逆而不降，故咳喘气急，胸膈憋闷特甚，在众多降气化痰药中特佐一味当归，以活肺络之血，来畅肺之气机，协同诸药共奏气降痰化、咳止喘宁之效，是故在肺气郁逆咳喘病证中不可不知活血调营法之辅治。

## 第三节　临证精粹

### 一、脾阴虚论治

先生指出，脾阴及脾阴虚之所以被忽略，实因长期囿于“脾为阴土，喜燥恶湿”“太阴湿土，得阳始运”之学说。所谓脾虚之证，必虚其阳，虚其气，故健运脾土之法皆宗“脾喜刚燥”之旨，临床医家大多喜用温中、补气刚燥之剂。然脾有阳之不足，岂无阴之亏虚？若



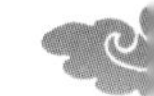

脾阴亏虚而致生之诸疾，仍按“脾喜刚燥”而投以辛温燥烈之品，非但无效，而必偾事矣。现就先生对脾阴虚的论治简述如下，可以看出先生治病调中尤重脾阴，匡扶太阴湿土为气阳不足、脾喜燥恶湿之偏论，于调补脾阴之法理中，进一步丰富了我们对脾阴虚的认知。

### （一）脾阴的生理

中医学理论认为，一切事物都具有阴阳对立的两个方面，这两方面必须在相互制约、相互滋生的条件下方可维持其动态平衡，而达“阴平阳秘”，进行正常的生理活动。心、肺、肝、肾皆阴阳互用来完成其生理功能，脾脏当然也无例外。

“脾属中州，主灌四旁”。唐容川又说：“其体阴，而其用阳”。脾若无阳虽不健运，然脾若无阴，不但失却濡润之职，而且阳失滋助，精微不运，脏腑失养。故唐氏曰：“土湿则滋生万物，脾润则长养脏腑。”所谓脾阴，是指脾脏运化水谷而生的阴精营液。《内经》有“脾者，仓廪之本，营之居也”之说。其作用不但能滋助脾阳以尽其用，且可“长养脏腑”，营养肌肉，清磨谷物，濡润孔窍，是维持生命活动不可缺少的物质。正如唐氏在《血证论·男女异同论》中说的：“李东垣后，重脾者但知宜补脾阳，而不知滋养脾阴，脾阳不足，水谷固不化；脾阴不足，水谷仍不化也。譬如釜中煮饭，釜底无火固不熟，釜中无水亦不熟也。”比喻虽较浅显，但引而伸之，脾脏能正常地运化水谷，输布精微，升清降浊，旋转阴阳，脾阴占有一定的地位，发挥其一定的作用，故业医者不可不知“脾阴”也。

### （二）脾阴虚的病因

脾阴既是人体不可缺少的长养物质，又是脾脏运化转输等功能必不可少的动力资助，故息息顾护脾阴，应为医家所掌握，然而脾阴极易亏损于一些外感内伤疾病的耗夺之中，特别是一些慢性消耗性疾病，只要一损及中土，每多伤及脾阴，其病因大致分为：①思虑、劳倦；②偏食、误治；③火热、泻痢；④他病伤损。由此可见脾阴不足，大多为先伤脾气，而致摄纳运化失常，气血生化无由，阴精不充，脾营暗耗，脾营损而不复，脾阴必虚矣。所以脾阴不足之证，常兼气血不足，脾气亏虚之候。

### （三）脾阴虚的证治

脾阴亏虚之病因正如上述，故所见之证，仍不外中焦脾土之患，大多为运化、转输、统摄、升降等功能失常。其证候表现为：神疲少气，倦怠乏力，不思饮食或食入难化，四肢酸软，肌肉萎缩，形体消瘦，脘腹胀满，口渴心烦，掌心灼热，低热不退，或时有烘热，或自汗盗汗，口甜多涎，口干不欲饮，面色苍白或阴黄憔悴，或两颧嫩红，发脱或不泽，肌衄便血，妇女月经不调，崩漏带下，大便溏泄，小便频数，唇赤，舌红中剥少苔，脉多虚细或数而无力。

先生强调，脾阴虚的治疗之法既不可甘温益气，又不能甘寒养阴，更不能施以辛香苦燥之品。缪仲淳在《先醒斋医学广笔记》中告诉我们说：“世人徒知香燥温补为治脾虚之法，而不知甘凉滋润益阴之有益于脾也。”故治疗脾阴亏虚法，只宜滋润甘凉之品，取其甘以补脾，润以益阴，滋而不腻，凉而不寒。候脾阴一复，虚热有敛，健运复司，诸症渐减。然脾阳不足易疗，脾阴亏虚难复，故应续治勿辍，方克全功。所谓“虚无速补之法”，阴虚更无遽复之理。吴师朗《不居集》中之理阴汤，胡慎柔之养真汤，陈藏器之六神散，皆为疗治脾阴不足可师之良方。药为人参、山药、扁豆、莲子、茯苓、甘草、五味子、白芍、白术、百合、谷芽等，全是补而不温、滋而不腻、甘淡酸凉之味。若需理气和胃、益气醒脾时，辛香燥烈之品皆当摒弃，只宜选用香而不燥，温而不热之佛手、香橼皮、绿萼梅、甘松等药。

先生指出，脾阴亏虚与胃阴不足之证，世人常辨析不清，混为一谈。处方用药辄以养胃阴之方替代补脾阴之品。脾胃虽同居中州，互为表里，但在生理功能上却各具特点：胃主受纳腐熟，以下行为顺；脾主运化转输，以上升则健。胃阴虚则纳谷差，胃气逆，常见纳呆或知饥不食，干哕呃逆。如虚火炽盛，亦有消谷善饥之变；津液枯槁较甚时，又可见噎膈、便燥口干之证。脾阴虚则运化弱，脾气陷，常有不思饮食、四肢酸软等脾土不足之象。胃阴虚多兼燥火，治法主以甘寒养阴、益胃生津，药如生地、沙参、麦冬、玉竹、天花粉、冰糖、石斛、知母、石青、乌梅等。脾阴虚多兼气弱，治法主以甘凉滋润、培土益气，药如上述。可见两者病机不一，见证各异，施治之方药亦迥然不同，故不可不辨也。

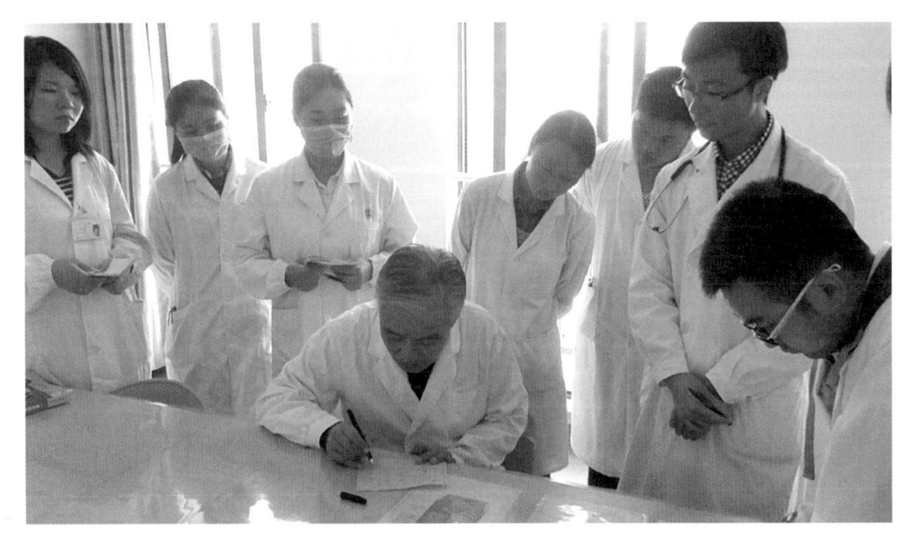

查房后在示教室为患者处方开药

## （四）验案选摘

**典型案例 1　久痢**

患儿张某，男，4 岁，初秋，湿热下痢，赤白相兼，20 余日不愈。肛脱，神疲，不思饮食，身形瘦削，五心烦热，啼哭无声，脉虚缓无力，舌光红而润。此痢久，脾阴暗耗、正虚邪少之候，急拟养益脾阴一法，冀其能缓缓呷下，可望药力奏效。

药用：百合 24 g，太子参 10 g，五味子 3 g，鲜扁豆花 30 朵，生谷芽 15 g，莲子 10 g，金银花炭 6 g，甘草 3 g，茯苓 9 g，2 剂。药后痢下赤白大减，每次皆夹有粪便。并能稍进饮食，舌面已罩薄白之苔，脉已有神气。药已对症，脾阴渐复，中土能运。

再拟养脾阴益中气，兼以固涩为法：黄芪 8 g，灶心土（煎水，代水煎药）15 g，太子参 10 g，红枣 3 枚，金银花炭 6 g，地榆炭 6 g。2 剂后痢止肛收，病情日见好转。

典型案例 2　不明原因低热

李某，男，15 岁。低热 2 年不退（37.8℃），虽多方诊治，仍原因未明，疗效不显。患者面赤唇红，形瘦神疲，嗜睡，饮食常年不馨，大便每易溏泄，头发细黄，时时汗出，两脉虚浮无力，舌淡红微胖，苔薄白。此乃脾阴亏虚、虚不敛阳、阳浮于外也，法当补益脾阴、收敛浮阳，俾阳得阴恋，始可潜藏，低热有可退之望。

药用：怀山药 20 g，茯苓 10 g，甘草 3 g，扁豆 10 g，五味子 4 g，黄芪 10 g，莲子 10 g，太子参 20 g，干姜 1.2 g。连服 15 剂，低热退净，诸症也日见好转。

典型案例 3　盗汗

刘某，男孩，6 岁。2 年来睡醒则周身汗出如雨，衣裤皆湿。饮食少进，大便不实，面色娇嫩，易感善咳，时而鼻衄，毛发不泽，神情淡漠，舌嫩红无苔，边有齿印，脉虚数无力。此脾阴不足，累及肺金，治从脾阴亏虚着手。

药用：淮山药 15 g，南沙参 15 g，芡实 10 g，百合 10 g，黄芪 9 g，茯苓 10 g，鲜糯稻根30 g，生谷芽 20 g，莲子 10 g。患儿守此方服至月余，盗汗止，纳谷增，余症皆已，体魄渐健。

典型案例 4　口疮

杨某，男孩，8 岁。3 个月来上下口唇翻肿破裂疼痛，时溢血水，或结血痂，屡消屡发，经治乏效，以致谷物难进，说话读书也感困难。大便鹜溏，小便短赤，饮食少进，遍身肌肤干燥，口干不欲饮，舌中可见一分硬币大小之剥脱舌面，四周覆以薄黄之湿润苔，脉象细虚且数。此乃脾阴亏虚，湿热乘虚内蕴，虚不胜邪，故当益脾阴，兼清利中州之湿热。

药用：怀山药 15 g，云苓 10 g，甘草 4 g，鲜茅根 20 g，金银花 10 g，薏苡仁 18 g，滑石 10 g，通草 4 g，鲜生地 10 g。此方 5 剂效显，再 7 剂后遂愈。

典型案例 5　洞泻

陈某，男，19 岁。初因外感暑湿之邪，证为发热便稀，自思小恙，未予介意，饮食未加节制，二日后洞泻不止，急诊入院。诊治 7 日无效，病势重笃，转延中医诊治。

患者烦躁不安，面削形瘦，目光深陷，手足心灼热，少气懒言，声息低微，时或汗出，腹部柔软，口甜喜饮，饮入即泻，日夜竟达 30 余次之多。两脉细数无力，舌质暗红，光如镜面，此乃外感暑湿之邪灼伤营阴，加之泄泻无度，津液耗竭，脾气大亏，脾阴伤残，中州已无统摄升降之权。精微不化，便泻不禁，如再因循失治，必致阴竭阳脱，危在旦夕，急予大剂补益脾阴之品，以奠中州。

药用：怀山药 50 g，薏苡仁 30 g，扁豆 30 g，太子参 30 g，甘草 5 g，乌梅 10 g。暂服 1 剂，以观后效。本方意取甘淡补气，酸甘益阴，补而不滞，固而不涩，冀达气阴同救之效，岂知上方只服一剂两煎，洞泻即止，后稍调治而瘥。

## 二、肿瘤疾病的中医治疗思路

癌瘤之疾有一个缓慢演变、发展的过程，虽受多种因素的影响，但与人体正气不足、抗病能力低下有着密切关联。一旦在临床诊查发现，大多为中、晚期阶段。因患者急于救治，医者速去毒瘤，手术、化疗、放疗被视为最理想的治疗手段。随后中医治疗也多筛选搜集一些抗癌消肿败毒中药于一炉，并嘱其长期服用，可防复发，以杜后患。殊不知事与愿违，大多于一年半载，或三五个月即与世长辞者不少，闻此者无不悲伤、恐惧，是故闻癌色变，举世皆然。目睹邻近癌症患者这种结局，许多有识之士也在反思，癌瘤之治是否只有上述之法，且是唯一之法呢？然在许多散在的个案报道中，发现其认识理念、治疗思路、所选方药颇具特色，符合中医调燮阴阳，扶正固本，调脏腑、解郁结，助生生之气以遏杀癌毒之肆虐之大法，结果是瘤体缩小，症状渐少，形成一个人瘤共存的局面，不但生活质量显著提高，寿命也在逐步延长，宛如同年之人，医患欢喜。

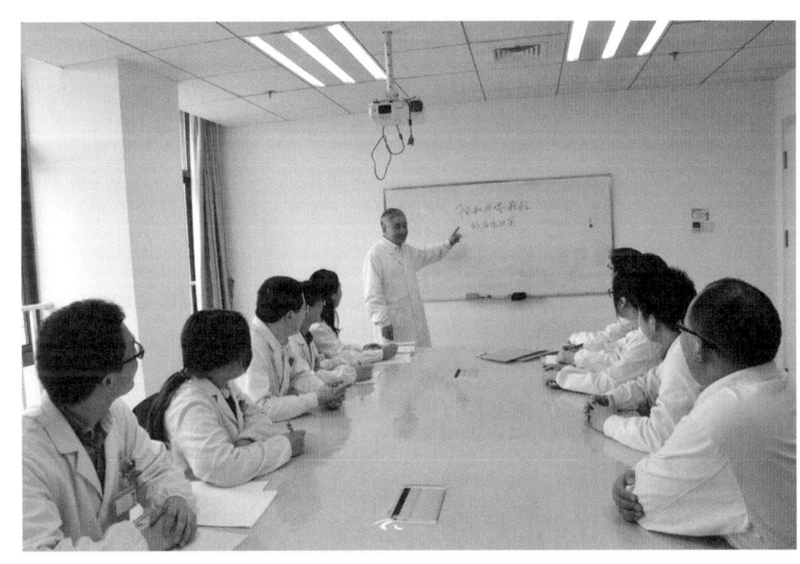

为工作室人员讲述阳和平喘颗粒的临床运用

考癌瘤之恙实为当今之常见病、多发病，也视为慢性病。虽发病部位不同，症状各异，但其正虚邪恋、聚毒成疾为其一理。一旦发现大多为中晚期之病变，要知邪正之交在体内已非一日之争，有的已有多年甚或十数年之久，肆虐之邪毒已占上风，虚败之正气暗自馁弱。

先生认为，中医治疗肿瘤不管是术后或放化疗之后，或未于以上之治疗，定要权衡利弊，把握邪正消长的全过程，一边扶正，一边抗邪；扶正绝非蛮补，抗邪也非攻削，关键在于调燮阴阳，活泼气血，助生生之气，协调脏腑正常功能，提高自身抗病能力、免疫能力，来对抗遏杀肆虐之邪毒，或使其蛰伏，无扩散转移；与此同时，也可选择一些针对性的软坚散结、败毒消肿之虫、草类药，相辅相成，以达理想之效果。

### （一）调燮阴阳

先生认为，调燮阴阳是本病治疗中至关重要的一环。因人身之阴阳平衡是机体协调，气血平衡，精神健康的关键。故《四气调神大论》有“夫四时阴阳者，万物之根本也，从阴阳则生，逆之则死；从之则治，逆之则乱”之警语。如阴阳有偏，或阴虚或阳弱，或阳盛而致阴衰，或阴盛而致阳微，体内之正气无不虚败，其抗病免疫等功能无不低下。一旦抗病免疫功能低下，时日稍久，正气溃败之期则不远矣。其阴阳之偏盛偏衰，有先天禀赋之体质，有病后邪毒侵扰所致，有药物偏激而为；病者不知，如医家不察，一闻癌瘤之患，不审阴阳之失衡，尽攻伐、削克、败毒、清解之能事，无不益虚其不足之阳，益伤其日耗之阴，根本动摇而不固，癌毒则趁势而肆无忌惮，或增大或扩散，整个形体只处于被动挨打局面，毫无抗争还手之力，不亡何待！

肿瘤之病变复杂，病程亦长，又常涉及多个脏器，其阴阳失谐也多有变数，有纯阴纯阳之不足，有阳盛而伤及营阴，或阴盛而致阳弱，更有阴虚及阳、阳损及阴等。是故在调燮阴阳之时，还要考虑到是单纯的温阳、滋阴，还是抑阳养阴、滋阴潜阳或阳中求阴、阴中求阳等法，尽量使其阴生阳长、阴平阳秘、阴阳协调，而达到一个平衡互助、相得益彰的新局面。生生之气一旦得助，正气则有抵御邪侵、消减病势、克敌制胜的能力，其结果就会出现一个崭新而理想的境界，与那种因过度检查、过度治疗而致敌死我亡的结局有霄壤之别。这一扶正抑邪、人瘤共存的治疗理念，已被先生较多临床验案所证实。

（二）协调脏腑

扶助正气也非一味地选择八法中之补法作为其治疗大法，因人体正气的旺盛，要赖以脏腑之气血阴阳协调而发挥各自正常的生理功能，故《脉要精微论》曰：“五脏者，中之守也”“夫五脏者，身之强也……得强则生，失强则死。”如肺之宣肃治节，肝之疏泄条达，脾之转输运化，肾之作强技巧，心之君主神明及六腑之纳腐通泄等。一脏一腑有碍无不影响整体之不和与失调，使正常的生理功能受到伤害。此时正气从何得以强健而不息？对某一脏腑之失健，视其是本脏之虚抑或受制于某邪之害，在区分调治完善后，其正常的生理功能得以恢复，扶助正气之目的也即达到，关键在于如何调治，绝非蛮补一法也。如先生曾治一肝癌患者，放、化疗后，右胁不适，时时胀痛，胃脘胀满，面色黧黑，口干苦，纳差，舌边红、苔黄黏，脉沉弦滑数。来诊时神色虚惫，困顿乏力，此正虚邪恋，脾失健运，湿浊化热，阻中困肝。虚极之体按常理亟拟益气保肝、补益气血，但此脾虚湿困，久而化热阻络，非蛮补即能扶助正气、补益虚体，必予清化疏调、培益中土，逐渐祛邪扶正而达到扶正强体之目的。在长达1个月的清化湿热、疏调肝气、培补脾土、和降胃气之大法中，始终予薏苡米、茯苓、茵陈、黄芩、柴胡、藿梗、苍术、白术、枳壳、蔻仁、半夏、栝楼皮、太子参等药出入，既未用攻伐克削之抗癌消肿之品，也未用八珍大补温滋扶正之味。湿浊化，热毒清，肝气疏，脾运健，纳昌脘舒，神色转佳，黧黑之面也转为正常面色，其正气得以恢复，肝脏症状明显消减，一切宛如常人。在一年多的治疗中，恢复得十分理想。是故扶助正气即恢复各脏腑的正常生理功能，虚者补，实者泻，邪去正复，重在一“调”字，达到一“平”字，使内脏协调，气血活泼，纳昌寐佳，生生之气得到恢复资助，不愁邪之不去、体之不健也。

## （三）解郁散结

癌瘤患者大多性情失悦，肝气不舒，精神紧张，情绪低落，易惊惕，易激动，再耳闻目睹周边同事、熟人因癌症而很快谢世，则更悲观失望，认为自己也会同他们一样，故整天泡在治疗无望、前景渺茫、等待死亡的悲境之中。长此以往，机体的免疫系统必定会受到影响，脾胃消化系统、心脑神经系统等也无不受到损害，如纳呆脘胀、头昏心悸、烦躁不安、易激怒生气等，正气的伤害不言而喻，生生之气失于扶助，使本就不佳之内环境雪上加霜；然邪毒则会乘虚侵扰，加重病情，促其向坏的方面转化，进一步恶变。

中医对此早有高论，认为七情所致的内伤病证引起癥瘕积聚者不在少数。如沈金鳌说："古人所以云六郁为诸积之本也，故当积之为成，必先有以解其郁，而使当升者升，当降者降，当变化者变化，不致传化失常，治宜六郁汤、越鞠丸、保和丸，斯气血冲和，而百疾不作。"现代医学对此也有认识，认为"癌症与内向性格、郁闷性格、抑郁性格等带有癌症性格的高危人群有关，其免疫功能就很容易受到影响，肿瘤监测功能和细胞凋亡机制的循环中断，导致机体出现异常细胞，并且不受监控"。这些认识与中医的基本理论有不谋而合之处。且已受癌瘤侵扰之人，更应该注意这方面的调治，除药物治疗外，心理咨询、情绪宣泄、精神愉悦尤为重要。因这类人群神经过度敏感，稍有一些不悦之语，特别是医生口中讲出来的，更加重其精神负担及临床症状，此也为克伤正气、无助治疗的重要一环。在诊治时，一定要明其理，悦其志，鼓励他们配合治疗，释放郁闷情绪，多与人交流，常户外活动，出去走一走，看看大好河山，一旦情绪转悦，气血流畅，则郁解神健，摄纳正常，睡寐转佳，心胸开阔，再在药物的治疗下，临床症状也会逐渐消解。此宽慰之语，不亚药物之疗效，也为扶助正气、遏杀邪毒之举也。

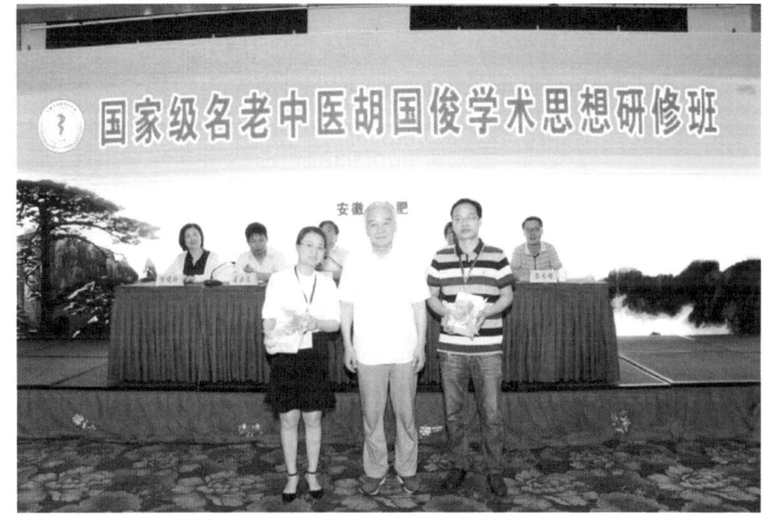


向其学子赠书

典型病例

石某，男，70 岁。合肥叉车厂经济师。1999 年 8 月 28 日来先生处就诊。述及自己因咳嗽有痰、痰中有血，经某院检查诊断为右上肺癌。建议手术切除病灶后继续化疗，患者考虑再三未同意这种治疗方案。因其老伴于一年半前因肺癌经上述方案治疗后，未到6个月即与世长辞。

刻下纳便正常，睡眠一般，唯咳嗽有痰，痰中时有血丝或成块，胸膺憋闷，右上胸隐痛，口微干，情绪尚可，也看不出什么极度悲观消沉的神色，舌淡红、苔薄白，脉浮细滑数，以两寸独显。此痰热内蕴，气阴两伤，久而痰瘀交结为症，客居肺金，蚀伤血络。治当益气阴之暗耗，化痰热之蕴遏，消痰瘀之症结，使络宁血止为当前之要务。

处方：功劳叶 20 g，百部 20 g，薏苡仁 30 g，南沙参 30 g，海蛤壳 30 g，仙鹤草 30 g，蒲黄炭 10 g，血余炭 10 g，藕节炭 20 g，芦根 30 g，冬瓜仁 30 g，三七(研末分吞)6 g，鳖甲 30 g，血竭 6 g，煅龙骨、煅牡蛎各 30 g，甘草 10 g。7 帖。

二诊：药后痰血止，咳嗽稍减，痰也少，胸闷气憋略有缓解，患者十分欣慰，脉舌同前，守上方出入继之。上方加太子参 15 g，百合 20 g，川贝 10 g，去蒲黄炭、血余炭，改煅龙骨、煅牡蛎为生龙骨、生牡蛎各 30 g。15 剂。

三诊：药证相安，临床诸症平稳，咳痰无血，纳寐二便正常，其对中医治疗增强了信心，刻下舌淡红、苔薄白，脉浮细濡、已少见滑数之象。此痰热有清，气阴两伤显也。守上方增补益肺金，培健脾土，以扶正固本为遏制病邪、围堵病灶提供有生力量。

处方：太子参 20 g，黄芪 30 g，炒白术 20 g，黄精 20 g，山药 30 g，功劳叶 15 g，五味子 6 g，鳖甲 30 g，薏苡仁 30 g，北沙参 20 g，茯苓 15 g，仙鹤草 30 g，金沸草 10 g，甘草 6 g。15 剂。

四诊：近况颇佳，自觉一切正常，与未检查出肺癌前没什么两样，认为自己选择中医治疗是正确的，一定要配合医生坚持治疗，直至最后。守上方增大贝 10 g，玄参15 g，夏枯草 20 g，生龙骨、生牡蛎各 30 g。15 剂。

后先生以上方为基础方，临床仅作细微调整，5 年来一切基本正常，生活也未因治疗受到影响。始终全系中医中药之治疗，未用一点西药。肺部 CT 其病灶既未扩大也未见转移灶，与第一次 CT 对照，基本相同。

2004 年 9 月 16 日，近因感寒，头身疼痛，发热恶寒，咳嗽鼻塞喷嚏，痰多色黄白相兼，夹有血块少许三日，右上胸微痛牵及右颈项也有强痛感，口微干苦，纳差，舌淡红、苔薄黄，脉浮数，急来就诊。此客邪外袭，肺首当其冲。除肌表肺窍遭侵外，肺癌病灶之处也受其影响。故右胸疼痛牵及右侧颈项及痰中夹血，则为其必然也。亟拟轻清宣透，撤客邪之侵害，以防正伤体虚加重原病灶及扩散也。

处方：百部 15 g，前胡 10 g，蝉蜕 10 g，僵蚕 10 g，仙鹤草 30 g，杏仁 10 g，大贝 10 g，枇杷叶 15 g，黄芩 10 g，柴胡 10 g，蒲黄炭 10 g，金银花炭 30 g，藕节炭 30 g，薏苡仁 30 g，野菊花 15 g，甘草 6 g。3 剂后诸症缓解，十去其七，但胸颈项之牵痛未已。上方去蒲黄炭、藕节炭、金银花炭、野菊花，加南沙参 30 g，葛根 30 g，丝瓜络15 g，竹茹 15 g，7 剂，已缓解胸颈项之疼痛也。

药后胸颈项疼痛大减，患者畏惧肺癌病灶是否有所增大或扩散，因已 2 年未做肺部

CT了,要求加做一个肺部CT,观察一下近况。经摄片后,并与两年前对比,发现其病灶略有增大,但未见扩散,影像室医师在读片后认为尚属稳定。

在随后十六七年的治疗中,由每一年做一次胸部CT改为每两年做一次,除偶有痰中少量出血及右上胸及右颈淋巴细微疼痛,稍作调整治疗方药,随之即愈外,一直在原方药的基础上随症状的稍作变化,或以补气阴培脾土以扶正固本为主,或以化痰消癥软坚以祛邪散结为主,或宁络止血以消患者之惊恐,交替穿插,变换方药,一年三百六十五日,石某不少于三百五十日服药。到目前已是86岁耄耋之老人了,不但生活能自理,其精神气色亦颇佳。

整个治疗之历程,先生一直按照中医的思维,辨证论治,整体协调去处置的。从开始到如今,先生很少使用那些经过筛选的所谓抗癌药物去堆砌成方来抗癌消瘤,而是用中医的治疗理念,注重局部与整体、病变与机因、临时与长远的统筹兼顾,旨在调燮阴阳,和谐脏腑,活泼气血,提高机体的免疫功能,增强机体的抗病能力,调动体内的一切积极因素,俾太阴肺金的宣发肃降治节能力受到保护,形成一种人瘤平安共存的局面。故选用方药皆是益气阴补脾肺,或清化痰热或宁络止血之品,使脾健纳昌,物谷之精微得以上输于肺,以补益肺金之不足;益气阴直助太阴之治节,协调其宣肃,以利痰浊之排泄,伤络之修复。治疗胸憋及颈项之疼痛及胸部的那个"毒瘤",虽未选用所谓抗癌消瘤等清热解毒之品,但在长期上述之方药治疗下,右上肺之癌肿竟没有明显增大,更未向外围扩散,达到了治疗的目的与十分显著的疗效。这其中还有一个看不见的增强疗效的动力,就是患者在取得疗效、多次检查未见增大与扩散,更无转移病灶,其喜悦之情由衷而起,根本没有罹患癌肿病痛的那种悲观失望、惊恐伤痛之心情,其纳寐正常,心情愉悦,体内之气血流畅,阴阳燮调,其免疫抗病功能有所增强。检查出癌肿就一定要对其恶性细胞也要一扫尽光的观点有失偏颇。许多经手术、化疗、放疗治疗的患者,只见其每况愈下,有的不到半年甚至3个月,即竟至不救者比比皆是。是故先生认为,治疗肿瘤的方法多种多样,手术、化疗、放疗不是唯一的也不是最好的方法。望医学同仁对不同的病种、不同的病证、不同的对象采

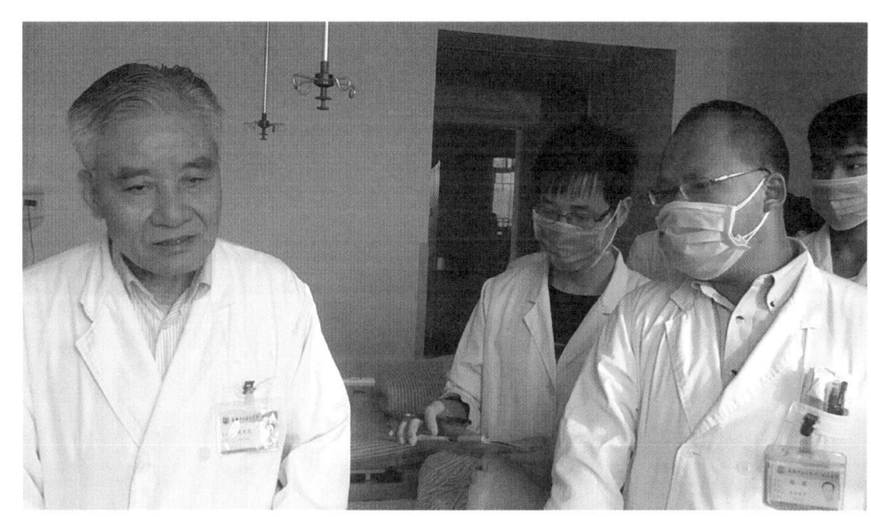

查房时面对患者复杂症状,在察视、询问中沉思治疗方案

取不同的治疗大法，采用精准化、个体化治疗，或许收效更佳，值得吾辈三思。

另外就是患者服药 17 年，几乎一日不断，不但其肺癌之病灶得到遏制，病情日益好转，而且身体也非常健康，其肝肾功能完好无损，血液系统也无伤害。久服中药对肝肾功能有害的说法，在此得到了完全否定。然“是药三分毒”，药可治病也能致病，如何“治病”与避免“致病”，全在这把双刃剑的操纵者了。

## 三、培土宁风法在“诸风掉眩”病证中的运用

风之为病以震颤、抽搐、眩晕、肢麻、瘙痒，乃至强直、卒中、不省人事、半身不遂等病证为多见，因其病变与肝藏血、主筋、开窍于目有关，故《素问·至真要大论》有“诸风掉眩，皆属于肝”之说。乃风之淫动窜扰，常由阴虚血燥而致，论治当以“治风先治血，血行风自灭”之法，是故上述诸证，平肝、清肝、泻肝、镇肝、养肝、柔肝及滋阴养血、息风解痉为常用之法。证之临床，愈病奏捷者诚多，少效寡验者也复不少。于少验无效例中，仍囿于治肝一法之清规，而仅作清疏泻养之变动，跳不出戒律之约束，终至不治者并非罕见。先生认为，风动之疾责肝治肝本无可非议，但因脾胃虚败者亦非少见。故虞抟有“盖脾虚则生风，风盛则筋急”；高鼓峰亦有“中土虚衰，下逆之光上薄于巅顶”而致眩晕呕恶之论。是故“诸风掉眩”病证若一味责肝治血，显失“有无求之，盛虚责之，伏其所主，先其所因”之要旨。现将先生运用培土宁风法疗治“诸风掉眩”病证的经验浅述如下。

### （一）脾胃虚败，风淫震颤

肝主藏血，淫气于筋，五行为木，但植根土中。木之荣茂，全赖腴土之滋沃，非土不长也；肝之濡柔，亦需脾胃之补养，无土不荣也。此不仅合自然之道，亦符卫生之理。先生认为，脾胃虚败、肝少滋助、阴血亏少、筋失濡润、搐搦抽动、震颤眩晕等风动不宁之证诚为常见，然其病位在肝，而其病因却在土，只知一味养肝镇痉息风而少效之理则显而易知；培补中宫，徐缓调治，能收他法难收之验。故《黄帝内经》有“厥阴不治，求之阳明”之说。

典型案例 1

李某，男，64 岁。左上肢于随意运动时发生细微震颤半年，加重 1 个月。近来于休息时也然，自觉头部、下颔也出现不自主之震颤，诊断为老年性震颤，曾服中西药而少效。来诊时见：形瘦少神，乏力，面色萎黄，脘痞纳差，泛恶，便溏，舌淡苔薄白，脉濡缓无力。检示所服之方，皆滋养肝肾、重镇息风之品，且方大量重，每日不辍。

先生细绎此证，虽以精枯血少、筋脉失养为多见，但此案所现脉症却以中土虚亏、木失滋荣为其病机。考脾胃亏于发病之先，原本精血衰少之体更乏气血之补给，加之又伤于滋腻碍膈治疗之后，化源无充，精血枯少无不由此更甚也。不宁之风由化源亏耗而淫动致震颤也，岂能恃经论而一味治肝，疗此者当培土建中、荣木宁风为唯一之法，即予黄芪建中汤加伏龙肝、党参。取参芪枣草以补中益气，裨益中宫；芍草饴糖甘酸缓急，柔筋

宁风;桂枝温中通阳,煦养筋脉;伏龙肝镇奠脾土,重可息风。10 剂后神健纳昌,震颤十减三四,后予上方增山药、夜交藤、乌梢蛇、莲子、茯苓等,调治 1 个月,震颤之症已愈八九。

## (二)脾胃虚寒,阴风窜络

五行之理,生克为生制之常,乘侮为病变之机。如木克土有防土之壅塞,气之郁滞,俾其健运有权,升降有序。然木乘土,则于脾土虚败无以健运之时,乘虚克伐,此即土败木贼,乘其所胜也。除脾虚困顿,无力斡旋,或吐泻交作,或脘腹痞满,纳呆形削之恙外,常多抽搐瘛疭等风淫末疾之候,以小儿为常见。缘其稚幼之躯,脾常不足,肝常有余。设若脾胃虚冷,中阳式微,蠢蠢欲动之肝木极易凌侵乘袭之,此犹阴霾之时,阴风极易骤起者同。故肝木一乘,其肆虐之性遂化风内动而抽搐瘛疭发矣。若镇肝息风,或三宝金石杂投,无异雪上加霜,更激阴风之嚣张,先生认为救治之法舍温中补虚、培土御木则别无良策。前人有训:小儿之体,阴稚阳弱,易虚易实,处方用药不但应轻灵活泼,更应丝毫无误,否则动手便错,后悔莫及。

典型案例 2

倪某,男,3 岁。于吐泻交作后,惊厥抽搐,项强,住某医院 1 周,少效,拟诊为结核性脑膜炎,并谓预后不佳。其父焦急之下,擅自抱出求先生诊治。

刻见患儿面黄无华,表情淡漠,口唇惨白,神情昏蒙,上肢不时瘛疭、抽搐,溲清,便少且溏,舌淡润、苔薄白,脉细微,指纹青淡。即投:党参 10 g,炒白术 10 g,干姜 3 g,炙甘草 6 g,伏龙肝(包)20 g,制附片 3 g,桂枝 6 g,蝉蜕 4 g,红枣 3 枚。1 剂浓煎,少量多次频灌。翌日午后,抽搐大减,唇现红润,神色稍清。再予上方加补骨脂 10 g,3 剂后,抽搐止,神色清,能语欲食,继予参苓白术散化裁,逐日而安。后先生广涉医籍发现,此案与叶氏《临证指南医案》之乌蝎四君治"阴风入脾络",及《杏轩医案》"汪典扬翁外孙女体弱感邪,证变抽掣"二案可谓前呼后应,一脉相承。可见,培土宁风于风淫末疾病证中之一法也。

## (三)太阴亏败,虚风上扰

脾为太阴湿土,得阳始运。主藏纳蕴万物,有坤静之德,运水谷化精微,有乾健之用。体用强健,则四旁转运自如,上下升降有序。设若体虚用弱,则水湿不运而痰浊中生,精微不化而气血亏败,非但清阳不升,浊阴不降,如再由脾及肝,木失滋煦,而致土败木摇,其不宁之虚风与不降之浊阴互结为祟,充斥清窍,上扰神灵,体浮身轻,如立舟车、如履棉絮之目眩头晕则为其必然,甚则肢麻欲仆之症也不少见。先生认为,凡此之证多由"中土虚衰"而致,其神色倦怠、语声低微、自汗喘促等为其常兼之症。"当此之时,须执定见,毋惑多歧,参芪归术重剂多进,庶可转危为安"(《会心录》),若偏执治肝,无论养伐皆相差甚远,与疾无济。

典型案例 3

强某，女，54 岁。眩晕，颈部不适 3 个月。经查诊为：颈椎病，脑动脉供血不足，脑萎缩。住某医院 2 个月无效，诸症益甚而出院。

由其夫搀扶来先生处就诊，云身体飘浮，足不任地，坐立时有前后晃荡，左右摇摆之状，故不敢挪步，胸闷气促且难接续，多汗，面色晦滞，语声低微，形体臃肿，体重由 9 个月前之 58 kg 增至 73 kg，纳谷昌馨（为激素用后之作用），口干苦，左下肢内侧灼热，舌淡红、苔薄白微黏，两脉沉细无力。先生细思掉眩重笃如此，然肝之脉证全无，但阴土亏败、虚风上扰之证则昭然若揭。当即予外台茯苓饮加牡蛎，合二妙为方，重用参术，冀中土敦阜，健运有权，水湿运而精微化，斡旋升降复司，且可养肝体、御肝乘，虚风可宁。加二妙旨在清郁久化热之邪，合牡蛎以清郁热、敛虚汗，更可宁上扰躁动之风，7 剂后眩晕减轻，他人扶之能履步。再 7 剂可户外散步，继予上方去二妙，加黄芪、黄精、防己等出入，间断调治 2 个月，基本告愈，且体重减轻 8 kg。

## （四）燥土津伤，风动肌络

阳明胃腑，水谷之海，纳腐转输，滋生之大源。主肌肉，润宗筋，熏肤充身泽毛，莫不以胃气为本。其为燥土，得阴则润。先生认为，若阳明津伤，燥土无润，化源亏乏，营阴暗耗，非但所辖之经脉、所主之肌肤燥而失濡，且借土以生之肝木也失润滋。木燥热生，轻扬善动之风辄可窜犯失濡之肌络，而发肌肉抽搐，脉络痉挛也。好发之处，多为面部两颊，或左或右，以单侧为主，一日无数次地面肌抽动，甚则牵动口角眼睑，兼伴头痛晕眩。诊治者常以镇肝息风，或养肝和络，或柔肝滋阴等治肝之法贯彻始终，无效少验之例比比皆是。乃因此等“诸风掉眩”之证，实由阳明燥土津伤液耗而发。舍本逐末而一味治肝，无异缘木求鱼耳。

典型案例 4

患者宗某，男，54 岁。右侧面肌一日无数次抽动 1 年余，中西诸药，针灸理疗已屡治而无效。

来诊时，见其神情困顿，乏力纳少，口干唇红，溲黄便秘，患侧肌肉较健侧稍萎缩，抽动次数以午前及说话多时为甚，舌红少苔，苔中有细裂纹，两脉细弦略数，检其所服方药，多是清泻厥阴、重镇息风之剂。先生认为，如此燥土津伤、肌络失濡之证，亟当改弦易辙，拟增液汤、芍药甘草汤合升麻葛根汤增损，重用生地、玄参、麦冬以滋沃燥土，生津养液；芍药、甘草以酸甘化阴，缓急解痉；葛根既可生津润燥，也能濡络解痉；升麻一以清热解毒，又能与葛根偕诸药入阳明之络；更辅以体轻上浮，擅祛风解痉之蝉蜕相佐，1 周后，果如初诊之料，面肌之抽搐大为减轻，且大便畅，口干已，神情为之一振。后小其剂，酌增夜交藤、石斛、秦艽等巩固治疗 1 个月，临床症状逐日缓解而愈。

## 四、虫类药物在慢性咳喘病证中之运用

先生从事中医内科临床工作50余年，对中医内科疾病尤其是肺系疾病的辨治经验丰富，对虫类药物在慢性咳喘病证中的运用有独到见解。现将先生运用虫类药物治疗慢性咳喘病证之经验简介如下。

### （一）疏宣解痉，举蝉蜕、全蝎之属

风寒袭肺，痰气郁闭，宣肃失司者，先生常予三拗汤合金沸草散治疗，方中加既能轻清疏风宣肺、化痰散结，又能解痉平喘之蝉蜕、僵蚕、全蝎、蜈蚣，其止咳平喘尤捷。考蝉蜕，《本草经》谓其“味微甘微咸，性微凉”。先生认为其更有散风热、宣肺气、解痉缓急之作用，凡风邪稽留、肺金郁遏而致咳喘经久不已者，用之无不奏效。僵蚕辛咸平，入肝肺胃经，有祛风解痉、化痰散结之用，先生常用于治疗风痰留恋肺络而致咳喘且缠绵难已者，其效皆在他法之上，且配伍蝉蜕则疗效更捷。全蝎咸辛平，先生认为其熄风止痉之力较强，化痰之力也佳，尚有稀释痰液的作用，常用于痰稠难咯者。《寿世保元》千金散中就有用全蝎、僵蚕等治疗小儿痉风、痰喘发作之记载。蜈蚣功同全蝎，唯性味辛温有异，因秉辛散走窜之性，熄风止痉平喘、通络解毒散结力强。《医学衷中参西录》云：“蜈蚣，走窜之力最速，内而脏腑，外而经络，凡气血凝聚之处皆能开之。”先生常用之与全蝎、僵蚕、蝉蜕等相须为用，利用其走窜通络、解毒散结之功，迅速地解除因风痰寒凝而致之支气管痉挛，达到降逆止咳平喘的目的。

### （二）清化逐瘀，辅水蛭、地龙之物

痰热蕴肺，肺失清肃，络脉瘀阻者，先生每予千金苇茎汤合泻白散治疗，加清热化痰、通络平喘之地龙、水蛭为辅。先生认为，地龙咸寒体滑，下行降泄，善清热平肝阳，熄风止痉搐；善走窜，能活络通痹；入肺泻热，宣通肺络而平喘。现代药理研究亦表明，地龙尚有扩张支气管、抗过敏、抗组胺、增强机体免疫功能等作用。水蛭咸苦平，具有破血逐瘀、通经消痰之功，属痰瘀同治之佳品，是破瘀血、消痰积而不伤阴之良药。张锡纯谓其“破瘀血而不伤新血，纯系水之精华生成，于气分丝毫无损，而血瘀默然于无形，真良药也”。先生谓其用治咳喘，全赖祛瘀透络之功，因其破瘀力宏，且性缓善入，长于透络，又专入血分，无伤肺气。因此，对久咳、瘀咳之祛瘀透络，水蛭确系佳品。现代药理研究亦表明，水蛭主要成分水蛭素具有抗凝、纤溶、抑制血小板凝聚、降低全血比黏度及降血脂等药理作用。故先生认为，凡痰热内蕴、肺络瘀阻之慢性咳喘者，予相应方中伍以地龙、水蛭，缓缓调治，不无效益。

### （三）通阳温化，配鹿角片、露蜂房之类

寒痰凝闭，胸阳被遏，肺络痹阻者，先生则予小青龙汤增损治疗，常加蜈蚣、鹿角片、露蜂房以增强蠲痹通络、散寒止咳平喘之用。鹿角片性味甘咸温，甘能益气活血，温能通

瘀化滞，咸以补肾，为温阳通督、填精养血之妙品，常用于肾阳虚惫及气血虚寒诸证。先生用治寒痰凝闭之咳喘，取其“温能通行散邪”(《本草经疏》)之用，以迅速祛除凝闭之寒痰。露蜂房甘平，《本草再新》谓其“入肝肺二经”，具有祛风、攻毒、杀虫、止痛、温肾助阳之功效。又因其内空质轻，轻清上浮，可入肺经又直走肾经，且性善走窜搜剔，故先生认为具宣肺解表、祛风通络、温阳益肾之功，诚为风寒袭肺、寒痰阻肺咳喘之佳品。本证治以温化寒痰、通阳化饮之小青龙汤，配以辛窜之蜈蚣以止痉平喘，温通之鹿角片以通阳散邪，轻清之露蜂房以宣肺祛风，诚可收小青龙汤难收之捷效。

（四）补肺益精，择紫河车、阿胶、冬虫夏草之味

脾肺气虚，精血不足，肺失宣肃之咳喘久罹者，先生根据辨证，予相应处方治疗，如脾肺气阳偏虚者用温肺汤；脾肺气阴偏虚者用六神散，并于辨证方中增紫河车、阿胶，或辅冬虫夏草之制剂以补精益血、养肺宁咳，疗效显著。考紫河车性味甘咸温，归肺肝肾经，为血肉有情之品，功擅补气养血益精。先生认为，凡咳喘之属肺肾亏虚、精血不足者，用之无不奏效。《本草逢原》谓：“紫河车禀受精血结孕之余液，得母之气血居多，故能峻补营血，用以治……喘嗽虚劳之疾，是补之以味也。”阿胶甘平，入肺肝肾经，功擅滋阴补血。《汤液本草》谓：“阿胶益肺气，肺虚极损，咳嗽唾脓血，非阿胶不补。”杨士瀛云：“凡治喘嗽，不论肺虚肺实，可下可温，须用阿胶以安肺润肺，其性和平，为肺经要药。”先生认为，此品为肺金虚惫、肾气不足、气血亏虚之慢性咳喘不可缺如之味，但风热、痰热及寒痰等实证者不得滥用。冬虫夏草平补肺肾阴阳，兼止血化痰。先生认同张山雷《本草正义》所载：“此物入冬化虫，于至阴之令，独能黍谷春回，盎然生意，则用治肾阳不充，效果必巨。但既能温养肝肾，则摄纳下焦元气，未始不可治阴虚于下、气逆上冲之虚嗽，吴氏谓已劳嗽，盖即此意。”认为“此虫虽属温补，确有沉潜镇定之功，断非躁动兴奋者可比”。然此品目前价格高昂，难为百姓服用，先生认为用其菌种而研制之替代品如金水宝、百令胶囊，价廉物美，有着相似功效，可以代用。

（五）温肾纳气，伍海马、蛤蚧之药

肾督阳虚，肺络瘀痹，久喘气逆之人，常表现形体清癯，精神衰惫，四末冷凉，面颊青晦，腰脊酸软不温，舌暗淡或青紫，或有瘀斑，两脉沉涩细弱者，先生常予阳和汤或金匮肾气丸加海马、蛤蚧、露蜂房、鹿角胶等，以温补肺肾、理气活血，而奏止咳平喘之效。先生认为，海马甘温，归肝肾经，既善补肾壮阳益精，又能调气活血散结，用治肾阳不足、摄纳无权之虚喘，有引火归原、接续真气之功，如兼肺络瘀痹之人，更为妥当。蛤蚧入肺肾二经，长于补肺气、助肾阳、定喘咳，兼益精血，为肺肾虚喘之要药。《本草纲目》谓其“补肺气，益精血，定喘止嗽”。《本草经疏》亦谓其“主久肺劳咳嗽”。鹿角胶虽由鹿角熬炼而成，性味相同，然其补血益精之力尤甚，于肾督亏虚、下元寒冷之咳嗽喘促之症更为合拍。

### (六)滋补肺肾,选龟板、鳖甲之品

肾阴暗耗,肺失滋润,络脉失濡,血燥且瘀者,先生常在滋阴润肺、纳气平喘方如七味都气丸合生脉散中,或辅以咸寒清热、滋阴通络之龟板、水蛭,或佐以咸寒逐瘀、散结化痰之鳖甲、地龙,阿胶,冬虫夏草亦可辅入,对提高疗效、缩短病程助一臂之力。龟板是传统的滋阴良药,长于滋补肾阴,兼能滋养肝阴。朱丹溪谓其"补阴,主阴血不足,祛瘀血,止血痢",《本草蒙筌》言其能"专补阴衰,善滋肾损"。《本草通玄》言"龟甲咸平,肾经药也","善滋肾损"。鳖甲虽滋养之力不及龟板,但长于退热除蒸、软坚散结,可用于阴虚内热、痰瘀交结之咳喘。先生认为,二者皆为血肉有情之品,精血不足之体,补之以味,古有明训,治当缓缓调治,因虚无速补之法,王道无近功也。

总之,先生认为,临证时应注重虫类药物的性味功用,依据慢性咳喘病证不同的机因特点,如寒热虚实及所累脏腑之不同而选择相应的虫类药物,发挥其祛风解表、宣肺解痉、清热化痰、驱寒散结、逐瘀通络、滋补肺肾、填补精血等功效,或补泻合用,或攻补兼施,俾虚者补、实者泻、瘀能通、闭能宣,或迅速控制症状,或在缓调中建功,以期物尽其用,最大程度发挥虫类药物的临床疗效。

### (七)病案举例

#### 典型案例 1

何某,男,45 岁,2009 年 2 月 16 日初诊。

主诉:咳嗽 4 个月余。感冒后咳嗽缠绵难已,经西药治疗后感冒症状有所缓解,但咳嗽未愈。

诊见:咳嗽,咽喉、胸膺内瘙痒,痰少、色淡黄,口微干微苦,舌淡暗、苔薄白微黄黏,脉濡滑。X 线胸片示:双下肺纹理略增多。

西医诊断:感冒后咳嗽。

中医辨证:痰热蕴肺,风邪稽留,肺失宣肃。

处方:麻黄 8 g,葶苈子、川贝母、苦杏仁、地龙、蝉蜕、僵蚕、牛蒡子、黄芩、桔梗、桃仁各 10 g,栝楼皮 15 g,薏苡仁 30 g,蜈蚣 2 条,海浮石 20 g。7 剂,每天 1 剂,水煎服。

服药后复诊:咳嗽明显减轻,无口干苦,痰黄色,舌淡嫩、苔薄白,脉仍濡滑。再拟肃肺降逆解痉巩固之,处方:旋覆花、代赭石各 15 g,白芍、麻黄、全蝎、五味子、炙甘草、苦杏仁、前胡、枳壳各 10 g,薏苡仁 30 g,蜈蚣 2 条。如法续服,数剂而愈。

[按] 感冒后咳嗽近来多见诸文献,为一定义不甚严格之疾病名,患者多有气道高反应性表现,亦称感染后咳嗽。现代医学认为,本病为自限性疾病,通常能自行缓解或经治疗缓解,但证之临床,有不少患者虽经多种西药(包括激素)治疗,仍然不能痊愈,而中医药治疗则疗效确切可靠。

本例患者在 4 个月的西医治疗后,咳嗽症状一直不减,来诊时已被咳嗽弄得不知所

措。初诊时四诊合参,显示风痰化热恋肺,痹阻气道,而致肺失宣肃。先生在常规清热化痰方中伍蝉蜕、僵蚕、蜈蚣,以增疏风宣肺、化痰散结之力,用地龙以助清热化痰通络之用,辅佐之后效显。

典型案例 2

刘某,男,65 岁,2009 年 3 月 23 日初诊。

主诉:反复咳嗽 10 年余,再发 2 个月。患者曾确诊为慢性支气管炎,此次受凉后再发咳嗽 2 个月,经中西药屡治少效。

诊见:面色淡暗,眼眶黧黑,咳嗽,口干咽痒则咳,甚则胸闷气促,伴干哕,畏寒,舌暗红、苔薄黄微黏,脉缓略沉。

西医诊断:慢性支气管炎急性发作。

中医辨证:痰热蕴肺,肺失宣肃,气阳亦显不足。

处方:麻黄 6 g,葶苈子、附子、黄芩、地龙、川贝母、露蜂房各 10 g,旋覆花、冬瓜仁、桑白皮、法半夏各 15 g,芦根、薏苡仁、生石膏各 30 g。5 剂,每天 1 剂,水煎服。

服药后复诊:咳嗽稍减,口干,痰多,舌暗红、苔浊黏,脉濡缓。此乃痰热未清,肺失宣肃。守上方去露蜂房,加浙贝母 10 g,竹茹 15 g,鱼腥草 30 g。如法续服 7 剂后,诸症有缓解,但减而未痊,唇绀、舌淡暗,苔黄黏,脉濡滑。显系痰瘀交结,再增祛瘀通络缓图之,

处方:桃仁、丹参、桔梗、地龙、川贝母、葶苈子、水蛭、紫河车、郁金、泽泻各 10 g,法半夏、海蛤壳、桑白皮、栝楼皮各 15 g,炙麻黄 6 g。如法续服,药后诸症再减,咳嗽消失。

守上方出入巩固治疗半个月。3 个月后随访,咳嗽未作,胸闷也无。更奇者,其淡暗之面色、黧黑之眼眶不见,呈一派红润之色。

[按] 先生认为,慢性支气管炎急性发作者,多在感风寒后引发宿恙而致咳喘症状复发,治疗时需考虑到患者病程的长短。本例患者面色暗淡,唇也发绀,久病必瘀可见一斑,方药中活血化瘀之味不可缺如,是故先生首诊即于清化痰热方中,伍用通络止咳平喘之地龙、露蜂房,其后更是伍用地龙、水蛭以增强祛瘀通络之功。另患者畏寒、面色暗淡、脉见沉缓,显系气阳不足之体,故先生首诊在一派清化痰热方中加用附子,意在扶正托邪,并行不悖,且有利化痰浊、行气血,颇有深意。

典型案例 3

方某,男,65 岁,2009 年 2 月 9 日初诊。

主诉:反复咳嗽 6 年余,再发 15 天。患者既往有慢性支气管炎病史,入冬辄犯,此次再发咳嗽 15 天,抗生素、止咳平喘剂等治疗无效。诊见:咳嗽,夜间转甚,伴咽痒、少痰、畏寒,舌淡、苔薄白,脉沉细。

西医诊断:慢性支气管炎急性发作。

中医辨证:肺肾阳虚,风寒犯肺。

处方:鹿角霜、淫羊藿、巴戟天、法半夏、威灵仙、熟地黄各 15 g,麻黄 8 g,露蜂房、当

归、蝉蜕、僵蚕、白芍、五味子、炙甘草各 10 g,细辛 3 g,全蝎 5 g,蜈蚣 2 条。7 剂,每天 1 剂,水煎服。

服药后复诊:诸症基本向愈。仍守上方出入 7 剂,续服后告痊,继以右归丸巩固治疗。

［按］先生认为,慢性支气管炎患者,冬季易发者多,特别是肾督阳虚、寒痰凝滞、风邪久恋者。治疗当需标本兼顾、上下同治。因不温纳肾气无以镇摄宁嗽,不疏风散寒无以宣肺止咳,是故先生在常规温肾纳气、疏风散寒方中,辅以鹿角霜以温通肾督,露蜂房以轻宣散邪;蝉蜕、僵蚕疏风化痰,全蝎、蜈蚣化痰散结解痉,皆奏草木之品难以获取之效,可谓恰中病机,事半功倍也。

# 曹恩泽

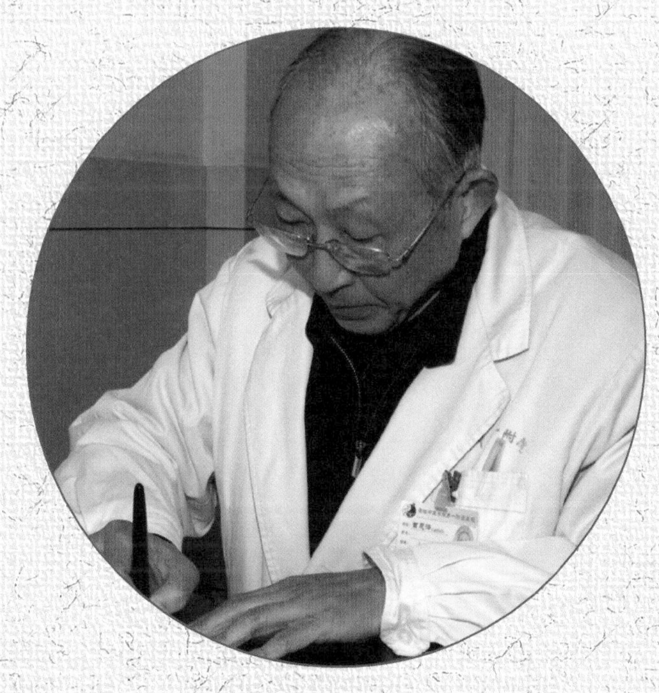

## 第一节 名医小传

曹恩泽，男，安徽歙县人，安徽中医药大学第一附属医院教授、主任医师、南京中医药大学博士研究生导师，安徽省首届名中医和国医名师，第三批和第五批全国中医药学术继承指导老师，享受安徽省政府特殊津贴。

1941 年，出生在安徽歙县，祖辈行医。1960 年，考入安徽医学院医疗系本科学习，为行医生涯打下了现代医学理论的基础。大学毕业后，在宣城孙家埠卫生院工作 13 年，1975 年，从安徽省第四期“西学中”班毕业。1979 年，通过了安徽省中医统一考试，因成绩优异，被选调至安徽中医学院第一附属医院中医内科工作。通过坚持在临床一线工作，遍阅中医的经典著作和医案典籍，同时在实践中检验理论，领悟掌握中医辨证论治方法的精髓，中医临床辨治水平得到了很大的提高。在工作中，发现中医对于肾脏病有独特的疗效，于是更专注于对肾病的诊疗经验进行总结研究，1987 年，在《中西医结合杂志》上发表了《中药保留灌肠治疗慢性肾功能不全》论文，当时在国内影响很大。1995 年，安徽中医学院第一附属医院成立肾内科，他担任了肾内科首任科主任，带领科室同事在临床中，大胆探索中医、中西医结合治疗各种原发性和继发性肾脏疾病，形成了一套较完整的中西医结合的诊治方法。在坚持中医中药特色疗法治疗的基础上，还紧随现代医学发展水平，积极运用新技术、新疗法，其中高位中药透析疗法和腹膜透析疗法在省内均属领先开展。1998 年，肾内科被确定为安徽省首批临床特色专科；2000 年，肾内科被确定为国家中医药管理局重点专科建设单位，曹恩泽教授为学术带头人。在临床工作中，带领科室同事通过总结经验方，研制了肾康颗粒、糖肾康颗粒、解毒泄浊颗粒等广泛应用的院内制剂。其中“肾康冲剂治疗慢性肾小球肾炎的临床与实验研究”的科研课题，荣获 2005 年度安徽省科学技术三等奖。

2007 年，中国中医药出版社出版了《中国现代百名中医临床家丛书——曹恩泽》一书；2011 年，安徽科学技术出版社出版《曹恩泽内科临床精华》。两书对其学术经验做了系统的总结。此外，共发表医学论文 40 余篇。

曹恩泽教授 2006 年荣获中华中医药学会“首届中医药传承特别贡献奖”。现任安徽省中医药学会常务理事，安徽省中医药学会肾病专业委员会主任委员，担任《中国医院用药评价与分析》《中医药临床杂志》编委，《安徽中医药大学学报》荣誉编委。

# 第二节 学术特色

## 一、肾病可从脾论治

脾为后天之本，肾为先天之本，《傅青主女科·妊娠》言“脾非先天之气不能化，肾非后天之气不能生”，脾之健运，化生精微，需有赖于肾阳的温煦蒸化，始能健旺，故有“脾阳根于肾阳”之说；肾中精气亦有赖于水谷精微的培育和充养，方能充盛。因此，脾与肾在生理上是后天与先天的关系，它们相互资助；在病理上亦常相互影响，互为因果。曹恩泽教授认为，肾病日久，必损及肾之阴阳，肾阳不足，则不能温煦脾土而影响脾的健运功能，产生脾虚证候，尔后又对肾病的进程产生影响，主要表现在以下三个方面：①脾气亏虚致气化功能失调，则运化无权，不能运化水谷精微以生气血，导致气血亏虚，这是慢性肾衰患者出现乏力、贫血的发病机制之一。②脾有运化水湿之功，脾虚失其运化，则水湿潴留，泛溢于肌肤而发为水肿。同时脾主统血，因气能摄血，故脾的统摄作用与脾气之强弱有关。脾气亏虚则失其统摄之功，体内精微下泄，随尿漏出而形成蛋白尿。③脾为后天之本，为气血生化之源，脾气健运则人体真气(卫气和元气等)化生有源。中医认为，气机升降出入正常是人体健康的基础，气机失调是病变的根本机制，脾胃为气机升降之枢纽，脾气健运则体内真气运行不息，能抵御外邪的侵袭，故《内经》有“脾旺不受邪”的说法。曹教授指出，脾虚则病邪势必乘虚而入，可加重肾病的发展。肾脏病虽病本在肾，但与脾胃密切相关，罗周彦在《医宗粹言》中提出：“胃气弱则百病生，脾阴足则万邪息。”如在慢性肾衰病程中因肾气亏虚失其开阖之功，致溺毒内留，壅于中焦而伤及

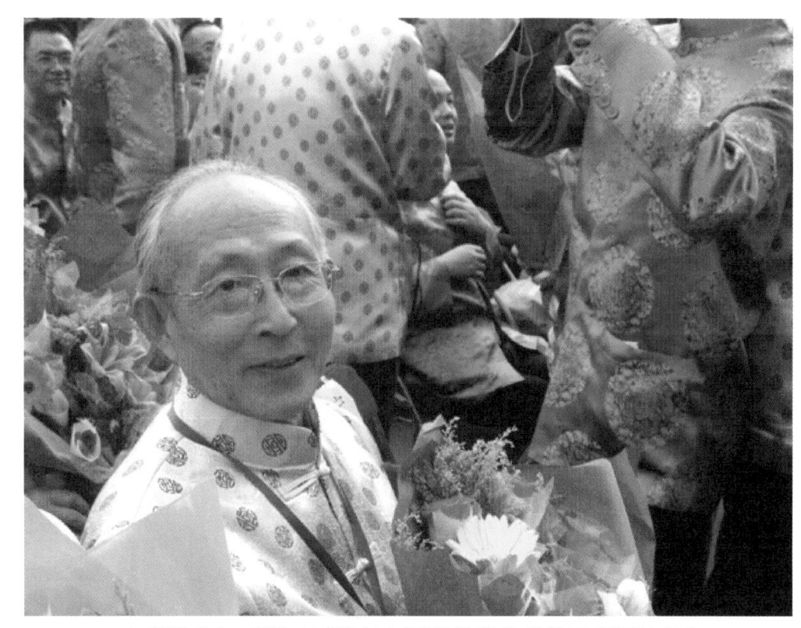

在广州参加“第三届著名中医药学家学术传承高层论坛”时接受学生献花



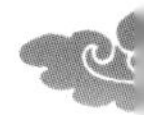

脾胃，脾虚不能运化又致湿浊毒邪蕴结，弥漫三焦，更伤及肾气，终至脾肾俱虚，故他强调“慢性肾衰可从脾辨治”。

曹恩泽教授认为，慢性肾病以脾肾亏虚为本，补益脾肾是基本治法。脾胃的运化转输功能正常是药物效能发挥的保障，但补益药物大多性滋腻易助湿，湿邪易伤脾，脾虚则不受补，补之反而有害，需通过调理脾胃，可使“胃气壮，五脏六腑皆壮也”，以达到防治肾病的目的，故肾病辨治应注重培补脾胃。脾的病变主要以运化、升清功能失职，致使水谷、水湿不运，水湿潴留，化源不足，以及脾不统血、清阳不升为主要病理改变。其证候有虚实之分，虚证包括脾气虚、脾阳虚、脾气下陷、脾不统血等证；实证则以湿热蕴脾、寒湿困脾等证为主。其相应治法包括健脾益肾法、健脾渗湿法、辛开苦降法、清热祛湿法和解毒泄浊法等。在临证具体应用中，肾病日久，湿浊或湿热内蕴，必损脾胃，如妄用温燥（如附子、干姜）苦寒（如山栀、黄连）之剂，则易损耗阴精而出现脾阴虚见证。依“理脾阴”学说，脾阴不足，甘能补之；脾恶湿浊，淡能渗之，应施予甘淡实脾为治，宜选用如山药、茯苓、薏苡仁等平补之品。正如吴澄在《不居集》中言：“平补脾阴则可补其虚而不燥液伤阴，除其湿而不滋腻恋邪，行其滞而不泥膈碍运。”同时脾性喜升恶湿，慢性肾病患者多脾虚挟湿浊，燥湿健脾，辛开苦降和芳香化浊法是常用治法，常选用苍术、炒白术、姜半夏、砂仁、炒川柏等。

## 二、慢性肾病辨治当注重“用药轻灵”

叶天士主张“时方轻灵”，提倡用药轻清，处方多见轻、清、灵、巧，圆机活法，疗效显著，后世新安医家多加以发展。曹恩泽教授分析指出，慢性肾病的病机要点是以脾肾亏虚为本，湿热、水湿、浊毒、瘀血等实邪稽留体内为标，涉及心、肺、胃、肝等脏腑，故而变证丛生。处方用药“轻可去实”，辨治当注重“用药轻灵”。脾虚则不能运化水湿，肾虚则失其开阖，不能分清泌浊，故而湿浊壅塞三焦，湿性重浊，阻塞气机，郁而不化，蕴结不散，久而化热。胃为水谷之海，脾为湿土之脏，故湿热多以脾胃为病变中心。正如章虚谷所言：“湿土之气同类相召，故湿热之邪始虽外受，终归脾胃”。由于肾病及脾，致使脾肾虚衰，气化不及，升清降浊的功能失常，更伤脾胃；同时药物也需经脾胃的转输与运化，药性滋腻的补益药物多易助湿阻运，使脾胃更虚。用药轻灵则能顾护脾胃，而顾护脾胃需用药轻灵来体现。对此湿热，若施以如黄连、山栀等苦寒重剂，则苦寒太过易伐伤胃之气阴，导致阴伤加重，患者不能耐受；此时要注意顾护脾胃，轻药味淡，重投不猛，使脾胃充分吸收，充分发挥其疗效，少用或不用重浊厚味、刚劲强烈之属，防止药物伐阳伤阴，故用药应轻灵透达，中病即止。他常用连翘、淡竹叶、白茅根、玉米须等。同时对于祛除水湿、浊毒、瘀血诸标邪，也需讲求“用药轻灵”原则。曹教授认为，水湿应以淡渗利湿为主，不可过用攻逐利水，如大戟、芫花等；浊毒应以降浊解毒为主，不可一味苦寒清利太过，伤及正气；活血化瘀药物的使用量要少，忌滥用攻伐破血之剂，否则易耗伤气血，致正气亏虚，对疾病的康复不利。

曹恩泽教授指出，慢性肾病病机以虚为本，补法是其常用治法，但此时脾肾俱虚，已失其运化固摄功效，过补则易伤阴动血，阻滞气机，导致肾病加重，故需“用药轻灵”，治疗应以平补为宜，忌温补，勿使中焦壅滞。平补以健脾益肾为主，或益气健脾，或滋补肾阴。益气健脾常用生黄芪、白术、太子参、山药、薏苡仁、茯苓等。可重用生黄芪以补气。黄芪性甘微温，善入脾胃，既可益气固表，又能升阳举陷，且生品性淡，可益气生津，且无化湿生热、灼伤血络之虞。滋补肾阴常用生地黄、枸杞子、旱莲草、山萸肉、桑葚等。因大温大热之品易伤阴动血，故温补肾阳需慎用附子、肉桂之品，临证多选金毛狗脊、菟丝子、仙灵脾、杜仲、益智仁等平补肾阳之品。

## 三、活血化瘀通络法当贯穿肾脏病治疗始终

曹恩泽教授通过长期临证，体会到慢性肾病病程久长，病机复杂多变，多表现为本虚标实、虚实夹杂证，湿、浊、痰、瘀等诸多标邪在慢性肾病演变病程的不同阶段，各有所侧重，但唯有“瘀血阻络”贯穿肾病之始终，是慢性肾病的基本病机之一。血是机体精神活动的主要物质基础，“血脉和利，精神乃居”，其主要由营气和津液所组成。《灵枢·邪客》云：“营气者，泌其津液，注之于脉，化以为血；以荣四末，内注五脏六腑。”在正常情况下，血液必须在脉中运行，才能发挥它的生理效应，正如《灵枢·营卫生会》所言“营在脉中，卫在脉外，营周不休，五十而复大会，阴阳相贯，如环无端”，“瘀，积血也”。唐容川在《血证论·瘀血》言：“既是离经之血，虽清血鲜血，亦是瘀血。”故凡离开经脉的血液，未能及时排出或消散，而停留于某一处；或血液运行受阻，壅积于经脉或器官之内，呈凝滞状态，失却生理功能者，均属瘀血。曹恩泽教授分析瘀血的成因，认为主要有以下几种：一是外伤、跌仆等原因造成体内出血，离经之血未能及时排出或消散，蓄积而为瘀血；二是气滞而血行不畅，或气虚而运血无力，形成瘀血；三是血寒而使血脉凝滞，导致血行不畅而成瘀血；四是叶天士所倡导的“病久入络”“久病血瘀”学说。肾脏病常见中医病症，如水肿、蛋白尿、血尿及腰痛等均与瘀血有关。如最常见的水

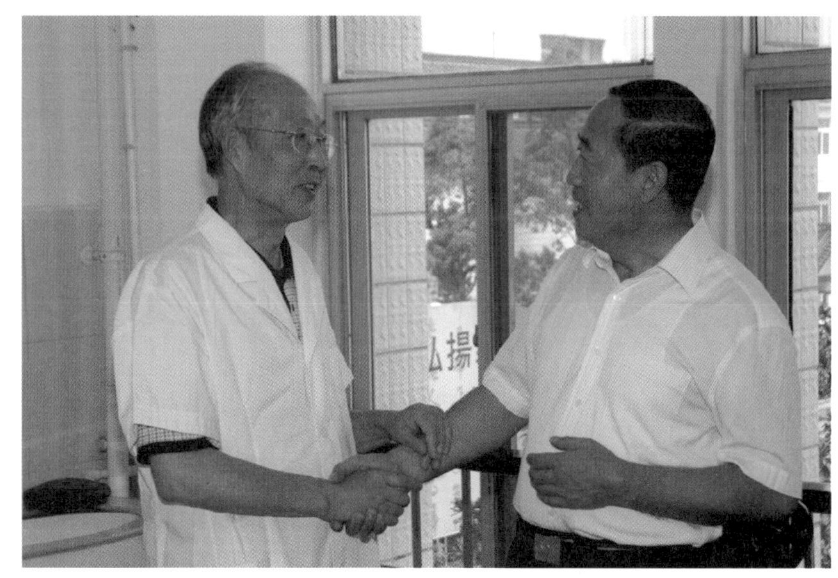

与时任安徽省委副书记王明方同志(右)亲切交谈

肿，《金匮要略·水气病脉证治》云“血不利，则为水”；《血证论》亦云“瘀血化水，亦发水肿”。可见瘀血阻络是各种水肿的共同病理基础之一。从现代医学肾脏病理学角度也可以看出，瘀血在肾病进程中是重要的病理因素，伴发于慢性肾脏病的病程始终。如急性肾炎，肾脏的病理改变为毛细血管内皮细胞及其系膜细胞弥漫性增生，毛细血管腔狭窄，甚则闭塞，使得瘀血的病理现象存在于整个病变过程中。免疫复合物的沉积、系膜基质增生、肾小球硬化、肾间质纤维化等，均可视为瘀血证的微观指标，故“活血化瘀通络”治法当贯穿慢性肾衰治疗始终。

曹教授指出，临证需根据病之标本虚实，常采用扶正祛瘀通络和活血通络祛邪两类治法，扶正祛瘀类包括益气活血通络法、温阳活血通络法和养阴活血通络法，活血祛邪类又分为活血通络利水法、行气通络活血法、清热活血通络法、泻下逐瘀通络法和活血通络止血法。活血化瘀药物主要分为植物和动物两类：植物主要是草本类，如丹参、川芎、郁金、莪术、益母草、红花和泽兰等；动物类则主要为虫类药，如僵蚕、地龙、水蛭、全蝎、蝉蜕及蜈蚣等。《临证指南医案》中提出“初为气结在经，久则血伤入络，辄仗蠕动之物，松透病根”。慢性肾病患者病邪已伏藏于肝肾血络之中，唯有虫类可疏经络、理气血、起沉疴。

另外，临证运用活血化瘀法辨治慢性肾病时需注意：①因瘀血阻络贯穿肾病全程，应遵循“有是证则用是药”原则，“活血化瘀通络”法可作为通法，运用于辨治肾病的整个病程中；②遵循辨证论治原则，相应地采取益气活血、温阳活血、养阴活血、活血利水、行气活血、泻下逐瘀、清热活血、活血止血、搜风通络等治法，做到证治相符；③用药前需辨清患者病情轻重缓急，掌握药物使用禁忌，药物剂量应从少量用起，不可耗伤气血；慢性肾衰末期患者正气已虚极，忌滥用破血攻伐之剂。

## 四、从三焦辨治慢性肾衰竭

慢性肾衰竭虽以脾肾亏虚为本、浊毒瘀血蕴结为标，构成本虚标实、虚实夹杂的基本病机，但临床症状复杂多变，临床辨证甚为繁杂。曹恩泽教授强调，辨治慢性肾衰应在依据基本病机的前提下，抓住浊毒弥漫三焦的病机关键，依据三焦辨证理论，确立辨证治疗规律。其辨治分型可归纳如下。

### （一）邪犯上焦

#### ❶ 肺肾气虚，风邪侵袭

慢性肾衰一般病程冗长，患者素体本虚为其发病根本因素。《素问·评热论》曰：“邪之所凑，其气必虚。”肾病的产生首先是由于各种原因（包括外感六淫、七情、酒色、饮食劳倦等）导致肺、脾、肾等脏不同程度的虚损，气化功能失调。故曹教授提出慢性肾衰辨证应抓住肺脾肾三脏之虚，尤其以脾肾亏虚为主，但在其病程早期，肺肾气虚证又表现相对突出，症见水肿，腰膝酸软，易感冒，神疲乏力，少气懒言，自汗，舌质淡，苔薄白，边有齿痕，脉细弱者。肾气先亏于下，“金水相生”，故致肺气亏于上；由于肺主气，合皮毛，布卫气于肌表，肺气虚弱则卫外功能不足，易遭受外邪侵袭而发病，母病及子，又可导致肾病加重，故是慢性肾衰急性加重的最常见诱因；其中又以风邪挟寒热侵袭为主，多表现为外感症状。肺为气之主，肾为气之根，二者相互资生，相互影响。如肾的温煦、气化功能可影响肺的宣发肃降功能，反之亦然；腰为肾之外府，肾气虚衰，故见腰膝酸软。可予以玉屏风散加减，以补肺益肾治疗。曹教授指出，黄芪性甘温，归脾、肺经，长于补气升阳、益气固表，兼有利尿消肿之功，《本草汇言》云其“补肺健脾，实卫敛汗，驱风运毒之药也”；白术益气健脾，助黄芪以加强益气固表之功。二药合用，使气旺表实，外邪不易入侵。再配以防风走表祛风并防御风邪，防风性微温，长于发表散风。黄芪得防风，则固表而不留邪；防风得黄芪，则祛风而不伤正。三药合方为玉屏风散，可达益气固表、祛风散邪之功，能有效防治患者感冒发生。同时组方中加用黄精、菟丝子、山萸肉和地黄等补肾益气之品，以加强扶正祛邪之效。

### ❷ 浊毒内蕴，上犯心肺

慢性肾病日久，必损及人体正气，“精气夺则虚”。脾气受损，土不生金，累及肺卫，导致卫外不固，易反复感受外邪，诱使肾病反复发作。邪犯则更伤正，如是反复循环，以致正气渐衰，病情日重，甚则急剧加重，出现湿浊毒邪上犯心肺之证。曹教授认为，此时患者肾阳衰微，水液气化失司；脾阳衰极，阳不化湿，湿浊内生。清阳不升，浊阴不降，故见小便短少或无尿、恶心呕吐、口有尿味；湿浊浸淫肌肤，则颜面、四肢水肿，湿浊溺毒上逆，蒙蔽心窍，故有嗜睡神呆，甚至神昏不醒；舌质淡白有齿痕，苔白腻，脉濡细，均为湿浊阻遏之象。若湿浊郁久化热，上逆蒙蔽心窍，则见神昏谵语、烦躁不安；热入血分，迫血妄行，易出现鼻衄、紫斑；热结胃肠，传导失司，故见大便秘结，口有尿臭；热邪耗伤阴津，水气化源枯竭，故而无尿。慢性肾衰处于肾功能衰竭期、尿毒症期，症见少尿或无尿，恶心、呕吐，或烦躁不安，狂乱，甚则邪毒上犯心包，出现谵

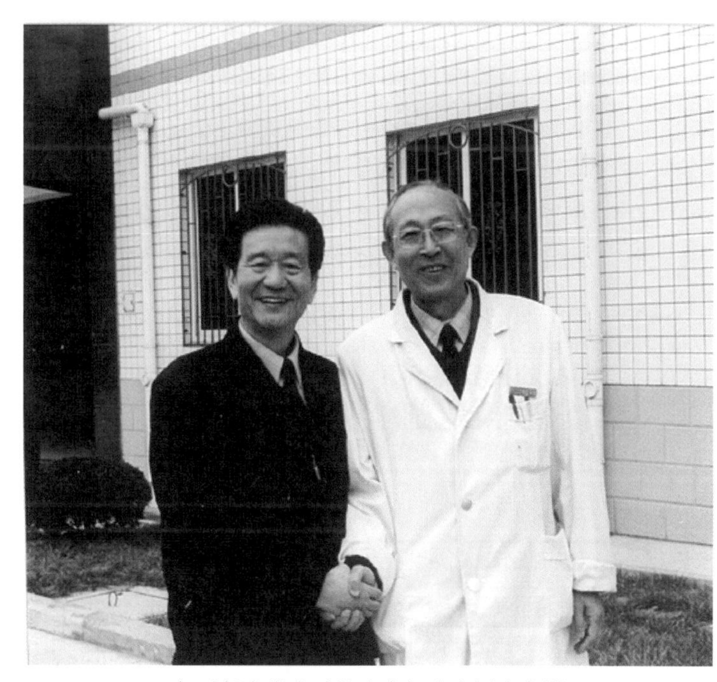

与时任安徽省政协主席杨多良同志合影

语、神昏等症。脾肾虚极，气化不行，导致湿浊内蕴，为此证病机之根本所在。而湿浊邪毒壅塞三焦，累及心肺、脾胃、肝肾等脏腑，则可出现各种证候。若邪毒逆犯心包，根据有无热化，又当分湿浊上犯心包和湿浊化热内陷心包二证。湿浊偏盛者，给予温化降浊开窍；热邪偏重者，则需解毒降浊，清心开窍为治。湿浊上犯心包证当予菖蒲郁金汤合温脾汤加减。方用石菖蒲、郁金清化痰浊，行气解郁，开窍醒脑；连翘、丹皮、山栀清心解毒；竹叶、滑石利尿化湿。温脾汤方用附子、干姜、人参温补脾肾；大黄推陈致新，泄浊于下，其性苦寒，亦归心包经，尚具有"破痰实"、通脏腑、降湿浊之功。湿浊化热内陷心包证当予牛黄承气汤加减。安宫牛黄丸清热涤痰以开心窍；承气汤中大黄荡涤污秽，引热下行，疏通经隧，清降湿浊。

（二）邪犯中焦

"邪之所凑，其气必虚"。肾病日久耗伤人体正气，又当以脾肾为先。明代李中梓《医宗必读·虚劳》云："夫人之虚，不属于气，即属于血，五脏六腑，莫能外焉。而独举脾肾者，水为万物之源，土为万物之母，二脏安和，一身皆治，百疾不生。"曹教授认为，由于肾病及脾，或脾肾同病，致使脾肾虚衰，气化不及，升清降浊的功能失常，不能及时疏导转输、运化水液及毒物，因而造成秽浊、湿热、瘀血，形成因虚致实、虚中夹实的复杂局面。在临证中，湿浊毒邪侵犯中焦最为常见，脾失健运，湿浊之邪易凝积于脾胃，常出现恶心、纳差、嘈杂、呕吐、乏力等症。若邪随太阴湿化，湿浊之邪壅积困遏脾阳，则成寒湿毒邪困阻中焦之证，常见脘腹胀满，纳呆恶心，甚至呕吐，颜面及肢体水肿，四肢欠温，舌淡胖，苔白腻，脉濡等症状。若邪随阳明燥化，则成湿热毒邪蕴结中焦证；浊阻中焦则胃失和降，多见于慢性肾衰竭早中期阶段，此时患者病情尚不深重，治疗相对容易。邪犯中焦证为大多数慢性肾衰竭患者病变进程之所在，临床多见，为临证辨治重点。根据临证本虚、标邪之侧重点不同，又可分为以下三型辨治。

❶ 脾肾气虚，湿浊内蕴

曹恩泽教授指出，在慢性肾功能不全早中期阶段（代偿期和失代偿期），虽浊邪已成，但临证尚不明显，仍以脾肾气虚为主，症见乏力、纳差、腰酸腰痛、水肿，舌淡苔白，脉细。脾失健运，气血化源不足，肢体失养，则见肢倦乏力；脾气虚弱，运化失司，形成湿浊内阻，食入不化，故感纳差；腰为肾之外腑，肾虚不能荣养于腰，故腰膝酸软。自拟清补降浊方加减，以健脾益肾、降浊化瘀为治。

本方以益气健脾为先，方中生黄芪补气固表，健脾利水；白术、茯苓、薏苡仁健脾渗湿助运，补而不滞，湿化气行；蝉蜕祛风胜湿，风药能胜湿，又能健脾升阳；土茯苓、白花蛇舌草清热解毒利湿，既配合上面诸药行水利湿，又防治水湿久郁，酿成热毒。本型虽以本虚为主，但湿浊瘀血等标邪已成，"久病入络"，同时"血不利则为水"，故加地龙、泽兰、益母草化瘀通络行水，生大黄降浊解毒，以达"去菀陈莝"之功；少佐金毛狗脊、仙灵脾以温补肾阳，取"少火生气"之意。

### ❷ 脾肾阳虚，寒湿困阻

曹恩泽教授认为，慢性肾衰患者久病素体本虚，脾肾阳气本不足，又因饮食不节，过食生冷，以致寒湿内停中焦；或因冒雨涉水，久居潮湿，寒湿内侵伤中；或因嗜食肥甘，湿浊内生，困阻中阳。症见畏寒肢冷，恶心呕吐，乏力、头身困重、纳呆、便溏、脘腹痞闷，面色㿠白、水肿，舌质淡胖，苔白腻，脉濡缓或濡细。脾喜燥恶湿，寒湿内盛，中阳受困，脾胃升降失常，脾气被遏，运化失司，则脘腹痞闷、纳少、便溏；浊阻中焦，胃失和降，故泛恶欲呕。阳气被寒湿所遏，不能温化水湿，泛溢肌肤，则肢体水肿，小便短少。湿为阴邪，其性重浊，流注肢体，阻遏清阳，故头身困重。舌体胖，苔白腻或白滑，脉沉缓或濡细，均为寒湿内盛，脾肾阳虚之象。当以健脾燥湿、和胃降浊为治，自拟清降汤Ⅰ号加减。

方用生大黄、生黄芪、土茯苓、蛇舌草、丹参、苍术、蔻仁、砂仁、莪术、蝉蜕、全蝎、煅龙骨、煅牡蛎等。生大黄解毒泄浊化瘀，使浊毒之邪从肠道而去，为君药；生黄芪性甘微温，归脾、肺经，善补脾肺之气，既能益气生津、充络摄血，又能达表固卫、利尿消肿，且药用生品无生热伤络之虞；以蔻仁、砂仁、苍术等芳香宣化之品燥湿化浊，但这些药物均为辛香燥烈之品，为防辛燥伤阴，用量不宜过重；土茯苓、蛇舌草解毒除湿，助君解毒泄浊；煅龙骨、煅牡蛎收敛吸附，使体内浊毒从肠道排出，助君药排毒降浊；丹参、莪术、蝉蜕、全蝎化瘀通络，以增强大黄化瘀之功，共为臣药。

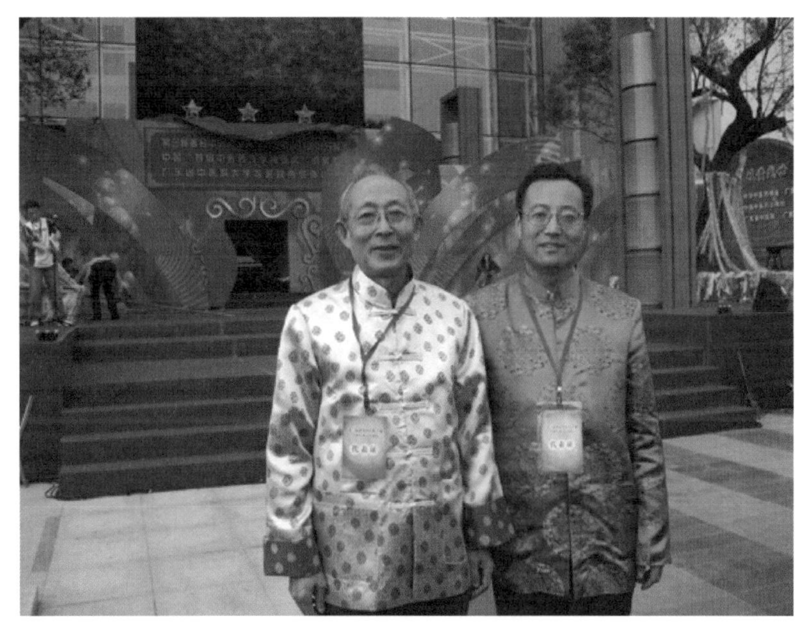

与荣获全国首届中医药传承高徒奖和国家中医药管理局第三批继承工作优秀继承人胡顺金主任医师合影

### ❸ 脾肾亏虚，湿热蕴结

肾为先天之本，脾为后天之本，脾之健运、化生精微，均须借助于肾阳的温煦气化，故有“脾阳根于肾阳”之说。肾病日久及脾，脾失健运之功，肾失开阖泌浊之能，湿浊溺毒蕴于体内，久必化为湿热。脾为湿土之脏，胃为水谷之海，故湿热多以脾胃为病变中心。正如章虚谷所言：“湿土之气同类相召，故湿热之邪始虽外受，终归脾胃。”症见恶心纳呆、甚则呕吐，口干苦，时口中可闻及尿臭味，自觉烦热、胸闷，舌体胖大，边有齿痕，黄腻苔，脉滑数。曹恩泽教授自拟清降汤Ⅱ号方清热化湿、降浊和胃为治。

方用生大黄、胆南星、土茯苓、蛇舌草、地龙、炒黄柏、淡竹叶、白茅根、玉米须、竹茹、姜半夏、莪术、槐花米、蝉蜕、全蝎、煅龙骨、牡蛎等。大黄性苦寒，归脾、胃、大肠和肝经，可解毒泄浊化瘀，使浊毒之邪从肠道而去，为君药，生用更具泻下通便、导湿热外出之功，可用于湿热蕴结之证；《本草正义》曰："土茯苓，利湿去热，能入络，搜剔湿热之蕴毒。"应用土茯苓清热除湿解毒，以助君药；煅龙骨、煅牡蛎收敛吸附，使体内浊毒之邪从肠道排出，助君药排毒降浊；地龙、莪术、蝉蜕、全蝎化瘀通络，以增强大黄化瘀之功。以上7味共同为臣药。胆南星、炒黄柏、淡竹叶、白茅根、玉米须清热化湿，常配用姜竹茹、姜半夏等和胃降逆；槐花米清热凉血，善清泄大肠之火热，可防治湿浊久郁成热毒。以上8味为佐使。

(三)邪犯下焦

❶ 肝肾阴虚，风阳上扰

肾衰日久，邪毒侵犯下焦，必耗伤肾阴。"肝肾同源"，肾阴耗伤于下，"水不涵木"，不能上以滋养肝阴而成肝肾阴虚，则易形成肝阳上亢、肝风内动之证。症见头昏、头痛，烦躁易怒，耳鸣，时有手足抽搐，尿闭、肌肉瞤动，甚则眩晕、神昏等；与临床之肾性高血压相似。当治以镇肝熄风汤加减，该方源自《医学衷中参西录》，主治肝肾阴虚、肝阳上亢之证。曹教授分析指出，方中重用怀牛膝归肝肾经，入血分，性善下行，重用以引血下行，并有补益肝肾之效，为君；配代赭石镇肝降逆，合牛膝以引气血下行，龙骨、牡蛎、龟板、白芍益阴潜阳、镇肝熄风，共为臣药；玄参、天冬以滋阴清热，合龟板、白芍以滋水涵木，茵陈、川楝子、生麦芽清泄肝热、疏肝理气，以利于肝阳的平降镇潜，均为佐药；甘草调和诸药，与生麦芽相配，并能和胃调中，防止金石类药物碍胃之弊，为使药。本方虽可达滋阴潜阳、镇肝熄风之功，但需注意肾衰为病本，需配予降浊、活血方药以加减。

❷ 阴阳两虚，浊毒弥漫

曹恩泽教授指出，肾主一身之阴阳，寓真阴而涵真阳，慢性肾衰发展至后期，人之真阴真阳俱受损，形成阴阳两虚之证。症见面色灰暗，全身水肿，四肢厥冷，气急不续，面色苍白、恶心呕吐，口有尿味而咸、无尿，舌淡胖、苔黑或灰，脉沉细欲绝。可予温阳益气固脱为治，方用参附汤及黑锡丹加减。此时邪毒侵犯下焦，命门之阴阳耗竭，急宜温阳固脱，重用附子、人参，灌服黑锡丹。附子辛甘、大热，能上助心阳、中温脾阳、下补肾阳，为"回阳救逆第一品药"；配人参大补元气，黑锡丹温补下元、镇纳浮阳，以达回阳固脱之功。但此期已脾肾衰微，浊毒弥漫三焦，变证、坏证多出，若湿浊毒邪同时侵犯上下二焦，则可现阴阳离决之候，非一方一药可获效，需根据病情中西结合并治，如尽早选择透析替代治疗，方能不至延误病情。

# 第三节 临证精粹

## 一、立“清降补益通络”法作为辨治慢性肾衰的基本法则

曹恩泽教授在长期诊治肾病的临床实践中，认识到虽各种慢性肾脏疾病有病因、病程和发病阶段的不同，但其基本病机主要是本虚标实之证。如慢性肾炎的病机以脾肾亏虚为本，瘀血内阻及水湿潴留为标；IgA 肾病基本病机，本虚以气阴亏虚为主，尤见脾肾气阴亏损为多，标实主要是热毒、湿热、瘀血；糖尿病肾病基本病机以脾肾气阴亏虚为本，瘀血阻络贯穿始终。

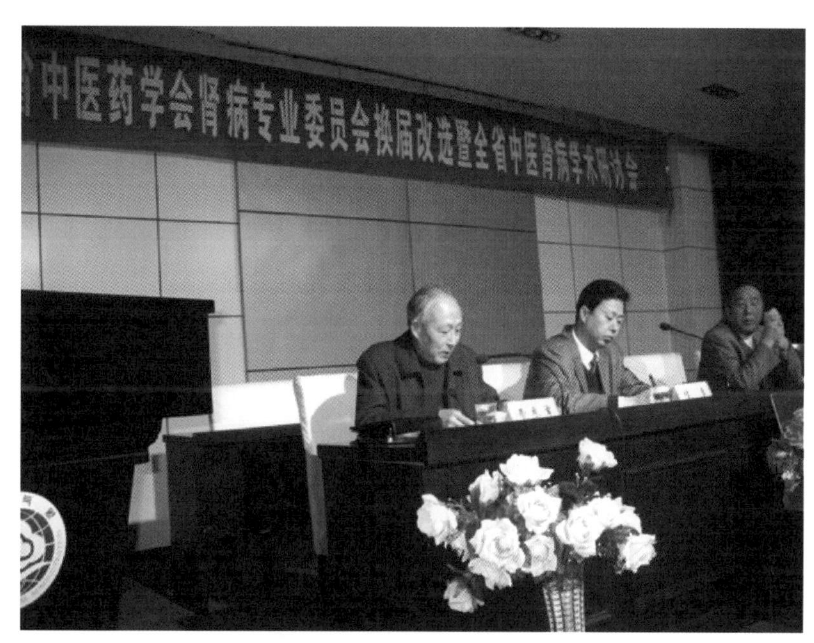

在换届改选暨全省中医肾病学术研讨会上

曹教授认为，慢性肾病发展至慢性肾衰竭阶段，其本虚则以脾肾亏虚为主，标实以湿浊（水湿、湿热）、热毒、瘀血为主，其中瘀血阻络贯穿慢性肾脏病始终。在慢性肾衰早期，本虚应以脾肾气虚为主。脾与肾相互滋生，《傅青主女科·妊娠》言：“脾非先天之气不能化，肾非后天之气不能生”，脾之健运，化生精微，需有赖于肾阳的温煦蒸化，始能健旺；肾中精气亦有赖于水谷精微的培育和充养，方能充盛。在慢性肾衰竭早期，肾气已损，脏腑失其温煦滋养，则必损及脾、肺而致脾气虚和肺气虚；肺外合皮毛，肺气虚则机体卫外功能下降，易感外邪而加重病情。故曹教授辨治慢性肾衰，立“补益”作为治本之法，其中又以补益脾、肺之气为先，取补后天养先天之意。

在慢性肾功能不全病程中，因肾气亏虚而致开阖失司，湿浊溺毒内留，弥漫三焦，是慢性肾衰病机重点之一；浊毒之邪根据病情特点不同，又有夹水湿和湿热之别，水湿内留多出现在慢性肾衰缓解期，湿热多为肾衰急剧加重期的致病因素。故曹教授立“降浊”法辨治慢性肾衰之标邪，以排除体内湿浊溺毒之邪，缓解慢性肾功能不全病程发展。曹

教授认为，慢性肾衰竭由于肾病及脾，升清降浊的功能失常，脾胃易受损，故用药需能顾护脾胃，平素用药多选“清轻”之味，以清灵透达，轻取病所为佳，不喜用温燥厚味滞重之品。曹恩泽教授立“清”法与“补益”“降浊”法相合，而成“清补”和“清降”法，其“清”法则含“用药轻灵”之义。慢性肾衰竭早期，立“清补”法治本为主，“清降”法治标为辅。在慢性肾衰竭发展至中后期（失代偿期和衰竭期），因肾虚失其开阖之功，致溺毒内留；脾虚不能运化湿浊溺毒，致湿浊毒邪蕴结弥漫三焦。这是该阶段主要病机。此阶段应以祛邪为主要治则，当立“清降”治标为主，“清补”治本为辅，祛除体内湿浊溺毒之邪，缓解慢性肾衰竭病程发展。“久病入络”“久病必瘀”，“瘀血阻络”贯穿慢性肾脏病始终。在肾衰竭阶段，湿浊、溺毒郁积于体内，易阻滞气机，加以患者正气本虚，无力运血，血瘀证候更甚，故曹教授立“化瘀通络”法贯穿肾病治疗之始终。

曹教授强调，在临证中需注重“审证求机，知常达变，复合立法”原则，抓住疾病的基本病机而制定其主要治疗法则。综上，曹恩泽教授提出慢性肾衰以“虚、湿（水湿、湿热）、浊、瘀”的病机立论，立“清降、清补结合活血通络”法辨治，将诸法概括为“清降补益通络法”，作为治疗慢性肾衰竭的基本治疗法则。新安医学名家程钟龄在《医学心悟》中提出了“八法”治病理论：“论病之原……，论治病之方则又以汗、和、下、消、吐、清、温、补八法尽之。盖一法之中八法备焉，八法之中百法备焉。病变虽多，而法归于一。”

曹恩泽指出“清降补益通络法”立法宗程氏八法之义，与八法中“清、降、消、补”法相类似，但内容不同。如“清法”主要是以祛邪为主，包括解毒、清热、祛痰、化浊等治标之法；平素用药多选“清轻”之味，以清灵透达、轻取病所为佳，少用温燥厚味滞重之品，故“清”法又含“用药轻灵”之义。其“降法”则以攻下排除湿浊、溺毒为主，又可称“降浊法”，类似于八法中“下法”。又根据作用病位不同，有泄浊和化浊之分。但慢性肾病患者，多正气已亏，不可峻下，故曹教授取“清降”为法，以达降浊而不伤正之用。“补”法为治本之法，因脾肾亏虚是慢性肾衰竭发病之本，故当以补益脾肾为主。在临证中，可根据具体辨证结果，有所侧重。但慢性肾衰竭本虚标实的病机性质，又决定了过于补阴则可能助湿浊伤脾碍胃，而过于助阳则又易耗气伤阴，故曹教授取“清补”立法，达扶正而不助邪之功。

曹恩泽教授抓住慢性肾衰竭以脾肾亏虚为本，浊毒瘀血蕴结弥漫三焦为标的基本病机，制定了“清降补益通络法”作为辨治慢性肾衰竭的基本法则。

以此治法为指导，由曹恩泽名老中医工作室学员将其平素诊治慢性肾衰竭的有效验案，运用计算机数据整合技术予以辨证分型和处方用药分析，总结出“清降补益通络法”治疗慢性肾衰竭的基本方药，包括生黄芪、生大黄、煅牡蛎、煅龙骨、土茯苓、地龙和全蝎等10味药物。其中以生大黄、生黄芪和虫类药物为组方核心，分别代表“降浊”“补益”和“通络”法。曹教授认为，浊毒蕴结、弥漫三焦为慢性肾衰竭病机关键，排除体内毒素为治疗首务，故应以降浊为先。大黄在治疗慢性肾功能不全中的君药地位已是医学界的共识，其性苦寒沉降，入脾、胃、大肠经，为“降浊”代表药，能泄除体内蓄积之浊毒，其生者泻下能力更强，但用量需适当，不可过泄伤及正气，以服药后便质溏软，大便日行

2~3 次为宜,体现“清降”法则。“化浊”者,即化湿祛浊,为湿浊久蕴于中焦脾胃,需“醒脾化湿”,常选用苍术、砂仁和白豆蔻之属,苍术性辛苦温,可燥湿健脾,为治疗湿阻中焦之要药;砂仁为“醒脾调胃要药”,且该药入肾经,善化中下焦湿浊。生黄芪性甘微温,归脾、肺经,具有益气生津、利尿消肿之功,现代研究表明黄芪具有改善慢性肾衰竭细胞免疫功能及改善肾功能的作用。

曹教授同时提出,慢性肾衰竭之本虚证以气虚为先,故补益需以补气为先,而黄芪善补脾肺之气,可补后天以养先天;因黄芪生用无生热伤络之虞,其基本用量为 30 g,可以随证增加至 60 g,在基本方中为“补”法的代表,通过扶助正气以达协助君药排毒之功,当为臣药。曹教授强调,瘀血阻络贯穿肾病始终,至肾衰竭阶段,“久病入络”,瘀血湿浊胶结为患,阻滞肾络更甚,导致疾病缠绵难治,与现今提出的“肾络微型癥瘕”理论相一致。现代研究已表明,虫类药物对于慢性肾功能不全具有治疗作用,虫类药能直达病所,搜剔驱邪。本方选用地龙、僵蚕和全蝎相须为用,以增强化瘀通络之功,达到改善肾脏微循环,延缓肾衰竭进程的作用,为臣药。该方中土茯苓有清热解毒除湿之功;槐米性微寒、味苦能直下,“凉血之功能独在大肠”,取其能清肠中脏毒之功;苍术辛温燥烈。此三药寒温相配,共为佐药,达降浊化湿解毒之功,体现了“清”法的含义。煅龙骨和煅牡蛎具收敛固涩之功,含有以碳酸钙为主的钙盐成分和多种矿物质微量元素,可以纠正慢性肾功能不全患者的低钙血症和补充各种微量元素;同时煅制可通过增加其对肠道毒素的吸附作用,从而发挥“降浊”功效。

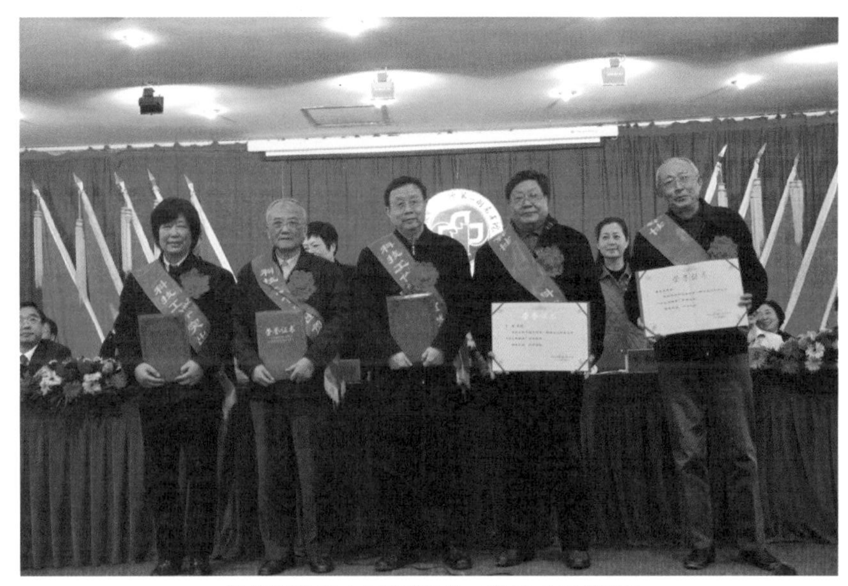

荣获安徽省中医院“科技工作突出贡献奖”

通过临床研究显示,该方可显著改善慢性肾衰竭患者的临床症状和体征,可明显改善肾功能指标,延缓肾衰竭的进展。同时通过本方对单侧输尿管梗阻模型大鼠和腺嘌呤模型大鼠的实验研究,证实该方可通过抗肾纤维化机制而达到延缓慢性肾衰竭进展的目的,为该法防治慢性肾衰竭提供了现代科学研究的理论支持。

“清降补益通络”法为曹恩泽教授辨治慢性肾衰竭的基本法则,其基本方药组成已命名为“十味芪黄益肾方”,作为“清降补益通络”法的代表方,该方经临床和动物实验研究均证实其疗效确切，该方主要针对慢性肾功能不全脾肾亏虚夹瘀浊的基本病机特点，分别以生黄芪、生大黄和虫类药物，代表“补益”“降浊”和“通络”治法，既可以成为治疗慢性肾功能不全脾肾亏虚夹瘀浊证的成方，又可作为治疗慢性肾功能不全非透析期的基本方在临证中辨证加减运用。

典型验案

李某，女，48 岁，农民。因“进行性乏力 3 年，加重 1 月”，于 2012 年 11 月 8 日入安徽省中医院初诊。患慢性肾炎病史 10 年。刻下：乏力、腰酸、纳差，口黏腻，双下肢水肿，大便干。BP 140/85 mmHg，双下肢轻度水肿，舌淡红有齿痕，舌苔白微腻，脉细涩。本院 11 月 3 日辅助检查：Scr 225.8 μmol/L，BUN 13.6 mmol/L，UA 445 μmol/L，计算 GFR 22.3 ml/min。

西医诊断：慢性肾衰竭(CKD4 期)。

中医诊断：慢性肾衰(脾肾亏虚挟瘀浊)。予以清降补益通络法出入。

拟清降补益通络方加减，药用：生黄芪 30 g，生大黄(后下)10 g，淮山药 10 g，干地龙 10 g，茯苓皮 10 g，生薏苡仁 30 g，车前草 15 g，煅龙骨 30 g，煅牡蛎 30 g，土茯苓 15 g，漂苍术 10 g，僵蚕 10 g，全蝎 2 g，蝉蜕10 g，砂仁 8 g，槐花米 30 g，玉米须 30 g，金毛狗脊 10 g。水煎服，每日 1 剂，连服 28 剂。

2012 年 12 月 7 日二诊：患者自觉乏力、腰酸减轻，水肿消退，食欲改善，大便每日 1 次，舌质淡，苔薄腻，脉弦细。复查 Scr 190 μmol/L，BUN 11.6 mmol/L，UA 420 μmol/L，予以原方加减，原方去茯苓皮、金毛狗脊，车前草、砂仁减量为 6 g，加蛇舌草 15 g，佛手 10 g。水煎服，每日 1 剂，连服 28 剂。

2013 年 1 月 10 日三诊：患者诉诸症减轻，大便日行 1 次，稍干，舌质淡红，苔薄腻，脉弦。复查 Scr 182 μmol/L，BUN 9.6 mmol/L，UA 423 μmol/L。予前方中生大黄加量为 12 g，水煎服，每日 1 剂，连服 28 剂。

2013 年 2 月 15 日四诊：患者诉偶感乏力，余无不适，舌质淡红，苔薄，脉细。复查 Scr 179 μmol/L，BUN 10.1 mmol/L，UA 415 μmol/L。予前方去蛇舌草，加黄精 10 g，白芍 10 g 继服。之后患者随诊，予以该方随证加减治疗 3 个月，病情平稳。

[按] 患者原以乏力、腰酸、纳差为主症，伴肾功能损害，当辨病为慢性肾衰。脾肾亏虚为本，浊毒瘀血蕴结为标，是慢性肾衰的基本病机。结合本患者，除表现为乏力、腰酸、纳差之外，尚见口黏腻，双下肢水肿，大便干，舌质暗红、边有齿痕，舌苔白微腻，脉细涩。四诊合参，当辨证为脾肾亏虚挟瘀浊证。

患者先天禀赋不足，后天久病不复，致脾肾耗伤亏虚。脾主运化、升清，脾虚则失其升清、运化之功，故不能运化水谷精微以生气血，气血生化不足，而见乏力；肾主藏精，为阴阳之本。肾与膀胱相表里，俱司开阖之功。今肾虚则失其开阖之功，溺毒内留，加以脾虚不能运化水湿，则湿浊内停中焦，故感纳差，口黏腻。腰为肾之外府，脾肾亏虚，精血化生不利，腰府失充，故感腰酸。水为至阴，由肾主之，脾制之，今脾虚不能制水，肾虚不能主水，水湿代谢异常，泛溢肌肤，而发为水肿。“久病入络、久病多瘀”，瘀血阻滞经脉，故见舌质暗，脉细涩。

本病治疗应标本兼顾，治本当以健脾益肾为主，治标当以降浊化湿通络之法。健脾益肾以平补为宜，忌温补，故用生黄芪、白术、茯苓、淮山药、金毛狗脊。慢性肾衰湿浊内壅于中焦，当以降浊化湿为治，常选用生大黄、煅龙骨、煅牡蛎、土茯苓、生薏苡仁、漂苍术、砂仁。本患者舌苔白腻，当辨为水湿为主，予以燥湿健脾，药用漂苍术、砂仁，二药均为燥湿健脾之要药。本案患者水肿，加用茯苓皮、玉米须和车前草以增强利水化湿之效。煅龙骨和煅牡蛎均可增强肠道吸附作用，和生大黄同用可使浊毒之邪从肠道而去。瘀血贯穿肾病之始终，“久病入络”，而虫类善于活血通络，搜剔驱邪，选用僵蚕、全蝎、蝉蜕和地龙之属。诸药同用，既谨守病机，标本兼治，又随症辨证论治，使诸症得解，肾功能改善，病情稳定。

## 二、益气养阴、活血通络法辨治糖尿病肾病

糖尿病肾病是糖尿病的严重并发症之一，为临床常见的继发性肾脏病，40%的糖尿病患者最终进展为糖尿病肾病，有微量白蛋白尿的糖尿病患者5~10年内进展为临床肾病，已成为糖尿病患者的主要死亡原因之一。

2010届安徽中医学院中西医结合肾脏病专业硕士答辩会！

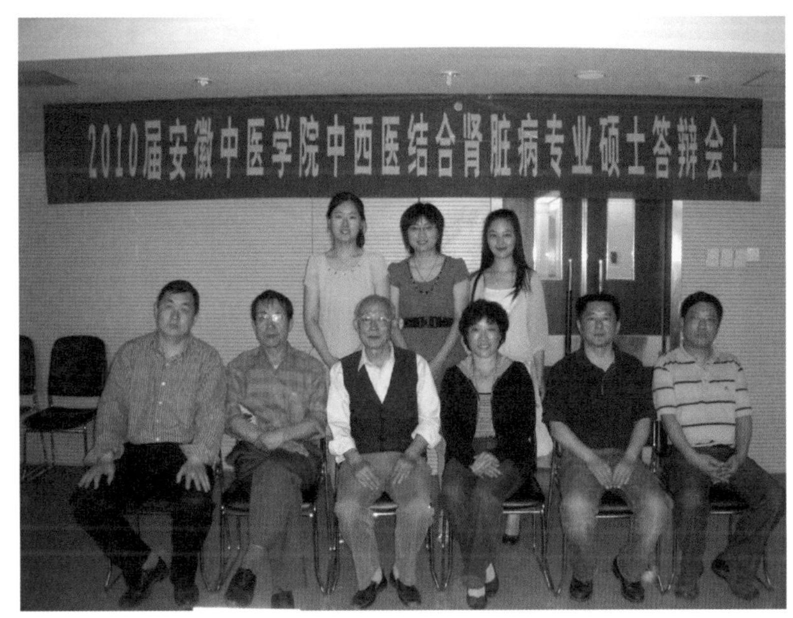

与安徽省医学会肾病分会主任委员等合影

糖尿病肾病的原发病是糖尿病，属于中医学“消渴”之范畴。曹恩泽教授认为消渴之初，多呈肺燥胃热之上中二消，往往迁延数载，久病及肾，肾失封藏，精微下泄，而逐渐成为本病。按“三消”分类，糖尿病肾病阶段多属于“下消”范围，亦有称之“肾消”“消肾”者；如《证治准绳·消瘅》提出“渴而便数有膏为下消(经谓肾消)”之病名；发展至后期到肾衰竭，患者出现水肿、贫血、少尿等症，则又归属于“水肿”“虚劳”“关格”等范畴。

糖尿病肾病其病因归于消渴病，与禀赋不足、饮食不节、情志失调、劳伤太过、肾元

亏虚密切相关。曹恩泽教授认为，本病病机为本虚标实，本虚是指阴阳、气血、五脏亏虚，主要是气阴两虚；标实是指瘀血、痰浊等病理产物交互为患，而致瘀浊内阻，所谓"奇恒柔弱、内热熏蒸、伤津耗气、血稠液浓、蓄浊失精"。本病病位主要在脾肾（尤其肾脏），涉及肝心肺胃。早期以肝肾气阴两虚为主；中期则以脾肾气虚多见，逐渐肾体虚损劳伤，肾用失司，气血俱伤，脉络瘀阻，湿浊瘀血内蕴化毒；晚期肾气衰败，五脏损极，浊毒壅塞三焦，升降失常，水湿泛滥，气机逆乱而成危候。瘀血、痰湿是在脾肾（或肝肾）气阴两虚的基础上发展而成的，而阴虚、气虚是血瘀、痰浊形成的重要基础。

曹恩泽教授指出，气阴两虚是糖尿病肾病的基本病机，是病理转变的关键。在糖尿病肾病的病程中，尽管可以出现燥热、阴虚、血瘀、湿浊等不同的病理变化，但这些变化或是阶段性的，或是该病之"标"而非其"本"，唯有气阴两虚才是贯穿糖尿病肾病全过程的基本病理变化。阴虚、气虚又是血瘀、痰湿形成的重要基础。由于阴虚内热，津液不足，不能载血循经畅行，使血液黏滞，致阴虚血瘀并存。同时气虚运血无力而致血流缓慢，共同导致血脉瘀阻；而血不利则为水，瘀血又可加重水液代谢障碍。总之，病变早期阴虚为本，日久耗气，导致气阴两虚；病变后期阴损及阳，阴阳俱虚。气虚运行无力，阴虚血行涩滞，早期气阴两虚证得到有效控制，可以转化为气虚或阴虚，疾病逐渐向愈；否则可由气及血，致瘀血阻滞，或阴损及阳，致阴阳两虚，造成变证丛生，使疾病恶化。

曹恩泽教授指出，在糖尿病肾病病程中，瘀血、痰浊等致病因素是导致疾病发生、发展的重要因素。因脾胃气虚，不能化生水谷精微以生气血，气为血帅，气行则血行，气虚不能鼓动血液运行，血液停滞则气虚致瘀；喜食肥甘厚味，易生痰湿，阻滞气机，或情志失调，肝失条达而阻滞气机，阻碍血之运行则气滞致瘀；阴液流失，阴虚燥热而煎熬津液，而津血同源，津亏则不能载血畅行而阴虚致瘀；消渴日久，阴损及阳而致阴阳两虚，阳虚则寒，寒则血凝而阳虚致瘀；消渴为久病顽疾，久病入络，血脉瘀滞，则久病致瘀。以上各种因素皆可致瘀血生成，故瘀血阻络贯穿糖尿病肾病始终，从而导致糖尿病肾病之血瘀证。

曹恩泽教授指出，气阴两虚为糖尿病肾病基本病机，瘀血阻络贯穿始终，故糖尿病肾病治疗以益气养阴、活血通络为关键。因肾乃人体先天之本，主藏精而寓元阴元阳。元阳温煦推动、激发脏腑与组织器官的功能活动，而元阴受承五脏六腑之精而藏之，有濡养、滋润脏腑与组织器官的功能。如《景岳全书》曰："五脏之阴气非此不能滋，五脏之阳气非此不能发。"故由于素体禀赋不足，饮食失节，情志失调，劳欲过度，消灼脏腑之阴液等多种原因，导致阴津亏损，肾阴亏虚则使肾失濡养，开阖固摄失权则水谷精微直趋下泄，随小便而排出体外，故有尿甜之症。曹教授滋补肾阴常用生地、枸杞、山药、旱莲草、女贞子等，而慎用辛燥之品，以防竭阴耗液。益气之品，药性也宜平和清淡，如太子参等，人参、党参药性峻烈，用后而易致气机壅滞；对肾阳虚者，健脾益肾常可加用仙灵脾、山茱萸、枸杞子等，但温阳慎用附子、肉桂温燥之品；滥用温燥，难于中病，且易耗伤阴液。曹恩泽教授指出，补益脾肾还应注意平衡阴阳、调理气血，以增强机体抗病能力，同时调整机体免疫功能，预防各种外邪的入侵，避免诱发因素，减少病情的反复。

曹恩泽教授强调，糖尿病肾病中瘀血阻络尤为严重，活血通络更为关键。活血化瘀除草本类药物如丹参、丹皮、川芎、益母草、莪术等可多药并举外，另可加用虫类通络药，如地龙、僵蚕、全蝎、蝉蜕等。此类药物善于活血通络，搜剔驱邪，直达病所，还有平肝熄风、止痉利尿之效，少量应用可起到活血化瘀、改善微循环、调整机体功能的作用，有益于病情的恢复。因水蛭具破血通经、逐瘀消癥之功，行血之力强于全蝎和蜈蚣，擅于逐瘀血、恶血而不伤新血，可选水蛭与其他虫类配伍运用，以加强活血通络功效。

曹恩泽教授提出，益气养阴、活血通络为糖尿病肾病治疗之核心，其研制的院内制剂糖肾康颗粒即以此法组方，主要由黄芪、生地、丹参、全蝎、大黄、太子参等组成，适用于气阴两虚挟瘀浊型糖尿病肾病。长期临床应用研究表明，该方对糖尿病肾病患者各项肾损害实验指标有明显的改善作用；且动物实验显示，糖肾康能明显抑制糖尿病模型大鼠肾组织中 TGF-β1 蛋白表达，对实验性糖尿病肾病有防治作用。

典型验案

李某，男，48 岁，公务员，2013 年 10 月 17 日初诊。

主诉：反复多饮、多尿 8 年，双下肢水肿 6 个月。患者 2005 年无明显诱因下出现多饮、多尿、口干，在当地医院查血糖异常（随机血糖 14.7~18.2 mmol/L）。诊断为“2 型糖尿病”，予“格列奇特缓释片 30 mg，每日 2 次，拜糖平50 mg，每日 3 次”，自诉血糖控制尚可。

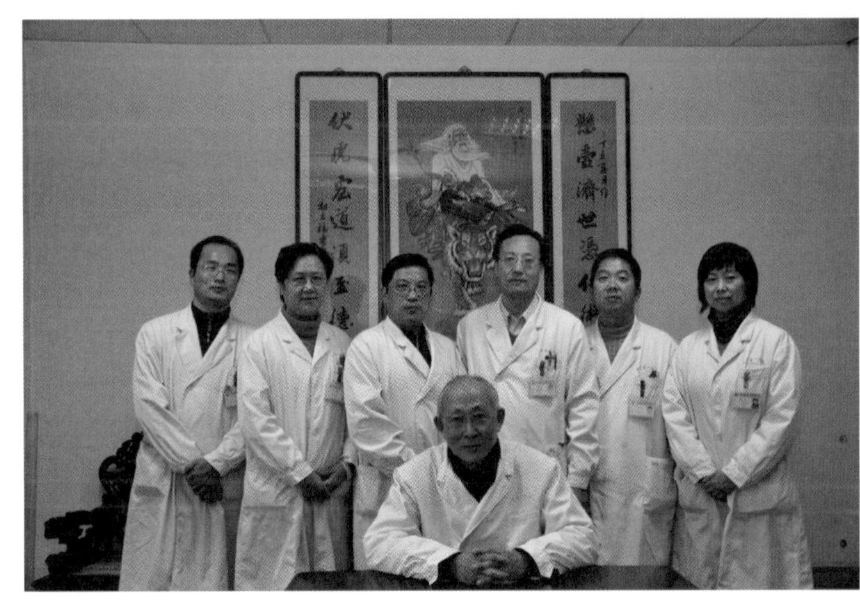

与曹恩泽名老中医工作室人员合影

2012 年 4 月开始患者出现双下肢水肿，小便呈泡沫样。现症见：口干欲饮，多尿，乏力易疲倦，动则汗出，纳可，小便频数，大便调。精神欠佳，形体偏胖。查体：血压 128/70 mmHg，双下肢轻度凹陷性水肿，舌质暗红，有瘀斑，苔白，脉涩。

辅助检查（2013 年 10 月16–17 日）：空腹末梢血糖 7.4 mmol/L，早餐后 2 小时血糖 10.2 mmol/L；尿常规提示尿糖（3+），尿蛋白（3+），尿蛋白定量 1.97 g/24 h，血肌酐 82 μmol/L，血清白蛋白 39 g/L。

西医诊断：2 型糖尿病肾病。

中医诊断：消渴病(下消)，气阴两虚血瘀证。

治以益气养阴、活血通络，方用六味地黄汤加减。处方：生黄芪 30 g，太子参 15 g，生地 15 g，茯苓 10 g，丹参 10 g，炒白术 10 g，女贞子 15 g，旱莲草 10 g，茯苓 15 g，麦冬 10 g，车前子 15 g，丹皮 10 g，莪术 8 g，干地龙 8 g，蝉蜕 10 g。14 剂，每日 1 剂，水煎服，分两次服用。

二诊(2013 年 11 月 3 日)：患者诉服上药后，精神状态有所改善，口干多饮好转，饮食、睡眠均可，二便调。上方继服28 剂，用法同上。

三诊(2013 年 12 月 1 日)：患者诉口干、多饮、多尿、乏力、汗出等症状明显好转，纳眠可，小便泡沫减少，大便正常，双下肢水肿消退。舌质暗红，有瘀斑，苔白，脉细滑。

复查尿常规示尿蛋白(2+)，尿蛋白定量 0.76 g/24 h，空腹末梢血糖 6.7 mmol/L。将上方减去麦冬、炒白术，加僵蚕、川芎各 10 g。继服半年，患者未诉特殊不适，复查尿蛋白(1+~2+)，24 小时尿蛋白定量 0.44~0.68 g/24 h，血肌酐 76.4~88.7 μmol/L。

[按]本案患者为消渴病之下消，证属气阴两虚血瘀证。气阴两虚为糖尿病肾病基本病机，瘀血阻络贯穿糖尿病肾病始终，故糖尿病肾病治疗以益气养阴、活血通络为关键。糖尿病肾病初期，阴虚为主，阴损及气，气阴两虚，消渴病日久，由于阴津亏耗，无以载气而致气散气耗。燥热之邪也能伤阴耗气。再加久病不复，损伤正气，均可导致气虚。明代医家戴元礼指出："三消久久不治，气极虚。"明确指出本病迁延日久，势必伤气。症见神疲乏力，少气懒言，头晕等。肾气亏虚，失于固摄，而见尿频、尿多、夜尿尤多、尿浊、尿有泡沫。本病病程较长，久病入络，故肾络瘀阻是其病机中不可忽视的重要方面。

在遣方用药上，滋补肾阴以六味地黄为基本方，常用生地、枸杞、山药、旱莲草、女贞子等，而慎用辛燥之品，以防竭阴耗液。益气之品，药性也宜平和清淡，如太子参等，人参、党参药性峻烈，用后而易致气机壅滞；对肾阳虚者，健脾益肾可加用仙灵脾、山茱萸、枸杞子等，但温阳慎用附子、肉桂等温燥之品。滥用温燥，难于中病，且易耗伤阴液。补益脾肾还应注意平衡阴阳、调理气血，以增强机体抗病能力，同时调整机体免疫功能，预防各种外邪的入侵，避免诱发因素，减少病情的反复。活血通络为治疗之关键，除草本类活血化瘀药物如丹参、丹皮、川芎、赤芍、莪术等可多药并举外，另可加用虫类药，如地龙、僵蚕、全蝎、蝉蜕、水蛭等。此类药物善于活血通络，搜剔驱邪，直达病所，还有平肝熄风、止痉利尿之效，少量应用可起到活血化瘀、改善微循环、调整身体功能的作用，有益于病情的恢复。

## 三、清补活血法辨治IgA肾病

IgA 肾病是指肾病理免疫荧光检查有大量 IgA 或以 IgA 为主的免疫复合物颗粒沉积于肾小球系膜区，临床上以血尿为主要表现的一组肾小球疾病，是我国最常见的原发性肾小球疾病，约占原发性肾小球肾炎的1/3。长期以来，西医对本病治疗并无确定性手段，尤其对以血尿为主要表现者更无良策。曹恩泽教授认为，本病依据其临床证候可归属于中医“尿血”“尿浊”“腰痛”“虚劳”等范畴，其病机以脾肾气阴亏虚为本，热瘀内蕴为标，中医药辨治本病可缓解其病情。兹就曹教授对以血尿为主之IgA的辨治经验，总结简述如下。

### （一）有病无证，谨守机宜而治

曹恩泽教授指出，IgA肾病常以肉眼血尿或持续镜下血尿为主症，属中医尿血范畴。本病大多起病隐匿，临床症状较轻或缺如，常表现为无症状性血尿或伴少量蛋白尿，即隐匿性肾炎。临证时常常有病无证，因而在辨治时应谨守机宜。本病多因先天不足、饮食失常、七情内伤等多种因素，耗伤正气，损伤脾肾，机体免疫功能失调所致。每因感受外邪而致血尿反复发作，迁延不愈。就其病机，乃本虚标实。本虚以脾肾气阴亏损为多，标实则是热毒、湿热、瘀血，故热、瘀、虚乃其病机之关键。因此，曹教授强调辨治时应紧扣其热、瘀、虚之病机，治当扶正祛邪，乃确立“清补活血”之大法。清法，即祛邪之法，或疏风清热，或清热凉血，或清热利湿；补法，即扶正之法，总以补益脾肾为主，或滋肾养阴，或健脾益气；活血法即活血化瘀通络法。临证之时，当据病情之主次而有所侧重。

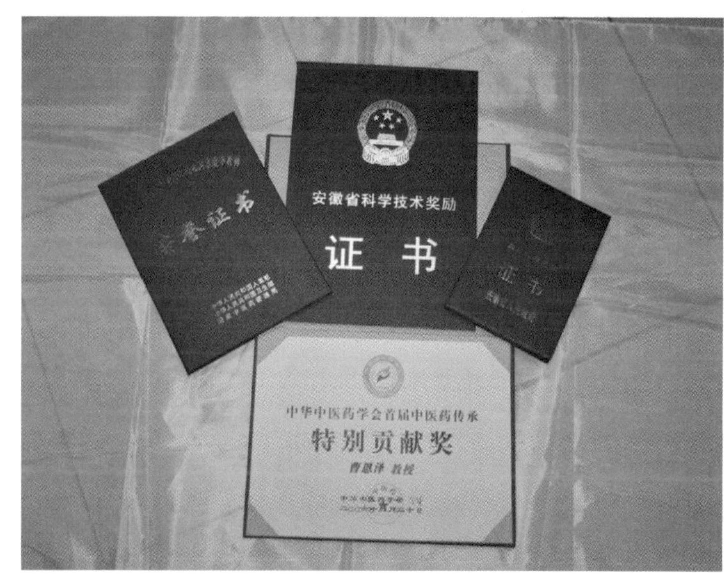

部分获奖证书

### （二）补益脾肾，扶正治本

曹恩泽教授指出，“邪之所凑，其气必虚”，邪从虚入，热毒客咽或湿热侵肠易诱发此病，故正气强弱是本病发展和转化的关键。正虚以气虚、阴虚或气阴两虚最为常见，病位在脾肾。气虚则肾络失充，血失固摄而渗于尿中；阴虚则虚火灼络，血溢脉外而随尿出，故治当顾护脾肾之气阴。根据曹教授经验，健脾益气常用生黄芪、白术、太子参、薏苡仁、茯苓等。补气药重用生黄芪，其性甘微温，益气生津，既能达表固卫，又能充络摄血，且生品入药更无生热伤络之虞。少用人参、党参，此两者药性峻烈，用后反可阻滞气机运行，不如太子参性平清淡，且气阴双补。补肾养阴多选金毛狗脊、菟丝子、旱莲草、女贞子、甘枸杞、生地等。血尿病程较长，治疗用药非几日之功，投药切勿峻猛性烈。补肾药物应避免辛燥之品，如附子、肉桂等易辛燥伤阴动血。

（三）清热凉血，祛邪治标

本病血尿发作之前，常伴上呼吸道感染或肠道感染，究其病因，总为风热外邪入侵或湿热下注所致。风热之邪首先犯肺，母病及子，邪热入肾；湿热之邪，留注下焦，内舍于肾，灼伤肾络，迫血外溢，而致血尿诸症。热毒久羁伤津，损伤营血，虚火炽燔，灼伤肾络而见尿血。恰如《景岳全书·血证》曰："血本阴津，不宜动也。而动则为病；……盖动者多由于火，火盛则迫血妄行。"因此曹恩泽教授指出治疗上应注重清热熄火，风热外侵者，多用入上焦肺经之品以疏风宣肺，常用金银花、连翘、蝉蜕、黄芩、防风、荆芥等以辛凉宣散，取"治上焦如羽""火郁发之"之意；火入营血者，治宜清热凉血，药用生石膏、丹皮、赤芍、大小蓟、地榆等寒凉之品；湿热下注者，多选用入下焦膀胱之品以清热利湿，药用白花蛇舌草、淡竹叶、车前草、石韦、萹蓄、白茅根等；湿重者，常加藿香、佩兰、白蔻仁、砂仁、苍术等芳香宣化之品，取其"湿去热孤"之意，孤热易除。清热祛湿一定要顾护脾胃，不可伐胃伤阴。黄连、山栀等苦寒之品，易伤阴伐胃，患者往往难以耐受，因此多投以金银花、连翘、淡竹叶等轻灵透达之品，既可清心经之火，又可使入营之热透营转气而解。邪热伤阴，虚火灼络者，则加黄柏、知母、丹皮、玄参、生地等品以滋阴清热。

（四）化瘀通络，止血治病

曹恩泽教授分析指出，IgA 肾病病程冗长，诚如叶天士所谓"久病入络"，故肾络瘀阻是其病机中不可忽视的重要方面。证之临床，络脉瘀阻有因实致瘀和因虚致瘀之异，前者是以热毒竭津灼液，熬炼其血，导致络中之血黏、浓、凝、聚；或湿热壅滞气机，障碍血行。因虚致瘀者，或因阴虚血少脉涩，或因气虚血缓脉滞，或因阳虚血寒脉凝。瘀血阻络，血不循经，则尿血不止，或瘀血阻滞脉络，致腰府失于濡养，而发生腰痛。离经之血不能及时消散、排出，或邪热虚火耗津炼液，均可导致瘀血内停。瘀血与湿热毒邪交织为患，则使病势加重，病情缠绵。由此，瘀血既是 IgA 肾病的病理产物，又可成为新的致病因素。临床上常可见患者面色晦暗、肢体麻木、腰痛固定、脉涩、舌质暗红或有瘀斑瘀点等血瘀证的表现。现代医学研究也认为，病程中免疫复合物的沉积、系膜基质增生、肾小球硬化、凝血纤溶异常等，均可视为瘀血证的微观指标。由此可见，瘀血既是本病的病理产物，又可成为新的致病因素，故化瘀通络法应贯穿于治疗的始终，以使瘀去络通而血止。根据曹教授经验，化瘀药常用丹参、丹皮、赤芍、琥珀粉等凉血化瘀，三七粉、莪术、蒲黄、茜草等化瘀止血，且有止血不留瘀之功；少量应用通络药如地龙、全蝎、僵蚕、水蛭等，起到增强化瘀通络、延缓病情进展的作用。

（五）康肾止血冲剂治疗IgA肾病的临床应用

曹恩泽教授认为 IgA 肾病病因与气虚、血热、瘀血有关，以脾肾气阴亏虚，热瘀内蕴为基本病机，益气通络、清热凉血为治疗关键。曹教授以清补活血法为组方依据，制成院内制剂康肾止血冲剂辨治 IgA 肾病，临床疗效显著。

该方主要有太子参、赤芍、丹皮、茜草、连翘、三七粉、大蓟、小蓟、白茅根等组成。方中太子参性平偏凉，益气生津，既补气摄血，又防火热伤阴；丹皮清热凉血，活血祛瘀，配伍赤芍更添凉血消瘀之力。茜草味苦气寒，善走血分，凉血以和阴，泻火以制阳，既能清血中之热以止血，又能消壅积之瘀以行血，配伍三七更有止血而不留瘀之功效；连翘清热解毒又兼利尿，使血分之热透出气分而解；大小蓟凉血止血，合以白茅根清热利尿，使火热之邪从下而走。诸药合用，共奏益气通络、清热凉血之效。本方凉血之中寓以化瘀，清利之中寓以清补，乃祛邪兼以扶正，达到正充邪退之目的。大量临床医案也验证了康肾止血冲剂对 IgA 肾病血尿有肯定的疗效。

典型验案

李某，女，31 岁，2012 年 6 月 7 日初诊，体检发现尿中红细胞增多 3 个月。

患者 3 个月前体检尿常规示：尿蛋白(−)，红细胞(+++)。此后反复复查 2 次，尿中红细胞均超出正常。于外院做肾活检，为轻度系膜增生型 IgA 肾病。

刻下：易感疲劳，口干喜饮，舌质红，苔薄，脉细弱，未见肉眼血尿。

西医诊断为：IgA 肾病。

中医诊断为：尿血，气阴两虚证。

治法：益气养阴，化瘀止血。方药：生黄芪 30 g，白术 10 g，生地 10 g，女贞子 10 g，旱莲草 10 g，丹皮 10 g，茜草 15 g，赤芍、白芍各 10 g，丹参 15 g，泽兰 10 g，地榆 15 g，三七粉(吞服)4 g。每日 1 剂，水煎分 2 次服。

姓名 曹恩泽
性别 男
年龄 61
界别 医药卫生界
单位 安徽中医学院
第 号
中国人民政治协商会议
安徽省委员会
二〇〇三年元月 日
委员证

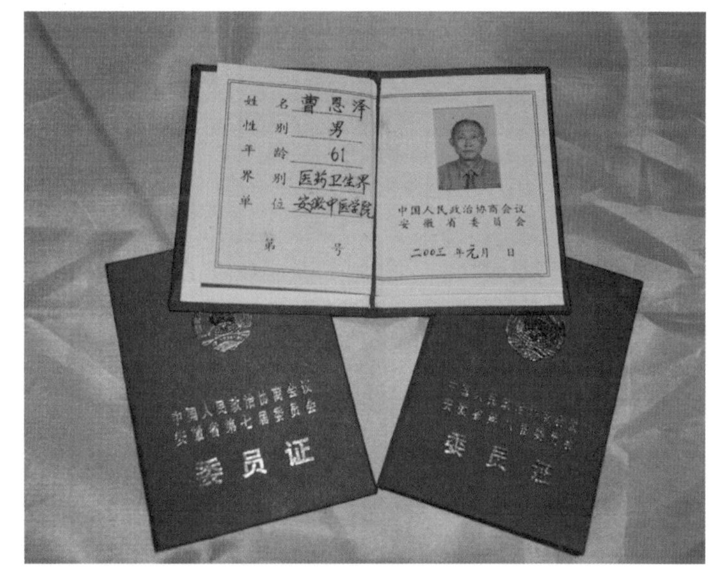

省政协委员证书

2012 年 6 月 30 日二诊：口干喜饮症状缓解，尿常规示尿蛋白(−)，红细胞(++)。舌尖偏红，苔薄，脉细。上方去丹皮、白芍，加藕节炭 30 g。

2012 年 8 月 5 日三诊：疲倦、口干喜饮等症状均好转，尿常规示尿蛋白(−)，红细胞(+)。舌尖偏红，苔薄，脉细。

方药：生黄芪 30 g，太子参 20 g，生地 10 g，淮山药 10 g，旱莲草 15 g，淡竹叶15 g，赤芍、白芍各 10 g，丹参 15 g，泽兰 10 g，地榆 15 g，三七粉(吞服)4 g。每日 1 剂，水煎分 2 次服。连服 8 周，尿常规红细胞转阴。

[按] IgA 肾病的特点是反复发作性肉眼血尿或镜下血尿,可辨属血证。对血证的治疗可归纳为治火、治气、治血三个原则。《景岳全书·血证》说:"凡治血证,须知其要,而血动之由,唯火唯气耳。故察火者但察其有火无火,察气者但察其气虚气实,知此四者而得其所以,则治血之法无余义矣。"本患者辨证属气阴两虚证,当从虚论治。虚火当滋阴降火,气虚当补气益气,佐以凉血止血、收敛止血或祛瘀止血的方药。气为血帅,气能统血,血与气休戚相关,故《医贯·血证论》说:"血随乎气,治血必先理气。"对实证当清气降气,虚证当补气益气。本患者以气阴亏虚为本,当治以益气养阴,固摄止血。方中以二至丸加生地黄养阴,合大剂量生黄芪益气,黄芪善补脾肺之气,生用无生热伤络之虞,可补后天以养先天。

二诊患者舌尖偏红,考虑为心热下移小肠,小肠与膀胱均属太阳经,加用淡竹叶以清心经之火,合太子参以加强生黄芪益气之功。三七入肝经血分,功善止血,有化瘀生新、止血不留瘀、化瘀不伤正的特点,本品且具有补虚强壮的作用,对于血尿有较好疗效。

## 四、扶正祛邪辨治慢性肾炎

慢性肾炎是指由不同病因、不同病理所构成的一组原发性肾小球疾病。临床特点是起病缓慢,病程长,症状可轻可重,或时轻时重。其基本表现是水肿、高血压、蛋白尿、血尿及不同程度的肾功能损害。慢性肾炎根据其临床表现属于中医学的"水肿""尿血""阴水""肾水""腰痛""眩晕"等范畴。

曹恩泽教授分析指出,该病的发病机制,常常与机体正气本虚,风邪、风湿等外邪乘虚而入,以导致气血运行失常,三焦水道失畅有关,初发以形成水湿、湿热、血瘀等诸多标实之证,日久而致脏腑虚损,病情虚实夹杂,缠绵难愈,并逐渐加重,发展而导致肾功能衰竭。因其病程缓慢发展,故在整个病程中,正气与病邪的消长,导致病机的复杂性和证候多变性。对其治疗,中医大致分为肺肾气虚、脾肾气虚、气阴两虚、肝肾阴虚等本虚证,再加上外感水湿、湿热、血瘀等兼夹之实证,并据此遣方用药。

曹恩泽教授指出,临床对慢性肾炎本虚标实的辨证应抓住:本虚乃肺脾肾三脏之虚,尤其以脾肾亏虚为主,而标实中则以瘀血内阻及水湿潴留影响最大。由于机体卫外失固,风邪、水湿等外邪乘虚而入,肺脾肾气化功能失调,三焦水道失畅,导致气血运行失常,水液不循常道,湿浊水毒内蕴,形成水湿、湿热、血瘀等诸多标实之证,日久而致脏腑虚损,病情虚实夹杂,缠绵难愈,并逐渐加重。正如《景岳全书·肿胀》所云:"凡水肿等证,乃肺脾肾三脏相干之病,盖水为至阴,其本在肾。水化于气,故其标在肺。水唯畏土,故其制在脾。"慢性肾炎的形成,虽多由外邪侵袭所诱发,但外因必须通过内因起作用。因此肺脾肾等脏不同程度的虚损,实为本病产生的内在基础,而外邪侵袭则为本病发生的诱发因素。故可抓住病机本质,从培补人体肺脾肾之正气、祛除瘀血和水湿等外邪辨证论治慢性肾炎。以下根据曹教授经验从病因病机和辨治特点加以阐述。

## (一)肺脾肾三脏功能失调乃发病之本

### ❶ 肺气虚、气化功能的失调

临床上,由于肺气虚、肺的气化功能失调所致的肾炎水肿,曹恩泽教授认为应从以下四个方面进行理解。①由于肺主气,合皮毛,布卫气于肌表,所以肺的气化功能正常时,卫外功能就充沛,机体则能够抗御外邪的侵袭而免除病邪的干扰。如果肺气虚弱,卫外功能不足,则易遭受外邪的侵袭而发病。这是本病或急性发生或迁延或复发的最常见因素。②肺主宣发与肃降,肺为水之上源,能通调水道,下输膀胱,助气化而利小便排泄,从而维持体内水液代谢之平衡。如果肺气为外邪所束,肺气不宣,肺的气化功能失调,则水道不得通调,小便不利,溢于肌肤则为水肿。所以临床医家治疗水肿,往往少不了宣肺之品,道理即在于此。③肺为气之主,肾为气之根,二者相互资生,互相影响。如果肺的气化功能失调就可影响肾的气化功能,从而导致水湿潴留,发为水肿。所以临床辨治本病时,"肺肾气虚"也是比较多见的。④正常情况下肺气需不断依赖脾之运化水谷精微的充养,所以肺气的盛衰在很大程度上取决于脾气的强弱。反之,肺司呼吸,主一身之气,可不断补益脾气而使之健旺;加之脾主运化水湿,肺主肃降通调水道,二者共同配合,完成水液代谢的调节。由此可见肺脾关系密切,在病理上又相互影响。所以临床治疗肺气虚所致肾炎水肿时,又多从"肺脾气虚"入手。

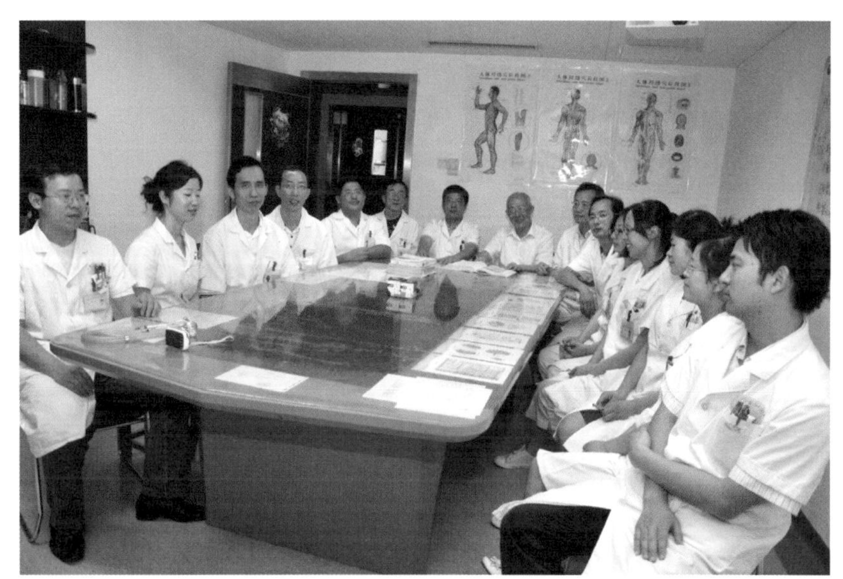

与肾内科同仁及新加坡学生在一起

### ❷ 脾气虚、气化功能的失调

曹恩泽教授指出,脾气虚而致气化功能失调,对本病的发生和发展主要有以下三方面的影响。①脾主运化水谷精微,为人体气血生化之源。如果脾气虚,气化功能失调,则运化无权,水谷之精微不能正常输布,从而气血生化无源,导致气血亏虚。这是临床上慢性肾炎或慢性肾功能不全出现贫血、乏力等最常见的原因之一。②脾主运化水湿,有调节机体水液代谢的功能,如果脾虚,气化功能失调则脾不能运化水湿,致水湿滞留,泛于


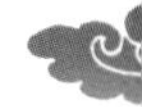

肌肤而发为水肿。另外,"脾气主升",能将水谷之精微、津液上输于肺,然后再输布到其他脏腑化生气血。同时,脾气还有统摄的作用,如果脾虚,气化功能失调,脾气不升或脾虚不能统摄,导致尿中精微蛋白的漏出而形成蛋白尿和低蛋白血症。③脾为后天之本,脾气健运则卫气、元气有源;又脾胃为气机升降之枢纽,升降正常,则卫气、元气运行不息,身体康健,不易遭受外邪的侵袭,故《内经》有"脾旺不受邪"的说法。现代研究证实,脾与机体的免疫系统有着密切的关系,即脾肾虚弱则免疫功能不足,升降失司则免疫功能紊乱。于是病邪乘虚而入,这是本病发生、迁延或复发的又一个因素。

### ③ 肾气虚导致气化功能失调

曹恩泽教授指出,在肺脾肾三脏中,肾与水液、精微物质的代谢以及与机体的免疫功能等关系最为密切。如果肾气虚,肾的气化功能失调,对慢性肾炎的发生与发展就会产生以下三方面的影响。①肾为水脏,主水。正常情况下,体内水液的代谢、输布与排泄,主要是依赖肾的气化作用。如果肾气虚,肾的气化功能失常,开阖失司,那么就会影响水液代谢,导致水湿潴留而发为水肿。②肾为先天之本,禀赋不足,肾元素虚是遗传性肾炎的根本原因。肾主藏精,需脾运化之精微不断充养;脾为后天之本,脾气运化又赖肾阳之不断温煦。所以脾肾两脏,互相资生,互相促进,关系最为密切。在病理上如果肾阳不足,一不能主水以致水湿泛滥而水肿;二不能温煦脾土而使脾阳虚衰更为严重。反之脾阳不足,一不能运化水湿以致水湿泛滥;二则脾阳不足,久则伤肾,导致肾阳虚损更为显著,均可形成脾肾阳虚之病机。所以临证时,慢性肾炎之水肿以脾肾气虚最为多见。③肾者主蛰,为封藏之本。正常情况下,人体之精微物质,需脾之化生,还需肾之封藏,这样才能维系人体正常的生命活动。如果肾气虚,封藏失司,肾气不固,则导致精微下泄,可出现蛋白尿。因此,蛋白尿产生的机制,除了脾虚不摄、谷气下流、精微下注外,也可从肾气虚、肾气不固来理解。

曹恩泽教授归纳指出,慢性肾炎的发生与发展,与肺脾肾三脏的功能失调是密切相关的,除此之外,还应认识到肝失疏泄,也是造成肾炎水肿的一个常见原因;需指出的是,本病的发生往往不是单纯某一脏功能失调所致,而是肺脾肾肝之间在病理上互相影响的结果。同时,在本病病程的各个不同阶段,所影响的脏腑气化功能失调还有着主次的不同,一般说来,本病的急性发作,以肺的气化功能失调为主,而隐匿发病或缓解时则以脾肾的气化功能失调为多。

## (二)水湿、湿热、瘀血为致病之标

曹恩泽教授归纳指出,外邪侵袭是慢性肾炎主要诱发因素,外感之邪伤及脏腑,导致肺脾肾三脏功能失调,水液代谢失常。风邪外袭,肺失通调;湿毒浸淫,内归脾肺;水湿浸渍,脾气受困;湿热内盛,三焦壅滞等。大多数患者在病程及治疗中常因外感而致疾病反复或加重。虽然本病总属本虚标实为患,但由于病程冗长,病情缠绵,反复发作,顽固难愈,在临床各个阶段,往往虚实夹杂,肺脾肾之虚与湿浊瘀热交阻,而使病情复杂难辨，故临床辨证时应始终着眼于“湿”与“瘀”这一病理症结。

曹教授分析指出，体内水液的正常输布与排泄，主要是依赖肺脾肾三脏，如果肺脾肾三脏功能失调，导致气化不利，津液输布失常，引起水湿潴留，泛滥于肌肤，可见头面、眼睑、四肢，甚者全身水肿。水湿潴留的产生，多由于劳倦内伤，情志抑郁，伤及脾脏，致脾失健运，水湿内停，郁久化热，湿热下注，伤及血络而见血尿；或房劳过度，肾气虚弱，而致肾不能化气利水，水气阻滞而成水肿；水湿逗留日久，湿热内盛，气机紊乱，瘀血内阻，瘀水相交，加重水肿；或急性肾炎后期余邪未尽，湿热留连；或外感湿热毒邪；或寒湿郁久化热；或过早过多误服温补药或滋补药，助长湿热之邪；或长期服用激素、久食肥甘而逐渐酿成湿热毒邪。

由于慢性肾炎病程较长，缠绵难愈，诚如叶天士所言“久病入络”“久病必瘀”，加之“血不利则为水”，由此曹教授认为，瘀血既是慢性肾炎病程中逐渐形成的病理产物，同时又是一个致病因素，长期作用于机体，使病机复杂化，迁延难愈。瘀血是其病机中不可忽视的重要方面。证之临床，络脉瘀阻有因实致瘀和因虚致瘀之异，前者是以热毒竭津灼液，熬炼其血，导致络中之血黏、浓、凝、聚；或湿热壅滞气机，障碍血行。因虚致瘀者，或因阴虚血少脉涩，或因气虚血缓脉滞，或因阳虚血寒脉凝，瘀血阻络，血不循经则尿血不止；或瘀血阻滞脉络，致腰府失于濡养，而发生腰痛；离经之血不能及时消散、排出，或邪热虚火耗津炼液，均可导致瘀血内停。瘀血与湿热毒邪交织为患，则使病势加重，病情缠绵。临床上常可见患者面色晦暗、肢体麻木、腰痛固定、脉涩、舌质暗红或有瘀斑瘀点等血瘀证的表现。现代医学研究也认为，病程中免疫复合物的沉积、系膜基质增生、肾小球硬化、凝血纤溶异常等均可视为瘀血证的微观指标。

曹恩泽教授总结指出，肺不通调，脾不转输，肾失开阖，则可致膀胱气化无权，三焦水道不通，水液代谢异常而发生水肿；脾失运化，肾失封藏，则精微下注，而成蛋白尿；脾失健运则水湿停聚，郁而化热，湿热伤及肾络，或肾阴不足，虚热内扰，肾络受损则出现血尿；肾阴亏耗，水不涵木，肝阳上亢而出现眩晕。而水湿、湿热、瘀血是慢性肾炎的主要病理产物，其阻滞气机又加重水肿、蛋白尿、血尿，并使病情迁延不愈。

### （三）以“清补相合”法辨治慢性肾炎

曹恩泽教授指出，鉴于慢性肾炎“虚”“湿”“瘀”的中医病理本质和本虚标实的病机特点，治疗上当补虚祛实，扶正祛邪，故以此原则确立“清补相合”的治疗大法。其“清法”，有别于八法中之清法。清者，祛邪也，即清热、利水、化湿、活血祛瘀等治标之法；“虚”为“正虚”，“湿”指“水湿”，“瘀”为“血瘀”。其“补法”则为治本之法，以补益脾肾为主，可根据具体病情辨证论治，当分清主次，有所侧重。清补之补，有别于峻补、温补，强调以和为主，以和为补；用药多用平补之剂，药性多选轻灵平达之味，防止医药碍胃，以及顾护脾阴。辨治重点从扶正与祛邪两个方面阐述。

### ❶ 扶正固本

早期健脾益气为主，兼以益肾；后期则脾肾同补。

曹恩泽教授认为，慢性肾炎病程较长，其病之早期，常因脾虚不能制水，水气泛滥肌肤而成水肿；由于肾为先天之本，脾为后天之本，先天之本要不断地得到后天之本的补充，因此脾虚日久必然导致肾虚；脾虚不摄，肾虚不固，则精微物质如蛋白等自小便而出。组方遣药上，根据曹恩泽教授经验，以益气健脾为先，常用黄芪、太子参、白术、茯苓、山药、薏苡仁等，其中黄芪常用至15~30 g。至于人参、党参等益气之品，药性峻烈，用后反而易致气机壅滞，不如太子参平和清淡。益肾，常用生地黄、旱莲草、金毛狗脊等。随着病情的发展，逐渐过渡到补脾益肾并重，常加用仙灵脾、山茱萸、枸杞子等，慎用附子、肉桂等温燥之品。滥用温燥，难于中病，而且容易耗伤阴液。补益脾肾具有平衡阴阳、调理气血的作用，可增强机体抗病修复的能力，从而达到治愈的目的。同时，还可调整机体免疫功能，预防各种外邪的入侵，避免诱发因素，减少病情的反复。此即《内经》所说“正气存内，邪不可干”之理。可分型辨治如下。

（1）肺肾气虚证

主症：水肿，腰膝酸软，头昏耳鸣，神疲乏力，少气懒言，自汗，易感冒，舌质淡，苔薄白，边有齿痕，脉细弱。

辨证分析：肺虚不能通调水道，肾虚气化失常，水液内停，泛于肌肤，则为水肿。腰为肾之府，肾为作强之官，肾气虚衰，故见腰膝酸软，头昏耳鸣；肺气亏虚，腠理不固，卫外功能失司，为患者自汗、易感冒的主要原因。少气懒言，神疲乏力，甚而动则气喘，舌淡胖，边有齿痕，脉细弱，均为气虚之象。

治法：益肺补肾。

方药：玉屏风散加减。黄芪30 g，白术10 g，蝉蜕10 g，防风10 g，黄精10 g，菟丝子10 g，山萸肉10 g，茯苓15 g，生地黄15 g，泽泻10 g，车前草15 g。

（2）脾肾阳虚证

主症：水肿明显，面色㿠白，畏寒肢冷，腰酸腿软，神疲，纳呆或便溏，舌嫩淡胖，有齿痕，脉沉细或沉迟无力。

辨证分析：脾居中焦，为气血生化之源，脾气虚弱而失健运，致气血不足，见神疲肢倦。脾虚不运，脾阳不升，水湿下注，故纳呆便溏。脾肾阳虚，脾不运化，肾失蒸腾，水液输化失常，停聚而为水肿；阳虚化源不足，肢体失于温煦则畏寒肢冷；腰为肾之腑，肾虚腰腑充则腰酸腿软；舌淡胖有齿痕，脉沉细亦为脾肾阳虚之象。

治法：温补脾肾。

方药：实脾饮加减。白术10 g，干姜8 g，生地黄15 g，肉桂3 g，黄芪30 g，太子参15 g，金毛狗脊15 g，茯苓15 g，泽泻10 g，丹参15 g，泽兰12 g。

（3）气阴两虚证

主症:面色无华,神疲乏力,易感冒,午后低热,或手足心热,口干咽燥或长期咽痛,舌质偏红,少苔,脉细或弱。

辨证分析:病程日久,耗伤气阴,损及营血。气虚无以充达机体抵御外邪,故神疲乏力,易患感冒;血虚无以华色,则面色无华;肾阴亏虚,阴虚生内热,以其病在阴分,故于午后或夜间低热、手足心热;阴虚内热而口干咽燥。舌红少苔、脉细弱乃为气阴两虚之象。

治法:益气养阴。

方药:四君子汤和二至丸加减,太子参 15 g,黄芪 30 g,白术 10 g,麦门冬、天门冬各 10 g,旱莲草 15 g,女贞子 15 g,生地黄 10 g,山萸肉 10 g,茯苓 15 g,淮山药 15 g,丹皮 10 g,地骨皮 15 g。

(4)肝肾阴虚证

主症:目睛干涩或视物模糊,头晕,耳鸣,五心烦热,口干咽燥,腰酸腿软,梦遗或月经失调,舌红少苔,脉弦细或细数。

辨证分析:肝肾阴虚,肝阳上亢,耳目失养,故见头晕、耳鸣、目涩等症;肝肾阴虚,虚热内扰则五心烦热,口干咽燥;肝肾阴虚,腰腑失养而腰酸腿软;肝肾阴虚,湿热内扰,精关不固,故见梦遗;舌红少苔,脉弦细或细数乃为肝肾阴虚之象。

治法:滋补肝肾。

方药:杞菊地黄丸加减。菊花 10 g,枸杞子 10 g,生地黄 15 g,淮山药 15 g,山萸肉 10 g,白芍 10 g,泽泻 10 g,茯苓 15 g,女贞子 15 g,旱莲草 15 g,谷精草 15 g,钩藤(后下)15 g,川牛膝 15 g。

### ❷ 祛邪治标

(1)化瘀通络贯穿始终

曹教授指出,慢性肾炎病程较长,由于“久病入络”“久病必瘀”,同时“血不利则为水”,加之现代医学研究证实,慢性肾炎患者普遍存在血液的高黏高凝状态,故治疗上,强调活血化瘀之法当贯穿始终。活血化瘀药物分为两类:一为草类,如丹参、丹皮、川芎、三棱、莪术、益母草、泽兰等;另外一类则为虫类药,如地龙、僵蚕、全蝎、蝉蜕、水蛭等,此类药物善于活血通络,搜剔驱邪,直达病所,还有平肝熄风、止痉利尿之效,少量应用可起到活血化瘀、改善微循环、调整机体功能的作用,有益于病情的恢复。

(2)清热利湿,不可伐胃伤阴

曹教授认为在慢性肾炎的病程中,最易并发湿热。由于湿性黏滞,痹着不行,郁久化热,而形成湿热夹杂的病理变化。对此湿热,大多数医者往往施以苦寒之重剂如黄连、山栀等。而曹教授认为,苦寒太过,易伐胃气,耗伤阴液,不但不能利湿清热,反而导致阴伤更甚,患者往往不能耐受,使治疗难以维持。此时,要注意顾护脾胃,防止药物伐伤阴阳,故用药应轻灵透达,中病即止,常用连翘、淡竹叶、黄柏、茯苓、生薏苡仁、白茅根、泽泻等。



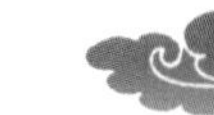

(3)祛除外邪,防止病情反复

慢性肾炎的发生、发展和加重,均与外感之邪密切相关。临床上,上呼吸道及泌尿系统的感染为其常见的诱发因素。此乃“肺为娇脏”,又处上焦,“风邪上受,首先犯肺”;且病位在肾,肾居下焦,湿邪重着而趋下,郁久易化热。曹教授认为在治疗上,上呼吸道感染者多表现为风热犯肺之证,治拟疏风清热、利咽宣肺法,常选用金银花、连翘、荆芥、紫苏、黄芩等品;泌尿系统感染者多表现为湿热下注之证,治拟清热解毒、利湿通淋法,常选用白花蛇舌草、金钱草、海金沙、紫花地丁、石韦、车前草等。慢性肾炎患者的抵抗力一般都低下,平素易感冒、易疲劳,故在疾病的缓解期,适当加用具有增强免疫功能的作用之剂,如虫草制剂、玉屏风散,以减少或避免病情的反复。

### ❸ 以“补脾行水化瘀法”拟定肾康冲剂

慢性肾炎在临床上常见本虚标实、虚实互见、寒热错杂之证。其本虚为肺脾肾三脏功能失调,尤以脾肾亏虚为主,标实为水湿、湿热、瘀血,以瘀血内阻及水湿潴留影响最大。曹恩泽教授认为,脾虚湿停血瘀之病机在临床中十分常见,临床中“补脾行水化瘀法”的应用为最多,本法是“清补相合”法的具体临床应用。曹教授根据此法而拟肾康冲剂,疗效甚佳(为安徽省中医院院内制剂,获安徽省 2005 年度科学技术奖三等奖)。肾康冲剂主要有黄芪、白术、茯苓、薏苡仁、蝉蜕、白茅根、白花蛇舌草、益母草、仙灵脾等组成。方中黄芪补气固表,健脾利水;白术、茯苓、薏苡仁健脾渗湿助运,补而不滞,醒脾化湿。蝉蜕祛风胜湿,又能健脾升阳。白茅根、白花蛇舌草清热解毒利湿,既配合诸药行水利湿,又防治水湿久郁。益母草活血化瘀行水,以“去菀陈莝”。少佐仙灵脾以温补肾阳,取“少火生气”之意。肾康冲剂的功效为健脾行水化瘀,其适应证为慢性肾炎而表现为脾虚湿阻血瘀证;用法与用量:温开水冲服,每次 1 包(10 g),每日 3 次。

### ❹ 生活调摄

慢性肾炎病程较长,俗话说疾病的康复“三分靠医,七分靠养”。生活调摄在慢性疾病的治疗中具有重要意义。曹恩泽教授认为,在慢性肾病中生活调摄也非常重要,首先需要保持乐观的心理状态,调摄情志;同时也要进行适量的运动,运动要根据患者的体质选择适当的运动方式,如散步、太极拳等,并应在医生的指导下进行,尤其要注意运动与休息的关系,以免过分劳累而加重病情。

饮食应以清淡为主,选择含维生素 B 族及维生素 C 丰富的食物,如新鲜水果、蔬菜,适量蛋白质饮食。《内经》谓:“谨和五味,食养尽之。”对慢性肾炎急性发作,水肿或高血压患者,应限制食盐摄入量,忌食咸鱼、各种咸菜,待水肿消退后,钠盐量再逐步增加乃至恢复正常。另外,因肾脏是最容易受到药物损害的器官之一,不可滥用药物。

典型验案

患者张某,男,44 岁,农民,2012 年 6 月 2 日初诊。因“发现泡沫尿 4 年”就诊。

患者于2008年10月发现“泡沫尿”，在当地医院查尿蛋白(2+)，诊断为“慢性肾小球肾炎”，先后予以复方肾炎片、肾炎四味片等治疗，多次复查尿蛋白波动在(1+)~(3+)，尿蛋白定量波动在1.15~0.67 g/24 h。

2012年12月11日在外院行肾穿刺活检，病理结果提示：中度系膜增生伴局灶节段性肾小球硬化、间质广泛纤维化；给予雷公藤多苷、金水宝胶囊治疗5个月余，尿蛋白未明显减少，5月22日查尿蛋白定量0.74 g/24 h。主症：疲倦乏力，腰膝酸软，常有咽部不适，眼睑轻度水肿，纳较差，眠可，小便多泡沫，夜尿1次，大便每日1次，质干，舌淡暗，苔黄微腻，脉细滑。辅助检查：尿蛋白(2+)，血肌酐149.6 μmol/L。

西医诊断：慢性肾小球肾炎(中度系膜增生伴局灶节段性肾小球硬化、间质广泛纤维化)，慢性肾衰竭(代偿期)。

中医诊断：慢肾风，脾肾气虚夹瘀热证。治以健脾益肾，清热活血。

方以四君子汤加减。处方：黄芪20 g，白术15 g，茯苓10 g，薏苡仁30 g，山茱萸10 g，连翘10 g，炒黄柏15 g，鬼箭羽15 g，蛇舌草15 g，丹参10 g，丹皮10 g，赤芍10 g，泽兰10 g，僵蚕10 g，蝉蜕8 g。28剂，水煎服，每日1剂。

二诊：1个月后复诊，症见腰酸乏力减轻，眼睑轻度水肿消退，胃纳好转，大便软；查尿常规尿蛋白(2+)，尿蛋白定量0.59 g/24 h，血肌酐122 μmol/L。中药在前方基础上减连翘、蛇舌草、泽兰、薏苡仁、蝉蜕，加女贞子15 g，菟丝子15 g。继服3个月，每日1剂。

三诊：诸症缓解，无明显不适，多次查尿蛋白定量在0.26~0.44 g/24 h，尿蛋白(1+)，血肌酐97.4 μmol/L。继续服用上方，随访5个月，尿蛋白(−)，未复发。

［按］患者是以反复蛋白尿多年，伴有腰膝酸软、乏力、水肿等为临床表现的IgA肾病；四诊合参，当属中医学“尿浊”范畴，主要与脾肾病变有关。脾不运化水湿，肾不能主水，以致水湿泛滥而水肿；脾虚气陷，肾虚不能固摄而精微下泄，致蛋白尿。

治疗上以益气健脾补肾为主，方选四君子汤为主健脾益气。常用黄芪、白术、茯苓、山药、薏苡仁等，其中黄芪可用至15~30 g。随着病情的发展，逐渐过渡到补脾益肾并重，常加用仙灵脾、菟丝子、枸杞子等，但需慎用附子、肉桂一类温燥之品。补益脾肾具有平衡阴阳、调理气血的作用，以增强机体抗病修复的能力，从而达到治疗的目的。同时，还可调整机体免疫功能，预防各种外邪的入侵，避免诱发因素，减少病情的反复。

慢性肾炎病程较长，缠绵难愈。由于“久病入络”“久病必瘀”，同时“血不利则为水”，加之现代医学研究证实，慢性肾炎患者普遍存在血液的高黏高凝状态，肾脏病理提示以硬化为主的亦提示血瘀存在。因此在治疗上，活血化瘀之法当贯穿始终。

活血化瘀药物分为两类：一为草类，如丹参、丹皮、川芎、三棱、莪术、益母草、泽兰等；另外一类则为虫类药，如地龙、僵蚕、全蝎、蝉蜕、水蛭等，此类药物善于活血通络，搜剔驱邪，直达病所，还有平肝熄风、止痉利尿之效，少量应用可起到活血化瘀、改善微循环、调整机体功能的作用，有益于病情的恢复。经治疗半年后，患者症状缓解，蛋白尿消失，肾功能改善。

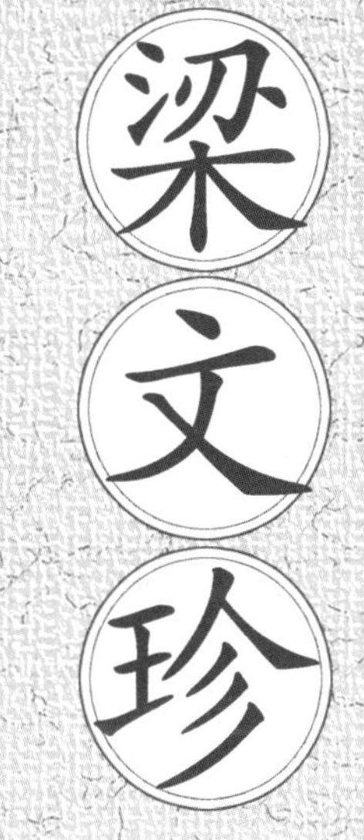
梁文珍

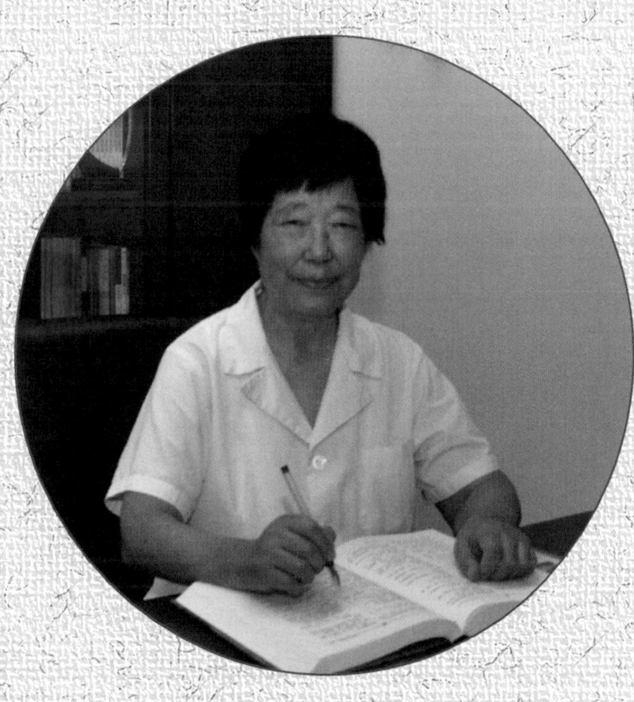

## 第一节 名医小传

梁文珍，女，1944年12月22日出生于安徽省合肥市。中共党员，安徽中医药大学第一附属医院主任医师、教授、硕士生导师；全国优秀教师，安徽省教学名师；安徽省首届名中医，首届安徽省国医名师；全国第三、第四、第五届中医药传承工作指导老师。

1969年7月毕业于安徽中医学院医疗系，分配留校于第一附属医院妇科，一直跟随全国百年百名中医临床家、安徽中医妇科学泰斗徐志华先生临证，至今连续从事妇科医、教、研工作49年。独撰著作1部(《梁文珍妇科临证精华》)，主编著作2部，并获中华中医药学会优秀学术著作一等奖、三等奖、优秀学术著作奖各1项，参编著作13部，独撰发表论文40余篇，其中2篇获省级优秀论文二等奖、1篇获华东地区优秀科普论文二等奖。主持并获省级科研成果5项，其中获安徽省人民政府自然科学优秀成果三等奖1项，省教委优秀教学成果一等奖、自然科学优秀成果三等奖各1项。先后获全国首届中医药传承特殊贡献奖，安徽省教育委员会陈香梅教育奖，安徽省教育厅、安徽省教育工会颁发师德先进个人荣誉称号各1次。1995年，作为安徽省传统医学唯一代表，参加在中国北京举办的“联合国第四次世界妇女大会”，并代表安徽，就“中医与母乳喂养”议题在国际论坛上发言。

曾任安徽中医学院第二附属医院副院长、党总支委员，安徽中医学院科研处常务副处长，第一附属医院教学部主任兼安徽中医学院教务处副处长。兼任全国中医药高等教育学会临床教育研究会常务理事，中华中医药学会妇科专业委员会委员，安徽省中医药学会常务理事、副秘书长、学术部主任，安徽省中医药学会第二届、第三届妇科专业委员会主任委员；国家自然科学基金委员会生命科学部中医学与中药学学科函审专家，安徽省食品药品监督管理局注册审评专家；《世界中医妇科杂志》《安徽中医学院学报》《中医药临床杂志》《安徽医药》编委等。现兼任安徽中医药大学教学督导组副组长，第一附属医院科研督导组专家，安徽省中医药学会妇科专业委员会名誉主任委员，安徽省中医药学会常务理事，安徽省中医药现代化研究会副理事长。

2009年6月退休后，返聘于第一附属医院门诊名医堂坐诊，并一直潜心于全国及安徽省中医药传承工作指导老师工作，带领并指导青年中医发掘、整理、总结本省新安医学妇科学术流派、庐江徐氏妇科学术流派及临床大家学术特色研究。2011年获批成立“国家中医药管理局建设项目——全国老中医梁文珍传承工作室”。

# 第二节 学术特色

## 一、益肾重在“阴中求阳”

梁文珍教授认为，妇人病源于脏腑，累于气血，显于胞宫；脏腑之中，肾为根本，肝为枢干，脾为枝叶。益肾要在“阴中求阳”。梁教授指出，女子之病，多首显于胞宫之功能异常，如不孕症、崩漏、月经不调等。究其病机，当为气血紊乱所累，然气血缘于脏腑，脏腑调和，气血旺盛，病安由生？故脏腑辨病，常为识病之关键。脏腑之中，肾为根本。妇人经、孕、产、乳，无不为气血所化、气血所养，所患经、带、胎、产、杂病，又无不伤耗气血。而“气之根，肾中之真阳也；血之根，肾中之真阴也”，可见气血根于肾中之阴阳，肾气虚衰将对妇人两大重要生理——月经、妊娠，产生重要影响，故曰“血之源头在于肾”“经水出诸肾”。验之临证，妇科诸疾无不涉及肾，补肾疗法在妇科临证的运用尤为重要。另“女子以肝为先天”，肝藏血，女子以血为本，以血为用，肝失所藏，气血紊乱，如枢干折损，女子“本”“用”无以为依。中州为营血之乡，气血化生之源，犹如枝叶，枝壮叶茂，生新有源，方可枢畅根深，以保女子生生有序、体腴容泽。

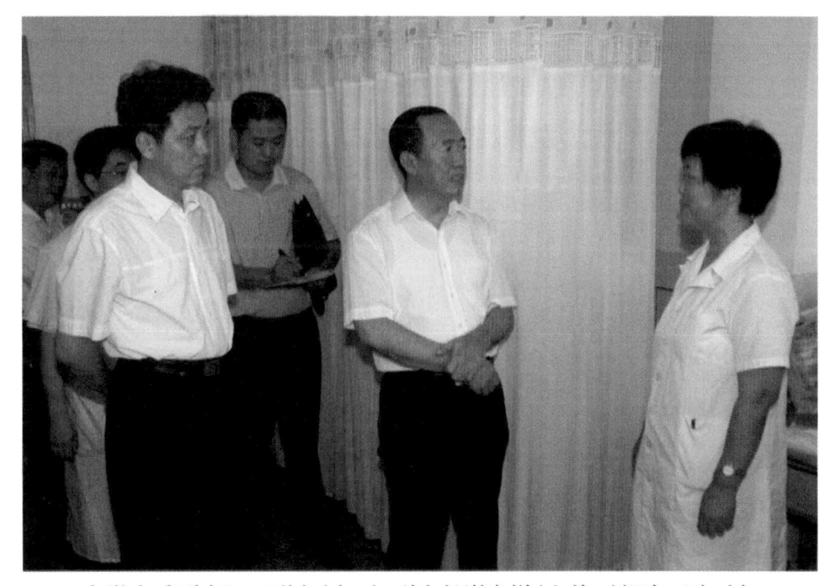

安徽省委副书记王明方（右 2）、副省长谢广祥（左前 1）视察医院时与梁珍文教授（右 1）亲切交流

补肾方法很多，可有益气补肾、和血补肾、填精补肾、温阳益肾等，但梁教授认为，妇人病补肾，要在“阴中求阳”。人之本，精也，正如张景岳所言：“凡欲治病者必以形体为主，欲治形者必以精血为先。”梁教授强调，妇人经病，不论阴虚阳虚，都应注重填补肾中真阴，滋养精血。认为只有精血流利，肾中阴阳才能顺利转化，完成“重阴必阳”的关键一步，继而血海溢泄有时，月事正常。同时，精血内盛，正气固守，邪不可干。肾为五脏之化源，肾精充沛，渊深流长，五脏得以濡溉，奇恒得以布露，胞脉有源而畅，经病自愈矣。梁教授还强调，人身气血，贵在流通，肾中阴阳，贵在调和，临证不可一味滥

施蛮补,注意补中少佐以流通之味,酌情寓行于补、补行结合,以求流营畅隧、和血利脉之效。如治久虚夹瘀证,多寓和营通隧于纯甘壮水之中,并注重药食结合,或膏方缓图。

## 二、理血要在通络行滞

梁教授常言,较之男子,女子生理可以说是排瘀与生新动态平衡的体现。女子行经,如潮有期,此乃除旧生新,排出经血。经血即旧血,旧血即瘀血。十月妊娠,腹中徒增一胎儿,三焦气机升降受碍,不畅而滞,滞久则瘀。一朝分娩,及时排出余血浊液,亦属除旧过程……诸此种种,稍有不慎,即可留滞成瘀。加之女子生理"阴常不足""阳常有余",阳有余则气不畅,气运乎血,血本随气以周流,血之行止与顺逆,皆由一气率而行之。气不畅则血亦不畅,阻于脉中,则血亦滞而行涩;气凝脉中则血亦凝;情志抑郁,肝气不舒,运血不畅,脉道血滞。正如《灵枢·经脉》载:"脉不通则血不流""血不流……血先死。"《医宗金鉴》云:"血之凝结为瘀,必先由于气滞。"另或由禀赋虚弱、先天不足,或劳倦伤气,或产褥耗气,或经崩产漏、失血伤气等,致机体脏腑功能低下,均可致运血无力而致瘀。或饮食起居,一失其宜,致食伤。食伤、忧伤、房室伤、饥伤、劳伤、经络营卫气伤等,皆能使血瘀滞不行……故妇人百病,病机虽杂,其中以气血紊乱者,占其多半;气血之中,气多郁滞,血多瘀阻,故而妇科理血,要在通络行滞。

## 三、四步调经,刻求"经后"

梁教授指出,妇人月经,由于各自禀赋有异,月经生理节律不能强求一致。临证只需谨守病机,精准拟方、组药,以调脏腑、气血、阴阳,恢复自身月经生理,各守其常,平和而已。临证常拟四步调经法,并强调四步之中,关键治在经后期。认为经后血海空虚,此时宜滋肾养血之剂以盈之,只有肾精充沛、血海满盈,才能蕴发"氤氳乐育之气",为整个月经周期的生理节律奠定必要的物质基础。

常用四步调经方药如下——

(1)经后期:滋肾阴佐以温肾阳,以盈血海。常用自拟养精汤化裁,药用:熟地、菟丝子、枸杞子、山药、山茱萸、当归、白芍、党参、炒白术、川芎。临证带下量少者酌加黄精、女贞子;便溏者酌加补骨脂、干姜;带下色黄者酌加黄柏、丹皮;烦热者酌加丹参、地骨皮;少寐多梦者酌加茯神、酸枣仁;乏力者酌加黄芪、灵芝;性欲淡漠者酌加鹿角胶、龟胶;口干者酌加石斛、麦冬;腰膝酸软者酌加杜仲、桑寄生;纳少者酌加鸡内金、姜半夏等。肾虚夹瘀者,常改投自拟养精通络汤化裁,药用:枸杞子、菟丝子、山药、山茱萸、当归、生地、白芍、丹参、莪术、香附。

(2)经间期:调理肾中阴阳以促发"乐育之气"。梁教授常选用自拟氤氳汤化裁,药用:枸杞子、菟丝子、女贞子、仙灵脾、杜仲、当归、赤芍、川芎、薏苡仁、川牛膝。临证偏肾阴虚者酌加紫河车、熟地;偏肾阳虚者酌加仙灵脾、鹿角胶;兼气滞者酌加香附、枳壳;兼血瘀者酌加丹参、石楠叶;兼湿浊者酌加凤尾草、蚕沙;兼湿浊者酌加浙贝、石菖蒲;兼肝郁者酌加柴胡、郁金等。

(3)经前期:温肾阳佐以滋肾阴,以助孕育。常用自拟毓精汤化裁,药用:菟丝子、仙灵脾、杜仲、续断、枸杞子、党参、白术、当归、白芍、川芎。临证乳胀者酌加郁金、荔枝核;水肿者酌加补骨脂、黑豆衣;腰酸者酌加怀牛膝、续断;腹坠胀者酌加枳壳、香附等。如证属肾虚夹瘀者,常改投自拟方毓精通络汤化裁,药用:菟丝子、枸杞子、仙灵脾、杜仲、续断、黄芪、当归、茯苓、川牛膝、路路通。

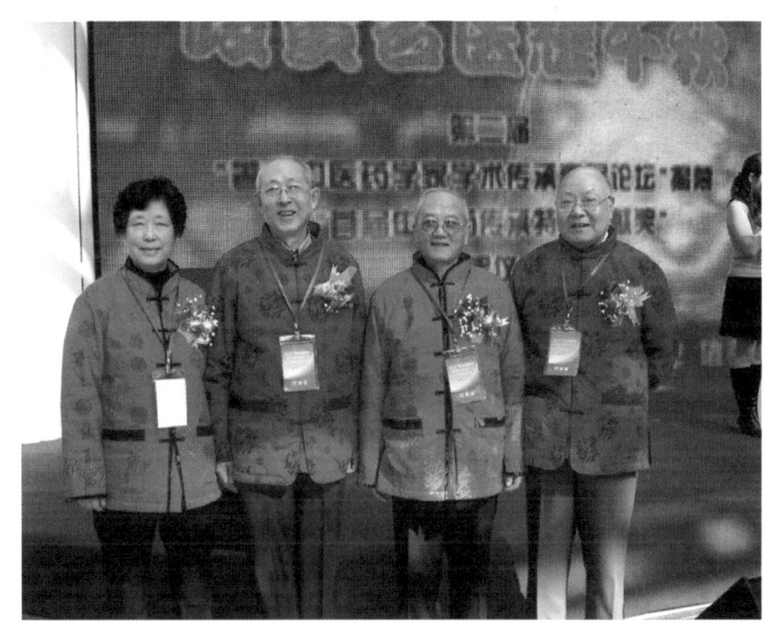

2006年获中华中医药学会首届中医药传承特别贡献奖

(4)行经期:理气和血调经,以畅血海。常选用自拟调经汤化裁,药用:桃仁、红花、当归、赤芍、莪术、川牛膝、丹皮、香附、茺蔚子、川芎。临证经量偏多色淡、质稀者,酌加黄芪、紫石英;经量偏多、色深红、质黏稠者酌加丹参、生地炭;量偏少、色淡、质稀者酌加制首乌、阿胶;量偏少、色暗、质黏稠行而不畅者,酌加参三七、三棱;量偏少、色淡暗、质黏稠行而不畅者酌加石菖蒲、薏苡仁;小腹疼痛者酌加蒲黄、延胡索等。

## 四、复方多法,反兼守变

梁教授认为,鉴于妇人病每多隐微深奥、变化难测,病机多虚虚实实、虚实夹杂,甚至虚实难辨,临证常一法一方难以制之,故治则需复方多法、反兼守变而应之。复方者,即常拟多种经典方药合而化裁之;多法者,即常用多种方法并而施用之,以冀"假兼备以奇中,借平和而藏妙"之效。相应在治法上常用反、兼、守、变而应之。

反治者,要有辨识"大实有羸状 ,至虚有盛候"之慧眼,识其病本、顺应病证外在假象而治之的方法,即热因热用、寒因寒用、塞因塞用、通因通用等。如临证血枯经闭不可施以通,而当益肾填精施以补;瘀滞崩漏不可固涩止血施以塞,而当化瘀调冲施以通等。

兼治者,当应病之需,多法兼用,糅合若干成方,撮其主药而施。徐大椿曰:"数病而合治之,则并力捣其中坚。"即集中药力攻主症,随症加减治兼症,主症除,则兼症愈。如临证血虚崩漏,不可纯施固涩,当兼以养血生新之味,血生营和、双管齐下,合治自止;癥瘕积聚不可一味攻伐,当施以和中生新之味,邪去正存,兼治而效;虚实夹杂者,又当攻补兼施，虚实同治，或寓攻于补，或寓补于攻，顾本清源，标本兼之，以防“虚因实而难复，实以虚而益猖”之弊。

守治者，要在精准辨病辨证前提下，胸有成竹，守法守方。治慢性病要胸有成竹，有方有守，如相坐镇，从容默运。如临证多囊卵巢综合征、输卵管阻塞性不孕症、子宫内膜损伤性月经过少等慢性病变，务当辨准病本，拟定法则，方药切中病机，本未除，法不变。不可辨无主见，法无定恒，随意改弦更张，自乱阵脚；如见病不足，慎勿强通，更不可章法无布，乱施广络，犹如瞑行瞎马，误病而不知其由矣。

变治者，即随病机传变或转变而变更，或治法之需而更变之。医贵圆通，随机应变，审当轻重。如产褥感染，邪毒初盛，治当清热解毒、凉血化瘀，传至营血，又当清热解毒、凉血养阴，此为传变而变；又如瘀热崩漏，塞流时治当凉血化瘀、理冲止血，血止后又当活血化瘀、养血理冲，此为转变而变；再如宿瘀癥瘕体实者，治初当破血行气、消癥散结，以去除之。“大毒治病，衰其六七”，攻不宜过，过则伤正。即使病邪未净，而元气渐虚不任攻伐者，宜从容和缓以攻之，相其机宜，循序渐进，脉证相安，渐为减药，也即“养正积自除”之法，此为应治法而变。以上四法，或单施，或间施，其要在于“心在兆前，能洞能烛，知几知微”，方能尽己之职，应病之需。

## 五、药对药组，传于后学

梁教授临证示教，主张撮其简要，授之以渔。认为妇人常见病、多发病，多半都有一定规律。强调务须病证互参，通过反复实践、归纳、研究，精准找出两者交汇点，依此规律，总结出常用药对、药组。

如常用化瘀类对药有：王不留行、急性子，以通利经脉、活血行瘀、祛湿止痛；透骨草、皂角刺，以化瘀消积、行滞解毒、消肿胜湿；泽兰、益母草，以疏行滞气、活血化瘀、利水泄浊；地锦草、益母草，以化瘀生新、利湿消水、凉血止血。

常用调补三阴类对药有：熟地、人参，以补精血、益元气；生地、白芍，以养阴津，敛阴营；菟丝子、枸杞子，以补肝肾、理三阴；山茱萸、山药，以补阴精、敛元气。

常用填精益髓类对药有：龟胶、鹿角胶，以益真阴、补任督；鳖甲胶、阿胶，以填精髓、盈血海；西洋参、紫河车，以补营血、盈虚损等。

又如常用化瘀类药组有：水蛭、丹皮、䗪虫、透骨草，功能攻坚破积、消癥散结、祛湿止痛，常用于宿瘀内结、癥瘕积聚、湿浊阻滞之块证；水蛭、雷公藤、蒲黄、延胡索，功能活血散滞、破血消癥、通络止痛，常用于气滞血瘀、瘀浊内结、脉络阻滞之痛证。

常用调补三阴类药组有：菟丝子、枸杞子、山茱萸、女贞子，功能滋阴益肾、充盈血海，多用于肝肾不足、血海空虚之月经过少、月经后期、闭经等虚证经后期。当归、仙灵脾、生地、巴戟天，功能养血益肾、温养冲任，多用于奇恒阳秘、胞宫待泄之虚证经前期。

常用填精益髓类药组有：西洋参、阿胶、紫河车、当归，功能填精补髓、滋益坎宫，多用于三阴不足、血海无源之闭经重症经后期；紫河车、龟胶、鹿角胶、丹参，功能阴中求阳、静中有动，多用于奇恒干涸、无液行舟之闭经重症经前期。

初步做到症有是证、证有是方、方有是药，使初入门者有径可循，有的可矢，对传于后学有所裨益。

## 第三节　临证精粹

### 一、求嗣务须通络实精

梁文珍教授指出，求嗣之要，务在通络、实精。认为“两精相搏，合而成形”之妊娠生理中，首需脉畅营和，即胞脉通畅无阻，方为两精相合之前提。且相搏之两精，均需壮实，方可孕而能育，育而能寿。

#### (一)通络需流营

女子天癸既行以后，每常少血多气，气余易郁；尤当中年，经、孕、产、乳气血屡伤，加之工作、学习暗耗阴精，“同因相合”“同气相求”，每易情绪忧郁，病起厥阴。而足厥阴肝经之病，又以气郁为多，气郁则血也随之而瘀，继而营隧不畅，胞脉受阻，男女即使生殖之精充实，但胞脉不通，两精难以相搏；或胞脉不畅，两精相合艰涩，安能合而成孕？因此，求嗣者必须先畅通路，即行滞通隧。其临证常用自拟通络汤化裁，药用：透骨草、留行子、丹皮、路路通、桂枝、当归、赤芍、延胡索、川芎，以理气行滞。或自拟化癥汤化裁，药用：䗪虫、生水蛭、石见穿、刘寄奴、王不留行、三棱、莪术、桂枝、丹皮、赤芍，以活血通络。兼气虚酌加太子参、黄芪；兼气滞酌加枳壳、乌药；兼痰湿酌加石菖蒲、白芥子；血瘀甚酌加田七、刘寄奴；腹痛酌加蒲黄、姜黄；便秘酌加生白术、莱菔子；乳胀酌加漏芦、刺蒺藜；久积酌加血竭、穿

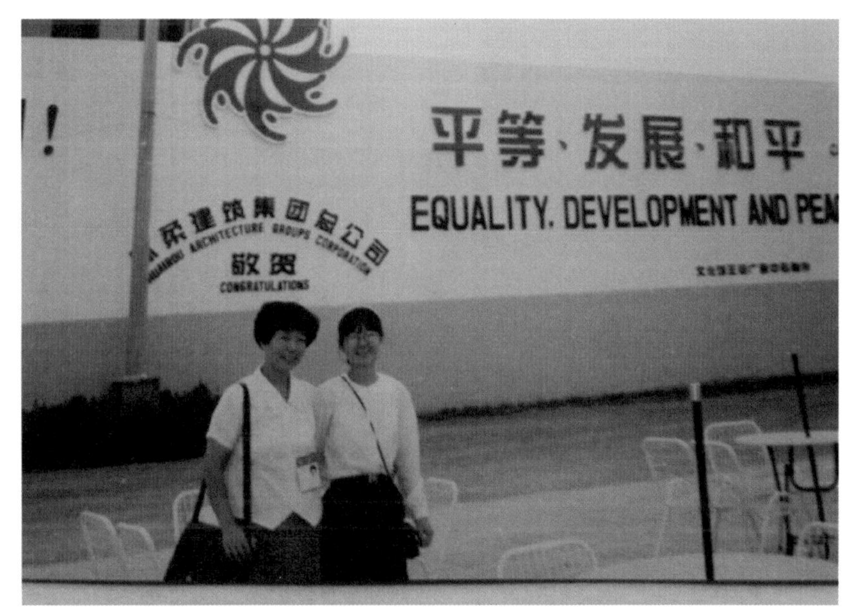

1995 年作为安徽省传统医学唯一代表参加北京第四次世界妇女大会

山甲等。

（二）实精需聚精

生殖之精藏于肾，肾气虚弱，肾精不实，或后天失于保养，肾精失于封藏，生殖之精不能满实，致“的候”之时，两精合而不能成形；或致经间“氤氲”之时，生殖之精泄而不畅，难有“乐育之气”，不能摄精成孕。正如朱丹溪所言：“人之育胎，阳精之施也，阴血能摄之，精成其子，血成其胞，胎孕乃成。今妇人无子，率由血少不足以摄精也，血少固非一端，然欲得子者，必须补其精血，使无亏欠，乃可成胎孕。”相反，如偏务温补壮阳之剂，常致脏腑熏戕，血气沸腾，虚火内扰，血海干涸，毓麟无望。当然，本着阴阳互求之原则，滋肾者必当佐以温阳，温肾者必当佐以养阴，故而临证务以养精益肾为主法，使肾精平秘，肾气充盛，天癸健旺，肾中生殖之精如期而泄，以俟阳精相合。

梁教授还指出，先天之精需得后天水谷之精的不断供养补充，且也有赖于后天饮食起居之维护，使之供养有源，聚之有道，方可成孕有子。肾精封蛰，宜聚不宜泄。临证在益肾养血的基础上，务须注重聚精之道。即恬淡寡欲，除节（洁）房事外，尚欲淡漠利欲，以求“欲寡精神爽”，避免“思多血气衰”；不要过度劳心劳力，以免阴精亏乏，阳气偏张，肾精暗耗；遇事冷静，不妄动怒，以防伤肝损精；酒性燥烈，走而不守，有碍肾精静守之性，不宜酒后入房，临证当审因论治。而不慎聚精者，犹如治标不顾本，使精血无以后续；又如源泉旁流，终致肾精难聚，不能荫胎成孕。只有经调隧畅，精血聚实，两精相搏，方能精合孕成。

典型验案 1

刘某某，25 岁，个体经营者，已婚。

因经期延后、经量减少 2 年余，拟妊 1 年余未孕，于 2015 年 7 月 13 日初诊。患者近 1 年未避孕而未孕。月经周期 5~7 天/2 个月左右，末次月经 2015 年 6 月 8—12 日，量少，约为以往正常经量 1/3 以上，色暗红，质黏稠，小腹坠痛，乳房胀满；腰不酸，白带量、色无异常。现月经 35 天未潮，乳胀明显，送验尿 HCG 阴性。2015 年 6 月 15 日于安徽省某医院行子宫输卵管碘油造影术，提示：子宫偏小，左侧输卵管通而不畅，右侧输卵管通畅，左宫角处片状缺损，24 小时后腹腔内碘油弥散欠佳。同日于安徽省某医院 B 超：双侧卵巢多囊样改变，提示多囊卵巢综合征。

生育史：0-0-1-0（3 年前无痛流产，停工具避孕 1 年余未孕）。

妇科检查：外阴，婚式；阴道，通畅；宫颈，圆滑；宫体，前位，正常大小，质中，活动；附件，双侧正常。舌质淡红，苔薄白，脉滑微弦。

西医诊断：继发不孕症，慢性盆腔炎（左侧输卵管通而不畅），子宫内膜损伤性月经过少，多囊卵巢综合征，经前期综合征。

中医诊断：断绪，月经后期，月经过少，经行腹痛，经行乳胀。属肾虚肝郁、胞脉阻滞证。拟益肾填精、养血柔肝法出入，予以自拟养精汤化裁。药用：熟地 15 g，菟丝子 10 g，枸杞子 10 g,山茱萸 10 g,党参 10 g,山药 10 g,炒白术 10 g,当归 10 g,白芍10 g,郁金 10 g,川芎 6 g,10 剂。并嘱:注意局部及经期卫生;增加营养,调情怡志,保证充分睡眠;经期避免剧烈及增加腹压运动;自测基础体温;避孕 2 个月。

二诊,2015 年 7 月 23 日。月经 46 天未潮,乳房胀痛,白带量少,纳眠正常。自测基础体温 36.4℃,持续低温单相型,舌脉同前。首诊方化裁,药用:熟地 15 g,菟丝子 10 g,枸杞子 10 g,当归 10 g,白芍 10 g,党参 10 g,郁金 10 g,紫河车(研粉冲)5 g,炮穿山甲粉(冲)5 g,白蒺藜 10 g,路路通 10 g,15 剂。

三诊,2015 年 8 月 8 日。月经 63 天未潮,乳房胀痛减轻,“锦丝”带明显。自测基础体温 36.4℃,仍持续低温单相型,舌脉同前。改拟温肾柔肝,理冲调经。自拟毓精汤化裁,药用:菟丝子 10 g,仙灵脾 10 g,杜仲 10 g,续断 10 g,枸杞子 10 g,党参 15 g,白术 10 g,当归 10 g,白芍 10 g,郁金 10 g,白蒺藜 10 g,川牛膝(酒炒)5 g,14剂。

四诊,2015 年 8 月 23 日。末次月经 2015 年 8 月 22 日,量、色正常,小腹隐痛,乳胀轻微。自测基础体温,经前 36.8℃以上,高温相 14 天。刻下月经第 2 天,基础体温 36.2℃,呈低温相,适逢经期,拟和血调经。自拟调经汤化裁,药用:当归 10 g,赤芍 10 g,生地 15 g,菟丝子 10 g,枸杞子 10 g,莪术 10 g,川牛膝 10 g,丹参 10 g,香附 10 g,茺蔚子 10 g,川芎 6 g,5 剂。

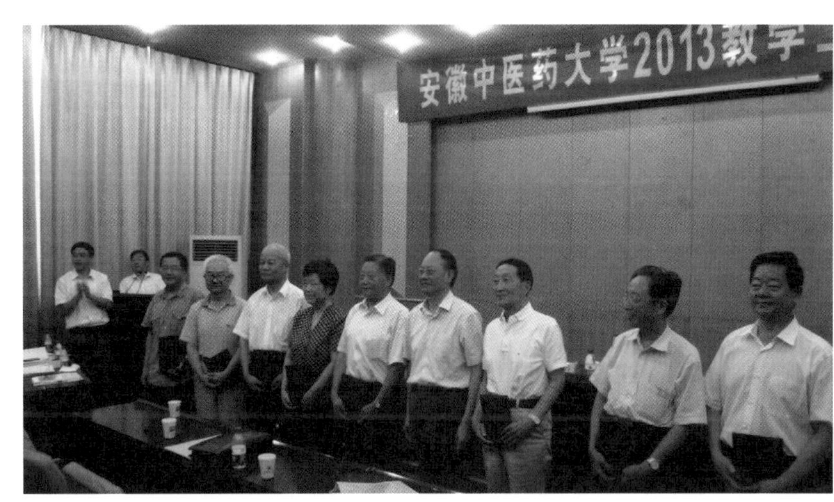


2009、2013 年受聘安徽中医药大学第一、二届教学督导组副组长(左 4),图为 2013 年第二届受聘仪式留影

五诊,2015 年 9 月 5 日。月经第 14 日,带下透明晶莹呈“锦丝”状。昨日他院 B 超示:右侧卵巢见优势卵泡 16 mm×15 mm 大小,子宫内膜 9 mm。刻逢肾中阴精平秘,待“重阴必阳”之机。舌脉同前,改拟调补肾中阴阳,以俟“的候”之机。自拟氤氲汤化裁,药用:枸杞子 10 g,菟丝子 10 g,仙灵脾 10 g,杜仲 10 g,当归 10 g,赤芍 6 g,山药 15 g,紫河车(研粉冲)5 g,炮穿山甲粉(冲)5 g,川芎 5 g,茺蔚子 10 g,7 剂。

九诊,2015 年 10 月 28 日。如上化裁调治 3 次后,末次月经 2015 年 9 月 19 日,现月经 40 天未潮,乳房胀满,纳食欠佳。自测基础体温 36.8℃以上,持续高温相 15 天,舌尖偏红,苔薄白,脉滑微数,尺脉尤显。10 月 25 日我院检验血(样本唯一号:20151026-CENTAURCP-0433)THCG 128.7 U/L,PROG 49.74 nmol/L。告之妊娠,拟益肾固冲安胎。

自拟安胎汤化裁，药用：菟丝子 10 g，桑寄生 10 g，续断 10 g，杜仲10 g，黄芪 15 g，党参 10 g，白术 10 g，当归（后下）10 g，白芍 10 g，大枣 3 枚，7 剂。嘱：注意孕期卫生保健。后门诊随访足月分娩。

［按］本案病证合参，辨为肾虚肝郁、胞脉阻滞证。肾虚精少，血海源乏，致月经至期不行，延后 2 个月左右一潮；胞脉虚少，致经来量少；胞脉失荣，致经行小腹坠痛；木失水涵，加之经期血聚于下，冲脉之气偏旺于上，夹肝木之气上行，木气郁而不畅，致经行乳房胀痛。究其病机，虚为其本，实为其标，治当补其不足，行其所郁。故法用益肾填精、养血柔肝，亦即填补北方之水，以盈血海，柔养东方之木，以畅营隧，此滋水涵木之法也。此亦是梁教授益肾重在阴中求阳之特色体现。

首方投自拟养精汤化裁：方中以熟地为君，功能滋肾阴，填精血，补五脏，通血脉；以求滋阴虚之燥，缓失濡之急，填筋骨之精髓，润奇恒之枯涸而养冲任。山茱萸补益肝肾、涩精敛阴，菟丝子、枸杞子填精益髓，三药为臣，助君药峻补阴精气血，以盈血海。党参、山药甘平，补中益气，健脾和胃，炒白术苦燥甘缓，除湿益气，补中生津，三药益气血于生化之源，补精血于仓廪之腑。当归温散甘补，透中焦入营气，补血和血；白芍补血柔肝，敛阴益营，能于土中泻木。中州健，生化有源；气血和，精液不涸；肝脾调，营血流畅。郁金辛散苦降，入肝经，行气解郁、和血行滞，寓行于补。此六药联用为佐，功在补益气血、调养冲任而理经血，达木气以畅乳络。川芎辛香温润，为血中之气药，用之为使，能引诸药入血分并流动之，谓之养血行血也；血畅则生，血滞则死。全方含补血之祖方四物汤，两个对药熟地、当归，菟丝子、枸杞子。组药多为甘滋、酸敛、温补，少佐辛散、苦降，防滞腻，以助温养流动之机，降虚火以防虚浮之阳。精血相滋，气血互补，冲任相资，血海满盈，木茂风调，胸乳自舒，奇恒自调。遵医养结合之理，嘱其注意局部及经期卫生，以防复感外邪；增加营养，调情怡志以畅肝木；保证充分睡眠，以求“静能生水”；经期避免剧烈及增加腹压运动，以畅血海“祛瘀生新”之生理；自测基础体温以客观了解月经生理节律之变化；避孕 2 个月以求血海如期满盈后，而期“两精相搏，合而成形”之望矣。

二诊月经过期未潮，乳房胀痛，带下量少，自测基础体温 36.4℃，持续低温单相型，知悉北方肾水尚未平秘，难求“重阴必阳”之效。病本未除，继效原法。为求“肾阴平秘”而行“壮水之主”之法，首诊方去山药、山茱萸之滋腻、酸敛，以防有碍“乐育之气”蒸腾；去白术、川芎之温燥，以防耗阴伤气之弊；加紫河车大补精血以助肾水，炮穿山甲粉、白蒺藜、路路通入肝通络，条达木气，以畅血海。

三诊经事 6 旬余未潮，乳胀减轻，“锦丝”带明显。自测基础体温仍持续 36.4℃低温单相型，此为“肾阴平秘”布露于胞中之象。本顺应月经生理节律，此时宜助肾阳以利“氤氲”之理，改拟温肾柔肝、理冲调经法以应之，施自拟毓精汤化裁。方以菟丝子、仙灵脾、杜仲、续断温补肾阳，四药多味甘性温，补而不燥，均入足厥阴、少阴，为治胎产、补不足、理腰肾之要药。枸杞子补肾滋水，生精益气，伍以当归，精血双资，冲任同调，此补阳兼施滋阴，乃阴中求阳之意。党参、白术甘和、苦燥、温补，益气补脾，燥湿宽中，此乃实土补水之意。当归、白芍养血柔肝，一则母病治子，二则舒润肝体，条达肝气，以畅胞脉，而助胞宫满盈溢泻的生理转化。郁金、白蒺藜入肝行气解郁以畅胞脉，川牛膝酒炒后少量用之，引血下行、走而能补。全方阴中求阳、和调三阴，以达温行血海、流畅血脉、月水自行之效。

四诊月水已行，量、色正常，小腹隐痛，乳胀轻微。自测基础体温呈生理性双相型。刻逢月经第2天，宜行不宜滞，宜通不宜止。拟方之旨务须活血行血、顺势利导。故施和血调经之自拟调经汤化裁，方以四物汤去熟地黄之滋腻，易以生地黄以滋阴生津、凉血行瘀，共奏补血活血、行血调冲之效。菟丝子、枸杞子为常用之补益肝肾之对药，滋肾固阳、生精益气、守走相兼，此六味补而不滞，以应本证肾虚不宜克伐之需。莪术乃“治积聚之气，为最要之药”，香附“利三焦，解六郁，消饮食积聚”，川芎行气活血、下行血海，此三药乃行血中之气，流营畅隧，疏通血脉，以助气行则血行之效。川牛膝活血通经，合于茺蔚子引药直入下焦。丹参、茺蔚子均微寒，合赤芍之微寒，伍于大队辛温药中，可缓其温燥伤阴之弊。且丹参和血行血，茺蔚子甘缓益精，共奏全方活血而不克伐，行血而不温燥，理气而兼畅营，调经而兼通隧之功，甚适本案月汛之时宜行不宜止、宜养不宜伐的生理特点。

五诊适逢经间“絪缊”之时，带下“锦丝”明显，B超提示右侧（该侧输卵管通畅）卵巢见优势卵泡16 mm×15 mm大小，子宫内膜9 mm。病证合参，刻逢排卵前夕，即肾中阴精平秘，待“重阴必阳”之时。治宜调补肾中阴阳，以助“乐育”之气。投以自拟絪缊汤化裁，方中枸杞子、菟丝子、山茱萸益肾填精，滋补肝肾，且甘苦并用，温凉共伍，补行兼备，甚宜“絪缊”期补不可滋腻之特点，以防碍阳蒸腾。仙灵脾、杜仲皆甘温、微辛，入肾经，为肾经血分药，鼓舞肾阳、温养天癸，助发“絪缊”“乐育之气”。当归、赤芍、川芎乃四物汤去地黄之滋腻，易白芍为赤芍，以养血和血，行滞活血，以祛血中郁滞而调畅百脉。紫河车大补精血，以助阴秘，炮穿山甲粉行散通络，以助肾中阴阳转化；茺蔚子益肝肾、行血滞，畅气血，助导天癸入胞中，以助胞中气血转化。全方补阴助阳，理血通络，顺应“絪缊”期之生理而调冲理任，助“的候”而生“乐育之气”，旨求“合而成形”之效，如此化裁，终于九诊欣获毓麟之喜。

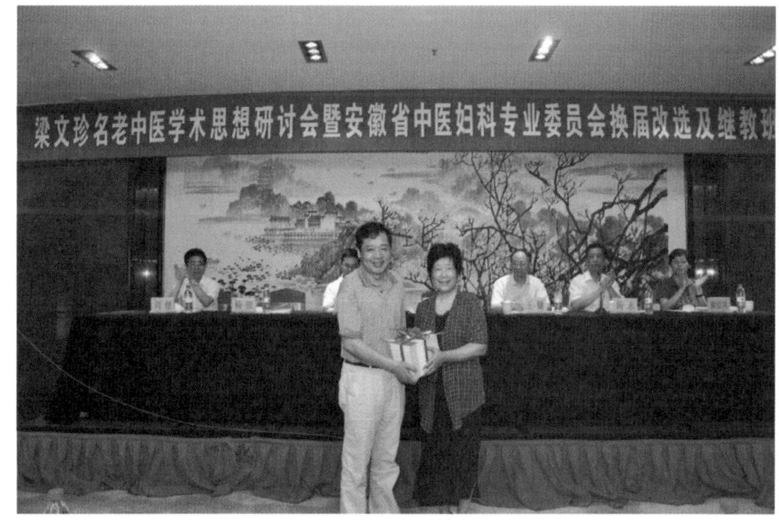


梁文珍名老中医学术经验研讨会及《梁文珍妇科临证精华》新书发布会召开，安徽省中医院院长杨骏为新书发布剪彩

典型验案 2

高某某,年龄 41 岁,会计,已婚,因月经延后 2 年,取环后 1 年半未孕,于 2009 年 5 月 12 日初诊。

患者近 2 年月经延后而行,取环后 1 年半拟妊未孕。月经周期 3~4 天/1~3 月。末次月经 2009 年 4 月 20—23 日,量少,色暗红,质黏稠。胸腹胀满,平时带下量色正常。刻诊月经第 23 天。1 年前曾在西医院行子宫输卵管碘油造影术,提示:左侧输卵管远端梗阻,右侧输卵管通而不畅。并于月经第 3 天检测血性激素六项:FSH 27.29 mU/ml (上升),LH 7.74 mU/ml,$E_{28}$ pmol/L(下降),余均正常范围,并行西药诊治年余,未效。

生育史:1-0-1-1(末次平产 16 年前,断乳后肌注长效避孕药半年,继后上环避孕,1 年半前取环至今未避孕未孕)。

妇科检查:外阴,婚产式;阴道,通畅;宫颈,肥大,轻度糜烂单纯型;宫体,左后位,饱满,质中,活动欠佳;附件 左侧(-),右侧增厚,质韧,压痛(-)。舌质暗红,苔薄白,脉细弦滑。

西医诊断:继发不孕症(左侧输卵管远端梗阻,右侧输卵管通而不畅),卵巢功能低下,慢性盆腔炎。

中医诊断:断绪,月经后期,月经过少,肾虚血瘀证。

予以内外合治为法则,拟益肾活血、通络调经法出入,内服自拟养精通络汤化裁,药用:枸杞子 10 g,菟丝子 10 g,山茱萸 10 g,山药 10 g,当归 10 g,生地 10 g,赤芍 10 g,莪术 10 g,石见穿 10 g,桂枝 10 g,10 剂。外用自拟通络灌肠颗粒(院内制剂)保留灌肠,每晚 1 次,每月连灌 15 次,经净开始,连续 3 个月。医嘱:注意局部经期卫生;饮食清淡,保证充分睡眠;经期避免剧烈及增加腹压运动;自测基础体温;避孕 6 个月。

二诊,2009 年 5 月 22 日。月经第 32 天,自测基础体温 36.4℃,呈持续低温相,白带少。舌脉同前,继原方去桂枝,加女贞子 10 g。10 剂。

三诊,2009 年 6 月 5 日。月经第 46 天,自测基础体温 36.2℃,仍呈持续低温相,白带略增,时呈“锦丝”状。舌脉同前。改自拟氤氲汤化裁,药用:枸杞子 10 g,菟丝子10 g,女贞子 10 g,仙灵脾 10 g,杜仲 10 g,当归 10 g,赤芍 6 g,川芎 5 g,薏苡仁 15 g,川牛膝 10 g,5 剂。后续自拟毓精汤化裁,药用:菟丝子 10 g,仙灵脾 10 g,杜仲 10 g,续断 10 g,枸杞子 10 g,太子参 15 g,白术 10 g,当归 10 g,白芍 10 g,川芎 5 g,10剂。

四诊,2009 年 6 月 28 日。末次月经 2009 年 6 月 22 日—6 月 26 日,量偏少,色暗红,质黏稠。经前乳房微胀,经期小腹胀楚不适,尤以右下腹明显。上个月经周期自测基础体温呈不典型双相。平时带下量色正常。现月经第 7 天,自测基础体温 36.3℃,改拟益肾通络,继拟首诊方自拟养精通络汤化裁,15 剂。

五诊,2009 年 7 月 15 日。月经第 23 天,自测基础体温低温 16 天后,上升已 7 天,呈双相趋势。右下腹胀楚不适。舌脉同前,改拟活血通络为治,方选自拟通络汤化裁:透骨草 15 g，留行子 12 g，丹皮 10 g，石见穿 10 g，刘寄奴 10 g，桂枝 6 g，当归 10 g，赤芍 10 g，延胡索 10 g，7 剂。

如上间断治疗 8 个月后。十六诊，2010 年 3 月 11 日。末次月经 2010 年 1 月 20 日，刻下月经 50 天未潮，乳胀、纳少、厌油腻，自测基础体温持续高温 21 天。3 月 9 日省某医院 B 超（检查编号 7348628–43）提示：宫内早孕。嘱：注意孕期卫生保健，门诊随访。

末诊，2011 年 6 月 3 日。中妊 4 月余，自觉胎动 1 周。近因感寒，鼻塞流涕、浑身酸楚 5 天，伴纳谷不香，少寐多梦。舌质淡红，苔薄白滑，脉浮滑。拟局方三拗汤加味，投之而愈。

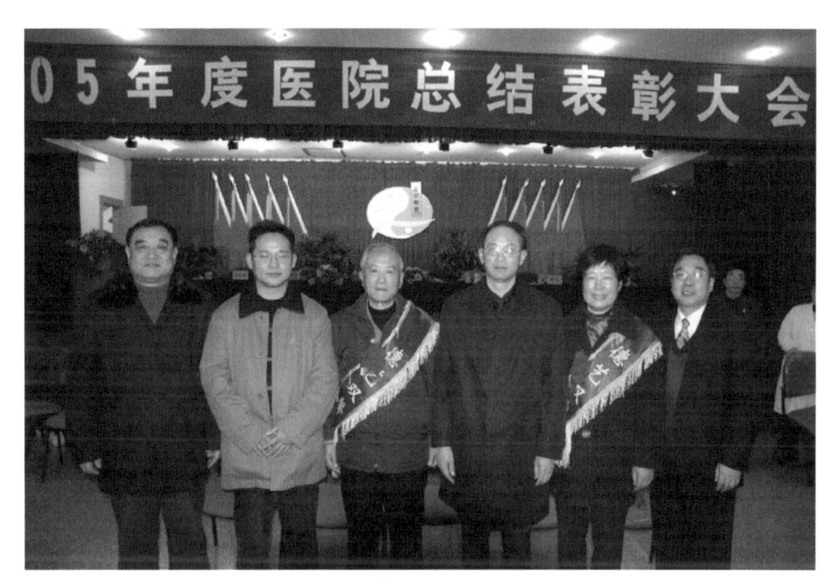

2005、2009、2010 年均获安徽省中医院“德艺双馨奖”

［按］本案病证合参，辨为肾虚血瘀证。月经之物质基础在血，推动行经动力在气。“血之源头在于肾”，今经水来迟，行亦量少，无疑为肾虚血少之故。肝脉循胸络乳，“胞脉系于肾”，肾水失其涵木，木气由此冲急，肾脉由此不畅，经行血聚于下，肝肾二脉愈失滋润，致胸腹胀满不适。虚必夹滞，滞必致虚，虚滞互累，病机夹杂，治当益虚行滞，双管齐下，此乃合治之法。故治以益肾活血，通络调经。方选自拟养精通络汤化裁。方中枸杞子甘平补肾、生津益气，用之为君，以益经血之源头。菟丝子、山茱萸益肾填精，滋阴养液为臣，助君药滋水养阴之力，而调经血。山药味甘健脾，液浓益肾；当归、生地补血和血，生津行瘀；赤芍、莪术、石见穿活血化瘀，行血通络。此 6 味联用为佐，助君药生精于营血之乡而盈奇恒，畅脉络以疗胸腹胀满。桂枝和营通隧、行滞调经，用为使。全方养行共济，温通并行。辅以外治，以期药至病所，殊途同归。

二诊月经延期未至，基础体温持续低温，带下量少。虑及肾水未盈，故去桂枝之辛温行散，加女贞子以滋肾益肝，养精调冲，继以补阴为主。

三诊基础体温低温相明显，带呈“锦丝”，似有“氤氲”之象，故顺势改投自拟氤氲汤，以平调肾中阴阳，助肾阴平秘而转发“氤氲乐育之气”；并按月经生理节律，后续自拟毓精汤投之，希冀肾阳温煦，奇恒脉暖，以候育嗣。

四诊月经已基本自潮有节，且出现经前乳房微胀、经期小腹胀楚等症状，说明少腹宿瘀已有欲散不能之兆，治当补行结合，法拟益肾通络，继拟首诊养精通络汤化裁之，以


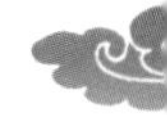

填精畅隧，流营通络。

五诊月经节律性明显恢复，唯右下腹胀楚缠绵反复，务以集中兵力，以捣巢穴。故法拟活血通络为治，持续自拟通络汤化裁投之，以活血行血，理气调营。血行脉畅，气畅营调，药之所至，病随之而去。如上近 2 年的坚持治疗，终使气行血和精实，奇恒地暖和煦，育嗣自成。

上两案均系输卵管因素合卵巢因素所致之综合性继发不孕症，均有输卵管通而不畅及月经延后、量少，经行胸腹胀满等排卵障碍性表现。其中案 1 患者年近“四七……身体盛壮”，肾气平秘之时，却经期延后，经量明显减少，且子宫输卵管碘油造影术提示：子宫偏小，左宫角处片状缺损，辨证当属肾虚精少。虽左侧输卵管通而不畅，但右侧输卵管通畅。结合病史孕 1 产 0，内生殖器官受到手术创伤影响不大，妇科检查：未见明显异常，拟诊盆腔器质性病变不严重。病证合参，拟法先益肾为主，佐以通络调经，待肾精满秘，右侧卵巢排卵时指导房事而获效。案 2 年近“六七，三阳脉衰于上”之时，经量减少乃生理所趋，且子宫输卵管碘油造影术提示：左侧输卵管远端梗阻，右侧输卵管通而不畅。结合病史孕 2 产 1，上环避孕 10 余年后取环致胞宫留瘀，妇科检查宫颈糜烂，宫体后位、饱满、活动欠佳，右侧附件增厚、质韧，辨证属肾虚血瘀并存。病机胞脉不畅，“两精相合”不能。梁教授认为，欲合“两精”，必首畅胞脉。瘀血去、新血生，先行化瘀通络为主，佐以益肾调经，并内外合治，守方化裁，缓图而效。上两案辨治，均体现了梁教授益肾重在“阴中求阳”，善用“四步调经”“调经重在经后”及复方多法、内外合治之学术特色。

## 二、血证要在清通调冲

血证，即以出血为主症的一切证候。其出血量多势猛者，常是妇科危急重症；其出血缠绵迁延、反复发作者，又常是妇科顽难痼症。血证严重威胁妇女身心健康，其证候常为多种疾病之表象，如究其病变，可涉及经、带、胎、产、杂病；究其病因，常虚实夹杂、复杂多变；究其病程，多缠绵起伏，迁延反复；究其病机，乃气血紊乱，多脏受累；究其疗效，终因因果相干，难以根治。

### （一）止血多清通

梁教授认为，血证病因以瘀热为多。实践明示，临证血崩急重症，虽病因寒热虚实各异，但凉血化瘀止血之法必伍其中。缘于如纯投升提，则常因“阴虚阳搏谓之崩”，而“同气相求”，致助阳行血而加重病情；如一派寒凉，则恐寒凝脉滞，致血行不畅而延长病程；如单施活血化瘀，又恐耗血伤阴而助“阳搏”。由此，唯投清热凉血兼以行血活血之味，可凉血止血而不滞瘀，化瘀止血以助生新，新生营和，脉盈隧畅，血自循经，斯为期矣。

梁教授临证常用自拟止崩汤化裁，药用：丹皮、地锦草、益母草、拳参、紫珠草、地榆、茜草、炒蒲黄（包）、炒黄柏，或自拟清漏汤化裁，药用：炒蒲黄（包）、三七末（冲）、生水蛭、三棱、莪术、丹皮、地锦草、益母草、红茜草、当归。止崩汤偏于凉血化瘀止崩，其中兼血虚者酌加阿胶、当归；兼气虚者酌加党参、黄芪；瘀甚者酌加大黄炭、赤芍；热甚者酌加紫草、生地等。清漏汤偏于化瘀凉血止淋，其中偏肝郁者酌加柴胡、郁金；偏瘀者酌加赤芍、地榆；偏气滞者酌加香附、枳壳；偏热者酌加生地炭、旱莲草等。

## （二）固本宜调冲

梁教授指出，妇科血证，除妊娠、产后血证如胎漏、胎动不安、产后血晕、产后恶露不绝等，血止后即临床治愈外，一般月经病、杂病之血证，如月经过多、经期延长、经行吐衄、经间期出血、崩漏、癥瘕、盆腔炎等，均需在血止后继续调治，即调理脏腑，防止复发。对于崩漏一症，更需审因澄源，调整周期，方为治愈。梁文珍教授认为，调整周期即冲任双调，其要在于审因治本。如血热者，当清热凉血以静血海，常选自拟止衄汤化裁，药用：生地、丹皮、赤芍、丹参、旱莲草、女贞子、天花粉、郁金、川楝子、茅根。痰浊者，当化痰泄浊以清理冲任，常用自拟导痰汤化裁，药用：太子参、白术、桂枝、茯苓、陈皮、胆南星、石菖蒲、白芥子、当归、川芎之类。瘀血内阻者，当继以活血化瘀，以畅经隧。肝肾不足者，当以调补肝肾以盈奇恒。务求气血调和，经脉流畅，冲任相资，方有一劳永逸之安。

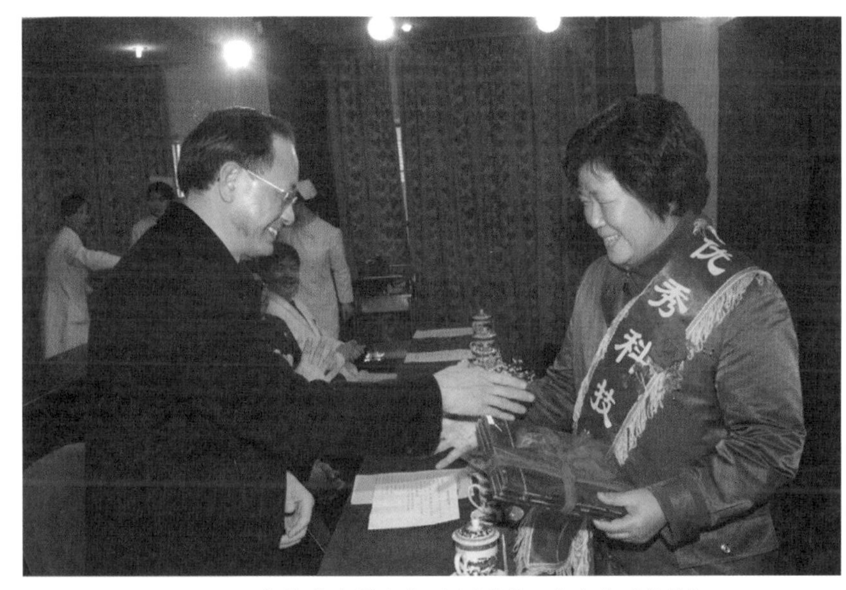


2007、2010 年均获安徽省中医院“科技工作突出贡献奖”

对于经病血证之重症崩漏，除审因治本外，尚需调理月经周期，以恢复月经的生理节律性，这是治疗关键所在。由于妇女不同时期的生理特点有异，故拟法组方用药也可有所偏重。如少年肾气未充之际，“调冲”当以补益冲任为主，以求肾气平秘为目的，不一定刻求规律的月经周期。一旦肾气平秘则血海自盈，其后将逐渐按时满盈溢泻。中年妇女，适逢生育之年，加之工作、琐事烦劳，常致肝郁血滞、虚实夹杂而血不循经。临证常需以疏肝解郁、行滞活血为主法，“调冲”以调理月经周期，恢复月经生理节律性。一般血止后调理脏腑的同时，即按月经节律之特点，遵照血海经行期宜流畅的法则，以如期完成胞宫除旧生新之生理。经后期无邪勿攻，宜填精养血，以促血海尽快满盈，求达肾中重阴至极之状；经间期肾中重阴转阳，胞中气血变化急剧，此期宜平调阴阳，理顺气血，养阴而不碍阳，助阳而不伤阴，以助阳气渐长之势；经前期，血海气血渐趋满盈，肾中阳盛阴秘，有待育胎或至期溢泻，宜温阳助阴，疏理肝气、畅胞脉，以利行经期经血之畅行。对于围绝经期妇女，肾气虚衰，肾中阴阳失调，继而冲任不能相资而经乱出血者，当为人生衰老过程中，药物无法逆转的自然生理状态，因此当取"调冲"，以减少出血为目的。此期妇女先天衰退，诸脏虚弱，临证不宜攻伐，只宜甘淡平缓，尤宜顾护中州，以达"养后天以助先天"之效。对于久而月经不潮，阴中带多状如"锦丝"者，可视作阴精积盛，此宜防病为先，当投温阳行气之品，以期调经、减少出血，有利康复。

梁教授认为，妇科血证，"清通"塞流为首务，否则出血不止，阴血大耗，五脏六腑为之动摇，崩中大下者，甚至瞬间阴阳离绝，危及生命。血止后，更当审因论治以"调冲"，"调冲"之要在于明晰女性生理而区别施治，慎而处之，以达健固脏腑、防止复发之终矢。

典型验案 1

姚某某，42 岁，职员，已婚。因月经严重紊乱 12 年，不规则阴道流血 106 天，于 2009 年 9 月 11 日初诊。

患者月经无明显周期 12 年。末次阴道流血 5 月 28 日，至今 106 天未净，现量多，色鲜红，质黏稠，小腹坠痛，乳房微胀满；神倦乏力，少寐多汗，大便时干；纳谷尚可。

2008 年 11 月 20 日因出血不止，在我科行诊断性刮宫，并将刮出内膜送病理检查，示：宫内膜复杂性增生过长，建议临床随访。

2009 年 9 月 10 日我院 B 超示：子宫 95 mm×52 mm×47 mm，内膜 27 mm。生育史：1-0-0-1(顺产 1 胎后一直工具避孕)。舌质淡暗，苔薄白，脉弦滑微数。

西医诊断：无排卵性功能失调性子宫出血。

中医诊断：崩漏，肾气虚弱、瘀热内阻证。急当治标止血，姑拟凉血化瘀、益气固冲为法，予以自拟止崩汤化裁，药用：地锦草 15 g，益母草 10 g，炒丹皮 10 g，紫珠草15 g，炒蒲黄(包冲)10 g，大黄炭 5 g，红茜草 10 g，拳参 10 g，炒地榆 10 g，阿胶珠 12 g，生黄芪 15 g，炒酸枣仁 15 g，炒黄柏 5 g，10 剂。嘱注意局部卫生及保暖；增加营养，保证充分睡眠；忌食生冷辛辣食物；经期避免剧烈及增加腹压运动；自测基础体温。

二诊，2009 年 9 月 22 日。服上方后阴道流血量减少，刻下 117 天未净，色暗红，质黏稠，小腹痛坠；神情虚烦，少寐易汗；纳谷正常，二便自调；自测基础体温呈持续 36.7℃上下。舌脉同前，改自拟清漏汤化裁，药用：炒蒲黄(包)10 g，三七末(冲)5 g，生水蛭 3 g，生地炭 10 g，丹参 10 g，炒丹皮 10 g，地锦草 15 g，益母草 15 g，红茜草 10 g，当归 10 g，生黄芪 20 g，首乌藤 10 g，7 剂。

三诊，2009 年 9 月 29 日。服上方后于 9 月 27 日血止。现血止 2 天，精神愉悦，唯小腹胀痛不适；基础体温同前。送验血，肝肾功能正常。舌脉同前，拟化瘀澄源法，自拟化癥汤化裁，药用：䗪虫 6 g，生水蛭 3 g，蒲黄(包)10 g，延胡索 10 g，刘寄奴 10 g，王不留行 10 g，三棱 10 g，莪术 10 g，丹皮 10 g，赤芍 10 g，10 剂。

四诊,2009 年 10 月 13 日。血止 16 天,近 8 天颜面水肿,小便正常,乳房微胀,白带偏多,色、味正常。基础体温呈持续 36.7℃上下,中高温相。昨日我院 B 超示:子宫 88 mm×85 mm×44 mm,肌层均细,内膜 15 mm;双侧附件未探及明显异常。提示:子宫内膜偏厚。继拟化瘀调冲为主法,三诊方化裁,药用:䗪虫 6 g,生水蛭 3 g,蒲黄(包)10 g,皂角刺 15 g,王不留行 10 g,三棱 10 g,益母草 15 g,丹皮 10 g,赤芍 10 g,桂枝 10 g,茅根 30 g,10 剂。

五诊,2009 年 10 月 27 日。末次月经 10 月 15—22 日,量明显减少,色暗红,质黏稠,小腹痛坠减轻。现月经第 13 天,水肿消退,带下“锦丝”明显,基础体温呈持续 36.2℃,低温相。舌质淡红,苔薄白,脉滑微弦。拟化瘀益肾,以助“氤氲”。三诊方化裁,药用:䗪虫 6 g,生水蛭 3 g,蒲黄(包)10 g,皂角刺 15 g,莪术 10 g,三棱 10 g,仙灵脾 10 g,丹皮 10 g,赤芍 10 g,巴戟天 10 g,当归 10 g,15 剂。

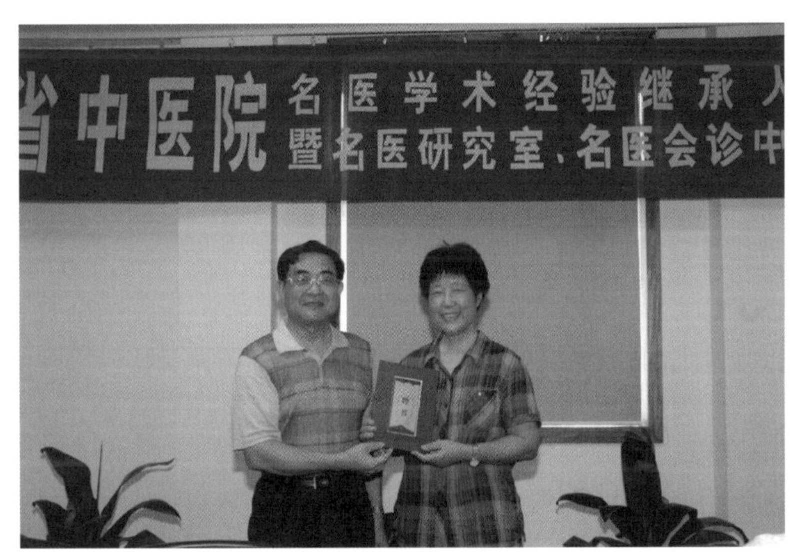


2007 年受聘安徽省中医院医疗及教学质量管理督查组专家(组长)、名医研究室名老中医学术经验继承人指导老师

六诊,2009 年 11 月 24 日。末次月经 11 月 13—18 日,量少,色红,质适中,小腹胀楚。经前基础体温呈典型双相型。11 月 11 日我院 B 超见:子宫正常大小,肌层均细,内膜 13 mm。于子宫前壁探及 9 mm×7 mm 低回声团,内部回声尚均匀,境界尚清晰。提示:子宫小肌瘤。舌脉同前,病证合参,效不更法。药用:䗪虫 6 g,生水蛭 3 g,蒲黄(包)10 g,延胡索 10 g,透骨草 15 g,急性子 10 g,三棱 10 g,皂角刺 15 g,丹皮 10 g,赤芍 10 g,益母草 15 g,陈皮 10 g,15 剂。

末诊,2010 年 3 月 18 日。如上调治 3 个月经周期后,近 3 个月经事按月来潮,周期 5~6 天/28~31 天,末次月经 3 月 12—17 日,量、色、质适中,小腹无所苦。昨日他院 B 超见:子宫正常大小,肌层均细,内膜 6 mm;双侧附件未探及明显异常。停药观察,门诊随访。

[按] 本案脉证合参,辨属肾气虚弱、瘀热内阻证。肾虚失摄,血行脉外,走而无度,致月事无常,经行不止,百余日不净;瘀热内阻,蕴蒸胞脉,热甚则血沸逆,瘀甚则血离经,且热灼血瘀,瘀久助热,如此互累,经血大下,致成血崩。梁教授指出,本案脉络之中必有推荡不尽之瘀血,若不驱除,新生之血不能流通,元气终不能复,甚有转为营损

之虑，治法当凉血化瘀止血。故首投自拟止崩汤化裁。方中地锦草、益母草凉血化瘀、行血止血，为君。丹皮清热凉血，活血行瘀，下行力速，善除血中伏火；伍以大黄，则荡涤下焦之瘀热，清除奇恒之瘀滞；紫珠草微寒，入血分，直折火热而清热、凉血、止血；伍以炒蒲黄，则化瘀止痛、止血之功尤胜。此四药联用为臣，助君药凉血止血、化瘀止痛之功。红茜草、拳参、地榆凉血止血，且拳参、地榆兼有收敛止血之功；阿胶珠、生黄芪益气养血固冲；炒酸枣仁安神定志。六药联用，一则助君药止血并防其化瘀助行血之弊，二则益气养血、静心生水以助君药扶正固冲之力。黄柏为使，引诸药下行，力清下焦之热邪，坚护下焦之阴液。梁教授强调，全方清通并用，止行共伍，此即凉血须佐以活血、血证常以祛瘀为要之意。为防复感外邪及考虑扶正祛邪，嘱其相关调护事宜。

二诊阴道流血117天未净，量减少，色暗红，质黏稠，小腹痛坠，虚烦、少寐、易汗，纳谷正常，二便自调，可知热邪清半，瘀滞内阻，中气未虚，改投自拟清漏汤化裁。方拟蒲黄、三七活血化瘀，行血止血；水蛭破血逐瘀，散癥通络，借其迟滞之性而生血不伤，攻积而无害；丹皮、生地炭、地锦草、益母草、红茜草凉血化瘀，行血止血；丹参、首乌藤凉血行血、安神除烦；生黄芪益气固冲止血；伍当归补血和血，流通阴气，引诸药入冲任。全方不在涩而在行，不在止而在化，“瘀血去则新血已生，新血生而瘀血自去”。此通因通用，不止自止之反治法矣。

三诊久漏已止，唯小腹胀楚不适，自测基础体温始终呈中温单相型，可知标症暂瘥，本因未除。送验血肝肾功能正常，拟化瘀澄源为治法，投自拟化癥汤化裁，以活血化瘀、消癥散结，全方辛散温行，苦泄寒清，平缓中和，虽力专攻伐，但亦有和中凉散之味，甚适本案瘀积而正气未衰时服用。

四诊血止16天，颜面水肿近8天，溲调带多，乳房微胀，基础体温呈持续36.7℃上下的中高温相1周；B超示子宫内膜偏厚。可知肾中阴阳已行转化，然胞中瘀滞仍未清除。药中肯綮，效不更方。继拟化瘀调冲为主法，投以三诊方化裁后，加桂枝、茅根通阳化气、利水消肿；皂角刺伍以王不留行通乳络，除胀满；益母草辛散、苦降、寒凉，入肝经行血消水，凉血解郁；与丹皮、赤芍共伍，以防经前肝气疏之过急而致血行无度。

五诊月经如期行止，经量减少，腹痛减轻，水肿消退。刻逢经间带下“锦丝”明显，基础体温呈36.2℃之生理性低温相，脉滑微弦。可知肾精布露，肝气欲达，月经生理节律显现。治宜顺应生理以助“氤氲”，拟化瘀益肾、温养冲任。继拟三诊方化裁后，加肾经血分对药仙灵脾、巴戟天，辛散、甘补、温行，温补命门，润而不燥，以助经前冲任宜温煦、不宜寒凉之生理。

六诊月经生理节律已恢复，基础体温呈典型双相型。唯小腹胀楚。B超提示：子宫小肌瘤。病证合参，胞脉瘀滞，难以速除，需守法守方，克而不舍，以“复旧”为度。

典型验案2

王某，20岁，会计，未婚。因月经紊乱6年，不规则阴道出血55天，于2010年10月

2 日初诊。

患者 14 岁初潮后月经一直紊乱，时而数月一潮，时而量多或淋漓不净。末次月经 2010 年 8 月 8 日，至今 55 天未净。量时多时少，色淡暗，质稀薄。近 3 天量多，色红，小腹不痛。平时带下量多、质稀、无异味。纳、眠、二便自调。

2010 年 9 月 22 日我院 B 超(检查号 6463125-35)所见：子宫 48 mm×44 mm×30 mm，形态规则，回声均匀，内膜线居中，厚 4 mm，左卵巢大小约 25 mm×20 mm×24 mm，右侧卵巢大小约 31 mm×27 mm×17 mm。

舌质淡红，苔薄白，脉缓弱。

西医诊断：无排卵性功能失调性子宫出血。

中医诊断：崩漏，肾虚证。治拟益肾、固冲、止血。自拟固冲汤化裁，药用：山茱萸 15 g，生黄芪 15 g，续断 10 g，枸杞子 10 g，生地炭 10 g，阿胶珠 10 g，煅龙骨、煅牡蛎(先煎)各 15 g，炒蒲黄(包)10 g，益母草 15 g，地锦草 15 g，炒当归 10 g，7 剂。嘱其注意经期卫生及保暖；增加营养，保证充分睡眠；忌食生冷辛辣食物；自测基础体温。

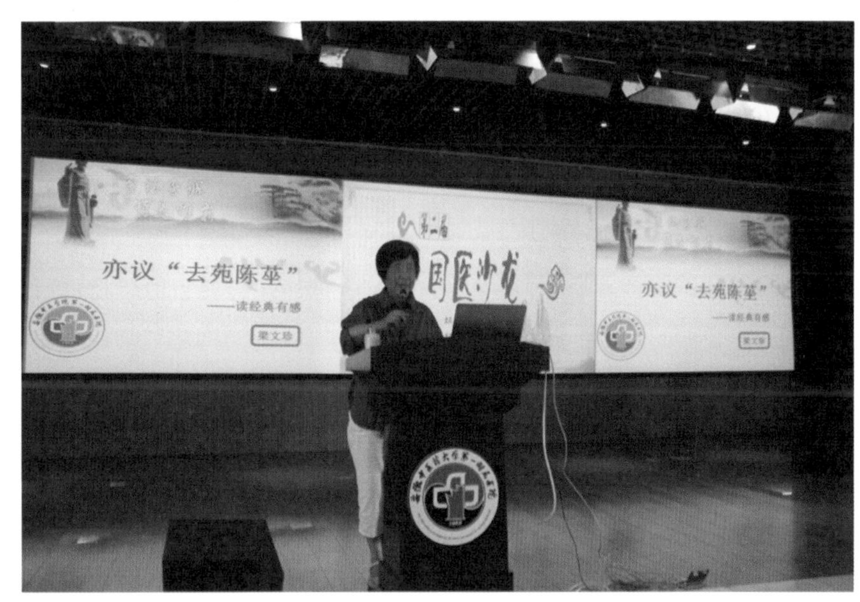


2016 年 6 月参与安徽省第二届国医沙龙学术交流并发言

二诊，2010 年 10 月 28 日。服药后 5 天血止，现血止 1 天。带下量少，无不适反应。舌脉同前，经后毋攻，拟益肾填精为法。自拟滋肾汤化裁，药用：熟地 15 g，菟丝子 10 g，枸杞子 10 g，山药 10 g，山茱萸 10 g，当归 10 g，白芍 10 g，党参 10 g，炒白术 10 g，阿胶(烊化)5 g，12 剂 。

三诊，2010 年 11 月 11 日。现血止 14 天，带下量偏多，色白、质稀。自测基础体温持续低温相。11 月 1 日（血止第 4 日）我院检测血性激素六项（患者号 307907）：FSH 5.38 mU/ml，LH 19.23 mU/ml，$E_2$ 36 pmmol/L，PRL 11.99 ng/ml，T 0.75 nmol/L，Prog 0.3 ng/ml。舌脉同前，拟温肾调冲。自拟温肾汤化裁，药用：菟丝子 10 g，仙灵脾10 g，杜仲 10 g，紫河车(研粉冲)5 g，枸杞子 10 g，西洋参(研粉冲)5 g，白术 10 g，当归 10 g，白芍 10 g，丹参 10 g，10 剂。

四诊，2010 年 12 月 8 日。末次月经 2010 年 12 月 1—8 日，量偏少，色淡暗，质黏稠，小腹不痛，自测基础体温呈 36.5℃上下不典型双相型。现月经第 8 天，无不适反应。继拟益肾调经，首诊方化裁，药用：熟地 15 g，菟丝子 10 g，枸杞子 10 g，山药 10 g，山茱萸 10 g，当归 10 g，白芍 10 g，党参10 g，炒白术 10 g，女贞子 10 g，陈皮10 g，经净始服 12 剂。继以三诊方化裁续服，药用：菟丝子 10 g，仙灵脾 10 g，杜仲10 g，紫河车（研粉冲）5 g，枸杞子 10 g，党参 10 g，白术 10 g，当归 10 g，白芍 10 g，丹参 10 g，12 剂。

五诊，2011 年 1 月 1 日。末次月经 2010 年 12 月 31 日，量偏少，色暗红，质黏稠，小腹隐痛。自测基础体温 36.5℃上下，仍呈不典型双相型。现月经第 2 天，舌脉同前，拟理血调经。自拟调经汤化裁，药用：当归 10 g，生地 10 g，赤芍 10 g，莪术10 g，川牛膝 10 g，丹皮 10 g，蒲黄（包）10 g，醋延胡索 10 g，茺蔚子 10 g，香附 10 g，川芎 6 g，4 剂。

末诊，2011 年 6 月 8 日。如上间断调治 5 个月后，月经今日来潮，量、色正常，小腹隐痛。近 3 次月经基本如期而致，周期 5~6 天/32~36 天，自测基础体温均呈典型双相。舌脉同前，嘱停药观察。

［按］本案病证合参，辨为肾气虚证。肾气虚弱，冲任失摄，经血离经；气血伤耗，冲任益虚，至出血迁延不止。血失温煦，经色淡暗，经质稀薄。虚则补之，脱则固之，治拟益气补肾，固冲止血，方投固冲汤化裁。方中山茱萸酸涩，补益肝肾、强阴益精，收敛元气，固脱止血，为君。黄芪补气升阳、温养脾胃，提升清气；续断苦温，益肾补肝，涩精固冲。两药联用为臣，助君药固冲止血。枸杞子、生地炭滋阴益精，平补肝肾，取阴中求阳之意；阿胶珠补血养血，行血止血，血生则气旺、血行则自能循经；煅龙骨、牡蛎益肾收敛，固冲止血，且镇静安神，神安则静，水生化气，气摄血止；蒲黄甘平，行血消瘀，止血，对药益母草、地锦草疏行滞气、化瘀生新、调冲止血。此 7 味为佐，前 4 味益阴化阳、收摄固冲，助君药流营止血之力；后 3 味伍于补益敛涩药中，寓行于涩，以和营止血，并防补涩留瘀之弊。当归为使，引诸药入冲任，以和血调经。全方旨在气阴双调，通涩并行，补虚行滞，固冲出血。并嘱保暖护阳，饮食清淡，起居有节，强体祛病。

二诊血止，经后气血伤耗，血海空虚，治宜益肾填精、以盈奇恒。方投滋肾汤化裁，全方三阴同补，水壮木柔土厚，血海自然调畅。

三诊血止 14 天，带下量多，色白、质稀；基础体温持续低温相；血性激素六项提示卵巢功能尚待调理。本以顺应月经生理节律为治则，拟温肾调冲法。投温肾汤化裁，全方旨在助血海满盈溢泻之力而畅胞脉之功。

四诊月事行，但量少、色淡暗、质黏稠，经期偏长，行而不畅，小腹不痛，此虚滞故也。刻逢经后，继拟补虚盈脉，以行其滞。投首诊方化裁，以益肾填精、养血调冲；继后续以三诊方化裁，以温肾助阳，培土生水，柔肝达木。

五诊适逢经期，量、色、质渐趋正常，小腹隐痛，示胞中除旧生新之象。经期治宜顺势利导、理血调经。故投自拟调经汤化裁，全方旨在补虚行滞以利胞脉、畅奇恒。

如上顺应月经生理而调之，终获脏腑健固，完成治崩“调冲”之旨。

［按］上两案均系无排卵性功能失调性子宫出血，其中案 1 病史 12 余年，B 超提

示：子宫内膜增厚、子宫肌瘤，可谓“久病入络”“久病多瘀”。“瘀血不去，新血难安”，故“调冲”诸环节均不离化瘀之法。案2未婚，无妊、产之苦，盆腔生殖器官无器质性病变，证候纯属生殖内分泌功能紊乱所致。故治以对症止血，调正月经生理节律为主旨。法以益肾兼以行滞，即每加行血药于补剂中，其功倍捷。上两案病症均属中医崩漏范畴，治愈之要在于调整月经生理节律。可分两步治疗：一步基本恢复月经生理节律，关键在行经期基本正常，以减少出血，利于健康；另一步健固脏腑，即恢复卵巢排卵功能。目前临证简而易行的方法，即令患者自测基础体温，连续2~3个月经周期，基础体温呈典型双相者，可谓卵巢排卵功能基本恢复。此即中医为本、西医为用之法。

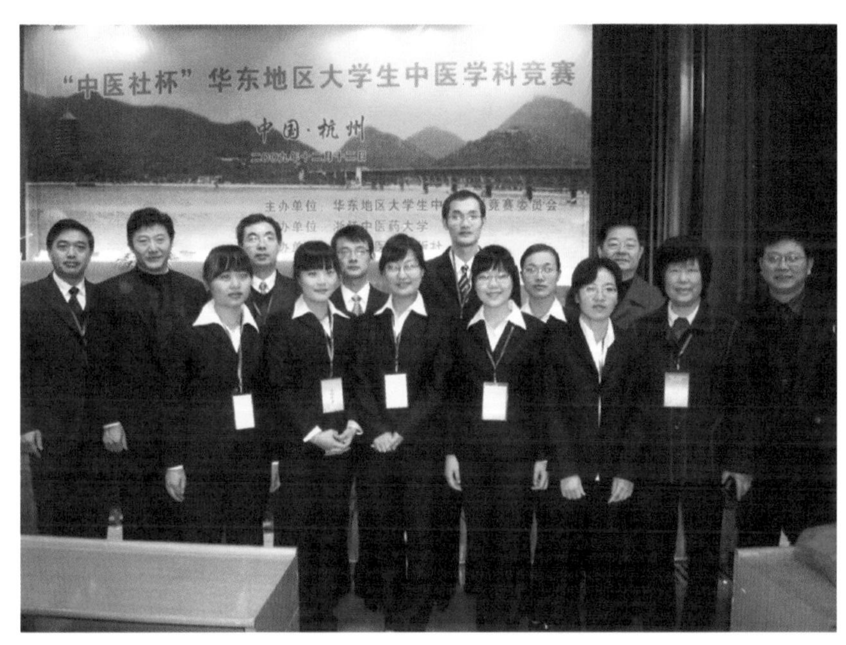


参与浙江中医药大学主办“中医社杯”华东地区大学生中医学科竞赛并任指导老师和评审专家

## 三、痛证克求畅隧消癥

妇科痛证即临证以疼痛为主症的证候。其表现部位可为全腹痛、少腹痛、小腹痛、下腹痛、头痛、身痛、吊阴痛、前后阴坠痛、房帷痛、乳房胀痛、胁肋胀痛等，其中多以小腹痛、少腹痛为多见。疼痛时间可为经期、经行前后、经间期、绝经前后，或胎前、产后，或劳累、房劳、感寒、稽补后等，其中多以经期、经行前后为多见。本症亦可涉及妇科经、带、胎、产及杂病。病因无疑是经脉阻滞，气血运行受阻或无力，欲行不能，致不通或不荣而痛。其证虽可虚可实，或虚实夹杂，但临证因痛而诊者，仍以实证为主。其严重者，可致溲癃便秘、痛满欲厥，甚至昏聩。遵“坚者削之，客者除之，结者散之，留者攻之”之训，梁文珍教授强调，本证除涉及妊娠、产后哺乳外，治则一律以畅隧、消癥为主法。

### （一）畅隧必流营

梁教授强调，畅隧必流营。此法可用于妇科轻、中度痛证。此类方药多选化中有生、生中有化之品，即化瘀而不伤正，生新而不滞瘀，瘀去脉畅，新生营和，营血流畅，脉隧无阻，痛由何生？临证常施自拟流营汤，药用：透骨草、皂角刺、丹皮参、路路通、桂枝、当归、赤芍、郁金、川芎。临证头痛者常伍三七粉、黄芪；身痛者常伍海风藤、鸡血藤；吊阴痛、经行前后阴坠痛、房帷痛者,常伍制没药、䗪虫;小腹痛、少腹痛、下腹痛者,常伍蒲黄、姜黄;乳房、胁肋胀痛者,常伍白蒺藜、王不留行等。证兼湿浊者常伍泽兰、石菖蒲;兼痰浊者常伍浙贝、白芥子;兼郁热者常伍泽兰、凌霄花;兼寒湿者常伍香附、小茴香;兼肝郁者常伍柴胡、玫瑰花等。

(二)消癥必散结

梁文珍教授还指出,消癥必散结。此法多用于妇科因宿瘀内结而致中、重度痛证或疼痛反复发作者。此类痛证投之轻药则拒而不纳,药过峻又恐伤未败之血,故治之较难。认为水蛭性缓生血不伤,善入而坚积易破,借其力以攻积久之滞,故为常用。临证常用自拟消积汤化裁,药用:生水蛭、䗪虫、急性子、刘寄奴、石见穿、三棱、莪术、桂枝、丹皮、赤芍。临证重度疼痛或病久不愈而体实耐攻者,梁教授常伍全蝎、雷公藤等有毒之品,以求“务使不留,则无瘀邪为患”,从而达“气自和而不复聚”之效。

梁文珍教授认为,畅隧、消癥治疗痛证,临证可随病症轻重而灵变之。其病轻者小股参合,制之所胜,防之所乘。病中者,先缓后峻,及病则已;病重者重兵出击,持之不懈,直至获胜。体壮者施以峻剂,体弱者施之以缓剂。投药不必待其瘀证俱现之时,而要审清病证,察晰病机,认准病位,证未显而药先投,先发而治之。《景岳全书·论治篇》指出:“治病用药,本贵精专,尤宜勇敢……若新暴之病,虚实既得其真,即当以峻剂直攻其本,拨之甚易;若逗留畏缩,养成深固之势,则死生系之,谁其罪也。”梁文珍教授强调,凡人身瘀血方阻、正气内存尚易治,阻之久则无生气而难治。故而,医之欲为上工者,平时务修诊病、识证、立法、用方四大基本功,临证既不可沽己之誉,畏首不前,亦不可胸无成竹,妄自呈强。望闻问切宜详,补泻寒温须辨,方能有过人之智以达微妙,有执中之明以辨识毫厘之异同。

典型验案 1

林某某,年龄,37 岁,家务,已婚。

因腹痛 17 年,进行性加重伴月经严重紊乱 7 年,于 2014 年 3 月 13 日初诊。患者下腹疼痛、反复发作 17 余年,近 7 年腹痛进行性加重,伴月经严重紊乱,或量多如崩,或淋漓数旬不止已 2 年。末次月经 2014 年 3 月 7 日,至今未净,量多,色暗红,质黏稠,小血块;小腹胀满、痛坠、动则加重,乳房胀楚,腰酸如折;平时腹痛起伏,腰骶重坠;带下量多,色黄,黏腻,腥秽味;稍劳或房事后诸症加重。上次月经 2 月 17—27 日。刻诊月经 7 天未净,下腹胀楚满痛,神倦虚烦,头晕心慌,少寐多梦,面色㿠白,唇甲无华。近 2 年因腹痛难忍,经量增多,体质虚弱,不能胜任工作而辞职休息。30 岁、32 岁时,曾因腹痛服药无效,分别两次行剖腹探查手术,术中均因盆腔广泛粘连无法进腹而关闭。2012 年他院 B 超所见:子宫前位,体积增大,后壁肌层探及 50 mm×45 mm×49 mm 低回声肿块,界清,回声不均,向宫腔内突起,内膜线前移,厚 8 mm。盆腔探及约 95 mm×49 mm 的不规则液性暗区,内透声差,与左侧卵巢粘连。2012 年 12 月11—25 日,住上海某大学附属肿瘤医院,入、出院诊断:腺肌症合并腺肌瘤,腹茧症。入院前妇科检查:宫体增大如孕4个月大小; B超所见:子宫实质占位(肌瘤可能),盆腔内多发囊性病变(囊肿、包裹性积液),盆腔及两下肢静脉未见明显异常。入院后于2012年12月18日在全麻下,行剖腹探查术+肠粘连分解修补手术。手术中见:各肠段、腹膜与盆壁广泛紧密粘连,肠段与腹膜粘连,各肠段间相互粘连,第3次因盆壁广泛紧密粘连、无法进腹而关闭腹腔。2013年他院B超所见:子宫93 mm×81 mm×75 mm,形态欠规则,肌壁间及浆膜下可见数个大小不等、最大约30 mm×26 mm的低回声块,形态呈圆形,边界清晰,子宫内膜显示不清。CDFI:其内未见明显血流信号。双侧卵巢显示欠清晰,未见明显异常回声。提示:子宫肌瘤、双侧卵巢边界不清、外侧囊块、盆腔粘连。近2年因盆腔囊性积液药物治疗无效,而行每1年1次抽液治疗,抽出液送病理检查结果提示:炎性渗出液。

生育史:0-0-2-0(1989年、1991年各药物流产1次后一直未避孕)。

妇检:外阴,婚式;阴道,通畅;宫颈,肥大,圆滑;宫体,平位,增大如孕4月大小,后壁突出,质硬,活动受限,压痛明显;附件,双侧增厚,质韧,左侧触及一囊性肿块约35 mm×30 mm×40 mm大小,活动受限,压痛明显;右侧增厚,质韧,压痛明显。舌质淡暗,苔薄白,脉细弦滑。

西医诊断:腺肌症合并腺肌瘤,腹茧症,功能失调性子宫出血,盆腔炎性疾病后遗症,继发不孕症。

中医诊断:断绪,癥瘕,气滞血瘀、癥瘕积聚证。

送验血肝肾功能正常后,治拟通络化瘀、消癥散结法,投以自拟流营汤化裁,药用:透骨草15 g,皂角刺15 g,桂枝6 g,蒲黄(包)10 g,延胡索10 g,丹皮10 g,赤芍10 g,地锦草15 g,黄芪15 g,阿胶(烊化)5 g,夜交藤10 g,当归10 g,15剂。嘱注意局部卫生及保暖;忌食酸涩生冷辛辣食物;避免劳累,保证充分休息;自测基础体温。

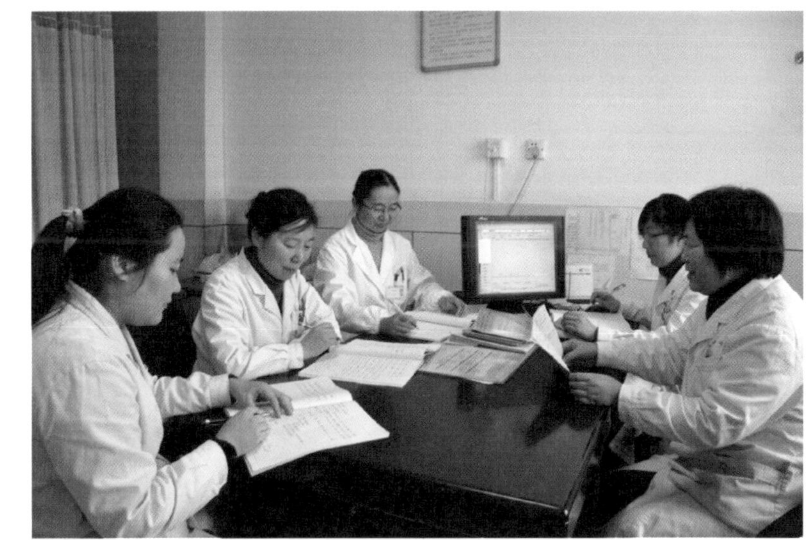

为工作室人员讲解临证病案

二诊,2014年3月27日。末次月经2014年3月7日,至今21天未净,量少,淋漓不畅,余症同前。改拟化瘀止血法,投自拟通络止淋汤化裁,药用:黄芪20 g,阿胶(烊化)5 g,炒蒲黄(包)10 g,三七末(冲)3 g,炒丹皮10 g,地锦草15 g,益母草12 g,红茜草10 g,拳参10 g,当归10 g,10剂。

三诊,2014年4月9日。末次月经2014年3月7—29日,现月经第33天,血止12

天。腹痛、腰酸、眠浅、头晕、乏力。经净后原方加减，药用：黄芪 20 g，当归 10 g，䗪虫 8 g，生水蛭 3 g，雷公藤（先煎 40 分钟）8 g，透骨草 15 g，桂枝 10 g，蒲黄（包煎）10 g，醋延胡索 10 g，皂角刺 15 g，赤芍 10 g，夜交藤 10 g，茯神 10 g。

经净外治：自拟通络灌肠颗粒（院内制剂）保留灌肠，每晚 1 次，每月 15 次，经净开始，连续 3 个月。

经期药用：黄芪 20 g，阿胶（烊化）5 g，炒蒲黄（包）10 g，三七末（冲）3 g，炒丹皮 10 g，雷公藤 5 g，地锦草 15 g，益母草 12 g，红茜草 10 g，拳参 10 g，连服 4~5剂。如上间断治疗 6 个月。

十诊，2014 年 10 月 29 日。末次月经 2014 年 10 月 11—19 日，量多，色暗红，质黏稠，小血块；小腹隐痛，乳胀、腰酸、带多以及头晕、心慌、少寐乏力均明显改善；已能正常操持家务。舌脉同前，继化瘀消癥法。自拟消积汤化裁，药用：黄芪20 g，䗪虫 6 g，生水蛭 3 g，石见穿 10 g，刘寄奴 10 g，透骨草 15 g，雷公藤 5 g，三棱10 g，莪术 10 g，桂枝 10 g，丹皮 10 g，赤芍 10 g，陈皮 10 g。每于经净服用 15~20 剂。

患者因居外省，来回复诊，家属陪伴，往返劳累，要求自行持方于当地取药。遂拟上方予之，嘱每 3 个月复查 1 次肝肾功能，报告正常可续服上方，如腹痛加重雷公藤可用至 8~10 g，先煎 40~60 分钟；腹痛轻微，可去雷公藤；腹痛消失，可去生水蛭、䗪虫，易片姜黄为 10 g，醋没药为 5 g。经期及前后务须休息，以防过度活动牵动胞脉宿瘀，而致病情反复。

［按］本案病症合参，辨属中医血瘀癥瘕证无疑。瘀阻胞脉，不通则痛；瘀之愈久愈甚，久成癥积，腹痛呈进行性加重。瘀血阻络，血不循经，溢于脉外，致经行无度，崩漏淋漓。瘀血内阻，生新障碍，水谷精微化浊内壅，蕴而化热，下注胞宫，而成黄带下多，黏腻腥秽；“血不利则为水”，胞中瘀血，积久不散，化水凝聚，致成腹茧。血耗气伤，上不能荣于头面，内不能润养脏腑，外不能温煦肢体肌肤，致神倦心慌，少寐多梦，面白无华。梁文珍教授指出，虚损之人，气血虚弱，阴阳运行失其常度，动多窒滞，诸症加重。本案实为其本，虚为其标。刻诊月经 7 天未净，伴腹痛、虚烦，法宜治本兼标。投自拟流营汤化裁：方中透骨草味辛能散、能行、能润，性温能走能散，入血分活血通络、散瘀止痛，为君。皂角刺、桂枝通络行滞，化瘀流营，助君药通行之力，使瘀散滞行，癥瘕无存，通则不痛，为臣。蒲黄、延胡索化瘀止痛 、和冲止血；丹皮、赤芍、地锦草凉血化瘀、调冲止血；黄芪、阿胶益气养血、固冲止血；夜交藤养心除烦、安神定志。8 味联用为佐，前 5 味助君药化瘀止痛、调冲止血；后 3 味理血宁心，以补虚除烦。当归入冲任，补血行血、理冲任、调血海，为使。全方寓补于行、通因通用。并嘱自身保养，忌食酸涩生冷辛辣食物，以防滞瘀湿热；保证休息以顾护正气；自测基础体温以客观了解月经生理节律。

二诊时月经 21 天未止，量少淋漓，瘀血不去，新血难安。投化瘀止血，自拟通络止淋汤化裁，意在化瘀行滞、祛瘀止血。梁教授指出，此即治血者，当先以祛瘀为要之意。

三诊经净 12 天，腹痛、腰酸、乏力未减，遵慢病守方之理，酌按月经生理节律，经净内服方药，拟方益气养血、活血化瘀、消癥散结为治，组药以攻为主，攻补结合。经期内服化瘀止血、通络和血之剂。经净辅用通络活血方药保留灌肠，以多方围剿，而取殊途同归之效。

十诊时诉其月经基本满盈有序，腹痛减轻，乳胀、腰酸、带多以及头晕、心慌、少寐乏力均明显改善，已能正常操持家务。然仍见经行量多、淋漓不畅。多年宿瘀，只能缓图，难以速效。治之之要在于乘胜追击，穷其所斯至。宜持续化瘀攻邪。应患者所愿，嘱用消积汤，随症化裁。半年后终见病情稳定，经、带趋常，且能操持家务。梁教授嘱咐，遵顽疾缓取、守方化裁及合方多法之理，本案尚需坚持治疗，酌情减药减量，以求气畅血和、症除体安之效。

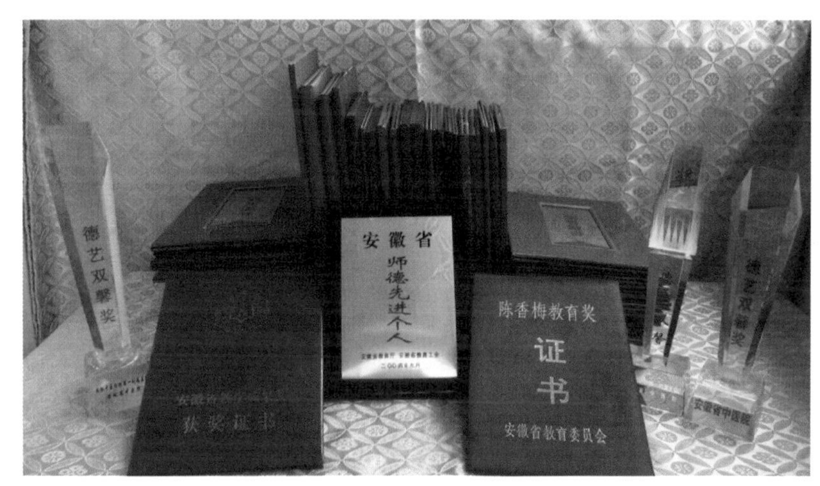

部分获奖证书

典型验案 2

卫某，43 岁，服务员，已婚。因下腹痛 17 年，经前经期发热 4 年，加重 2 个月，于2010 年 5 月 10 日初诊。

患者 17 年前第 1 胎足月妊娠平产后，小腹疼痛，反复发作，每于经期、经行前后、房事后明显加重。近 4 年余每逢经前、经期体温升高，甚则 39℃以上，常需去医院静脉注射抗生素治疗，然一直未能治愈。近 2 个月腹痛、发热趋重，均去医院静脉输液治疗。月经 5~7 天/27~28 天。末次月经 2010 年 5 月 2—8 日，量多，色红，质黏稠，有小血块；发热 39℃以上，小腹痛坠难忍，乳房胀满，腰酸如折。经去住地附近小诊所静脉注射抗生素后热退。现经净第 2 日，小腹痛坠，带下量多，色黄黏腻，味腥秽。曾多次去西医院诊治，均拟诊子宫内膜症异位，对症治疗缓解后反复发作。生育史：1-0-0-1(平产 17 年，一直男方避孕)。舌质淡暗，苔白微腻，脉弦滑。妇科检查：外阴，婚产式；阴道，通畅；宫颈，轻度糜烂，颗粒型；子宫，后位，饱满，质中，活动受限；附件，双侧增厚，质韧，压痛明显。

西医诊断：盆腔子宫内膜症异位，子宫腺肌症，盆腔炎性疾病后遗症。

中医诊断：痛经，经行发热，带下，胞脉癥积，瘀浊内阻证。

予以活血通络、化瘀泄浊法出入，自拟定痛汤加减，药用：蒲黄(包)10 g，血竭末(冲)2 g，三七末(冲)3 g，红藤 10 g，赤芍 10 g，三棱 10 g，莪术 10 g，丹皮 10 g，延胡索 10 g，茵陈蒿 10 g，薏苡仁 20 g，车前草 15 g，甘草 5 g，10 剂。嘱：注意局部、经期卫生；饮食清淡；经期避免剧烈及增加腹压的运动。

二诊,2010年5月22日。药后平时腹痛稍减轻,房事及大便时坠痛加重,腰酸如旧。现月经第13天,带下量多,色黄、黏腻、腥秽。刻逢“氤氲”,胞中瘀浊因肾中阴阳转化被牵动,乘势下注。投用自拟清带汤化裁,药用:丹皮、红藤10 g,赤芍10 g,茵陈10 g,金银花15 g,薏苡仁20 g,车前草15 g,土茯苓15 g,蒲黄(包)10 g,延胡索10 g,黄柏6 g,7剂。

三诊,2010年5月29日。带下量减,乳胀、腹痛如旧。刻逢经前,继拟首诊方化裁,药用:红藤10 g,赤芍10 g,三棱10 g,丹皮10 g,蒲黄(包)10 g,血竭末(冲)3 g,三七末(冲)5 g,延胡索10 g,生水蛭3 g,雷公藤5 g,金银花15 g,浙贝(杵碎)12 g,14剂。

四诊,2010年6月14日。末次月经2010年5月31日—6月5日,量减,色红,质黏稠,有小血块;经期自觉发热明显减轻,腹痛、乳胀、腰酸均趋缓解。平时带下量、色、气味趋向正常,舌脉同前。原方继进,每个月经周期服20剂,嘱连服3个月经周期。

五诊,2011年6月11日。诉服用中药后经期发热未再复发。但因腹痛缠绵,于2010年8月5日住我省某医院,拟诊盆腔子宫内膜异位症,行双侧卵巢巧克力囊肿剥离术加异位病灶电灼术加盆腔粘连松解术。术后西药对症治疗后,又因月经量多,复于2011年5月25日,在该院妇科门诊行宫颈息肉摘除术。术后至今腹痛、腰酸渐趋加重。2011年3月26日省某医院B超所见:子宫后壁多个低回声,最大5 mm×5 mm,提示:子宫腺肌症。末次月经2011年5月20—25日,量多,色红,质黏稠,有小血块;腹痛、乳胀、腰酸趋于加重。平时带下量、色、气味正常。舌脉同前。拟三诊方化裁,药用:透骨草15 g,皂角刺10 g,赤芍10 g,丹皮10 g,蒲黄(包)10 g,三七末(冲)5 g,延胡索10 g,生水蛭3 g,雷公藤5 g,片姜黄15 g,醋没药5 g,薏苡仁20 g,14剂。

六诊,2011年6月27日。末次月经2011年6月14—20日,体温正常,经量减少,色暗红,质黏稠,有小血块;因经前房事致腹痛剧烈,恶心呕吐,乳胀、腰酸,便溏滞下。2011年6月26日复查B超所见:子宫后位,大小55 mm×57 mm×45 mm,肌层回声尚均匀,后壁多个低回声,最大8 mm×9 mm,透声差。左卵巢20 mm×21 mm×19 mm;右卵巢17 mm×14 mm×16 mm。提示:子宫腺肌症。舌脉同前。五诊方易薏苡仁为姜半夏8 g,每月服用15~20剂。

十诊,2012年3月8日。如上治疗5个月经周期后,末次月经2012年2月21—27日,量、色、质正常,腹痛轻微,余无明显不适。要求中药巩固治疗。舌脉同前,原方每月继进10~15剂,嘱连续3个月经周期后,可停药观察,后随访半年未复发。

[按]本案病症合参,辨属胞脉癥积、瘀浊内阻证。癥积内阻,胞脉气血欲行受阻而痛;血瘀气郁,肝脉尤显,肝气有失条达之性而乳胀;胞脉累肾,肾脉不畅而腰酸如折;瘀血化水,蕴热秽浊,下注带黄。梁文珍教授认为,瘀血在腠理,则营卫不和,出现发热恶寒。经期及经行前后,胞宫除旧生新,气血变化急骤,极易牵动宿瘀陈积而致诸症加重。病久迁延,则热附血而愈觉缠绵,血得热而愈形胶固,致近2个月腹痛、发热趋重。实者决之,首诊适逢经净第2日,腹痛带秽,治法活血通络、化瘀泄浊,方投自拟定痛汤化裁,

药用生蒲黄凉血行血、消瘀止痛，为君。血竭、三七均甘温辛散，入血分，为止痛要药，助君药散瘀消癥、活血止痛，为臣。红藤、赤芍苦平共伍，清行并用，功能清泄消散，行滞活血；三棱、莪术为常用化瘀药对，活血化瘀，宽中健胃，虚实皆宜，伍以丹皮之微寒，则互缓温燥、寒凉之性，通行脉中一切寒热瘀滞；延胡索乃血分之气药，利气行滞，解郁消积，通行十二经气分，以助诸血药攻积导滞之力；茵陈蒿、薏苡仁、车前草泄浊利湿止带。九药联用，助君药行滞宽中、泄浊止带，为佐。甘草甘缓止痛、调和诸药，为使。全方功专活血化瘀、通经止痛、泄浊利湿，寓泄利于攻逐，意求瘀行湿利之效。并嘱生活调理，以防治结合。

二诊腹痛稍减，然仍时有加重。刻逢“氤氲”，胞中瘀浊乘肾中阴阳转化下注，致带多、黄腻、腥秽。宜当因时而治，投用自拟清带汤化裁，全方清热化瘀以治本，除湿泄浊以治标，本清标除，带下自止。

三诊带下量减，乳胀、腹痛未除。刻逢经前，继拟首诊方化裁后，以破血消癥、通络止痛与凉血消痈、清热散结两法合用。

四诊效不更方。

五诊诉服用中药后经期发热未再复发，但因行盆腔手术，引动宿瘀，腹痛、腰酸趋于复发，且 B 超提示子宫腺肌症。癥积未除，继以通络畅隧、行滞流营、化瘀止痛、消癥破积，全方力专攻伐，削除瘀结，不可姑息。

六诊复因房事不慎致腹痛、腰酸加重，胃浊上逆，恶心呕吐；瘀浊下迫，便溏滞下。B 超提示：子宫腺肌症。继五诊方去薏苡仁，加姜半夏，以燥湿散结、降逆止呕。

十诊告之经候如常，诸症轻微，嘱原方每月继进 10~15 剂，连服 3 个月经周期后以善后。

上两案均系中医痛证范围内顽难病症。其中案 1 久医未效，腹中恶血当泻不泻，气随血结，水随气聚，交错夹杂，状如茧状，称之腹茧。案 2 瘀浊内壅，腹痛发热，日趋加重。两案均由瘀积生浊，致癥积宿留，秽浊内壅，瘀浊互结，迁延难愈，治之棘手。欲除非常之疾，必用非常之药。两案均投以梁教授常用之化瘀药对、药组，所用䗪虫、生水蛭、雷公藤等均为有毒之品，其中雷公藤务须先煎 40~60 分钟，此以毒攻毒之术。张景岳云：“药以治病，因毒为能。”梁文珍教授强调，医者当熟知药性，知其好恶，用长避短；欲虑其凌厉，当以常药和之，以法制之。病顽药轻，药不达病所，则势必隔靴搔痒，难奏确效。只有守常知变，方药直至病所，使药尽所能，方尽所用，才能对于顽难之疾，小获其效，或现柳暗花明之可能。

## 四、闭经首虑深渊畅流

梁文珍教授指出，闭经是为妇科重症，论病机虽有血隔、血枯之别，然究其病重难治者，当为血枯所致。血枯之与血隔之不同处在于，血隔者病之暂，气血未损，正确辨治，多可恢复；血枯者多病损至数月，甚至半年以上。血枯多因血虚阴竭，枯之为义，无血无精而然，故或以羸弱，或以困倦，或以夜热，或以食饮减少，或以亡血失血等经闭之候。欲其不枯，无如养营；欲以通之，无如充之，此即源头有渊，何愁不流？然渊源深隧，脉道不畅，又何以流之？因此，临证闭经，宜首虑深渊、畅流。

（一）深渊必益肾

经水即血水，其血中有水，水中有气，此血水即气血。气之根，肾中之真阳；血之根，肾中之真阴，肾虚不能藏精，肾阳无以所附，下无以奉春生之令，上绝肺金之化源，奇恒失养而闭涩。月经全借肾水施化，肾水既乏，则经血日以干涸。肾主封藏，宜藏而不宜泻，宜填而不宜伐。故欲深经血之渊源，必补肾益水。补肾之要，在于平调肾中阴阳。临证本少阴之精益以封蛰，厥阴之液益以滋养，太阴之气益以温润，常首以自拟补元汤化裁，药用紫河车、西洋参、阿胶、熟地、菟丝子、枸杞子、山药、山茱萸、炒酸枣仁、当归、白芍、炒白术。证偏肾阴虚者，酌加鳖甲胶、龟板胶以峻补阴精；偏肾阳虚者，酌加鹿角胶以温阳填精、补督理冲；兼肝木阴虚者，酌加黄精、何首乌以酸敛肝阴、甘润木气；兼脾虚者，酌加太子参、炒白术以补中益气、实脾助运；兼气虚者，酌加黄芪、党参以甘润温补、升举中气；兼痰湿者，酌加石菖蒲、胆南星以芳香开窍、通络行痰等。另守“补药必佐宣通”之理，可欲补中有行者，酌加川芎、丹参以温行血海、活血调经；静中有动者，酌加桂枝、川牛膝以流通阴气、走补结合。

（二）畅流务和血

梁教授指出，“精血同源”“精血互根”，精满血盈。血是月经的物质基础，气是推动血行的动力，只有阴血充沛，胞宫方可按时满盈；只有气行流畅，经血方可按时泻止。气血虚弱，补养无力，肾精不盛，封藏失职，安有余血下注冲任化为经水哉？另如气血郁滞，营血留瘀，瘀血不去，新血难生，中焦化源障碍，又何以布精化血以成经水哉？故而调理气血，一则可以充其营血，富其化经之源头；二则可以流畅营隧、经脉，使胞宫气血循行有序，奇恒月水按时盈泻。因此，畅流务必和血，亦为调经之必要手段。临证常用益肾和营汤化裁，药用熟地、菟丝子、枸杞子、山药、山茱萸、女贞子、当归、白芍、炒白术、川芎、党参、丹参；及益肾通络汤化裁，药用菟丝子、枸杞子、仙灵脾、杜仲、巴戟天、黄芪、当归、鸡血藤、川牛膝、制香附。对于形肥湿重者，常用自拟导痰养精汤化裁，药用石菖蒲、胆南星、白芥子、太子参、白术、茯苓、薏苡仁、菟丝子、枸杞子、当归、川牛膝。益肾和营汤偏于滋养冲任、流行血海，适于经后期气血伤耗、胞宫虚盈之时；益肾通络汤偏于温养冲任、理血调经，适于经前期血海满盈、胞脉待行之时；导痰养精汤偏于祛湿化痰、理血调冲，适于痰湿壅阻、胞脉阻滞者。矢在流营畅隧，调理奇恒。精血充、化源奉，气血旺，天癸至，脉络畅，月事如时矣。

典型验案

金某，38 岁，家务，已婚。因月经延后 1 年，半年未潮，于 2012 年 9 月 27 日初诊。

患者近1年月经延后、量少,渐而停闭,每需服用西药人工周期序贯后方能来潮,潮时或点滴而下,或量少淋漓不净。末次月经乃服用西药性激素序贯疗法后,于2012年3月12日来潮,量极少,色淡暗红,质黏稠,胸腹无不适;平时带下量少,色、味无异常。现月经6个月余未潮,时感阴中干涩,少寐多梦,头晕乏力,午后两足轻微水肿。饮食、二便自调。他院2012年8月14日(月经第3日)检测血性激素六项:FSH 113.33 mU/ml(升高),LH 70.60 mU/ml(升高),$E_2$<10p mol/L(下降)。生育史:2-0-3-2(顺产、剖宫产各1胎,后3次人工流产,末次药物流产加清宫后上避孕环,至今2年)。妇科检查:外阴,婚产式;阴道,通畅;宫颈,轻度糜烂单纯型;宫体,后位,正常大小,活动欠佳;附件,双侧(-)。舌质淡红,苔薄白,脉细弱。

西医诊断:继发性闭经,卵巢功能衰退,慢性宫颈炎。

中医诊断:闭经,肾阴虚证。

予以补肾填精、益气养血法,拟自拟补元汤化裁, 药用:熟地15 g,菟丝子10 g,枸杞子10 g,山药10 g,山茱萸10 g,当归10 g,白芍10 g,炒白术10 g,炒酸枣仁15 g,丹参10 g,阿胶(烊化)5 g,鹿角胶(烊化)5 g,西洋参(加水50 ml,冰糖少许,隔锅蒸烂,睡前顿服)5 g,10剂。嘱:增加营养,保证充分睡眠;调情怡志;自测基础体温。

二诊,2012年10月8日。药后睡眠稍安,足肿消退,月经未潮,自测基础体温持续36.7℃左右,余症同前。首诊方去鹿角片,加女贞子10 g,7剂。

三诊,2012年10月15日。月经仍未潮,自测基础体温同前,睡眠尚好,常感头晕,阴中干涩稍有好转。舌脉同前,二诊方加黄芪15 g,10剂。

四诊,2012年10月29日。月经于2012年10月27日来潮,现月经第3天,量极少,色暗红,质黏稠。仍感少寐易醒,偶有头晕乏力,经行阴中作坠,大便滞下,腰酸不适,基础体温持续36.7℃上下波动。

舌脉同前,要求改服膏方。予以滋肾填精、养血调冲法,药用:熟地250 g,菟丝子250 g,枸杞子250 g,山药250 g,山茱萸250 g,当归250 g,白芍250 g,党参250 g,炒白术250 g,川芎100 g,仙灵脾250 g,杜仲250 g,薏苡仁250 g,炙黄芪250 g,炒酸枣仁300 g,夜交藤250 g,茯神250 g,丹参250 g,三七粉150 g,陈皮150 g,紫河车200 g。另:黑芝麻(炒研粉)300 g, 核桃仁(炒研粉)150 g,龙眼肉150 g,银耳150 g,大枣150 g,阿胶300 g,鹿角胶50 g,蜂蜜500 g,黄酒50 ml。上药浓煎取汁后,再入三七粉、黑芝麻粉、核桃粉、阿胶(烊)、鹿角胶(烊)、蜂蜜成膏。服法:早晚饭后15分钟内,各用开水冲服一汤匙,1周后可适当增量至一匙半。 如遇感冒发热、大便溏薄或胃纳欠佳时,暂停数日,待病愈后再进服。

五诊,2013年1月5日。末次月经2012年12月3—14日,量中,色暗红,质适中,经行5日后量少淋漓。上个月经周期自测基础体温呈不典型双相。现月经32天。自测基础体温上升3天,呈明显双相趋势,舌脉同前。嘱经期停服膏方,改服汤药理血调冲,药用：红花 10 g，当归10 g，赤芍 10 g，莪术 10 g，川牛膝 10 g，丹参 10 g，香附 10 g，茺蔚子 10 g，川芎 6 g，5 剂。经净继服膏方。

六诊，2013 年 2 月 2 日。末次月经 2013 年 1 月 20—26 日，量、色、质正常，自测基础体温呈典型双相。现月经 13 天，基础体温 36.2℃，诉“锦丝带”明显。自觉精神饱满，精力充沛，要求继服膏方以巩固之。舌脉同前，原膏方继制一料。

末诊，2013 年 5 月 8 日。近 3 月月经如期而至，周期 3~6 天/30~35 天，末次月经 2013 年 4 月 30 日—5 月 3 日，量略偏少，色、质正常，经期前后无明显不适。嘱停药观察，注意饮食调养，保证新鲜蛋白质及维生素摄入，保证充分睡眠，适当运动，门诊随访。

［按］本案病症合参，辨为肾阴虚证。回顾病史，患者两次足月产，其中一次剖宫产，加之 3 次人工堕胎，致肾精受损。月经全借肾水施化，肾水既乏，则经血日以干涸。渊流枯涸，血海无液，致期欲行不能，月事当下不下而延后数月，甚至半年不行，或行亦极少，甚至点滴而下。虚必夹滞，加之宫内异物避孕环，致使胞脉虚滞不畅，经来黏稠，或淋漓不净。肾精虚乏，无余布露胞宫，致平时带下量少、阴中干涩。精血同源，精少血虚，心神失养，少寐多梦；脑失所荣，体失所濡，头晕乏力。患者年近“六七，三阳脉衰于上”，加之肾精亏损，无以生发阳气，又复阴血亦亏，阳失阴化，温煦失源，气化难行，水湿泛溢，下聚而为足肿。“精者，身之本也”，命门为精血之海，元气之根，五脏之阴气非此不能滋，五脏之阳气非此不能发。本案病本为精亏血少，治拟补肾填精、益气养血，以富水活鱼、增液行舟。方投自拟补元汤化裁：药用阿胶、西洋参为君，阿胶甘、平，我国现存最早药物学专著《神农本草经》将其列为滋补“上品”；西洋参大补精血，有健运之功。张景岳曰：“凡诸经之阳气虚者，非人参不可。”两药联用，一阴一阳相为表里，一形一气互主生成，无逾于此，且性味中正，功能滋阴润燥、补血调冲，以充血海之源而疗经闭。熟地禀静顺之德，疗诸经之阴虚；鹿角片温阳益气、补督调冲，鹿角片与阿胶、西洋参三味联用，精血同补，阴阳双调，有“滋补三大宝”之美誉，亦即“阳中求阴”之意；菟丝子、枸杞子补益肝肾、填精益髓。此四药联用，助君药深渊益源以盈血海、调月经，为臣。山药、山茱萸涩精敛阴、峻补阴精、守行相兼；当归、白芍、炒白术三药，养血、柔肝、健脾，三阴同调，正所谓“脾为五脏之根本，肾为五脏之化源，不从精血何以使其灌溉”；炒酸枣仁养心安神，心宁神安，气血自生。五药联用为佐，调三阴以平阴阳，助生化以滋精源，安心志以静血脉，精生血旺，自能血海溢泻，下阴润泽。丹参活血行瘀、养神定志为使，寓于大队补益品之中，使补而不滞腻，行而助生新。全方补少阴之精益以封蛰，益厥阴之液益以滋养，健太阴之气益以温润，化源滋，生气奉，渊源盈，月事至矣。遵医养结合之理，嘱其增加营养以益化源，保证充分睡眠以“静能生水”；调情怡志，舒肝达木以畅奇恒；自测基础体温以助了解月经节律。

二诊睡眠稍安，足肿消退，月经未潮，基础体温持续 36.7℃左右，病症合参，精血亏虚，血海枯涸，非指日可待，继原法原方进减。

首诊方去鹿角片之温，加女贞子以益肝肾、填精血。

三诊精血稍复，睡眠尚好，阴中干涩稍有好转，然月经仍未潮，常感头晕，自测基础体温同前。舌脉同前，效不更方，投二诊方去夜交藤、加黄芪补气以配阴。

四诊月经终于来潮，虽量极少，然200多日之血海干涸，终见癸水雨露润泽，此为奇恒转机之兆。虽行经耗血使诸症略见反复，然枢机已转，舟船已动，需待继以深渊盈源以流胞脉，改拟膏方滋肾填精、养血调冲治之。方旨填精血、滋冲任，养气血、润血海，宁心志、健中州，行瘀滞、生新血。伍以药食两用之品，既助全方滋补、流行之力，又能略改汤剂煎煮之劳及口感不爽之弊，较之汤剂，具有简便、易行、可口、效验等特点，对于慢性病虚证患者，尤为适合。

五诊月经再行，量增，色、质适中，虽经行5日后量少淋漓，但基础体温呈不典型双相，且刻诊月经32天，基础体温上升3天，呈明显双相趋势，可知月事生理节律已趋恢复，为防经期膏方滋腻滞血，嘱改服自拟汤剂，以理血调冲、顺势利导。经净继服膏方。

六诊月事正常，基础体温呈典型双相。刻逢月经13天，基础体温典型低温相，带下“锦丝”明显，精神饱满，精力充沛，此示肾精充沛，血海布露，奇恒将溢泻有时，继服膏方以巩固之。

本案属西医生殖内分泌疾病中之卵巢性闭经，至目前为止，尚无确切有效治疗方法，也同属中医闭经范畴内“血枯”难治病症，证属纯虚。虽久病夹滞，然虚为其本，滞为其标，本虚不愈，虚滞难消。故始终投以补益治虚之品，少佐和血通隧，此亦壮水盈脉、增液行舟之术。本顽疾缓图及慢病久药之理，并思及中药膏方滋补之优势，改以前期获效方药为开炉方，伍以药食两用之味，制成膏方而施之。膏方不但服用简单、方便、效验，而且还能恣口腹之欲，极滋味之美，易为患者接受而收“乘胜追击”“穷其所至”之效。

获效后，均拟食补及医养结合之旨，嘱以生活调养以善后。另治疗始末，均采用自测基础体温的方法，以科学了解疾病演变及客观评价中医药疗效，并为拟定治则治法提供思路。由上可鉴，中医临证，不但必须中西结合、病症互参，更需充分发挥中医整体辨证、因人制宜、因病施药的特色，以多途灵变之技，攻克顽难痼疾。

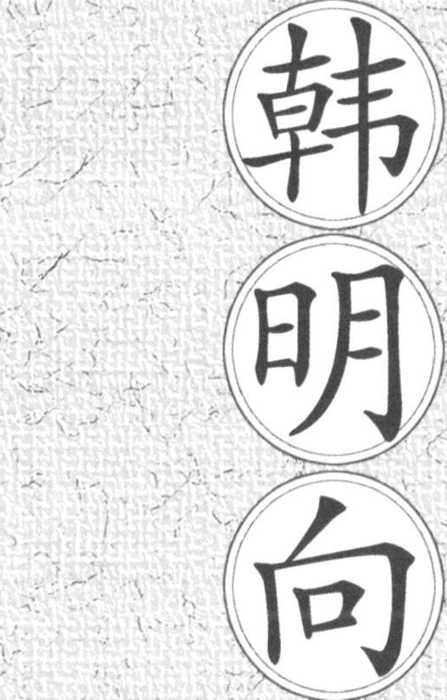
韩明向

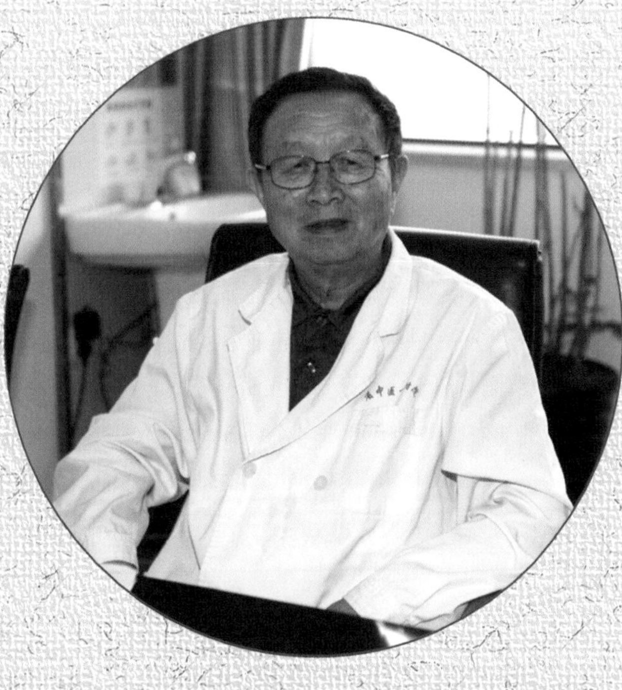

## 第一节 名医小传

韩明向，男，1940年出生于安徽肥东县磨店乡，安徽中医药大学教授，主任医师，先后任北京中医药大学博士研究生导师，香港大学荣誉教授、专科顾问，南京中医药大学师承博士生导师，国家第二、第四、第五批老中医药学术经验继承人指导老师，安徽省首届国医名师，2017年入选全国首届名中医，享受国务院政府特殊津贴。

1956年由组织保送至合肥医学专科学校，学习西医及中医学概论和针灸学。1959年由组织推荐至安徽中医学院本科班学习，毕业后留校工作。1965年后任内科助教，1974年曾在上海龙华医院内科进修，随上海中医内科名医黄文东、徐嵩年等学习。后一直从事中医内科临床工作，历任副主任医师、主任医师、副教授、教授。担任中医内科副主任、主任、教研室主任20年，创建我省第一个中医重点学科中医内科学及中医内科实验室，在此基础上将中医内科分化为5个三级学科，推动了医院中医内科学的发展，为后来医院成功申报国家临床研究基地提供了学术支撑。

曾任附属医院院长、名誉院长，安徽省首个中医重点学科中医内科学学科带头人，安徽省高校、卫生、科研高级职称评委会专家，安徽省学位委员会委员，安徽省保健委员会委员，国家临床新药研究基地主任，安徽省及国家新药评审专家。安徽省首个国家中医药管理局重点学科肺系病学术带头人，免疫学重点实验室学术带头人，以及国家中医药管理局老年病专科、学科、中药学学术带头人。2012年9月，国家中医药管理局韩明向名老中医工作室成立。前后共培养硕士41名，博士9名，师承教育培养省内外学徒13人，境外学徒8人。

主持国家自然科学基金及卫生部、国家中医药管理局及省级项目6项。获科技成果18项，获省科技进步、自然科学二等奖各1项，三等奖3项，地厅级奖多项。主编著作8部，以第一作者及通讯作者身份发表论文180余篇，其中SCI收录1篇。

先后任中华中医药学会理事，中华中医药学会内科分会常委，中华中医药学会内科延缓衰老专业委员会主任委员，中华中医药学会内科呼吸专业委员会副主任委员，中华中医药学会内科心病专业委员会常委，中国老年学会抗衰老科学技术学会常委，中国老年学会抗衰老科学技术学会资深理事(终身)，中国药理学会抗衰老与老年痴呆专业委员会委员，安徽省中医药学会副理事长、名誉副理事长，安徽省中医药学会内科分会理事长，国际中医老年学会常务理事等。

1989年9月及1998年9月两次获安徽省优秀教师称号，1996年9月获陈香梅教育奖，2000年9月获安徽省卫生系统先进工作者称号，2001年10月获中国中西医结合学会中西医结合贡献奖，2014年12月被中华中医药学会肺系病分会授予中医肺系病建设突出贡献奖。

# 第二节 学术特色

## 一、首倡气虚、阴亏、血瘀是衰老的基本病机

韩明向教授认为，生长壮老已是生命的自然规律，衰老是人类生理过程的必然归宿，只可延缓而不能抗拒。《素问·上古天真论》中记载："女子七岁肾气盛，齿更发长。二七而天癸至，任脉通，太冲脉盛，月事以时下，故有子……五七阳明脉衰，面始焦，发始堕。六七三阳脉衰于上，面皆焦，发始白。七七任脉虚，太冲脉衰少，天癸竭，地道不通，故形坏而无子也。丈夫八岁肾气实，发长齿更。二八肾气盛，天癸至，精气溢泻，阴阳和，故能有子……五八肾气衰，发堕齿槁。六八阳气衰竭于上，面焦，发鬓斑白。七八肝气衰，筋不能动。八八天癸竭，精少，肾脏衰，形体皆极。则齿发去。"以男八、女七为基数进行年龄分期，主要以肾气的消长盛衰来说明随着年龄的增长，人体生长壮老已的变化，认为衰老的机制为肾虚。后世医家多承此说，常用补肾方药以抗衰老。韩明向教授通过长期大量临床观察，结合中医古代文献及现代中西医对衰老的研究，并以中医理论为指导，系统调查了老人的证候学特征，发现五脏功能衰退是以肝、心、脾、肺、肾的顺序出现，临床上常表现为肢体麻木、视物模糊（肝阴不足），心悸、气短、脉沉细迟或结代（心气虚），心悸不宁、虑烦失眠（心阴不足），腹胀、纳少、乏力、食后易倦（脾气虚），少气懒言、语声低微、易感冒（肺气虚），腰酸、耳鸣、尿频或失禁（肾气虚），耳鸣、健忘、消瘦、肤干、关节不利（肾阴不足），以气虚、阴亏为主，并多夹瘀血。故认为衰老是机体整体性衰退过程，肾虚仅是衰老整体变化中的一个部分，并从生理、病理方面对衰老的变化加以研究，进而提出"虚—瘀—衰老"的中医衰老模式。文献研究证明，这一发现和《内经》关于衰老顺序的记载惊人地相似。《灵枢·天年》曰："五十岁，肝气始衰，肝

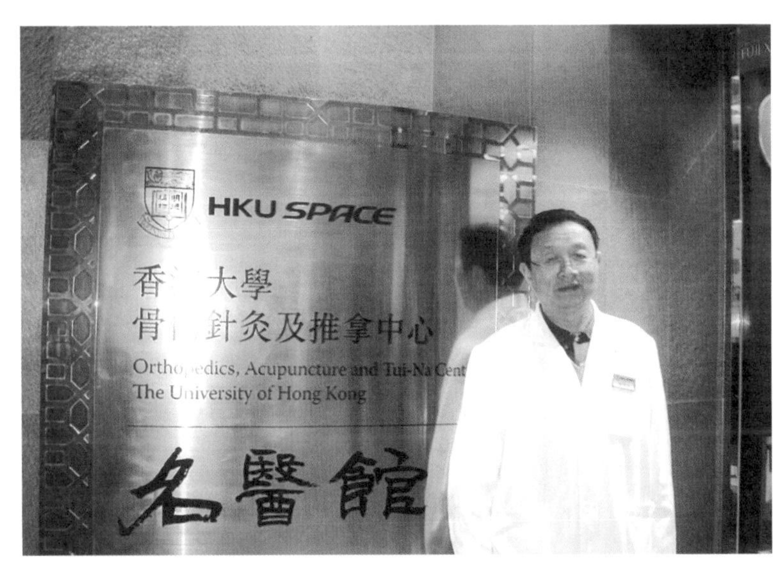

2005—2014 年作为香港大学荣誉教授为香港市民诊疗

叶始薄，胆汁始减，目始不明。六十岁，心气始衰，苦忧悲，血气懈惰，故好卧。七十岁，脾气虚，皮肤枯。八十岁，肺气衰，魂魄离散，故言善误。九十岁，肾气焦，四脏经脉空虚。百岁，五脏皆虚，神气皆去，形骸独居而终矣。"可见随着年龄的增长，机体五脏之气逐渐虚损，最终五脏皆虚而终天年。老年人气常不足，其阴精亦多亏虚。《素问·阴阳应象大论》云"年四十而阴气自半也"，说明老人在长期生命活动中逐渐消耗阴精，且因气虚不能生化及固摄阴精，故老年人阴精常不足。《灵枢·天年》载："黄帝曰：其不能终寿而死者，何如？岐伯曰：其五脏皆不坚，使道不长……又卑基墙，薄脉少血，其肉不石，数中风寒，血气虚，脉不通，真邪相攻，乱而相引，故中寿而尽也。"可知在四十岁后，气虚不足以行血，阴亏不足以润脉，致使血脉运行障碍，临床表现为胸闷疼痛，躯体偏瘫，麻木疼痛，久病不愈，面色紫暗，舌下脉络粗长扭曲，脉结代等。

韩明向教授通过对178例健康老人衰老证候特点的调查发现，老人以虚证表现居多，占83.71%，以邪实表现为主者，仅占10.11%，只有6.18%老人无明显虚实证候表现，而且老人的虚证表现比例随增龄而逐渐增加，在60~64岁时虚证仅占74.3%，而75~78岁时100%表现为虚证。在老年虚证中又以气虚（含阳气虚）、阴虚、气阴两虚（含阴阳两虚）居多，分别为29.53%、14.77%及51.67%。虚证涉及五脏，且以同时病及二脏、三脏、四脏为多。同时还发现有48.32 %的老年虚证夹有血瘀证表现，尤以气阴两虚及阴阳两虚的老人夹瘀为多，分别占59.38% 及84.62%。韩明向教授认为，老人衰老的证候学特点是气虚、阴虚、血瘀，在此基础上，首次提出"虚—瘀—衰老"的中医衰老模式。

中医既往关于衰老的认识，主要体现为某一局部或某一器官形态、功能的衰减变化，但这些变化都是机体整体衰老的暂时的局部反映。韩明向以中医理论为指导，以衰老临床证候调查为依据，充实了中医对衰老的认识，提出"虚—瘀—衰老"的中医衰老模式，认为衰老是随增龄而表现的全身性、衰退性、渐进性的动态过程。主要证候特点为气虚、阴亏、血瘀，其主要病机是随着增龄出现气虚、阴亏、鼓动无力，脉道失润而导致血瘀内停，引起机体整体性、渐进性的衰退变化，且在这一变化过程中"虚—瘀—衰老"可呈现互为因果的循环，继而促进机体的衰老进程。在这一过程中，不仅出现肾气虚及脾气虚证候，也可先后表现肺气虚及心气虚证候；既可见肾阴虚表现，又可见肝阴及心阴不足的表现。虽然可以或多或少或迟或早出现某一两脏气虚或阴虚，但只是衰老进程中特定阶段的特定表现而已。衰老全过程的虚损是以气虚、阴亏为其基本特征。瘀血内停是衰老的又一重要特征。虽然老年血瘀证主要由气虚、阴亏所致，但痰浊、气滞也可促使血瘀证的形成。

针对衰老的主要病机，韩明向采用益气、养阴、活血药物组成抗衰老方"寿星宝"。"寿星宝"曾获得省科技进步二等奖，其处方由人参、黄芪、黄精、白芍、丹参、三七、水蛭、枸杞、何首乌等11味中药组成。经临床与实验研究表明，"寿星宝"能够从多途径、多系统、多层次发挥延缓衰老作用，改善衰老症状，提高老人记忆力及动作反应能力，能延长动物寿命，增加抗氧化能力，改善血液流变性及心肌耐缺氧能力，增加脑额区局部组织血流量，改善大脑神经递质代谢及机体激素代谢等多种功效，提示益气、养阴、活血药物可在多种环节延缓衰老的发生，这也为“虚—瘀—衰老”模式提供了有力的佐证。

韩明向教授在延缓衰老研究方面，受到了包括王永炎院士在内的国内外专家的认可。1993 年参加了在布达佩斯召开的第 15 届国际老年学会议，作为唯一的中医代表发表了相关论文；此后在哈尔滨国际中医延缓衰老学术会议上，其论文作为两篇大会特别演讲之一而备受关注；1999 年受邀参加在北京召开的国际衰老和抗衰老科学技术学会会议，会上交流了他的论文。由于研究处于当时中医药延缓衰老的领先地位，因此安徽中医学院第一附属医院作为主任委员单位，中华中医药学会内科延缓衰老专业委员会挂靠在本院。该项研究获得安徽省科技进步二等奖。

## 二、心气虚的研究

心气虚，指心主血脉及心藏神的功能减退，出现心悸、气短、精神疲倦，活动后加重，面色淡白，或有自汗，舌质淡、脉虚等临床症状。韩明向等以无创心功能仪器检查发现，心气虚患者存在着不同程度的心功能不全，与左心功能不全密切相关，由于心脏储备功能较健康人低，故出现气短、乏力等症状。心气虚患者不仅有左心泵力低、心排出量低，而且伴有血液高凝固性和高黏滞性，以及微循环异常等。韩明向教授发现心气虚证患者的临床症状及体征的积分位与血流动力学参数呈负相关，而与血液流变学及微循环参数呈正相关。因此认为，心气虚证不只是左心功能减退，而是机体心功能、血流流变学、微循环等多种功能减退或障碍的综合表现。部分揭示了所谓“气虚致瘀”即主要由心气亏虚不能维持血脉运行所致，从而丰富了气血相关理论的内容。

韩明向教授通过人参注射剂治疗心气虚证的研究，发现人参不仅可以改善患者的气虚症状和血瘀征象，而且患者的血流动力学、血液流变学、微循环等参数相应得到改善。从对 301 例心气虚证患者的观察中发现，经人参注射液治疗后，不仅明显改善了患者的心气虚症状，还改善了瘀血症状和体征，对 ST–T 波和左室肥大伴劳损的异常心电图也均有较好疗效。与此同时，101 例心气虚证患者的低心排出量状态得到明显改善，全血比黏度、全血还原黏度、血浆比黏度、纤维蛋白原含量及体外形成血栓的长度、干重、湿重等指标也获明显改善。以上研究结果证实，人参具有益气祛瘀作用，其机制可能与其强心、抑制血小板聚集、促进纤溶、改善微循环等作用有关。

韩明向教授通过研究人参注射液治疗冠心病心气虚、心阴虚证 75 例临床疗效，发现人参能显著改善冠心病心气虚证患者心绞痛、心电图异常，降低心气虚证候积分值，显著改善血液流变性、体外血栓、微循环状态异常。而人参对冠心病心阴虚证患者的心绞痛、心电图疗效远比心气虚证差，并且使证候表现加重，使血液流变性体外血栓、微循环异常显著加重或呈加重趋势。该研究结果提示，人参治疗冠心病亦须辨证使用。“气有余便是火”，益气不当可以助火伤阴而加重冠心病心阴虚证。因此临床应用人参治疗冠心病时，必须辨证使用。

1992年在北京举行的国际中医心病会议上，“人参针治疗心气虚研究”的学术论文在大会交流，获得“岐伯杯”奖。鉴于人参针对冠心病心气虚证的研究达到了国内的领先水平，研究得到了政府部门的重视，给予特别立项资助。该项研究获省高校科技进步三等奖。

## 三、运用“因虚致瘀”理论治疗老年病

气血是人体生命活动的重要物质基础，由脏腑化生、输布，而同时脏腑又依赖气血维持正常的生理活动。气血与脏腑密切相关，气血的病变会影响某些脏腑，而脏腑发生病变则会影响气血的变化。“气为血之帅，血为气之母”，血液的化生和推动赖于气，气能生血亦能行血，而气又以血为载体。正如《素问·举痛论》所云：“经脉流行不止，环周不休。”血液在人体是行而不居的，若留而不行，则滞而为瘀。气机郁滞，治节失司，血行不利，滞而为瘀；且痰浊水饮之邪，其性重浊黏滞，易阻碍气机，更易导致血行瘀阻。

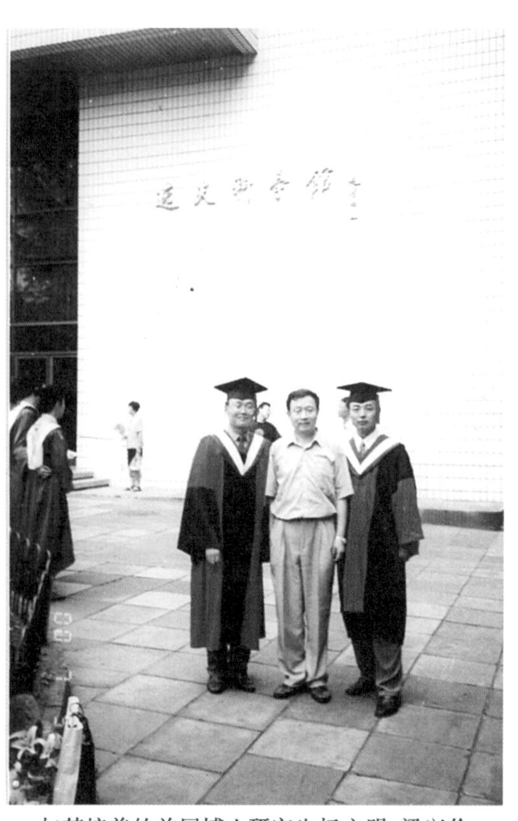
与其培养的首届博士研究生杨文明、梁兴伦合影

韩明向教授带领的团队依据因虚致瘀理论，对内科慢性疾病如慢阻肺、冠心病、老年性痴呆等进行临床和实验研究，证实慢阻肺、冠心病、老年性痴呆等常见老年病患者血液处于高凝状态，血浆黏度、全血黏度、血细胞比容、体外血栓形成均有异常改变，血液流变性降低改变明显。韩明向教授认为，中老年人阴气自半，正气渐虚，而慢性病迁延不愈，更易耗伤正气，气虚则推动血行无力，易形成瘀血。针对老年病因虚致瘀的病机，采用扶正祛瘀的治法治疗慢阻肺、冠心病、老年性痴呆等老年慢性病，取得了一定疗效。该项研究获得安徽省科技进步三等奖。

### （一）扶正祛瘀法治疗慢性阻塞性肺疾病稳定期

慢性阻塞性肺疾病多属于中医“肺胀”的范畴，乃肺气胀满，不能敛降的一种病证。临床表现为胸部膨满，憋闷如塞，喘息上气，咳嗽痰多，烦躁，心悸，面色晦暗，或唇甲发绀，脘腹胀满，肢体水肿等，严重者可出现神昏、痉厥、出血、喘脱等危重证候。韩明向教授认为，临证从虚瘀论治慢性阻塞性肺疾病稳定期，可以明显改善患者生活质量，提高抵抗力，减少急性加重发作。

### ❶ 补肺纳肾，金水相生

韩明向认为，慢阻肺急性加重期多为感染诱发，以痰热壅肺最为多见，而稳定期则表现为不同程度肺肾两虚，出纳失常，可见胸闷气喘，动则尤甚等。肺为气之主，肾为气之根，缓解期以肺肾气虚为主，然久病尤其是反复急性加重，痰热壅肺而耗伤阴津，故治疗既要补益肺肾，又要固护肺肾之津，金能生水，水能润金，从而调畅气机，益气养阴，纳气平喘。

### ❷ 标本同治，补虚祛瘀

韩明向教授认为，瘀血病机贯穿于肺胀发病的全过程。肺主气，朝百脉，气虚肺失治节，虚久必瘀。《丹溪心法》云："肺胀而嗽，或左或右，不得眠，此痰夹瘀，血碍气而病。"肺胀多是本虚标实之证，常以肺肾虚损为本，以痰瘀水饮潴留为标，治标之法，则当以祛瘀为主。正如《血证论》所言："须知痰水之壅，由瘀血使然，但去瘀血则痰水自消。"在重用补益肺肾之剂时，佐以活血化瘀以治标，诸药合用，配伍合理，标本同治，补虚不留瘀。

### ❸ 肺胀"虚瘀"理论代表方——参七虫草胶囊

参七虫草胶囊是韩明向学术团队研制的，专为肺胀之肺肾亏虚、气阴不足、瘀血阻肺而设，能补益肺肾，活血祛瘀，为标本兼治之方，由西洋参、冬虫夏草、参三七等组成。方中重用西洋参，其味甘、微苦，性凉，归肺、胃经，功能益气养阴、清虚火、生津止渴，治肺虚久嗽、失血、咽干口渴、虚热烦倦。现代药理研究发现，西洋参具有抗氧化、抗缺氧、调节免疫功能等功效。冬虫夏草，味甘，性温，归肺、肾经，功能补虚损、益精气、实腠理、止咳化痰，为滋养肺肾之要药。治痰饮喘嗽，虚喘，痨嗽，咯血，自汗盗汗，阳痿遗精，腰膝酸痛，病后久虚不复。现代药理研究发现，冬虫夏草具有调节特异性和非特异性免疫功能、改善呼吸系统功能、保护肾脏，抗心肌缺血、抗心律失常、降低冠脉血管阻力、抗衰老、抗氧化、抗炎等作用。参三七，止血散瘀，治咳血、便血等。现代药理研究发现，参三七具有止血抗凝、抗炎镇痛、增加冠脉流量、抗心肌缺血、扩血管降压、抗心律失常、抗脑缺血、保肝、护肾、抗氧化与衰老、免疫调节、调节中枢神经系统功能、降血脂等作用。纵观全方，以西洋参为君药，辅以冬虫夏草益肺肾之精，佐以参三七活血化瘀以治标，诸药合用，配伍合理，标本同治，补虚不留邪，祛邪不伤正，遣药精当，立意深明。全方切中"本虚标实"的基本病机，既补益肺肾，又活血祛瘀，标本同治，充分体现了中医标本兼治及辨证与辨病相结合的特点。

## （二）补心活络饮治疗冠心病

冠心病乃本虚标实之候，病机特点为本虚标实，虚实夹杂。本虚指机体气血阴阳的亏虚，以气阴两虚为主；标实指痰饮、血瘀、寒凝、气滞等因素痹阻胸中血脉，其中以瘀血阻滞心脉为主要病机所在，两者相互影响，从而引起胸痛的发作。

### ❶ 气阴两虚为本

气阴两虚证的形成与很多因子有关，如致病因素、体质、环境、年龄等，此外急性热病、慢性消耗性疾病和误用汗吐下治法都可导致气阴两伤；体质为阴虚或气虚，现代人的生活节奏紧张，长期劳心则伤阴、劳力则伤气，都会在临床中形成气阴两虚的病机。气血津液是构成人体的物质基础，随着年龄的增长，人体内的气血津液逐渐衰少，机体萎缩，脏腑功能随之减退。心主血脉，为五脏六腑之主。全身血液的生成和运行与心气的推动作用密切相连。心气亏虚，血液的生成与运行功能均受限制，导致心血不足、血行迟缓，并且心气对血液的运行也有固摄作用，心气亏虚常导致血液运行不利。心、血、脉系统的功能完善需要心气的充足作为基础，心气亏虚，心、血、脉系统功能不利，常发为胸痹心痛。

### ❷ 瘀血阻络为标

“不通则痛”是指某些致病因素侵袭机体，使其经络、脏腑气机痹阻，血脉瘀滞不通而引起的疼痛。即疼痛的发生原因是有形之邪的阻滞或气机的郁滞。李杲在《医学发明·泄可去闭葶苈大黄之属》中，明确提出“通则不痛，痛则不通”的观点，这充分说明心脉痹阻不通必然会导致心痛的发生，而心气盛衰与心血盈亏决定着心脉的通利。气虚会导致机体气化作用减退，气化作用的减退会造成血液生化不足，则阴液亏虚，脉道不充，久之可导致血液运行不畅，瘀血阻于心脉而发为胸痹；阴虚日久，阴不制阳，阳气亢盛，虚火内生，炼液成痰，痰饮停聚心脉，而成胸痹心痛。血瘀日久也可致气虚，阴液不足，心脉失养，发为胸痹。《素问·举痛论》所指“脉泣则血虚，血虚则痛”，即提出血虚血瘀而致疼痛。心血心阴亏虚，不能充盈脉道，脉道空虚，因虚致瘀。《医林改错》提及“血有亏瘀”，即为血虚血瘀。血瘀证形成又可加重血虚阴虚，即所谓“瘀血不去，新血难生”。《医学衷中参西录》指出：“阴虚而成瘀者……流通于周身必然迟缓，血即因之而瘀，其瘀多在经络。”气虚往往会导致血瘀，瘀血阻滞而络脉不通，又易导致气虚。老年人往往由于年事较高，机体功能衰退或疾病发生较久，累及中焦，生血之源匮乏，或慢性失血，而致阴血虚损、脉道干涩，以致成瘀。

### ❸ 治疗冠心病代表方——补心活络胶囊

韩明向教授早在1991年就提出用益气养阴、活血通络的治法治疗冠心病。冠心病属中医胸痹心痛范畴，其主要病机是本虚标实，虚实夹杂，以气阴两虚为本，瘀血阻络为标，依据“益气养阴、祛瘀通络”的治疗方法，创立中药制剂“补心活络胶囊”。补心活络胶囊具有益气养阴、活血通络功效，由黄芪、麦冬、水蛭、三七、延胡索等组成。方中黄芪味甘，性微温，归脾、肺经，能补五脏之虚，尤善补脾肺之气而实胸中宗气，主要功效是益气扶正以治本。《本草求真》言其为“补气诸药之最”，指出黄芪最擅长补脾肺之气。黄芪不仅长于补气，亦通调血脉，逐瘀破癥。麦冬味甘、微苦，性微寒，归心、肺、胃经，可以养心阴、清心热，并有除烦安神的作用。水蛭，味咸苦，性平，归肝经，能破血通经、逐瘀消癥。本品咸苦入血，破血逐瘀力强。延胡索味辛、甘，性温，主归心、肝、脾经，有行气、活血、止痛的功效，善治胸胁胀痛、胸痹心痛等症。 三七味甘、微苦，性温，归心、肝、胃、大肠经，既可化瘀止血，又可活血定痛。现代药理学研究表明：黄芪对心脏功能有三点作用，其一能明显扩张冠状动脉，显著改善心肌微循环，从而增加冠脉血流量和营养心肌的血量，对抗因垂体后叶素分泌失常引起的心肌缺血；其二可稳定心肌细胞膜，减轻心肌细胞的损伤；其三能明显提高机体抗氧化能力，减轻氧自由基所造成的心肌损伤等。麦冬除具有抗心肌缺血和抗心律失常的作用外，同时还具有抗血栓形成和改善微循环的作用；麦冬多糖可保护心肌，同时具有抑制心肌缺血造成的自由基生成增加和清除氧自由基的作用。水蛭主要含水蛭素、肝素等成分，有抗凝血、抗血栓、降脂和抗炎的作用。三七的主要成分在临床中发挥着止血作用，同时也有明显的抗凝作用，能抑制血小板聚集，并使全血黏度下降，有强大的抗心律失常作用。延胡索多种制剂均有较好的镇痛作用，延胡索中的有效成分四氢帕马丁有一定的镇静催眠作用，同时延胡索总生物碱对缺血性心肌有明显的保护作用。

该项研究获得广东省科技进步二等奖。

### （三）从虚、瘀论治老年性痴呆

老年性痴呆，是以记忆力下降、认知功能障碍、意识障碍、生活自理能力及社会活动能力下降甚至丧失为特征的老年常发疾病，是老年前期和老年期痴呆主要的原因，是老年人群中继心脏病、脑血管病、肿瘤之后的第四大杀手。老年性痴呆，属于中医老年呆病范畴，以善忘、呆、傻、愚、笨为主要临床特征。韩明向教授早在 1993 年就开始研究老年性痴呆，认为痴呆系因年高肾精亏虚或气血衰少，以至髓海失养，或因脾虚痰浊内生而蒙蔽清窍，神志不清，或气滞、瘀血内阻，脏腑化生之气血不能上荣于脑，脑海不充而形成，并对智脑胶囊治疗痴呆作用和机理进行研究。

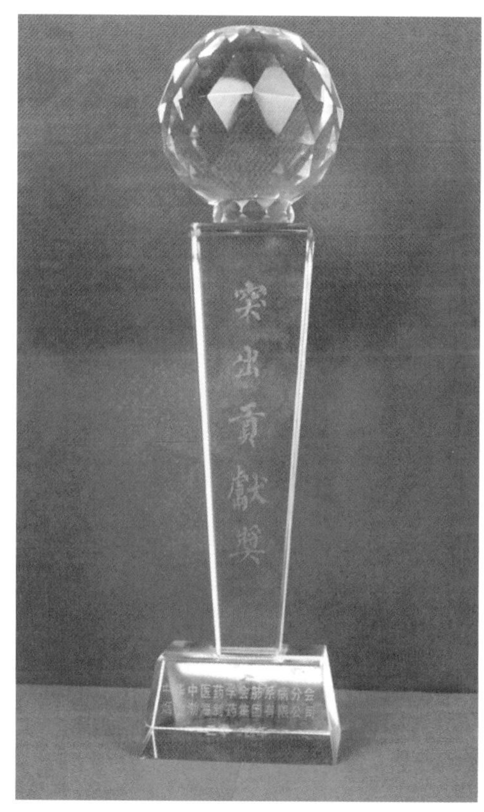

2014 年获中国中西医结合学会突出贡献奖

#### ❶ 肾虚精亏是老年性痴呆的根本原因

韩明向认为，老年性痴呆的病机以肾虚精亏为主，人至老年，肾精不足，可致气化无源，无力温煦、激发、推动脏气，精不化血或阴血不充，可致阴亏血少，血失流畅，脉道涩滞乃至血瘀。中医素有“老人多瘀”“久病必瘀”“虚久致瘀”的说法，伴随增龄的五脏虚衰与瘀血的产生，虚瘀二者有着密切的因果关系。肾为先天之本，贮藏精气，只宜封藏，不宜外泄，故肾病最易耗损精气。精气一虚，不能生髓通脑，脑髓渐消，神明无主，而出现一系列脑功能减退征象，如智力障碍，失认，精神呆钝，动作迟缓，头晕耳鸣等。又肾精能化生血液，精血同源，精血充足则能滋养脑髓，维持正常脑功能。若精血亏虚，髓海失充，脑神不荣，亦可发为痴呆。此外，年老体衰，五脏损伤，穷必及肾，均可致肾阳亏虚，阳不蒸腾气化，且津液亏乏，不能上濡脑髓，脑髓枯萎，神明失用，五神失司，或肾阳不足，不能化水，水停体内而为痰浊，阻痹脑络，清窍被遏，而致神情呆钝善忘。肾阴为一身阴液之根本，若肾阴亏耗，则阴精不足，无以养髓，脑髓失养，髓海不充，而神志失聪。或阴虚血少，血脉不充，脉道滞涩，瘀血丛生，阻滞脑络，亦可发为痴呆。

### ❷ 痰瘀交结是老年性痴呆的发病关键

韩明向认为，老年性痴呆的形成主要由于"虚、痰、瘀"致神机失用，引起呆傻愚笨而发病，病位在脑，与肾、心、肝、脾、肺等脏腑密切相关。病因则为肾虚髓海不充为本，痰浊和瘀血为标。痰瘀交结、阻滞脑络是老年性痴呆的主要病理因素和发病的关键。脾胃为气血生化之源，主运化水谷津液，是人体升降出入的枢纽。人到老年，"阳明脉衰"，脾胃虚弱，不能"溢精""散精"，水谷津液聚而成痰，或流注于血脉，或走注于经隧，或充塞蒙闭于清窍，而有"脾为生痰之源"之说。肾阳亏虚，不能蒸腾气化，水津不布而酿生痰浊。或火不暖土，脾运失职而致痰聚，若肾阴亏虚，阴虚火动，炼津为痰。年老体弱，正气不足，脾肾亏虚，气血生化乏源，气虚血少，"气虚不足推血，则血必有瘀"，血少脉道枯涩，涩亦可致瘀。脾气亏虚，脾失统血，血溢脉外，离经而居，亦为瘀血。肾精不足，肾阳虚衰，阳虚则寒，寒凝则血泣而为瘀；阳气亏虚，无力推动、激发脏气，元气既虚，必不能达血管，血管无气，必停而为瘀；或精不生血，脉道不充，血不流畅，血府涩滞亦可致瘀。血行不畅，瘀阻脑络，令人善忘。痰浊与瘀血形成之后，交结为患，互为因果，导致病情加重，缠绵难愈。痰浊瘀血同出一源，痰来自津，瘀来自血。瘀血内留，着而不去常可生痰；而瘀血积久，亦可致痰。此外痰瘀在一定条件下可相互转化，痰瘀交结，阻碍气机，阻碍清阳，使清阳不升，元神之府失养；或痰瘀直留脑髓，阻塞清窍，损髓伤神，均可致愚笨、呆傻、善忘之症。

### ❸ 智脑胶囊治疗老年性痴呆的研究

智脑胶囊是韩明向团队研制的中药制剂，由党参、黄精、石菖蒲、川芎等药物组成，既能健脾益肾、益气养阴，又能豁痰祛瘀、开窍健脑，为标本兼治之方。党参，甘，平，归脾、肺经，具有补中益气、和胃生津、祛痰止咳之效，用治脾虚食少便溏，四肢无力，心悸，气短，口干，自汗，脱肛，阴挺等。黄精，甘，平，归脾、肺、肾经，具有补气养阴、健脾、润肺、益肾之效，用治脾胃虚弱，体倦乏力，口干食少，肺虚燥咳，精血不足，内热消渴。石菖蒲，辛、苦，温，归心、胃经，具有化湿开胃、开窍豁痰、醒神益智之效，用治脘痞不饥，噤口下痢，神昏癫痫，健忘耳聋。川芎，辛，温。归肝、胆、心包经，具有活血行气、祛风止痛之效，用治头痛，风湿痹痛，胸胁刺痛，跌仆肿痛，月经不调，经闭痛经，癥瘕腹痛。诸药合用，共奏化瘀通络、益肾健脑之效。实验研究证实,智脑胶囊能促进正常小鼠的学习记忆功能,拮抗氢溴酸东莨菪碱、亚硝酸钠及40%乙醇所致的小鼠记忆获得、巩固和再现障碍。在同等临床用量下药效优于脑复康组,能明显增加脑内蛋白质、RNA含量,提示智脑胶囊作用于学习记忆的多个环节,其中促进脑内新的蛋白质、RNA等生物大分子形成是该药改善学习记忆的主要机理之一。临床研究表明,智脑胶囊有一定的改善VaD智能的作用。

该项研究获得北京中医药大学优秀博士论文二等奖。

## 四、首倡肺气虚证分度

20世纪90年代,对肺气虚证的认识,是指气虚证加肺部定位症状。韩明向教授根据中医理论及肺气虚证临床发生、发展、演变,首次按照肺气的卫外功能、主气功能及治节功能减退,将肺气虚证分为轻、中、重三度,这种分度,比较符合肺气虚证的临床表现及转变,对肺气虚证的认识比较全面、比较有针对性。

### ❶ 卫外功能减退

皮毛为人体之藩篱,能抵御外邪,固护肌表。肺气虚不能宣发卫气达于体表,卫外之气不足,机体抵抗力下降,易招外邪侵袭,则反复感冒,经久不愈;肌表疏松,腠理不固,则恶寒怕冷,动则自汗,肺不布津于体表,则可致皮肤干燥,毛发干枯,甚至脱落。同时可伴有神疲、乏力、气短、舌淡、脉濡等气虚证的一般性表现。肺的卫外功能减退,既可以单独出现于肺气虚证的早期,还可与肺的呼吸及治节功能障碍并见于肺气虚证的中晚期。因此,卫外功能减退贯穿于肺气虚证的全过程,是肺气虚证的常见表现。

### ❷ 主气功能失常

肺气受损,气无所主,失其宣发,则出现呼吸不畅,胸闷,咳喘,鼻塞,多嚏,喉痒,或卫气郁闭,腠理闭塞而无汗;失于肃降,而见咳逆上气,痰多喘满,呼吸短促等。若肺病及脾,脾胃受损,气津不化,聚湿生痰,又上犯于肺、阻碍气道,则可见咳嗽气憋痰多,胸脘满闷,食少倦怠,舌淡、苔白腻、脉沉缓滑。病久肺气不足,肾气难充,以致摄纳无权而虚气上逆,咳嗽喘促,畏寒肢冷,腰膝酸痛,小便清长,动则气喘加重等。呼吸失常见于肺气虚证的中期,与治节功能障碍并见则出现在肺气虚证的晚期,是肺气虚证的主要表现之一。

### ❸ 治节功能障碍

肺朝百脉,肺气虚时运血无力,血脉瘀阻,故见心悸,胸闷,喘促气急,舌唇青紫,舌质紫黯,肢冷,指甲青紫,颈部青筋暴露,舌下脉络瘀阻等症。肺为水之上源,主肃降而通调水道。肺气虚衰,宣降失职,气不化水则致水道壅塞,水湿横溢,或淫溢肌肤,或停于胸腹,出现全身水肿,腹部及下肢尤甚,按之凹陷没指,倦怠,腹胀脘闷,口腻不渴或口干不欲饮，小便短少，便溏。肺气虚衰，则水液不能运化转输，以致膀胱气化不利，水道不畅，出现肺脾气虚的癃闭。若肺气虚弱，虚陷于下，致膀胱失约，小便失禁，则出现气虚不运的遗尿等。肺具有宣发、肃降之功能，能协调人体气机的升降。肺气虚则气机升降失常，清气下陷则见头目晕眩、身倦乏力、气短懒言等症，甚或久泻久痢，内脏下垂；浊气上逆则腹部胀满，干呕嗳气，纳少呕恶，甚至扰动心神蒙蔽清窍，表现为心烦易怒，神昏谵语等。治节功能障碍主要见于肺气虚证的晚期。

总之，肺气虚证是肺气多种生理功能减退或障碍的一种表现。根据临床观察，它具有渐进性、阶段性、全身多脏器性变化的特征，即肺气虚症状逐渐加重，病情逐渐发展，进而累及心、脾、肾的功能障碍。

肺气虚证的分度——

根据肺气虚证临床发生、发展的全过程，将肺气虚证分为轻、中、重度。

轻度：其基本病机是肺的卫外功能或部分主气功能的减退。其临床特征为反复感冒或久咳痰白，伴有神疲乏力，少气懒言，恶风或自汗，舌胖或有齿印，脉虚无力。

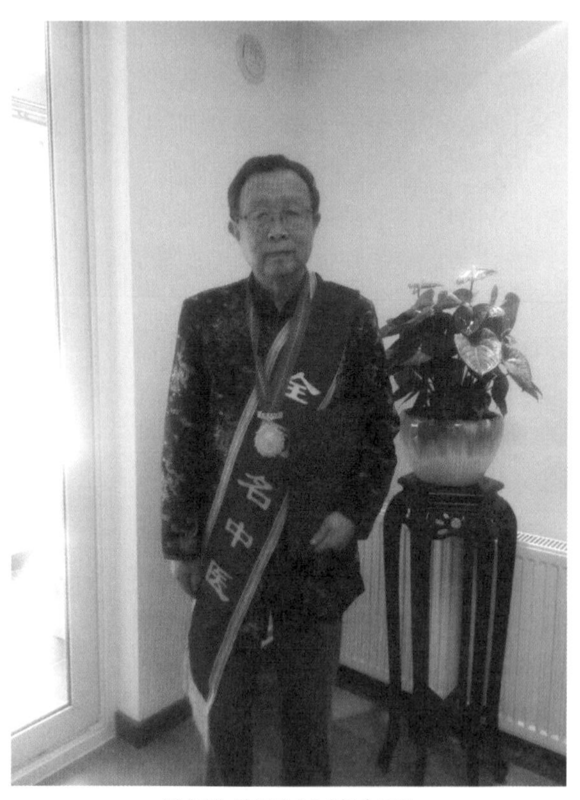

被评为首届“全国名中医”

中度：其基本病机是肺的卫外功能及主气功能障碍。其临床特征为轻度肺气虚一系列表现的发生频率、持续时间及程度均加重，并表现有气短喘促，动则尤甚。

重度：肺的卫外、主气及治节功能全面减退或紊乱，此为其基本病机，以致在中度肺气虚的基础上出现上不能助心行血、下不能通调水道，气机逆乱，升降失常。其临床表现为在中度肺气虚症状加重的基础上，出现心悸，唇青，舌紫，颈部青筋暴露，尿少，水肿，腹部膨胀，甚至可见神昏谵语、抽搐、吐衄等。

肺气虚证轻度、中度、重度三者之间既有病机、病证上的不同，又有发生、发展、演变之相互联系。根据肺气的生理功能和肺气虚的临床演变过程，对肺气虚证进行临床分度及客观化研究，符合临床实际情况，且有利于把握肺气虚证的变化而指导临床治疗。该研究获得安徽省自然科学二等奖。

# 第三节 临证精粹

## 一、从温论治痰饮咳喘

“痰饮”始见于《金匮要略》，常以咳嗽、咳痰，痰清稀量多，气喘胸闷，反复发作，迁延难愈为主要临床表现。现代医学常见于慢性支气管炎、肺气肿、支气管哮喘、慢性咳嗽等多种疾病。韩明向教授根据痰饮咳喘病位在肺，基于肺喜温而恶寒及病痰饮者当以温药化之的理论，主张用温肺、温脾、温肾、温阳的温法治疗痰饮咳喘。痰饮总属阳虚阴盛、本虚标实之候。其本在于脾肾虚寒，其标责之于外邪袭肺。风寒外袭是肺系疾病最常见的病因或诱因。阳虚则气化失司，水津不布，停蕴为痰，留而为饮，且肺为娇脏，不耐寒热，开窍于鼻，外合皮毛，外邪常先犯肺。素体阳虚复感外邪，痰饮阻于气道，肺气不降而见咳喘诸症；肺失宣降，津聚为痰，痰阻肺络，久而络滞生瘀。唐容川《血证论》云：“盖人身气道，不可有塞滞，内有瘀血，则阻碍气道，不得升降而喘。”痰瘀阻络，影响肺之宣肃，气之升降，咳喘则难平。慢性咳喘患者多于冬春寒冷季节发作或加重，患者常有面色晦暗、畏寒肢冷、咳痰清稀、口唇爪甲发绀、胸满气喘等症，提示慢性咳喘患者存在气阳不足、痰瘀互结的情况。然饮为阴邪，得温则行，遇寒则凝。温法为中医八大治法之一，用温肺之法治疗肺系痰饮咳喘疾病，多因肺为华盖，位居上焦，外合皮毛，风寒之邪由皮毛玄府直入，外寒内侵常居十之八九，气阳虚弱为其关键所在。根据痰饮咳喘的病理特点，疾病发展的不同阶段，肺脾肾病位的演变，基于肺喜温而恶寒的理论，宗病痰饮者当以温药和之，以温辨治。

### （一）温肺散寒，解表蠲饮

韩明向教授认为，痰饮咳喘常由外感风寒诱发或加重，外寒引动内饮而发病。治疗上既要外散风寒，又要内蠲痰饮。如哮病，临床多从寒哮论治，寒痰伏肺是哮喘发病的主要病理环节，而阳虚体质遇有形寒饮冷是哮喘发病的主要原因。又如肺胀，发病原因乃肺本虚，复感外邪而诱发，寒邪引发居多，正如《诸病源候论·咳逆短气候》云：“肺虚为微寒所伤则咳嗽，嗽则气还于肺间则肺胀，肺胀则气逆，而肺本虚，气为不足，复为邪所乘，壅痞不能宣畅，故咳逆，短乏气也。”临证用小青龙汤、射干麻黄汤加减效佳，多用干姜、细辛、五味子温肺化饮，半夏温利痰饮，麻黄辛温散寒，宣肺平喘，但切忌一味强调大辛大热之品，更不能妄用过多寒凉之剂。自拟温肺化饮方（炙麻黄、白芥子、紫苏子、白前、金沸草等），性味多为辛苦温之品，立温阳以治其本，化痰降气为治其标，以奏温化宣散之功。患有高血压、青光眼、心动过速者，慎用麻黄，可以黄荆子或重用百部代替。

（二）温肾化饮，纳气平喘

肾阳亏虚是痰饮咳喘的主要病因之一。肺为水之上源，主通调水道，病初多由于肺气郁滞，上焦水道不通；日久肺虚不能化津，脾虚不能转输，水津停而成饮，饮聚为痰，痰随气逆，则咳喘不已。然"肾者主水，受五脏六腑之精而藏之"，久病穷必及肾，肺失宣降，通调失职，必及于肾，气化关门失司，水泛为肿为喘，咳逆倚息不得平卧。如肺胀，病初以肺气阳虚为本，日久终致肾阳虚，肾虚不能制水，则水不归源，化为痰饮。肺为气之主，肾为气之根，久病肺肾两虚，症见咳逆喘息，呼多吸少，动则尤甚，痰清量多，畏寒肢冷，腰膝冷痛，夜尿频多，面足水肿，舌淡暗而胖、苔白滑，脉多沉细弱等肾阳温煦不足之征。临证常用真武汤、补肺汤、金匮肾气丸化裁。处方以附子、干姜温肾助阳，山药、茯苓健脾利湿。

（三）温阳行瘀，化痰逐饮

慢性咳喘患者感寒发作时多见面色青晦，畏寒肢冷，口唇爪甲发绀，甚者舌上可见瘀斑瘀点，舌下可见脉络迂曲，此为肺失治节，无以助心行血，导致血脉瘀阻。如肺胀，病变首先在肺，继至脾肾，后及于心。初病多痰，久病必瘀，痰瘀为阴，阴损及阳，阳气虚弱，无以温煦血脉，血脉不利，瘀血内阻，血瘀水停则咳喘难平。临证可用桃红四物汤、葶苈大枣泻肺汤、阳和汤等化裁。处方以熟地、川芎、葶苈子温阳行瘀，化痰逐饮。

（四）温脾益气，培土生金

脾属土，肺属金，脾为肺之母。如肺胀的病变首先在肺，继则影响脾，子盗母气，脾失健运，可致肺脾两虚，肺虚不能化津，脾虚不能转输，形成痰浊、水饮等病理产物。痰饮总属阳虚阴盛，治疗重在温化，同时兼顾温脾益气，培土生金，手太阴之标与足太阴之本并重，缓解期巩固疗效，预防复发，提高生活质量。临证常用二陈汤、苓桂术甘汤、六君子汤、黄芪建中汤化裁。处方以白术、茯苓、黄芪健脾益气，化痰祛湿。

**典型验案**

陶某，女，24 岁。2012 年 9 月 7 日初诊。

主诉：反复发作性胸闷、气喘 20 余年，再发加重 7 天。

现病史：患者幼时起病，多在天气变化受凉后出现发作性痰鸣气喘，平素畏寒肢冷。诊见：胸闷，气喘，伴咳嗽、痰白清稀，夜间易发，汗出较多，时有鼻塞、鼻痒，舌淡胖、脉沉细滑。

中医诊断：哮病（冷哮证）。

治法：温阳化饮，止咳平喘。

处方：射干 10 g，炙紫菀 10 g，款冬花 10 g，炙百部 10 g，炒白芍 10 g，杏仁 10 g，荆芥穗（后下）10 g，白前 10 g，白芷 10 g，苍耳子 10 g，麻黄根 10 g，炙麻黄 8 g，细辛 3 g，五味子 6 g,辛夷 6 g,地龙 6 g,干姜 6 g,炙甘草 6 g。

7 剂,水煎服,每日 1 剂,早晚分服。

二诊,2012 年 9 月 14 日。夜间胸闷、咳嗽好转,痰清稀,易出汗,鼻塞、鼻痒症状缓解,舌淡胖,脉沉细滑。治拟兼顾生痰之源,原方去麻黄根、地龙、苍耳子、辛夷,加茯苓、法半夏、浮小麦各 10 g,陈皮 6 g。续进 7 剂。

三诊,2012 年 9 月 21 日。哮喘未作,夜间仍咳,痰少清稀,诉畏寒肢冷明显,汗出减少,舌淡暗、苔薄,脉沉细。原方去茯苓、陈皮、法半夏、浮小麦,加桂枝、附子(先煎)、巴戟天、淫羊藿、鹿角霜各 10 g,续进 7 剂。

四诊,2012 年 9 月 28 日。药后诸症减,嘱坚持用异功散、玉屏风散调复。

[按] 本例乃寒痰伏肺,遇感引触,痰气交阻,壅阻气道,发为哮病。外寒每易引动内饮,故受寒易发;寒为阴邪,易伤阳气,故形寒肢冷;寒痰为患,故见咯痰清稀;肺开窍于鼻,肺气不利而见鼻塞;舌脉亦为寒痰伏肺之征。治以温肺化饮,以射干麻黄汤化裁,射干、麻黄降气平喘,干姜、细辛温肺化饮,紫菀、款冬花润肺化痰,白芷、苍耳子、辛夷宣通鼻窍。“脾为生痰之源,肺为贮痰之器”,温肺化痰基础上加以培土生金,故二诊时加半夏、茯苓、陈皮温脾燥湿化痰,以杜生痰之源。肾为气之根,肾阳是一身阴阳的根本,肾阳温煦不足,症见痰清量多,畏寒肢冷,舌淡暗而胖,苔白,脉沉细之征。温肾阳以充全身之阳气,元阳壮而阴翳消,痰饮自消,咳喘自平。故三诊时加桂枝、附子、巴戟天、淫羊藿、鹿角霜补肾温阳化饮,并坚持以异功散、玉屏风散调服,改善肺脾气虚体质,减少发作。

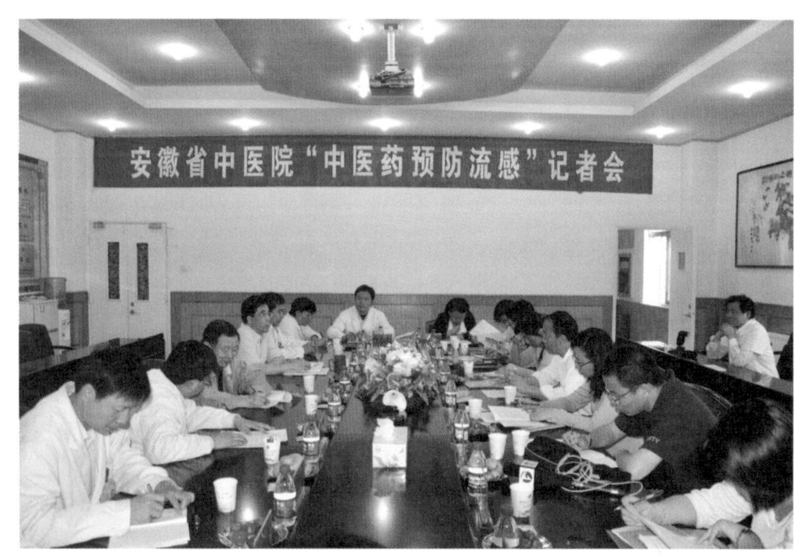


主持中医药防治流感新闻发布会

## 二、止嗽散化裁治疗咳嗽

韩明向教授擅用止嗽散加减治疗临床多种咳嗽,并作为治疗咳嗽的通用方,如风寒咳嗽加羌活、防风,风热咳嗽加银花、连翘,燥咳加贝母、知母,痰饮咳嗽合射干麻黄汤加减,痰热咳嗽合泻白散加味,痰湿咳嗽合二陈汤,痰饮咳嗽合射干麻黄汤等,多取得满意疗效,而为他极力推崇。咳嗽是肺系病的主要证候之一,虽然五脏六腑皆令人咳,但是咳嗽病位必不离肺。肺为华盖，为五脏六腑遮风挡雨。肺为娇脏，不耐寒热，忌用苦寒之品，以免壅遏肺气，致气血津液凝结，经脉阻滞；亦不可过用辛热药物，以免热邪内侵，迫津外泄，气随津脱，津亏气耗。肺位属上焦，上焦如羽，非轻莫举。外感咳嗽的治疗以祛风为基础，止嗽散出自新安医著《医学心悟》，是一种广谱治咳方，具有疏风宣肺、化痰止咳之功效，临床上咳嗽多者可在此方的基础上裁方化裁，因证施治，常获奇效。止嗽散由紫菀、百部、白前、桔梗、荆芥、陈皮、甘草7味药物组成。方中紫菀、百部为君，两药味苦，入肺经，其性温而不热，润而不腻，皆可温润止咳化痰。桔梗味苦辛而性平，善于开宣肺气，能升提肺气以利膈；白前味辛甘性平，长于降气化痰，下气开壅止咳。两者协同，一宣一降，以利肺气之宣降，增强君药止咳化痰之力，为臣药。4味药物有调整气机升降的功能。佐以陈皮宣肺利气祛痰，荆芥散风解表，甘草缓急止咳，和桔梗配伍更有利咽止咳之功。综观全方，药备7味，量极轻微，具有温而不燥、润而不腻、散寒不助热、解表不伤正的特点。以止嗽散为基本方，根据外感咳嗽、内伤咳嗽的虚实情况进行辨证加减运用，虽看似平淡无奇，实则达到“药不贵险峻，唯期中病而已”的治病意图，临证收效甚佳。

典型验案

裘某，男，51岁，初诊2013年11月11日。

主诉：咳嗽、咳痰10余天。

现病史：患者10天前因天气突变受风后出现咳嗽，咳痰，咳嗽呈阵发性，痰多色白，呈泡沫样，胸脘痞满，纳差，苔腻，脉滑。

中医诊断：咳嗽（风痰咳嗽）。

治法：祛风化痰，宣肺止咳。

处方：荆芥穗10 g，防风10 g，杏仁10 g，紫菀10 g，款冬花10 g，炙百部10 g，白前10 g，半夏10 g，桔梗10 g，陈皮10 g，茯苓15 g，蝉蜕8 g，炙甘草6 g。7剂，水煎服，每日1剂，早晚分服。

二诊，2013年11月18日。患者诉咳嗽、咳痰、胸脘痞满症状较前明显好转，痰量减少，色白，纳可，睡眠一般，舌脉如前。守方加建曲10 g，酸枣仁30 g，再进7剂。

三诊，2013年11月25日。患者诉偶有咳嗽，痰少，饮纳一般，睡眠尚可，守前方进7剂，嘱患者注意饮食起居。

[按] 该患者于天气变化时受风吹袭，风邪入体，伤及肺脏，正如《临证指南医案·卷五》所云：“盖六气之中，唯风能全兼五气……由是观之，病之因乎风起者自多也。”病情迁延，肺气亏虚，又有痰湿内阻，风痰夹杂，发为本病。风痰咳嗽时似无表证，或先有表证，表解后咳嗽迁延不愈，临证多见咳嗽突发突止，痰多泡沫或喉痒，痰鸣，苔薄白、脉滑等症状，治宜祛风散邪，止咳化痰。治疗以止嗽散合二陈汤祛风化痰止咳。方中紫菀、百部味苦，皆入肺经，温润平和，共为君药，具有润肺化痰、止咳平喘之效。桔梗辛散苦泄，易开宣肺气，引风邪而出，《医学启源》谓桔梗“治肺，利咽痛，利肺中气……肺经之药

也”。白前味辛苦性微温，长于降气化痰，止咳平喘，合用桔梗，宣降结合，使肺气疏通布散，以助君药之效，为臣药。君臣相配，调节气机升降。陈皮理气健脾，半夏化痰祛湿，共奏燥湿化痰之功效。荆芥、防风散风解表，以祛在表之风邪，与桔梗配合，共奏疏风解表之效。款冬花、杏仁止咳化痰，茯苓利水健脾，调节一身之津液代谢。蝉蜕利咽祛风、宣散风邪，甘草缓急止咳，合桔梗利咽止咳。本方“温润和平，不寒不热，既无攻击过当之虞，大有启门驱贼之势。是以客邪易散，肺气安宁”，具有温而不燥、润而不腻、散寒不助热、解表不伤正的特点。

## 三、温肺止嗽汤加减治疗顽固性咳嗽临床经验

顽固性咳嗽是指无明显肺部疾病证据，病程持续超过 8 周之咳嗽。引起顽固性咳嗽的主要病因有：鼻后滴漏综合征（PNDs）、支气管哮喘、慢性支气管炎、胃食管反流（GER）、服用血管紧张素转换酶抑制剂（ACEI）、嗜酸性粒细胞性支气管炎等。这些原因引起的顽固性咳嗽占呼吸科门诊病例的 70%~95%。其病程长，咳嗽严重而顽固，一定程度上影响患者的正常生活，治疗上颇为棘手。

顽固性咳嗽久咳病程缠绵，病因病机复杂。肺系病日久而涉及多脏，或多脏病而影响肺，诚如《素问·咳论》所言：“五脏六腑皆令人咳，非独肺也。”又如《素问·宣明五气篇》曰“肺为咳”，可见咳嗽尤其顽固性咳嗽，是以肺系病为主的与五脏六腑相关的全身性疾病。其病因，《河间六书·咳嗽论》谓：“寒、暑、湿、燥、风、火六气，皆令人咳嗽。”《景岳全书·咳嗽》说：“外感之嗽，必因风寒。”韩明向教授遵循古人教诲，结合临床实践，认为咳嗽的病因虽然六气皆令人咳嗽，但以风寒最为常见，患者多当风感寒，形寒饮冷而咳嗽；咳嗽的病位必不离肺，但与五脏六腑功能失调密切相关，如肝火犯肺、脾湿生痰、肾水上逆等均可引起咳嗽。韩明向教授认为，顽固性咳嗽由于久咳而耗伤阳气，导致阳虚阴盛、津液不化而成痰饮。初期为肺气虚，气不布津，津液凝聚为痰；渐波及脾肾，脾阳、脾气亏虚，运化失职，肾气、肾阳不足，蒸化失司，则痰饮内生。痰饮既是主要病理产物，又能成为重要的致病因素。肺脏清虚而娇嫩，为脏腑之华盖，喜温而恶寒，阳气亏虚，痰饮内伏，阻滞气机。且肺失宣降，卫外不固，外邪每易入侵，成为咳嗽反复发作的重要诱因。

临床中所见很大一部分久咳患者，其主要症状为干咳无痰，或咯痰量少，寒热之象大多不显著，给辨证带来一定难度，故疗效不佳。医家在临床治疗中有从肝治咳，有从肾治咳，有从大肠治咳，有从心肝同治等，众说纷纭。顽固性咳嗽一病常为肺脾肾阳气亏虚，痰饮内伏为其本，外邪袭肺为其标，故韩明向教授常以温肺散寒、止咳化痰为基本治法。疾病初期，或久病突然加重，或兼有表证者，以温阳散寒、宣肺止咳为主；久病痰饮咳喘，治以温阳化饮、止咳平喘，见有瘀血者，佐以化瘀；疾病缓解期，治以温补脾肾而固本。临床每每本虚标实，虚实错杂，痰瘀互结，综合运用温散、温化、温补之法，兼顾他脏，辅以益气健脾、温阳补肾等法，临证每多效验。

韩明向教授治疗顽固性久咳时，强调用药“轻宣温润”。肺居高位，用药需轻宣，方达

病所。明代医家汪机有“肺受病易，药入肺难”之说，吴鞠通则言“治上焦如羽，非轻不举”。肺为娇脏，不耐寒热，外合皮毛，开窍于鼻，易受外邪，肺喜润恶燥，用药宜温润。明代梁学孟《痰火颛门》云：“大抵咳证只宜温平，肺号娇容，药味少凉即寒，稍燥即热，治咳方禁用辛燥，学者不可不知。”韩明向教授认为“百病生于痰”，顽固性咳嗽反复发作与痰饮内蕴密切相关，以宣肺散寒、温肺化痰为主，多选用温药，以治痰为核心，重在温化。喜用自拟温肺止嗽汤（射干、炙麻黄、干姜、细辛、五味子、白芍、炙紫菀、款冬花、炙百部、白前、前胡、杏仁、荆芥穗、茯苓、炙甘草）加减。方中，射干开结消痰、利咽喉，麻黄宣肺散寒、化饮止咳，为开宣肺气之要药，宣畅肺气而平咳喘；干姜、细辛温肺化饮，善走肺、脾、肾三脏，温暖脏器而去寒邪；五味子收敛耗散之肺气，白芍养血益阴，与麻、辛、姜诸辛散之品同用，使散中有收，不至于耗散伤气和温燥伤阴；紫菀、款冬花、百部都入肺经，其性温而不热，润而不腻，皆可温润除痰，下气止咳；白前、前胡味辛甘、性平，长于降气化痰，下气开壅止咳；杏仁降气止咳平喘，荆芥轻宣升散，疏风散寒，合杏仁宣肺降气；茯苓健脾利湿，淡渗逐饮；炙甘草缓急止咳，调和诸药。诸药相配，共奏宣肺散寒、化饮止咳之功。对于因寒饮蕴肺、感寒加重，伴胸闷气喘的顽固性咳嗽效果显著。

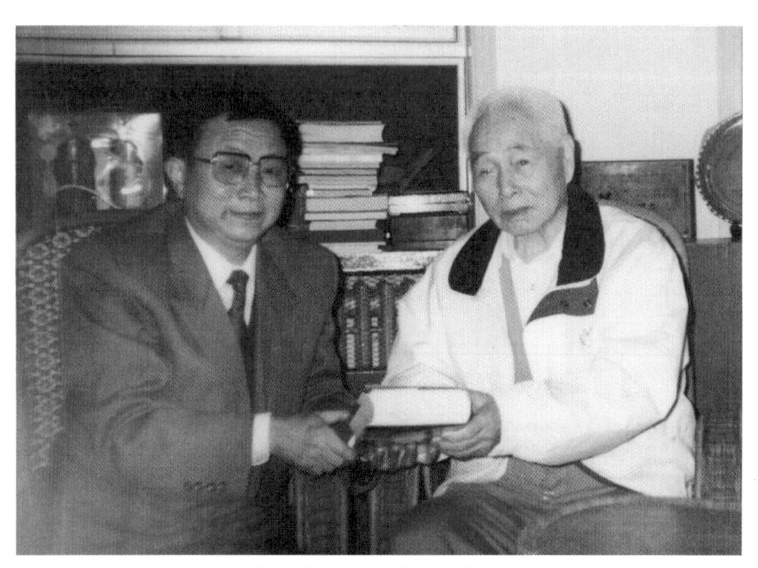
拜访前卫生部部长钱信忠

临床应用中，若痰少难咳者，加桑白皮、川贝母清肺润肺化痰，开郁散结；痰多容易咳出加半夏、陈皮燥湿化痰；痰黄稠而畏寒肢冷，或痰色黄白相兼，为寒热夹杂者，加用桑白皮、黄芩、鱼腥草、浙贝母等清化痰热；舌红咽干者加北沙参、百合滋阴润肺；呈阵发性咳嗽或咽痒者加蝉蜕、僵蚕祛风解痉止痒；鼻塞、流涕、鼻痒、喷嚏加苍耳子、辛夷花、白芷疏风通窍。韩明向教授治疗兼夹证药味较少、用药专一，故药能直达病所。疾病缓解期多用玉屏风、异功散和补骨脂、巴戟天、淫羊藿甚至附子、肉桂以防复发。

典型验案

曹某某，女，55岁，初诊2008年12月24日。

主诉：反复发作咳嗽15年。

现病史：患者15年来反复发作性咳嗽，秋冬早晚多作，常因感寒而发，甚则说话亦咳，严重影响其教师职业的课堂教学，不得不另觅文职类工作。此前曾经过中西医多方治疗，均无明显疗效，经友人推荐前来就诊。诊见：频繁干咳无痰，讲话时加重而不能完整叙述病情，伴胸闷、气喘，喉不痒，而胸骨后下方痒，纳寐二便正常，脉细右弦，苔薄。

中医诊断：顽固性咳嗽（寒饮蕴肺，肺失宣降，气机上逆）。

治法：宣肺散寒，化饮止咳。

处方：炙麻黄 6 g，射干 10 g，北细辛 3 g，干姜5 g，款冬花 10 g，炙紫菀 10 g，五味子 10 g，杏仁 10 g，荆芥穗 10 g，炒白芍 10 g，炙甘草 8 g，炙百部 10 g，白前 10 g，北沙参 15 g，百合 10 g，茯苓 15 g。7 剂，水煎服，每日 1 剂，早晚分服。

二诊咳嗽轻减，胸闷、气喘不甚，喉不痒，但仍干咳无痰，舌脉同上。按前方出入：原方去白前、北沙参、百合、茯苓，加防风 10 g，前胡 10 g，川贝母 5 g，干蝉蜕 6 g。14 剂，如法煎服。

三诊咳嗽显著减轻，喉不痒，偶干咳一两声，咳嗽多发于早晨，脉细滑，苔薄。原方去百合，加前胡 10 g，陈皮 6 g，防风 10 g。再服 15 剂。再以玉屏风散、异功散加补骨脂、巴戟天、当归善后。随访两年病愈。

[按] 在临床上治疗顽固性咳嗽时，往往一见干咳无痰便认为是阴虚肺燥，投以养阴润肺、清燥止咳之品，然临床效果却往往不佳。韩明向教授指出，此种顽固性咳嗽虽表现为干咳无痰，实则有痰，乃无形之痰内伏于肺，遇寒成形，故患者多受凉后加重，反复咳嗽。此种无形之痰可由肺脏受外邪或内伤导致肺津液运行不畅所形成；也可因他脏，如脾肾肝或三焦功能失调导致痰湿产生，随气到达并停留于肺而患病；还可因肺气不利导致瘀血形成，瘀血是有形之物，能阻碍气机，导致脉中津液运行不畅，从而产生无形之痰。正如清代医家喻嘉言云："咳嗽必因之痰饮，不去支饮其咳终无宁矣。"对于此种无形之痰内蕴阻肺，导致肺失肃降的顽固性咳嗽，韩明向教授多根据邪实正虚的辨证情况作为诊断治疗的要点切入，采用温法治疗，以温肺止嗽汤作为治疗的主方，因证施治，灵活运用，治疗久治不愈的顽固性咳嗽常取得满意疗效。

## 四、从温补论治哮病

哮病是一种发作性的痰鸣气喘疾患，发时喉中有哮鸣声，呼吸气促困难，甚则喘息不能平卧。《金匮要略·肺痿肺痈咳嗽上气病脉证并治》云"咳而上气，喉中水鸡声"，准确表达了哮病的病位和主症。本病从现代医学角度看，常见于支气管哮喘、哮喘性支气管炎等疾病。韩明向认为，本病治疗当以温补，发作期治以温法，用温散风寒，温化痰饮以攻邪气为先的治疗原则，喜用射干麻黄汤或小青龙汤加减治疗；缓解期治以补法，补益肺气以固表，防止外感诱发哮病，健脾化痰，培土生金，或温补脾肾，改善脾肺气虚、阳虚内寒的体质，预防哮病发作，常用玉屏风散、异功散、右归丸加减治疗。如发作期患者感受风热或痰热蕴肺，呈现寒热夹杂，治当寒温并用。风寒哮者多为素体哮疾，感受触冒风邪，或因失治、误治，风邪稽留不去，日久邪阻肺络，肺气壅遏，宣降失常，肺气上逆，气道挛急而成。临床多表现为症状反复难愈、咳嗽以干咳为主、见风加重等特点，故治疗以风邪为主的哮证，多用荆芥、防风、蝉蜕宣散风邪，或用僵蚕祛风化痰平喘为治法。“病久必瘀”，哮病年久者可少佐川芎、丹参、地龙活血化瘀，以通肺络；饮食不振、纳呆者，加谷芽、麦芽、建神曲健脾和胃消食。

典型验案

刘某，女，56岁，2014年8月18日初诊。

主诉：发作性胸闷气喘20余年，近发半个月余。

现病史：患者20余年来反复发作性胸闷气喘，伴咳嗽咳痰，痰白可咳出，常于夜间发作，曾就诊于西医院，行支气管舒张实验，结果阳性。嘱以吸入沙美特罗替卡松气雾剂、服用多索茶碱、发作时吸入沙丁胺醇等对症治疗。患者于半个月前晨起锻炼，突发胸闷气喘，后胸闷气喘、咳嗽咳痰频繁发作，服用西药效果不佳，症状难以控制，故于我院就诊。舌质淡，苔白稍腻，脉沉缓。

中医诊断：哮病（寒哮证）。

治法：宣肺散寒，化痰平喘。

处方：炙麻黄8 g，射干10 g，细辛5 g，五味子10 g，百部10 g，紫菀10 g，款冬花10 g，白前10 g，前胡10 g，半夏10 g，茯苓15 g，陈皮10 g，浙贝10 g，杏仁10 g，桑白皮10 g，紫苏叶10 g，栝楼皮10 g，甘草8 g。7剂，水煎服，每日1剂，早晚分服。

二诊，2014年8月25日。患者胸闷气喘较前明显改善，咳嗽、咳痰减轻，夜间稍有咳嗽，发作性胸闷气喘次数明显减少，诉服药后睡眠差，舌质淡、苔白稍腻，脉沉缓。处方：原方去麻黄、细辛，加合欢皮20 g，酸枣仁15 g。继服7剂，每日1剂，水煎，分2次服。

三诊，2014年9月1日。患者诉服药后已无胸闷气喘，仍少有咳嗽、咳痰，睡眠佳，舌淡苔白，脉沉。处方：二诊方去浙贝、酸枣仁、栝楼皮、紫苏叶、半夏、细辛、射干，加北沙参10 g，麦冬10 g，当归10 g。再服7剂，以资巩固。嘱加强饮食调养，适当进行体育锻炼，慎起居，禁恼怒，适寒温，扶助正气。

随访3个月，患者诸症消失，3个月来未见发作性胸闷气喘。

[按] 中医认为，本病多因痰伏于肺，每因遇诱因引动伏肺宿痰而触发，以致痰壅气道，肺宣降功能失常；发时喉中有哮鸣音，呼吸气促困难，甚则喘息不能平卧为主。《丹溪心法》曰“哮喘必用薄滋味，专主于痰”，并提出“未发以扶正气为主，既发以攻邪气为急”的治疗原则。哮病发作期之冷哮证，当遵循哮病“发时治标，平时治本”的原则，治当祛痰利气、温化宣肺，发时以治标为主。患者素有哮疾，夙痰伏于肺，遇外邪引动伏痰发作。津液不归正化，久则聚而成痰，伏藏于肺，此次患者晨起感受寒邪，引动伏痰，痰随气升，气因痰阻，痰气相搏，壅塞气道，气道畅通不利，肺气宣降失常，引动停积之痰，而致胸闷气喘，喉间痰鸣；肺气宣降失常则见咳嗽、咳痰；此次发作主要因感受寒邪，未能及时表散，

邪蕴于肺，入夜寒甚，故症状多于夜间发作；舌质淡、苔白稍腻，脉沉缓均可见寒哮证。此证运用射干麻黄汤加味，方中麻黄解表散寒、宣肺平喘，射干清热解毒、开结消痰，并为君药；细辛散寒解表、温肺化饮，半夏燥湿化痰、降逆止呕；紫菀、款冬花温润除痰、下气止咳，五味子收敛耗散之肺气；加陈皮、茯苓健脾燥湿化痰，以杜生痰之源；栝楼皮、白前、前胡、浙贝润肺化痰止咳，使痰去则喘平；杏仁、桑白皮宣肺平喘治其标。诸药配伍，共奏宣肺散寒、化痰平喘之功。

## 五、从肺肾二脏论治虚喘

韩明向认为，喘证多因反复外感而致肺肾两虚，肺失宣肃，肾失摄纳，表现为呼吸困难，甚至张口抬肩，鼻翼扇动，不能平卧。《景岳全书·喘促》云："实喘者，气长而有余，虚喘者，气短而不续。实喘者胸胀气粗，声高息涌，膨膨然若不能容，唯呼出为快也；虚喘者，慌张气怯，声低气怯，声低息短，惶惶然若气欲断，提之若不能升，吞之若不相及，劳动则甚，而唯急促以喘，但得引长一息为快也。"实喘在肺，多由外感邪气、痰浊壅盛、肝郁气逆导致肺气宣降失职，肺气上逆，壅阻气道，发为喘促；虚喘责之肺、肾两脏，久病肺虚，阴精耗损，不能下荫于肾，肾精不足，导致肺肾出纳失常，气短而喘。临床以虚喘为多见，虚喘严重时可累及心，使心气、心阳衰惫，鼓动血脉无力，面色、唇舌、指甲青紫，甚则出现喘汗致脱。因心脉上通于肺，肺气推动心脉的运行，宗气贯心脉而行呼吸，肺肾俱虚日久可导致心气、心阳衰惫，鼓动气血无力，出现亡阴、亡阳的危重局面。

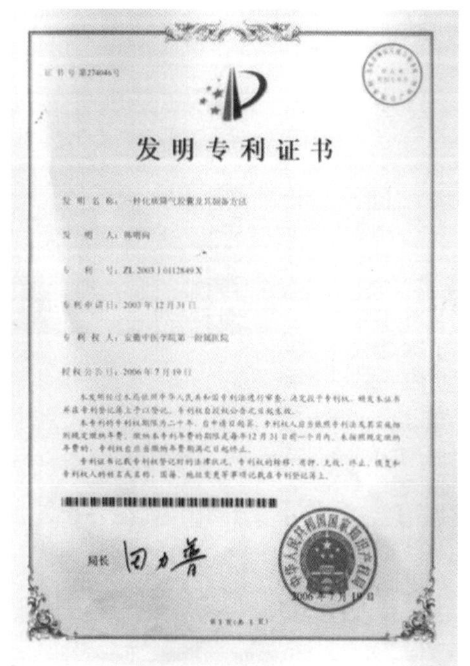

发明专利证书

发明名称：一种化痰降气胶囊及其制备方法

发明人：韩明向

专利号：ZL 2003 1 0112849.X

专利申请日：2003年12月31日

专利权人：安徽中医学院第一附属医院

授权公告日：2006年7月19日

局长 田力普

2006年7月19日

获发明专利证书

虚喘病机，肾气不足，摄纳无权，气浮于上，则致呼吸表浅；肺气久虚，伤及肾气，而致肾失摄纳，均会出现气短喘促，呼多吸少，动则尤甚等症。韩明向教授治疗喘证肺肾两虚证，临床常用补肺汤化裁，以人参、黄芪补益肺肾之气；熟地黄、五味子填精益髓，收敛欲散之肺气，二药合用，有补有收，增强补益效果；桑白皮、紫菀泻肺平喘、清肺化痰，二药合用，针对肺肾气虚、祛邪无力而导致痰饮等实邪停留于肺，引起肺气宣发肃降失常导致的咳喘。诸药合用，有补有收有泻，共奏补肺纳气、养阴润肺、清火化痰之功。对于虚寒喘咳、形寒肢冷兼肾阳虚者，加用补骨脂、巴戟天、淫羊藿、鹿角霜等，尤其重用补骨脂，《本草经疏》载："补骨脂，能暖水脏，阴中生阳，壮火益土之要药也。"具有补肾壮阳、纳气平喘的功效，且能温补脾土，温肾纳气。兼有纳少、便溏、脾虚不运者，常用异功散补土生金；兼有痰饮咳嗽、虚实夹杂者，临证多合用小青龙汤、射干麻黄汤等，补益肺肾与温化痰饮并施，喜用干姜、细辛、五味子；咳痰黄稠、黏滞不爽，痰热喘咳者，合用泻白散、鱼腥草、黄芩等；平素乏力自汗、容易反复感冒者，长期口服玉屏风散，并嘱其锻炼身体以增强体质，预防喘证的发生，提高生活质量。

典型验案

王某，男，60岁，初诊2013年5月15日。

主诉：反复咳喘、咳痰10余年，加重半年。

现病史：患者10年前开始出现反复咳嗽、咳痰、气喘，胸闷，多于冬春季节发生，曾多次住院，诊断为"慢性阻塞性肺疾病"。半年前气喘、胸闷症状较前加重，咳嗽、咳痰，咳痰色白多泡沫状，质黏不易咳出，伴见腰膝酸软，双足水肿，夜尿2~3次，大便正常，苔薄，脉细滑。

中医诊断：喘证（肾气亏虚，肾虚不纳）。

治法：补肺纳肾，化痰平喘。

处方：炙黄芪20 g，生晒参5 g，熟地20 g，五味子6 g，桑白皮10 g，款冬花10 g，紫菀10 g，白前10 g，前胡10 g，浙贝10 g，杏仁10 g，补骨脂15 g，茯苓10 g，陈皮10 g，半夏10 g，葶苈子10 g，五加皮10 g，甘草8 g。7剂，水煎服，每日1剂，早晚分服。

二诊，2013年5月22日。患者诉气喘明显好转，无胸闷，咳少，偶有黄白色痰咳出，鼻塞，喷嚏。纳寐可，二便调。苔薄，脉细滑。原方去补骨脂、白前、前胡、半夏，加麻黄6 g，苍耳子10 g，辛夷6 g，生石膏30 g。继服7剂。

随访至6月底，胸闷气喘未再发作。

[按] 该患者咳喘、胸闷病程日久，迁延不愈，腰膝酸软、夜尿频多为肺肾两虚之表现。"肺为气之主，肾为气之根。"肺虚气失所主，故喘促短气，肺气不足，气不化津液，故咯痰稀白。久病及肾，肾气亏耗，气失摄纳，痰黏不易咳出。肾精耗损，则见腰膝酸软，肾阳不足，阳虚水泛，则见双足水肿。苔薄、脉细滑均为肺肾亏虚之征。喘证反复发作，邪气尚实、正气已虚，表现为虚实夹杂之象，治当权衡轻重，区别虚实，辨清阴阳，阳虚者温阳益气，阴虚者滋填肾阴，阴阳两虚者则根据主次酌情兼顾。该证以补肺汤化裁，方中黄芪、生晒参补益肺肾之气；熟地、五味子益精填髓，收敛固涩肺肾之气，二药合用，有补有收，增强补益效果；桑白皮、紫菀泻肺平喘，清肺化痰，二药合用针对肺肾气虚、祛邪无力而导致痰饮等实邪停留于肺，引起肺气宣发肃降失常导致的咳嗽。杏仁、款冬花、半夏化痰止嗽，白前、前胡降肺气而平喘，补骨脂、五加皮补益肝肾，葶苈子泻肺平喘，陈皮理气止咳，甘草调和诸药。诸药合用，共奏补肺纳肾、化痰平喘之功。

## 六、扶正祛瘀法治疗肺癌

中医学中没有具体的肺癌病名，但有不少类似肺脏肿瘤的记载，《素问·奇病论》云："病胁下满气逆，二三岁不已……病名曰息积。"《难经》云："肺之积，名曰息贲……令人洒息寒热、喘咳，发肺壅。"又如《杂病源流犀烛》所载："邪积胸中，阻塞气道，气不宣通，为痰，为食，为血，皆得与正相搏，邪既胜，正不得而制之，遂结成形而有块。”《素问·玉机真藏论》详细记载了类似晚期肺癌发热、胸痛引肩背、恶病质的症状，指出“大骨枯槁，大肉陷下，胸中气满，喘息不便，内痛引肩项，身热脱肉破”。上述古文中所述症状皆与西医肺癌的临床症状相符，因此肺癌多归于中医“息贲”“肺积”之范畴。肺积是一种全身属虚，局部属实的疾病，虚则以气虚、阴虚、气血两虚为多见，实则以痰凝、气滞、血瘀毒结为多见，特别是肺癌患者。其临床症状常见咳嗽、胸痛、咯血和血痰、气急、发热等症状。

韩明向教授重视正气虚损在肺积发病中的作用，《素问·遗篇刺法论》有“正气存内，邪不可干”“邪之所凑，其气必虚”之论，《素问·通评虚实论》又云：“邪气盛则实，精气夺则虚”，正胜则邪退，邪盛则正衰。正气的盛衰不仅是发病的关键，而且在疾病发生之后、在病情的发展和转归中，正气也起着决定的作用。正如《医宗必读·积聚》所说“积之成者正气不足而后邪气踞之”。先天不足，或后天失调，精气无从以化，浊气无从以解，导致正不得伸，气不得行，血不得濡，邪不得出，日久在积变为癌。肺癌的病理属性为本虚标实。因虚得病，因虚致实，全身属虚，局部属实。疾病初期以邪气盛为主，气滞、血瘀、痰结、湿聚、热毒相互纠结；疾病中晚期以正气虚为主，因癌瘤耗损人体精气血津液，故多见气血阴阳亏虚等证。

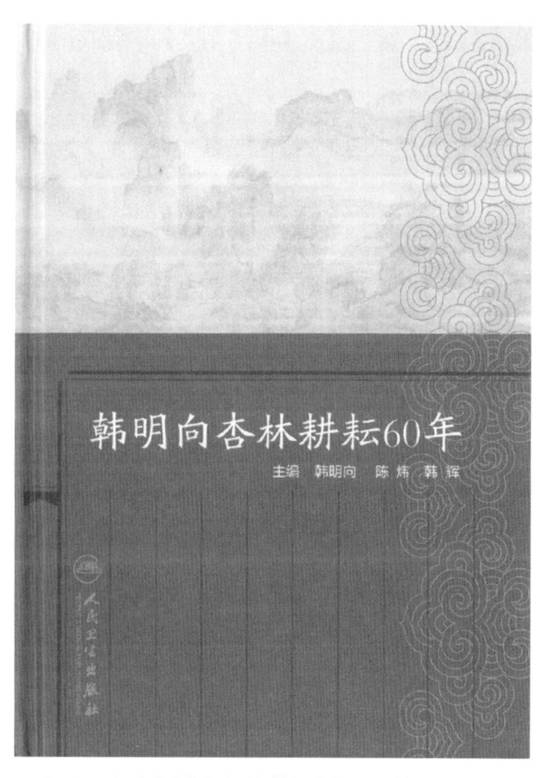

人民卫生出版社出版的《韩明向杏林耕耘 60 年》

韩明向教授认为，治疗肺癌应该中西医结合，强调扶正在肺癌治疗中的作用，对于手术、放化疗后及晚期患者和年老体虚者，尤其扶正，多用益气养阴方药，酌情应用养血温阳。气虚甚者加用党参、黄芪、太子参、山药、灵芝、白术等；阴虚者加用南北沙参、生地、玄参、天冬、麦冬、女贞子等；血虚者加用鸡血藤、熟地、当归、阿胶、白芍等；阳虚者加用补骨脂、山萸肉、菟丝子。扶正法属于中医八法中的补法，是祖国传统医学主要治疗法则之一。常用于治疗正气不足引起的虚损性疾病，尤其是在恶性肿瘤治疗中更起着重要的作用。通过补益人体正气，调节机体阴阳的平衡，增强机体免疫功能，提高防御和祛邪的能力，从而达到改善患者生活质量，延长带瘤生存时间的目的。现代药理研究表明，黄芪、当归、党参、枸杞、五味子、芍药、生地、甘草、茯苓等，都可诱导产生细胞白介素-2 和 γ-干扰素，从而介导肿瘤细胞发生凋亡。十全大补汤有促进体内产生干扰素的能力，补中益气汤可激活 NK 细胞、巨噬细胞，并明显抑制肿瘤的增生。故扶正药可增强机体的免疫功能，减轻化、放疗的毒副反应。早期手术治疗后的患者正气受损，气血耗伤，阴阳失衡，免疫力下降，治疗以健脾和胃、气血双补为主，方用八珍汤加减。放疗和分子靶向药物治疗的患者常出现食欲下降、腹泻便溏、口燥咽干、潮热盗汗等脾胃亏虚、阴虚内热的证候，此时相应增加健运脾胃、益气滋阴的药物，选方可用参苓白术散、生脉散等益气养阴之剂加减。放化疗后骨髓抑制患者多见面色㿠白，纳差乏力，腰膝酸软，治疗可拟健脾补肾、益气养血之剂，方选四君子、六味地黄丸加减。此时应以平补、缓补为主，切忌急于求成而用大补、峻补，以防虚不受补。肺癌证候复杂，依据病情发展的不同，辨证相互错杂，特殊症状时应选用相应的中药对症加减。如咳甚痰黏可加杏仁、川贝母、胆南星、桔梗、前胡、紫菀等；若胸闷喘甚宜加用苏子、白芥子、莱菔子、全栝楼等；胸背疼痛可加用乳香、没药、延胡索、三七等；咯血加茜草、藕节、白及、紫草、白茅根等。湿偏盛者加用猪苓、泽泻、茯苓、苍术、车前子、冬瓜皮等。在扶正治疗的同时，可以适当应用具有一定抗癌作用的化瘀散结解毒药物，如三棱、莪术、乳香、没药、桃仁、红花、地龙、水蛭等活血散瘀药，山慈姑、玄参、浙贝、牡蛎、蒲公英、鱼腥草、石上柏、桑白皮、地骨皮、蚤休、蛇舌草等散结解毒药物。研究发现活血化瘀药物有直接抗肿瘤作用，其主要通过拮抗突变作用、直接的细胞毒作用，抑制肿瘤细胞生长增殖、促使分化、诱导肿瘤细胞凋亡等，发挥直接抗肿瘤的作用。

典型验案

王某，男性，60岁。初诊：2011年11月。

主诉：反复咳嗽1个月。

现病史：外院确诊右下肺腺癌伴肺内转移，拒绝行放化疗。1个月前出现反复咳嗽，咳痰色黄，不易咳出，无痰中带血；无发热，纳食一般，二便尚调，夜寐一般；舌质淡黯，舌下脉络迂曲，苔薄黄微腻，脉细沉。

中医诊断：肺积（气血瘀滞，痰浊阻肺）。

治法：补脾益肺，解毒祛瘀，消积散痞。

处方：黄芪20 g，生晒参15 g，天冬15 g，麦冬10 g，薏苡仁20 g，莪术20 g，蒲公英20 g，玄参20 g，夏枯草20 g，蛇舌草20 g，石见穿20 g，半枝莲15 g，丹参15 g，延胡索10 g，川楝子10 g，鱼腥草20 g，片姜黄20 g，白蚤休20 g。7剂，水煎服，每日1剂，早晚分服。

二诊：偶有咳嗽，咳少量白痰。原方继服。按月复诊，无其他不适。

2014年6月，患者出现乏力、纳差，消瘦；仍偶有咳嗽、咳痰，无胸闷气；舌淡黯，苔黄腻，脉弦滑。原方加四君子汤加减，益气健脾，化痰和胃。原方加党参15 g，白术10 g，陈皮10 g，茯苓15 g，炙甘草6 g。

1个月后复诊，患者食欲改善，体重无减轻。上方继服。

按月复诊，病情稳定，无其他不适主诉。

2015年3月，患者出现右侧胸背刺痛，夜间为甚，近日受凉，偶有头痛，舌质紫黯，边有瘀斑。原方加失笑散加减，活血祛瘀、散结止痛。处方：三棱 10 g，五灵脂10 g，草蒲黄 10 g，川芎 10 g，细辛 5 g，炙甘草 6 g。

半个月后复诊，胸痛缓解，不影响睡眠。仍偶有咳嗽，咳少量白痰，头痛消失。舌淡黯，苔薄黄，脉细沉。上方去川芎、细辛，继续服用。

按月复诊，至 2015 年 7 月患者病情稳定，无其他不适主诉。

[按] 该患者肺癌经中医药治疗历时 5 年，虽然曾疑有右侧胸部转移，但是基本健康生活，生活完全自理，独立就诊。韩明向认为，中医药治疗肺癌应该辨证与辨病相结合，整体与局部相结合，扶正与祛邪相结合。在扶正时，重视补脾。脾胃居于中焦，五行属土，为气血生化之源，五脏之气升降出入之枢纽，脾土为肺金之母，脾气充则肺气旺。脾失健运，升降失常，则聚湿成痰，上贮于肺，而见咳嗽、咳痰等。治疗上"虚则补其母"，土旺则金自生。治肺之法，正治难以取效，当转以治脾，脾气健运，则土自生金。肺癌晚期患者，脾胃功能多有损伤，不宜过多使用滋腻之品，可以六君子汤加减。并根据患者的阴阳寒热虚实，应用健脾益气，养阴生津，温补肾阳，滋阴补血等治法。痰多者加半夏、胆南星，咳痰不利者加栝楼、薤白，咯血者加生地炭、三七粉、藕节炭，胸痛者加延胡索、徐长卿，胸腔积液者加葶苈子、车前子、猪苓、泽泻等。

## 七、疑难杂症治验举隅

### （一）桂枝甘草龙骨牡蛎汤化裁治疗阳虚盗汗案

**典型病案 1**

楚某，男，52 岁，2013 年 3 月 6 日初诊。

主诉：盗汗半年余。

现病史：患者近半年余夜间睡时汗出，醒则汗止，汗出湿衣，夜尿多，腰膝冷痛，饮食正常，大便如常，舌淡红、苔薄白，脉沉迟。

中医诊断：盗汗（阳虚盗汗证）。

治法：温阳止汗，固精缩尿。

处方：桂枝 10 g，甘草 8 g，白芍 20 g，煅龙骨（先煎）30 g，煅牡蛎（先煎）30 g，麻黄根 10 g，浮小麦 30 g，益智仁 10 g，乌药 10 g，山茱萸 10 g，桑螵蛸 10 g，覆盆子 10 g，淫羊藿 10 g，巴戟天 10 g。7 剂，水煎服，每日 1 剂，早晚分服。

二诊，2013 年 3 月 13 日。患者诉盗汗大减，腰膝冷痛好转，夜尿多未见明显改善。前方桑螵蛸、覆盆子、淫羊藿、巴戟天剂量均增至 20 g，并加熟地 10 g，继服 7剂。

三诊，2013 年 3 月 20 日。患者诉目前已基本无盗汗，夜尿多、腰膝冷痛均好转，二诊方去麻黄根、浮小麦，继服 14 剂，以资巩固。随访半年未发。

[按] 韩明向教授认为，临床不可拘泥于阳虚自汗、阴虚盗汗之说，盗汗临床多以阴

虚者多见，少有阳虚者，但阳虚者亦可出现盗汗。如明代《景岳全书·汗证》在论述自汗属阳虚、盗汗属阴虚时指出："自汗盗汗亦各有阴阳之证，不得谓自汗必属阳虚，盗汗必属阴虚也。"《杂病广要》中载："诸阳主表，在于肤腠之间。若阳气偏虚，则津液发泄，故为汗。"故对自汗、盗汗患者，必须把握整体情况，通过四诊，进行辨证论治。本例盗汗患者并无阴虚内热之候，反观其症，皆为肾阳不足所致，肾阳虚，气化无力，封藏失司，故夜尿多；肾阳亏虚，阳虚生寒，不能温养形体肢节，故腰膝冷痛；命门火衰，卫阳不固。睡时阳气入里，卫阳更虚，腠理不固，阴液外泄；醒后阳气出表，尚可发挥"温分肉，充皮肤，肥腠理，司开阖"的功能，其汗自止。拟桂枝甘草龙骨牡蛎汤加味，方中桂枝配白芍，一散一收，以收为主，故重用白芍，用量倍于桂枝，合用调和营卫，桂枝又有温心阳的作用，"汗为心之液"，心阳得温，有助于汗症的治疗；桂枝、甘草辛甘化阳，振奋心阳，龙骨、牡蛎，涩可固脱，收敛除烦；方中芍药、甘草酸甘化阴，寓"补阴求阳"之义；重用龙骨、牡蛎潜阳敛阴；麻黄根、浮小麦收敛固涩止汗以治标，淫羊藿、巴戟天温补肾阳以治本；益智仁、乌药、山茱萸、桑螵蛸、覆盆子固精缩尿以治其夜尿多。诸药合用，使在内之虚阳得补，在外之营卫调和，故收效显著。

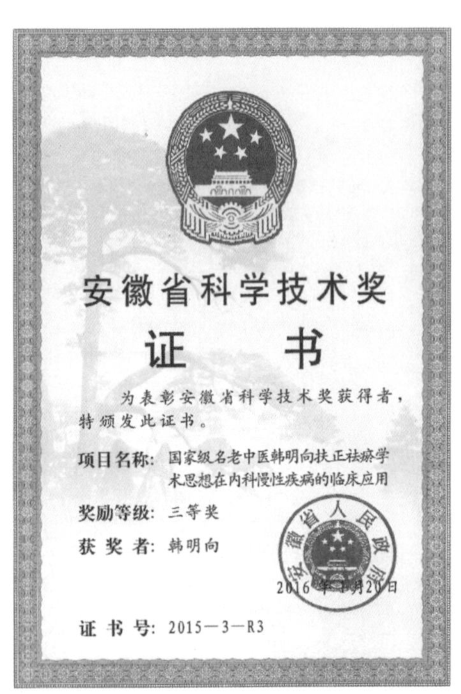
安徽省科学技术奖

证 书

为表彰安徽省科学技术奖获得者，特颁发此证书。

项目名称：国家级名老中医韩明向扶正祛瘀学术思想在内科慢性疾病的临床应用

奖励等级：三等奖

获 奖 者：韩明向

安徽省人民政府

2016年 月20日

证 书 号：2015—3—R3

获安徽省科技进步三等奖

## （二）龙胆泻肝汤化裁治疗湿郁发热案

典型病案2

武某，男，78岁，2014年4月21日初诊。

主诉：午后低热2个月余，加重1周。

现病史：患者2个月前因心情抑郁后出现午后低热，体温波动在37.2~37.4℃，有时高达38℃。曾在多家省市医院检查，未见感染、风湿、肿瘤等证据，发热时脸颊潮红，伴胸闷脘痞、纳呆，心烦。服药抗生素症状未改善，近1周来发热时间延长，症状加重，遂就诊于我院门诊。血、尿、粪常规、肝功能、胸透等检查均未见异常。平素汗多，口干口苦，纳呆，睡眠差，舌质暗，苔黄腻，脉弦数。

中医诊断：内伤发热（湿郁发热）。

治法：除湿清热。

处方：黄芩10 g，柴胡10 g，栀子10 g，龙胆草10 g，泽泻10 g，生地20 g，建曲10 g，麦芽10 g，苍术10 g，薏苡仁15 g，茯苓10 g，茯神20 g，陈皮10 g，酸枣仁15 g，浮小麦

30 g,麻黄根 10g,青蒿 20 g,秦艽 20 g。7 剂,水煎服,每日 1 剂,早晚分服。

二诊,2014 年 4 月 28 日。患者诉午后低热时间减少,汗多好转,纳食、口干口苦、睡眠较前改善,舌质暗,苔黄腻,脉弦数。处方:原方去生地、麦芽、茯神、麻黄根,加牛膝 15 g,继服 14 剂,水煎服,每日 1 剂,早晚分服。

三诊,2014 年 5 月 14 日。体温正常,无口干口苦,纳食佳,睡眠可,舌质暗,苔薄,脉弦。原方继服 7 剂,以资巩固。嘱清淡饮食,适当进行体育锻炼,慎起居,禁恼怒,适寒温。

随访 3 个月,患者体温正常。

[按] 内伤发热主要是由情志、饮食、劳倦等内因引起,亦有少数始为外感,久则导致脏腑亏虚而引起。病机为气血阴精亏虚,脏腑功能失调。病因可分为虚实两类,实邪为气郁、血瘀,虚邪为气虚、血虚、阴虚、阳虚。久病多由实转虚,由轻转重。湿邪内郁之发热,表现为午后发热,其热势以低热为主,常伴有胸闷脘痞、纳差、呕恶身重、渴不欲饮,舌苔白腻或黄腻,脉濡数等症。湿郁发热虽然属于内伤发热,但是,如果外界气候环境温暖潮湿,外湿侵袭,必内困脾胃。两湿相合,更易发病或使发热加重。此患者年过半百,素体阳气内虚,感受湿邪困脾,脾虚湿聚,久而化热,而表现为低热,故治疗上清利肝胆湿热,采用龙胆泻肝汤加减。新安方剂著作《医方集解》曰:“龙胆泻厥阴之热,柴胡平少阳之热,黄芩、栀子清肺与三焦之热以佐之,泽泻泻肾经之湿,木通、车前泻小肠、膀胱之湿以佐之,然皆苦寒下泻之药,故用归、地以养血而补肝,用甘草以缓中而不伤肠胃,为臣使也。”方中龙胆草、栀子、黄芩三药为君药,龙胆草清热燥湿,入肝、胆、膀胱经,苦寒沉降,长于清肝胆实火、泻下焦湿热;黄芩清热燥湿、泻火解毒,长于清肺,善泻上焦之火;栀子清热解毒,以泻三焦之火。三药共奏清热利湿之功。泽泻、车前子、通草共为臣药,辅助君药加强清热燥湿解毒,使湿热从水道排除。生地黄甘寒,既能清热凉血,又善生津养阴,当归滋养阴血以柔肝,二药共用勿使苦寒之剂损伤阴分。肝性喜条达,湿热犯之,气机不畅,用柴胡疏之,并作为引经药,甘草调和诸药。全方泻中有补,利中有滋,以使火降热清,湿浊分清。青蒿、秦艽除肝胆之热,麦芽、建曲健脾和胃,薏苡仁、苍术健脾祛湿,茯苓、茯神、酸枣仁安神,浮小麦、麻黄根除烦止汗。诸药合用,既清肝胆热兼利湿,又兼护卫脾胃,祛湿而不伤正。

### (三)地黄饮子化裁治疗帕金森病

典型病案 3

林某,女,56 岁,加拿大华裔,2007 年 7 月 16 日初诊。

主诉:双上肢不自主抖动、动作迟缓 1 年余。

现病史:患者 2005 年 11 月开始出现双上肢不自主抖动、动作迟缓,头摇肢颤,肢体拘急僵硬,屈伸不利,伴言语缓慢、声音低微,手足、腰背发凉,排便排尿无力,夜尿 5~6 次,大便秘结难解,失眠多梦,口干。此前院外多家医院诊断“帕金森病”,予以“多巴丝肼、苯海索、金刚烷胺”口服药物治疗,抖动、动作迟缓症状有减轻,生活尚能自理,其他

症状缓解不明显。舌红，苔少，乏津，脉细软。

中医诊断：颤证(阴阳两虚证)。

治法：滋肾阴，补肾阳，开窍化痰。

方药：熟地黄 12 g，山茱萸 12 g，肉苁蓉 12 g，巴戟天 6 g，白附子 6 g，肉桂心 3 g，西枫斗(石斛)12 g，寸麦冬 12 g，五味子 6 g，石菖蒲 12 g，苦远志 12 g，云茯苓 12 g，生姜 3 g，大枣 10 枚。7 剂，水煎服，每日 1 剂，早晚分服。

二诊，2014 年 4 月 22 日。患者神疲气短，夜尿频多症状有减轻，口干而不欲饮，夜寐难安，盗汗多梦，其他症状无变化。舌红，苔少，乏津，脉细软。原方加生地黄 12 g，山茱萸、肉苁蓉两味加量至 20 g，继服 7 剂。水煎服，每日 1 剂，早晚分服。

三诊，2014 年 4 月 29 日。患者头摇肢颤，肢体拘急僵硬，屈伸不利稍有减轻，神疲气短，腰寒肢冷、盗汗多梦改善明显，寐安，夜尿 3~4 次，大便难解，舌质偏红，少苔，脉细。原方加制首乌 10 g，全当归 12 g，继服 7 剂。

四诊，2014 年 5 月 6 日。患者头摇肢颤，肢体拘急僵硬，屈伸不利有减轻，日常行动较前灵活，气短、腰寒肢冷明显改善，夜寐安，夜尿 3~4 次，大便每 2 天一解，舌质偏红，苔薄，脉细。效不更方，原方继服 7 剂。

[按] 1817 年英国医生 James Parkinson 首先对帕金森病进行了详细的描述，其临床表现主要包括静止性震颤、运动迟缓、肌强直和姿势步态障碍，同时患者可伴有抑郁、便秘和睡眠障碍等非运动症状。本病属中医颤证，以头部、四肢或者舌体摇动颤抖、不能自止为主要临床表现，震颤是因内伤或其他慢性病证致脑髓及肝、肾受损。韩明向教授认为，肾主髓，脑者髓之海，肝肾同源，故本病以肾虚为主。肾阴虚，虚风内动，肌肉筋脉失养，头身肢体不自主地摇动、颤抖。“肾者，作强之官，伎巧出焉。”肾气充盛则筋骨强健、动作敏捷、精力充沛，肾虚而致动作缓慢，姿势步态障碍，甚至表现为抑郁，治宜滋阴潜阳；髓海不足者，宜填精益髓；痰热动风者，宜豁痰熄风。肾之阴阳两虚，故见神疲气短，腰寒肢冷，寐而不安；阴虚内热，故口干不欲饮；肾阳亏虚，不能温煦于下，故腰寒肢冷、尿便无力；脉细软是阴阳两虚之象。地黄饮子出自刘河间，具有滋肾阴、补肾阳，开窍化痰之功效，由三类药物组成，一类为补阴药，熟地黄配山萸肉，补肾填精，配石斛、麦门冬、五味子滋阴敛液，壮水以济火；一类为补阳药，以肉苁蓉、巴戟天温壮肾阳，配熟附子、肉桂温养下元、摄纳浮阳、引火归元；一类为开窍化痰药，应用石菖蒲配茯神、远志交通心肾，开窍化痰。方中阴阳并补，水火相济，临床中凡见阴阳两虚、肾精衰微者均可应用。地黄饮子补阳从阴中求阳，补阴于阳中求阴，且有化痰开窍、交通心肾之用，诸药合用，阴阳双补，故可止震定颤。

### (四)自拟延芍六君子汤治疗胃痛

**典型病案 4**

张某，男，35 岁，2014 年 6 月 19 初诊。

主诉:反复胃痛5年余。

现病史:近5年来反复出现胃脘隐隐作痛,多在贪凉饮冷、暴饮暴食后加重,曾在医院做胃镜,显示慢性浅表性胃炎。3日前晚上和好友吃夜宵,吃大龙虾、狂喝啤酒等后,出现胃部胀痛,呃逆,泛酸,口淡,纳差,乏力,倦怠,二便尚可。舌淡紫,舌下络脉青紫,苔薄腻,脉沉涩。

中医诊断:胃痛(气滞血瘀证)。

治法:健脾理气化瘀。

处方:延胡索10 g,白芍10 g,党参15 g,炒白术10 g,茯苓15 g,法半夏10 g,陈皮10 g,木香6 g,厚朴10 g,苏梗10 g,当归10 g,川芎10 g,炒谷芽20 g ,炒麦芽20 g,甘草6 g。10剂(颗粒剂),水冲服,每日1剂,早晚分服。

二诊,2014年6月29日。患者胃脘疼痛减轻,仍有呃逆泛酸,纳食好转,二便尚可,舌脉同前。处方:原方加海螵蛸1袋,浙贝母1袋,继服7剂。

三诊,2014年7月6日。患者偶有胃痛,呃逆泛酸减轻,饮便正常,舌脉较前好转。处方:原方去厚朴、苏梗,延胡索减为1袋,白芍减为1袋,继服14剂,以资巩固。叮嘱其避免风寒、清淡饮食、调畅情志,起居慎宜,定期随访。

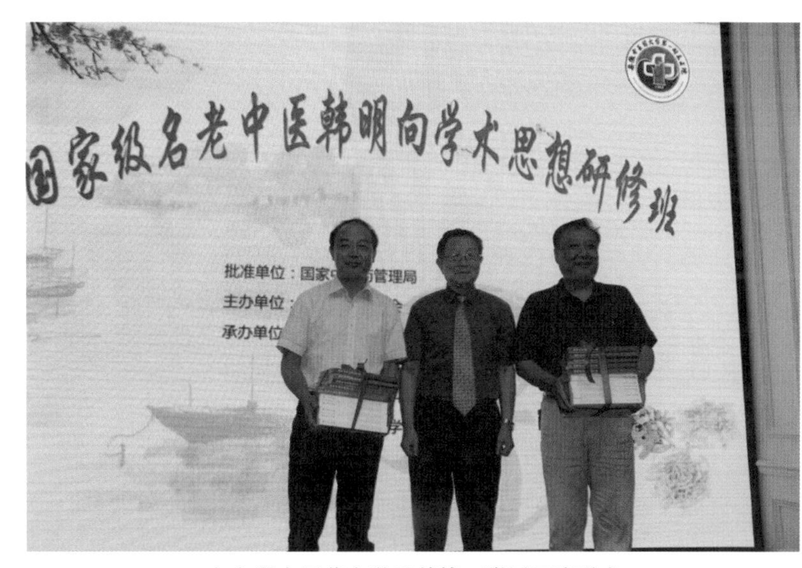

向安徽中医药大学及其第一附属医院赠书

[按]胃痛,又称胃脘痛,最早见于《黄帝内经》,是以上腹部近心窝处疼痛为主症的一类病症。胃痛是消化系统疾病最常见的症状之一,韩明向教授认为,胃属阳明经,阳明多气多血,故胃病易虚易实,或气虚、气滞,或瘀血、出血、血虚,临床表现为胀痛、刺痛、隐痛、剧痛等不同的性质。发病前多有诱因,如暴饮暴食、进食生冷、辛辣,过于劳累,精神持续高度紧张,起居不慎等,常伴有食欲缺乏、恶心呕吐、嗳腐吞酸等上消化道症状。该例患者系胃痛反复发作,脾胃已经虚衰,时时隐痛,病久入络,气滞血瘀,故见舌淡紫、舌下络脉青紫、脉涩等舌脉之征象。本案标实本虚,虚实夹杂,气虚为本,气滞血瘀为标。治以健脾理气化瘀,以延芍六君子汤为主方进行加减。一诊,方中重用延胡索、白芍活血行气止痛,六君子汤补益脾胃之气;韩明向教授尤其擅用当归、川芎活血化瘀之品,认为既可化瘀止痛,又可祛瘀生新,促进胃黏膜修复,增强

胃黏膜抗御损伤的屏障;木香、厚朴、苏梗行气消痞止痛,炒谷芽、麦芽消食化积。二诊,患者呃逆泛酸未有减轻,其余诸症缓解,验不变法,效不更方,加用海螵蛸、浙贝母。三诊,胃痛已经明显减轻,此时以本虚为主,标实为次,故去厚朴、苏梗,延胡索、白芍减量,从而减轻行气活血之力,转以健脾益气为主。纵观本案,辨证严密,选方恰当,用药灵活,标本兼治,治投病机,故能寥寥数味,却能效如桴鼓,诸症得解。

### (五)龙胆泻肝汤化裁治疗产后抑郁

**典型病案5**

许某,女,30岁,2016年5月16日初诊。

主诉:产后心烦易怒,胸闷,难以入睡。

现病史:患者于2016年3月在外院"试管婴儿"后产下一女,早产2月。因担心婴儿患脑瘫,出现心烦易怒,口干,大便干结,易激动,头痛,易哭,纳可,胸闷太息,彻夜难寐,脉弦数,舌红,苔黄腻。在外院焦虑量表考之:有重度抑郁症状,有中度焦虑症状;甲状腺、甲状旁腺彩超示:右侧甲状腺小囊肿,双侧甲状旁腺区未见明显异常;脑电地形图示:正常范围;心电图示:正常心电图。用西药治疗1周,症状改善不明显,甚至出现坐立不安,严重时四肢无力、发抖,无法行走,害怕独处,有自杀倾向,心慌,有濒死感,就诊时需要家人陪同。

中医诊断:郁证(肝胆湿热,心神不宁)。

治法:清利肝胆,宁心安神。

处方:龙胆6 g,炒栀子10 g,黄芩10 g,柴胡6 g,地黄20 g,合欢皮20 g,牡丹皮10 g,当归10 g,炒白芍10 g,薄荷6 g,佛手10 g,姜厚朴6 g,大黄6 g,浮小麦30 g,灵芝6 g,珍珠母20 g,龙骨20 g,夏枯草20 g。7剂(颗粒剂),水冲服,每日1剂,早晚分服。

二诊,2016年5月23日。患者诉服药1剂后,当晚患者电告药后自觉症状明显好转,胸闷、头痛、烦躁症状显著改善,大便已畅,濒死感未再出现,1周后复诊,患者睡眠较差,脉弦、苔薄,原方去夏枯草、大黄,加炒酸枣仁20 g,柏子仁20 g,大枣10 g,甘草3 g。继服7剂。

三诊,2016年5月30日。患者就诊时不需家人陪同,诉经来量少,无头痛胸闷,心烦减少,易急躁,脉细、苔薄,故效不更方,加石菖蒲6 g,郁金10 g,蜜远志6 g,白芷6 g。14剂。

四诊,2016年6月13日。患者诉心烦易怒消失,诸症悉除。

[按]产褥期抑郁症是指产妇在分娩后出现抑郁、悲伤、沮丧、哭泣、易激怒、烦躁,甚至有自杀或杀婴倾向等一系列症状为特征的心理障碍,是产褥期精神综合征中最常见的一种类型。通常在产后2周出现,包含产后1年内发病的所有抑郁症,但大多数发生在产后最初的3个月内。产褥期抑郁症的主要症状为情绪低落、落泪和不明原因的悲

伤,其病因不明,可能与遗传、心理、分娩及社会因素有关。易激惹、焦虑、害怕和恐慌、心悸、便秘等症状,在产后患抑郁症的产妇也很常见。本病属于中医郁证,为情志病的一种。韩明向认为,情志病多与肝有关,该患者婚后多年不孕,肝失条达,今试管婴儿喜得一女,惊闻婴儿可能脑瘫,肝郁化火,扰乱神明,产后膏粱厚味,运化失司,湿热内停,以致患者性情急躁易怒,易亢奋激动,胸闷胁胀,乳汁涩少质稠,乳房胀痛,失眠多梦,头痛目赤,口干苦,舌红、苔黄,脉弦数。治宜清利肝胆,宁心安神。方选龙胆泻肝汤加减。该方罕见用于治疗抑郁症的临床报道,但是韩教授针对本病病机,巧用原方加减治疗,效如桴鼓。方中龙胆草大苦大寒,上泻肝胆实火,下清下焦湿热,为本方泻火除湿两擅其功的君药;本证主要为肝郁化火,兼有湿热,且累及心脏,心火偏亢,加用牡丹皮、夏枯草清肝泻火利湿,再以黄芩、栀子苦寒泻火燥湿之功,共奏清利肝胆湿热之功。肝主藏血,肝郁化火,本易耗伤阴血,加用苦寒燥湿,再耗其阴,故用地黄、白芍、当归滋阴养血,以使标本兼顾。方用柴胡是为引诸药入肝经,薄荷系辛散气升之物,以顺肝之性,佛手疏肝理气,共奏柴胡疏肝解郁之效。方中再加合欢皮、灵芝、浮小麦、珍珠母、龙骨等,以加强疏肝解郁、宁心安神之功。从心肝两脏综合治疗。大黄、姜厚朴,行气散结,泄热通便而去湿热。综观全方,是泻中有补,利中有滋,以使火降热清,宁心安神,对肝郁化火型抑郁症起到了对症治疗的作用。以此方加减调治 1 月,患者诉心烦易怒消失,诸症悉除。

### (六)益气活血治疗胸痹

典型病案 6

案例,某女,67 岁,2014 年 8 月 18 日就诊。

主诉:发作性胸骨后胸闷胸痛 1 年余,加重 1 周。

现病史:发作频繁,多在劳累或情志不遂时发病,平素易疲劳乏力,易于感冒,饮食尚可,舌质淡,苔薄,舌下静脉增粗扭曲,脉细涩。心电图示:ST-T 波心肌缺血性改变。

中医诊断:胸痹心痛(气虚血瘀,心脉痹阻)。

治法:益气养血,活血化瘀。

处方:柴胡根 10 g,枳壳 10 g,赤芍 10 g,桃仁 10 g,红花 6 g,生地 20 g,川芎 10 g,栝楼皮 10 g,生晒参 5 g,麦冬 15 g,白术 10 g,茯苓 10 g,陈皮 15 g,黄芪 20 g,山楂 20 g,炙甘草 8 g。7 剂,每日 1 剂,早晚分服。

二诊,2014 年 8 月 25 日。药后胸闷胸痛明显减轻,发作次数明显减少,神疲乏力改善,自汗止,时有心悸,舌质淡,苔薄,脉沉涩如前。前方去栝楼皮、麦芽、陈皮、茯苓,加珍珠母(先煎)30 g,甘松 10 g。继续服药 1 周。

三诊,2014 年 9 月 1 日。胸闷胸痛未发作,心悸偶发,前方出入巩固疗效。并嘱以调饮食,节起居,禁恼怒,慎寒温,适当进行锻炼。随访 6 个月,患者无发作性胸闷胸痛,诸症消失。

[按] 韩明向教授认为,胸痹心痛病机虽然涉及多个脏腑、多种邪正变化,但主要表

现气虚血瘀。张仲景在《金匮要略·胸痹心痛短气病脉证治》中首次指出其病机为:“夫脉当取太过不及,阳微阴弦,即胸痹而痛,所以然者,责其极虚也。”此处阳微是正气亏虚,阴弦乃邪气盛实。也有学者认为,阳微阴弦指的是脉象,寸口脉属阳,尺中属阴。阳微者,即寸口脉微弱,寸脉主上焦,此乃指上焦阳虚。阴弦,即尺脉弦,指下焦阴寒邪气之盛。因此胸痹病机可以概括为上焦阳气虚弱,下焦阴寒内盛,以致阴寒之邪上乘阳位而痹阻胸阳所致。韩明向教授认为,胸痹心痛的病机为心脉痹阻,病位在心,多与肝、脾、肾功能失调有关,病理变化为本虚标实,虚实夹杂。本虚可有气虚、阳虚、阴虚、血虚,而以气虚为主;标实为气滞、寒凝、痰浊、血瘀,但以血瘀为主,可以表现为气滞血瘀、寒凝血瘀、痰浊致瘀以及气虚血瘀等。临床上多表现为虚实夹杂证,发作期以标实为主,多见瘀血证候,缓解期以本虚为主,心、脾、肾气血阴阳亏虚,又以心气虚证最为常见。本病临床多气虚与血瘀并见,气虚日久,鼓动无力,则血行不畅,聚而成瘀,痹阻血脉,发为胸痹心痛。韩教授根据他对胸痹心痛主要病机为气虚血瘀的认识,临证多用自拟的益气逐瘀汤进行治疗。基本方组成:当归、生地、桃仁、红花、枳壳、赤芍、柴胡、甘草、川芎、生晒参、麦冬、五味子、丹参、砂仁。本方由生脉散合血府逐瘀汤、丹参饮化裁而成,补气行血,活血化瘀而助血行。方中生脉散益气养阴敛汗,为补益类方剂中的补气方;桃红四物汤合柴胡、枳壳,为血府逐瘀汤化裁,活血养血祛瘀,疏肝理气止痛;丹参、砂仁为丹参饮化裁,功能活血祛瘀,行气止痛。全方具有益气逐瘀、理气止痛之功效。现代研究证实,生脉散具有增加心肌能量供应、增强心肌收缩力、扩张冠状动脉、提高缺氧耐受性、抑制脂质过氧化、降低内分泌因子、抑制钙超载、防止心室重构等作用;血府逐瘀汤有抑制血小板聚集、改善血液流变性、抗心律失常及镇痛作用;丹参饮有扩冠、抗凝、镇痛功能。中医理论认为,气与血在生理上相互依存,互相转化,病理上也相互影响。“气为血之帅”“血为气之母”,气行则血行,气虚无力推动血液运行,血行缓慢而成瘀血,即常说的气虚血瘀;瘀血停留脉中,血瘀气滞,影响气的运行,又进一步加重血运障碍,从而加重血瘀。韩教授临床应用益气逐瘀汤一方面去病理产物之瘀血,以通血脉;另一方面以补气推动血行,两者使气血调和,阴平阳秘也。

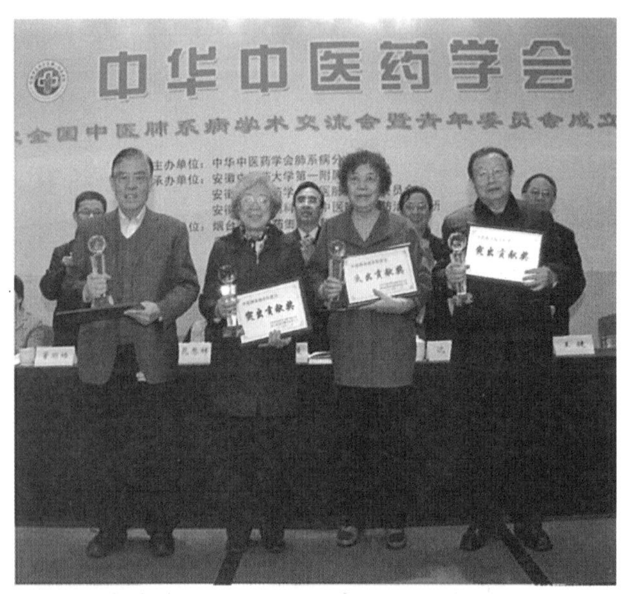

获中华中医药学会肺病诊疗研究突出贡献奖

## (七)温阳益气化瘀利水治疗心衰

典型病案 7

吴某某,男,46 岁,某某厂工会干部。

主诉:心悸、气喘、水肿加重 1 周。

现病史:患风湿性心脏病联合瓣膜病变 20 多年,因反复心衰加重 1 年多而多次住院治疗。曾多次在用毛花苷、地高辛治疗后,出现传导阻滞心动过缓,改用提高心律药物又加重心衰,而要求中医治疗。近 1 周患者心悸、气短加重,动则喘促,双下肢水肿,倦怠乏力,食欲减退,尿少,夜不能平卧。颈部筋脉充盈,面色苍白,舌淡或边有齿痕,脉沉细数。

中医诊断:心衰(气虚血瘀水停)。

治法:益气化瘀利水。

处方:黄芪 30 g,附片(先煎)10 g,益母草 15 g,五加皮 20 g,葶苈子 10 g,丹参20 g。3 剂,每日 1 剂,早晚分服。住院后即予院内制剂人参针 5 支(含生药 2 g)静脉滴注,每日 2 次。药后疗效显著,当晚患者就能平卧,2 天后患者心悸、气短、倦怠乏力症状明显改善,食欲增加,水肿消退,可在病房内走动。自此,患者每逢病情加重,都来要求中医药治疗。

[按] 韩明向教授根据心衰的病理及临床表现,将其病机归纳为心气亏虚、瘀血阻滞、水液蓄留的气、血、水病变,但以心气虚为本,血瘀、水肿为标,且气、血、水三者又可相互为病、相互转化。心气亏虚是心衰最主要的病理变化,当心气亏虚不足以推动血液运行时就可导致血瘀,《灵枢·刺节真邪》有“宗气不下,脉中之血,凝而留止”的记载。后世医家谓“气非血不和,血非气不运”(《医学真传》),“载气者血也,而运血者气也”(《血证论》),也强调了这种气血相关的理论。这种气主要是指心气。《读医随笔》中有“气虚不足以推血,则血必有瘀”的论述,奠定了心功能不全时气虚致瘀的病理理论基础。张仲景指出“血不利则为水”,“心下坚大如磐,边如旋杯,水饮所作”(《金匮要略·水气篇》),认识到血瘀与水肿互为因果,心衰时的水液蓄留均为气虚、血瘀所致。

韩明向教授根据他对心衰主要病机的认识,通常以益气祛瘀利水大法治疗心衰患者。治疗心衰患者常用生脉散加减,有临床研究指出,人参及其复方生脉散具有显著的强心作用,实验表明在动物大量失血而发生急性循环衰竭时,人参及复方生脉散可明显增强心肌收缩力。同时生脉散可有效地治疗先天性心脏病、冠心病、风湿性心脏病及其他各种原因引起的心力衰竭。研究指出一些强心苷药物治疗无效的患者,用人参及其复方生脉散后一般无毒性反应,还能提高过低的血压,减轻机体的微循环障碍,明显改善患者的一般情况。韩明向教授综合了国内外有关人参、生脉散治疗心衰的研究,提出生脉散是通过以下三种途径作用而增强心肌收缩、改善心功能。其一,抑制心肌细胞膜上 Na-K-ATP 酶活性;其二,改善心衰心肌的能量代谢;其三,改善心衰心肌蛋白的代谢。

研究发现心衰与心脏蛋白代谢有很大的关系。①初期(损伤期):核酸、蛋白合成增加,引起心肌肥大;②持续肥大期(代偿期):核酸、蛋白合成逐渐恢复正常;③消耗期(心力衰竭期):心肌内DNA合成率降低和心肌蛋白合成率降低。由此可见,心肌衰竭的物质基础是心肌的核酸和蛋白质的合成减少。而研究指出,生脉散能明显提高心衰的核酸及蛋白质的合成率,促进心肌肥大,提高心衰心肌的代偿功能,兴奋垂体-肾上腺皮质功能。生脉散益气兼能养阴,使"阴在内,阳之守也",而间接益气。但是当心功能不全患者的症状加重而表现为阳虚症状的时候,应予以温阳益气药物以扶正顾本,对于瘀血阻滞、水液蓄留者当用活血祛瘀、利水消肿的药物为主治疗。但这种瘀血阻滞、水液蓄留大多因气虚所致,故临床上还应该用益气药相配使用。韩教授常用的加减:伴有心悸,加灵芝、珍珠母、甘松;畏寒肢冷,加桂枝、鹿角霜、甘草;瘀血明显,加三七、水蛭、鸡血藤;神疲乏力,气短自汗,重用人参、五味子,加黄芪、大枣、党参;水肿明显加五加皮、葶苈子、大腹皮、车前子。

韩明向教授临床诊治心衰患者,多用此法,疗效明显。

# 鲍远程

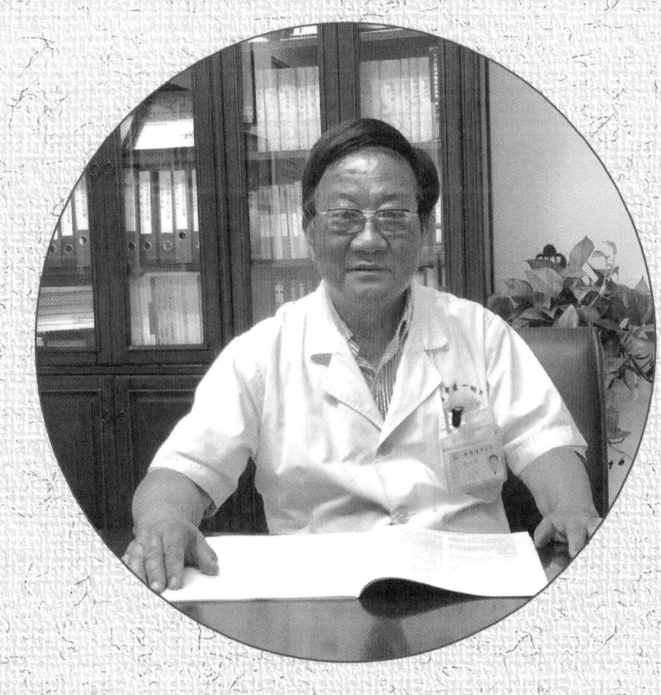

# 第一节 名医小传

鲍远程，男，安徽六安人，中共党员，安徽中医药大学第一附属医院主任医师，教授，湖北中医药大学中医内科学博士生导师，第五批全国中医药学术继承指导老师，国家级名老中医，安徽省首届国医名师，卫生部临床重点学科学术带头人，国家中医药管理局重点专科专病学术带头人，国家中医药管理局重点专科专病指导委员会委员，世界中医药学会联合会名医传承工作委员会副理事长，安徽省中医药学会脑病专业委员会主任委员。1966 年毕业于皖南医学院，1970—1973 年在安徽医学院中医系西医学中医班学习，毕业后就职于安徽中医学院第一附属医院脑病科，工作至今。中医临床先后跟师安徽中医学院王乐匋、陈超群、巴坤杰等教授与江苏南通中医院汤承祖、朱良春、周宗鉴、蒋仰三、王则五等名老中医。1973 年在安徽中医学院第一附属医院杨任民教授的领导下从事中西医结合神经内科工作。1996 年在安徽省中医院成立中医脑病中心，先后担任科室主任、教研室主任等职。1998 年安徽省中医脑病专业委员会成立，任主任委员。2000 年医院脑病中心中医重点专病(肝豆状核变性)被确定为国家中医药管理局重点专病建设单位;2011 年被评为卫生部国家临床重点专科，鲍远程为学术带头人。2013 年建立国家名老中医传承工作室。鲍远程教授从事医教研工作 50 年，积累了丰富的临床经验，在中医脑病的诊治方面取得令人瞩目的成果，是国家药品食品监督管理局安徽临床药理研究基地、安徽省重点学科脑病科、安徽省卫生厅重点专科的主要创建人之一。

数十年来，鲍远程教授为振兴中医事业勤奋好学，孜孜不倦。每在临证中遇有疑难病证，均查阅典籍、拜访前辈，深究病证原委。他医术精湛，治学严谨，为人热情谦和，团结尊重同道，对患者不论职位高低、贫富亲疏，一视同仁。他临证注重宏观辨证与微观辨证相结合、辨证辨病相结合、中医传统理论与现代医学理论相结合，在国内首次提出肝豆状核变性中医痰瘀理论的致病机理并应用于临床，开发了肝豆灵系列制剂，取得了良好的治疗效果。在国内较早地提出滋补肝肾、活血化瘀、柔肝通络法治疗帕金森病，并创制了抗震止痉胶囊等系列制剂，应用于临床，取得了降低西药副作用、稳定病情，改善患者生活质量的良好效果。在长期的医疗实践中，他立足中医，中西医汇通，坚持中医的思维方式，推进中医特色的临床科学研究，先后发表学术论文 100 余篇，主编《现代中医神经病学》《鲍远程中医脑病临证精要与研究》《中国分子神经病学》等著作 8 部，共获得科研奖励 4 项，其中安徽省政府科技进步二等奖 1 项，安徽省中医药学会科技进步一等奖 1 项，中华中医药学会科技进步三等奖 2 项。

# 第二节 学术特色

## 一、读经典，学大师，汇通中西医学

### ❶ 研读传承中医经典

鲍远程教授深信，现代中医药的发展必须走好传承之路。他强调经典理论的学习对学好中医意义重大。传世经典保证了中医发展的连贯性和继承性，对中医的传承至关重要。中医文化是以国学为核心的传统文化，扎根于悠久的华夏文明之中。中医理论体系涉及古代的哲学、天文地理、物候历法、社会学等多方面知识。鲍远程教授刻苦钻研中国传统文化、传统哲学，学习中医四大经典著作，反复研读《黄帝内经》《伤寒论》《金匮要略》《温病条辨》，将传统文化融入博大精深的医学体系之中，写成《中医脑病的历史源流与传承发展》《中医脑病的历史沿革及其辨证论治研究》《内经病机十九条相关脑病论述与临证应用》《〈伤寒杂病论〉相关脑病证候与经方应用》《温病溯源、研究传承与相关脑病临证心悟》等文章及讲稿，反复在各种学术会议上讲解传承。鲍远程教授强调对中医经典的学习，应当坚持多阅读，强记忆，勤思考，深理解，在学习经典时要求细读、精读，对古文词句的诠释加深理解，弄通本意，熟读铭记，娴熟于心，深入到医经典籍的语境中，方有收获，方能做到立品立学、文哲兼备。

### ❷ 学习大师风范

鲍远程教授对古今名医大家十分敬仰，对他们的大医风范尤为推崇，经常强调要向古代的张仲景、华佗、孙思邈、张景岳、朱丹溪、王清任等，近代的范文甫、丁甘仁、祝味菊等，现代的蒲辅周、秦伯未、程门雪、岳美中、章次公等学习。他们既是医家，又饱读国学。他们的学术博大精深，人文精神丰富，是名医大家。当今的国医大师，如邓铁涛、陈可冀、朱良春、李济仁、徐经世等，也都是德艺双馨的典范。他们发展了中医学术理论，取得了不凡的医学成就，并注重自身修养，提高了医学人文境界。他们的理论建树，学术著作，历史地位，口碑影响，民间信誉等，皆为后学者之楷模，他们的大师风范已成为激励后学者进取的动力，鲍远程教授弘扬大师风范实践中也总是身体力。

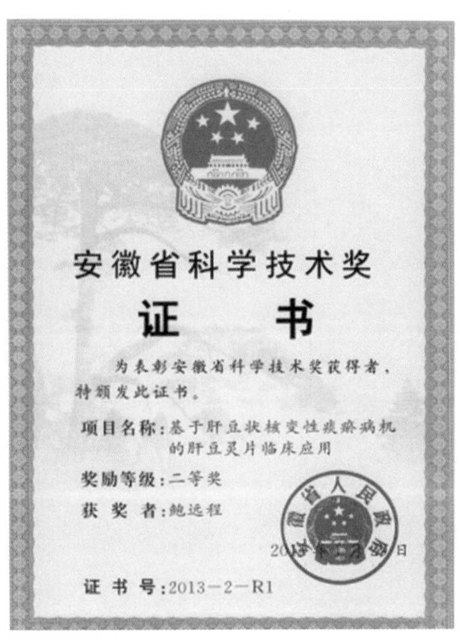
安徽省科学技术奖

证　书

为表彰安徽省科学技术奖获得者，特颁发此证书。

项目名称：基于肝豆状核变性痰瘀病机的肝豆灵片临床应用

奖励等级：二等奖

获 奖 者：鲍远程

20

证 书 号：2013－2－R1

2013 年获安徽省科技进步二等奖

### ③ 汇通中西医学

鲍远程教授经常强调，学习经典应当多在临床中应用，做到“读经典、跟名师、早临床、多临床”，在临证中更多地使用中医逻辑推演，做到熟读经典，勤于临床，发遑古义，汇通中西医学，创立新说。他立足中医根基，勤于临床研究，并与现代科技结合，将经典的理论、大医的理念在现代科技中求证。他常举例，如对“气”的物质基础研究、“经络”实质的研究、“易经”与量子通信的研究，中医五运六气与宇宙能量的研究等，以寻找经典科学的实质，让经典释放更加夺目的光辉。随着社会生产力的发展和实践经验的积累，人类对人体生理病理的认识在不断深化，鲍远程教授学习现代医学知识，吸取其中的精华部分，并积极实践，将现代医学的有关知识为己所用，以期达到科研创新、技术升能、发展中医，重振中医学的辉煌。对于临床，他强调并并重视对于疑难疾病的实质性研究，如肝豆状核变性，应当以疾病的遗传为原点，立足于疾病的代谢过程与药物作用的靶点来进行中医药的临床实践研究，寻找契机，以求突破，并有所发现、有所创新。

## 二、注重提炼经典中脑病的学术精髓

鲍远程教授勤于治学，对中医学深厚的文化底蕴、哲学理论多有研究，融会贯通诸家学说。熟悉中医脑病的历史源流、沿革及传承发展，勤于钻研《内经》理论与仲景之学，善于整理研究中医学与脑病学的经典之作，对名家鼻祖如数家珍，对古人在人体脑解剖、脑生理病理及脑病辨治方面的论述做了系统的整理。在总结先贤学术基础上继承、创新、发展了中医脑病事业。从医 50 余年，于医、教、研等方面业绩卓著，在治疗内科疑难杂证特别是中医脑病方面积累了丰富的临床经验。鲍远程教授在其临床诊疗过程中，以中医理论为指导，以辨证论治为核心，总结长期的临床经验，归纳了现代临床脑病科常见病、多发病的病因病机、病理变化及辨证施治。他善于应用古人之法而不拘泥于古人之方，在处方用药中，一切从病情需要出发，辨证准确，灵活应用经方，用药少而力专，取得了药到病除之效，体现了辨证、诊断及治疗全过程的辩证思维，很少用犀、羚、麝等贵重药品，力求简、便、廉、效地解决问题。

鲍远程教授认为，中医经典《黄帝内经》的理论主要是体现对人体生理、病理、病机的认识，蕴含了中国古典哲学的精髓。而病机十九条则是对疾病病机的高度概括。其原文仅 176 字，言简意赅，条理清晰，释义明确，对较复杂的病症有执简驭繁的作用，强调对疾病病因病机的了解分析，以达到“审查病机，无失气宜”“谨守病机，各司其属”的要求。该原文出自《素问·至真要大论》，作为辨证求因的依据，对临证有非常重要的指导意义，是中医纲领性文献之一，历代名家皆推崇。鲍远程教授从十九条病机中涉到掉眩、收引、膹郁、痰饮、项强、瘛疭、厥逆、痿躄、鼓栗、口噤、痉、痿、强直、转戾、惊骇、冲逆、诸躁狂越诸证入手进行整理归纳，认为此类病症皆属于脑病症状与证候。病机十九条反复阐述病机与气宜，对认识疾病及其演变均有着重要的意义。鲍远程教授认为病机十九条基于五运六气、天人相应的角度阐述疾病的本质，根据藏象理论中五脏六气的特性，分析病变本质主属，运用类比的方法来辨识病象，探求其发生的原因、病变部位及病变性质等。他在临床实践中常结合病机十九条，对临证出现的症状求同存异、异中求同、异同互证，进行归纳，对病因病机进行高度的概括和总结，提纲挈领、审机求属、示范于临床。鲍远程教授强调，后学者在临证应用的时候，应从具体的病象入手，推理、求证病证的本质属性，结合历代医家论述，灵活运用，防止对病机条文应用过度的绝对化以及拘泥于古籍古方而致偏颇。

鲍远程教授勤于探索《伤寒杂病论》之精髓，颇有心得。其在《伤寒杂病论》相关脑病研究方面，主要侧重于辨识病机与经方应用，立足六经，统领中医脑病的辨证，正确应用经方，使脑病的辨证与治疗高度融合。鲍远程教授从《伤寒杂病论》中梳理相关脑病的证候，以六经辨证为轴心，以辨病、辨证与经方应用为基础，将经典与现代医学对接，使其达成新的契合点，以此为基础探索中医脑病疑难杂症的诊治新领域，同时有所发现、有所进步、有所创新。鲍远程教授对《伤寒杂病论》的研究，主要包括仲景学术思想的总结、六经辨证与经方的临床应用。他认为，《伤寒杂病论》以六经为主要框架，表述了外感热病证治规律，同时表明疾病的发生发展及传变虽大多以太阳膀胱、阳明胃、少阳胆、太阴脾、少阴肾、厥阴肝及所属经络为生理与病理基础，但也包括外邪直中、疾病传变以及治疗阶段中的误下、误治等，造成疾病病情的异变。因此鲍远程教授强调，在临床外感热性病与内伤杂病诊治中，不仅要十分熟悉六经传变的基本规律，也应特别注意外邪直中及误下、误治等导致的异变病症的证治。

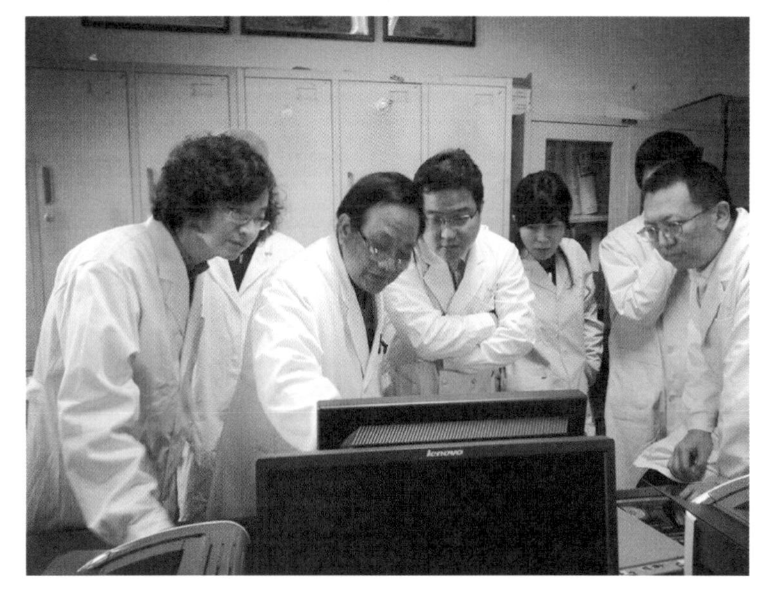

与韩国专家及中国科学技术大学教授面对面交流

《金匮要略》是最早论述杂病的专书，其中记载并详细论述了内伤杂病的典型医案。鲍远程教授从中梳理出脑病的相关内容，包括中风、脏躁、不寐、百合病、邪哭、癫狂等疾病的病因病机及方药应用。例如中风病，《金匮要略》把中风分为中经、中络、中腑、中脏，中风的发病可由经络内传脏腑，曰："邪在于络，肌肤不仁；邪在于经，即重不胜；邪入于腑，即不识人；邪入于脏，舌即难言，口吐涎。"《金匮要略》中有关中风病的辨治代表方有：清肝化瘀、养血祛风的侯氏黑散，治大风；清热降火、镇惊熄风的风引汤，除热瘫痫；滋阴降火、养血熄风、透表通络之防己地黄汤；散寒通络之头风摩散等。对于其他疾病，临床实践中也常参照古方，临证加减、灵活应用，多有收效。

## 三、谨守病因病机，强调个体化治疗

鲍远程教授强调，当今世界，科学技术日新月异，科学思想异彩纷呈，但中医学的优势和特色并没有黯然失色，相反越来越彰显其超前的科学理念。在脑病诊疗中我们要将古代医家学说与现代研究结合起来。在中医理论不断发展和创新的历史大背景下，脑病理论也有较大发展。如卒中发病，唐宋以前多以“内虚邪中”立论；金元时期许多医家以“内风”立论，包括刘完素力主“心火暴甚”，李杲“正气自虚”论，朱震亨“湿痰生热”论等；明代张景岳“非风”论；清代王清任创立“气虚血瘀”论；当代医家王永炎院士“毒损脑络”论等。归纳起来，卒中的病因不外乎风、火、痰、瘀、虚、毒六种因素，治疗上多以平肝熄风、益气活血、活血祛瘀、痰瘀并治、清热解毒为治则。

鲍远程教授认为，脑病常见有头痛、卒中、颤病、痉病、痴呆、痫病、癫狂、不寐、痿病。按辨证施治，常见的中医证候有肝气郁结证、肝阳上亢证、肝风内动证、风痰阻络证、痰湿阻络证、痰瘀互结证、肝郁痰扰证、痰热腑实证、痰蒙清窍证、气滞血瘀证、心脾两虚证、心肾不交证、肝肾阴虚证。治疗常用的 8 种治法为治风法、祛湿法、祛痰法、活血化瘀法、补益法、回阳救逆法、醒脑开窍法、安神法，临床上结合辨证，治疗上多以两法或数法合用。例如对于卒中的辨证论治，其证候表现为发病急骤，剧烈头痛，呕吐频繁，昏仆跌倒，不省人事，口角歪斜，半身不遂，舌质红绛，舌苔黄腻，脉弦滑大。对其主要病机的分析为脏腑功能失调，阴阳失衡，阴虚阳亢，肝阳化风，气血逆乱，直冲犯脑。病性是本虚标实，上盛下虚，在本为肝肾阴虚、气血亏虚，在标为风火相煽、痰湿壅盛。卒中起病急，变化快，证候在不断的演变，施治者既要根据临证经验所掌握的卒中证候演变规律而制定各阶段施治的系列方药，又需在临证中密切观察其不断演变的证候，辨证、立法、组方、用药需及时调整，做到“动静结合”的个体化治疗。如疾病早期肝阳上亢、肝风内动应用天麻钩藤饮加减，若肝阳化火，风火上扰清窍，则用安宫牛黄丸以清热泻火、醒脑开窍。在疾病的恢复期，瘀血阻络，气阴两伤，则用益气养阴化瘀之补阳还五汤加减。

古今医案包括成功的经验与失败的教训，是做医学研究、总结规律、吸取精髓都离不开的珍贵资料。我国之大，历史悠久，不同地域、不同年代、不同流派所留下的丰富临证经验均可体现在医案中。鲍远程教授指出，医案是中医临证诊疗过程的真实记录，是个体化治疗的依据，是中医传承和研究的载体，应作为中医学术传承和研究的重要内容。整理医案是从临床转为理论的前提，是由浅入深、由琐碎到完整、由感性到理性，逐步提高、逐步完善的过程。阅读医案是了解医家学术思想和精髓的基础。在学习过程中，后学者通过对老师医案的整理，对其创新思维、学术思想、技艺特长不断的整理、总结，写出心得体会，发表相关文章与著作，能在总结中不断提高自己的理论水平与临床技能。鲍远程教授常在百忙的临床工作中，亲手记录医案，分析成功与失败的经验教训，并要求跟师者亦如此践行。

## 四、“三因制宜”在脑病中的应用

鲍远程教授谨遵《黄帝内经》“三因制宜”，即因人、因时、因地制宜的思想，深究其理论内涵并应用于临床实践。他指出“三因制宜”思想是在长期的医疗实践中形成的，强调了人与生存环境的协调统一，它贯穿于疾病发生、发展与治疗的全过程，参与疾病的形成，甚至成为疾病发生发展的诱因，而根据这种思想，在治疗上灵活运用，能明确疾病治疗的方向。因此鲍远程教授常常在治疗基础病的同时，随证加减用药，以调主时之脏，或顾护被克之脏，能够体现中医治病的灵活性，充分体现了以人为本、天人合一的思想。

### 1 因时制宜

《素问·四时刺逆从论》中记载：“春气在经脉，夏气在孙络，长夏气在肌肉，秋气在皮肤，冬气在骨髓中。”春季风邪主令，阳气生发，肝木渐甚，“升之不息为风阳”，故病多眩晕、头痛；肝藏血、主筋，升发太过可致痉痫、抽搐，如流行性脑脊髓膜炎。临床处方用药时，可用柴胡桂枝龙骨牡蛎汤加减以枢转少阳，用镇肝熄风之药抗痉痫、止抽搐。夏多热邪，热邪入营，邪闭心包，神昏欲躁，内闭外脱，临床多见高热、神昏、谵语、昏厥、抽搐、牙关紧闭，如乙型脑炎。治疗上当取寒凉清热、重镇醒脑开窍之剂，可用白虎汤、清营汤加减。长夏暑湿主令，内湿外热交错，热邪夹湿，黏腻难去，可致昏迷、抽搐、下痢脓血，如中毒性痢疾。此时单清里热则神志不清，单用化湿则营热不解，故清里开窍与芳香辟浊相合，可用苍术白虎汤合葛根芩连汤加减，以达热去湿化、窍开神清之效。秋季燥邪主令，可有内燥、外燥之分。外燥初起，首伤肺卫，耗气伤津，燥邪不解，可入里化热，多见鼻燥咽干，咳嗽少痰、发热头痛，可用清燥救肺汤加减；津液输布障碍，失于运化，引发内燥，则脉络瘀滞，痹而不畅，引起泪少、口干、关节疼痛，可见于干燥综合征，治以玉女煎加减，以清热润燥，通络蠲痹。鲍远程教授用玉女煎治疗眼口干燥综合征 24 例，获得良好效果。冬季寒邪主令，《素问·至真要大论》曰：“诸病水液，澄澈清冷，皆属于寒。”寒邪外侵，伤于肌表，阻遏卫阳，称为“伤寒”；寒邪直中于里，伤及脏腑阳气，称为

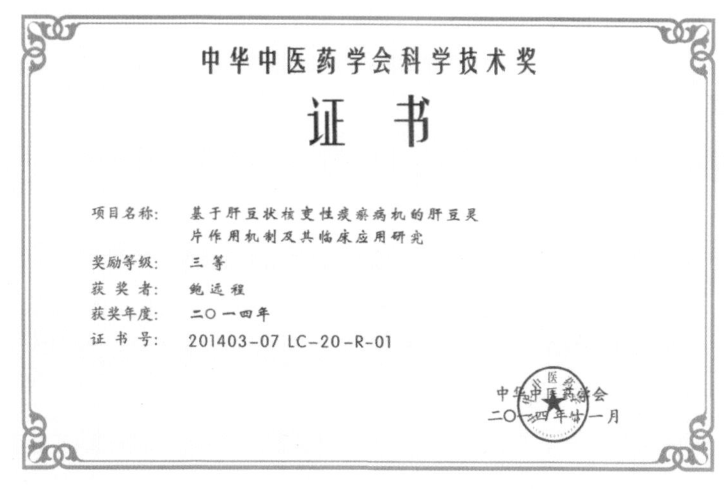

中华中医药学会科学技术奖

证 书

项目名称：基于肝豆状核变性痰瘀病机的肝豆灵片作用机制及其临床应用研究

奖励等级：三等

获 奖 者：鲍远程

获奖年度：二〇一四年

证 书 号：201403-07 LC-20-R-01

中华中医药学会

二〇一四年十一月

获中华中医药学会科技进步三等奖

“中寒”。寒为阴邪，易伤阳气，其性凝滞，不通则痛，可致头痛项强、周身疼痛；寒性收引，肢寒蜷缩，脉络痹阻，可引起筋急中风，治以四逆辈以温阳散寒、通脉止痛；若元阳不足，则寒证更甚，加用肉桂、鹿角胶大补元阳，温督通脉。《素问·金匮真言论》亦云：“平旦至日中，天之阳，阳中之阳也；日中至黄昏，天之阳，阳中之阴也；合夜至鸡鸣，天之阴，阴中之阴也；鸡鸣至平旦，天之阴，阴中之阳也。故人亦应之。”因此要顺应四时阴阳变化，昼夜阴阳消长、万物生长收藏的规律，结合人应有的昼寤夜寐变化，以达到人体脏腑经脉、气血盛衰、阴阳消长平和之目的。

### ② 因地制宜

《素问·异法方宜论》从东方、南方、西方、北方、中央五个不同区域、不同饮食习惯的人体质不同出发，提出在治疗上必须因地制宜，各有所异。居于东方者，多食鱼、偏嗜咸味，咸走血，喜食咸易使血脉凝涩，居民多热积于中，易外发疮疡痈疽，此类多发生于肌表，其治宜泻以化腐去毒；居于西方者，食物多为酥酪膏肉之类，形体强壮，腠理致密，故其病多由饮食不节、七情内伤等造成脏腑功能失调，因其病多在脏腑而不在皮毛肌腠筋骨，故治病多以调和脏腑平衡为主；居于北方者，多食用牛羊乳等，因气候寒冷故人体多脏寒，寒性凝敛，气滞不通，易发生脘腹胀满一类的疾病，治法以“寒者热之”，可以灸法温经散寒；居于南方者，气候炎热且多潮湿，饮食多酸味或酵化之物，酸主收而阳主热，腠理致密，积热不去，湿热交阻，气血运行不畅，其病多为筋脉拘挛、筋骨疼痛等，治疗可清热化湿、舒筋通络；居于中央地域者，食物品种繁杂，劳动较少，其病多为痿躄、厥逆、寒热之类，治以流畅气血、通利经气。但鲍远程教授经过多年临床实践后发现，现代社会交通发达，人口流动量大，地域性特点也处于不断变化之中，因此在诊病处方用药之时，应综合分析患者四诊资料，切勿固守一说。

### ③ 因人制宜

《素问·三部九候论》曰：“必先度其形之肥瘦，以调其气之虚实，实则泻之，虚则补之。”《素问·示从容论》云：“夫年长则求之于腑，年少则求之于经，年壮则求之于脏。”强调在临床实践过程中，首先应当辨其体质，其次应根据患者年龄判断脏腑气血阴阳之虚实，来作为处方用药的参考。鲍远程教授强调，体质是个体特性，但它具有可变性，准确判断患者体质，以此来制定更好的个体化治疗方案，有助于提高治疗效果，减少药物不良反应及药物耐受性，取得更好的临床疗效。同时，鲍远程教授指出，准确把握病程长短对疾病的治疗非常重要。他指出新病多实，可泄实图功；久病多虚，峻补不如缓补；久病入络，短治不如长治；久病致变，治变不如防变；不可一蹴而就，应当缓缓收效。三因制宜、以人为本、天人合一以达到治未病、治已病的大医理念。

## 五、化瘀祛痰、通窍开闭法治脑病

在脑病发病过程中，鲍远程教授尤其重视痰饮、瘀血的致病作用。痰和饮均是由于脏腑功能失调、水液代谢障碍，以致水湿津液停积凝聚而成。其中清稀者为饮，稠浊者为痰，因其常相兼为病，故合称痰饮。痰形成以后，留滞于不同的脏腑、经络即可出现各种各样的病证。正如《丹溪心法·痰》说："痰之为物，随气升降，无处不到。"《症因脉治·痰症论》言："痰之为病，变化百出。"临床上痰饮停滞于脑窍，则可见神昏、眩晕、癫狂。气郁痰结，阻滞脑络、脑窍不利，可见癫狂、痴呆、郁证、头痛症等。痰火扰神，可见不寐多梦，甚则哭笑无常，狂越妄动。风动痰升，上蒙清窍，可致卒中、癫痫发作，以及各种痉挛、抽搐等症。痰湿浊邪滞于经络，气血运行不畅，肌肤及经脉失于濡养，以致肌肤不仁、手足麻木、肢体重着疼痛、转侧不利。故痰饮是诸多中医脑病演变过程中的重要病理因素之一。

瘀血是由血液运行不畅，甚至停滞凝聚，或离经之血积于体内而成。瘀血可由多种原因导致：如跌打损伤；各种出血证中未排出体外的离经之血；精神因素致气机郁滞，血行不畅；感受寒邪，使血凝滞不行；感受热邪，伤津耗血，津亏血失其载运而成；以及久病正虚，正气不足，不能推动血液运行而生瘀血。在多种脑髓疾病的演变过程中，瘀血都是重要的病理因素之一。如瘀阻神明，心神惑乱，精神失常，发生癫狂。《医林改错·癫狂梦醒汤》说："癫狂一症，哭笑不休，詈骂歌唱，不避亲疏，许多恶态，乃气血凝滞，脑气与脏腑气不相顺接。"瘀血阻滞，脑失所养，则可致健忘、痴呆。血脉瘀阻，经隧不通则肢体感觉或运动失常，导致肢体麻木、疼痛甚至瘫痪。又如中风病，气血逆乱，上冲犯脑，致脑脉痹阻或血溢脉外，血不利则为水，终致积饮、生痰、聚毒，损伤脑髓神经，使神机失用。

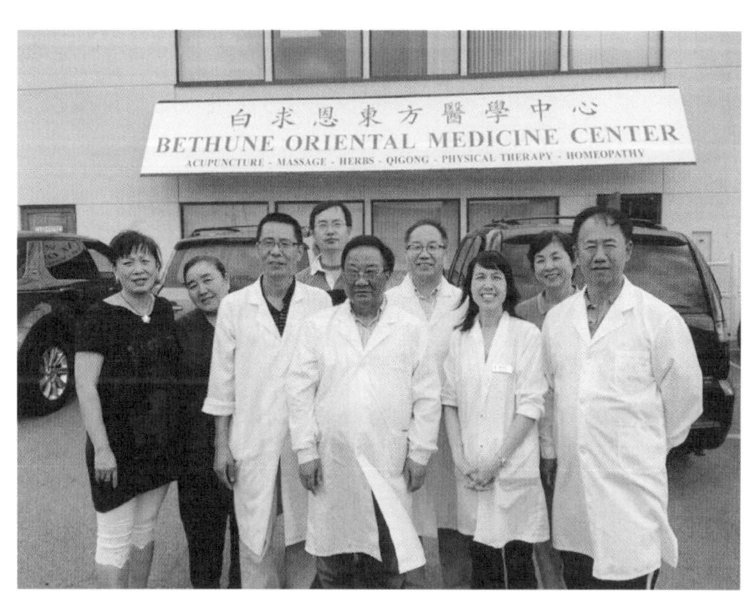

2015 年应邀赴加拿大作学术讲座时与白求恩医学中心专家合影

此外，痰饮、瘀血也可相兼为病、相互化生。痰浊内阻，血脉不通，可产生瘀血，痰浊是瘀血产生的一个重要原因。另一方面，瘀血阻滞，血脉痹阻，又可使津液代谢失常，水湿痰饮内生。如《金匮要略·水气病脉证并治》中云："血不利，则为水。"津液为血液的重要组成部分，血中有津，津血同行，血中的一部分渗出脉外则为津液，以润泽肌肤，濡养脏腑，补益脑髓，此皆其正常的生理作用。若血脉瘀阻，血不流行，津液也随之而停滞，并从经脉之中大量外渗，积聚于皮肉之间，从而形成水肿。《血证论·阴阳水火气血论》云："瘀血化水，亦发水肿。"《诸病源候论·痰饮候》认为："痰饮者，由血脉闭塞，津液不通，水饮气停在胸府，结而成痰。"对痰饮的产生，明确地解释为"血脉闭塞，津液不通"所致。即瘀血阻滞，津液停留，积聚不散则为痰饮。对此，《诸病源候论·诸痰候》解释为："诸痰者，此由血脉壅塞，饮水积聚而不消散，故成痰也。"《血证论·咳嗽》中更明确地指出："须知痰水之壅，由瘀血使然。"

故痰饮、瘀血是脏腑功能失调、气血津液运行失常的产物，又是导致疾病加重及诱发新的疾病的病理因素，所以中医脑病中沉痼难愈者多与痰饮、瘀血有关。

鲍远程教授重视痰瘀证的研究，认为痰瘀同源，互生互化，痰致脑病常夹瘀为患，中风、肝风、癫、狂、痫、呆、郁、多寐、头痛、眩晕、厥证等病证的病机均与痰瘀相关。

## 六、调畅五志，重视脑神的主宰作用

鲍远程教授强调正常的情志活动是人体精神活动的外在表现，若外界各种精神刺激程度过重或过长，造成情志的过度兴奋或抑制时，则可导致人体的阴阳失调，气血不和，经脉阻塞，脏腑功能紊乱而病。如《素问·玉机真藏论》说："忧、恐、悲、怒令不得以其次，故令人有大病矣。"《素问·阴阳应象大论》言"暴怒伤阴，暴喜伤阳。"七情致病损伤脑髓神机机理在于两个方面：①《灵枢·寿夭刚柔》云："忧愁愤怒伤气，气伤脏乃病脏。"故七情太过内伤五脏。五脏功能失调，五脏之神受损波及于脑神，因五脏之神在脑神统帅下行使其功能，故二者相互影响。②情志变动影响气血。如《素问·举痛论》曰："怒则气上，喜则气缓，悲则气消，恐则气下……惊则气乱……思则气结。"气血升降出入，循行上下表里，由脑统帅，上奉脑髓，下及周身，故气血逆乱易致脑病。且"神者，气血所生，生之本也"，气血不足不能上奉于脑亦可致脑髓神机失用。

鲍远程教授详悉五志与五脏病机，分别指出：①喜乐无极则伤心，临床上可出现心悸、不寐、心烦、多梦等症。若喜乐太过滋生火邪，则可见狂乱无知，行为异常之症。故《灵枢·本神》曰："喜乐者，神惮散而不藏。"②暴怒则伤肝，肝失条达，则肝气郁滞，或横逆上冲，血随气涌，气血并走于上，扰乱神明，损伤脑髓神机而发病。临床上可见头痛眩晕、失眠、多梦、偏枯，甚或昏厥等。如《素问·生气通天论》说："大怒则形气绝而血菀于上，使人薄厥。"③忧愁太过，则肺脾气机不利，气机闭塞，脑神被扰，就会出现精神萎靡、意志消沉等症，此所谓"悲则气消"。④思虑太过则伤脾，气结不行，阴血暗耗，脑髓失养，扰及神明，易出现失眠、多梦、健忘等症。且思为脾之志，思虑过度则伤脾，脾伤则气血生化乏源，气血更虚致神失其养，脑失所用，失其调畅出现烦躁、不寐等症。⑤惊恐最易伤及心肾，若卒然受惊，可致心气不定，气血失和，出现"心无所依，神无所归，虑无所定"的临床表现；肾气通于脑，脑髓需要肾精的不断转化、充满，才能发挥其正常功能。恐为肾之志，恐惧太过伤肾，影响精血化生，脑髓损而致脑病。如《素问·举痛论》曰"恐则精却，却则下焦闭,闭则气还,还则下焦胀,故气不行矣”。

《诀·道生旨》云:“元神如主动,千神如臣。”因此,鲍远程教授强调,五志调畅,五脏协和,均由脑神主宰,对于情志障碍疾病的治疗,调理五脏气机的同时,应注重脑神的主宰作用。

## 七、在脑病治疗中擅用虫类药物

脑病患者病程多冗长,且脑部血液循环极为丰富,《灵枢·邪气脏腑病形》云:“十二经脉,三百六十五络,其血气皆上注于面而走空窍。”久病为害者,皆可致癖毒内阻,脑窍不利。叶天士云:“久则邪正混处其间,草木不能见效,当以虫蚁疏通逐邪。”鲍远程教授认为,虫类药多为血肉有情之品,最具走窜之性,为搜风通络之良药,具有独特的疗效,常非草木类药物所能及,善治风痰瘀之顽疾,而脑病病程较长,多为疑难顽症,且其病机多在风痰瘀作祟。鲍远程教授曾跟随朱良春教授临证,多次受到其指导,受益匪浅。他认为,临证处方时宜适当配伍使用虫类药。因风致病类需适当配伍熄风要药,如全蝎、地龙、蜈蚣、蕲蛇、乌梢蛇、僵蚕等,此类药物专于搜风通络,能外达皮肤,内通经络,其搜骨透风之力最强。凡肢体麻木、筋脉拘挛、半身不遂、皮肤瘙痒等,症势深痼,非此不除,对因脑病引起的肢体拘挛、抽搐、麻木有奇效。而因痰瘀致病者,则多常用僵蚕、水蛭、土鳖虫、地龙等,因其具有化瘀祛痰、舒筋通络之效。因此,临床上应当根据不同体质及病情而酌选二三味加入组方当中,以达事半功倍之效。其中蜈蚣、全蝎擅长熄风定惊,对于脑病表现为高热抽搐、半身不遂、口眼歪斜、肢体震颤、手足麻木或疼痛、癫痫发作等,诸药无效而加用本品,多获殊功;蕲蛇、乌梢蛇之类则擅于祛风通络、定惊止痉,用治肢体麻木、筋脉拘挛、口眼歪斜等证;水蛭、土鳖虫之类通筋活络以疗血瘀肿痛;地龙祛风定惊、化瘀散结,僵蚕则熄风定惊,化痰散结,二者相兼为用,常用于痰瘀互结型中风患者;九香虫理气解郁,温中助阳,常配伍丁香,用于胃脘寒痛、肾虚阳痿,腰膝酸痛。在临床上,鲍远程教授在治疗偏头痛、三叉神经痛、枕大神经痛、带状疱疹神经痛、坐骨神经痛、癫痫抽搐、脑血管病偏身麻木、腓肠肌痉挛、不宁腿综合征、多发性抽动、肝豆状核变性的痛性抽搐、脊髓炎后遗下

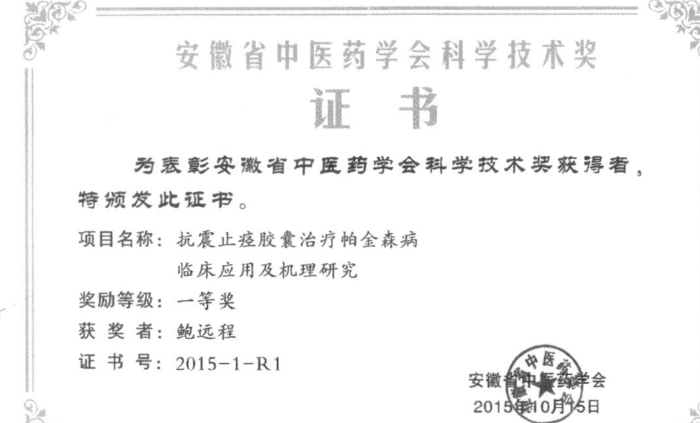
安徽省中医药学会科学技术奖

证书

为表彰安徽省中医药学会科学技术奖获得者,特颁发此证书。

项目名称:抗震止痉胶囊治疗帕金森病临床应用及机理研究

奖励等级:一等奖

获 奖 者:鲍远程

证 书 号:2015-1-R1

安徽省中医药学会

2015年10月15日

2015 年获安徽省中医药学会科技进步一等奖

肢瘫痪痉挛等疾病过程中，灵活运用以上药物，每每收效甚佳。

现代药理研究证明，虫类药物多具有较强的通行血脉、促进气血运行、消除瘀滞的作用，可以改善脑供血状态，增加脑血流量，恢复和提高脑功能，在中医脑病诸如中风、痴呆等疾病中辨证应用多获良效。但在此类药物使用过程中，应注意虫类药物小剂量有兴奋强壮作用，大剂量反可起镇静抑制的作用，在使用中应掌握适当剂量，以达邪去而不伤正，事半而功倍之效。此外现代药理研究发现，虫类药多含有异体的动物蛋白质，部分过敏体质的患者服用后会出现皮肤瘙痒的症状，应注意预防。虫类药物走窜之性过强，也易伤及脾胃，故鲍远程教授应用时尤其强调顾护后天脾胃的重要性，不宜合并甚至过用苦寒之剂，经常强调“遣方用药必护胃”，在注意到药量及疗程的控制的同时，可配伍健胃醒脾之品，以时时顾护脾胃为要。

## 八、注重补虚化瘀通络治疗中风恢复期患者

鲍远程教授非常重视补虚化瘀通络法在中风恢复期的应用。他认为中风病迁延日久，形神俱耗，病久失养，渐致元气耗损，精血虚少，脏腑功能衰退，气血化生不足，病理产物常见痰、瘀、虚并存，痰饮不化、血虚致瘀、痰瘀互结、虚实夹杂，故补虚通络是治疗的关键。

中风患者以老年多见。《素问·阴阳应象大论》云：“年六十，阴痿，气大衰，九窍不利，下虚上实。”中风的发生一般以老年多见，脏腑阴阳随着年龄的增长而自然衰退，这是人体生命过程的自然现象，沈金鳌在《杂病源流犀烛·中风源流》中也指出：“人至五六十岁，气血就衰，乃有中风之病，少壮无是也，然肥盛之人，或兼平日嗜欲太过，耗其精血，虽甚少壮，无奈形盛气衰，往往亦成中风。”鲍远程教授指出，中风的发生多与年龄增长致虚，影响肝肾之精、气、血的生化与运行有关。因肾为五脏之本，肾虚五脏必虚，而五脏之虚又“穷必及肾”，影响肾之精气，肾精不足，精不化气，元气不足，五脏之气化乏源，必致气虚无力行血而致血瘀，且肾精不足、精不化血则气血两虚，血脉不充，血行迟缓为瘀。另外中风患者的发病多由于饮食不节、损伤脾胃、积损伤正，而致痰浊瘀血、气血逆乱上冲犯脑而发生，发病之前已存在脏腑功能失调、正气虚衰的征象。故本病的病理性质多属本虚标实。肝肾阴虚、气血衰少为致病之本，风、火、痰、气、瘀为发病之标，两者可互为因果。

鲍远程教授认为，中风病恢复期患者因气血失调、血脉不畅而后遗经络诸证。中脏腑者病情危重，但经积极抢救治疗，往往可使患者脱离危险，神志渐趋清醒，但因肝肾亏虚，气血亏损未复，风、火、痰、瘀之邪留滞经络，气血运行不畅，而仍留有半身不遂、口舌歪斜、言语謇涩或不语等。因中风者病程多迁延日久，大病暴疾，邪气过盛，脏腑损伤，或因客邪久留，而致正气耗损。中风病前期患者表现以邪实为主，多表现为风、火、痰、瘀之象；中风之疾后期，患者多长期卧床，久病少动，日久造成脾胃虚弱，运化失常，肌肉瘦削，筋骨痿软，脏腑功能衰退；中风重症者可见吞咽无力，多以鼻饲进食，久则脾胃化生

无源，水谷精微不布，气血化源不足，长期则气血俱虚。中风发病，阴阳逆乱，先后天受损，唯有后天调养可愈，只有气血充盛才能阴平阳秘。水谷入于胃，必赖脾之运化方可化生气血，气血充盛，经脉通利，精气乃复。脾为气血生化之源，脾胃健旺可以权衡五脏，以养肺气，柔肝血，滋肾精，气血充沛，营卫滋荣，经脉通畅，四肢得养。故鲍远程教授认为，中风恢复期和后遗症期，补虚化瘀通络法的应用中尤其应当重视从脾胃论治，如朱丹溪所言："脾气者，人身健，运之阳气，如天之有日也，阴凝四塞者，日失其所，理脾如烈日当空，痰浊阴凝自散。"新血不生，瘀血不去，欲生新血，先健脾胃，脾胃旺则新血得生，充盈血脉，瘀血得去。若脾失健运，则水谷不能尽化气血，留饮为痰，血阻为瘀，且水病累血，血病累水，形成恶性循环，健脾则痰瘀自消。同时血藏于肝，肝血足则肝阴得养，肝气得舒，气郁得解，健运脾胃之法又可达潜阳息风的治疗目的。

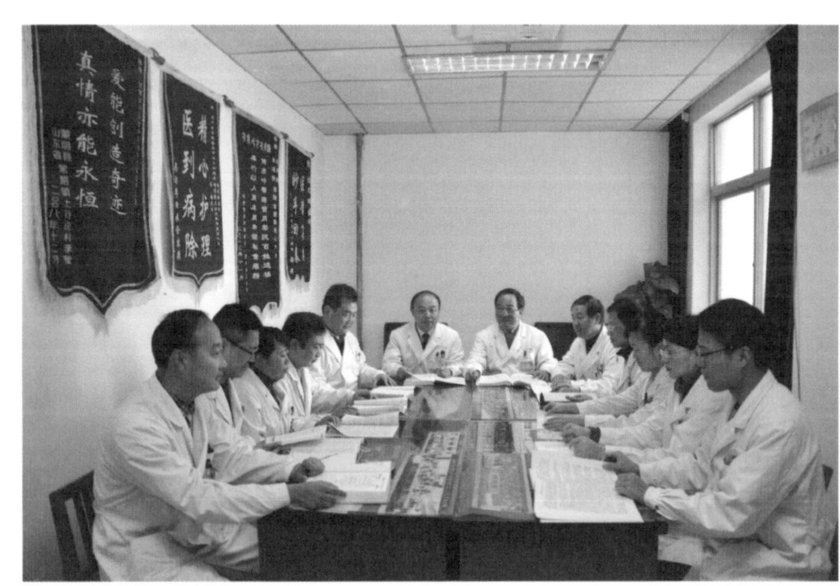

真情亦能永恒
爱能创造奇迹
精心护理
医到病除
鲍远程名医工作室成员集体学习

痰、瘀是中风发生的重要致病因素和病理产物。瘀之诸证表现在中风病证的各个阶段。如中风后多伴肌肤甲错、唇甲青紫、舌暗、舌下脉络迂曲等症，均为血瘀之象。同时中风患者多年事已高，久病不愈，脏腑亏虚，气血不充，经脉不畅，血气循行不畅，则滞而易成瘀。因此无论是"损伤脑络"之出血性中风，还是"瘀滞神明之府"之缺血性中风，病程日久，证之所出，总关乎瘀。此外，由于津血同源，故痰湿和瘀血相互影响，痰阻则血难行，血瘀则痰难化。痰滞日久，必致血瘀；瘀血内阻，久必生痰。二者相互转化，贯穿于中风恢复期和后遗症期的始终。同时中风病久脏腑功能衰退，津液聚而生痰成饮，或流溢血脉，或走窜经隧，或充塞清窍，或郁阻脏腑。因此鲍远程教授认为，中风恢复期及后遗症期总的病机为"脏腑虚损，兼夹痰瘀"，其中以"虚"为本，以"瘀"为标，当"从虚从瘀"论治，法用"补虚化瘀通络"，以攻补兼施，"寓补于通，寓通于补"。肾为先天之本，生命之源，脾为后天之本，气血生化之源，因此"补"应重视脾肾双调，而"通"则重在痰瘀同治。故中风恢复期的治疗总则为攻补兼施，标本同治，健脾补肾，化瘀通络，从虚从瘀、重在补虚。

在具体应用中，鲍远程教授根据气虚血瘀、脾虚血瘀、肾虚血瘀、阴虚血瘀等证型的不同，常用补阳还五汤、参苓白术散、左归丸、右归丸加减化瘀通络之药应用，治疗中风恢复期及后遗症期患者，此外还常根据患者肢体偏瘫部位等情况进行加减。如上肢偏废者可加桑枝、桂枝、姜黄等以通络；下肢瘫软无力加牛膝、刘寄奴、续断、桑寄生、杜仲、独活以壮筋骨，强腰膝；口眼歪斜者加牵正散；若偏瘫日久可加水蛭、地龙、蕲蛇、乌蛸蛇、全蝎、土鳖虫等虫类药物以增强逐瘀通络之效。

## 九、强调出血性中风急性期治疗的六个环节

脑出血属于中医学"出血性中风病"范畴，具有发病率高、患病率高、致残率高的特点。其基本病机为脏腑功能失调，阴阳失衡，气血逆乱，上犯于脑，络破血溢于脑脉之外，轻者言语不利、肢体偏废，重者可致清窍闭塞、神明蒙蔽，甚至阴阳离决。本病病性多为本虚标实，上盛下虚。在本为肝肾阴虚、气血衰少，在标为风火相煽、痰浊壅盛、瘀血阻滞、气血逆乱。根据其病机特点，鲍远程教授认为，在脑出血急性期的治疗过程中应注意以下几点：

### ❶ 开闭救脱，扶正固元

脑出血急性期多见中风中脏腑之重症，通常分为闭证与脱证两大危重证候，而闭证又根据有无热象分阳闭与阴闭。或为风火上扰、痰热内闭清窍的阳闭证，或为痰湿蒙闭心神的阴闭证，或为邪气亢盛、耗伤正气，转化为内闭外脱、阴阳离决的脱证。鲍教授认为抓紧闭证和脱证的救治，挽救患者于垂危状态，是治疗抢救的重点。闭证当以祛邪开窍醒神法治疗；脱证当以扶正固脱为法；内闭外脱证以醒神开窍与扶正固脱并用。脑出血急性期标实证候突出，急则治其标，当以祛邪为主，在常规使用传统中风急救药物如安宫牛黄丸、苏合香丸等同时，可根据发病证型不同，辨证使用中药注射剂，如痰热内闭清窍（阳闭证），可选用清开灵注射液；痰湿蒙塞清窍（阴闭证），可选用醒脑静注射液；元气败脱、神明散乱时可选用参附注射液、生脉注射液等。此外闭证多是痰气壅塞，元神受损，还可合并应用泻法，针刺人中、水沟、内关、三阴交等。脱证多系真阴匮乏、元气衰微，可艾灸神阙、足三里、气海、关元、肾俞等以固元扶正、力挽神机。

### ❷ 把握证候，分清主次

鲍教授认为，脑出血急性期患者多见言语蹇涩、甚至口噤不开，躁扰不宁。多不能配合四诊辨证，且随着病程的推移和患者状态的变化，证候有可能发生不同的改变。故对于脑出血急性期患者须分清主证与次证，掌握证候诊断标准，才能有效辨证施治。如痰热内闭清窍（阳闭证），主症：突然昏仆，不省人事，口噤不开，项强身热；次症：颜面潮红，气粗口臭，躁扰不宁，甚则手足厥冷，频繁抽搐，偶见呕血，舌质红绛，舌苔黄腻，脉弦滑数。痰湿蒙塞清窍（阴闭证），主症：神志昏蒙，半身不遂，口舌歪斜，痰鸣漉漉，面白唇暗，肢体松弛、瘫软不温；次症：静卧不烦，或周身湿冷，舌质紫暗，苔白腻，脉沉滑缓。

### ❸ 掌握规律、动态施治

脑出血起病急，变化快，疾病证候处于不断的演变之中，鲍远程教授认为在脑出血的发病过程中，风、火、痰、瘀等因素相互影响，相互作用，在不同的阶段有不同的因素起主导作用。如风为百病之长，发病初期肝阳暴张，内风旋动，挟痰挟火上扰清窍，可导致气机逆乱，引起脏腑功能失调，还可使外邪乘虚入中，甚则损及脑络，以致神机失用。随病情发展，风火痰瘀诸邪相互错杂，可相互影响，如离经之血闭阻脑窍，瘀而化热，瘀热熬炼津液成痰；或与瘀热与风痰互结阻滞中焦，可形成痰热腑实证、痰瘀互结的复杂局面，此时以火热痰瘀为主要致病因素。若迁延失治，毒邪入里，阳气暴脱，则可致阴阳离绝。鲍远程教授强调，施治者既要根据临证经验所掌握的脑出血证候演变规律而制定各阶段施治的系列方药，又需在临证中密切观察其不断演变的证候，辨证、立法、组方、用药需及时调整，做到计划治疗和施治动态变化相结合。

### ❹ 上病下取，通腑辟浊

鲍远程教授认为，中风病患者平素多过食膏粱厚味、饮食不节，或长期情志失畅、精神紧张，而使脾失健运、运化失常，致痰湿内生。而五志过极也可使肝郁化火、灼津成痰。若气机逆乱、挟痰上犯于脑则可见络破血溢。一旦脑神失用，无以统摄全身，则中焦升降失常，痰饮、宿食内结，以致腑气壅滞不通、邪热不得下泄，而阳明实热上冲，又会使痰火更甚，加重气机逆乱，升降失常。特别是现代医学在脑出血急性期多大量应用脱水剂治疗，导致津液缺失更甚，使腑实证更为多见。临床也常见脑出血急性期患者神志不清同时伴有呼吸声重、口气臭秽、腹胀便秘，舌苔白腻转为黄腻苔或黄褐色苔等。鲍远程教授经常强调，脑出血急性期患者应当重视调整中焦气机，理气通腑。腑气得通，则可借泻下之力以泄热破瘀、启闭开窍。上病下取，痰消热散，脉和脏安，元神自清，同时还可借枢机通调之机，平抑肝阳暴亢之势。因此，对于脑出血急性期患者若病属痰热腑实，脉弦滑，舌苔黄腻者，可予大黄、枳实、芒硝等为主，配合化痰、清热、开窍等不同药物组合应用，但须注意应用时以大便通畅为度，不宜过量，防止耗伤正气。

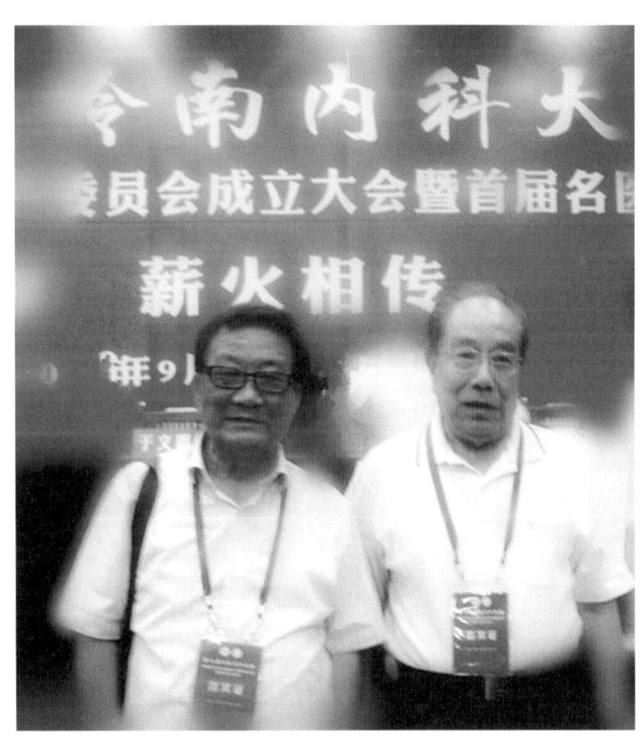


与上海中医药大学校长严世芸教授合影

❺ 善用活血，慎用破瘀

鲍远程教授常说离经之血便为瘀血，正如《血证论》所云“此血在身，不能加于好血，而反阻新血生化之机，故凡血证总以去瘀为要”。脑出血病性多为本虚标实，在本为肝肾阴虚、气血衰少，在标为风火相煽、痰浊壅盛、瘀血阻滞、气血逆乱。气、痰、瘀可相因为患，如瘀血阻滞，妨碍气化，则气不化津，蓄津为痰；反之痰滞气机，血失统领，运行不畅，也可致瘀。脑居天外，主神明，喜静谧而恶动扰。脑出血发生之后，离经之血停于脉外，轻者压迫脑髓使其“司运动、统感官、主明辨”功能失常，而成半身不遂、口舌歪斜、舌强语謇之症；重者神机被抑。故瘀血既为脑出血的病理基础，又是脑出血的病理产物，活血化瘀为脑出血治疗之关键。因此脑出血急性期时要根据不同证候，灵活采用通腑化瘀、熄风化瘀配合开窍醒神等不同治法。还需注意在辨证论治的前提下选用破瘀血而不伤新血、具有化瘀与止血双重作用的中药，如三七、花蕊石、大黄、血竭、蒲黄等，而在病程早期应慎用破血逐瘀峻猛之品如水蛭、䗪虫、虻虫等。

❻ 凉血止血，解毒通络

中医认为，脑出血是在肝肾不足、内伤积损的基础上，脏腑气机逆乱，血随气逆，上犯于脑；气有余便是火，发病之时气火上冲，可致络热血瘀，煎灼脑络。而离经之血瘀于脑窍，又可郁而化热，瘀热搏结，形成瘀热阻窍之证。瘀热搏结不解，则热愈炽，甚则化火生风，火盛生毒，热毒入内，迫血妄行，而见呕血、便血；火热毒邪上犯脑络，可蒙蔽清窍，而见烦躁不宁、神昏谵语等。所以常见脑出血急性期患者持续高热、面色红赤或深紫、舌质红绛紫黯、苔黄燥、脉弦滑数等。鲍远程教授认为，脑出血急性期时辨证应用凉血清热、顺降气血之法可防瘀热动血，起到凉血、散瘀、清热、通络、开窍之作用。可配用牡丹皮、牛膝、黄连、黄芩、栀子、水牛角等药物，以起到凉血止血而不留瘀、通瘀散血而不破血的治疗作用。

对于脑出血急性期的临床辨治，关键是要把握本虚标实、上盛下虚的病机特点，把握标本兼顾、临证变通的治疗总则，分别采取醒神开窍、调畅气机、通腑辟浊等有效方药的配伍组合，加减应用，以起到良好的治疗效果。

## 十、滋补肝肾、活血化瘀、息风通络治疗帕金森病

帕金森病属中医学“振掉”“震颤”“拘病”“颤病”等范畴。中医学关于帕金森病的记载首见于《黄帝内经》。《灵枢·经脉》中曰：“手少阳之别……病实则肘挛；虚则不收。”《灵枢·邪客》指出：“邪气恶血，固不得住留，住留则伤筋络骨节，不得屈伸，故拘挛也。”《素问·脉要精微论》曰：“头者，精明之府，头倾视深，精神将夺矣；背者，胸中之府，背曲肩随，府将坏矣；腰者，肾之府，转摇不能，肾将惫矣；膝者，筋之府，屈伸不能，行则偻附，筋将惫矣；骨者，髓之府，不能久立，行则振掉，骨将惫矣。”“肘挛”“拘挛”“振掉”是对帕金森病病名描述，“不得屈伸”“头倾视深”“背曲肩随”“转摇不能” 描述的是帕金森病姿势

异常的典型症状,“诸暴强直,皆属于风”“诸风掉眩,皆属于肝”是关于帕金森病病机最早描述。

本病突出的症状是震颤,此为肝风内动之征。肝风之起,乃由肝肾亏虚,水不涵木,虚阳化风所致。从发病年龄看,本病多发于老年人,40 岁以下发病者少见。正如《证治准绳》所言:“此病壮年鲜有,中年以后乃有之,老年尤多,夫年老阴血不足,少水不能制肾火,极为难治。”原因有二:①生理性虚衰。《素问》谓“年四十而阴气自半也”,人过中年,肝肾阴气自然衰减,形体衰败,若摄养不慎,极易造成肝肾亏虚。②病理性肝肾虚损。因高年多病重叠,或久病及肾,致使肝肾交亏。肝藏血而主筋,肾藏精而主脑髓,肾虚则髓减,脑髓失养则神失所荣,身失主持而失灵。故本病阴虚者多见,但久病阴虚,阴损及阳,故又可兼见阴阳两虚。此外,因气虚失运,血不养筋,血虚生风,气血两虚也不少见。而五志化火,食积化火,外邪内袭等,往往都是引动肝风的重要因素。

鲍远程教授遵循《灵枢·邪客》中“邪气恶血,固不得住留。住留则伤筋络骨节,机关不得屈伸,故拘挛也”之旨,强调痉病、颤证多由血脉瘀滞所致,属筋脉病变。气滞血瘀、血气不能滋润筋脉,则拘挛、颤振发也。瘀血内生,阻滞脉络,筋脉失养,或年老久病,肝肾精血不足,血滞致瘀,筋脉失养,筋急风动,发为颤证。

在对帕金森病的临证治疗中,鲍远程教授认为本病辨证处方首当明辨虚实、标本之主次。临床所见本病以肝肾阴虚为本,血瘀气滞为标,所致筋急风动者居多,标本之间密切联系,风、痰、瘀可因虚而生,诸邪又进一步影响阴血对筋脉的濡养。风、痰、瘀之间也相互联系,可互相转化,临床虚实并见,各种证候错杂,临证时应详审病机,辨证治疗。临证用药应治实勿忘补其虚,补虚尚应祛其邪。补虚以滋补肝肾之阴为要,攻邪以活血化瘀、祛风通络为主,祛邪宜十去其六即可,以免太过伤正。并可于原治法加入熄风止痉之品增强疗效,所谓颤振属风,息风为先,不论何种证型,均应在治本的基础上运用平肝熄风之法。颤振日久,则可加入虫类药以加强其搜风通络、熄风止痉之效。年高病久,治宜缓图,因老年体弱加之颤振日久,脏腑气血失调,病理变化复杂,欲速反招致诸多变证,只宜缓图,循序渐进。临证用药不宜过于滋腻,否则易致本病胶着难解。知常达变,最宜变通。依据其病情的增减进退而及时调整治法方药,因此治法又常有变,灵活准确。帕金森病患者无论何种证候,大多兼有瘀血阻络之象,因此应重视活血化瘀之法的运用。

滋补肝肾、活血化瘀、柔肝通络的抗震止痉胶囊,由熟地、首乌、当归、白芍、丹参、鸡血藤、地龙、珍珠母、天麻、钩藤、僵蚕、蜈蚣、全蝎、木瓜、五味子等组成。其中熟地、首乌、当归滋补肝肾之药,为君药;丹参、地龙、鸡血藤活血化瘀,白芍、木瓜柔肝养阴、舒筋活络,为臣药;天麻、钩藤、僵蚕、蜈蚣、全蝎祛风通络,为佐药,共奏滋补肝肾、活血化瘀、祛风通络之效。

本方自 1999 年 5 月临床应用至今,共治疗患者 3 000 余例次。经多年的临床实践和科学研究证实,该药临床疗效确切。对于左旋多巴制剂疗效明显减退的帕金森病患者,可以起到“减毒增效”作用,明显改善患者生活质量,稳定病情,延缓帕金森病发展速度，取得了显著的社会效益。

## 十一、清热解毒、祛痰化瘀治疗肝豆状核变性

### 1 肝豆状核变性中医病因病机的认识过程

肝豆状核变性是一种铜代谢障碍、常染色体隐性遗传疾病，青少年发病多见。世界人群的患病率约为0.5/10万，亚洲和中国患病率明显高于欧美，我国汉族人患病率在亚洲居首位。铜主要沉积于大脑基底节区、肝脏、肾脏等，导致锥体外系症状、肝肾功能损害等。肝豆状核变性的基因定位在染色体13q14.3，编码一种1411个氨基酸组成的铜转运P型ATP酶。本病研究早期根据以肢体振掉、手足蠕动、步履不正、言语含糊等为主症的病变特点，依据《素问·至真要大论》"诸风掉眩，皆属于肝"的病机理论，中医认为，先天禀赋不足、肝肾亏虚、肝风内动是本病的基本病机，因此采用"平肝熄风"法治疗本病，却往往使原有病情加重，甚至不可逆转。究其原因在于传统平肝熄风药物如全蝎、龟板、鳖甲、僵蚕、蜈蚣、珍珠母等之中铜含量较高，治疗过程中铜的大量摄入必然导致症状加重，故平肝熄风药物不适于本病的治疗。20世纪70年代，鲍远程教授所在肝豆状核变性研究小组通过临床实践发现，肝豆状核变性的中医证候以"湿热内蕴"为多，治以清热利湿、通腑利尿的肝豆汤为主。近20年来，鲍远程教授仍坚持中医的原创思维，不断探索，通过大量临床中医证候调查，发现湿热内蕴仅为肝豆状核变性的某一阶段证候，而"痰瘀互结"贯穿本病始末，并为其主要病机。鲍远程教授等首次系统对大样本（512例）肝豆状核变性进行中医证候学研究，发现主要中医证候为痰瘀互结，占66.8%，首次开展对肝豆状核变性患者基因突变与中医证候相关性研究，确定了8号外显子Arg778Leu基因突变与痰瘀互结有明显相关性，为肝豆状核变性的中医痰瘀互结证提供了基因分子水平的客观化指标。

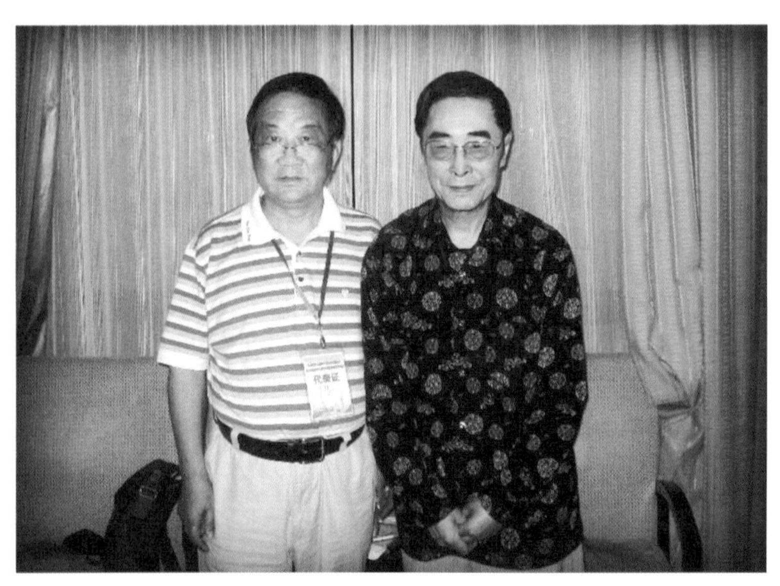
2011年与国医大师陆广莘于上海合影

中医古代文献对肝豆状核变性缺乏系统的阐述，但根据其临床表现，可将该病归于"痉证""颤证""黄疸""积聚""鼓胀"等范畴。患者同胞中常有发病，且多症状类似，发病

早期常有肝肾不足、气血亏虚的表现，故先天禀赋不足、肝肾亏虚是引起本病的根本原因。《素问·灵兰秘典论》云："肾者，作强之官，伎巧出焉，肾主骨、生髓、上通于脑。"中医认为肾藏精、主骨、生髓，为先天之本，而脑为髓海，需由肾精充养。患者先天禀赋不足，肾的开合失司，引起铜毒内聚；先天不足，髓海空虚，精神失养则出现精神异常，喜怒失控；肝肾同源，精血相生，肾精不足则肝血亦虚，精亏血少则血不养筋，血虚生风，肝失条达，情志失畅，肝失疏泄则血运不畅，铜毒郁久，外泄无路而酿生湿热痰浊；湿浊久蕴可致脾失运化，蕴而化热，可见口中臭秽、口苦口腻、心烦易怒、小便短赤、脘腹胀满、舌质红、苔黄或黄腻、脉弦或弦滑等症。本病以先天禀赋不足为本，但临床证候主要以铜毒内生、湿热内蕴，痰瘀互结为主。《内经》云"诸逆冲上，皆属于火"，"诸痉项强，皆属于湿"。铜毒内聚日久而蕴生湿热，热极生风。肝主风，木气太过而克脾土，脾主四肢，风淫易侵而致颤振。如久病失治，暗耗阴血，筋脉失荣，也可见筋急生风。若患者素体脾虚或肝郁，体内湿热铜毒留滞，湿易阻滞气机，热则炼液为痰，复加疏泄失权，则易致津液内停、化生痰饮，痰瘀互结则见腹胀如鼓，按之坚满，或脘闷纳呆，恶心欲吐，小便短少，癥瘕积聚等。因此，本病发生虽以虚为主，但往往可因虚致实，而形成本虚标实或虚实夹杂，其本为肝肾亏虚；其标为铜毒湿热、痰瘀互结，且贯穿疾病始终。

### ❷ 铜毒之邪致病的中医认识

一切引起疾病的因素都可称之为邪。首论毒邪之说可溯及《内经》，如"毒药攻邪""大毒治病"。中医学中的毒的含义较为广泛，主要包括以下几方面内容：一指病因，如热毒、风毒、湿毒、瘀毒等；二指治法，如解毒、攻毒；三指药物的属性，如毒性、偏性和峻烈之性；四指病证，如丹毒、脏毒等。

毒邪常与其他邪气相夹侵害人体，外来者常与六淫、食物、虫兽等相兼为害，内生者往往依附于体内的病理产物如痰浊、积滞、湿浊等，形成痰毒、瘀毒、湿毒等新生毒邪，这些内毒又构成新的病因，毒瘀互结，形成痞块、癥瘕积聚等。毒邪致病力强，发病急骤，来势凶猛，传变迅速，发展极快，易陷营血、内攻脏腑。毒邪其性顽固，累及多脏，病情繁杂多样，毒邪久蕴体内，血络不通，毒瘀壅滞，病邪深伏，缠绵难愈。

中医认为，先天禀赋不足、肾脏开合失司、肝胆疏泄不利是引起铜毒内聚的根本原因。铜毒内聚贯穿于肝豆状核变性的整个病变过程，决定着其发生、发展及转归，是肝豆状核变性病情发展演变规律的决定因素。铜毒致病可致肝、胆、脾、肾、脑等多脏腑受累，症状变化多端。肝主疏泄，肝胆互为表里，胆汁的贮藏和排泄均受肝主疏泄功能的影响。铜浊毒邪蓄积于肝，循肝经上攻于目，则见眼角膜色素环。铜毒致肝之疏泄失常，气机失畅，可见情志失调。肝气郁久则易化火生风，风火上犯于脑或走窜经络，可见四末失司、肢体抖动；胆汁排泄不畅，外溢肌肤，而发为黄疸；下注膀胱，则见尿黄。脾主运化，为后天之本，具有泌别清浊之功能，既是气血生化之源，又通过脾升胃降将糟粕之毒排出体外。体内铜的代谢过程有赖于脾胃运化以及升清与降浊的机制正常运行。铜毒内蕴，损及脾胃，脾失健运则水液运化失常，湿浊内生，蕴而化热，可见口中臭秽、口苦口腻、心烦易怒、小便短赤、脘腹胀闷、舌质红、苔黄腻、脉弦滑等湿热内蕴之症。脾失健运还可导致湿聚生痰，铜毒留滞不去与痰浊互结，痰毒上犯于头，阻碍清阳运行，蒙蔽清窍，可致头重昏蒙，眩晕时作；内扰心神，可致神志失司，可见默默无语，愚笨呆痴，哭笑无常或情绪失控，甚至狂妄不宁，打人毁物等。痰毒阻碍气机，血行不畅，痰毒与瘀血互结，脉络壅塞，正气耗伤，痰瘀留着，则成积聚，而见胁下肿块等。若铜毒挟邪来势凶猛，复加素体虚弱，先天不足，则见发病急骤，传变迅速，势急病重，甚至危及生命。铜毒留滞体内日久不去，沉着于脏腑之络脉，病邪深入，络脉瘀阻，而见病程漫长，缠绵难愈。鲍远程教授等认为，肝豆状核变性关键病因病机为铜毒内蕴、湿热火毒内扰，导致气机不畅，肝失疏泄，胆汁排泄受阻，湿热铜毒内聚，外溢肌肤而发黄，临床上可见黄疸、转氨酶增高等类似黄疸性肝炎或急性重型肝炎症状。痰阻气机，血行不畅，痰浊与瘀血相结，则成“积聚”，临床表现肝脾肿大、脾功能亢进等，一些患者可进展为肝硬化；毒邪日久不去，留着体内，则可损伤络脉。脉络壅塞，气滞血结，正气耗伤，痰瘀留着，水湿不化而成膨胀。

由此可见，铜毒贯穿于肝豆状核变性发生、发展和变化的整个病变过程。针对不同证候，综合运用解毒泻热、解毒祛瘀、解毒通络等治疗方法，方能取效。

### 3 清热解毒、祛痰化瘀治法的提出及方药研究

现代医学研究认为，正常人每天会排出 2.0~3.0 mg 的铜，以维持铜代谢正平衡，其中主要从胆道排出。自 20 世纪 70 年代以来，鲍远程教授等所在的课题组通过大量的临床和基础研究证实，中医药治疗肝豆状核变性具有较大的优势，通腑利胆类中药获得了较好的排铜效果。在 40 余年的临床应用中不断地合理调整组方，在治疗过程中逐步深化了对该病中医病因病机的认识，取得了较为满意的临床疗效。

结合现代肝豆状核变性的基础研究，鲍教授团队认为，铜毒为肝豆状核变性的直接致病因素，且易与湿热、痰瘀相兼夹，以肝、脾、肾等脏器受累为主，故“铜毒内聚、肝胆湿热内蕴”为本病的主要病机。他们采取清热解毒、通腑利尿、祛痰化瘀之法，组成以大黄、黄连、姜黄、郁金、丹参、金钱草、泽泻、莪术、石菖蒲为主的肝豆灵系列制剂，取得了良好的治疗效果。

后期基础及临床研究：鲍教授所在的课题组应用磁共振开展肝豆状核变性代谢组学的研究，揭示了痰瘀互结型的代谢变化规律；运用免疫组化技术检测肝豆状核变性肝纤维化的发生发展过程，并创制了具有清热解毒、祛痰化瘀功效的肝豆灵片，形成院内制剂，结果表明该制剂具有显著的细胞内排铜和锌含量增加的作用；增加胆汁、大便及尿的排铜效果；可以通过间接提高血清基质蛋白酶-1 对细胞外基质的降解活性，从而发挥抗肝纤维化作用。鲍远程教授等坚持以临床实践研究为中心，观察总结了 2008—2012 年 5 年共 2 545 例住院病例的疗效，其中有效率 94.2%，死亡率仅为 0.3%，肝豆灵片临床疗效，较国内外报道的其他治法最高总有效率提高了 3.2 个百分点，死亡率下降

了 4.2 个百分点，大大降低死亡率，并具有良好的临床安全性。

## 第三节 临证精粹

### 一、温肾健脾、益气养血治虚劳

虚劳，又名虚损，是由于气血阴阳虚衰，脏腑亏损，或久病体虚不复所致，其临床以五脏虚证为主要表现，是多种慢性虚弱证候的总称。脑病科疑难病 Shy-Darger 综合征(SDS)也属其范畴。该病是指中年以后起病，以直立性低血压、大小便失禁、性功能障碍等自主神经损害及共济失调、运动减少、震颤、步行障碍等运动功能损害为主要临床表现的症候群。中医症候可见形神衰败，面色憔悴，心悸气短，畏寒肢冷，阳痿、早泄，女性则见月经量少或者闭经，脉虚无力。SDS 的西医治疗重点在于直立性低血压的治疗，此乃导致直立体位时头晕、晕厥，迫使 SDS 患者卧床不起的直接原因。众多学者曾选用多种升血压药诸如麻黄素、新麻黄碱、去氧肾上腺素、垂体后叶加压素等；也有人以增加循环血容量、提高神经递质水平、抑制单胺类递质代谢、拮抗扩血管因素为目的而试用食盐疗法，高酪胺饮食疗法，以及糖、盐皮质激素等疗法；更有人试用左旋多巴、吲哚美辛、吲哚洛尔甚至双氢麦角胺、肉毒毒素等药物治疗者，除了使患者卧位血压明显升高甚至出现卧位高血压外，对直立性低血压疗效仍很差，头晕、晕厥难获改善。亦有人试用扎弹性腰带及弹性绑腿的方法，以期增加回心血量来提高血压，改善症状，作用也十分微弱。中医对于虚劳的治疗，根据“虚则补之”“损者益之”的理论，根据不同的病理属性，分别采取益气、养血、滋阴、温阳等治法，强调补益脾肾在治疗虚劳中的作用。肾为先天之本，为生命之本源，主元阴元阳；脾为后天之本，气血生化之源，补益脾肾则先天不败、后天得健。

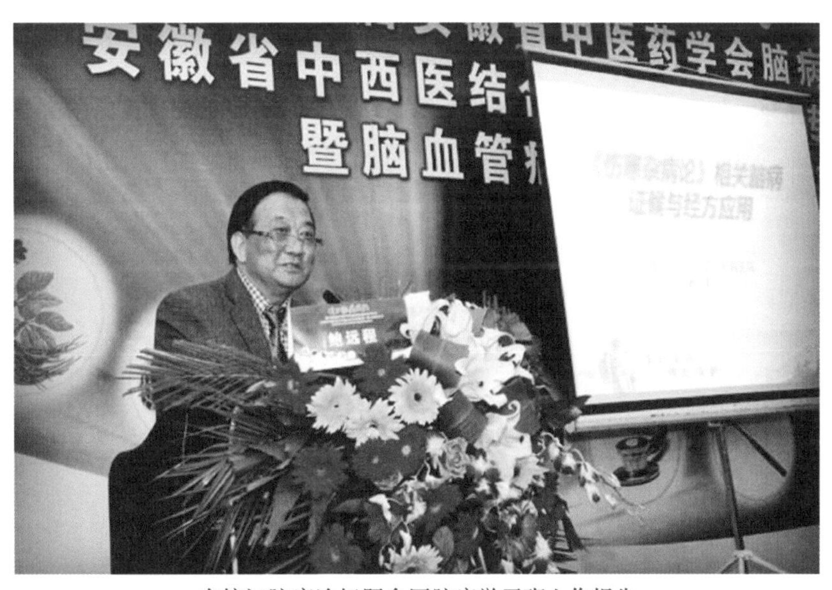

在皖江脑病论坛暨全国脑病学习班上作报告

典型案例

初诊：王某，男性，65岁，合肥人，2013年10月就诊。

因“晨起头晕、行走困难半年”于安徽省中医院门诊就医。患者于半年前因工作劳累出现头晕，晨起站立后症状明显，平卧后减轻，疲惫乏力，心悸气短，食少纳呆，腰膝酸软，小便时有淋漓不尽，夜尿频数，性功能障碍5年余，大便稀软，时有溏泄，呈渐进性加重。多次就诊外院。刻下见头晕明显，站立时身体摇晃，行走偏斜，步履缓慢，精神萎靡，面色㿠白，四肢不温，舌质淡，苔薄白舌有齿痕，脉细弱，尺脉微。西医查体：神清，精神软，言语含糊，双下肢凹陷性水肿，行走时躯体向前倾斜，双下肢肌力Ⅳ级，双膝反射阳性，病理征阴性。测卧-立位血压：平卧时血压为152/98 mmHg，立位时收缩压较平卧时下降35 mmHg，舒张压下降22 mmHg。心率无代偿。中医诊断：虚劳病，证属脾肾阳虚证。西医诊断：Shy-Drager综合征。治以温肾健脾、益气养血，方用右归饮合炙甘草汤加减，药物如下：熟地黄20 g，山药30 g，山萸肉15 g，炙附子（先煎）9 g，肉桂10 g，茯苓15 g，肉苁蓉15 g，甘枸杞15 g，阿胶（烊化）15 g，党参15 g，炒白术15 g，化橘红15 g，砂仁6 g，生黄芪40 g，炙甘草9 g，桂枝10 g，大枣10 g，生姜9 g。共14剂，每日1剂，服药2周后复诊。

二诊：患者头晕症状较前明显改善，行走步态好转，速度增快，夜尿次数减少，但时有心慌，四肢仍不温，舌淡红、苔薄，脉细弱，尺脉稍显。测卧-立位血压：测卧位血压为155/90 mmHg，立位时收缩压较平卧时下降20 mmHg，舒张压下降12 mmHg。治疗上在前方的基础上去阿胶、炒白术、大枣，加菟丝子15 g，龟甲胶（烊化）15 g，鹿角胶（烊化）15 g，共20剂，每日1剂，嘱3周后复诊。

三诊：患者诉近1周来未见头晕，行走较前利索，食欲增加，大便成形，双下肢水肿减轻，舌淡红、苔薄微黄稍腻，脉细滑。测卧–立位血压：测卧位血压为148/90 mmHg，立位时收缩压较平卧时下降15 mmHg，舒张压下降10 mmHg。治疗在前方基础上去肉桂，炙附子（先煎）减为6 g，生姜减为6 g，枸杞子增为20 g。服药2周后复诊。病情稳定，继续以前方加减。

［按］本例病案患者以头晕、行走困难为主，伴疲惫乏力，食少纳呆，腰膝酸软，小便不利，性功能障碍，大便稀软，精神萎靡，面色㿠白，四肢不温，舌质淡，苔薄白舌有齿痕，脉细弱，尺脉微。患者长期工作劳累，压力大，应酬多，因劳致虚，肾虚则不能生髓，髓海空虚则头晕、精神萎靡，伴腰膝酸软、小便不利、性功能障碍；肾阳不足，命门虚衰，肾精亏虚则见性功能障碍、四肢失于温煦则见肢冷；脾虚不运，筋脉失于濡养则行走困难、面色㿠白、疲惫乏力、食少纳呆、大便稀软；脾肾阳虚不能运化水湿则见双下肢水肿；舌脉皆为脾肾阳虚之佐证。四诊合参，辨为“虚劳病”。故采用右归饮合炙甘草汤治之，右归饮温补肾阳，益火之源；炙甘草汤益心气，温心阳，鼓动血脉，两方合用，使血压稳定，直立性低血压、头晕、四肢不温等得以改善。方中附子、肉桂、桂枝、党参、黄芪温补元阳、益气

健脾、温通心阳，为君药；熟地、阿胶、甘枸杞、山萸肉、肉苁蓉、炙甘草滋养肝肾、填精益髓、鼓动气血，为臣药；山药、白术、茯苓、化橘红、砂仁健脾祛湿、使诸药滋补而不腻，为佐药；生姜、大枣调和诸药，为使药。服药2周，二诊时患者仍以脾肾阳虚之证为主，故在前方基础上去阿胶，加用龟鹿二仙胶以温补脾肾，填精益髓。龟、鹿二胶属血肉有情之品，对虚劳之证，阴阳双补，疗效确切。服药3周，直立性低血压明显改善，头晕好转，但舌脉稍显热象，故去部分温阳之品，继续此法，以稳定病情。

鲍远程教授治疗此病积累了丰富的临床经验。在治疗上，他尊崇《内经》"劳则温之，损则益之，虚则补之"的大法，拟定温补肾阳、滋肾填精、健脾益气、养血复脉的治疗原则，临床上多获疗效。

## 二、柔肝熄风、通络止痉治瘛疭

瘛疭，亦作瘈疭，临床表现多为手脚痉挛、口斜眼歪等症状。《黄帝内经》云："病筋脉相引而急，病名曰瘛疭"，"热病数惊，瘛疭而狂。"宋金成无己《伤寒明理论》曰："瘈者筋脉急也，疭者筋脉缓也，急者则引而缩，缓者则纵而伸，或缩或伸，动而不止者，名曰瘈疭。俗谓之搐者是也。"

多发性抽动症属中医"瘛疭"范畴。它是一种多在儿童期起病，以慢性、波动性、多发性、运动性抽动，伴有不自主发声为特征的神经精神疾病。是以反复、迅速、突发、刻板的运动和发声抽动为主的神经精神障碍。除了抽动症状外，患儿常伴有轻重不等的行为问题，轻者只表现为躁动不安、过度敏感、易激惹或行为退缩等，重者表现为注意缺陷与多动障碍、强迫障碍、品行障碍、对立违抗性障碍、学习障碍、情绪障碍等。

中医古籍对本病无相应的病名，但根据其发病症状有较多的论述，如《素问·五常政大论》中已有"其病摇动""掉眩巅疾""掉振鼓栗"等描述。《小儿药证直诀·肝有风甚》指出："凡病或新或久，皆引肝风，风动而止于头目，目属肝，风入于目，上下左右如风吹，不轻不重，儿不胜任，故目连扎也。"故而有医家根据本病相关脏腑将其归属肝风证。《景岳全书·小儿则》指出："凡惊风之实邪，唯痰火为最，而风火次之。"故而另有医家依据其主要病理因素，将本病归属痰证。明代王肯堂在《幼科证治准绳·慢惊》中指出："水生肝木，木为风化，木克脾土，胃为脾之腑，故胃中有风，瘛疭渐生，其瘛疭症状，两肩微耸，两手下垂，时变动摇不已。"清代《张氏医通·瘛疭》指出："瘛者，筋脉拘急也；疭者，筋脉弛纵也，俗谓之抽。"《温病条辨·痉病瘛病总论》又指出："痉者，强直之谓，后人所谓角弓反张，古人所谓痉也。瘛者，蠕动引缩之谓，后人所谓抽掣、搐搦，古人所谓瘛也。"故而有医家根据其症状特点将本病归属惊风、瘛疭范畴。

鲍远程教授认为，先天禀赋不足、饮食失宜、情志失调及感受外邪为本病的主要病因。其发病主要责之肝、肾二脏；加之小儿生理病理"阳常有余、阴常不足"的特点，认为其主要病机为"阴虚阳盛，肝风内动"，阴虚为本，阳盛为标。若小儿先天禀赋不足，肾精亏虚，髓海失充，脏气羸弱，形虚神怯，则易于感触诸疾。而肾精亏虚则筋失所养，肾阴不足，水不涵木则肝阳失潜，浮越上亢，阳亢风动。而肝主筋，主疏泄，肝失疏泄，筋失所养，风动筋挛，则可见点头、摇头、伸颈、眨眼、皱眉、摆臂、扬手、握拳、蹬足等症。小儿七情不遂可致病，明代医家万全曰："儿性执拗，凡平时亲爱之人……不可失也，失则心思，思则伤脾……求人不得则怒，怒则伤肝。"肝为风木之脏，加之小儿肝常有余，致肝木之气过盛或郁结，肝失其疏泄之职，气机不畅，气滞血瘀，筋脉失养，或气郁日久，积而化火，火极生风，皆可致肝风内扰而伸头缩脖，皱眉眨眼、异声秽语等诸症。

典型案例

初诊：患者苏某，男，9岁，合肥人，2015年12月24日就诊。

因频繁眨眼，喉中发作性发出哼哼声，伴上肢痉挛性抽动5年，曾在眼科及院外神经科多次治疗无效，故寻鲍远程教授欲行中药治疗。刻下可见频繁眨眼，双上肢痉挛抽动，幅度较小，喉中哼哼声，时有挺胸、挺腹，睡眠时磨牙，舌尖红，苔少，脉细滑。中医诊断：瘛疭，证属阴虚风动证。西医诊断：多发性抽动。治法：柔肝熄风、通络止痉；处方：木瓜芍药汤加减。方药如下：白芍15 g，木瓜20 g，熟地10 g，当归6 g，柴胡6 g，山药10 g，白芷10 g，钩藤10 g，地龙6 g，蜈蚣3 g，甘草6 g，僵蚕6 g，辛夷3 g，酸枣仁15 g，珍珠母12 g。共24剂，颗粒剂，水冲服，每日1剂。

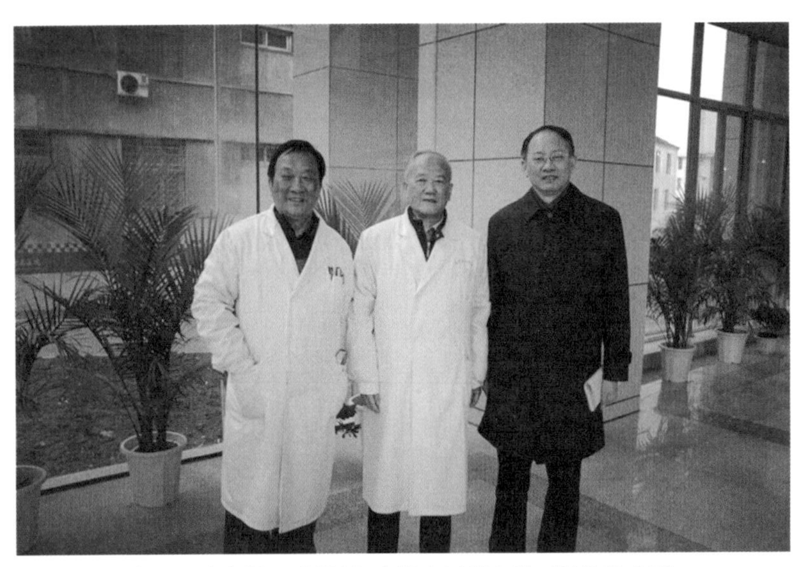
与国医大师徐经世教授、安徽中医药大学王键校长合影

二诊，2016年2月17日。家属诉患者服药后，眨眼频率明显减少，上肢抽动减少，寐时安宁，舌尖红，苔少，脉细滑。患者抽动减少，仍有眨眼，遂在上方基础上加葛根12 g，天麻10 g，以加强舒筋解挛作用。共14剂，水冲服，每日1剂。

三诊，2016年3月20日。家属诉上述症状均消失，食寐均可，舌尖微红，苔薄白，脉平。遂在上方基础上加鳖甲12 g，伸筋草10 g，治疗20余天，以巩固疗效。近期复诊，患者家属诉情况尚好，诸恙消失，先后获得合肥市少儿组拉丁舞金奖及全国少儿(8岁组)拉丁舞一等奖。

［按］根据多发性抽动症阴虚阳盛、肝风内动，阴虚为本、阳盛为标的病机特点，鲍远程教授以"柔肝息风、通络止痉"为基本组方原则，自拟木瓜芍药汤，本方组成药物有

木瓜、白芍、天麻、钩藤、地龙、僵蚕、全蝎、蜈蚣、伸筋草、蝉衣、白芷、葛根、鳖甲、龟板、露蜂房、甘草等,方中重用白芍、木瓜、甘草为君;白芍补肝血、平肝阳、调肝气、增液舒筋,木瓜入肝经、益筋走血、化湿和中、舒筋活络止抽,二药共奏平肝潜阳、舒筋活络之效;白芍、甘草合用则调和肝脾、酸甘养阴;天麻、钩藤、地龙、僵蚕、全蝎、蜈蚣、伸筋草虽均为平肝熄风止痉之品,但功效各有侧重,天麻偏于潜肝阳,钩藤偏于清肝热,地龙又可清肺热、利水道,僵蚕兼能化痰热,全蝎熄风力强,蜈蚣搜风力强,伸筋草重于舒筋活络,以上共为臣药,达平肝熄风、解毒散结、豁痰行滞、搜剔经络邪实之效;再佐以血肉有情之品鳖甲、龟板滋阴潜阳,以达肝肾,更增其效。

鲍远程教授在临床上先后对30例多发性抽动症患者给予木瓜芍药汤6个月,并采用自身前后对照方法,分别在3个月末及6个月末应用耶鲁综合抽动严重程度量表(YGTSS)及中医病症诊疗标准进行评分比较。结果显示患者在3个月末及6个月末的有效率均达到80%以上,同时随着疗程时间的增加,其有效率也随着增加。

## 三、补虚泻实、调整阴阳治不寐

不寐,又称“不得眠”“不得卧”“目不瞑”,主要因为情志所伤、饮食不节、劳逸失度、久病体虚等因素,引起脏腑功能紊乱,气血失和,阴阳失调,阳不入阴而发病。表现为睡眠时间、深度以及消除疲劳作用的不足,轻者入睡困难,或寐而不酣,时寐时醒,或醒后不能再寐,重则彻夜不寐,常伴有日间精神不振,反应迟钝,体倦乏力,甚则心烦懊恼,今临床上多从肝胆、心肾论治,从心脾论治也有之。

不寐又称失眠,是指无法入睡或无法保持睡眠状态,导致睡眠不足。又称入睡和维持睡眠障碍(DIMS),为各种原因引起入睡困难、睡眠深度或频度过短、早醒及睡眠时间不足或质量差等,是一种常见病。

鲍远程教授认为,不寐的病因虽多,但究其病理变化,多属阳盛阴虚,阴阳失交。其病位主要在心,与肝、脾、肾密切相关。心主神明,为阳中之阳脏,肾为阴中之阴脏;心属火,肾属水,正常情况下水升火降,坎离交泰,心火下降于肾以暖肾水,使肾水不寒,肾水上升以滋心火,使心火不亢。若心肾不交,水火不济,则见心神失养,不寐频现。心肾上下相交,脾胃居中协调,二者同居中焦,交通上下,互为表里,为气机升降之枢。脾为后天之本,脾气主升,喜燥恶湿。胃主受纳和腐熟水谷,以通为用,以降为顺。脾胃运化水谷精微,上供心主以化血脉,下充肾精以固根本,五脏之精华,悉赖于脾胃之运化。脾胃气血充足,中气升降枢纽正常,是心肾阴阳水火升降的必要条件。若脾胃功能失常,邪阻中焦,脾胃失和,不得交通,则见心肾水火阴阳上下格拒而不能寐。

**典型案例**

初诊:赵某,女,43岁,2015年8月17日就诊。自诉不能入睡,心悸,口干半年,小便短赤,手抖,全身肉颤,烦躁多梦,病前因双足发凉,每晚用热水泡足,水温在45~50℃,



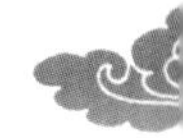

每次泡足后汗下如雨，并且多次到桑拿房汗蒸。体格检查：神清，焦虑不安状态，全身肌肉不自主瞤动，全身皮肤干燥，苔薄黄，舌质红，脉细数。患者火热熏蒸，汗出津亏血少，肌肤失去濡养，阴津亏虚不能敛阳，虚阳浮越，上扰心神，而致烦躁、心悸、不寐。治疗上予以清热除烦、滋阴养血之剂，予玉女煎加减，药物如下：生地 15 g，南沙参 15 g，麦冬 12 g，石斛 20 g，黄芪 20 g，生白术 15 g，知母 12 g，生石膏 20 g，白芍 15 g，当归 20 g，黄精 15 g，茯神 20 g，夜交藤 20 g，山萸肉 15 g，五味子 15 g，乌梅 15 g，玉竹 20 g。共 7 剂，水煎服。

二诊，2015 年 8 月 24 日。诉睡眠、口干、心悸，肉瞤均有好转，但是仍有胸闷、心烦，喜冷饮。舌苔薄黄，脉细数。前方去白术、茯神，加上淡豆豉、栀子、鳖甲、太子参，继续服用 10 剂，以加强养阴益气之效。

三诊，2015 年 9 月 4 日。患者诉睡眠、心烦、胸闷、口干均明显改善，继续前方 14 剂，善后。

［按］此例患者汗蒸足浴过度，火热伤阴，阴液耗散过多，而汗为心之液，心阴亏虚，心神被扰，则心烦不得寐，心悸多梦；阴液亏虚，筋脉不得濡养，则手抖、瞤肉；舌脉亦为佐证。诊断为不寐，证属气阴两虚，阴阳失调。故应滋心肾之阴，泄火热之实，以达阴阳平衡。玉女煎以石膏、知母为君臣之药，配合麦冬、熟地、牛膝而成。石膏味辛气寒，入足阳明胃经与手太阴肺经，泻热而除烦躁，清热灭火而救焚；知母性苦寒而润、滋清兼备，可助石膏清阳明之热；石膏与知母相伍乃辛寒与苦寒相配，可清阳明有余之火而不损阴；熟地性甘微温易滋腻，而本例患者阴虚火热之证明显，故佐生地黄以加强养阴清热之效；麦门冬甘寒生津，最善滋养肺胃，与生地合伍，取其金水相生，肺肾互补之意；牛膝性酸平，善于下行，既可补益肝肾，又可折上逆之火，导热下行。方中泻火与养阴诸药相配，使清热泻火而不伤其阴，滋阴养液而不恋其邪，配伍严谨，补泻相宜。患者收效甚佳。

鲍远程教授强调，对于不寐的治疗需分清虚实，标本兼治，补虚泻实，调整脏腑阴阳为总的治疗原则，再结合患者具体证候详悉病因病机，针对性的给予个体化诊疗，有的放矢，以收良效。

## 四、解郁化痰、重镇安神治癫狂

癫狂是指精神错乱、神志失常的疾病，但具体分别指癫证与狂证两种不同的疾病。癫证以精神抑郁、表情淡漠、静而少动为特征。狂证以精神亢奋、喧扰不宁、毁物打骂为特征。因癫与狂在临床上可以互相转化，故常并称。

西医躁狂抑郁症及其相关性疾病属中医“癫狂”范畴。躁狂抑郁症，简称躁郁症，系情感障碍，是精神科常见病之一。躁狂和抑郁是两组相反的情感障碍，临床主要特征是情感的高涨和低落，伴有相应的认知和行为改变，不导致人格缺损。在两次发作之间有间歇期，此时的精神状态可以完全正常。

鲍远程教授认为，癫狂一病多责肝、脾、心、脑等脏腑，恼怒伤肝，肝失疏泄，精神情志失于调达，肝郁日久化火，肝火上扰心神；或因忧思气结伤脾，脾失健运而气血化源不足，则血虚不能养心，心失所养，神失所藏，神不守舍；或大惊气乱伤心，暴受惊恐刺激，气机逆乱，心无所倚，神无所归；或恼怒惊恐，损伤肝肾，肝肾阴液不足，木失滋润，屈而不伸，或喜怒无常而致病。

典型案例

初诊：患者周某，女，26 岁，安徽合肥高新区人。2014 年 7 月 9 日于鲍远程教授处就诊。病史：抑郁呆滞，时叹气，烦躁奔走，胆怯，疑心重，好发脾气，骂詈伤人，时有幻听，伴有胸胁苦满、两胁胀痛、惊悸 3 年余。患者两次婚姻失败，曾在外院诊断为躁狂抑郁症，一直服用氯氮平 50 mg，一日 3 次。刻下症：患者面色稍红，情绪时高时低，时有流泪、叹息，频繁嗳气，定向力好，计算力正常，苔黄腻，舌质红，脉细弦滑。

西医诊断：躁狂抑郁症。

中医诊断：癫狂；中医辨证：肝气郁结，痰热内扰。

治则：解郁化痰、镇静安神。治以柴胡龙骨牡蛎汤加减，方药：柴胡 12 g，桂枝 10 g，龙骨 30 g，牡蛎 20 g，石决明 20 g，黄芩 20 g，人参 15 g，茯神 20 g，半夏 10 g，胆南星 15 g，白芍 15 g，生姜6 g，大枣 10 g，天竺黄 20 g。共 10 剂，水煎服，每日1剂。

二诊，2014 年 7 月 21 日。家属代诉患者发脾气好转，患者诉幻听消失，但仍有烦躁，时有胆怯，大便干，3~4 日 1 次，舌苔黄腻，舌质干红，脉弦滑。拟清热化痰，顺气降逆，清热通便，于前方基础上去生姜，加炒竹茹 15 g，知母 15 g，生代赭石 30 g，沉香 6 g，生大黄 6 g。共 10 剂，水煎服，每日 1 剂。

三诊，2014 年 8 月 2 日。患者诉情绪稳定，烦躁、惊悸、幻听均未再发，胆怯好转，大便调，苔薄白，脉细滑。于前方基础上去大黄，加浮小麦 40 g，生甘草 10 g，生白术 30 g，党参 20 g，火麻仁 20 g，续服 15 剂。患者痰气郁结已减，心气不足，故增用甘麦大枣汤，重用浮小麦补心养肝、除烦安神，配甘草、大枣益气和中、润燥缓急，调心养肝。目前氯氮平减至 37.5 mg，每晚 1 次，病情稳定。近期多次随访，睡眠、饮食、情绪均稳定。

［按］此例患者两次婚姻失败，情感抑郁，气机郁滞，肝失疏泄，故见胸胁苦满，两胁胀痛，时叹息，易哭；胆气不平，心神被扰，故见胆怯，疑心重，烦躁奔走；肝郁不解，气痰郁结，阻塞心窍，则见呆滞，舌苔黄腻，脉弦滑；气郁化火，心神被扰，则见情绪不稳，骂詈伤人，时有幻听，舌质红。此方柴胡加龙骨牡蛎汤加减，是在小柴胡汤基础上去甘草宣达郁滞；半夏、胆南星、黄芩、天竺黄化痰清热、通利三焦；桂枝、茯苓化气以利达；龙骨、牡蛎、石决明、茯神、大枣镇摄安神除烦。仲景《伤寒杂病论》桂枝汤加减就有 20 多首方剂，柴胡加龙骨牡蛎汤在临床应用广泛，桂枝汤外证治之，解肌，调和营卫；内证得之，化气，调和阴阳。

## 五、治疗梅-杰(Meige)综合征临证经验

梅-杰综合征(Mei ge 综合征)由法国 Heury Mei ge 首先描述,又称特发性眼睑痉挛–口下颌肌张力障碍综合征,以双侧眼睑痉挛和(或)口面部肌肉对称性不规则痉挛性收缩为特征,多见于中老年人。可归属于中医脑病中的“痉病”“风搐”“目风”。《证治准绳·七窍门》云:“谓目睥不待人之开合而自牵拽振跳也,乃气分之病,属肝脾二经络牵振之患。”指出肝脾气血亏虚,血虚生风,虚风上犯清空,扰乱头面经脉,气血运行失常,是形成本病的主要病机。

典型案例

初诊:宗某,男,57 岁,安徽宿松县人。病史:双眼睑痉挛、睁眼困难 3 年。于 2014 年 3 月 14 日就诊于鲍远程教授。刻下症:双眼睑痉挛伴面肌抽动,痛苦面容,紧张时几乎不能睁眼,面色晦暗,舌苔薄白,舌质淡,脉细涩。

中医诊断:“目风”,证属肝肾不足,虚风内动。

西医诊断:Meige 综合征。

治则:滋养肝肾,熄风解痉。自拟木瓜芍药汤加减,方药:白芍 20 g,木瓜 30 g,天麻 15 g,钩藤 15 g,地龙 15 g,伸筋草 10 g,蝉蜕 15 g,鳖甲 20 g,龟板 15 g,葛根 20 g,白芷 10 g,露蜂房 12 g,甘草 6 g。共 10 剂,水煎服,每日 1 剂。

二诊,2014 年 3 月 24 日。患者稍能自然睁眼,但眼睑痉挛仍明显,舌苔脉象与前略同。在前方基础上加搜风止痉之药僵蚕 10 g,全蝎 5 g,蜈蚣 6 g。续服 15 剂后,眼睑痉挛略有好转,患者因效果不明显又辗转外地其他医院。

三诊,2014 年 7 月 8 日。患者诉多方治疗后效果仍不显,遂再次求治。追问病史,素有畏寒甚于常人,夏天仍有形寒肢冷。患者面色㿠白,苔薄白,舌质淡,脉细涩。考虑眼睑痉挛系寒客经络、气血筋脉凝滞,故在前方基础上加用温通之剂桂枝加附子汤,原方柔肝舒筋,加桂枝汤以调营卫,加附子温阳通脉。方药:木瓜 30 g,白芍 20 g,萆薢 20 g,葛根 20 g,附片 12 g,桂枝 15 g,生姜 6 g,大枣 10 g,露蜂房 15 g,全蝎 5 g,蜈蚣 6 g,僵蚕 10 g,鳖甲 20 g,龟板 20 g,甘草 10 g。共 15 剂,水煎服,每日 1 剂。2014 年 7 月 21 日复诊,患者眼睑痉挛几近消失,据患者诉服上药 7 剂后,眼睑痉挛明显好转,能睁眼。再予前方维持治疗,目前病情稳定。

[按] 对于眼睑痉挛,常治以平肝熄风、柔筋止痉之剂,以木瓜芍药汤加桂枝加附子汤加减治疗。白芍、木瓜、桂枝、附子为君药,白芍补肝血、平肝阳、调肝气、增液舒筋,木瓜入肝经、益筋走血、化湿和中、舒筋活络止抽,二药共奏柔肝潜阳、舒筋活络之效;桂枝、附片温通经脉、祛寒解挛,僵蚕、全蝎、蜈蚣、露蜂房虽均为平肝熄风止痉之品,但功效各有侧重,僵蚕兼能化痰热,全蝎熄风力强,蜈蚣搜风力强,露蜂房重于舒筋活络,以上共为臣药,以平肝熄风、解毒散结、豁痰行滞、搜剔经络之邪;再佐以血肉有情之品鳖

甲、龟板滋阴潜阳,以达肝肾,更上一层,加萆薢、葛根与木瓜、芍药共奏舒筋活络之效,为佐药;生姜、大枣、甘草调和诸药,为使药。一诊、二诊时本例疗效不显,鲍远程教授灵活辨证,转加温通之药,收效明显。说明在平肝熄风、柔筋止痉方法的基础上加用温通之药,可用于脑病顽固性的痉证、痛证等病例中。其代表药物如附片、桂枝等。《伤寒杂病论》中关于附子的论述,共 51 条、33 方,附子回阳救逆、温通十二经,上助心阳,中助脾阳,下温肾阳。现代也有许多医家善用桂枝、附子,临床取得佳效。

## 六、依证溯源,求五脏平和治喉痹

喉痹是指以咽部红肿痛或微红、咽痒不适等为主要症状的咽部急性实证或慢性虚证的疾病,按病情缓急和病因不同,有急喉痹、慢喉痹之分及风热喉痹、风寒喉痹、虚火喉痹等不同证型。相当于现代医学的急性咽炎和慢性咽炎。由于气候异常变化、环境污染、吸烟等因素影响,该病发生呈上升趋势。慢性咽炎反复发作,迁延难愈。

典型案例

初诊:2015 年 6 月 24 日。患者鲍某,男,42 岁,教授,因咽干咽痒、发作性干咳、气喘、入睡困难 20 余年而就诊。诉咽部有异物感、声音嘶哑,发音困难,影响讲课,上腹嘈杂,吞酸嗳气,腰膝酸软,急躁易怒,舌尖红,苔白黄,脉细弦滑。外院电子胃镜示慢性非萎缩性胃炎、胆汁反流。诊断为慢性咽喉炎、慢性胃炎、胃食管反流病。四诊合参,中医诊断为喉痹,辨为肝胃不和证。予以调和肝脾、制酸利咽之剂,方用小柴胡汤合左金丸加减。药物如下:柴胡、黄芩、法半夏、党参、甘草、黄连、吴茱萸、牛蒡子、白芥子、败酱草、山豆根、桑白皮、栝楼子、射干各 1 袋,海螵蛸(颗粒剂)2 袋。共 7 剂,每日 1 剂,嘱戒酒。7 日后复诊。

二诊,2015 年 7 月 8 日。患者诉服药 1 剂后,咽痒咳嗽、喉中异物感即好转。患者于第 4 剂时曾饮酒 1 次,量 300 ml 左右,未见咳嗽加重,但仍有咽喉不利,讲课声音偏哑,舌脉同前。治疗上在前方基础上继续加用利咽之药:木蝴蝶、防风、杏仁、桔梗各 1 袋。继服 10 剂。

三诊,2015 年 7 月 19 日。患者诸证均明显好转,仍有腰膝酸软、入睡困难、心情烦躁症状。舌尖红,苔薄黄,脉细弦,尺脉弱。前方基础上去党参、法半夏、桑白皮、败酱草、山豆根、射干、白芥子、海螵蛸、木蝴蝶、防风、杏仁,加用熟地、山萸肉、石斛、狗脊、续断、杜仲、酸枣仁、柏子仁、莲子心、百合各 1 袋。共 20 剂,每日 1 剂。加用六味地黄丸,每次 7 丸,1 日 3 次。

[按] 患者初诊时主见发作性干咳、咽干咽痒、声音嘶哑,喉中异物感,上腹嘈杂,吞酸嗳气,故诊断为喉痹。由于患者系教授、博士生导师,长期从事教师工作,并兼任研究所所长等多种行政职务,工作劳累,导致肝肾亏虚,而见腰膝酸软;水不涵木,肝阳偏亢,则烦躁易怒;肾水不能上承,心火失于制约,心肾不交则见心烦、入睡困难;肝气犯胃,胃

失和降，则上腹嘈杂、吞酸嗳气；木火刑金则见干咳；胃气上逆，上灼咽喉，则见咽干咽痒、声音嘶哑。本病病机错杂，涉及肾、肝、心、胃诸脏腑，其病机总则肝肾不足、肾水亏虚。本病本虚标实，而本着“急则治其标，缓则治其本”的原则，初诊时以小柴胡汤疏肝理气，调和肝脾，合用左金丸疏肝泻火、和胃降逆，再佐以部分利咽之品以治其标，疗效甚佳。二诊时患者咽喉部症状明显改善，但仍有咽喉不利，故在前方基础上加用利咽之品，以彰其效。三诊时患者诸证好转，故究其肝肾不足之根本，以原方去清热利咽之品，加用滋补肝肾、养心安神药物以治其本，善其后。随访至今，诸证未见反复，收效甚佳。

鲍远程教授指出，在复杂疾病中明确脏腑之间病机关系至关重要。脾胃有病，必责于肝，肝木之病必系于脾胃，治则调和肝脾，和胃降逆；肝火亢盛、心火炽灼，责之于水不涵木，心肾不交，治则滋水涵木，交通心肾。鲍远程教授强调，要仔细观察患者的临床表现，深入分析诸证之间的关系，抽丝剥茧，依证溯源，求其根本。而在治法上，一切以五脏平和为主旨。

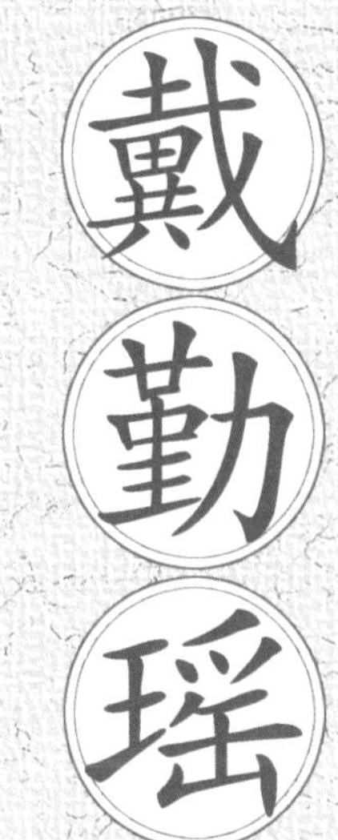
戴
勤
瑶

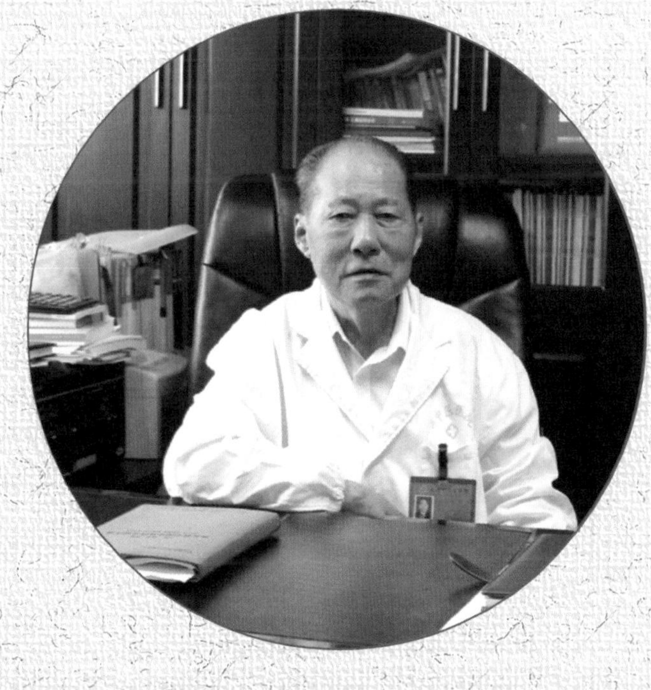

## 第一节 名医小传

戴氏正骨技术起源于清嘉庆年间(公元1800年左右),至今已有200多年历史。据戴氏家谱记载,戴家祖辈数十代居住在东关向日方村。戴家祖上多行医业,从先祖戴庭泉公开始,专修伤科,而后代代相传,未曾间断。经几代人的实践和探索、继承与提高,戴氏骨伤科形成了独特的理论体系、正骨手法与用药特色,其接骨疗伤之术,名闻遐迩。传至戴勤瑶医师(1932—)已是第六代。

戴勤瑶主任医师,男,1932年出生,安徽含山人,中共党员,大专文化。现任安徽省芜湖市戴氏骨伤研究所名誉所长,原芜湖市中医医院骨伤推拿科科主任。兼任中国中医骨伤学会理事,安徽省中医骨伤学会副主任委员,安徽省中医推拿学会副主任委员,安徽省芜湖市中医学会副理事长。芜湖市第12届人大常务委员会委员。享受省政府特殊津贴。

自幼随父学习家传正骨推拿气功等技法,继承了"戴氏伤科"独创的八字推法、拨络法、盘运法等治疗手法。擅长中医正骨伤科推拿气功,对骨折、创伤及颈肩腰腿痛等疾病有独特的疗效。1976年和1982年他两次进修西医骨科技术。经过60余年的临床实践,他将中医骨伤推拿南派手法结合家传手法发扬光大,以手法轻柔准确、深透有力、持久而均匀为特点,自成流派,并在家传秘方的基础上,研制了"舒筋活血膏",对软组织损伤及骨折的早期愈合均有奇特的疗效,为皖南一带骨伤及软组织损伤的常用药。他曾在省级以上杂志发表《推拿治疗前臂缺血性肌挛缩》等学术论文50余篇,其中《月牙形小夹板套叠式外固定治疗髌骨骨折》为治疗髌骨骨折提供了一种有效的新方法,并收入1985年《中医年鉴》内,得到了骨伤科同仁的高度重视。他开展的"伸筋草洗剂对软组织损伤的疗效研究"的科研,应用于临床中疗效确切。他的科研课题"自调式牵引治疗腰椎间盘突出症"获得1999年安徽省科技成果奖、芜湖市科学技术进步二等奖。40余年来他以精湛的医疗技术多次为党和国家领导人及外国友人诊治骨伤及软组织损伤。他曾于1986年获"全国卫生文明先进工作者"称号,1991年获"全国优秀卫生工作者"称号及"五一劳动奖章",1984及1988年两次获得"安徽省劳动模范"称号,多次获得"芜湖市劳动模范及优秀党员"称号,1997年获得"安徽省十佳健康卫士""安徽省名老中医"称号。

戴勤瑶先生平生清廉正直,崇尚医德,治学严谨,务求实效,并广收弟子,悉心培养下一代,在学术上毫无保留,为祖国中医药事业的发展贡献了毕生。戴氏骨伤科特色在芜湖市中医医院得到了有效的传承和发扬。

## 第二节　学术特色

### (一)内外并治,重视外治

骨伤科疾患虽多属劳逸、外伤等不内外因导致,但骨骼、筋脉遭受伤损,必然导致脏腑、经络功能失调,治疗时应内外并治,不可偏废。然而伤科疾患与内科不同,大多标急本缓,首当外治其标,外治方法的选择及效用往往成为整个治疗过程中的关键。

戴氏认为"有形之伤,必先整形"。但凡骨折、脱位之证,必先使骨骼、关节归其原位,肢体经脉方可理顺通达,内治药物才有可能到达病所发挥作用。若经脉扭结、瘀阻,气血不通则疼痛、肿胀诸证加重。戴氏在临床治疗中一贯重视手法技术的作用,概因于此。除强调手法的作用外,戴氏在外用药的使用上,尤为擅长。数代传人研制了散剂、膏剂、酊剂、灸剂、熏洗剂、丹剂等多种外用药剂,效用灵验。戴氏认为,跌打扭挫损伤,伤力多由外而内,伤情外重内轻。从表皮给药,从伤处给药,可以直达病所,事半功倍。

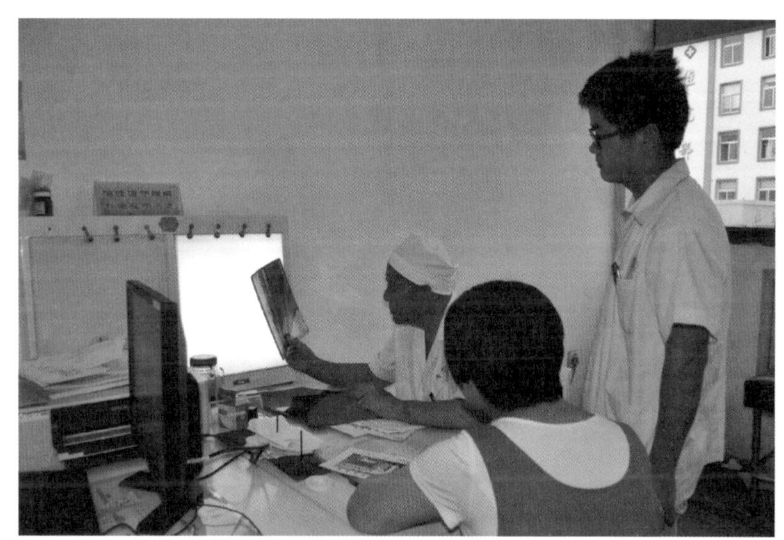

戴勤瑶主任在门诊

### (二) 筋骨并重

伤骨必伤筋,骨折需筋骨同治。因此戴氏在正骨前多施加理筋手法,更换敷料和调整外固定时也施加理筋手法。

### (三)治伤重在调理气血

戴氏认为,气血辨证是伤科辨证的要点。气为血帅,血为气母。气血条达,身体平和;血气不和,百病乃生。伤科疾患多为血瘀、血虚之证,然从气而治,通过补气、导滞之法兼治气虚、气滞,往往可收事半功倍之效。研读戴氏传统方剂,不难看出,调理气血一法,是戴氏正骨技术中治疗骨伤疾病的基本大法之一。诸多方剂如"止痛接骨散""舒筋活血续骨丸""接骨舒筋活血膏""伤力活血散"等,无一不是从气血而治,且贯穿应用于骨伤治疗的全过程中。

（四）骨伤必须补肾，筋伤重视补肾

肾主骨生髓，骨赖髓以充养，肾精虚少，骨髓化源不足，可致骨枯、骨萎，此为老年人、体弱人易生骨折，且骨折后不易愈合之根本原因。治病当求其本，对骨折患者中后期应用大量滋肾填精或温煦肾阳之品（根据体质辨证应用或联合应用），是戴氏的常用做法。对于劳损所致慢性筋伤痛症，因其过劳日久，亦可引起肝肾亏虚、筋脉失养而发生病变。如临床常见之颈肩腰腿部、足跟部疼痛等症，治疗时戴氏也多从补益肝肾入手，兼理气血，常可获效。戴勤瑶医师治疗痹证，每每以“颈椎病方”加减，即体现了其重视补益肝肾的思想。

（五）痹证治疗提倡标本兼治

推崇化痰通络，重视补益肝肾、通经活络，擅用虫类药物以搜风通络，重视化痰法在痹证中的运用，尤其重用白芥子化皮里膜外之痰，如戴氏腰痹汤。

（六）辨证施技，同病异治

治疗骨折、筋伤，戴氏强调要辨证施法（技），坚持辨证与辨病相结合。对于骨折重视损伤机制的分析，对于筋伤重视中医辨证分型，结合患者的体质、发病原因、病程长短、主证特点等多方面因素，制订有针对性的个性化治疗方案。例如治疗腰椎间盘突出症的推拿手法，就有常规手法、“三步四法”大推拿、踩跷法、牵抖推搬法等多种手法使用。即便是在治疗骨折等常见病症时，医者也要仔细研判病情，分析受伤机制，预估恢复程度，最后制订出一套完整的治疗方案及应急预案，而针对性较强的个性化方案是不应该被复制的。

（七）逐步复位法，完善正骨复位

戴氏使用逐步复位法，是对骨折复位方法的进一步完善。那些在特定的部位、特殊的情况下无法采用一次性复位的骨折，通过使用本法，可以获得满意的复位效果。对于因肌肉张力以及在特殊部位、特殊情况下的骨折采用逐步复位法，其临床应用一般可分为以下几个方面：① 用持续牵引的方法，逐步矫正无法用手法一次矫正的重叠移位。如用骨牵引或皮牵引矫正股骨颈、粗隆间、股骨干、胫腓骨骨折的重叠移位。②在特定的部位利用患者自身的重量或结合患者自主运动使骨折逐步复位。如用石膏悬吊治疗肱骨干斜形骨折，腰背肌功能锻炼治疗胸腰椎压缩性骨折。③利用外固定逐步矫正残余移位。常用的有纸压垫、弹力松紧带、外固定支架。④在特殊的情况下，权衡利弊被迫采用本法，如关节部位骨折及肱骨干骨折分离。倘若局部损伤严重，就诊时超过6小时，渗出较多，肿胀明显，甚至形成张力性水疱，一次性复位因血肿过大难以成功。

本法使用时，应掌握先难后易、轻柔和缓、逐步进行的原则。先难后易是指：①复杂移位的骨折，先整复难度较大的移位，后整复难度较小的移位，使复杂移位转为简单移位，后矫正分离移位。②分离移位较大的骨折，如以 4 等分计算，一般第一次复位约 3/4，第二次复位约 1/4；或第一次复位约 1/2，第二次复位约 1/4，第三次复位约 1/4，使骨折端逐步向解剖位置上靠拢，待肿胀消退后，移位已很轻微，仅需略加整复即可。

## 第三节　临证精粹

### (一)诊断特色

望、闻、问、切以及实验室检查和影像学检查，对伤科患者来说是不可或缺的主要诊断方法，临床中应四诊合参，不可偏废。作为以手法技术见长的戴氏正骨技术，尤为强调摸(切)诊的重要性。

戴氏认为："筋骨之伤，摸诊最重。"其依据是，无论骨折、筋伤，受伤的部位可能产生水肿、瘀血、僵硬、挛缩、增生、瘢痕水肿、畸形等变化，体表温度及触感也会随之发生变化。通过细心地用双手在损伤局部进行反复仔细的触摸，结合观察肢体及局部的形态变化，并参照辅助检查，把病史、症状、体征联合起来进行综合分析，就可得出比较正确的诊断。

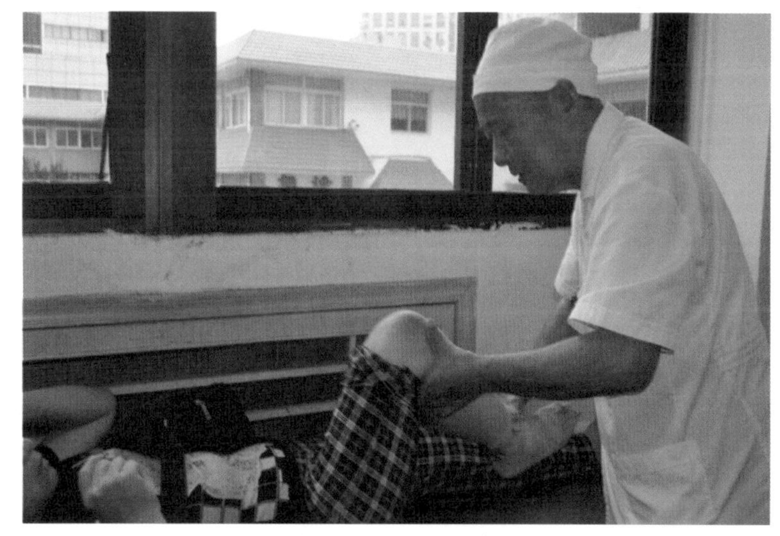

戴勤瑶主任为患者做体检

戴勤瑶医师将摸诊的方法，形象地概括为"轻摸皮，重摸骨，不轻不重摸筋脉"以及重视双侧对比摸，由远到近摸，利用解剖标志摸，复位前和复位后摸。例如，小儿肱骨髁上骨折复位后，摸到肱骨远端外侧嵴，确定是否在一直线上；桡骨远端骨折，一长、一短、一高、一低是否存在，确定骨折复位与否。用轻柔和缓的触摸，去感受体表温度，寻找压痛范围，触摸肿胀的软硬及有无波动；用较重的力量触摸畸形或异常活动部位，可感知骨断(其音重而短)、骨碎(其音复而散乱)、骨歪及移位方向，脱位与否，断骨连接的牢固程度；用中等力度去触摸筋伤部位，可感知筋强、筋柔、筋正、筋断、筋粗、筋翻、筋寒、筋热、筋结等，从而得知损伤病灶是在肌肉、肌腱、筋膜还是血管、神经等具体部位。通过摸诊得到的信息，能较准确地反映病损的部位、性质和程度，从而为下一步治疗打下基础。

## （二）手法特色

### ❶ 戴氏常用手法名称

正骨上骱手法：手摸心会、拔伸牵引、旋转回绕、屈伸关节、推挤按提、摇摆纵压、夹挤分骨、成角折顶。

理筋手法：推法、㨰法、揉法、擦法、按法、拿法、叩击法、摇法、拍打法、点法、分法、抹法、推扳法、抖法、摩法、搓法、弹拨法、旋脊法、八字推法、盘运法。

以上合称“戴氏二十八法”。

### ❷ 戴氏独创手法介绍

1）压脊推法　患者取俯卧位，术者用拇指沿脊柱大椎穴缓缓推至腰骶部（既是诊断又是治疗）。作用：①理顺经络；②可以明确病变部位。

2）牵抖法　分为上肢牵抖法、下肢牵抖法（仰卧位、俯卧位）。上肢牵抖法：患者取坐位，术者握住患者患肢大小鱼肌，在牵引下抖动患肢，起到松解粘连、理顺经络作用。下肢牵抖法（仰卧位）：患者取仰卧位，术者握住患者患肢踝关节，在牵引下患者臀部悬空，顺势抖动患肢，治疗上腰椎小关节滑膜嵌顿。下肢牵抖法（俯卧位）：患者取俯卧位，术者握住患者患肢踝关节，在牵引下患者臀部悬空，顺势抖动患肢，治疗腰椎间盘突出症。

3）复合式手法　运用肩关节、肘关节在运动轴方向上的活动，治疗小儿肩关节、肘关节的错缝治疗（既是诊断又是治疗）。

4）环抱挤压法　分为上肢环抱挤压法和下肢环抱挤压法。上肢环抱挤压法用于治疗伸直型肱骨髁上骨折，下肢环抱挤压法用于治疗跟骨骨折。

5）八字推法　术者伸直拇指，屈食指指间关节，使虎口张开成八字形，以拇指指腹、食指中节背部接触患者皮肤，作直线推动；常用于棘突两旁。其主要作用为理顺筋肉，舒筋经络，消瘀退肿。

6）盘运法　用双手的全掌夹住一定的部位，以指掌带动皮肉作快速搓揉并上下来回盘旋，用于四肢及腰部，常作为治疗的结束手法。其主要作用为和血行气，疏松关节经络，能消除肌肉疲劳。本法与搓法相似，所不同之处在于双手作盘状旋转。

### ❸ 手法的应用原则

戴氏认为，手法是医生通过双手来诊断与治疗损伤性疾病的方法，是中医伤科医师必须熟练掌握的基本功。历代各家各派对手法应用的研究内容丰富，各有所长，但总的要求不外是柔中有刚，刚中求柔，刚柔兼施，因人、因症、因病制宜。其原则归结为辨证施法，施法视人。如行云流水，轻而不浮，重而不板。患者在完全放松情况下接受手法治疗。

戴氏正骨第六代传人戴勤瑶医师较为推崇尚天裕先生的正骨理论，他认为，尚医师应用现代医学观点，对传统中医伤科治疗骨折的方法进行了系统的总结，使之在理论上更趋完善和科学化。全国各地的传统中医伤科世家虽各有特色，但深究其正骨手法机制，均不出尚医师归纳的“正骨八法”，而戴氏正骨手法，从理论上亦可归属其类。

对于尚医师总结的“动静结合、筋骨并重、内外兼治、医患合作”的骨折治疗原则，戴勤瑶医师认为这十六个字同样体现了戴氏正骨技术的精髓，但是他又进一步做出重要补充：“动静结合，以动为目的；筋骨并重，筋更重于骨；内外兼治，外治为主法；医患合作，以医为主导。”

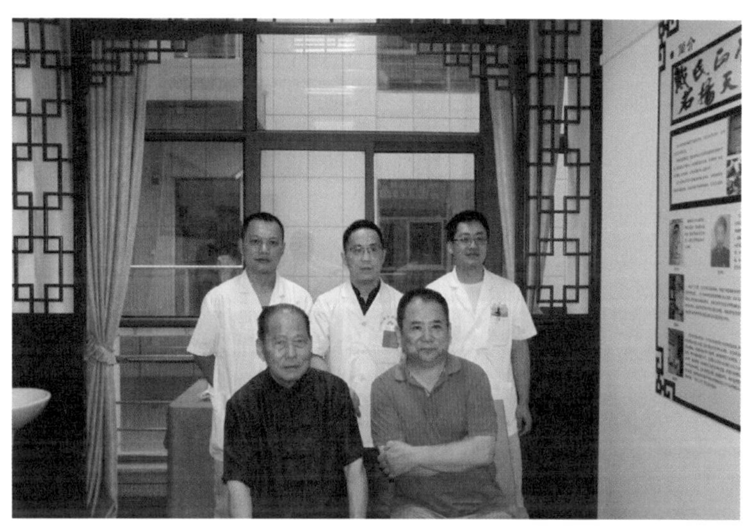

戴勤瑶主任与芜湖市中医戴氏骨伤研究所成员合影

戴氏正骨尤重复位，对于所施手法及施法顺序必有机制可循。戴勤瑶医师每每于复位之前，必先仔细研读X线片、询问受伤姿态，以了解受伤原因。在选择复位技法时，多逆受伤机制而行，以制订复位方案，其间兼顾使用杠杆应力，施法连贯，常常一气呵成。

### （三）小夹板技术

#### ❶ 取材

戴氏使用的小夹板，取材多为杉树皮，偶尔也用柳木或铝片。杉皮夹板的选材与制作较为讲究，一般选树干直径在40~50 cm、无虫蛀、无大节、无纵裂的杉树，于秋季采伐。先在活树上距地面30 cm、200 cm处环形切开树皮达木质层，两环之间用利刀纵形割开一缝，小心完整地剥下树皮，勿折叠，置干燥处摊平压实，待自行阴干后即可使用。杉皮夹板具有一定的弹性、韧性和可塑性，如一旦断裂，即应更换。可根据患者解剖位置，塑成各种形状，如月牙形、弧形、长斜形等小夹板。

使用时用刀削去表皮，留用木质层，厚薄均匀。根据临床需要剪裁制作。夹板四边要削光滑，棱角处修圆，两端要剪成弧形，并稍压软之。一般上肢夹板厚度为0.2~0.4 cm，下肢稍厚一些，0.3~0.5 cm。固定夹板宽度之和应相当于肢体周径的4/5，夹板之间有一定的间隙。夹板长度视骨折类型而定，一般较稳定的骨折固定肢体长度的4/5及相邻关节，不稳定的骨折须固定上下两个关节。

### ❷ 作用机制

尚天裕医师将小夹板作用机制概括如下:①用力量相等,方向相反的外固定力来抵消骨折断端移位的倾向力;②以外固定装置的杠杆来对应肢体的内部杠杆;③通过外固定装置,将肌肉收缩活动使骨折移位的消极作用转变为维持固定、矫正残余移位的积极作用。

### ❸ 适应证

①四肢闭合性骨折整复对位后;②四肢开放性骨折,创面较小或经处理创面已愈合;③四肢骨折经手术治疗切口愈合后,仍需辅以外固定者;④一些关节脱位整复后的固定及四肢软组织损伤的制动。

### ❹ 禁忌证

①不能定时接受观察、复查的骨折患者;②有广泛皮肤擦伤或创面较大的开放性骨折;③患肢肿胀严重,末端有血循环障碍症状者;④躯干部位的骨折。

### ❺ 辅助材料

①压力垫。以棉纸或卫生纸制成,安放在夹板内层,起集中应力作用。其形态、大小、厚薄随需要而定。一般有平垫、分骨垫、塔形垫、梯形垫、月牙垫、合骨垫、大头垫、空心垫等形态。放置方法有一垫法、二垫法、三垫法和多垫法。一垫法适用于髁部的撕脱骨折,或轻度角状移位骨折;二垫法适用于骨折侧方移位者;三垫法适用于成角移位者;多垫法适用于碎裂骨折移位者,如肱骨髁上骨折。②衬垫。以棉纸或绷带2~3层均匀疏松包裹皮肤,以防压疮。③绷带。作夹板外加压缠绕使用。

### ❻ 注意事项

①固定过程中,要以手法维持断端稳定,防止再移位;②压力垫的形态、大小、位置要适当,如有固定痛点,应解开检查,以防压迫性溃疡;③如有创口,应尽可能避开夹板、压力垫;④应密切观察末梢血运,检查松紧度,发现异常立即处理;⑤定期复查X线片或透视,防止骨折移位;⑥指导患者正确的功能锻炼方式;⑦拆除小夹板时间,一般以骨折达到临床愈合标准即可。⑧特殊部位需用小夹板持续加压的力量,联合石膏托的个体化固定。例如踝部骨折固定在内外翻、内外旋位等。

### ❼ 戴氏小夹板的特殊运用

戴氏正骨的小夹板技术,常规操作如以上内容所介绍。但在治疗髌骨骨折,尺骨鹰嘴骨折,内、外踝骨折等病种时,会根据杉皮夹板易塑形、易裁剪等特点,将小夹板制成月牙形状使用。

月牙形夹板的优点在于:①作用力合理。呈半环形的月牙板,接受了绷带的约束力,再均匀地传达到受压部位，起着类似压力垫的集中应力作用。由于其形状独特，一般在近关节、骨突明显的体表标志处应用。因而放置后多呈斜坡状，加压后月牙板可向矢状轴与额状轴同时施压（以尺骨鹰嘴骨折为例），矢状轴压力使远端折块向前，但为骨性组织（肱骨滑车）阻挡，因而使关节面平整；额状轴加压则可使远折端向近折端靠拢，对位后的骨折面因而嵌合得更紧密。夹板的内环不仅与形体吻合，还对骨折块起着抱聚、合拢的作用，尤适于移位不大的粉碎性骨折。②使用方便。本法所固定的骨折，多为近关节部位的体表标志处骨折，此处骨折容易准确放置夹板。杉树皮夹板易塑形，量体制作，与体表吻合充分，加压后作用力均匀，一般不会发生压疮，也不易移位，起到了夹板与压垫的双重作用。临床上多使用一块月牙板，视病情需要，也可多块合用，如治疗髌骨粉碎性骨折，常以 8~10 块月牙板呈套叠式外固定，其作用类同于抱膝圈。戴勤瑶医师应用此法治疗髌骨骨折的方法被载入 1985 年的《中医年鉴》。

## （四）弹力带技术

### ❶ 取材

选用市售宽约 4 cm 的弹力松紧带，长度视需要而定。经检测其拉伸度为 100%~150%。也可用其他规格弹力带作替代。

### ❷ 作用机制

概括有二：①以弹力带被拉伸后产生的拉力，作用于长管骨的两端，使骨折的近、远端相互挤压，达到对合紧密的作用；②辅以完善的小夹板装置，预防因纵形挤压而可能发生的再移位或成角。

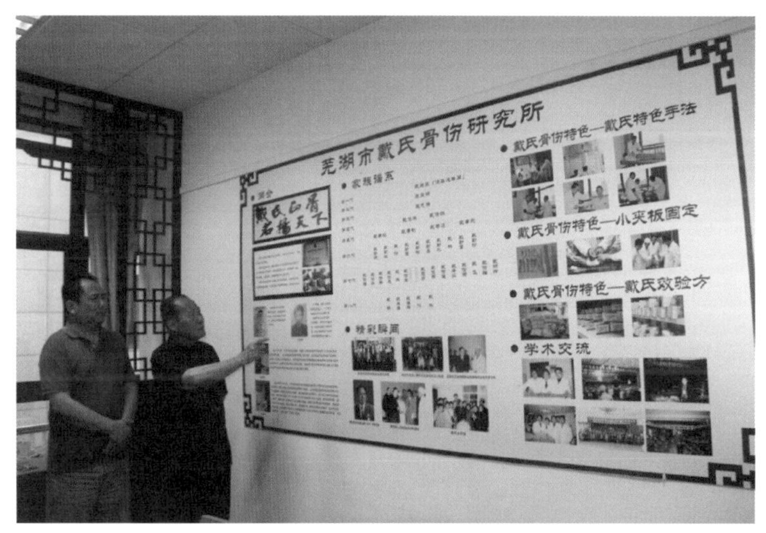

戴勤瑶主任与戴氏骨伤传人戴俭华

### ❸ 适应证

①肱骨干骨折经手法复位、夹板外固定后，断端仍有分离移位者；②肱骨干骨折，断端是横断形或短斜形者；③肩锁关节脱位早期，复位满意者。

### ❹ 禁忌证

①小夹板外固定疗法的所有禁忌证；②肱骨干骨折，断端呈长斜形或粉碎形等不稳定性骨折；③肩锁关节陈旧性脱位。

#### 5 辅助材料

①小夹板装置的全部材料。包括:杉木皮小夹板、衬垫、压力垫、扎带等。②别针。作固定弹力带之用。③衬垫。垫于骨突处,防止压疮。

#### 6 注意事项

①遵循小夹板外固定的所用注意事项;②定期复查X线片或透视,根据断端分离程度调整弹力带松紧度;③固定早期断端可能有少许成角畸形,如对位尚可,可不必处理,待3周后断端有软连接时,再行矫正成角畸形;④弹力带着力的肢体两端,骨突处要加衬垫,预防压疮;⑤指导患者做等长收缩之功能锻炼;⑥肩锁关节脱位患者,经此法治疗,可能不能完全复位,须事先说明。

#### 7 弹力带的特殊应用

使用弹力带辅助杉木皮夹板以固定骨折、脱位,是戴氏正骨技术中的一大特色。利用弹力带可持久加压的特性,运用于外固定装置中,可以矫正骨折的分离移位以及脱位后的关节分离,不仅使用方便,而且确有效果。产生分离移位的骨折或脱位的部位大多在上肢,这是由于站立位下上肢的自身重力所致。其中肱骨干骨折、肩锁关节脱位这两种疾病最易导致分离移位。戴氏的临床实践也充分证明了应用本法的优良疗效。值得注意的是:一是要选择好适应证,对于肱骨干骨折复位后断端不稳定者,以及肩锁关节复位后对位不满意者,均不要勉强使用;二是注意保持合适的弹力带压力,过紧、过松均为不适合,可能导致诸如骨折端成角畸形、再移位、压疮、血循环障碍等并发症。

### (五)药物外治

戴氏正骨向来重视内病外治,许多祖传方剂可以说明这个理念。戴勤瑶医师认为,跌打扭挫损伤,伤力多由外而内,伤情外重内轻。从表皮给药,从伤处给药,可以直达病所,事半功倍。故戴氏伤科外用药剂型颇多,有粉剂、膏剂、酊剂、水煎剂、丹剂、灸剂、酒制剂等,有关内容将在药物特色章节中详述。

### (六)药物内治特色

遵循三期用药原则,尤其重视早期用药,重视早治,无论初诊时肿胀与否,予以凉血、止血、活血化瘀制品内服。重用双向调节的药物,既能止血,又能活血。如戴氏验方十七味大活血汤。

戴勤瑶医师擅长应用的药物——

1)接骨草　系民间草药,安徽巢湖地区多见。功效:接骨续筋,通络止痛。主治骨折中后期,骨折迟缓愈合。一般在骨折复位固定两周后开始使用。如骨折对位后,超过正常愈合时间仍不愈合者必定使用。用量:10~30 g。

2)土鳖虫　各地都有,可人工饲养。功效:破血逐瘀,续筋接骨。主治骨折、筋伤之瘀血积结、筋结疼痛和妇女经闭。一般使用指征:①骨折初期瘀肿明显,伴疼痛较甚者必用;②肌筋膜炎可摸及筋结者必用;③妇女提前闭经且体质尚实者可用。用量:5~10 g,最大为 20 g。

3)伸筋草　系民间草药。功效:温经散寒,祛风止痛。主治:风寒湿痹证及筋伤后期关节屈伸不利。常用于骨折、筋伤后期关节拘挛者。用量:内服 5~20 g,外用 20~40 g。

4)血竭　功效:化瘀止痛,止血,敛疮生肌。主治:跌打损伤致血瘀成块、内伤刺痛者,也用于外伤出血。用药指征:①外伤瘀肿,痛有定处,拒按者必用;②伤口久不愈合者常用。用量:入丸药剂 1~1.5 g,汤剂 5~15 g。

5)山涧石蟹　系民间草药,山区多见。功效:接骨续筋。主治:骨折;筋断裂;骨迟缓愈合。用药指征:骨折或肌腱部分断裂者常用;骨折愈合迟缓者必用。用量:10~20 g。该药以生品直接放入黄酒浸泡,加红花、土鳖虫、接骨草等,10~20 天后服用,治疗骨迟缓愈合有良效。

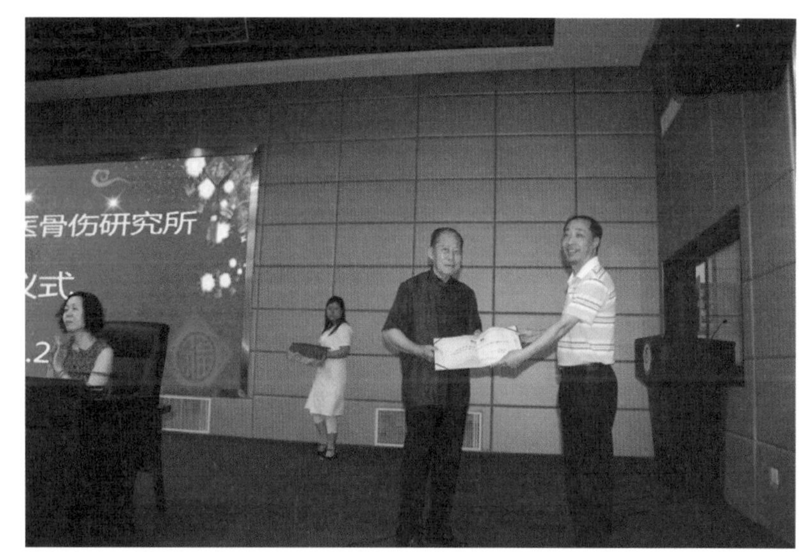

芜湖市中医戴氏骨伤研究所成立仪式

6)寻骨风　功效:祛风湿、通经络,止痛。主治:风湿痹证;疼痛证。用药指征:①患者肢体麻木,筋脉拘挛者;②可用于跌打损伤、胃痛、牙痛等症止痛之用。通常外用更佳。用量:汤剂 10~15 g。

7)骨碎补　功效:补肾,活血止血续伤。主治:肾阳亏虚;骨断筋伤。用药指征:①有肾虚腰痛脚软、耳鸣耳聋、久泻等肾阳亏虚症状者必用;②适用于跌仆闪挫、筋伤骨折。用量:汤剂 10~20 g。

8)广三七　产地以广西为佳。功效:化瘀止血,活血定痛。主治:出血兼有瘀滞者。用药指征:外伤瘀痛及胸痹心绞痛者,配合活血药效果更好。用量:汤剂 3~10 g,研末吞服 1~1.5 g。

9)当归　功效:补血调经,活血止痛,润肠通便。主治:①血虚证及月经病;②血瘀诸证;③血虚肠燥之便秘证。用药指征:①有面色萎黄、头晕耳鸣、心悸失眠、舌淡脉细等血虚证者必用;②有跌打损伤,瘀肿作痛者,配合应用散瘀止痛药;③有风寒痹证,肢节疼痛者,配合应用祛风湿药;④有气血虚寒,腹中冷痛者,配温中散寒药;⑤有瘀血诸痛,如头痛,胁痛,胸痹,疮肿,配活血止痛药;⑥有月经不调,痛经,闭经,不论寒热虚实,配伍得当,均为常用。用量用法:汤剂 5~15 g。补血用归身,破血用归尾,和血用全当归。注意事项:湿盛肿满,大便泄泻者忌服。

10)自然铜　功效:散瘀止痛,接骨疗伤。主治:跌打损伤之筋伤骨折。用药指征:有外伤之瘀血肿痛者,常与当归、红花、赤芍等活血和营,化瘀止痛药同用,亦常与乳香、没药等入散剂内服。用量:入汤剂 10~15 g,煅研细末入散剂,每次 0.3~0.5 g。注意事项:血虚无瘀者忌用。

11)延胡索　功效:行气活血止痛。主治:气滞血瘀诸痛。用药指征:①有瘀血阻滞,胸痹绞痛者;②胃脘刺痛属瘀血内滞者;③气滞血瘀之痛经者;④有肝经气滞血瘀,胸胁胀满疼痛者。用量用法:入汤剂 5~10 g;研末服,每次 1.5~3 g。醋制可增强止痛之功。

12)干地龙　功效:清热熄风,清肺定喘,利尿通淋,通行经络。主治:多用于治疗骨科热痹证。用药指征:热痹节肿赤痛者必用;适当配伍也可治寒痹;配伍益气行血药常用于气虚血瘀,经络不利,偏瘫失语者。用量用法:5~15 g;鲜品 10~20 g;研末吞服,每次 1~2 g;外用适量。

13)海桐皮　功效:祛风湿、通经络,杀虫止痒。主治:风湿痹证;皮肤病。用药指征:①属风湿证之腰膝疼痛,四肢麻木,筋脉拘挛者;②有湿疹,疥癣等皮肤病者,多煎汤外洗或研末调敷。用量:6~12 g,外用适量。

14)续断　功效:补肝肾、安胎,通血脉、续筋骨。主治:①肝肾阴虚证;②筋伤骨折证。用药指征:①凡肾虚腰痛,筋骨软弱,遗精滑泄等症均可用;胎动不安、崩漏出血者亦可用;②凡外伤跌仆、筋伤骨折及痈疽疮疡者均可用之。用量用法:入汤剂 10~20 g。崩漏下血宜炒用。外用适量。

15)红花　功效:活血祛瘀,通经。主治:血瘀诸证。用药指征:①妇女血瘀引起的痛经、闭经、产后瘀阻腹痛及癥瘕积聚等症;②瘀血所致头痛、胸痛、脘腹痛及风湿痹证,关节疼痛;③外伤瘀肿作痛、疮疡肿痛,及血分瘀热、斑疮暗紫者。用量:汤剂 3~10 g。注意事项:孕妇忌服。

16)桃仁　功效:活血祛瘀,润肠通便。主治:血瘀诸证及内痈;肠燥便秘。用药指征:①外伤瘀肿作痛及妇女血分瘀滞等症均可使用;②有肺痈、肠痈等症者,可配伍清热凉血解毒药物。用量用法:6~10 g,捣碎,入煎剂。

17)乳香　功效:活血止痛,消肿生肌。主治:血瘀诸痛证;疮疡证。用药指征:①有血分瘀滞、心腹诸痛症者;②妇女血瘀、闭经、痛经、癥瘕等;③有风湿痹证,肢节疼痛者;④有疮疡初起,红肿热痛者或疮疡破溃,久不收口,以及瘰疬、痰核坚硬不消者。用量:汤剂 3~10 g,外用适量。注意事项:本品味苦,入煎剂汤液浑浊,胃弱者多服易致呕吐,故用量不宜过多,胃弱尤宜慎用。孕妇不宜使用。

18)独活　功效:祛风止痛,解表祛湿。主治:①风寒湿痹证;②外感风寒挟湿证。用药指征:①有伏风头痛,缠绵不愈者;②有恶寒发热、头痛身重、舌苔白厚等湿盛兼外感风寒者。用量:3~10 g。

19)威灵仙　功效:祛风湿、通经络,消痰水。主治:①风寒湿痹证;②痃癖证。用药指征：①有肢节疼痛，麻木重着，屈伸不利者可用；②有痰饮积聚，凝滞而成的痃癖证必用。用量：汤剂 5~10 g。注意事项：本品性善走窜，久服易伤正气，体弱者宜慎用。

20）熟地　功效：补血滋阴，补精益髓。主治：血虚诸证及妇女月经不调；肝肾阴虚证。用药指征：①有血虚萎黄，头晕目眩，心悸失眠等血虚证者必用；②妇女血虚、月经不调、崩漏失血者必用；③证见腰酸膝软，头目眩晕，失眠健忘，遗精盗汗等肝肾阴虚者必用；④阴虚火旺者，配清泄相火药；⑤可用于腰酸腿软、头昏眼花、耳鸣耳聋、须发早白等一切经血亏虚之证。用量用法：入汤剂 10~30 g。宜和健脾胃药如陈皮、砂仁同用，熟地黄炭用于止血。注意事项：本品性质黏腻，有碍消化，凡气滞痰多、脘腹胀满及食少便溏者忌服。

### （七）戴氏传统方剂

#### ❶ 骨折损伤接骨丹

组成：寻骨风 1.25 kg，土鳖虫 180 g，山涧石蟹 180 g，白茅根 250 g，木贼草 500 g，骨碎补 120 g。

用法：以上研粗末另包。如发现皮肤红肿，或有青紫色症状，另加桃仁、红花各适量。

以上敷药用量，需按伤处面积大小用药，敷前需加白酒与清水调制熬煎，煎好后始敷于患处。

功效：接骨消瘀，止血活血。

主治：骨折与软组织损伤早期肿痛者。

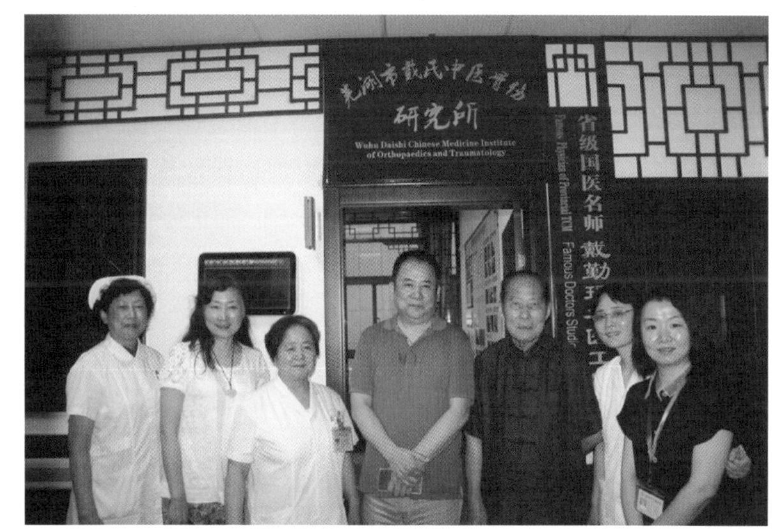


芜湖市中医戴氏骨伤研究所挂牌

#### ❷ 止痛接骨散

组成：木贼草，广三七，乳香，琥珀，骨风根，土鳖虫，骨碎补，没药，归尾，红花。

用法：各适量，共研极细末另包，成人服 3 g，小儿减半。

功效：行气止痛，活血通络。

主治：骨折早期疼痛较甚者。

#### ❸ 舒筋活血续骨丸

组成：木贼草，土鳖虫，广三七，白茅根，骨风根，真虎骨，骨碎补，山涧石蟹。

用法：各适量，共研细末，用白酒与蜂蜜调匀拌和，为丸如梧子大，用量每服 3 g，日服一次，小儿减半。患者下部伤饭前服，上部伤饭后服。

功效:舒筋活血,接骨续损。

主治:骨折患者中后期服用。

### ④ 接骨舒筋活血膏

组成:木贼草 40 g,土鳖虫 30 g,白茅根 30 g,骨风根 30 g,红花 30 g,桃仁 20 g,骨碎补 50 g,山涧石蟹 50 g。

用法:共研细末,按伤处大小用药。如煎熬时则用白酒 30 ml,红糖 15 g,飞罗面 15 g,同上药末共熬为膏,贴于患处。

功效:活血化瘀,接骨舒筋。

主治:骨折初期瘀肿较甚者。

### ⑤ 伤力活血散

组成:广三七,仙桃草,白茅根,土鳖虫。

用法:各适量,共研细末,每次服 2 g,外加白酒少许,用开水冲服。

功效:止血活血,理气止痛。

主治:外伤致呛咳、咳血、胸痛症。

### ⑥ 止血提毒生肌散

组成:赤石脂,净柿粉,大厘片,黄升片,熟石膏,黄柏,半夏,甘草。

用法:各适量,以上共研极细末,用瓷瓶收贮。如出血将药擦于患处,或用膏药贴疮口;或用凡士林调于桐油纸上盖伤处。

功效:止血消肿,拔毒生肌。

主治:骨断流血、皮肉化脓等症。

### ⑦ 雷火针

组成:犀牛黄,肉桂,大厘片,石朱砂,潮脑,硫黄,元寸(另包后下)。

用法:各适量,共研细末,用文火炼丹备用,瓷瓶收贮。或擦药于膏药上贴患处;或在膏药外用微火灸之。

功效:辟秽祛邪,温通经络。

主治:受伤后身发寒热,筋骨酸麻、疼痛,筋结等。尤其适用于筋骨损伤后遗症。

### ⑧ 膏药

组成:桐油,桃丹。

用法:各适量,用桑紫熬成膏,用之,按伤口大小摊膏药大小。

功效:止血,敛疮。

主治:破伤出血。

## (八)戴勤瑶医师临床效验方剂

### ❶ 独活寄生汤(千金要方)

组成:独活,防风,川芎,牛膝,秦艽,杜仲,当归,肉桂,茯苓,桑寄生,党参,熟地,白芍,细辛,甘草。

用法:各适量。水煎服。十服为一疗程。

功效:祛风散寒,通络止痛。

主治:腰脊损伤后期;风湿腰痛之肝肾两亏者。

指征:一般应用于痹证日久有明显正虚邪实者。此类患者多有病程迁延、少气乏力、畏寒喜温等虚象,且舌淡苔薄白、脉细弱;邪实则表现为风寒湿邪痹阻经络,腰膝冷痛或痛有走窜,麻木不仁等症。痹证有热象者不宜使用。

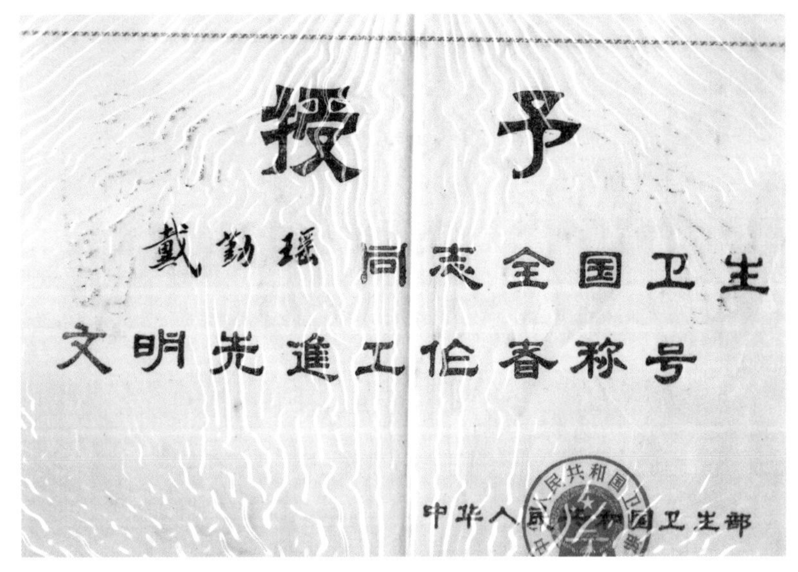


1986 年全国卫生文明先进工作者称号

### ❷ 桃红四物汤(医宗金鉴)

组成:当归,川芎,白芍,生地,桃仁,红花。

用法:各适量,水煎服。白芍多改为赤芍;有血热者加丹皮;痛甚者加制乳没、制香附、延胡索等;上肢加桂枝,下肢加牛膝。

功效:活血化瘀,行气止痛。

主治:骨与软组织损伤初期,气滞血瘀之肿痛者。

指征:外伤有肿痛者常用此方,大多有效。

### ❸ 接骨舒筋活血止痛膏(效验方)

组成:寻骨风 50 g,鲜茅根 40 g,地鳖虫 40 g,骨碎补 40 g,当归 40 g,川芎 30 g,自然铜 40 g,乳香 30 g,没药 30 g,红花 30 g,川断 40 g,九香虫 30 g,延胡索 20 g,苏木 20 g,活血藤 20 g,五加皮 30 g,血竭 30 g,伸筋草 40 g 桑枝 20 g,接骨草 50 g,牛膝 20 g,秦艽 20 g,桃仁 20 g,山涧石蟹 20 g。

用法:诸药晒干、切碎,打成细粉,掺入约三分之一的面粉,拌匀后备用。用时取适量,以滚开水冲调呈稠糊状,摊于纱布上敷患处。日换一次。

功效：接骨消瘀，行气止痛。

主治：骨与软组织损伤初期肿痛较甚者；风寒湿痹疼痛较甚者。

指征：外伤初期肿胀明显、疼痛较甚者必用。

### ④ 腾药方（效验方）

组成：伸筋草 30 g，刘寄奴 30 g，独活 30 g，红花 20 g，秦艽 20 g，防风 25 g，艾叶 25 g，透骨草 25 g，宣木瓜 25 g，威灵仙 25 g，三棱 25 g，莪术 25 g，牛膝 25 g，桑枝 25 g，活血藤 25 g，路路通 25 g，海桐皮 25 g，苏木 30 g，赤芍 25 g，川椒 25 g。

用法：将诸药共装一布袋中，扎紧袋口，放入蒸锅中加热约半小时，取出后用干布包好，敷患处。

功效：温通经络，舒筋止痛。

主治：关节拘挛；风寒湿痹。

指征：骨折后期关节屈伸不到位，确系韧带挛缩、关节囊粘连所致者；功能性腰痛、无器质性损伤者。

### ⑤ 蟹龙接骨丸（效验方）

组成：山涧石蟹 20 g，地龙 30 g，接骨草 30 g，甜瓜子 20 g，脆蛇 30 g，地鳖虫 30 g，血竭 20 g，川断 30 g，自然铜 30 g，苏木 20 g，路路通 20 g，龙骨 30 g，川牛膝 20 g，骨碎补 30 g，透骨草 20 g，朱砂 15 g，白芍 30 g，红花 20 g，木香 20 g，伸筋草 20 g，延胡索 20 g，丹参 30 g，黄芪 30 g，制乳、没各 15 g。

用法：诸药共研细末，胶囊代丸，日服两次，每次5~10 g。

功效：接骨续筋，温通经络。

主治：骨折迟缓愈合。

指征：骨折后期体虚肢冷、腰膝酸软、舌淡苔薄白者用之较好。

### ⑥ 消肿方（效验方）

组成：归尾，赤芍，丹皮，红花，活血藤，陈皮，生地，茯苓，白茅根，桃仁，制乳、没，甘草。

用法：各适量，水煎服。一般服 3 剂。

功效：活血化瘀，利湿消肿。

主治：四肢骨折早期肿胀较甚者。

指征：皮肤发亮及有水疱者必用。

### ⑦ 酒浴方（效验方）

组成：红花，制草乌，三棱，莪术，肉桂，荆芥，刘寄奴，鸡血藤，羌活，山甲，桂枝，宣木瓜。

用法：上药各适量，酒浸泡 4 周，每瓶装 500 g 备用。使用时每次一瓶，倒入浴盆热水中洗浴。

功效:温经通络,散寒止痛。

主治:风寒湿痹证。

指征:全身关节冷痛者用之佳。

❽ 透敷方(效验方)

组成:麝香,丁香,红花,宣木瓜,白芷,羌活,独活,当归,乳香,没药,川芎,木香,血竭,续断,肉桂,狗脊,王不留行,山柰。

用法:各适量,诸药共研成粉。桐油及广丹倒入锅中拌匀成土红色,一斤油膏中加药粉 80 g。使用时取药膏适量放在恒温贴片上热敷。也可摊于狗皮膏上晾干备用,用时烘热变软即可贴用。

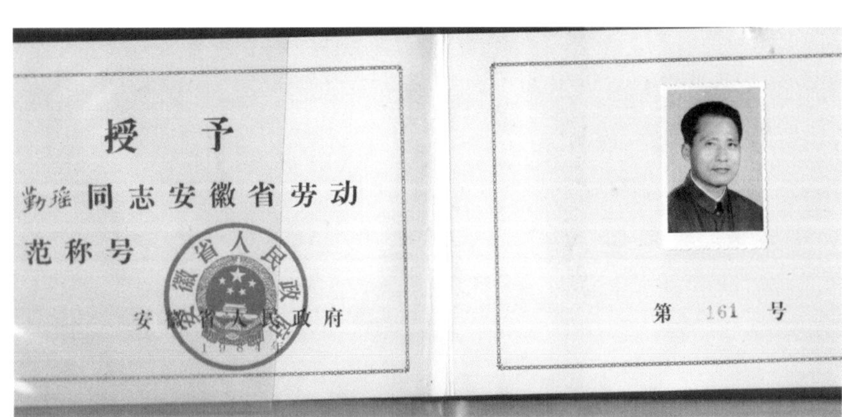

授　予
勤瑶同志安徽省劳动
范称号
安徽省人民政府
第 161 号
1984 年获安徽省劳动模范称号

功效:温经散寒。

主治:风寒湿痹证。

指征:以腰膝酸软、冷痛者为适宜。

❾ 药浴方(效验方)

组成:艾叶,桑枝,透骨草,活血藤,独活,海桐皮,路路通,红花,秦艽,伸筋草,丝瓜络,寻骨风,防风,干地龙,威灵仙,杜仲,半夏,虎杖。

用法:上药各适量,浓煎。装至每瓶 500 ml 备用。使用时倒入浴盆热水中。

功效:温经通络,散寒止痛。

主治:风寒湿痹证。

指征:以腰背部肌肉酸痛紧绷者(如肌筋膜炎)为佳。

❿ 止血散(效验方)

组成:仙桃草(芒种前自采为佳),鲜茅根,田三七。

用法:各适量,共研细末装入胶囊,也可用汤剂。

功效:止血祛瘀。

主治:内外伤致咳、吐血症。

指征:咳、吐为血色鲜红者。

### ⑪ 胸肋伤方(效验方)

组成:全当归,红花,制香附,枳壳,陈皮,广木香,柴胡,三七,制乳、没,甘草,自然铜,川贝,丝瓜络。

用法:各适量。诸药共研细末,胶囊代丸,日服两次,每次5~10 g。

功效:活血化瘀,理气止痛。

主治:胸壁挫伤、肋骨骨折。

指征:咳嗽、深吸气可致疼痛加重者。

### ⑫ 药酒方(效验方)

组成:全当归,川断,红花,鸡血藤,枸杞,黄芪,杜仲,独活,羌活,川断,三七,蜈蚣,白花蛇,鹿筋,海马,狗脊,桂枝,威灵仙,秦艽,桑寄生,宣木瓜,龙骨,白芍,紫丹参,路路通,海桐皮。

用法:各适量,药酒按1:4的比例泡入白酒中。一个月后可以服用。每天1~2次,每次30~50 g。

功效:温经散寒,补益肝肾。

主治:体虚易寒,长年四肢厥冷、腰膝冷痛者。

指征:有畏寒等明显阳虚症状者可用。

### ⑬ 颈椎病方

组成:全当归,红花,桂枝,紫丹参,黄芪,僵蚕,枸杞,白芥子,活血藤,干地龙,威灵仙,陈皮,甘草。

用法:各适量,诸药共研细末,胶囊代丸,日服两次,每次5~10 g。

功效:活血通络,祛风止痛。

主治:颈椎病之颈型、神经根型患者。

指征:上肢窜麻、疼痛者必用。

### ⑭ 腰椎间盘突出症常用方

组成:全当归15 g,川断15 g,红花10 g,鸡血藤10 g,杜仲15 g,紫丹参15 g,宣木瓜10 g,枸杞15 g,黄芪20 g,牛膝10 g,秦艽10 g,甘草5 g,威灵仙15 g,制乳香10 g,制没药10 g,羌活10 g,陈皮10 g。

用法:水煎服。

功效:活血祛瘀,行气散寒。

主治:慢性腰腿痛患者。

指征:病程日久,遇劳累即发作者可用。

⑮ 膝关节炎、膝关节退变外洗方

组成：艾叶 15 g，三棱 15 g，莪术 15 g，红花 15 g，活血藤 15 g，牛膝 15 g，伸筋草 20 g，透骨草 20 g，路路通 15 g，海桐皮 15 g，干地龙 15 g，威灵仙 20 g，虎杖 30 g，百布 20 g，寻骨风 30 g。

用法：将诸药共装一布袋中，扎紧袋口，放入锅中煮开，约 20 分钟后，连同布袋倒入塑料盆中，先以热气熏患处，待温度稍降，可将患处放入盆中泡洗。

功效：温通经络，舒筋止痛。

主治：风寒湿痹。

指征：关节疼痛，屈伸不到位，髌骨周缘有肿胀者。

## 第四节　典型病案

### 一、肱骨髁上骨折

典型病案

李某，男，8 岁，学生，安徽省芜湖县人，2007 年 9 月 12 日（伤后 3 小时）就诊。

该患者因在学校运动不慎摔伤右肘部，伤肢青紫肿痛，不敢活动，特送我院治疗。

查体：右肘部肿胀，压痛、畸形，肘关节呈半屈曲位，肘部后突，骨折近端向前移位，肘窝上方软组织隆起。触诊有骨擦音及异常活动，肘关节活动功能丧失，患肢末梢血液循环与感觉良好。

X 线摄片报告：右侧肱骨髁上骨小梁连续性中断。骨折近端向前，远端向桡后移位。

诊断：右肱骨髁上骨折（伸直型）。

治疗——

（1）传统手法：肘内翻防治，

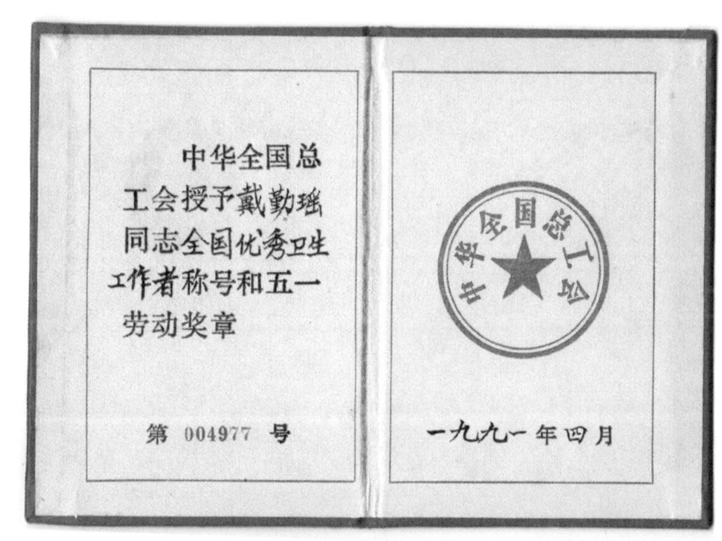


1991 年获全国优秀卫生工作者称号和五一劳动奖章

臂丛麻醉，患者仰卧，上臂外展。一助手双手握住近折端，上牵下压；另一助手握伤肢前臂，使肘关节略屈曲，前臂旋后位（因肱骨髁上骨折多有旋前畸形），对抗持续牵引，待重叠移位和旋转移位纠正后，即“欲合先离”。术者一手采用握骨折近端，一手握骨折远端用推拉法矫正侧向移位。用环抱法纠正前后移位，将两手 4 指置于肘窝前方扣住骨折近段向后拉，防止矫枉过正，两手拇指顶住鹰嘴部，用力向前推顶。同时远端助手将肘屈曲至 90°，即可复位。拇指触摸肱骨外髁皮质连续，骨折断端台阶消失。

（2）夹板制作与固定方法：用卫生纸做 1 个半环塔形纸垫（按肘后尺骨鹰嘴形态修整），1 个方形压垫，1 个梯形纸垫。取杉树皮修成小夹板 4 块，厚度适中，具有一定的纵形弧度。长度近端三角肌中上段水平，远端内外后侧夹板均超肘关节，前侧达肘横纹。先制内、外、后侧板各 1 块，其宽度、长度相等。前侧板长度约为后侧的 2/3。经上述手法整复后，用纸棉包绕骨折端夹板放置区，前侧板肘上不放置压垫，防止压迫肘部血管、神经，在后侧板尺骨鹰嘴处加 1 个近低远高的半环塔形纸垫，桡侧远端骨折端放置梯形纸垫，尺侧骨折近端放置方形压垫，绷带采用叠瓦状缠绕包扎，超肘部需内外侧加压缠绕，后侧适度加压，不宜过紧。关键是内外后侧板超出肘鹰嘴部 4 cm，屈肘 90 度，以内外夹板将肘固定，使前臂稳定，不内外上下摆动，以增强骨折的对位稳定性。不稳定骨折特别是骨折尺侧端有压缩、缺损的，加用上肢石膏托固定于肘关节稍外翻位，防止肘内翻。

（3）术后调护及功能锻炼：卧床 3 天，肢体悬吊，高于心脏位，保持手指血运良好，防止肘部出现张力性水疱。3 天后根据血肿吸收情况，适当增加纸垫的厚度，以防止断端移位。1 周后 X 线摄片复查，如有移位，手法矫正。固定后，应及早做握拳、伸指和屈伸腕关节活动。2 周后，骨折断端骨痂生长较多，拆除石膏外固定，单用夹板固定，适当活动肘关节，到伤后 4 周去除夹板做功能锻炼。

（4）药物治疗：初期，凉血活血化瘀，消肿止痛。本病早期肿胀较甚，要未病防治。方药：生地 30 g，赤芍 15 g，丹皮 15 g，银花 15 g，连翘 15 g，薏苡仁 30 g，虎杖 15 g，黄芪 60 g，大黄 6 g，地龙 9 g，甘草 6 g，白芥子 10 g。水煎服，一日一次，早晚分服。中期，通经活络，生痂长骨。内服补肾接骨胶囊。后期，补肾壮骨，恢复功能。方药：乳香 5 g，没药 5 g，赤术 5 g，骨碎补 10 g，伸筋草 8 g，白术 10 g，茯苓 3 g，甘草 3 g，水煎服。用补肾接骨胶囊常规内服。

（5）康复程序治疗：局部手法按摩，活血化瘀用腾药方中药熏洗。

治疗效果：经治 50 天，X 线片示骨折对位对线良好，骨痂形成。肘关节功能恢复，临床愈合。3 个月后随访复查，解剖对位，骨性愈合，无后遗症。

［按］儿童肱骨髁上骨折、尺偏移位而发生肘内翻畸形者临床较多见。我们以推拉按正和环抱法整复，用 4 块小夹板“超肘稳定前臂固定法”加 3 块纸压垫，加上肢石膏托屈肘 90 度位固定肘关节治疗此型骨折，避免了前臂缺血性肌挛缩，改善血液循环，促进

了骨折愈合，取得了良好的效果。为了正确使用纸压垫，防止造成压迫性神经损伤，临床应注意：①纸压垫放置的位置要准确，外侧垫勿偏后，内侧垫勿偏前。②整复后，定期X线复查时应注意纸压垫的位置，若有移动，及时调整。③患者若有手指及皮肤感觉异常，应考虑是否纸压垫压迫所致，应随时检查，予以处理。④肘内翻预防：儿童肱骨髁上骨折后尺偏和内旋错位或整复固定不当是造成肘内翻的主要原因。防治方法：手法整复时，在力求达解剖对位的同时，对尺偏移位者要争取稍向对侧矫正，对桡偏移位者不强求完全复位，使其有0.5 cm以内的桡偏移位，并尽可能使断端桡侧嵌插，尺侧分离，固定时使前臂稍旋后，这样就可以有效地预访肘内翻的发生。

## 二、足跟骨骨折（波及距下关节）

典型病案

田某，女，43岁，工人，安徽含山人。该患者因高处跌落伤致左足跟部肿胀疼痛不能站立3小时，于2006年1月13日急送我院门诊治疗。

查体：左足跟青紫肿胀，不敢着地，跟骨两侧明显压痛。内翻、外翻活动受限。足弓变扁平，触诊有骨擦音。

X线摄片报告：左足侧位、轴位片跟骨距下可见明显粉碎形骨折线，跟骨增宽。跟骨CT示：左跟骨粉碎性骨折，波及足后关节面，跟骨体增宽。

诊断：左足跟骨骨折（Sanders ⅢAB）。

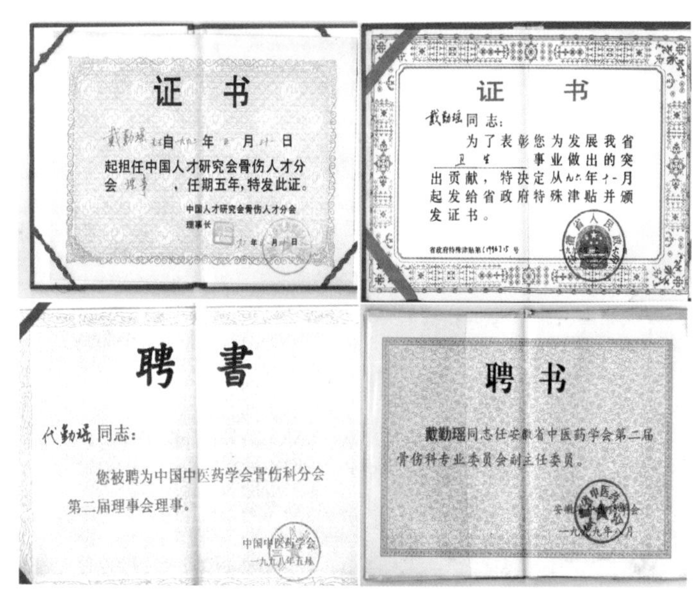


部分证书

治疗——

（1）传统手法　①硬膜外麻醉，松解断端：患者俯卧位，患肢靠近床缘，其中一个助手用双臂维持患者小腿，使患者膝关节屈曲到约90°，另外一个助手位站在患者远侧端，用左手抓住患足中足部，右手用力把持住患侧足的足跟部，缓缓地均匀用力牵引对抗并做踝关节屈、伸活动3~5分钟，可以将嵌顿在骨折部的一些局部软组织松解出来，为接下来的手法操作提供一个良好的局部环境，同时可以初步的纠正跟骨骨折块的嵌顿。②恢复解剖位：病患俯卧位，并屈膝约90°，一个助手把住患足尽量跖屈，术者用两侧拇指紧按跟腱附着点，用双手掌紧扣跟骨内外侧，主要纠正跟骨体向外侧的增宽，同时向远端牵引尽量恢复 Boehler 角及 Gissane 角，同时恢复跟骨正常的长度，然后再用双手拇指在足心处向上顶，并跖屈前足，足弓的跟骨部以恢复足弓角度；使跟距关节面的结节关节角恢复至 40 度。复位成功后用夹板外固定，当天复查 X 线片观察。

（2）夹板制作与固定方法　用卫生纸做 1 个塔形纸垫，2 个方形压垫，按内外踝下形状给予修正成半环形。取杉树皮修成宽夹板 1 块，长方形小夹板 2 块（长度为从跟骨外侧到跖趾关节处）；2 块小长方形夹板按内外踝下形状修整成半环形，其宽度与长方形夹板相等，厚度适中，具有一定的纵形弧度。足底一块按足形修整，远端到跖趾关节处。经上述手法整复后，在足弓处放置塔形纸垫以维持足弓高度，宽夹板置于足底，内外踝下均放置半环形方垫，纸垫外侧放置半环形小夹板，内外侧小夹板外侧重叠放置长方形小夹板 1 块。绷带采用叠瓦状缠绕包扎，足底侧适度加压，不宜过紧。保持患肢于屈膝、屈足各 30°位，固定 6 周。

（3）术后调护及功能锻炼　卧床 1 周，提高患肢，高于心脏位，保持患肢血运良好，防止根部出现张力性水疱。3 天后根据血肿吸收情况，适当增加纸垫的厚度，以防止断端再移位。1 周后 X 线摄片复查，如有移位，手法矫正。固定后，应及早做屈伸足趾活动。2 周后，骨折断端骨痂生长较多，适当活动踝关节，后可扶双拐离床不负重活动，循序渐进。到伤后 6 周去除夹板做功能锻炼。

（4）药物治疗　初期，凉血活血化瘀，消肿止痛。本病早期肿胀较甚，要未病防治。足乃足厥阴肝经循行之处，故初期内服方药：生地 30 g，赤芍 15 g，丹皮 15 g，银花 15 g，连翘 15 g，薏苡仁 30 g，虎杖 15 g，黄芪 60 g，大黄 6 g，地龙 9 g，甘草 6 g，白芥子 10 g。水煎服，一日 2 次分服。中期，通经活络，生痂长骨。内服补肾接骨胶囊。后期，补肾壮骨，恢复功能。乳香 5 g，没药 5 g，赤芍 5 g，骨碎补 10 g，伸筋草 8 g，白术 10 g，茯苓 3 g，甘草 3 g，水煎服。用补肾接骨胶囊常规内服。

（5）康复程序治疗　局部手法按摩，活血化瘀用腾药方中药熏洗。

（6）治疗效果　经治 60 天，跟距关节功能恢复，走路无疼痛，无跛行，X 线摄片报告，跟骨距骨骨折对位对线良好，有骨痂形成。临床愈合。3 个月后随访，解剖对位，骨性愈合，无后遗症。

［按］跟骨距下关节骨折多由高处跌下及重物碾压所致，发病率高，后遗症多，常给患者留下终生跛行或行走时易疲劳、疼痛等症。诊断跟骨骨折，必须摄跟骨侧位、轴位 X 线片和做 CT 检查，尤其是跟骨结节骨折，以防漏诊。此类骨折发生在跟距关节，骨折块小，多呈粉碎性，难以整复。我们以戴氏正骨手法，“欲合先离”，把拔伸牵引、摇摆手法和对向挤压三者结合使用，有效地解决了骨折块之间的嵌插。用塑形夹板套叠固定，给予持续夹板加压，促进骨折复位，防止骨折复位后期再移位。尤其是足底凸心托板的顶托

力的作用,可以恢复足心正常结构,完成骨折复位的全过程,提高了跟骨距下关节的复位效果。由于早期局部肿胀和后期消肿造成复位的丢失,复诊时更换小夹板再行手法挤压,逐步复位,纠正畸形和丢失的移位。如此辨证施法,于恢复正常跟骨的横径,以及减少后遗症起到了较好的作用。具有体积小、灵活、轻便、固定可靠、离床早,以及随时调整出现的骨折移位优点。

## 三、腰椎间盘突出症

典型病案

刘某,男,43 岁,工人,芜湖市镜湖区人。2006 年 10 月 23 日就诊,该患者既往有腰部疼痛不适反复发作 3 年史,1 个月前因抬重物致腰部扭伤,疼痛难忍,活动受限,大、小便正常。当地医院诊断为“急性腰扭伤”,治疗 1 个月不见好转,特来我院治疗。

查体:腰椎向左侧弯,腰 4、5 和腰 5 骶 1 间隙右侧压痛、叩击痛,并引起右下肢放射性疼痛及麻木感。右侧腰部骶棘肌痉挛。右下肢直腿抬高试验及加强试验(+)。前俯后仰时腰痛加剧,腰部活动功能受限。小腿外侧及足背部皮肤感觉迟钝。右小腿外侧、足背麻木。膝反射和踝反射正常。右足踝及趾背伸力 4/6 级。会阴和肛周感觉无异常。

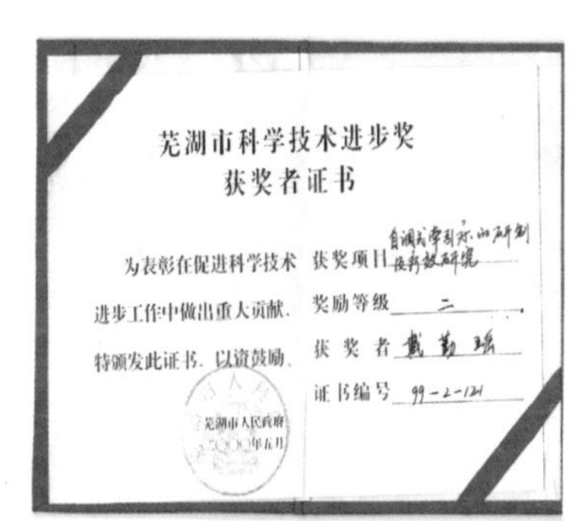

芜湖市科学技术进步奖
获奖者证书

为表彰在促进科学技术进步工作中做出重大贡献,特颁发此证书,以资鼓励。

获奖项目
奖励等级 二
获 奖 者 戴勤瑶
证书编号 99-2-121

芜湖市人民政府
二〇〇〇年五月

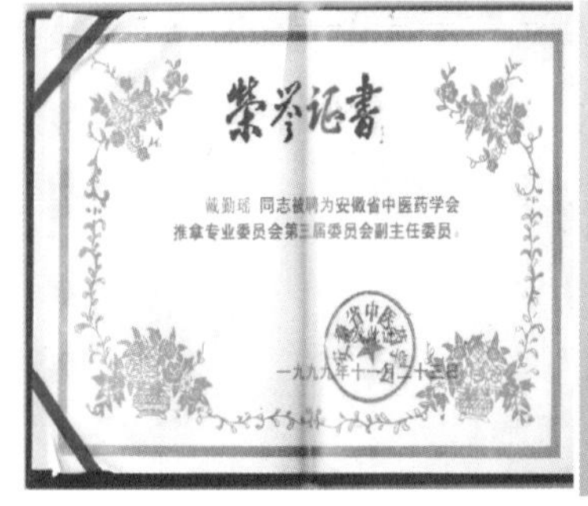

荣誉证书

戴勤瑶 同志被聘为安徽省中医药学会推拿专业委员会第三届委员会副主任委员。

一九九九年十一月二十三日

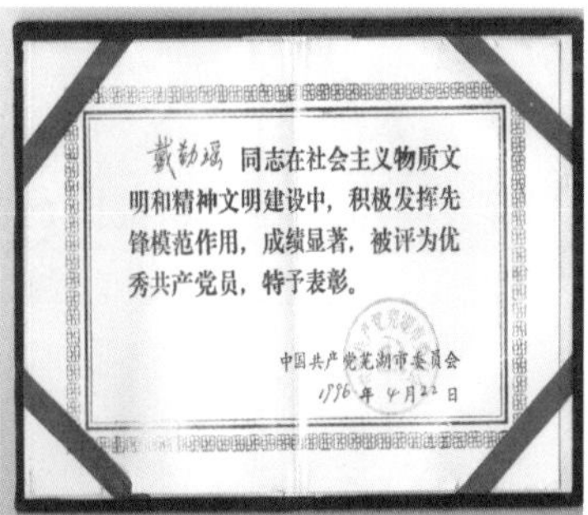

戴勤瑶 同志在社会主义物质文明和精神文明建设中,积极发挥先锋模范作用,成绩显著,被评为优秀共产党员,特予表彰。

中国共产党芜湖市委员会
1996 年 4 月 22 日

部分荣誉证书

X 线摄片报告:脊椎向左侧弯曲,腰 4、5 和腰 5 骶 1 间隙变窄。腰椎 CT 示:腰 4、5 椎间盘向右侧突出,硬膜囊外脂肪间隙受压,右侧神经根受压移位。腰 5 骶 1 椎间盘膨出。

诊断:腰椎间盘突出症。

治疗——

(1)传统手法:较为特殊的治疗方法有“三步四法复位法”,适合年轻、体质较为强壮的患者,其操作步骤如下:

①准备　腰牵 30 分钟，施以推法、揿法，放松肌肉。

②第一步　牵引按压法(一法)：患者俯卧，胸及骨盆垫枕，前后方向由助手牵引，术者于腰部按压 5 分钟左右。

③第二步　后伸斜扳法(二法)：患者俯卧，医者一手握住患者膝上，另一手按在腰 4~5 椎旁向后作斜扳法，左右各两次；摇晃旋转法(三法)：患者侧卧，施行摇晃旋转腰部，左右各两次。

④第三步　直腿牵张法(四法)。患者仰卧，一助手按住骨盆，一助手被动抬高一侧下肢 90°，术者双手抱住足前部，做向下弹压动作 3 分钟，双下肢各做一次。

⑤最后患者俯卧，按揉臀部，双下肢牵抖 3~5 分钟，结束手法。

手法治疗每日 1 次，10 次为 1 个疗程，分别于 1~2 个疗程后评价疗效。

(2)药物治疗：术后按骨折三期分治用药。初期，活血化瘀，舒筋通络。方药：羌活 10 g，防风 15 g，荆芥 10 g，独活 10 g，当归 15 g，续断 15 g，青皮 5 g，牛膝 10 g，五加皮 20 g，杜仲 15 g，红花 5 g，枳壳 5 g，甘草 5 g，水煎服。中、后期久病多虚，治以补肝肾为主，内服腰痹康。

(3)功能锻炼：疼痛症状明显好转后，先在床上、后在床下进行腰腿部功能锻炼。床上活动方法是：俯卧两腿伸直，腰部背屈。床下活动：两足分开比肩稍宽，两手叉腰，做腰部环转运动。先向左环转 1 周，还原，再向右环转 1 周，如此循环晃腰。或“弓形步势”两足分开比肩宽，膝关节半屈曲，两手分别按在两膝上，先将躯干侧屈，使重心压在左腿上，并同时伸直右腿，还原，如此反复。步法同前。

(4)康复程序治疗：配合活血化瘀，伸筋活络中药熏蒸。

(5)治疗效果：经治 20 天，脊柱侧弯矫正，腰部正常生理弧度恢复，疼痛消失，腰腿活动达正常范围，痊愈出院。随访一年，未见复发。

[按] 腰椎间盘突出症为腰腿痛常见原因之一，其主要症状为腰痛或伴下肢痛。腰椎间盘由于不同程度的变性，或遭受外力作用，致使椎间盘的纤维环发生破裂，髓核向椎管内后方向突出，压迫神经根导致放射性神经痛和神经功能障碍，称为腰椎间盘突出症。本病易发生于 20~40 岁的青壮年，临床常见于腰 4~5 和腰 5~骶 1 间的椎间盘。

根据髓核突出的部分，可分为单侧型、双侧型、中央型。临床上最常见的为单侧型，髓核向单侧突出，神经根受压只限一侧。有时髓核向后纵韧带的双侧突出，引起双侧坐骨神经痛，有时有交替观象，比较少见。中央型的椎间盘突出症是由于髓核向后方中央部突出引起，主要压迫马尾神经，从而产生鞍区麻痹和大小便功能障碍。腰椎间盘突出症应与梨状肌综合征、腰椎管狭窄等腰痛疾病相鉴别，只有诊断正确，治疗才能取得满意的效果。

戴主任认为，腰椎间盘突出症是以肾气亏虚、经络痹阻、气血凝滞为主证，故在治疗上强调益肾通络为主，行气通滞为辅，手法治疗以足三阳经络为主，其中又以足太阳膀胱经为重点，施以点压弹拨之法，辅以督脉之腰阳关通调诸经，以达经脉通调、通痹止痛之效。独创“三步四法复位法”。该法通过牵引、按压、摇晃等手法促进椎间盘的还纳,通过直腿牵张法解除神经根的粘连,解脱被卡压的神经根。在施用手法方面,戴主任强调“轻、柔、透、巧”的治疗原则。“轻”,主要讲动作要轻,忌用暴力手法,使患者在心理上宜于接受。“柔”,是手法用力柔和,强调刚中有柔,柔中有刚,刚柔相济。手法的力量要根据患者病情,并结合医生自身功力运用。对于体质较弱、病情较重的患者,治疗时要徐徐用力,以能耐受为限。对于身体强壮、病情较轻的患者,用力时使患者感到患处有沉重感或酸痛即可。“透”,就是手法的力量要直达病处,使每一个手法都达到治疗的目的。在手法治疗过程中尽量避免使用暴力手法,因为腰及下肢的疼痛刺激,会导致腰背肌张力相对较高,使用暴力手法容易导致腰背肌的二次损伤;而且对于神经根受到压迫而产生的急性水肿症状,也会因暴力手法的刺激而致水肿加重。

采取手法与药物治疗相结合、卧床静养与适度练功相结合等综合措施,均收到了良好疗效。其特点是方法简便易行,无损伤、无疼痛,可供临床借鉴。

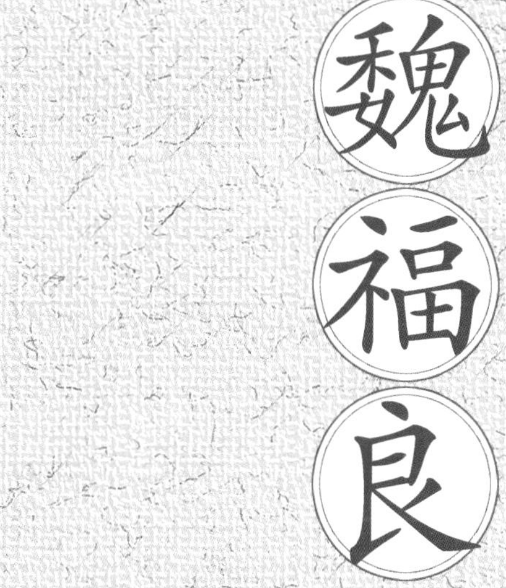
魏福良

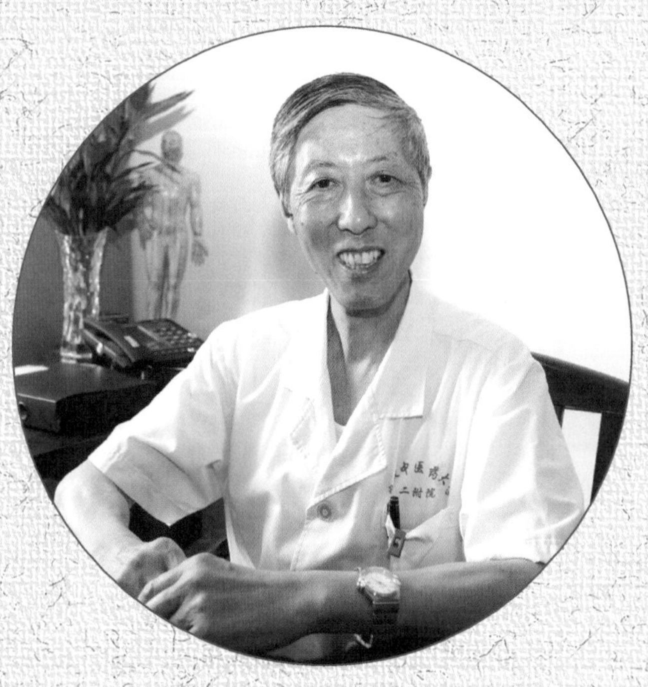

## 第一节 名医小传

魏福良，男，1943年出生于上海，祖籍浙江余姚市魏家桥，安徽中医药大学附属针灸医院主任医师，南京中医药大学师承博士生导师，国家级名老中医，2003年、2008年、2012年分别被选为第三批、第四批、第五批全国老中医药专家学术继承工作指导老师。2009年获批成立安徽省名老中医魏福良工作室，2012年获批成立魏福良全国名老中医药专家传承工作室，首届安徽省国医名师。

魏福良教授1961年就读于上海中医学院，读书时期，老师严教，尤重视经典。但经典古籍，文义高古，寓意深刻，要融会贯通，实非易事。当时抱着迎难而学，要学而知、知而好的态度，苦研《黄帝内经》，认识到阴阳学说是《内经》最基本的理论，也是中医学重要的组成部分，阴平阳秘是以阳为主导的阴阳的动态平衡；细诵《伤寒杂病论》，领略到其以六经论伤寒、以脏腑论杂病，既重视辨病，又重视辨证，辨病与辨证相结合，理法方药的运用，是后世医家行医的准绳。

魏福良教授从事中医针灸临床工作近50年，躬行实践，勤奋研究古籍，学识渊博、遵古求新，紧跟学术发展，形成了独特的治学风格。他主张经络辨证为针灸治疗的核心，倡导全面切诊、首重诊脉，重视针刺手法，擅用捻转、提插等补泻手法，在针灸科常见病、疑难病的诊治上积累了丰富的临床经验。他临证时强调辨证论治，认为经络辨证是核心，八纲辨证是纲领，脏腑、气血辨证是基础。特别强调针灸医生应对经络的循行起止、流注逆顺、经脉病候、标本根结、四海气街等应烂熟于胸，只有这样临证时才能分清病在何经何脏，病性属虚属实，属寒属热。他指出，辨证既是认证识证的过程，又是对机体在疾病发展过程中某一阶段病理反映的高度概括。作为针灸医生要重视经络切诊，以判断疾病的经络、脏腑所属，并进而确定发病原因、病变病机；还要重视诊脉，用来判断气血的虚实盛衰及了解患者的身体状况，从而决定患者是否适宜针灸，采用补法还是泻法。

魏福良教授1990年、2005年分别参加卫生部第11批、第18批中国援也门共和国医疗队亚丁分队，在也门共和国亚丁市从事针灸临床工作。其精湛的针灸技术和勤勉的工作，使针灸疗法深受当地民众的欢迎和信任，并屡次获得了也门政府报刊的表扬。他领衔制作的《中国特种针灸法教学软件》，2005年获安徽省教学成果一等奖。2014年亲自指导编著《魏福良针灸临床治验》1部、发表论文11篇，获得奖励5项。曾任安徽省中医药学会临床针灸分会副主任，安徽省中医药现代化研究会针推分会副会长，安徽省医学保健养生研究会专家委员会委员。

# 第二节 学术特色

## 一、针灸治疗骨伤科相关疾病

魏福良教授师承著名针灸学家陆瘦燕先生，学识渊博，躬行实践，尊古而不泥古，求新而不趋时，从医近50年，在吸取、融汇和综合了前贤经验基础上，以中医理论辨证施治的整体观为指导，运用针灸治疗骨伤科相关疾病，提出筋骨兼顾、重在濡养，气血并重、有所侧重，疏通经络、调理脏腑，辨别虚实、施以补泻，防御外邪、重视痰瘀等治则治法，在长期中医针灸临床实践中，逐渐形成了自己独特的针灸治疗骨伤科相关疾病辨治特色。

### （一）筋骨兼顾、重在濡养是关键

魏福良教授认为，骨伤科相关疾病多与筋骨有关。《内经》说："诸筋者皆属于节。""筋，束骨而利机关。"所以筋的主要功能是连属关节。"骨为干"，就是说骨是立身之主干，骨骼的主要作用是支持人体，保护内脏，避免遭受外力损伤。筋联络骨骼，维持肢体活动，而骨主要起到支持躯体功能。肢体的运动，依赖于筋骨，而筋骨需要气血的温煦，只有气血生化充足，才能发挥筋骨功能。

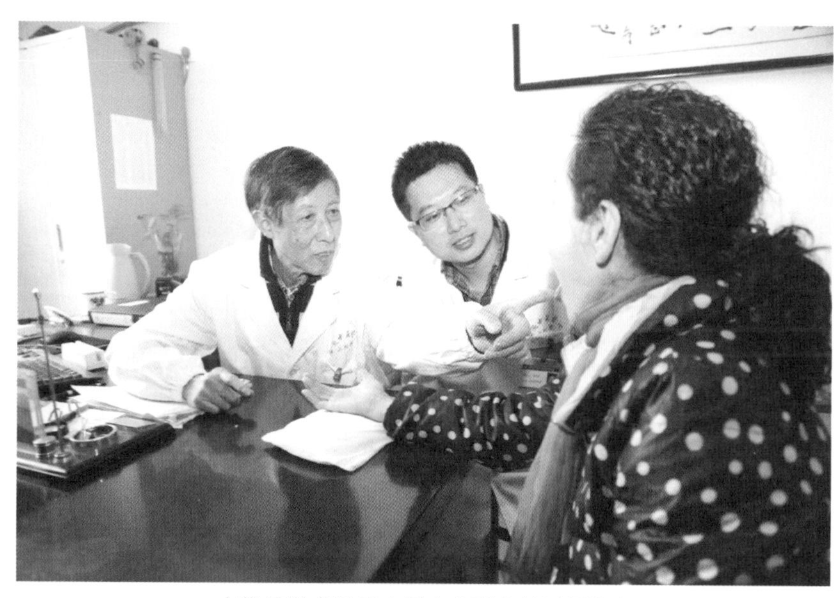

在指导学术继承人周忠良副主任医师诊病

魏福良教授指出，大多数骨伤科相关疾病是受外来暴力所造成，而不强健的身体仅受轻微之外力，就能引起筋骨损伤而发病。年老体弱者，肝血肾精虚衰，稍受外力，极易发生骨折，而且骨折后愈合不佳；青年人肝血肾精旺盛，筋骨强劲，筋骨就不易损伤，即使损伤也易恢复。肝血肾精盛，筋骨劲强有力；肝血肾精衰退，筋骨随之衰退。中医理论认为，筋骨是肝肾的外合，只有肝血充盈，筋才得所养；只有肾髓充足，骨骼才能坚强。因此肝肾精气的盛衰，直接影响到筋骨的成长和退变。从筋骨损伤的治疗来讲，也要注意肝肾两脏的情况，青年人肝血肾精旺盛，筋骨受伤易于恢复和再生；老年人筋骨受伤，不易恢复和再生。

筋束骨、骨张筋，筋骨关系较为密切。临证时临床医生往往容易忽略，大多重视治骨，而魏福良教授强调，治骨的同时要治筋，治疗上就要筋骨并重。适时地进行被动和主动功能锻炼，既是治骨又是治筋，这对疾病的痊愈、功能的恢复是至关重要的。

魏福良教授一再强调，骨伤科相关疾病的发生、发展与筋骨、气血关系极其密切，针灸治疗应筋骨并治，补益气血，调理脏腑，濡养筋骨。

### （二）气血并重、有所侧重是基础

《素问·调经论》说："人之所有者，血与气耳。""气血运行于全身，周流不息，外而营养皮肉筋骨，内而灌溉五脏六腑。"魏福良教授认为，血和气沿着经脉一起流行，互相联系，互相制约。气血是阴阳的物质基础，气属阳，血属阴，故气血不和，即阴阳有所偏胜。"血气不和，百病乃变化而生。"《黄帝内经》论疾病发生之理，是基于阴阳而归结到气血。

魏福良教授认为，气血之于形体，无处不到，骨伤科相关疾病多关乎气血阴阳的变化，不论在脏腑、经络（脉），或在皮肉、筋骨，都离不开气血的调和、充沛。形体抗拒外力，关节的屈伸活动，需要气的充足；血的化液濡筋，成髓养骨，也需依靠气的推动作用，故应以气为主；而瘀血阻络，妨碍气行，又当祛瘀，则应以血为主。新病有时发作较缓，受伤当时或无不适，过后乃发，应以气为主，予以通气、利气；严重的损伤，如骨断筋离，或久病积瘀，其治就需以血为主，予以祛瘀化瘀。

在骨伤科相关疾病的整个发生、发展、变化、转归过程中，气与血往往是不可分开的；在临证诊断治疗中，魏福良教授更强调气血的辨证和调理。如有些疾病仅局限于肢体局部，造成肿痛，似乎与气无关，气血运行正常的患者，每能迅速恢复，而对体质素弱特别是气虚患者，虽是轻微损伤，肿胀、疼痛等症状却迟迟不易消失，治疗中每需加入理气之药方能奏效。

在骨伤临床治疗上，单纯用活血化瘀药，或者单纯用理气药的情况是少见的。魏福良教授强调，必须活血去瘀为先，血不活则瘀不去，瘀不去则血不行。说明活血化瘀又离不开气的运行推动，特别到病症后期的用药，益气养血以收全功，更能说明问题。

因此，在针灸治疗骨伤科相关疾病时，气血的轻重关系要注意鉴别，气血理论是骨伤科基础理论的基础，是指导骨伤相关疾病治疗的关键。

### （三）疏通经络、调理脏腑是核心

经络是脏腑和体表肌肤、四肢等相互联系的通道，能够运行气血，内联脏腑，外络肢体，沟通表里、上下，调节脏腑功能活动。正常状态下，内溉脏腑，外濡腠理，使机体成为一个协调的机体。正如《灵枢·本藏》曰："经脉者，所以行气血而营阴阳，濡筋骨，利关节者也。"魏福良教授指出，经络功能失调，就会出现相应的病症。若经络气血偏盛或偏衰，就会引起有关脏腑、循行部位的功能亢盛或衰弱。经络气血阻滞，不通则痛，可见疼痛；经脉失荣，可见麻木；经脉气血流行不畅，气血凝滞，可见局部肿胀、疼痛。

魏福良教授强调，脏腑可以化生气血，濡养皮肉筋骨。肝主筋，《内经》言“肝者……其充在筋”，“肝主身之筋膜”，这就说明了肝与筋的关系。肝藏血，肝血充盈就能“淫气于筋”，使筋有充分的濡养，筋强才能“束骨而利关节”。肾主骨，其充在骨，所以肾主骨生髓。肾藏精，精生髓，髓养骨，就是说骨的生长、发育、修复需要肾精滋养。肾精充足，则骨髓得养充盈，则精力充沛，骨骼强健，行动轻捷，矫健有力。若脏腑不和，则经络阻塞，气血凝滞，失去濡养，则致病变。如肾阳不足则见形体畏寒、四肢不温、腰背冷痛、膝酸腿软等症。若脾阳失运多见身体疲乏，四肢沉重，肌肤水肿，筋不柔和等。

骨伤科相关疾病的发生与经络、脏腑功能失调密切相关。魏福良教授认为，凡经络气血阻滞，引起病变，就应疏通经络，调理经气。脏腑功能亢进，属实证者，宜用泻法。若经络气血虚衰，脏腑功能减退，属虚证，宜用补法。若经络阻塞，脏腑功能失调，针灸治疗既要注重疏通经络，又要注重调理脏腑。针灸治病是通过针灸作用于腧穴、经络，调理经气，调整阴阳，补虚泻实，扶正祛邪，达到通其瘀滞、理其气血，去除致病因素，治愈疾病的目的。

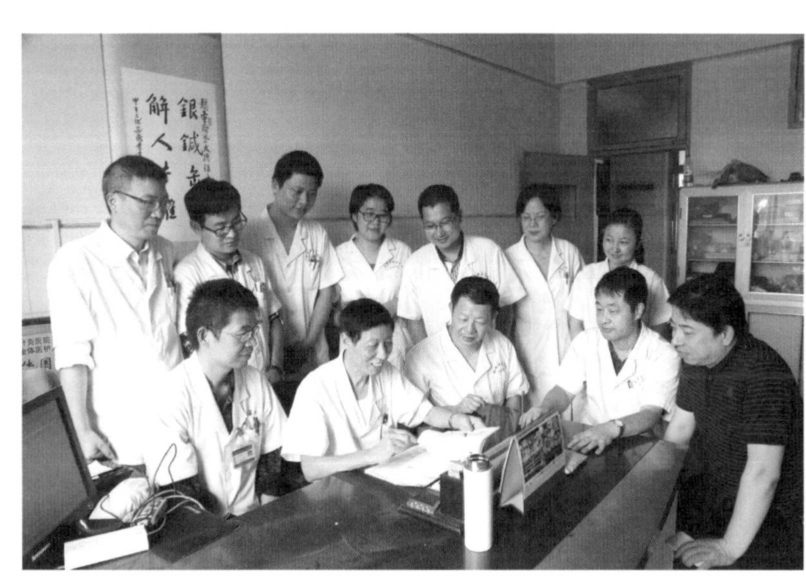

“魏福良全国名老中医传承工作室”部分专家在研讨中医学术

因此，经络是气血运行的通路，脏腑是生命活动的根本。疏通经络、调理脏腑在临床上具有重要意义。

### （四）辨别虚实、施以补泻是手段

魏福良教授指出，百病之生，皆有虚实，骨伤之病，亦不例外。骨伤科相关疾病初起多属气滞血瘀的实证，虚证在骨伤相关疾病早期并不多见。

骨伤临床虚证多因过度劳力，积累损伤，体质虚弱，以致经脉之气运行不畅，气血养筋生髓之功失度，而见腰酸背痛、纳呆、头晕甚至关节变形等症。或因气血离经，瘀滞既成，则气血本源亦因损而弱，甚至久病不愈而致人体脏腑阴阳气血虚弱。素体虚弱而发病者，多属虚中夹实之证。

魏福良教授体会，骨伤科相关疾病多由实转虚，或虚中夹实。若有实候，亦多为痰阻、瘀滞；实证阶段为时较短，虚证阶段则为时甚长。故临证时，要精于辨证，详审虚实。治疗骨伤科相关疾病，补益之法是其本，攻逐之法是其变。临诊治疗要依具体情况分析，脏腑亏虚者，总以温肾健脾为要，益脾健运以促资化，滋补肾元以壮骨生髓，从脏腑关系出发，运用“脾主四肢”“禀气于脾”“肺主一身之气”等理论，选取脾经、胃经、肺经、任脉、督脉上的穴位，治疗骨伤科属于虚损的相关病症。瘀滞致虚者，既要攻其瘀滞，又要顾其不足，往往祛瘀在先，而后调补肝肾以壮筋骨，扶助脾胃以资化源而养气血。虚中夹实者，治疗时当先补虚，而后祛邪，或攻补兼施。

总之，在临床治疗中要注意先天与后天相互滋养的关系，正确运用攻补之法，或先补后攻，或先攻后补，或攻中寓补等。

### （五）防御外邪、尤重痰瘀是前提

人类生活在自然界和社会中，外受六淫侵袭，内有七情所伤，体质有虚羸、壮实之异。病因虽多，但引起骨伤科相关疾病的原因不外乎邪实和正虚两方面。

人体脏腑亏虚、气血失和，易致风寒湿邪外袭，痹阻经络气血，可引起骨伤科相关疾病的发生。在风寒湿邪中，尤重寒湿，因损伤之后气血不和，寒湿每能凝滞经络。但风寒湿邪不能独伤人，每因肝肾不足时乘虚入侵，正如《类证治裁·痹证》所说：“诸痹……良由营卫先虚，腠理不密，风寒湿乘虚内袭。正气为邪所阻，不能宣行，因而留滞，气血凝滞，久而为痹。”

痰浊为患，多与脏腑功能虚损有关。脾主运化，主升清，是人体升降的枢纽。脾胃虚弱，不能运化水谷精微，不能升清散津，水谷津液聚而成痰，留注血脉或经隧。或肾阳亏虚，不能温煦气化，津液不能四布，变生为痰浊；或肾阳不足，不能暖土，脾运失职，聚而成痰。

瘀血的产生除与外部损伤气血、血溢脉外产生瘀血外，大多与脏腑功能衰退有关。年老体弱，脾肾亏虚，气血无源，气虚血少，推动无力，必见血瘀；或肾阳虚衰，温煦失司，寒凝血泣，而见瘀血；或肾气不足，推动无力，血行不畅，滞涩血府而成瘀血。

魏福良教授总结说，风、寒、湿与痰浊、瘀血诸邪相互为患，互为因果；而人到中年，肝肾渐亏，要多注意防范外邪，尽量减少外邪的侵袭。痰之为患，变化多端；久瘀入络，除之更难。外邪易防，内生痰浊、瘀血之邪难除，如痰湿留恋，痰瘀交凝，虚实间杂，故临证时尤需重视痰瘀。

## 二、针药并用、内外兼顾治疗咳喘病

咳喘病是以咳、喘、痰、哮、短气等为主要症状的病症统称，属中医“咳嗽”“喘证”“哮病”“肺胀”“痰饮”等范畴。发病原因包括外感与内伤两个方面。外感分寒热，内伤有虚实、痰浊，且常见外感、内伤互为因果。魏福良教授治疗咳喘病分期辨病辨证，首先以急性期、缓解期分标本缓急，次则观舌察脉，明辨虚实，调理阴阳，针药并用。须辨证选穴，针刺补泻，宜虚实分治，培元固本，尤重视缓治其本、顺应天时。且据“针所不为，灸之所宜”，在咳喘病缓解期善用中医外治法——天灸“穴位敷贴”，冬病夏治、冬病冬养是其特色。魏福良教授从整体上把握疾病发展的规律，标本同治、内外兼顾，临床疗效颇佳。

（一）急缓有别，标本兼治

咳喘病发病不外乎外感与内伤。《景岳全书·咳嗽》言：“则咳嗽之要，止唯二证。何为二证，一曰外感，一曰内伤，而尽之矣。夫外感之咳……则必先入于肺，久而不愈，则必自肺而传于五脏也。内伤之嗽，必起于阴分……肺燥则痒，痒则咳不能已也。总之，咳证虽多，无非肺病，而肺之为病，亦无非此二者而已，但于二者之中，当辨阴阳，当分虚实耳。”外感引发多为急性期，是因风寒、风热之外邪袭肺，邪客于肺，肺失肃降，肺气上逆，发为咳喘，抑或宿疾遇邪诱发新感，发病急，病势易进展，以标实为主；缓解期多见内伤，是因肺气失宣，脾失健运，肾失摄纳温煦，致水化痰饮为患，壅滞于肺，气道受阻而发为咳喘，发病缓而病程长，病属本虚标实。故魏福良教授治疗外感以疏散外邪、宣肺平喘、化痰止咳为法，治疗内伤以健脾益肺补肾兼施祛湿化痰为法。然因病程长，治慢性咳喘病常难以速效，故其治疗咳喘病，常针药并用，借针灸之效以促进病愈。

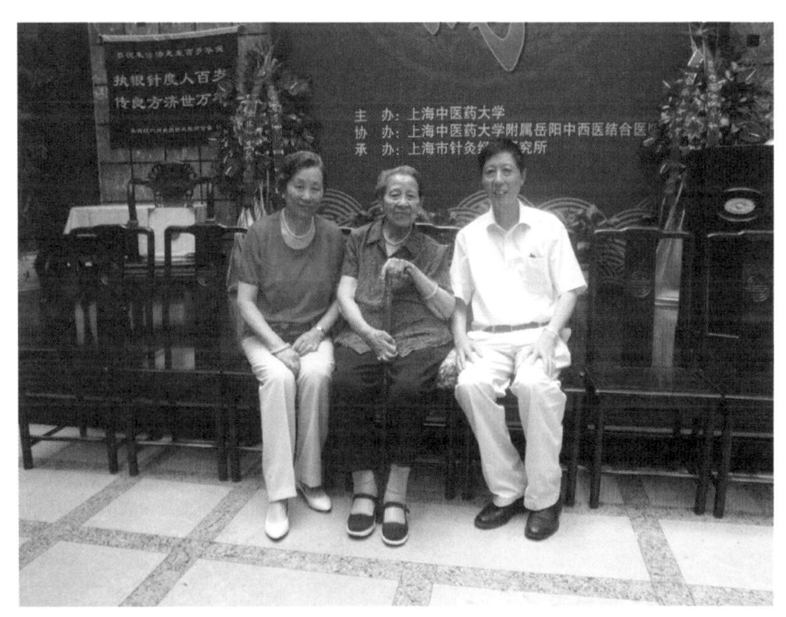

在针灸学家朱汝功先生百岁华诞上

（二）查舌辨脉，补泻有法

魏福良教授在临床诊病中非常重视查舌辨脉。他认为医家需通过舌诊、脉诊诊察患者的病位，确定疾病的性质，以此来判定患者体内脏腑气血之盛衰，以便获得辨证依据。所以在针灸临床工作中，舌诊、脉诊是针灸医生获得正确辨证、立法、处方配穴和确定补泻的必要条件。正如《灵枢·九针十二原》所云：“凡将用针，必先诊脉，视气之剧易，乃可以治也。”尤其在治疗某些慢性病证时，本身疾病病机复杂，临证中如忽视舌诊、脉诊，则辨证、立法、处方配穴和相应的针刺手法就有可能不正确，甚则与真实脉象所反映的病证性质相反，难免“虚虚实实”之谬。魏福良教授临床诊病，拟方用药之前必查舌脉，知其虚实而施补泻之法。

### (三)冬病夏治,善用敷贴

魏福良教授师承著名针灸学家陆瘦燕先生,对陆氏倡用的温针、伏针、伏灸疗法备加推崇。且伏灸疗法在其故乡江浙民间非常盛行,少时耳濡目染,留有深刻印象。后读清代医家张璐的《张氏医通》,有所谓的“白芥子涂法”,对哮喘宿疾,效在艾灸之上,遂试用于临床,效果确实,且较“伏针”“伏灸”使用方便,更易为患者所接受。多年来将此疗法运用于久嗽夙喘、慢性泻痢及体虚易感之人,有事半功倍之效。魏福良教授是我省最早开展“冬病夏治”“冬病冬养”穴位敷贴的针灸专家,通过30年来对以白芥子为主药的敷贴方的研究,在药物选择、比例、炮炙等方面,不断加以改进、提高,能较好地控制敷贴后患者皮肤反应的强度和时间,减少了疗法的副作用。魏福良教授习用的敷贴方,组成药物有白芥子、延胡索、甘遂、细辛等,其研细末以生姜汁调成糊状,贴敷于选用腧穴上,一般半小时后揭去,局部可有发热、红晕、发痒、起泡等。魏福良教授认为,穴位敷贴疗法多选三伏或三九天,以三伏天治疗一些虚、寒类疾病效果更佳。一般在夏季每伏第1天贴1次,每年共3次。咳喘病一般寒冬季节发作较频繁,症状明显,但到了夏天,这类疾病发作较少,或基本不发,正是根治的好时机。伏天是一年中最热的时候,利用三伏天气炎热时机,在背部的五脏六腑腧穴,敷以辛温、逐痰、走窜、通经、平喘药物,温煦阳气、驱散内伏寒邪,可提高脏腑生理功能和抗病能力。将这些冬天好发、阳气虚弱的疾病,在阳气旺盛而未发病的夏季,通过穴位敷贴等方法进行治疗和调理,以减轻在冬季发作时的症状和病情,从而促进其康复。此外,魏福良教授还据《黄帝内经》“圣人春夏养阳,秋冬养阴,以从其根”的理论,开展“冬病冬养”穴位敷贴疗法,配合中医膏方治疗,进一步提高了治疗慢性支气管炎、哮喘等慢性病的疗效。

## 三、耳聋耳鸣发病于肾虚,调之于肝脾肾

耳鸣、耳聋,属中医学“渐聋”“久聋”范畴。该病以老年人多见,主要是由于老年人脏腑功能日渐减退,阴阳气血日渐衰弱,耳络失养、耳窍失聪而致。中医认为,“肾开窍于耳”,肾气充沛、肾精充足,上濡于耳,则听觉敏锐;若老年体衰,肾气亏虚、精血不足,耳失濡养,则致耳聋,所以耳的功能与肾的关系最大。魏福良教授指出,人之年岁渐长,脏腑功能渐衰,过度劳累而又疏于保养,则常致脾胃虚弱。脾胃为气血生化之源,脾胃虚弱则气血生化不足,不能推助气血上濡耳窍,而致耳鸣、耳聋;脾阳不振,清气不升,水湿不化,痰浊内盛,湿浊上蒙耳窍,亦可致耳鸣、耳聋;肝气失于疏泄,郁而化火,肝火上扰耳窍,亦可致耳鸣、耳聋。故本病的病位虽在肾,却又与肝脾有密切关系。“聋为鸣之渐,鸣为聋之始”,故治疗耳鸣耳聋一病,魏福良教授主张早期治疗,需辨证论治,以证统方,忌讳一切耳鸣均从肾虚论治。辨证属肾虚者,施以补肾填精、聪耳通络之法;辨证属肝郁化火者,施以清泻肝火、通窍止鸣之法;证属脾胃虚弱者,施以健脾益气、升阳通络之法;针

对外感风热之邪者，施以疏风清热、宣肺通窍之法。总之，耳络失聪，需以通为补。

## 四、本“神”而治，以“神”取效

在中医学中，“神”是生命活动的总称，是人的精神意识、思维活动以及脏腑、气血、津液活动外在表现的高度概括。其概念有广义和狭义之分：广义的“神”，意指人的整体生命活动的外在表现，可以说神就是生命；狭义的“神”，即指人的精神活动，简单说就是精神。而医家诊病治病，需兼顾广义之“神”和狭义之“神”。同历代医家一样，魏福良教授临证中亦十分重视“神”的作用，认为诊治疾病，尤其是针灸的疗效与“神”的关系密不可分。

### （一）审命之“神”

所谓“命之神”，指的是患者的生命活动的总体现，如阴阳之盛衰、气血之盈亏、脏腑之强弱、情志之好坏等。针灸治病和药物治病都是一样，首先要通过查色观脉、望闻问切、辨证分析，以寻找疾病的病因、病位、病性、病机，并结合患者的体质、精神及其他情况，以确定治疗大法和治则（包括选经、取穴、操作等）。这是“本神”所在，正如《内经》中云“治病必求其本”，治病“必伏其所主，而先其所因”。“命之神”包括了和患者病情相关的方方面面，故需明察毫神。针灸治疗之所以能发挥作用，一方面取决于患者自身的身体状况，即能否积极恢复阴阳平衡的自我调节能力。根据患者的身体状况，评估患者的预后，即察神。如果气血精神竭绝，神机就不能发挥作用，正如《素问·汤液醪醴论》所说：“形弊血尽而功不立者何？……神不使也。”另一方面，患者的身体和精神状态关系到疾病的转归、预后，以及医生治疗的效果。针刺前了解掌握患者的精神心理状态也是明神的关键。《灵枢·本神》强调：“是故用针者，察观患者之态，以知精神魂魄之存亡得失之意。”而影响患者心理精神状态的因素有许多方面，如社会环境、生活习惯、职业、地位、知识修养等。魏福良教授指出，掌握患者的体质和心态，根据患者的情况给予心理疏导、饮食起居调护、养身防病的宣传，告知针灸治疗的作用和治疗中可能出现的感觉及应对方法，使患者身心放松、心神平静、情志舒畅，消除畏针和紧张心理，积极配合医生治疗，如此不仅可以宏观地把握病因病机，还可提高治

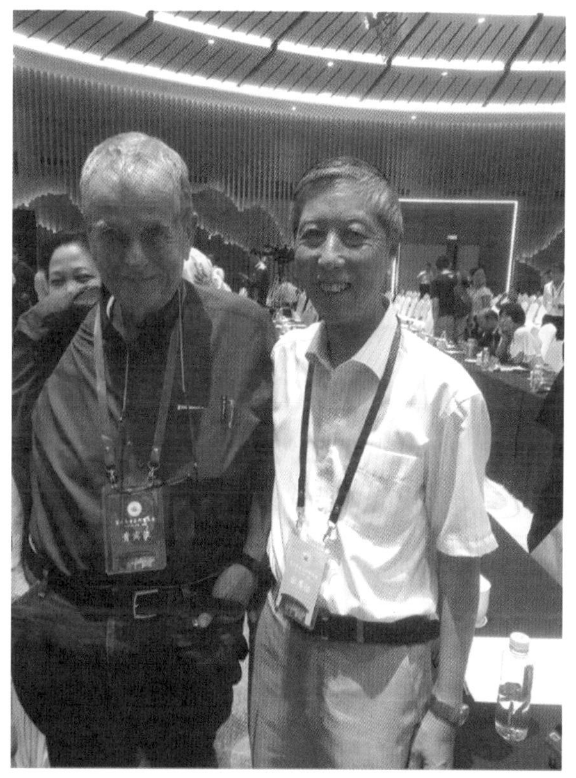

2016年9月在第三届中医科学大会上和诺贝尔化学奖获得者阿龙·切哈诺沃博士合影

疗效果，正如《标幽赋》所说："凡刺者，使本神朝而后入……神不朝而勿刺，神已定而可施。"

(二)医之神

医者之"神"包括三个方面：其一，用医者之神在于能用自己之神(知识、能力、技巧、经验等)把握疾病之机。古人云"医者，艺也""医者，意也"，作为医者应有广博的知识、扎实的功底、敏锐的洞察力和充沛的精力，能够面对错综复杂疾病的变化，把握病机准确，辨证论治精准，治疗方法合理，对患者的病情变化有一定的预见性。其二，医者医病需要专注，做到聚精会神、心无旁骛、形神合一、针随神动，正如《灵枢·终始》所云："专意一神，精气之分，勿闻人声，以收其精，必一其神，令志在针。""端以正，安以静。""目无外视，手如握虎；心无内慕，如待贵人。"其三，医者需知常达变，机巧应变，以达出神入化之境。如从患者的体质、心理、喜恶、依从性等实际情况出发，制订个体化的治疗方案。宜药者药之，宜针者针之，宜灸者灸之，以达到最佳的治疗效果。而又常有患者畏针、拒药、厌灸，则依其病情择其能适应之法而治之。

(三)针之神

魏福良教授勤求古训、博采众方，临证辨证论治，据病行针，以其娴熟的针灸技术展现了针灸治病的神奇疗效。《灵枢·九针十二原》指出："持针之道，坚者为宝，正指刺之，无针左右，神在秋毫，属意病者。"魏福良教授临证时常以"坚者为宝"而治，认为医者"意"坚、"指"坚、"针"坚，方能运针如神；方随法立，针随病施，常依患者年龄、体质有别而施以特色针灸之法。魏福良教授善于思辨，心存灵性，如治疗各种痛证，多习惯配用一些宁心调神之穴位，如神门、印堂、百会之类，临床常获奇效。

## 第三节 临证精粹

### 一、以补肾通络法针灸治疗膝骨关节炎

膝骨关节炎又称膝增生性关节炎、膝骨关节病等，是一种常见的退行性关节软骨疾病，临床以关节疼痛僵硬、活动受限、活动时可有摩擦响声为特征，属中医痹证范畴。随着年龄的增长和全社会人口老龄化进程的加剧，膝骨关节炎的发病率明显增高，60岁以上的人群中50%在X线片上有骨性关节炎表现，其中35%~50%有临床表现；75岁以上人群中，80%有骨性关节炎症状，严重危害着中老年人的健康。

膝骨关节炎属于中医学之"膝骨痹"，其病因主要和年龄、外邪入侵、劳逸损伤、外伤、痰浊瘀血等密切相关，各个因素之间相互杂合，是共同导致膝骨关节炎的病因机制。

膝骨关节炎位于膝部，包括肌肤、经络、血脉和筋骨，属本虚标实之证，正如《证治准绳》所云："有风，有湿，有寒，有热，有闪挫，有瘀血，有滞气，有痰积，皆标也。肾虚，其本也。"《张氏医通》曰："膝为筋之府，……膝痛无有不因肝肾虚者，虚则风寒湿气袭之。"膝骨关节炎多发于40岁以后的中老年人，此时肝肾亏虚，肾虚不能主骨，骨弱髓空，髓失所养，关节不利，肝虚无以养筋，筋骨失养，筋挛节痛，故肾虚为其本也。肾气亏虚，卫外不固，则风寒湿邪乘虚而入，流注肌肤关节，痹阻经络，发为本病，为其标也。此外，脾为后天之本，为气血生化之源，脾虚运化作用减弱后，影响肾精肝血之补充，使筋骨血脉失于调养，渐次出现筋骨萎痹；脾虚还可直接导致骨关节炎的形成。如脾失运化，致使水湿不化，湿浊内聚，痰饮内生，流于四肢关节，引起关节疼痛、重着、晨僵、肿胀等病症。故而魏福良教授认为，肝脾肾三脏的虚损是膝骨关节炎发病的根本内因，风寒湿外淫的侵袭和外伤劳损则为重要的发病诱因。也就是说肾气虚衰是膝骨关节炎发病的根本，由此导致的和其他因素导致的络脉瘀阻是病机的中心环节。魏福良由此创立了补肾通络大法，采用针灸治疗，选用肾俞、肝俞、脾俞等背俞穴和膝眼、阳陵泉、血海、梁丘等膝周穴位，以达到标本兼治的目的。

魏福良教授强调，肝脾肾亏虚为膝骨关节炎发病的根本。正如《素问·骨空论》中所述："膝痛，痛及拇指，治其膕。坐而膝痛如物隐者，治其关。膝痛不可屈伸，治其背内。"肾俞为肾之背俞穴，具有补肾壮骨的功效；脾俞为脾脏的背俞穴，具有健脾除湿之功效；肝俞则为肝脏之背俞穴，具有补肝柔筋的作用。膝眼穴《千金方》中载"在膝头骨下，两旁陷者宛宛中"，其外侧"膝眼"一穴，与足阳明胃经之"犊鼻"穴同位。《太平圣惠方》云："膝眼四穴，在膝头骨下两傍，……主膝冷疼痛不已。"阳陵泉属足少阳胆经之合穴，且为八会穴的筋之会穴，因其位于膝下，膝为筋之府也。《马丹阳天星十二穴歌》云："阳陵居膝下，外廉一寸中。膝肿并麻木，冷痹及偏风，举足不能起，坐卧似衰翁，针入六分止，神功妙不同。"阴陵泉、血海均为足太阴脾经之腧穴，阴陵泉穴是足太阴之脉所入为合的合水穴，为治湿要穴，具有祛湿消肿的作用。血海穴则具有调

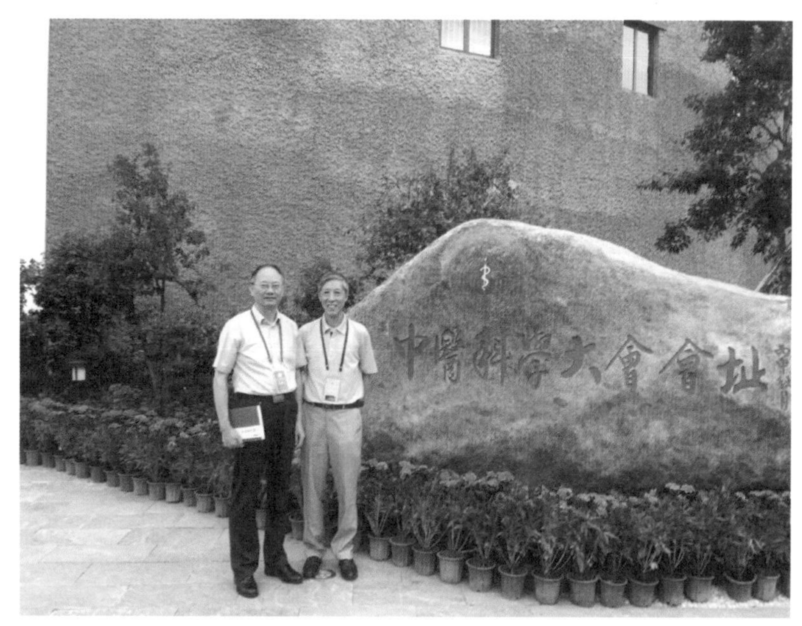

参加第三届中医科学大会与安徽中医药大学校长王键教授合影

血气、理血室，使血气归流，导血归海的功效。足三里为足阳明胃经之合穴，阳明经属多气多血之经，该穴具有调理全身气血的功效。《席弘赋》曰“脚痛膝肿针三里”，《马丹阳十二穴歌》云“三里膝眼下，三寸两筋间，能通心腹胀，善治胃中寒，肠鸣并泻泄，腿肿膝胫酸”。梁丘为足阳明胃经之郄穴，阳经郄穴具有治疗急性痛症的作用，《千金方》载“梁丘，主筋挛，膝不得屈伸，不可以行”。委中又名血郄，为足太阳膀胱经之合穴，《马丹阳十二穴歌》云“委中曲瞅里……膝头难伸曲，针入便安康”。

魏福良教授本着局部与整体相结合的取穴原则，以背俞穴和膝周腧穴为主，辨证论治，诸穴合用以补肾通络，濡养筋脉，滑利关节，利水消肿，从而达到标本兼治的目的，充分体现了魏福良教授治疗骨科疾病以补肾通络为大法的特色。

典型验案

患者，李某，女，59岁。初诊：右膝关节疼痛5个月。

5个月前无明显诱因下出现右膝关节疼痛，行走活动时疼痛加重，上楼、下楼时疼痛较甚，接受过针灸、消炎止痛药物治疗，症状有所缓解。但行走稍久，右膝关节疼痛加重，腰膝酸软乏力，晨起时关节僵硬，舌质淡、苔薄白，脉细。X线示：右膝关节间隙稍变窄，髁间隆突变尖，在胫骨内侧、外侧边缘及有骨赘形成。

诊断：膝骨性关节炎/膝痹（肝肾亏虚）。

辨证分析：患者，女性，年近六旬，肝肾渐衰，气血渐亏。肝藏血、主筋，肾藏精、主骨，肝肾亏虚，精血不足，骨弱髓空，髓失所养，关节不利，肝虚无以养筋，肾虚不能主骨，筋骨失养，筋挛节痛。肝肾渐亏，脏腑功能减弱，气血运行无力，经络阻滞，经气运行不畅，发为本病。总以肝肾亏虚为本，经气受阻为标，属本虚标实之证。

针灸处方：内膝眼（右）、犊鼻（右）、阴陵泉（右）、阳陵泉（右）、血海（右）、足三里（右）、梁丘（右）、鹤顶（右）、肝俞（双）、肾俞（双）。刺灸法：每次于双侧肾俞、肝俞行捻转补法，患侧膝关节局部穴位均行平补平泻针法，针刺得气后，留针40分钟，期间行针1次，每日针刺1次，10次为1个疗程。内膝眼（右）、犊鼻（右）行温针灸。

二诊：双膝关节疼痛稍缓解，晨起关节僵硬消失，活动仍感不利，上楼、下楼及长时间行走时疼痛较甚，腰膝酸软乏力。治疗方案同前。

三诊：2个疗程后，右膝关节疼痛消失，行走活动正常。随访2个月未复发。

［按］骨性膝关节炎系增龄性疾病，往往随着年龄增长而发生、加重。祖国医学认为，该病属于痹证中的骨痹、膝痹。系因年老肝肾不足，筋脉失予濡养，更兼长时间站立、行走，劳累磨损，致骨质疏松、骨质增生，引起膝关节肿胀疼痛、行走不利。魏福良教授认为，运用中医理论辨证论治膝骨关节炎，应从肝脾肾三脏入手，标本兼治，强调局部与整体治疗相结合，防病与治病相结合的治疗理念。他强调指出，要充分认识肝脾肾三脏的虚损是膝骨关节炎发病的根本内因，风寒湿外淫的侵袭和外伤劳损则为重要的发病诱因，膝骨关节炎的病机特点是肾虚络阻，治疗宜从补肾通络立法。针灸治疗宜选取背俞

穴和膝关节局部穴位，以达到标本兼治，脏腑、经络兼顾的目的。

魏福良教授指出，肝肾亏虚是其本，选取肝俞、肾俞进行针灸治疗，可以有效地促进肝肾功能的恢复，增强人体正气，抗御外邪侵袭的能力；在膝关节局部取内膝眼、犊鼻穴，位于髌韧带内、外侧凹陷处，针刺两穴皆可透达膝关节腔内，疏通关节腔内气血。梁丘、血海之间有着互补、相辅的关系。在经络联系上梁丘属足阳明胃经，血海属足太阴脾经，互为表里关系，调气理血，相互配合。阳陵泉、阴陵泉皆位于膝下，同为合穴，在发挥局部治疗作用的同时，两穴经气相通，有舒筋活络、疏利关节的作用。艾叶苦辛，性温热，乃纯阳之品，其辛能发散，苦能泻热，温能行气活血，热能胜寒，且其气味芳香，可升可降，善通诸经，启闭开窍，行血中之气，气中之滞。针灸并用，疏通局部气血，舒筋通络治标，标本兼治，诸症悉除。

## 二、针灸辨病、辨经、辨证结合治疗神经根型颈椎病

神经根型颈椎病是颈椎病中常见的类型之一，是指颈椎椎间盘组织退行性改变及其继发病理改变，累及颈椎相应节段的颈神经根而出现相应症状的临床综合征。由于不良生活习惯，神经根型颈椎病的发病率越来越高。它属于中医学“痹证”“骨痹”范畴。

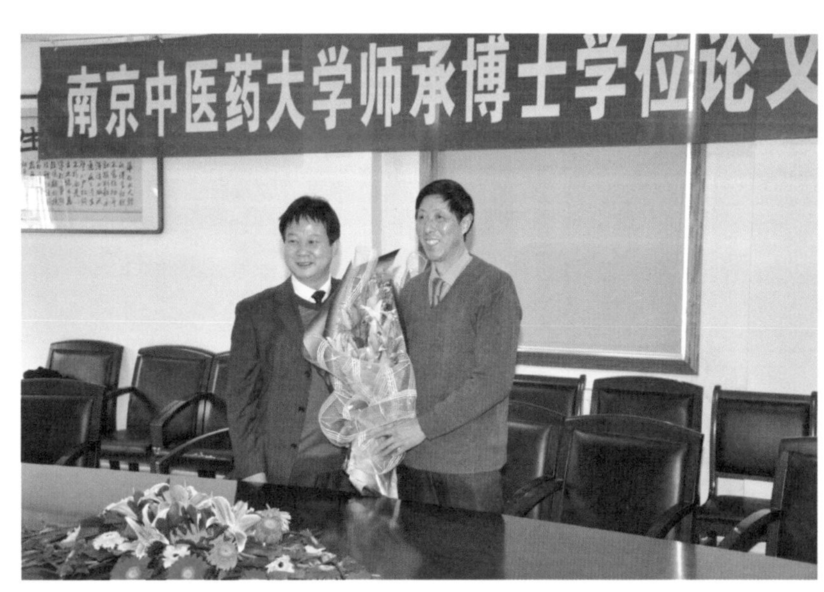

魏福良学术继承人杨永晖通过博士学位论文答辩

神经根型颈椎病发病的原因有两个方面：一是人的年龄增加，或久病导致肝肾功能逐渐衰弱、精血不足，且肝肾亏虚、精血不足相互影响，而致气血循行不利、筋脉失于润养。二是指工作姿势不正确、外伤以及风寒湿邪等外邪诱发。长期姿势不正可导致颈部肌肉劳损，经脉闭阻，脉络不通；或颈部督脉外伤，督伤络阻，经脉瘀阻；颈部腠理空虚，六淫侵袭，也可见经脉痹阻。

魏福良教授认为，神经根型颈椎病的辨病论治，主要体现在同一种病症不同受损组织的辨别。根据临床表现、体征等特点，与其他类型的颈椎病区分，这点辨别不难。神经根型颈椎病因长期低头工作者发病率较高，病势缓慢，反复发作，多数表现为一侧两节段以上神经根受累。因压迫刺激颈神经根的阶段不同，出现颈部及上肢疼痛、麻木和活

动受限的症状，在临床上又有一定的区别。故而，辨别受累部位才是本病的辨病重点。

神经根型颈椎病受累部位不同、临床症状多变，病因复杂，病理机制不同。中医针灸治疗神经根型颈椎病应在辨病的基础上进行辨证论治。根据病因及临床表现不同，常见证型有寒湿阻络型和气滞血瘀型两种。

寒湿阻络型：因颈部感受风寒而发病，症见头痛或后枕部疼痛，颈部僵硬，转侧活动不利，肩臂或手指酸胀麻木，或上背部牵涉痛，畏寒喜温，得温痛减。舌淡，苔薄白，脉沉弦或沉迟。

气滞血瘀型：因颈部外伤或慢性损伤而发病，症见颈项强痛，动则加剧，痛点固定不移，头颈部活动使症状加剧，有时上肢疼痛，或手指麻木。舌质暗，或紫暗有瘀斑，脉弦或涩。

颈部经络循行特点是神经根型颈椎病辨经论治的依据，正如清代徐大椿《医学源流论·治病必分经络脏腑》所说："病之从内出者，必由于脏腑，病之从外入者，必由于经络……治病者，必先分经络脏腑之所在。"《素问·调经论》说："五脏之道皆出于经隧，以行其气血，气血不和，百病乃变化而生。"《灵枢·九针十二原》也说："五脏有疾也，应出十二原。"《灵枢·经脉》还详细地论述了十二经脉的循行部位、脏腑络属关系以及经脉是动病及所生病，这些都说明了经络与五脏、经络与经络上的腧穴有着密不可分的联系。魏福良教授指出，经络是气血运行的通道，经络上颜色、形态、感觉等方面的异常，也能反映出脏腑、经络的病症，经络诊察结果是临床诊断和治疗的客观依据。这就要求我们要精通十二经脉，熟练掌握经络辨证方法。

魏福良教授强调，颈椎病临床症状多，病因病机复杂，经过颈部经脉多，涉及脏腑广，经络辨证、针灸治疗颈椎病应从这几个方面进行。一是辨证归经，以临床表现为依据，主要根据《灵枢·经脉》记载的十二经脉病候予以归经。这就要求我们精通十二经脉，以及十二经脉病候，更要能熟练地运用望、闻、问、切四诊获取本病的一系列真实症状、体征。二是辨位归经，直接按病变发生的不同部位来判断是何经病症，这是经络辨证中重要组成部分，也是经络辨证的至关重要的环节。《灵枢·官能》说："察其所痛，左右上下，知其寒温，何经所在。"就是说观察病变发生的部位，可以判断是何经的病症。如颈项部疼痛根据经脉在颈部的分区，后侧是督脉之位，后侧疼痛多与督脉有关，治在督脉；后侧两旁是手足太阳经所过，后侧两旁疼痛多与手足太阳经有关，治在手足太阳经；颈项两侧是手足少阳分野，两侧疼痛多与手足少阳经有关，治在手足少阳经。颈项部病症在一定程度上通过一定的形式，反映在本经、表里经、同名经或表里经的同名经体表循行线上。如颈椎病出现心慌、胸闷，首先诊察心经或小肠经，进而诊察肾经和膀胱经有无异常表现，偶尔在表里经和同名经出现异常，如心经、小肠经、肾经循行部位出现疼痛、麻木时，应注意心脏疾患，再次应注意肾脏疾患。熟悉经络辨证，就会有目的地探求疾病所在，重视疼痛、麻木、迟钝、结节、肿胀、丘疹或皮肤色泽改变等异常反应点的观察和分析。

魏福良教授指出，经络辨证是一种空间定位辨证体系，对于发生在局部的疾病很容易做到脏腑、经络定位。如要找到疾病的病机关键，有时还需要根据病症的程度与性质，从而判断病症的虚实，进一步分析寒热病性、虚实病势，还要结合病因辨证、八纲辨证、脏腑辨证，才能定出正确的治疗方案，对选穴处方、补泻手法的具体实施起到重要的指导作用。

魏福良教授体会，神经根型颈椎病的治疗，主要依据颈项部疼痛不适所在的部位，判断病症的经络归属，从而确定病症的空间定位，为辨别病症发生的脏腑、经络归属提供依据，辨证选取相应经络上的腧穴进行针灸治疗。如各经络在颈项部的穴位，有足阳明胃经在胸锁乳突肌的前缘，如人迎穴、水突穴；有手阳明大肠经在胸锁乳突肌前、后缘之间如扶突穴，胸锁乳突肌后缘如天鼎穴；有手太阳小肠经在胸锁乳突肌的后缘，如天窗穴等。根据发病部位不同，选取不同的穴位。神经根型颈椎病常选取颈椎下段夹脊穴。再次，根据经络阻滞、气血运行不畅等病机，予以调气、活血、温经、通络等治疗。寒湿阻络型治以祛风散寒，温经散寒，通络止痛。针灸取颈夹脊、阿是穴、落枕穴、风池、合谷、后溪、大椎、风府、玉枕、天柱、大杼、曲池、肩中俞、肩井等穴，直刺或斜刺，泻法，局部温灸。气滞血瘀型治以理气行滞、活血通络、解痉止痛。针灸取患侧颈夹脊、风池、肩髃、肩髎、肩贞、肩井、肩中俞、曲池、外关、合谷、后溪等穴，手法以平补平泻法，或依据病症虚实进行补泻，局部温针灸。平时应注意保持颈部姿势正确，适当加强颈部功能锻炼。

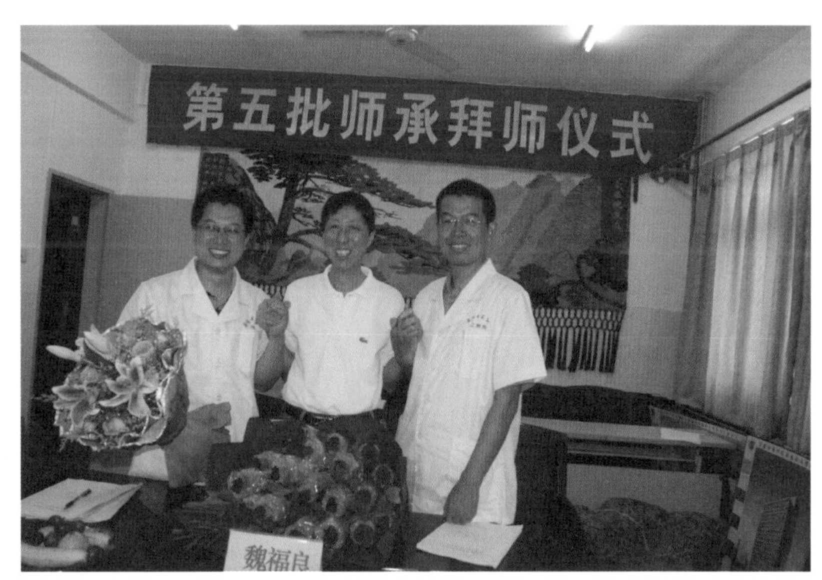

医院举行魏福良第五批师承学生拜师仪式

典型验案

患者张某，女，45岁，长期伏案工作，颈部僵硬酸痛、活动不便4年余。3年前颈部X线片示椎体骨质增生，被诊断为“颈椎病”，间断接受推拿治疗，症状反复发作。现症见颈部僵硬酸痛，活动明显受限，肩背部疼痛，无头晕、恶心，偶有偏头痛，长时间低头工作，或劳累，或受凉后症状明显加重，夜寐安，纳可，二便调，舌质淡红，苔薄白，脉弦。查体：颈肩部肌肉僵硬，有轻度压痛，颈部活动受限。

诊断：颈痹病、神经根型颈椎病，辨证为寒湿阻络。

辨证分析：神经根型颈椎病是中老年人的常见病，平素工作劳累，伏案书写较久，或长期睡眠姿势不当，枕头高低不适，使颈部骨节筋肉遭受长时间的过分牵拉劳损，于气候转变或感受风寒湿邪时颈部疼痛发作加剧。本病归属于中医学之“痹证”范畴。正如《素问·痹论》云：“风寒湿三气杂至，合而为痹也。”风寒湿邪阻滞经络，气血运行受阻，不通则痛，故而痹痛；营血运行不畅，肌肤不荣，故麻木不仁。患者因气候转变，感受风寒湿邪，风寒湿邪阻滞经络，日久致气血运行受阻，不通则痛。

治则：疏风散寒、通络止痛。

针灸处方：风池（双）、天柱（双）、颈夹脊、大椎、肩井（双）、肩髃（双）、天宗（双）、曲池（双）、后溪（双）。刺灸法：双风池向对侧眼球斜刺，天柱、颈部3、5夹脊穴，大椎、肩井向下斜刺，肩髃、天宗、后溪毫针直刺，采用平补平泻法，使患者颈肩部均感酸胀，留针30分钟。大椎穴、颈夹脊用艾盒灸，肩髃温针灸，颈肩部拔罐，留罐5分钟。针灸治疗5次后，颈肩部疼痛基本消失，颈项部活动尚好，心情好转。

[按] 颈椎病是一种常见的颈段脊柱慢性退行性疾病，因受累的组织结构不同，临床表现各异，神经根受累多表现颈背部及上肢疼痛、手指麻木；其病因多与颈部外伤、劳损、退变等因素有关，病机除与脏腑、气血、经络有关外，现代还从颈部力学稳定结构遭到破坏，导致颈椎节段性不稳进行辨证分析。受累组织多、病因复杂，产生多种临床症状，给诊断治疗带来较大困难，临证诊治时，应尽量辨清病位、辨证准确，立法明确，处方严谨，才能获得较好的疗效。

魏福良指出，该患者因长期伏案劳作，寒邪侵袭，局部经脉阻滞而发病，故治疗上以疏风散寒、通络止痛兼加疏肝安神。祛风要穴风池、大椎、曲池在针刺时注重手法，通过针尖所刺的方向，使肩背部全方位获得针感，以达疏风散寒、通络止痛之效；夹脊穴、大椎穴艾盒灸，温经散寒、通络止痛，痛止则神安。根据“经脉所过，主治所及”的原则，采取局部与远道取穴相结合的方法，近取颈夹脊穴以疏通局部气血，风池、大椎、天柱穴以散寒通阳；远取肩贞、天宗穴，均为手太阳小肠经穴，太阳主表，小肠经分布于肩部，与肩部关系密切，针刺可以祛表邪，止痹痛；后溪是八脉交会穴，通督脉，可以调节阳气，散寒止痛。诸穴诸法合用，则共奏祛散寒邪、通络止痛、安神之功。

## 三、辨经与辨证结合针灸治疗腰椎间盘突出症

腰椎间盘突出症是现代医学病名，在中国医学里面，多称之为“腰痛”“腰腿痛”。在中医文献中，另有“肾着”“腿股风”“坐臀风”等名称。因腰椎间盘发生退行性变，在外力的作用下，使纤维环破裂、髓核突出，压迫神经根，致神经根充血、水肿、发生炎性病变，从而引起以腰痛及下肢坐骨神经放射痛等症状为特征的腰腿痛疾患，是临床最常见的腰腿痛疾患之一。目前治疗方法较多，对于轻度、中度腰椎间盘突出症患者，采用针灸、牵引、推拿、卧床休息及腰背肌锻炼等综合疗法，能减轻神经根压迫引起的水肿，消除炎症反应，改善局部微循环，松解粘连，其中针刺疗法疗效肯定，操作简便，已为广大患者接受。

中医经络理论认为，人体正气不足、肝肾亏虚，或感受外邪、跌扑损伤，导致经络受损或气血瘀滞、经脉不通而发病。针灸疗法可依据经络辨证选取不同经络上的腧穴，进行针对性的治疗，增强机体抗御外邪能力，促进经络气血流通。根据多年的临床观察，魏福良认为，针灸无法缩小腰椎间盘突出物的大小、改变其位置，故而针灸治疗多适用于轻度、中度腰椎间盘突出症患者。

腰部的经脉循行主要有督脉、足太阳膀胱经、足少阴肾经、任脉、带脉等。肾与膀胱相表里，如《灵枢·经脉》曰："肾足少阴之脉，贯脊，属肾络膀胱。""膀胱足太阳之脉……夹脊抵腰中，入循膂，络肾属膀胱。其支者，从腰中，下挟脊，贯臀，入腘中。""督脉者，起于下极之输，并于脊里，上至风府，入属于脑。""督脉之别，名曰长强，挟膂上项，散头上。""胆足少阳之脉，循髀阳，出膝外廉。"《灵枢·经筋》曰："足少阴之筋……循脊内挟膂，上至项，结于枕骨。""足太阳之筋，上挟脊上项。"说的是这几条经脉、经筋都通过腰臀部，腰部的疾患多与这几条经脉、经筋关系密切。

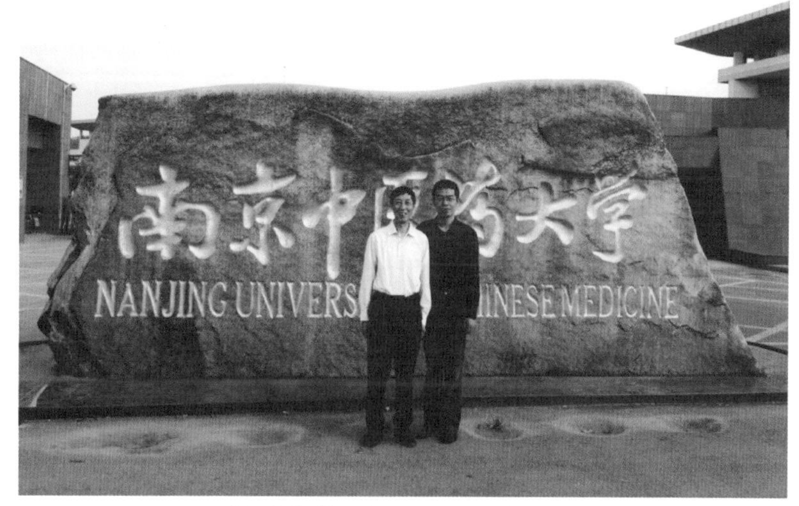

魏福良与其学术继承人孙奎博士合影

患者多有腰部外伤、慢性劳损，或感受寒湿病史，在发病前有慢性腰痛病史。患者多表现为脊柱侧弯，挺胸、翘臀等特殊姿态。腰痛常伴有下肢放射痛，如咳嗽、喷嚏、用力排便时腰腿痛加重，腰椎活动受限，小腿外侧后侧感觉过敏或迟钝，病程长者可出现小腿肌肉萎缩，足踇趾背伸肌力减弱，严重者出现足下垂。腰背部的病症在《内经》中多有记载，如足太阳之筋病出现"脊反折，项筋急，肩不举"，"足少阴之筋……在外者不能俯，在内者不能仰。故阳病者，腰反折不能俯，阴病者，不能仰。"《素问·脉要精微论》曰："腰者，肾之府，转摇不能，肾将惫矣。"《素问·骨空论》曰："督脉为病，脊强反折。"魏福良教授从中发现，腰部疾病多与足少阴肾经及经筋、足太阳膀胱经以及督脉密切相关，腰部病症的辨证取穴、用药当从这些经脉考虑，予以选方治疗。

中医学认为，本病的病因有脏腑虚损、暴力性损伤和慢性损伤、外感六淫等。研究显示，脏腑虚损与发病关系密切，其中肝肾虚损至关重要。肾气不固，气化不能，肝气不调，气机不通，脾气不运，胃气不降是其主要病机，各种原因所致腰部气滞血瘀，气血运行不通，是其基本病机。本病的病位在腰腿部，与足少阴肾经、足太阳膀胱经、督脉最为密切，有时也涉及其他经脉，如足厥阴肝经、任脉、带脉等多条经脉。早期多属实证，可因外伤致气滞血瘀，或感受风、寒、湿、热之邪，经脉痹阻等引起；中期、后期常见虚证，多由肾精不足、肝血亏虚、脾失健运所致。

魏福良教授认为，本病病位在腰，病机清晰，针灸辨病治疗可从辨病因入手。中医认为，肾主骨藏精，肾精亏虚，则筋脉失养，出现腰椎退行性变、髓核脱水、纤维环变性、韧带钙化等表现，主要涉及足少阴肾经及肾脏功能，可从补肾入手，常取肾经、督脉上的穴位治疗。若外感风寒湿热之邪，痹着腰部，而腰为肾之府，乃肾之精气所溉之域，肾气亏虚，易受外邪侵袭，内外二因，相互影响而发病。肾虚是发病的关键，风、寒、湿、热的痹阻不行，常因肾虚而客，否则虽感外邪，亦不致出现腰痛。如《杂病源流犀烛·腰脐病源流》指出："腰痛，精气虚而邪客病也。……肾虚其本也，风寒湿热痰饮，气滞血瘀闪挫其标也，或从标，或从本，贵无失其宜而已。"治宜取肾经、膀胱经、任脉、督脉、冲脉、带脉上的穴位，补益肾气，祛邪通络。若劳力扭伤所致腰痛，常与瘀血有关，早期多从远端取穴，以行气止痛、活血通络，中后期多取局部穴位，以疏经通络、活血止痛。

魏福良教授强调，针灸治疗也离不开中医理论，八纲辨证、气血筋骨辨证理论是针灸临床取穴治疗的重要依据，若能根据病变部位的经脉循行，结合辨经定位进行辨证，常可提高辨证的准确性，选取恰当穴位，对提高针灸临床疗效大有帮助。如本病初次发病，多有外部损伤史，症见腰腿痛，痛有定处，双下肢麻木重着，腰部僵硬，舌质紫暗，瘀斑，脉涩不利，多损及督脉、膀胱经，辨证为督脉、足太阳膀胱经瘀血阻滞，治宜活血化瘀、舒筋理气，针灸以督脉、足太阳膀胱经的穴位为主。瘀血阻滞，治宜行气活血，可取足厥阴肝经太冲等穴。如有受凉史，起病较急，症见腰痛时轻时重，酸胀重着，转侧不利，遇冷加剧，得温则减，舌苔白腻，脉沉细，辨证为足太阳膀胱经寒湿阻络，治宜祛风散寒、利湿通络。针灸以足太阳膀胱经的穴位为主，适当配合足少阴肾经、足太阴脾经的穴位、腰部夹脊穴等。如因感受风湿热邪，起病较急，或感受寒湿之邪、外伤瘀血阻络，日久化热，病程较久，症见腰痛，伴有热感，腿痛为胀痛或跳痛，小便浊黄，口苦，舌苔薄白或黄腻，脉弦数，辨证为足太阳膀胱经风湿热痹，治宜清热化湿、宣通经络。针灸以足太阳膀胱经的穴位为主，可配合足太阴脾经、足阳明胃经的内庭、三阴交等清热利湿。如病程日久，或见于禀赋不足、年老体弱患者，症见腰痛而酸软，双下肢乏力，腰痛遇劳加重，休息后减轻，喜按喜压，舌苔薄白，脉细，辨证为足厥阴肝经、足少阴肾经之肝血亏虚、肾气不足，治宜补益肝肾、通利筋脉。针灸以足厥阴肝经、足少阴肾经、督脉、足太阳膀胱经为主，常选用命门、肝俞、肾俞、太溪。

经络辨证是以经络学说为主要依据的辨证方法。它主要是根据经络的循行分布来确定疾病的经络归属，从而选择相应经络、腧穴进行治疗。其辨证归经最主要的是以临床证候表现为依据辨别经络归属，这需要熟练掌握《灵枢·经脉》中记载的十二经脉病候（即"是动则病""是主所生病者"）。其辨位归经最常用的是直接按病变部位作为依据，辨别经络归属，这需要熟练掌握十二经脉循行分布。正如《灵枢·官能》所说："察其所痛，左右上下，知其寒温，何经所在。"如某一病变部位有多经分布，还必须结合其他兼证来考虑归经。

本病的病位在腰部，与足少阴肾经、足太阳膀胱经、任脉、督脉等密切相关。辨位归经在临床上较容易，只要熟悉腰部及下肢的经脉循行，即可明了经络归属。如临床症状复杂，或有它经兼症，辨证归经即非易事。除明了不同经络病症外，还需动态仔细观察症状真假，还是多经同病。如是一经病症，选取本经穴位多能获效，如腰部疼痛伴有下肢后侧疼痛，足外踝后侧疼痛、麻木应是足太阳膀胱经病症，选取足太阳膀胱经上的穴位多有效果。如伴有小腿外侧、足踝前侧、足背外侧疼痛等症，说明兼有足少阳胆经病症，治疗时宜兼取足少阳胆经上的穴位进行治疗，往往才能获效。

典型验案

张某某，男，48岁。干部。腰臀部及双下肢后侧疼痛2月，左下肢疼痛为甚，行动日益困难。曾诊断为坐骨神经痛，经中西药治疗，疗效不明显。

现患者卧床不起，翻身困难，腰臀部及下肢后侧麻痛沉重，左下肢尤甚，活动患肢则疼痛加重。恶风寒，头痛，小腹胀满，小便不利，小腿微胀，面黄无泽，舌质淡红，苔白滑厚腻。脊柱向左侧弯，在第4、第5腰椎棘突两侧有明显压痛，并向左侧下肢放射，直腿抬高试验阳性，委中、承山等穴有明显压痛，膝腱和跟腱反射存在，小腿后侧感觉减退。CT示：L4~5腰椎间盘突出。

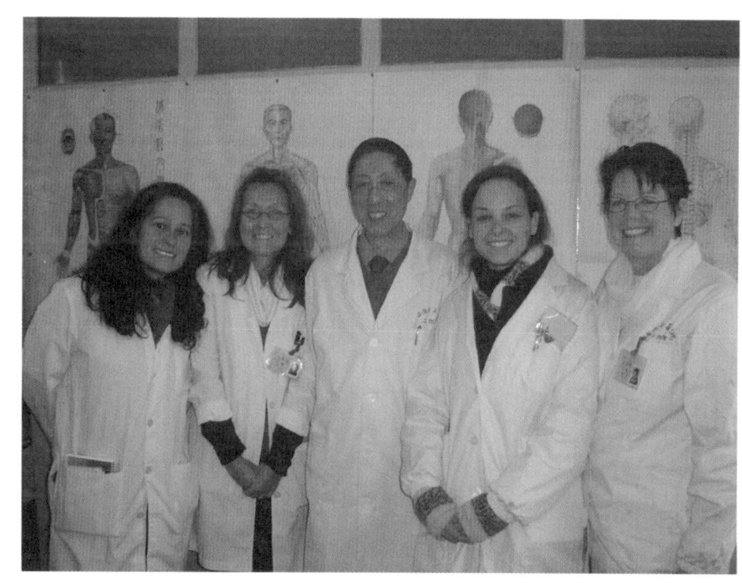

魏福良与其带教的美国留学生合影

辨证分析：腰臀部及双下肢后侧疼痛，恶风寒，头痛，小腹胀满，小便不利，舌质淡红，苔白滑厚腻。四诊合参，证在足太阳膀胱经，因风寒湿邪侵袭经络，经气痹阻不通，阻于腰腿部，不通则痛，而发为腰腿痛。病在足太阳膀胱经，属风寒湿痹，湿邪为胜。

诊断：腰椎间盘突出症，寒湿痹阻型。

治法：温经散寒、化气行水、通络止痛。

处方：肾俞（双）、大肠俞（双）、腰阳关、环跳（双）、委中（双）、承山（双）、三阴交（双）、昆仑(双)。刺灸法:肾俞、大肠俞、腰阳关针用补法,环跳、委中、承山、三阴交、昆仑针用泻法,使针感沿经传导,得气后,留针40分钟,间断行针,腰部诸穴留针时加用艾盒温灸。每日1次。治疗10次后,小便量增多,腹部及下肢肿胀减轻,疼痛略有缓解。魏福良认为,湿邪减弱,寒邪仍在,寒湿凝聚、经络受阻,当配阳陵泉、太冲、昆仑,温经散寒、活血通络,治疗10次后,腰部及双下肢疼痛缓解,活动尚可。

[按]辨经是以经络学说为主要依据,根据经络的循行分布、属络脏腑、联系器官、生理功能、病候特点等来确定疾病的经络归属,从而选择相应的经络治疗方法。辨证是中医学不可分割的部分,在辨经的基础上仍需要进行辨证,辨其外感内伤和表里虚实不同,从而进行分证论治。如有肾亏体虚所致的肾虚腰痛,感受外邪所致的寒湿腰痛或湿热腰痛,以及气滞血瘀所致的瘀血腰痛,临症当分清标本虚实、轻重缓急,方能不失其宜。

本症为足太阳膀胱经痹证,以湿为胜。急取足太阳、足太阴,不仅急则治标,同时化气行水,即为治本。肾俞、大肠俞、腰阳关则为此方之关键,用补法兼局部艾盒灸,补命门真火,助气化,散寒凝,以增强通阳化气行水之力。三阴交醒脾化湿,行气宽中以消胀满;肾俞且能纳气归肾,以助膀胱之气化;再用环跳、委中、承山、三阴交、昆仑祛风湿之痹痛,疗经络之拘挛,且有利小便、消水肿之效。魏福良教授紧紧抓住风寒湿致疼痛之主证,肾俞、大肠俞固里胜湿,局部艾盒灸温里扶阳,除痹止痛。再配阳陵泉、太冲、昆仑,以活血通络、行气止痛。

## 四、分期论治、针药兼施、内外相宜治疗慢性咳喘病

咳喘是一组常见于呼吸系统的症候群。慢性咳喘可见于多种呼吸系统疾病,如慢性支气管炎、慢性阻塞性肺气肿、支气管哮喘、间质性肺炎等。《内经》云:"五脏六腑皆令人咳,非独肺也。"可见咳喘与多个脏腑相关。且据其发病,有虚有实,外感、内伤兼有。魏福良指出,临证必查其舌脉,辨寒热虚实,与之汤药或针刺。外感者当先解其表而祛其邪,内有郁热而复感风寒者,须解表寒兼清里热。治表不宜过早用寒凉收涩之药,若早用易致咳而难愈。治里不宜辛香燥热,易滋生内热,甚或导致出血躁狂。脾虚者,宜益气健脾、化痰止咳;肾虚者补肾纳气平喘。临床辨治,明辨缓急轻重,选用适当的方药、穴组,热者寒之,寒者热之,虚者补之,实者泻之,方可获取佳效。此外,对体虚易感者,或宿疾难愈者,拟"未病先防"之法,在病情缓解期,施以外治法,如"冬病夏治""冬病冬养"穴位敷贴疗法。

### (一)分期论治,针药兼施

咳喘病,急性期外邪客表,是为标实证,急则治标,治当宣发,可以疏散外邪、宣肺平喘、化痰止咳为法。临床外邪以风寒之邪多见。待表证已解,而正气尚虚,治当以调和阴阳、补益肺脾肾气虚之本,兼以祛痰除湿。魏福良强调,临证需层次分明,缓急有序,轻重权衡,

一丝不差，方能效捷。同时视患者病情，宜药者药之，宜针者针之，或可针药兼施。

典型验案

蔡某，女，44岁，2014年11月12日初诊。就诊前1月因患鼻炎后咳嗽，曾服用多种抗生素和止咳化痰药，虽时有症状缓解，但一直未愈。现干咳少痰，痰稠难以咳出，有时咳而恶心欲吐，胸闷、咽痒、口干舌燥、喜饮；纳谷不香，夜寐不安，二便调，舌红少苔，舌面欠润，脉细弦。胸片示：两肺纹理增粗、紊乱。

诊断：咳嗽（风燥伤肺，肺失清肃），上呼吸道感染。

辨证分析：外感咳嗽迁延日久，燥邪挟风侵袭肺卫，邪郁肺金，化热伤阴，肺失宣肃。

治法：滋阴润肺，清热止咳。

处方：太溪（双）、肺俞（双）、中府（双）、列缺（双）、照海（双）、孔最（双）。刺灸法：采用平补平泻法，只针不灸。每次留针30分钟，10次为1个疗程。中药处方：止嗽散加六君子汤化裁。玉桔梗10 g，荆芥穗5 g，炙紫菀10 g，炙百部10 g，嫩白前10 g，川贝母（研末冲）6 g，白术10 g，云茯苓15 g，广陈皮10 g，法半夏10 g，南、北沙参各20 g，生甘草10 g。上方10剂。水煎服，每日1剂，分早晚服。

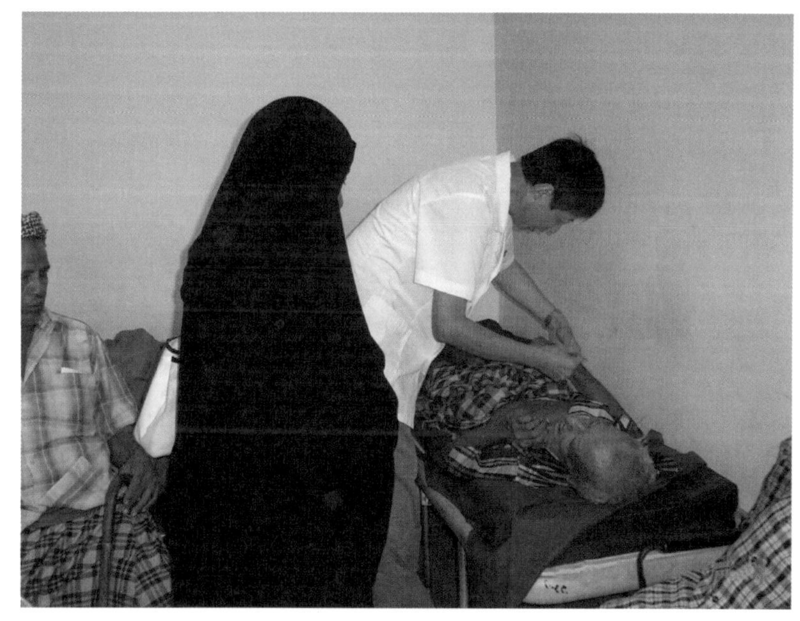

在也门援外医疗队门诊部为患者做治疗

二诊：咳嗽减轻，胸闷、咽痒感不明显，口渴感大为减轻，咳痰转为泡沫样，食欲不振，舌淡、苔略少，脉细，针灸继续。更方为二陈汤加味：法半夏10 g，广陈皮10 g，云茯苓15 g，川贝母（研末冲）6 g，生甘草6 g，鲜生姜5片，乌梅肉1枚。10剂，水煎服，每日1剂，分早晚服。

三诊：治疗后咳嗽基本平复，偶有口渴，饮食接近正常，夜寐安宁，舌淡红，苔薄、色淡黄，脉细。中药停服，间断针灸5次后停止治疗。3个月后随访未再发病。

[按] 肺为娇脏，喜清润，秋令时节，风邪挟燥，侵袭肺卫，燥伤肺阴，故咳嗽痰稠，喉痒咽干。魏福良分析说，首诊用药以清肺滋阴止咳为主，二诊时肺阴渐复，故用药以化痰止咳为重点。太溪为肾经原穴，可滋肾阴，使津液上济以润肺止咳；中府为肺之募，配肺

俞为俞募配穴，能宣通肺气而止咳，照海、列缺为八脉交会穴，二者相配为用，善治喉咙胸膈肺系疾患。“列缺任脉行肺系，阴跷照海膈喉咙”。孔最为肺经郄穴，善治肺经咳喘。该病属典型咳嗽，本虚标实之证，燥邪犯肺，肺气失宣，本属外感咳嗽，患者久咳本虚，无力祛邪，外邪留恋不去。临证既当解表去其标，又当扶正固其本。治疗必须缓急有序，层次分明，轻重权衡，方能获捷效。

## （二）穴位敷贴

穴位敷贴疗法是中医治疗疾病的一种外治方法，在相应的腧穴上，选用适当的药物进行敷贴，通过经络对机体的调整作用，而达到预防和治疗疾病目的。魏福良认为，穴位敷贴疗法通过特定部位，用药物刺激的直接作用来间接影响全身，依赖穴位的刺激作用和药物的吸收作用发挥疗效，实际上体现了中医学的整体观念。药物敷贴可使局部形成一种汗液难以蒸发扩散的密闭状态，使角质层的含水量从5%~10%增至50%，角质层经水合作用后，可膨胀成多孔状态，易于中药成分穿透。敷贴药物中常加入辛香走窜之品，会在局部形成温热刺激，从而促进局部皮肤血液循环，使药物更加容易进入全身血液循环。 皮肤给药还可以使药物不被胃肠道消化液破坏，不受酶类、pH的影响，不经消化道吸收，从而可以不经过肝脏的“首过效应”，同时也避免了药物对胃肠道的刺激。现代医学研究认为，穴位敷贴疗法通过刺激人体体表穴位，可以激发经络功能，调和气血，改善血液循环，促进和调整机体免疫功能，调动人体内在的抗病能力，从而达到内病外治的目的。药物通过透皮吸收直接兴奋β受体，激活腺苷酸环化酶，使腺苷酸化酶增多，从而扩张支气管，达到平喘效果。药物成分通过血流，促进支气管腺分泌，产生祛痰作用。药物成分经血流进入大脑，抑制咳嗽中枢而止咳。

(1)治疗时机　“冬病夏治”穴位敷贴疗法是在“子午流注，适时开穴”理论指导下的一种独特的外治疗法。它融合了中医学、时间医学、免疫医学等诸多学科知识。冬病患者在冬季由于寒气太过而致病，即使到了夏季阳气至盛之时也未能消退，体内阳气较正常人虚弱。在夏季对慢性肺系疾病予辛温之药以散寒，壮阳之药 “随而济之”，祛其致病之寒邪，恢复人体正常阴阳平衡。此乃“冬病夏治”之根本。魏福良教授推崇冬病夏治穴位敷贴，并主张在三伏天防治咳、喘性疾病。因盛夏初伏、中伏、末伏的第一天均为庚日，根据“五行相生相克”的说法，夏天最炎热的日子属火，而庚属金，肺亦属金，金怕火烧熔(火克金)，所以到庚日，金必伏藏。我国农历二十四节气中的“夏至”后的第三个庚日为初伏，第四个庚日为中伏，“立秋”后第一个庚日为末伏。于是选用庚日进行穴位敷贴疗法来治疗呼吸系统疾病。

“冬病夏治”属于“治未病”。中医“治未病”有三层含义：一是未病先防，强调了预防疾病的重要性；二是既病防传，或曰既病防变；三是已瘥防复。治未病突出了根据疾病的现状及其发展规律和发展趋势，早期、有预见性地合理治疗，防止疾病。未病先防，首先是“消患于未然”，其次才是治疗疾病。

(2)敷贴穴位的选择　魏福良教授治疗慢性咳喘病,穴位敷贴常取大椎、肺俞、心俞、膈俞、天突等穴。中医学认为,外界风寒、风热、燥邪等均可以从人的皮、毛、口、鼻侵入体内,使毛窍束闭,肺失宣降,气道不利而引起咳喘。督脉的功能主要为“总督诸阳”,为“阳脉之海”,或称“阳脉之都纲”。督脉有督领全身阳气,统率诸阳经的作用。任脉的功能主要为“阴脉之海”,诸阴经均直接或间接交会于任脉。根据这两个原理,穴位敷贴时多选在任脉、督脉的穴位上。通过生物波效应和经络穴位效应发挥治疗作用。

大椎为手足三阳经与督脉之交会穴,能宣通一身之阳气,可宣阳解表、祛风散寒。现代研究认为,大椎可以缓解支气管痉挛,使呼吸道阻力下降而缓解哮喘,提高机体免疫力。天突位于胸骨上窝正中处,此处给药,可使药力沿任脉循行扩散,上可至鼻窍,下可至胸膈。现代研究表明,针刺天突穴,可暂时阻断局部周围神经的冲动传递,减弱神经系统对呼吸道黏膜的兴奋性,从而使呼吸道的痉挛性、紧张度下降。肺俞、心俞、膈俞这三个穴位分别位于第3、第5、第7胸椎棘突下旁开1.5寸处,正好对应肺的上、中、下三叶。这些穴多集中在背部交感神经链处,在这些穴位上敷贴药物,可使肺的上中下相通,平衡阴阳,诸穴合用,可达到“正气内存,邪不可干”的防病治病效果。肺俞有宣肺清肃、解除表邪之能。现代研究证实,刺激肺俞可增强呼吸功能,使肺通气量、肺活量及耗氧量增加,明显减小气道阻力,从而促进支气管内炎症物质的吸收。心俞有止咳平喘之效。现代研究发现,针刺心俞穴可以缓解支气管平滑肌痉挛,可以使支气管哮喘发作停止,或显著减轻。膈俞,血之会穴,有活血化瘀的作用;“膈俞,有主膈肌病之义”。现代研究发现,膈俞对肺功能有调整作用,可以缓解膈肌痉挛引起的呼吸困难,改善呼吸功能。另外还应根据患者的病情不同辨证取穴,发作期:以上主穴加定喘、风门、膻中;缓解期:肺气亏虚加大肠俞、厥阴俞,脾气亏虚加脾俞、足三里,肾气亏虚加膏肓、肾俞、气海。

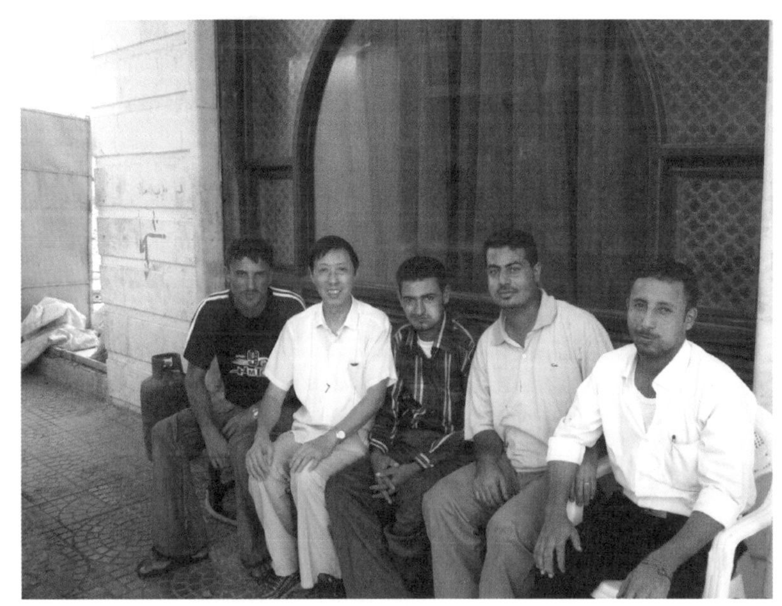

在也门援外医疗队工作的魏福良和治疗后的患者在一起

(3)敷贴药物　以白芥子、延胡索、甘遂、细辛作为基本方,全部采用生药材,无须特殊方法炮制。其中白芥子性温,味辛,归肺、胃经。主要功效为温肺化痰,利气散结。古有“痰在胁下及皮里膜外,非白芥子莫能达”之说。现代药理研究证明,白芥子本身无刺激作用,水解产物挥发油(白芥子油)对皮肤有刺激作用,可引起皮肤发红、充血甚至起泡。故《现代实用中药》称其"捣烂如泥,外用作皮肤刺激引药"。细辛性温,味辛,有小毒,归肺、肾、心经。主要功效为祛风散寒、通窍止痛、温肺化饮,用于风寒感冒、阳虚外感、头痛、鼻渊、痹痛、寒痰停饮、气逆咳喘。现代药理学研究证明,细辛挥发油有明显的抗炎作用,可降低炎症组织及其渗出液中组胺的含量。延胡索味辛、苦,性温,归肺、脾、肝、心包经。《本草纲目》载:"延胡索,能行血中气滞,气中血滞,故专治一身上下诸痛。"用于气血瘀滞诸痛证。现代药理研究证实,延胡索可缓解支气管平滑肌痉挛。甘遂味苦,性寒,归肺、肾、大肠经,《神农本草经》载其"主大腹疝瘕,腹满,面目浮肿,留饮宿食,破癥坚积聚,利水谷道",用于水肿、鼓胀、胸胁停饮、疮痈肿毒等。生姜味辛温,归肺、脾、胃经,有发汗解表、温中止呕、温肺止咳的功效 ,同时也有引药之功。现代药理研究认为,生姜含挥发油、姜辣素等,能促进血液循环,兴奋呼吸中枢、运动中枢和兴奋交感神经,增强发汗解表能力,使药物能更好地渗透、吸收而发挥疗效。上述药物烘干,粉碎研末,过60~80目筛,备用。采用新鲜生姜,洗净,粉碎,三层无菌纱布挤压取汁而成。用时取药末,用生姜汁调成较干稠膏状,贴于敷贴穴位处。

(4)刺激强度 穴位贴敷法是将药物直接贴敷于穴位,其皮肤通过药物刺激可产生不同反应,严重者可引起局部发泡化脓,如"灸疮",给患者带来不便和痛苦。魏福良教授主张结合个人体质异同,可以根据敷贴后的皮肤反应适当缩短或延长贴药时间。若贴后热辣、烧灼感明显,可提前去药,以防烧伤皮肤;反之贴后微痒舒适可适当延长贴药时间。魏福良教授通过多年的临床经验积累,在保证最佳疗效的前提下,确定了最佳药物组成及敷贴后刺激时间,合理把握治疗强度,减轻了患者的痛苦。

(5)敷贴后的正常皮肤反应、处理及注意事项

①结合个人体质异同,可以根据敷贴后的皮肤反应适当缩短或延长贴药时间。若贴后热辣、烧灼感明显,可提前去药,以防烧伤皮肤;反之贴后微痒舒适,可适当延长贴药时间。

②局部皮肤潮红、灼热、轻度刺痛,或出现小水疱,极少数可以出现大水疱。患者敷药处皮肤会遗留色素沉着。敷贴部位如果出现小的水疱,一般不必特殊处理,让其自然吸收。大的水疱应以消毒针具挑破其底部,排尽液体,消毒以防感染。破溃的水疱应做消毒处理后,外用无菌纱布包扎,以防感染。临床中皮肤是否出泡与疗效的关系,有待于进一步验证。出现上述情况时,患者均应注意保持局部干燥,不要搓、抓局部,也不要使用洗浴用品及涂抹其他止痒药品,防止进一步刺激皮肤。

③敷贴后部分患者可能会出现范围较大、程度较重的皮肤红斑、水疱、瘙痒现象,应立即停药,进行对症处理。极少数过敏体质者,如对某种敷贴药物出现全身性皮肤过敏症状,应及时到医院就诊。

④对于残留在皮肤的药膏等,不宜用汽油或肥皂等有刺激性物品擦洗。

⑤药物宜密闭、低温保存,配制好的药物不可放置过久。

⑥对胶布过敏者，可选用低过敏胶带或用绷带固定敷贴药物。

⑦治疗期间禁食生冷、海鲜、辛辣刺激性食物。

⑧敷贴期结束后，患者应注意监测病情变化，当所患疾病发作后，应及时就近就医，待病情稳定后，及时与专科医师联系，以求系统诊治。

冬病夏治穴位贴敷疗法通过穴位与药物的双重作用，来防治慢性咳喘病，具有独特优势，其疗效已得到临床充分肯定，且操作方法简便易行。2010—2015年魏福良教授对162例支气管哮喘患儿进行冬病夏治穴位敷贴治疗的疗效观察，药物选用白芥子、细辛、延胡索、甘遂等分研粉，以姜汁调制为药饼，取穴于大椎、肺俞、心俞、膈俞、天突等，分别于初、中、末伏的第1日进行穴位贴敷，皆以皮肤出现潮红为度，尽量避免起泡，结果3个疗程后临床治愈 93 例，好转46例，无效23例，有效率为85.8%。患儿接受冬病夏治穴位贴敷治疗后，能减少每年哮喘发作次数，减轻哮喘发作程度。

典型验案

王某，12岁，女。初诊：2011年5月6日。哮喘反复发作近8年余。每于受凉后诱发，近1个月来宿疾复发，两肺有哮鸣音，气息短促，咯痰不爽，面目水肿。舌尖红、中剥苔，苔薄腻，脉小滑。X线片示：肺纹理增多。目前服头孢丙烯、易坦静等药物。

诊断：哮喘（痰热遏肺证），支气管哮喘。

辨证分析：属痰热伏肺，肺气壅塞，肃降失司，以致咳喘并作，气息短促；邪热伤津，炼液为痰，则咳痰不多；舌尖红，中剥，苔薄腻，脉小滑，均为痰热之象。

治法：清肺化痰，降气平喘。

处方：肺俞（双）、尺泽（双）、列缺（双）、天突（双）、膻中、丰隆（双）。

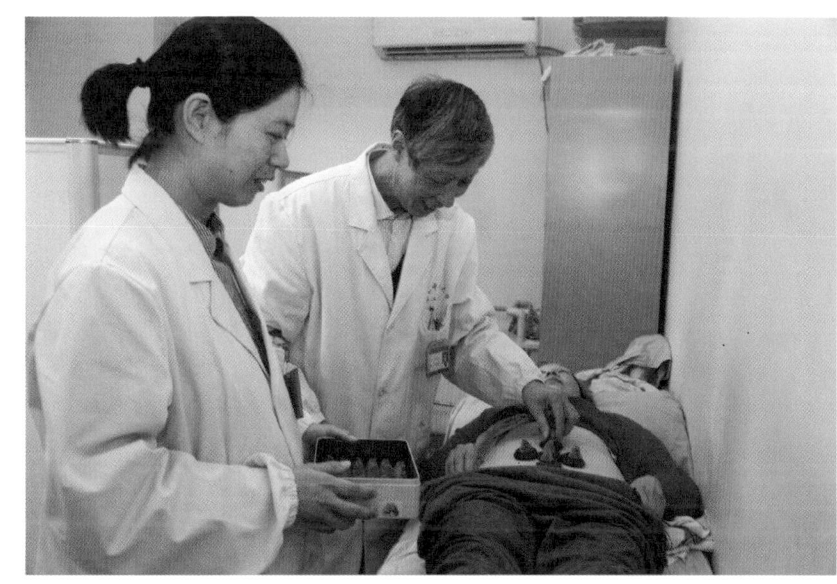
指导硕士研究生陈赟医师给患者做药饼灸治疗

刺灸法：诸穴均针用捻转泻法，强刺激，留针30分钟，每隔5分钟行针1次，待喘促稍平后再出针，每日1次。

二诊，2011年5月12日。哮喘好转，受寒又发，续用原方。

三诊，2011年5月16日。哮喘已平，略有咳嗽，咳时胸痛，咯痰较前为多。舌尖红、中剥，苔薄腻，脉小滑。再从前法。

四诊，2011年5月22日。哮鸣音已消失，喘急亦平，半夜仅有及轻咳嗽，痰量甚少，口干。舌尖红，苔薄腻，脉小滑。仍用前方加阴陵泉（双），平补平泻。

五诊，2011年5月27日。哮喘已平，夜间仍有轻微咳嗽，喉有痰不易咯出，近已照常学习。舌质红，中无苔、边薄腻。仍用原方以巩固疗效。同时予以三伏天冬病夏治，穴位敷贴疗法，3年每年伏天均接受此疗法，嘱患者气候转变时注意保暖。随访至今，未再发病。

［按］本例乃支气管哮喘，患者自幼即得此病。哮喘时发，而见舌尖红，中剥，属肺热而有痰浊，与肺阴偏虚有别，故取尺泽、列缺清肺邪热，肺俞、天突肃肺平喘，膻中降气，丰隆化痰，并用阴陵泉以健脾利湿而奏效。患者病情缓解后，为患者施以“冬病夏治”穴位敷贴之法，以扶正防复。

## 五、辨证温通治耳聋、耳鸣

魏福良教授善治耳鸣、耳聋。在其治疗的患者中，有各类原因引起的耳鸣、耳聋患者，包括老年性耳鸣耳聋、突发性耳聋、中耳炎、听神经损害等疾病。魏福良教授始终坚持观察脉象，辨证施治。魏福良教授认为，耳鸣、耳聋发病与肾相关，但病因各异，需辨证论治，调之于肝脾肾。

耳鸣耳聋虽然各有各的病因病机，治疗上差异也较大，但在病机和治疗方面有相似之处。其一为疏散外邪，除了老年患者肝肾亏虚的慢性耳鸣、耳聋，其余的各种病因，或言局部炎症（如中耳炎、内耳炎），或言循经上攻耳窍，治疗上应疏散局部风热，疏风通络。其二为局部经络的阻滞、经气不畅（如血管闭塞引起的突发性耳聋）。耳窍失养或壅塞不通，病邪聚集，易致局部气血郁滞。因此均需施以疏通耳窍经络气血的治法，或以针或以灸取效。另外，即便是肝肾亏虚的患者，施以滋补肝肾的同时，针灸选穴时亦需远近结合，既取耳窍近部腧穴，亦取通于耳络的远部腧穴，以使局部经络通畅，水谷精微能够濡养耳窍。因此，疏通耳窍经络气血以通窍聪耳，既能驱邪又能扶正。故散、通之法为多数耳鸣耳聋患者的相似治法。

不同治法在于病机不同，以整体观念而治，针药处方各异。在具体的治疗中，魏福良教授常常在局部采用针灸治疗，因为针灸最擅长疏通局部经络，其疗效常常立竿见影。耳窍为一小窍，病邪一旦侵袭，则不易祛除。如针刺治疗突发性耳聋，常能“气至而速效”。针灸常取听宫、听会、耳门、翳风、风池、外关、中渚等。其中，听宫需要张口取穴，直刺；听会、耳门、翳风、风池等均可直刺；外关、中渚等采用顺经脉走行平刺。在应用针灸疏通局部经络后，配合中药调理整体的阴阳气血，则可收事半功倍之效。魏福良教授常予汤剂以调脏腑虚实，配合针灸治疗。其常用方剂有八珍汤、补中益气汤、温胆汤、左归丸等加减。中药可以针对患者的具体身体状况适当加减药味和药量，更加符合患者病情，符合个体化治疗的需要。部分患者仅一次治疗即感觉耳鸣、耳聋症状有所改善，坚持治疗信心倍增。

典型验案1

患者张某，女，42岁，2015年4月28日初诊。

双侧耳鸣近1年。患者1年前因工作、家务操劳，睡眠休息不佳，出现两耳蝉鸣不断，听力减退，休息后略有缓解，曾就诊于外院，行电测听检查未见异常，口服尼莫地平片等药物无明显缓解，求治于魏福良教授。患者刻下腰膝酸软，双目干涩，舌质淡，苔薄，脉沉细。

诊断：耳鸣（肝肾亏虚证），神经性耳鸣。

辨证分析：劳累之后起病，肝肾不足。肾为先天之本，藏精生髓，开窍于耳，肾精不足则耳窍失养，轻者耳鸣，重者听力下降甚至耳聋失聪。腰膝酸软、双目干涩均为肝肾亏虚之征。

治法：补肾益精，聪耳明目。

针灸处方：取足少阴肾经、足少阳胆经和手少阳三焦经穴为主。

听宫（双）、翳风（双）、关元（双）、太溪（双）、肝俞（双）、肾俞（双）。刺灸法：诸穴针刺施以补法，得气后留针1小时，每15分钟行针1次，每日1次。听宫、翳风留针时温针灸2壮，肝俞、肾俞灸盒温灸。

中药处方：大熟地30 g，制黄精20 g，怀山药20 g，制龟板12 g，紫河车9 g，吴茱萸12 g，枸杞子15 g，菟丝子15 g，怀牛膝12 g。7剂，水煎服，每日1剂，早晚分服。

二诊，2015年5月5日。耳鸣稍减，腰膝酸软、双目昏花症状亦有所改善，效不更方，针药同前。

三诊，2015年5月12日。耳鸣明显改善，其余症状亦明显缓解、消除。针灸、方药同前，坚持治疗1个月，耳鸣等症状基本消除。

［按］《灵枢·脉度》云“肾气通于耳，肾和则耳能闻五音矣”。肾与耳关系密切，肾为先天之本，藏精生髓，上通于脑，开窍于耳。肾虚耳鸣、耳聋多见于年老体弱、虚羸之人，亦可见于年四旬而肝肾渐亏之人。取穴于肝俞、肾俞、关元、太溪，为培养肝肾之本，调补肾气之意；配穴听宫、翳风、疏导少阳经气，使精气上疏耳窍，疏通耳窍及耳络局部气血，配合中药滋补肝肾，共奏止鸣复聪之功。

典型验案2

史某，女，39岁。2014年6月10日初诊。

双侧耳鸣1周。患者1周前感冒后突觉耳鸣，双耳低沉如蝉鸣，耳内闷塞胀满明显，伴有发热恶寒，头痛，鼻塞流涕，口干喜饮，神疲乏力，舌质红、苔薄黄，脉浮数。耳鼓膜检查可见充血、内陷。

诊断：耳鸣（风热侵袭），分泌性中耳炎。

辨证分析：患者外感风热，循经上攻，清窍壅塞不利，发为耳鸣，伴见发热、恶寒、头痛，鼻塞流涕，口干喜饮，是为外感风热之症。

治法：疏风清热，宣肺通窍。

针灸处方：听宫（双）、听会（双）、翳风（双）、风池（双）、太阳（双）、大椎、肺俞（双）。刺灸法：诸穴针刺用泻法，得气后，留针1小时，每隔15分钟行针1次。每日1次。

中药处方：银花10 g，连翘10 g，黄芩10 g，荆芥10 g，菊花10 g，薄荷（后下）6 g，竹叶6 g，蝉蜕6 g，石菖蒲10 g 。7剂，水煎服，每日1剂，早晚分服。

二诊，2014年6月17日。患者耳鸣仍严重，近日患感冒，出现鼻塞、偏头痛症状。舌淡红，苔薄黄，脉弦。魏福良教授认为，患者感冒亦需控制，否则将影响治疗耳鸣的疗效。

针灸处方：听宫（双）、翳风（双）、风池（双）、太阳（双）、迎香（双）、肺俞（双）、大椎、中脘、足三里（双）、三阴交（双）、百会。刺灸法：足三里穴、百会穴针刺用补法，余穴用泻法，得气后，留针1小时，每隔15分钟行针1次。每日1次。

中药处方：煅磁石（先煎）30 g，酒大黄6 g，杭白芍10 g，粉丹皮10 g，霜桑叶10 g，净蝉蜕3 g，生龙齿（先煎）30 g，生甘草6 g。7剂，水煎服，每日1剂，早晚分服。

三诊，2014年6月24日。患者耳鸣声响程度减轻，无头痛，近日伴有声音嘶哑，干咳有痰不易咯出。舌红，苔薄黄，脉弦。

针灸处方：百会、中脘、听宫（双）、翳风（双）、角孙（双）、廉泉、列缺（双）、足三里（双）、三阴交（双）。刺灸法：均采用平补平泻手法。得气后，留针1小时，每隔15分钟行针1次。每日1次。

中药方：煅磁石（先煎）30 g，酒大黄6 g，杭白芍10 g，粉丹皮10 g，生龙齿（先煎）30 g，霜桑叶10 g，净蝉蜕3 g，黄芩10 g，大生地10 g，苏薄荷6 g，广陈皮10 g，生甘草6 g。7剂，水煎服，每日1剂，早晚分服。

四诊：2014年7月2日。患者耳鸣明显好转，几近消失。近日眠差。舌淡红，苔薄黄，脉弦。患者症状基本消失，中药停用，针灸守前法，另嘱每日练习"鸣天鼓"法以调理耳窍。1月后诸症悉除。

［按］患者首诊为新病耳鸣，系外感风邪所致，急性起病而有外感表证。《太平圣惠方·卷三十六》云："此为风邪所乘，入于耳脉，则正气痞塞，不能宣通，邪正相击，故令耳鸣也。"该患者中医辨证为风热上扰。魏福良教授沿用刘完素"耳聋治肺"之法，从肺论治，取风池以疏风散邪，配与太阳清利头目；大椎祛风泄热，肺俞调理肺气，宣肺通窍；再配耳周腧穴以疏导少阳经气，以行止鸣复聪之效。二诊而复感新邪，予针刺听宫、翳风疏散局部风热，太阳、风池疏风，迎香通鼻窍，中脘、百会调理督任以平阴阳；足三里、三阴交补益先天及后天，益气扶正。患者耳鸣症状较严重，继续配合中药汤剂治疗。三诊予针刺百会、中脘通调任督二脉，听宫、翳风、角孙疏散耳窍风热，廉泉穴疏散局部热邪，配合列缺泻肺热治疗咽痛，足三里、三阴交滋补脾胃、调肝补肾以扶正。中药方以原方加清热利咽、行气化痰之品。四诊患者病情明显好转，几近消失，停其中药，针灸扶正固本，另辅以"鸣天鼓"保健法调理耳窍。

本例中，患者耳鸣症状严重，反复感冒，体质较弱，正虚与邪盛相兼，治疗难度较大，但经过针灸与中药结合治疗后症状基本消失。同时，魏福良教授嘱患者练习“鸣天鼓”保健法辅助治疗。“鸣天鼓”是我国流传已久的一种自我按摩保健方法，意即击探天鼓，通过掩耳和叩击对耳产生刺激，从而达到调补肾元、强本固肾的功效。常行此法可促进耳部血液循环，具有疏通经络、运行气血、改善耳鸣耳聋的作用，亦有益于抗病健身。具体做法为：两手掌心紧贴两耳，两手对称横按在两侧枕部，两中指相对，食指翘起叠加在中指上，然后用力滑下，重重叩击脑后枕部，此时可闻及洪亮、清晰之声，如天鼓击耳。先左手24次，再右手24次，然后两手同时叩击48次。做此法需每日17:00~19:00时肾气充足的时候进行，顶平项直，以利于督脉经气疏通。该患者四诊而表证尽除，在扶正固本时嘱患者行此练习，有助于患者通窍聪耳，治病保健。

通过以上病例的治疗可见，魏福良教授非常讲究根据患者的具体情况辨证配穴。在长期的针灸、中药结合治疗中，魏福良教授积累了丰富的临床经验，所以见效快，疗效好。其当针则针，当药则药，针药结合，多种疗法结合的治疗特色，还善用保健法防病保健，值得我们去学习、传承。

总之，魏福良教授在临床诊断上注重与当今医学新知识相结合，详细了解疾病的现代病理机制，尽量做到诊断明确。同时强调以《内经》为理论基础，从整体观念出发，以经络理论为指导，明确疾病发生在经络还是在脏腑，对疾病进行空间定位，再结合经络、脏腑功能，运用脏腑辨证、气血辨证、六经辨证等方法，辨其外感内伤和表里虚实进行分证论治。如骨伤科常见肾虚腰痛、寒湿腰痛、湿热腰痛、瘀血腰痛；根据辨证分型，应给予补益肾气、温经通络、清热祛湿、活血通络等治疗，有时两种证型兼见，临证时需注意鉴别。临床上多表现肾气不足、寒凝经脉、气滞血瘀并见，治宜补肾益气、活血通络为法，可作为针灸治疗本病的临床常用治疗法则。针灸处方应结合针灸特色，选取相应的经络腧穴，也可适时结合药物内服，内外兼治，以期提高疗效。治疗内科病证如慢性咳喘病、耳鸣耳聋等，同样需根据舌脉辨证立法治疗，针药并用，针灸兼施，内外同治。

# 后记

为了促进安徽中医药事业的发展，激励和引导广大中医药人员传承中医药学术经验，2013–2014年省中医药行政主管部门开展了安徽省名中医的评选活动，其中评选出安徽省国医名师20名，安徽中医药大学第一附属医院（安徽省中医院）丁锷、周玉朱、周宜轩、胡国俊、徐经世、曹恩泽、梁文珍、韩明向、鲍远程，安徽中医药大学第二附属医院（安徽省针灸医院）马骏、张道宗、魏福良，安徽中医药大学第三附属医院（安徽省中西医结合医院）李业甫，安徽中医药大学国医堂张杰，安徽医科大学第一附属医院孔昭遐，蚌埠医学院第一附属医院尹莲芳，芜湖市中医院李有伟、戴勤瑶，六安市中医院张炳秀，安庆市中医院赵荣胜当选。2014年12月28日，在由周宜轩名老中医传承工作室组织召开的"名老中医传承工作室建设座谈会"上，与会专家提出了编写《安徽国医名师临证精粹》一书的动议，得到了相关部门和领导的重视和支持，周宜轩教授、戴小华教授等即着手进行编写体例、编写大纲、编写计划、编写要求及联系出版社等筹备工作。

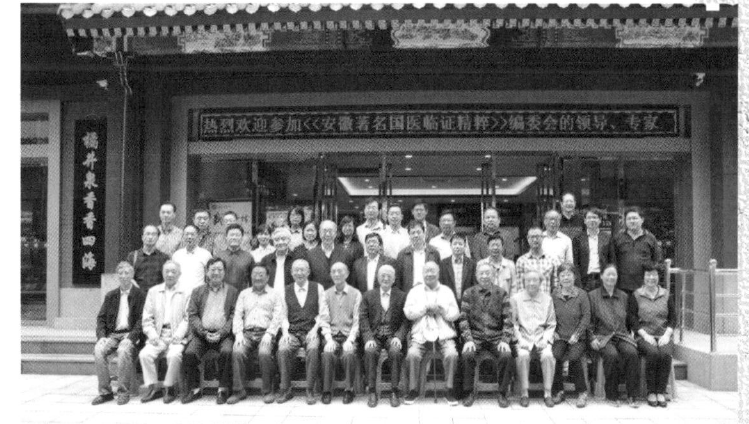


2016年3月26日召开第一次《安徽国医名师临证精粹》编委会，安徽中医药大学校长王键建议，并得到安徽省卫生计生委副主任、省中医药管理局副局长董明培同意，以我省全国第一届国医大师李济仁（皖南医学院弋矶山医院）、第二届国医大师徐经世（安徽中医药大学第一附属医院）和安徽省卫生厅卫中医药秘（2014）227号文件授予的19位"安徽省国医名师"为研究对象，安徽省中医药管理局、安徽省中医药学会组织编写，并成立编辑委员会，以李济仁、徐经世两位国医大师为顾

问，王键、董明培为主任委员，21 位医家为编委，周宜轩教授、李泽庚教授领衔担任执行主编。并确定了编写的体例和内容，主要包括三个部分：一是名医小传，包含个人简介、学术成就、社会兼职等；二是学术思想，重点介绍国医名师对疾病的创新认识、经典心悟，治疗治则的独特见解、某项学术的发挥、独特治疗方法或手段等；三是临证精粹，重点介绍某法、某方、某药对疾病的特殊疗效，临证用药特色或对特殊病种、特殊技术、特殊治法、护养特色的体会，并举典型病例加以说明。

这 21 位医家代表均是我省某一学科的学术带头人，医德高尚、医术精湛，中医特色明显、临床经验丰富，学术思想独特、学术成就突出，对本专业领域的疑难杂症有独特治疗效果，代表着安徽省中医医疗的最高水平。王键校长、董明培副局长非常重视，一再要求通过这部著作的编撰，要力争做到体现“南新安，北华佗”的学术特点，提升安徽中医药学术与临床水平，彰显安徽名老中医学术与经验特色，弘扬中医药诊病治病优势，启迪后学。在王键校长的指导下，我们先后召开三次编委会，制定了编写大纲，针对不同阶段遇到的问题及时有效地采取措施加以解决，要求做到中医内涵丰富，内容达到创新性、科学性、实用性、可读性的有机统一，行文层次分明，条理清晰，重点突出，有理有据。根据编写的进度，我们还先后进行了四次审稿，统一体例，规范名词术语，确保书稿符合编写大纲的要求。

本书在策划、撰写、编辑、出版过程中，得到 21 位医家所在单位的大力支持，在人员配备、经费上都提供了帮助。21 位医家无私奉献，密切配合；编撰专家满怀深情，辛勤笔耕；编审专家尽心尽力，精工细琢；安徽省卫生计生委主任、安徽省中医药管理局局长于德志为本书作序给予高度评价；国医大师李济仁题写书名为本书增添风采；国医大师徐经世、李业甫题勉励关心备至；安徽九洲方圆制药有限公司慷慨资助，保证了本书的顺利出版，在此一并表示感谢。

由于我们水平有限，难免有疏误之处，敬请广大读者批评、指正。

周宜轩　李泽庚

2017 年 9 月